中国癌症基金会推荐

罕少见肿瘤学

主 编 陈振东 赵文英 刘爱国

科学出版社

北 京

内 容 简 介

  罕少见肿瘤的诊治实际上是临床一项重要的日常工作。本书系统全面地论述了罕少见肿瘤的定义、流行病学、临床表现、临床和病理诊断、鉴别诊断、治疗、预后和随访。书中收入具有重要临床意义、最具代表性的罕少见肿瘤248种。本书注重罕少见肿瘤临床鉴别诊断、病理诊断中的难点；注重罕少见肿瘤的特殊性，同一病理类型肿瘤可能不同的生物学行为及治疗模式差异；注重实用性和科学性，立足但不拘泥于现有规范、指南和共识，引用和介绍公认或基本公认的概念、观点和诊治方法，有近年权威参考文献支撑，对尚未被普遍承认的研究进展给出著者简短但明确的意见以备参考；使用大量表格以便一目了然，TNM分期经过消化整理便于参照执行，附录中列有免疫组化和基因检测项目，列有关键词表及详细目录便于检索。本书可供临床一线肿瘤内科、肿瘤放疗、肿瘤外科、肿瘤介入及与肿瘤有关的专业医师参考学习。

图书在版编目（CIP）数据

  罕少见肿瘤学 / 陈振东，赵文英，刘爱国主编 . — 北京：科学出版社，2022.3
  ISBN 978-7-03-071688-0

  Ⅰ . ①罕…　Ⅱ . ①陈…②赵…③刘…　Ⅲ . ①肿瘤学　Ⅳ . ① R73

  中国版本图书馆 CIP 数据核字（2022）第 032758 号

责任编辑：郝文娜 / 责任校对：张　娟
责任印制：赵　博 / 封面设计：龙　岩

科 学 出 版 社 出版
北京东黄城根北街 16 号
邮政编码：100717
http://www.sciencep.com

北京画中画印刷有限公司印刷

科学出版社发行　各地新华书店经销

*

2022 年 3 月第 一 版　开本：889×1194　1/16
2022 年 3 月第一次印刷　印张：39 1/4
字数：1 271 000

定价：298.00 元
（如有印装质量问题，我社负责调换）

作者名单

主　编　陈振东　赵文英　刘爱国

副主编　王年飞　江　浩　何义富

主　审　赵　平　刘宝瑞　李　平

编　委（以姓氏汉语拼音为序）

鲍　健　合肥市第一人民医院

陈　晨　中国科学院合肥肿瘤医院

陈　玮　安徽医科大学第二附属医院

陈婵娟　安徽医科大学第二附属医院

陈荣明　合肥市长丰县人民医院

陈婷婷　安徽医科大学第二附属医院

陈振东　安徽医科大学第二附属医院

程怀东　安徽医科大学第二附属医院

程蒙蒙　武警安徽总队医院

戴　映　安徽医科大学第一附属医院

杜瀛瀛　安徽医科大学第一附属医院

方　杰　中国科学院合肥肿瘤医院

方仁杳　铜陵市人民医院

付　娟　合肥市第二人民医院

高明珠　安徽医科大学第二附属医院

高文君　安徽省肿瘤医院

高玉伟　安徽医科大学第二附属医院

何　倩　安徽医科大学第二附属医院

何连君　皖南医学院弋矶山医院

何义富　中国科技大学第一附属医院

洪艳艳　安徽医科大学第二附属医院

胡　勇　中国人民解放军联勤保障部队第901医院

胡宇博　安徽医科大学附属济民肿瘤医院

黄　琦　安徽医科大学第二附属医院

江　浩　蚌埠医学院第一附属医院

焦　洋　安徽医科大学第一附属医院

李　超　安徽医科大学第二附属医院

李　敏　安徽医科大学第一附属医院

李　娜　安徽医科大学第二附属医院

李　薇　安徽医科大学第二附属医院

李烦繁　安徽医科大学第二附属医院

李晶晶　安徽医科大学第二附属医院

李敬国　安徽医科大学附属安庆市立医院

李孝鹏　安徽省第二人民医院

林国和　安徽医科大学第二附属医院

林　静　树三（杭州）医院

刘　铭　安徽医科大学第二附属医院

刘　楠　中国科学院合肥肿瘤医院

刘爱国　安徽医科大学附属济民肿瘤医院

刘利炜　马鞍山市人民医院

刘美琴　中国人民解放军联勤保障部队第901医院

刘盈盈　中国科学院合肥肿瘤医院

芦东徽　中国人民解放军联勤保障部队第901医院

骆　鹏　中国科学院合肥肿瘤医院

马　强　安徽医科大学第二附属医院

门　琼　上海杨思医院

孟　琳　安徽医科大学第二附属医院

闵旭红　安徽省胸科医院

宁　洁　安徽医科大学第一附属医院

庞晓楠　安徽医科大学第二附属医院

彭　翔　安徽省第二人民医院

钱　勇　安徽医科大学第一附属医院

邵　菲　安徽医科大学第二附属医院

佘明金　武警安徽省总队医院

宋　耕　安徽医科大学第二附属医院

孙　彤　安徽医科大学第二附属医院

汤晓伟　安徽医科大学附属巢湖医院

汪子书　蚌埠医学院第一附属医院

王朝霞　皖南医学院弋矶山医院

王年飞　安徽医科大学第二附属医院

王尚虎　安徽省胸科医院

王小磊　安徽医科大学第二附属医院

王星星　中国人民解放军联勤保障部队第901医院

魏芬芬　安徽医科大学第二附属医院

吴婧婧　安徽医科大学第二附属医院

吴齐兵　安徽医科大学第一附属医院

吴晓维　中国科学院合肥肿瘤医院

吴秀伟　安徽医科大学第二附属医院

夏　曦　安徽医科大学第二附属医院

徐玉良　安徽医科大学附属济民肿瘤医院

许苗苗　默沙东研发（中国）有限公司

轩　菡　安徽医科大学第二附属医院

闫　敏　安徽医科大学第二附属医院

杨　扬　安徽医科大学第二附属医院

杨　瑜　安徽医科大学第二附属医院

杨　震　安徽医科大学第二附属医院

杨守梅　安徽省肿瘤医院

杨育才　安徽医科大学第二附属医院

叶海主　南京市高淳人民医院

叶瑞萍　中国科学院合肥肿瘤医院

袁倩倩　合肥市第二人民医院

张　禹　中国人民解放军联勤保障部队第901医院

张从军　安徽医科大学第一附属医院

张菲菲　安徽医科大学第二附属医院

张明军　安徽医科大学第二附属医院

赵文英　皖南医学院弋矶山医院

秘　书　陈　玮　宋　耕　吴秀伟

审稿名单（以姓氏汉语拼音为序）

陈正堂　陆军军医大学新桥医院

冯振中　安徽医科大学第二附属医院

戈　伟　武汉大学人民医院

蒿艳蓉　广西壮族自治区人民医院

胡国清　华中科技大学附属同济医院

李　明　安徽医科大学第二附属医院

李　平　安徽医科大学第一附属医院

刘宝瑞　南京大学医学院附属鼓楼医院

刘基巍　大连医科大学第一附属医院

孟　刚　安徽医科大学第四附属医院

潘跃银　中国科技大学第一附属医院

钱立庭　安徽省肿瘤医院

沈丽达　云南省肿瘤医院

吴　强　安徽医科大学第一附属医院

张　帆　皖南医学院弋矶山医院

张　梅　安徽医科大学第一附属医院

张明智　郑州大学第一附属医院

赵　平　中国医学科学院附属肿瘤医院

序

  《罕少见肿瘤学》一书是由陈振东教授等领衔，用近6年的时间编写的一部近百万字的专业著作。陈振东教授及其率领的作者团队多年来埋头在临床一线，积累了大量实践经验，他们的奉献填补了长期以来该领域没有可全面查阅的专著之空白，可喜可贺。

  罕少见肿瘤的诊治实际上是临床一项重要的日常工作，但由于此类肿瘤常散见于临床各科，文献多来自单中心病例报告或回顾性资料，发病率缺少准确统计，加之病例少见，使得临床和病理医师对其认识不足。许多罕少见肿瘤因缺乏有效对策，即使治疗也缺乏设计周密的对照研究，以致大规模多中心临床研究难以开展。所以一直以来有关罕少见肿瘤鲜有专著，相关内容大多只在某个肿瘤分支的专业论述中才能找到，给读者带来很大不便。

  鉴于此，作者选择罕少见肿瘤作为研究总结的方向，实属迎难而上，为促进我国相关肿瘤研究提供了一个良好开端。蒙陈振东教授等信任，让我能有幸在出版前审读大作。阅后深感此书定位准确，内容全面，特色鲜明。全书既强调了罕少见肿瘤的定义和归属，又不拘泥于现有规范、指南和共识，根据罕少见肿瘤的特殊性适当扩大了收集范围，体现了此书的实用性和科学性。书中大量的表格也能让读者对所要解决的问题一目了然，参考文献绝大部分发表于近3～5年，有很强的时效性。

  我深信此书的出版具有较大的学术意义，并能开拓临床医师的思路，给繁忙工作在临床一线的肿瘤内科、肿瘤放疗、肿瘤外科、肿瘤介入及与肿瘤有关的专业医师提供可以随时查阅的工具书，并通过他们向病家给出准确的咨询意见。

  预祝他们的著作受到更多同道的关注。

中国癌症基金会理事长

原中国医学科学院肿瘤医院院长

教授，博士生导师

赵　平

前 言

罕少见肿瘤发病率低却种类庞杂，仅在最新版的世界卫生组织（WHO）软组织和骨肿瘤分类中，罕少见的软组织肿瘤就有120余种，加上各种亚型和变型，总数在200种以上。一本专著不可能也没有必要把所有的罕少见肿瘤都囊括进来，到底纳入哪些肿瘤最具代表性，对临床医师最有帮助，确实考验着我们。为此，我们团队花费了约6年的时间，以国内外大量文献为基础，结合自己的临床认知，决定了写作原则和方向，然后反复讨论修改，最后完稿。总结起来，我们认为本书具有如下特色。

1.全书共收录罕少见肿瘤248种，而鉴别诊断中可能涉及更多的肿瘤类型，其取舍均根据第1章中指出的相关原则，经系统整理散见于文献中的各类病例获得，可以说具有重要临床意义的罕少见肿瘤在本书中都有体现。

2.几乎所有的临床肿瘤学专著，鉴别诊断基本限于临床方面，而本书始终在提醒罕少见肿瘤多属于病理诊断中的难点，形态相近甚至相同的良恶性肿瘤很多，病理方面的鉴别诊断及临床医师的谨慎采信十分重要。

3.强调罕少见肿瘤的特殊性。同一病理类型肿瘤可能因年龄、肿瘤部位、病情阶段的不同，生物学行为及治疗模式有很大的差异。不少罕少见肿瘤确认后可在一定条件下严密观察而不急于治疗，简单地套用常见肿瘤的一般原则会有潜在的重大医疗隐患。例如母细胞瘤发生在浅表部位大多是良性生物学行为，发生在内脏器官多属恶性，它们的处理模式自然有所不同。

4.强调肿瘤的准确定义和归属。不少肿瘤看上去良性实则恶性或反之，例如卵黄囊瘤没有"癌"或"肉瘤"字眼，却是高度恶性。

5.注重实用性和科学性。本书立足但不拘泥于现有规范、指南和共识，引用的概念、观点和诊治方法都是公认的或基本公认的，有大量权威的近3~5年参考文献给予支撑。对于研究进展但尚未被普遍承认的，我们给出了自己简短但明确的意见，以备临床同行参考。

6.本书使用了大量的表格，能让读者对所要解决的问题一目了然。尤其是繁杂的TNM分期，经过著者的消化和重新整理，变得很容易参照执行。附录中的免疫组化和基因检测项目方便读者了解其临床意义。关键词索引及目录兼有索引价值，两者互补也有助于读者快速查找鉴别诊断、治疗的线索和方向。

完成书稿，如释重负。多年的心愿得以实现，一种难以言表的愉悦油然而生。在本书即将付梓之际，我们要对下列人员表达最真挚的感谢。

首先感谢患者。在医师的职业生涯中，成功和教训如影随形。罕少见肿瘤更常有诊治上的困难，任何临床和病理医师的意见并非总是正确的，延误诊断甚至一定时间内误诊误治的情况时有发生。是患者以其身体健康和财富损失为代价，以其信任和宽容，帮助我们成为经验相对丰富的专家。我们有责任以专著的形式，总结同行和自己的实践经验，总结相关研究成果，以更好地服务于将要面对的患者。这是我们要勉力写成这本《罕少见肿瘤学》的初心。我们对罕少见肿瘤的认识也确实在写作过程中得到不断升华，如果说它最开始的目的只是要给读者提供一本方便查阅的工具书，现在则有充分的理由认为：罕少见肿瘤的诊治是癌症研究的一个发展方向。

其次，我们要感谢Raghavan教授及其团队编著的*Textbook of Uncommon Cancer*给我们写作本书的灵感和信心。国内至今尚无专门介绍罕少见肿瘤的著作，在酝酿写作本书之初，对于如何及能否写好它颇为踌躇。通过网站我们惊讶地发现，Raghavan等教授在32年前就曾编著*Textbook of Uncommon Cancer*，由纽约John Wiley & Sons出版社出版，至2017年已是第5版。该书是罕少见肿瘤学方面的权威之作，只可惜没有中文版，以致国内几乎无人知晓。

再次，要感谢本书写作团队的所有成员及其家人。除著作的署名体现了全体作者和审稿人的贡献之外，皖南医学院弋矶山医院赵文英教授为本书的框架提供了大量资料，安徽医科大学第二附属医院王年飞、李晶晶、刘铭、杨瑜、陈婷婷、马强等医师为写作过程中出现的问题随时提供文献支持，统稿则由王年飞、陈玮、宋耕、吴秀伟、李烦繁医师完成。本书写作历时六载，全体作者都是利用业余时间完成，辛苦可以想见。没有他们及其家人的支持，不可能完成这项艰巨的任务。

最后，要感谢赵平教授。作为中国医学科学院肿瘤医院的原院长、我国肿瘤方面的权威，赵平教授对本书的策划给予了充分肯定和鼓励，写作过程中给予了具体指导，并欣然应邀为本书作序。他和其他教授的审稿，为本书的学术质量提供了重要保证。

尽管我们为本书的写作尽了最大的努力，但限于学术水平，错误在所难免。我们诚挚地希望本书的读者提出你们的真知灼见，以在再版时做得更好。

陈振东　赵文英　刘爱国

目　录

第1章

罕少见肿瘤的定义与临床价值

罕少见肿瘤（rare and uncommon tumours）是相对于常见癌症而言，通常以发病率来定义，但肿瘤病理类型及部位的罕少见也可作为界定原则。一般来说，任何一种罕少见肿瘤发病数量都低于同时期肿瘤发病总数的1%甚至更低。但它们合起来的发病率却接近所有肿瘤的1/4，其诊治和研究实际上是临床一项重要的日常工作。然而，由于罕少见肿瘤散见于临床各专业，文献收集困难，以致我国至今还没有相关方面的总结性专著，这与迫切的临床需要严重不相适应。

第一节　罕少见肿瘤的定义及本书的收录原则

发病率多少才是罕少见肿瘤目前尚无共识，但一般认同每年新发病例<6/10万者为罕见肿瘤（rare tumours），（6~12）/10万为少见肿瘤（uncommon tumours）。以<6/10万为标准，欧洲罕见肿瘤监测组织（Surveillance of Rare Cancers in Europe）RARECARE项目报告罕见肿瘤的发病人数约占全部癌症的24%。日本将190种癌症列为罕见肿瘤，主要瘤种是骨和软组织肿瘤、胃肠间质瘤、神经内分泌肿瘤、神经胶质瘤。

美国的标准与欧洲、日本相同，成人仅前列腺、乳房、肺、结肠、子宫体、膀胱、直肠、卵巢、肾脏、淋巴组织等11个常见部位的癌症被认为是常见肿瘤，其余均为罕见肿瘤，它们占成人癌症总数的22%~27%，占病死率的25%。而且，如果按照发病率计算，所有儿科的癌症都可被归为罕见肿瘤。

在我国，依据中国国家癌症中心的最新肿瘤发病率排名统计（表1-1），若不分性别，排在前10位的肿瘤中最后一个是胰腺癌（发病率6.74/10万）；而男性排名第10位的是恶性淋巴瘤（发病率6.75/10万），女性则是脑肿瘤（发病率7.99/10万）。位于前10位后的各类肿瘤，通常归于"其他"而不再提供具体的发病情况。鉴于我国人口众多，是否可将<6/10万、（6~12）/10万分别作为罕少见肿瘤的截点，至今没有权威意见。

表1-1　2014年中国恶性肿瘤发病率

位次	不分性别			男性				女性			
	部位	病例数（万）	发病率/10^5	部位	病例数（万）	发病率/10^5	百分比	部位	病例数（万）	发病率/10^5	百分比
1	肺	78.1	57.13	肺	52.1	74.31	24.63	乳房	27.9	41.82	16.51
2	胃	41.0	30.00	胃	28.8	41.08	13.62	肺	26.1	39.08	15.43
3	结直肠	37.0	27.08	肝脏	26.9	38.37	12.72	结直肠	15.6	23.43	9.25
4	肝脏	36.5	26.67	结直肠	21.4	30.55	10.13	甲状腺	12.7	18.99	7.50
5	乳腺	27.9	41.82	食管	18.5	26.46	8.77	胃	12.2	18.36	7.25

位次	不分性别			男性				女性			
	部位	病例数（万）	发病率/10⁵	部位	病例数（万）	发病率/10⁵	百分比*	部位	病例数（万）	发病率/10⁵	百分比
6	食管	25.8	18.85	前列腺	6.9	9.80	3.25	宫颈	10.2	15.30	6.04
7	甲状腺	17.0	12.4	膀胱	6.1	8.65	2.87	肝脏	9.6	14.38	5.68
8	宫颈	10.2	15.30	胰腺	5.2	7.45	2.47	食管	7.2	10.85	4.29
9	脑	10.1	7.40	脑	4.8	6.83	2.27	子宫	6.4	9.61	3.79
10	胰腺	9.2	6.74	淋巴	4.7	6.75	2.24	脑	5.3	7.99	3.15
	合计	292.8			175.4	301.67	82.97		133.2	253.29	78.89

* 参考文献原文合计后非 100%

2019年国家卫健委罕见病诊疗与保障专家委员会办公室发布的罕见病诊疗指南中列出了121个疾病，与肿瘤或肿瘤相关性疾病仅有Castleman病、IgG₄相关性疾病、朗格汉斯细胞组织细胞增生症、淋巴管肌瘤病、McCune-Albright综合征、POEMS综合征及视网膜母细胞瘤且描述十分简单，远远不能满足临床需要。

罕少见肿瘤最常出现于淋巴造血系统、骨和软组织、神经内分泌系统，但临床各学科或多或少都会有本专业的罕少见肿瘤，这些肿瘤可分为三类：①部位的罕少见，例如眼、耳、舌等头颈部肿瘤；②病理类型的罕少见，例如胃肠间质瘤、脊索瘤；③常见肿瘤中的罕见病理/分子亚型，例如前列腺癌的小细胞型、所有肿瘤中的神经营养因子受体激酶（neurotrophin receptor kinase，NTRK）基因突变，这类肿瘤初诊时的临床表现及分期或与常见病理类型没有明显区别，但治疗手段及预后迥然不同。

国内到目前为止还没有罕少见肿瘤的专著，由于文献中罕少见肿瘤难以计数，适当的收录范围是最为困难之处。本书纳入罕少见肿瘤的原则如下。

（1）符合或接近罕少见肿瘤基本定义，一般肿瘤学著作很少收录或无详细介绍的肿瘤。

（2）专门肿瘤学科相对常见但罕少见于一般肿瘤学科。例如黏膜恶性黑色素瘤、骨和软组织肿瘤、特殊类型的淋巴瘤、胰腺囊实性肿瘤，在专门学科不足为奇，但在绝大多数的一般肿瘤学科，一年也见不到几例。

（3）临床和病理鉴别诊断中经常涉及，易误诊且可能因此产生严重后果的非常见肿瘤。

（4）有不同于常见肿瘤的诊治方法和（或）预后的肿瘤。

（5）在WHO国际疾病分类-肿瘤学（international classification of diseases for oncology，ICD-O）中有独立编码，仅个别肿瘤或有例外。

（6）某些肿瘤十分常见但其亚型却极为罕见，后者的治疗模式与其常见类型迥异。例如肾癌相对常见，但小眼畸形转录因子家族易位性肾癌（ICD-O 8311/3）至今文献报道不足百例。它在儿童常为惰性过程，预后较好，保留肾单位的手术应更多考虑。但在成人病例中预后恶劣，晚期病例使用免疫检查点抑制剂较其他治疗可能更为有效（见第8章第二节）。

（7）同一病理类型在某部位常见但其他部位罕见，例如常见于鼻腔及鼻窦的淋巴上皮癌、口腔的上皮-肌上皮癌、涎腺腺样囊腺癌和黏液表皮样癌，在其他部位均属罕见。本书设专门一章（见第21章），所介绍的肿瘤以病理类型为纲，将发生在各处的同一类型肿瘤合并起来描述，这有助于读者对同一病理类型肿瘤的全面理解，更有利于罕少见肿瘤、转移癌或多原发癌的鉴别诊断。

（8）有鉴别诊断意义的肿瘤样疾病，它们或许不是肿瘤或性质未定，但以占位性病变为基本特征，对健康的影响有时比恶性病变还要大，因此是临床各科鉴别诊断中经常要考虑的内容。本书也为此专门辟出一章（见第22章）。

（9）位列前10位的常见肿瘤不予纳入。全球范围内仅有个案报道、新近发现但尚未被国内病理学界广泛认可的罕见肿瘤，在鉴别诊断及书末关键词中予以体现。

第二节　罕少见肿瘤的特点及本书要解决的问题

罕少见肿瘤通常具有下列特点：①由于罕少见和诊断困难，且患者因首发症状的不同而就诊于各专业，临床和病理医师易因认识不足而出现误诊或漏诊。②分子遗传学或基因诊断对肿瘤的确定和分型十分重要，而生化测定的作用在大多数肿瘤不像儿童罕少见病那么明显。③全身各器官可同时或先后受累，有些肿瘤可能有容貌异常、毛发、皮肤色素改变，甚或有清晰的遗传学异常。而常见肿瘤基本都是散发病例，除非发生转移，肿瘤总是限于局部。④发病率多少与诊治及临床研究有无突破有关，某些曾经被认为是罕少见的肿瘤，一旦出现突破就会受重视，发病率即有提高。例如，荷兰的胃肠间质瘤在2001年为3.1/百万，随着该病有效治疗药物伊马替尼的研发和应用，2012年已达到7/百万。罕见的肾上腺分泌醛固酮瘤、肾上腺增生，因为美国内分泌学会、美国临床化学协会和欧洲内分泌学会于2014年发布了诊治指南，诊治因此日益受到重视。但这些肿瘤的发病率到达一定水平后通常不会继续上升，即所谓的"学习曲线"。⑤发生率受人种遗传背景、生活习惯及环境影响，在一个人种中是罕见病，在其他人种中则有可能相对多见。⑥预后较差，成人罕见肿瘤的5年生存率为48.5%，而常见癌症为63.4%。⑦20世纪70年代之前，罕少见肿瘤很少能进行循证医学研究，相应的治疗共识难以形成，但进入分子靶向治疗及免疫治疗时代之后，精准治疗在许多罕少见肿瘤中获得极大成功，经常成为共识、指南、规范推荐的高级别证据（见后述）。

由于罕少见肿瘤的上述特点，本书希望能在以下方面给有关临床医师以帮助。

1. 为在不同专业背景下工作的专科医师提供查阅上的方便　从事某一专科和从事综合性肿瘤治疗的肿瘤内科、肿瘤放疗医师，工作性质有较大不同。前者治疗对象通常诊断明确，有相应的指南或共识可以遵循，但对偶然遇到的与本专业有交集的罕少见肿瘤或病理不能明确的肿瘤，将会面临更多的挑战。后者可能有更多的机会涉及罕少见肿瘤的鉴别诊断，但对其治疗和预后了解不够。因此，一本收录较为详尽，能在临床表现、诊治、预后等诸方面给出很强可操作性建议的罕少见肿瘤专著，对两者都会有所裨益。

2. 拓宽鉴别诊断视野　罕少见肿瘤在主诉、体征、影像学表现上，大多与所在部位的恶性肿瘤相似，并且时有病理检查也难以确诊的情况，鉴别诊断十分不易，需要综合运用多学科诊断手段和（或）长期的临床随访才能明确。但是，各种共识、指南、规范对此少有着墨，以致临床医师查阅文献困难，本书可以弥补这方面的不足。

3. 系统介绍罕少见肿瘤精准治疗的研究成果　不少罕少见肿瘤有较为特殊的分子遗传学改变，例如高微卫星不稳定性、PD-L1高表达、c-kit、RET、MET、ROS-1、BRAF、NTRK等基因突变的肿瘤，它们经常是精准治疗的靶标，美国临床肿瘤学会2019年更是将针对5种罕少见肿瘤的药物治疗列为当年最重要的进展（BRAF抑制剂达拉菲尼联合MEK抑制剂曲美替尼治疗甲状腺未分化癌、索拉非尼治疗硬纤维瘤、生长抑素类似物与放射性元素耦合的^{177}Lu-Dotatate治疗中肠神经内分泌肿瘤、曲妥珠单抗联合卡铂/紫杉醇治疗子宫浆液样癌、集落刺激因子-1受体抑制剂培西达替尼治疗腱鞘巨细胞瘤）。NTRK基因融合的晚期肿瘤，尽管其发病率仅0.21%，但只要有此突变，无论成人或儿童，NTRK抑制剂拉罗替尼皆可能有效，泛癌种靶向治疗由此首开先河。系统介绍这些研究成果，对于相关肿瘤的精准治疗将会有很大帮助。

4. 着力指出罕少见肿瘤的特殊生物学行为及应对策略　众所周知，同一病理类型因部位不同而表现出明显差异。许多罕少见肿瘤的发病部位见于全身，至少是若干个系统，它们的组织形态学和免疫组化表现并无明显不同，但可能因部位不同而在临床表现和治疗原则上迥异，例如同为母细胞瘤，来自间叶组织的脂肪母细胞瘤通常为良性，而神经组织和内脏器官的母细胞瘤几乎都是恶性（见第20章）。常见来源于上皮的恶性肿瘤则非如此，它们只出现在肿瘤的原发部位（转移除外），有统一的治疗原则。此外，同一部位的罕少见肿瘤，生物学行为与其病理类型相近的常见癌症有明显不同。例如肺类癌（见第5章第五节）和小细胞肺癌，正确的理解直接影响治疗模式和预后。

5.明确指出病理诊断无能为力或无法应用的肿瘤　并非所有的肿瘤诊断都需要病理。例如肉芽肿性多血管炎，50%以上的患者即使活检病理也难以确诊，因此更需要临床医师的经验和决断（见第22章第十五节）；淋巴瘤样丘疹病的良恶性是根据临床过程而非病理（见第11章第三节）；肛管癌TNM分期主要依赖于临床（见第7章第二节）。在许多情况下，没有办法获得供组织检查用的标本，病理诊断就会无能为力。例如病灶位于深部脏器，患者健康状况不允许穿刺或手术活检，或活检的代价超过获益。诸如此类的情形如何结合病史、体检、影像和实验室检查因病而异作出判断，本书都提出了清晰的思路。

6.特别强调病理本身有时也需要鉴别诊断　极少有临床专著提及这个问题。排位前10的癌症，绝大多数是源于上皮的实体肿瘤，病理诊断通常不很困难，以致临床医师普遍认为，病理诊断没有被质疑的空间。事实上，罕少见肿瘤经常是病理诊断中的难点，病理医师之间意见相左、报告模棱两可的情况并不少见，需要临床医师谨慎采信。其原因及对策将在后文予以讨论。

第三节　罕少见肿瘤诊治的困难与成因

罕少见肿瘤的命名、定义、分类在文献中经常互有矛盾，或随着认识的深入在不断变化，以致病理和临床医师对其难以把握，漏诊和误诊时有发生。

就临床而言，罕少见肿瘤和常见癌症的基本特征都是占位性病变。体检和影像学检查可以查出它的存在，但要确定其病变性质没有困难，准确指出其具体病理类型或凭概率几无可能。由占位性病变产生的各种临床表现，罕少见肿瘤与常见癌症甚至非肿瘤性疾病经常重叠，对其缺少了解的临床和病理医师，很难将其纳入鉴别诊断的考虑范围。例如临床常见的骨病灶就可能存在以下多种情况：①骨和其他部位占位病灶同时出现，良恶性均难以确定；②骨和其他部位占位病灶同时出现，恶性确定但原发病灶不明；③骨和其他部位占位病灶先后出现，恶性确定但原发病灶不明；④单个骨病灶，性质难以确定；⑤多发骨病灶，性质难以确定；⑥原发肿瘤已消失多年，新出现骨病灶伴或不伴其他部位的病灶；⑦其他部位的病灶为恶性，骨病灶的性质难以确定；⑧骨病灶的性质大致明确，其他部位无病灶

可寻。更为重要的是，病理类型相同的罕少见肿瘤，可能因年龄、部位等非直接的肿瘤因素，而表现出疗效、预后甚至治疗手段的明显差别，但这些在一般的肿瘤学著作中很少被提及。

就病理诊断而言，尽管其在各类检查手段中最接近正确的诊断，目前有明显临床意义的诊断错误率仅为0.26%～1.2%，各类错误的概率在1%～15%。原卫生部对三级甲等医院病理诊断准确率的要求是达到99%以上，即允许的误诊率≤1%，这个要求并不算低，但对于每年有数万份手术病理报告的医院来说，这种小概率事件的后果不容小觑。有理由认为，病理诊断的权威性是相对的，尤其是作为罕少见肿瘤主要来源的骨、软组织、淋巴组织、神经组织来源的肿瘤，诊断常存在很多困难，不同病理医师对同一病理切片给出矛盾的结论并不奇怪。其原因如下。

1.许多肿瘤有相同或相近的细胞形态和组织结构　鉴别诊断时有困难。例如小圆细胞恶性肿瘤可见于软组织、淋巴、神经、上皮组织的恶性肿瘤，与之鉴别的肿瘤众多（见第21章第一节）。

2.肿瘤形态特征的不典型性　这可能成为病理诊断的"灰色地带"，导致良恶性肿瘤之间的混淆或恶性肿瘤分型的困难。例如，良性的平滑肌瘤与恶性但分化好的平滑肌肉瘤之间有过渡现象；一些假肉瘤可以有活跃的核分裂象，然而它们不但是良性的，而且还常是非肿瘤性的，如增生性筋膜炎、增生性肌炎、手术后梭形细胞结节等（见第14章第二节）。细胞分化较好、异型性不明显的脂肪瘤样脂肪肉瘤易被误诊为良性，梭形细胞癌因为细胞角蛋白标志物经常阴性常误诊为肉瘤；坏死性淋巴结炎、传染性单核细胞增多症、自身免疫性淋巴细胞增生综合征及免疫球蛋白IgG$_4$相关性硬化病等都会被误诊为淋巴瘤（见第22章第五、六节）。

3.肿瘤病变的异质性　同一个肿瘤病灶中的不同部位，可能存在不同病理特征的肿瘤，穿刺活检或病理切片只是选取其中的一小部分，代表性往往不够。例如非小细胞肺癌里可能混有神经内分泌细胞成分，反之亦然。

4.肿瘤病变的阶段性　病变不同阶段可影响病变细胞形态结构，许多疾病的早期并没有光镜下的组织形态结构改变或特征性形态变化，一次病理检查只能反映疾病过程中某一阶段的病理变化。在这个阶段，肿瘤并不一定表现出明显恶性，但随着病情演变其性质可能会发生变化。例如，蕈样肉芽肿在发病初期只是皮肤上有些红斑，可能要历经数年甚至十多年方形成肿块，才能在显微镜下发现特征性的MF细胞，病理医师才敢做出诊断，但此时肿瘤往往已是中晚期（见第11章第三节）。

5.肿瘤发生的部位　可以影响病理诊断的准确性。一般结内淋巴瘤诊断失误的可能性较小，而结外淋巴瘤的误诊率较高，尤其对于不常见部位，如眼结膜、牙龈部位的淋巴瘤，椎体淋巴瘤更不易明确诊断。同一病理类型的上皮源性癌症，可出现在身体的不同部位但形态上并无不同，如果临床医师不能提供准确的病变位置和病史，病理也经常难以确定其是原发癌抑或转移癌，例如肺鳞癌和下咽鳞癌肺转移（见第4章第五节）。病理诊断能确定肿瘤的类型却不能定性肿瘤的具体部位，因而严重影响临床决策的情况

并不少见，例如脐尿管癌与膀胱癌，需将症状、体征、影像学、膀胱镜及病理检查结合，才能作出正确的诊断和治疗（见第8章第三节）。

6.肿瘤生物学行为的复杂性　良性的子宫平滑肌瘤、骨软骨瘤有可能发生远处转移，很容易受到忽视（见第21章第十七节）；淋巴瘤样肉芽肿可因为分化程度不同而分属于良恶性疾病（见第11章第三节）；核分裂象在米勒管腺肉瘤、子宫内膜间质肉瘤与预后无关，但在许多软组织肿瘤中是肿瘤分类的基础，并且与预后明显相关（见第9章第一节、第四节、第14章）。

7.新技术发展过程中的不确定性　当前，免疫组化、电镜、PCR、NGS等分子病理学（molecular pathology）或分子遗传病理学（molecular genetic pathology）检测结果指引着临床治疗，但是这些新技术通常要建立在形态学诊断的基础之上，病理诊断的基石还是光镜，后者比临床诊断更多依赖个人的经验和判断。绝大多数肿瘤标志物只有相对特异性，如CD20可在T细胞淋巴瘤阳性表达，克隆性基因重排在CD4或CD8阳性的T细胞增生症、良性单克隆球蛋白病都会发生。免疫组化染色阳性标准和阳性细胞计数有主观成分，容易造成结果的不一致。总之，分子病理学本质上属于实验室检查，假阳性、假阴性的可能性并不小。有学者将已确认的10例 *k-ras* 突变标本交欧洲8个国家的59个实验室检测，仅70%的实验室完全正确，足以说明这个问题。

8.病理诊断具有时效性　许多诊断标准和分类只反映当时医学界对某一疾病的认识，随着医学科学的发展，对疾病本质的认识程度会发生深化、变化乃至否定原先的意见，相应的诊断标准和分类也会随之改变。因此，既不能循古判今，也不能以今非古。肺母细胞瘤/胸膜肺母细胞瘤/高分化胎儿腺癌概念及归属的不断演变，就是这种情况的典型例证（见第20章第五、六节）。

9.取材和标本处理的影响　病灶犹如人的头发，白发、黑发都有但基本是黑发的人，如果取材的恰是白发，病理报告的只能是白发。病理医师对疾病的判断受制于标本内病变的代表性，如标本取材自非实质性病变区或癌旁区，则不可能形成正确的病理诊断。鼻腔及鼻咽

部NK/T细胞淋巴瘤经常以进行性的血管破坏性方式生长，从而形成广泛的组织坏死、骨侵蚀及反应性炎症，很容易因取材不当而导致病理不能确诊或误诊。组织标本的固定时间、固定液浓度、切片的厚薄、切片倾斜的角度、切片的湿度、抗体的质量等均可导致诊断的重复性不佳。标本有严重的机械性挤压，可导致瘤细胞形态无法辨认而出现阴性诊断。

10.病理医师的经验和病理会诊意见的可靠性　病理诊断很大程度上还是一门依赖经验积累的诊断学科，在罕少见肿瘤中表现更为突出。作为肿瘤鉴别诊断的重要工具，免疫组化项目众多，选取什么样的组合，通常取决于病理医师对可能疾病的主观判断，而它直接影响到病理诊断的准确性。有报道，即使有分子病理学等新技术的帮助，乳腺肿瘤病理专家之间意见不一致的发生率仍达24.7%。

临床经常有规模较小、非专科医院请求规模较大、专科医院病理会诊的情况，会诊意见吻合度可以分为3种。①完全一致：会诊与原病理诊断的意见完全一致。②部分一致：会诊结论与原病理诊断没有原则性分歧，但存在诊断用语或肿瘤分类、分型的若干不一致，或对原病理诊断有某些补充，如肿瘤淋巴结、淋巴管、神经等受累情况。这些分歧和补充对治疗方案大多没有实质性的影响。③完全不一致：会诊结论完全否定

了原病理诊断，可能是良性病变改判为恶性或相反，或肿瘤类型与原病理诊断有很大差异，明显影响临床治疗方案及预后。一般而言，经过会诊得出的病理诊断可靠性相对较高，其原因可能是：被请会诊专家或单位更有经验；会诊是在原先诊断的基础上进行的，已经意识到该病例诊断的困难，对病史和阅片更慎重，免疫组化指标的检测也更全面。但会诊单位的诊断意见不应完全盲从，因为规模大、专业水平高的病理科室诊断正确的可能性虽然更大，但任何人和任何单位不可能做到永远正确。病理诊断与临床诊断之间，不同医院或同一医院不同病理专家之间，甚至同一专家在不同时期，诊断意见相左的情况并不少见。在Farmer的研究中，8位知名病理学和皮肤病学专家组成的专家组对良恶性色素痣解剖病理学切片进行审查，37张病理切片及病史依次传交给每位专家组成员。最终，诊断结果完全一致的病例只占62%，其余的则有两个或更多的不同诊断。软组织肿瘤组织学类型往往不易界定，即便是专门从事软组织肿瘤诊断的病理学专家，在肿瘤分级上完全一致的可能性仅有60%～75%，在组织学类型上完全一致的为61%～75%。有研究对美国东部肿瘤协作组（Eastern Cooperative Oncology Group，ECOG）肉瘤临床试验的424例软组织肿瘤患者的病理标本进行复查，10%的病例被认为不是肉瘤，确是肉瘤但组织学亚型诊断有争议的高达18%。

第四节　罕少见肿瘤诊断意见相悖的应对策略

由于上述原因，不同医院，不同病理医师之间、临床和病理之间、临床医师之间意见相悖的情况时有发生。而且，越是罕少见肿瘤，病理诊断的意见分歧越多。临床医师对罕少见肿瘤的认知越深刻，越容易出现诊断意见的不一致。这些不一致可以是：①病理诊断正确而临床诊断错误；②病理诊断错误而临床诊断正确；③病理和临床都不能给出有把握的诊断。

毋庸置疑，肿瘤诊断的准确性以病理最为可靠，影像学检查+实验室检查+临床的诊断、临床

诊断、死后推断的可靠性依次递降。但病理诊断并不总是能够代替或否定临床诊断，临床医师没有理由把诊断的责任完全推向病理医师。还需要强调的是，对于肿瘤治疗决策至关重要的TNM分期，反映局部情况的T分期在许多肿瘤主要取决于影像学和临床所见，远处转移的M分期更是要经常依赖影像学和临床检查，尽管这些检查结果的解读往往存在异见。

为了避免不确定或错误诊断给患者和（或）临床医师带来的误导，以治疗骨和软组织肿瘤见

长的北京积水潭医院的病理报告中常规附有如下需要请会诊者知情同意的声明，它很好地诠释了患者、临床和病理医师对不同诊断意见应取的态度：①此（诊断）意见如实反映本病理医师对切片的认知，不一定符合您参加保险公司合同的模式。②病理根据信息分析。有时，这些信息片面或错误，而会诊医师无法察觉，可能导致病理意见严重偏差，提请患者、医疗、保险和司法人员警惕这些小概率情况，如感到有必要，在采取措施前进一步甄别病理结论。③病理主要从一个角度观察、分析疾病，是供经治医师分析疾病时的众多参考指标之一。对患者整体而言，显微镜分析有时不全面，切片标本与整个病灶体积差距大，或破碎、精确度降低。此病理意见不宜用来简单、绝对地否定或支持其他诊断（如各医院的临床、影像学和病理诊断等），经治医师需综合分析各方面意见后再决定取舍本意见。④骨和软组织病变的活检率很低，各医院经验不同，对病理近似、疑难或罕见病，会有意见明显分歧。患者与经治医师可以到多个医院病理会诊，采纳自认为可靠的意见。⑤很少数病变切除后局部恶性变，例如原来的良性复发时变成恶性，或原来低恶性变成高恶性，虽然病理不能预测谁肯定会恶性变，但是定期复查常利于及时发现和治疗恶性变。

病理之间、临床病理之间、临床之间意见存在分歧，或病理不能给出肯定诊断时，最为稳妥的办法是观察和进一步的检查。但如果相关信息已经能为治疗提供较充分的依据，病情又不容等待，临床医师应综合临床、影像、实验室与病理检查结果，为患者谨慎进行试验性治疗，在治疗过程中密切观察病情的变化，随时修改或确认诊断。例如，未分化癌可能较长时间无法确定组织来源，但广谱的抗肿瘤治疗不会有原则性错误。已有严重临床表现的占位病灶，经病理检查系淋巴组织，良恶性不能确定，但肯定不是感染、结核或寄生虫病，不是上皮来源、血管组织、神经内分泌组织的肿瘤，则可以谨慎地按照淋巴细胞肿瘤予以治疗。只是在这些情况下，医师要向患者详细说明治疗与否、治疗策略的利弊，以患者充分知情作为前提。

第五节　罕少见肿瘤的研究价值

如果说20世纪80年代之前，对罕少见肿瘤的关注主要在于提升临床水平，减少误诊误治。那么从20世纪80年代开始，罕少见肿瘤则成为肿瘤临床和基础研究的主战场。以基因组和蛋白质组为代表的分子病理遗传学取得长足进步，免疫组化、二代基因测序、反转录-聚合酶链反应、荧光原位杂交、基因及组织芯片、流式细胞检测等分子遗传病理诊断技术日臻成熟，图像引导活检、液体活检、腔镜技术使病理标本的获得便捷可靠，越来越多的罕少见肿瘤因此得到明确诊断，发病率得到准确统计，预后愈加明晰。在此基础上，针对敏感基因突变如c-Kit、ALK、ROS-1、MET、HER2、KRAS、dMMR的分子靶向治疗药物及免疫治疗药物不断问世，其治疗对象大多是形形色色的罕少见肿瘤。

罕少见肿瘤其实是了解肿瘤发病机制和药物研发的试验场。佩尔维·波特爵士（Sir Pervical Pott）对极为罕见的烟囱清洁工阴囊癌的研究，产生了焦油乃至化学物质致癌的里程碑式的发现；对发病率极低的视网膜母细胞瘤的研究导致RB1的发现，它是人类历史上第一个被克隆的抑癌基因，在癌症细胞周期调控中有关键作用。著名的阿尔弗雷德·克努森（Alfred Knudson）癌症双打击学说也是建立在遗传和散发性视网膜母细胞瘤病例数据的基础之上。对慢性粒细胞白血病胃肠间质瘤c-kit基因突变的研究催生了伊马替尼，对肺腺癌ALK基因重排突变的研究诞生了克唑替尼，它们的疗效是精准治疗获得显著成功的典范。

由于上述原因，罕少见肿瘤受到了前所未有的重视，已经或正在成为精准治疗研究的蓝海。由英国癌症研究所、美国国家癌症研究所、欧洲癌症研究与治疗组织、加拿大国家癌症研究所等联合发起的国际罕见癌症计划（the International Rare Cancers Initiative）已经启动。针对有相同驱动基因突变但部位/病理类型不同之肿瘤的"篮子试验"（basket trials），或反之针对同一肿瘤但有不同驱动基因突变的"雨伞试验"（umbrella trials），或能对医学研究产生深远影响。

我国人口众多，收集罕少见病例、招募患者进入临床研究有很大优势。无所不在的网络及与其相关的在线平台、微信群、公众号，有可能让医师和患者快速获得有关罕少见肿瘤诊断、治疗、预后、研究的详细信息，从而使这些肿瘤不再那么让人陌生。在这样的背景下，一本可供医师参考、患者咨询的收录全面、论述准确的专著尤显重要。

（陈振东　赵文英　刘爱国）
（审稿　张　帆　刘宝瑞）

参考文献

陈万青，李贺，孙可欣，等. 2014年中国恶性肿瘤发病和死亡分析. 中华肿瘤杂志,2018,40(1):5-13.

陈振东. 重视特殊情况下肿瘤骨转移的诊治. 临床肿瘤学杂志,2010,15(3):193-195.

陈振东.癌症治疗一定要有病理诊断的提法有失偏颇. 循证医学,2006,6(2):126-127.

龚西騟，孟刚. 病理学诊断的局限性. 临床与实验病理学杂志,2002(4):349-351.

国家卫生健康委罕见病诊疗与保障专家委员会办公室. 罕见病诊疗指南（2019年版）. Available at: http://www.nhc.gov.cn/yzygj/s7659/201902/61d06b4916c348e0810ce1fceb844333.s.html, 2019-02-27.

李昌振，王年飞，程怀东，等. 肿瘤病理诊断与临床诊断不一致成因分析. 临床肺科杂志, 2016, 21(8):1467-1471.

陆珍凤，印洪林，杜军，等. 12 206例外院病理会诊分析. 中华病理学杂志,2009,38(10):678-681.

曾正陪. 关注少见病和罕见病的诊断与治疗. 中华内科杂志,2015,54(1):1-3.

Alvegard TA, Berg NO. Histopathology peer re-view of high-grade soft tissue sarcoma: the Scandinavian Sarcoma Group experience. J Clin Oncol,1989,7(12):1845-1851.

Bellon E, Ligtenberg MJ, Tejpar S, et al. External quality assessment for KRAS testing is needed: setup of a European program and report of the first joined regional quality assessment rounds. Oncologist,2011,16(4):467-478.

Bogaerts J, Sydes MR, Keat N, et al. Clinical trial designs for rare diseases: studies developed and discussed by the International Rare Cancers Initiative. Eur J Cancer,2015,51(3):271-281.

Boyd N, Dancey JE, Gilks CB, et al. Rare cancers: a sea of opportunity. Lancet Oncol,2016,17(2):e52-e61.

Calio A, Brunelli M, Segala D, et al. Comprehensive analysis of 34 MiT family translocation renal cell carcinomas and review of the literature: investigating prognostic markers and therapy targets. Pathology,2020,52(3):297-309.

Casali PG. Rare cancers: work in progress in Europe. Ann Oncol,2014,25(4):914.

Chan JK, Kwong YL. Common misdiagnoses in lymphomas and avoidance strategies. Lancet Oncol,2010,11(6):579-588.

Cocco E, Scaltriti M, Drilon A. NTRK fusion-positive cancers and TRK inhibitor therapy. Nat Rev Clin Oncol,2018,15(12):731-747.

Desantis CE, Kramer JL, Jemal A. The burden of rare cancers in the United States. CA Cancer J Clin,2017,67(4):261-272.

Elmore JG, Longton GM, Carney PA, et al. Diagnostic concordance among pathologists interpreting breast biopsy specimens. JAMA,2015,313(11):1122-1132.

Farmer ER, Gonin R, Hanna MP. Discordance in the histopathologic diagnosis of melanoma and melanocytic nevi between expert pathologists. Hum Pathol,1996,27(6):528-531.

Fletcher CDM, Bridge JA, Hogendoorn PCW, et al. WHO classification of tumours of soft tissue and bone. 4th Ed. Lyon, France: IARCP Press，2013:10-12.

Gatta G, Capocaccia R, Botta L, et al. Burden and centralised treatment in Europe of rare tumours: results of RARECAREnet-a population-based study. Lancet Oncol,2017,18(8):1022-1039.

Hata M, Miyamoto K, Ogino K, et al. Conjunctival extranodal marginal zone lymphoma of mucosa-associated lymphoid tissue in the fornix: do not overlook conjunctival lymphomas. Clin Ophthalmol,2013,7:663-666.

Huang B, Li CQ, Liu T, et al. Primary non-Hodgkin's lymphoma of the lumbar vertebrae mimicking tuberculous spondylitis: a case report. Arch Orthop Trauma Surg,2009,129(12):1621-1625.

Irminger-Finger I, Kargul J, Laurent GJ. Rare cancers: What we can learn from them. Int J Biochem Cell Biol,2014,53:459-460.

Kawai A, Higashi T, Shibata T, et al. Rare cancers in Japan: definition, clinical features and future perspectives. Jpn J Clin Oncol,2020,50(9):970-975.

Lenders JW, Duh QY, Eisenhofer G, et al. Pheochromocytoma

and paraganglioma: an endocrine society clinical practice guideline. J Clin Endocrinol Metab,2014,99(6):1915-1942.

Nunn JS, Scott CL, Stubbs JW, et al. Involving the public in rare cancer care and research: Shaping the future for rare and uncommon cancers//Raghavan D, Ahluwalia MS,Blanke CD,et al.Textbook of uncommon cancer. 5th edition. New York:John Wiley & Sons,In. 2017:12-18.

Pal SK, Miller MJ, Agarwal N, et al. Clinical cancer advances 2019: annual report on progress against cancer from the American Society of Clinical Oncology. J Clin Oncol,2019,37(10):834-849.

Parihar S, Garg RK, Narain P. Primary extra-nodal non-Hodgkin's lymphoma of gingiva: A diagnostic dilemma. J Oral Maxillofac Pathol,2013,17(2):320.

Pavlidis N, Khaled H, Gaafar R. A mini review on cancer of unknown primary site: A clinical puzzle for the oncologists. J Adv Res,2015,6(3):375-382.

Pongpruttipan T, Sukpanichnant S, Assanasen T, et al. Interobserver variation in classifying lymphomas among hematopathologists. Diagn Pathol,2014,9:162.

Raab SS, Grzybicki DM. Quality in cancer diagnosis. CA Cancer J Clin,2010,60(3):139-165.

Renshaw AA, Gould EW. Increasing agreement over time in interlaboratory anatomic pathology consultation material.

Am J Clin Pathol,2013,140(2):215-218.

Renshaw AA, Gould EW. Measuring the value of review of pathology material by a second pathologist. Am J Clin Pathol,2006,125(5):737-739.

Sharifnia T, Hong AL, Painter CA, et al. Emerging opportunities for target discovery in rare cancers. Cell Chem Biol,2017,24(9):1075-1091.

Shiraki M, Enterline HT, Brooks JJ, et al. Pathologic analysis of advanced adult soft tissue sarcomas, bone sarcomas, and mesotheliomas. The Eastern Cooperative Oncology Group (ECOG) experience. Cancer,1989,64(2):484-490.

Troxel DB. Error in surgical pathology. Am J Surg Pathol,2004,28(8):1092-1095.

van der Graaf W, Tielen R, Bonenkamp JJ, et al. Nationwide trends in the incidence and outcome of patients with gastrointestinal stromal tumour in the imatinib era. Br J Surg,2018,105(8):1020-1027.

Ward E, Desantis C, Robbins A, et al. Childhood and adolescent cancer statistics, 2014. CA Cancer J Clin,2014,64(2):83-103.

Woolgar JA, Triantafyllou A, Thompson LD, et al. Double reporting and second opinion in head and neck pathology. Eur Arch Otorhinolaryngol,2014,271(5):847-854.

第 2 章

眼肿瘤

眼由眼球和眼的附属器官组成。眼球的外层角膜和巩膜，中层葡萄膜（又称色素膜），内层的视网膜，眼内腔的视神经、血管、肌肉，眼副器的眼睑、结膜、泪器等，均有可能发生肿瘤。它们是眼科医师日常工作范围，局部治疗是其擅长领域，但对放疗和系统性治疗可能不熟悉。相反，眼肿瘤与全身其他部位肿瘤相比毕竟少见，放疗和肿瘤内科医师对眼肿瘤多有陌生感，故有介绍的必要。

眼肿瘤具有如下特点：①病理类型众多（表2-1），眼各部位均可发生肿瘤但通常都能得到确诊；②眼睑、眼表良性或恶性度低的肿瘤居多，预后较好。眼内肿瘤多为高度恶性，预后较差；③各年龄段均可发病，但儿童以先天性和胚胎性肿瘤为主，眼睑和眼表肿瘤最多见且通常为良性，恶性肿瘤主要为视网膜母细胞瘤（见第20章第二节）等，和成人的肿瘤谱有明显差别；④治疗主要是手术和（或）放疗为主的局部干预。如果需要全身治疗，多参照眼以外相应病理

类型的肿瘤来进行处理，参见本书有关章节。

就肿瘤专业而言，眼恶性肿瘤最常见的是眼睑基底细胞癌和鳞状细胞癌，最重要的是恶性黑色素瘤（下文除特别说明外，一律简称为黑色素瘤）、恶性淋巴瘤（见第11章）、神经母细胞瘤（见第20章第二节）和眼转移癌。

表2-1 眼肿瘤分类

组织来源	主要肿瘤
先天性肿瘤	皮样瘤、皮脂瘤、迷芽瘤
上皮来源肿瘤	角化棘皮瘤、乳头状瘤、基底细胞癌、鳞状细胞癌
黑色素细胞	色素痣、原发性获得性黑变病（典型和非典型）、恶性黑色素瘤
脉管性肿瘤	血管瘤、卡波西肉瘤、淋巴管瘤
神经源性肿瘤	神经纤维瘤、神经鞘瘤、颗粒细胞瘤、神经母细胞瘤
软组织肿瘤	纤维瘤、纤维组织细胞瘤、横纹肌肉瘤
淋巴组织性病	淋巴细胞反应性增生、淋巴细胞不典型增生、恶性淋巴瘤
其他转移性肿瘤	黏液瘤、黏液表皮样癌

第一节　眼睑肿瘤

80%左右的眼睑肿瘤属于良性，恶性肿瘤中居前三位的分别是眼睑基底细胞癌、睑板腺癌、鳞状细胞癌，黑色素瘤最少（见本章第八节），麦克尔细胞癌（Merkel cell carcinoma，MCC）偶见。

眼睑基底细胞癌发病率4.5/10万，占眼睑恶性肿瘤50%以上，发病多在60～70岁，男女发病率相仿。病变部位多在眼睑及内眦，初期为眼睑

小肿块，无明显不适，不影响视力，往往被忽视而延误诊断和治疗。继续发展则为结节状皮损，边缘隆起，表面可有浅溃疡，有黑褐色色素沉着，切面为灰白色或灰黑色。肿瘤生长缓慢，平均病程为5.1年。不加干预可侵犯眼球、眶内组织和眼睑周围组织。本病如能及时治疗预后良好，远处转移不常见。

眼睑鳞状细胞癌也好发于老年人，多见于

睑缘皮肤与结膜交界处，开始是过度角化的结节，坚实隆起，以后出现溃疡，其边缘不规则外翻。肿瘤可向邻近组织蔓延，后期可通过淋巴系统转移。恶性程度较基底细胞癌高，但全身转移少见。

睑板腺癌约占眼睑恶性肿瘤的1/3，发病年龄多在50～70岁，女性略多于男性。病变多见于上眼睑，初起为无痛性黄白色结节，似霰粒肿，表面皮肤常无溃疡，切面质地细腻，黄白色。本病恶性度明显高于基底细胞癌，平均病程为2.38年，可侵袭眶内组织，耳前或耳后淋巴结转移，较易发生肝、肺等血行转移，病死率高达10%～30%或以上。

MCC易局部复发和转移，是恶性程度最高的肿瘤，死亡率甚至高于眼黑色素瘤。本病需与其他小圆细胞肿瘤如恶性淋巴瘤、小细胞无色素性黑色素瘤和转移性肺小细胞癌等相鉴别。

眼睑恶性肿瘤的影像学表现大多缺乏特征性，但病理诊断通常没有困难，MRI对了解眼睑恶性肿瘤的浸润范围和周围结构有帮助。脱落细胞学和针吸细胞学检查也能提供有用的信息。切除活检适合于较小的肿瘤，特别是有症状或怀疑有恶变者。

手术是治疗眼睑恶性肿瘤的首选，术中快速病理检查以确定安全切缘十分重要。但由于眼睑肿瘤的位置特殊，既要彻底切除肿瘤又要保持眼睑功能及美观并不容易。没有做到安全切缘者，放疗等局部治疗可能减少复发。MCC术后通常要辅以化疗。

放疗可采用6MeV电子线，2Gy/f，每周5次，总剂量40～50Gy。照射野为肿瘤切缘外放1cm，病灶表面加2mm厚的覆膜，以提高肿瘤表面剂量。每次放疗结束后用醋酸可的松滴眼液滴眼冲洗眼球2～3次，每次2滴。睡前再用红霉素眼膏涂抹于眼睑与巩膜之间。自制眼内挡铅及电子线挡铅可减少角膜炎、角膜溃疡等放射并发症的发生。

第二节　结膜肿瘤

结膜最常见的肿物为色素痣，儿童和青年最常见，女性多于男性。结膜的恶性肿瘤均好发于中老年人，主要是上皮内瘤变及鳞状细胞癌，黑色素瘤、淋巴瘤时有发生。

色素痣以复合痣最多见，皮内痣其次，交界痣最少见。皮内痣一般无恶变；交界痣多见于儿童，可向上皮下扩展，具有低度恶性潜势；复合痣具有交界痣和皮内痣两种成分，罕见恶变。色素痣伴有炎症并继发黏液囊肿及上皮岛形成时，肿物增大较快，颜色加深及较多新生血管，可能与黑色素瘤混淆，病理活检才能确诊。

上皮内瘤变包括不同程度的非典型增生和原位癌，明确诊断后可定期随访。

原位癌突破基底膜则为鳞状细胞癌，发病率为（0.02～3.5）/10万。结膜鳞状细胞癌多位于睑裂区的球结膜和角膜缘，可累及角膜，外观呈灰白色或粉红色胶状或乳头状，扁平，浸润性生长。本病恶性程度较低，发展慢，早期彻底切除通常可被治愈。

手术的原则是完全、非接触技术切除，球结膜游离缘可以补充冷冻。后者单独应用于高级别上皮内瘤变和鳞状细胞癌，效果与手术相近。若作为手术切除后的辅助治疗，可使复发率显著降低。眼球摘除术用于结膜肿瘤经角膜缘侵入球内，发生继发性青光眼者。眼内容物剜除术并不能彻底改善预后而慎用，但有适应证者手术简单且不会损伤眶内软组织，可减少术后眶内软组织的萎缩，保留眼外肌的功能。若安装义眼，其活动度可接近正常。

外放射治疗和敷贴放疗均可用于结膜肿瘤，前者总剂量为30～40Gy，副作用为眼干燥症、角膜点状上皮病变、白内障、视网膜病变及垂体功能减退等。若肿瘤侵及穹窿部结膜或睑结膜，考虑质子或重离子放疗。

第三节　角膜肿瘤

角膜肿瘤80%左右为良性，恶性罕见，见于文献报道的多为鳞状细胞癌，黑色素瘤及恶性淋巴瘤有个例报道。

角膜鳞状细胞癌多发生在中老年男性，病灶常位于角膜缘，角膜中央少见。早期可见角膜缘灰白或红色凸起小结，表面呈乳头状，可逐渐形成菜花状肿块。本病发展缓慢，可以相当长时间停留在上皮表层与基质浅层，很少有邻近淋巴结转移。少数情况下肿瘤突破前弹力层或角膜浅实质层向深处发展，侵及眼内时可威胁生命，但全身转移少见。本病一般都有典型的病史、症状和体征，诊断不难。治疗原则与结膜肿瘤相同。

第四节　睫状体肿瘤

睫状体肿瘤十分罕见，如发生多为黑色素瘤及需要与之鉴别的色素上皮腺瘤、平滑肌瘤、神经鞘瘤和黑色素细胞瘤。

1.睫状体色素上皮腺瘤：瘤体呈深灰至黑色，色泽较黑色素瘤深，表面无新生血管，巩膜透照试验瘤体不透光。超声显示肿瘤边界清晰，内反射均匀，回声较黑色素瘤强。

2.睫状体平滑肌瘤：多发于女性，瘤体呈圆顶隆起，容易透光。肿瘤本身无色素，但因肿物位于睫状体上腔，生长时能将表面的睫状体或脉络膜顶起而表现为色素性肿物。

3.睫状体神经鞘瘤：瘤体呈灰白色，梭形，容易透光，表面覆盖色素上皮而呈色素性肿物。

4.睫状体黑色素细胞瘤：患者多为女性。瘤体色泽棕黑，呈半球形，不透光，表面巩膜无增生血管。本病在临床上很难与黑色素瘤相鉴别。

5.上述肿瘤多需要先行肿物局部切除，待病理诊断后再制订下一步的处理方案，治疗方法参见眼睑肿瘤和结膜肿瘤。

第五节　视神经肿瘤

视神经分为球内段、眶内段、管内段及颅内段，各段都可发生肿瘤，其中胶质瘤占80%，脑膜瘤占20%，偶见髓上皮瘤，它们占眶内肿瘤的1%～10%。视网膜母细胞瘤、脉络膜黑色素瘤可直接侵犯视神经，远处肿瘤可转移至此。

视神经肿瘤一般发生在单侧，偶见双侧受累。通常表现为视力减退、眼球突出、斜视、视野缺损、眼球运动障碍。如肿瘤紧贴眼球后的视神经鞘膜生长，可向前挤压眼球壁，使眼轴缩短引起远视，看远看近均受影响。肿瘤蔓延至视交叉可引起头痛、呕吐、癫痫及昏迷。眼科检查可见视盘水肿或萎缩，眶深部肿物。

超声可清楚显示眶内病变，但难以显示管内及颅内的病变，可作为筛选的检查方法。CT及MRI诊断视神经肿瘤各有优势，见下述。

一、视神经胶质瘤

视神经胶质瘤占神经系胶质瘤的1%～2%，占眶内肿瘤的1%～6%。本病主要发生在学龄前儿童，10岁以内占75%，20岁以前占90%，但成人也有发病，发生于视交叉者年龄较大。视神经胶质瘤几乎均属于纤维星形胶质细胞瘤，Ⅰ、Ⅱ级为良性或交界性，Ⅲ、Ⅳ级为恶性。视神经胶质瘤还可见于神经纤维瘤病，发生率为15%～50%（见第17章第二节）。

MRI T_1WI 呈低信号，T_2WI 呈高信号，增强后中度强化，根据眶尖脂肪是否存在可推测肿瘤与神经、血管及眼外肌的关系，为临床提供有价值的信息。

视神经胶质瘤的治疗有观察、手术和放疗，

化疗酌情选择（常用药物有卡铂、长春新碱和替莫唑胺）。

儿童视神经胶质瘤是一种良性错构瘤，大多发展甚慢，或到一定程度停止进展。在视力良好的情况下，活检得到组织学证据后，肿瘤距视神经管较远，可以密切观察。只要视力无明显减退，眼球突出度增加缓慢，影像学显示肿瘤无明显增大，则不必急于治疗。相反则应即时手术，手术指征：①需活检以明确诊断；②眶内肿瘤浸润至颅内；③病情进展较快；④经规范放射治疗后肿瘤继续增大者。手术未完全切除者，往往也不再增长，同样可密切随访而不急于放疗。儿童放疗可能导致垂体功能减退、生长激素缺乏、性早熟、闭经、视力下降、视野缺损、脑白质异常和脑实质体积减小，甚至还可诱发低级别胶质瘤转化为高级别胶质瘤，尤其对5岁以下儿童危害更大，因此仅在以下情况实施：①无法采用肿瘤全切除术；②患者年龄较大（≥14岁）；③病理类型恶性程度较高。视神经胶质瘤如为双侧，或累及视交叉、视束，经颅手术也难以完全切除，只能采用放疗，（40～60）Gy/（4～6）周，宜采用适形调强放疗。

低级别胶质瘤局限于视神经者，多数病灶可长达15年不增大，10年生存率95%以上；胶质瘤若侵犯相邻组织预后差，10年生存率仅为70%。高级别胶质瘤病情进展迅速、致死率高，患者从视力下降到全盲的平均时仅约3个月，平均生存时间仅5个月。

二、视神经脑膜瘤

视神经脑膜瘤好发于成年女性，男女发病率约为1∶2。

除视神经肿瘤的共同表现外，视神经脑膜瘤易发生视神经炎，表现为视力急剧下降，可伴有眼球转动时疼痛和眼眶深部胀痛等症状。眼球突出较视神经胶质瘤晚。

CT检查可见肿瘤包绕视神经生长，使视神经增粗，直径变大，形状呈梭形、圆锥形或管形，边界清楚，内密度不均匀；若肿瘤突破视神经鞘膜后进入眼眶内，肿块呈圆形或不规则形，边界欠清楚，严重时肿瘤充满眼眶。由于肿瘤密度高于视神经，或肿瘤发生钙化，可出现肿瘤周围密度大、中心密度低的现象，即所谓的"轨道征"。但此征也见于视神经周围炎、眶内炎性假瘤等。肿瘤钙化是脑膜瘤的特征性表现，胶质瘤等罕见钙化。

MRI显示肿瘤呈梭形或圆锥形，边界较清楚，T_1WI多呈低信号，T_2WI多呈中高信号，增强扫描肿瘤明显强化。MRI难以显示微小钙化，大量钙化和砂粒体在MRI的T_1WI、T_2WI中均为低信号。增强联合MRI脂肪抑制可将视神经鞘脑膜瘤与周围组织、肌肉、脂肪清楚地区分开来。

脑膜瘤沿脑膜蔓延，而胶质瘤沿视觉通道蔓延。部分肿瘤在视神经鞘内偏心性生长，可推挤视神经。若肿瘤生长在眼眶的周围，与视神经鞘膜不相连，即所谓的异位脑膜瘤，此类患者影像学诊断非常困难，主要依靠手术活检进行组织病理学诊断。

视神经脑膜瘤可起源于脑膜的任何细胞，病理学将其分为砂粒体型、上皮细胞型、成纤维细胞型、混合型。其中砂粒体型最多，砂粒体型和上皮细胞型预后较好。

视神经脑膜瘤的治疗参见视神经胶质瘤。

第六节　泪腺多形性腺瘤/腺癌

泪腺肿瘤以上皮性肿瘤最为常见，其他有恶性淋巴瘤等，它们占眼眶肿瘤的9%～35%。上皮性肿瘤中良恶性比例约为3∶2，良性以多形性腺瘤（又称泪腺混合瘤）为主，此外有黏液表皮样瘤。恶性以多形性腺癌和囊腺癌最常见，恶性淋巴瘤较少。良性肿瘤以20～50岁最常见，儿童极少见。腺样囊性癌和恶性淋巴瘤多发生于≥60岁的老年人，男性多于女性。

泪腺肿瘤的临床表现：①肿瘤侵犯神经和邻近骨膜、骨壁引起眼部、眼眶部疼痛；②眼球突出并向内下方移位；③肿瘤的机械性阻碍及压迫眼外肌的支配神经引起眼球向外上方运动受限；④复视，主要发生在恶性上皮性肿瘤；⑤肿瘤压迫上睑提肌引起上睑下垂、睑裂闭合不全；⑥肿瘤挤压、侵犯视神经可致视力下降，压迫眼球致眼球缩短引起远视与散光；⑦肿瘤压迫引起球结膜、视网膜水肿；⑧泪腺窝区肿块，良性肿块质实、光滑、活动，恶性肿瘤表面常表现为眶缘外上方边界不清的粘连性肿块。这些症状和体征与肿瘤的性质及发展速度有关，并非同时出现，一般在恶性肿瘤中较为明显，良性肿瘤可以在相当长的时间里没有明显不适。

影像学检查对泪腺肿瘤有较大帮助。良性上皮性肿瘤的CT表现多为泪腺区圆形或类圆形占位，边缘光滑，界线清楚，密度均匀。泪腺窝可出现骨质吸收、骨壁变薄，但无骨质破坏。恶性肿瘤边界多不明显，呈椭圆形、梭形或不规则形，伴有局部或广泛眼眶骨破坏，肿瘤内部可见钙化或坏死区域。CT对鉴别泪腺淋巴瘤有相当帮助，它通常没有骨质侵蚀和破坏，肿瘤随眼球和眶骨塑形。MRI可清楚显示肿瘤与邻近组织关系尤其是肿瘤眼眶侵犯，缺点是对骨质显影欠清晰，对眶壁的骨质改变成像不及CT。超声可探测肿瘤内部的液化区、钙化斑及血供情况，观察肿瘤是否具有压缩性。最终诊断有赖于病理检查。

泪腺肿瘤属于眶部肿瘤，手术视野有限而难以完全清除，治疗多采用扩大的局部切除联合放疗。泪腺上皮性肿瘤术后行伽马刀治疗，6个月后泪腺肿瘤局部控制率为96.6%，1年和5年肿瘤局部控制率分别为72.9%和15.2%。有学者认为放疗可能促进复发的多形性腺瘤恶变。

无论是良性或泪腺上皮性肿瘤，术后均易复发，多形性腺瘤的复发率为20%～31%，腺癌在70%以上。复发大多在初次手术后的1年之内，少数可发生在术后10年或更长的时间。多形性腺瘤多次复发者4%～24%有可能恶变，恶变后的肿瘤以囊腺癌、腺癌最为常见，也有恶变为癌肉瘤的报道。

第七节　泪囊肿瘤

泪囊肿瘤约占眶内肿瘤10%，多为原发性且恶性居多（＞90%）。发病率男女之比为1.5∶1，以老年人多见，罕见于40岁以下者。发病部位右侧略多，约占57.1%。来源于上皮的泪囊肿瘤有鳞癌、未分化癌、腺癌、表皮样癌、移行细胞癌及乳头状瘤等，非上皮的肿瘤包括淋巴肉瘤、黑色素瘤、血管外皮瘤、海绵状血管瘤等。

泪囊肿瘤最常见表现是溢泪和内眦部肿块，有时伴有血性或黏液性分泌物。大多数病程在数月至1年，如病情继续发展可超出泪囊范围，表面皮肤红肿破溃、眼球异位或突出、鼻出血、局部疼痛甚至有全身症状。但恶性程度与发病时间长短无明显关系。

泪囊肿瘤诊断不难，少数人可误诊为慢性泪囊炎。CT检查可见泪囊区软组织肿块，晚期病例可能有眶壁骨质吸收破坏，超声检查对诊治均有帮助。

泪囊肿瘤首选手术治疗。手术最小的切除范围应包括泪囊、鼻泪管和上下泪小管，完整切除泪道。分化好的肿瘤特别是乳头状瘤对放疗不敏感，安全切缘不能保证时才考虑放疗。恶性度高的肿瘤尤其在有局部侵犯时，应辅以放疗。

泪囊癌很少有远处转移，预后较好。

第八节 眼/葡萄膜恶性黑色素瘤

眼黑色素瘤主要发生在葡萄膜,眼睑及结膜罕见,眶内偶见。葡萄膜前部的虹膜、中部的睫状体和后部的脉络膜均可发生。脉络膜位于巩膜和视网膜之间,为葡萄膜面积最大的部分。

【流行病学】眼黑色素瘤年发病率约5.2/100万。葡萄膜黑色素瘤(uveal melanoma,UM)占全身黑色素瘤的5%~6%,居成人(好发于40~60岁)眼内恶性肿瘤首位,儿童和成人眼内肿瘤第2位。UM以脉络膜最多(85%),睫状体(9%)及虹膜(6%)也可发生。结膜黑色素瘤(conjunctival melanoma,CM)为脉络膜黑色素瘤的2%~5%。眼黑色素瘤通常为单侧发病,双眼或同一眼内多灶性肿瘤的病例非常罕见,男女及左右眼发病率相近。

【发病机制】见第21章第十一节。新近研究发现,约83%的白种人患者、38%的中国患者有 *GNAQ* 或 *GNA11* 基因突变,在良性早期病变如先天性眼黑变病中也有此类突变,故认为 *GNAQ* 或 *GNA11* 基因突变是眼黑色素瘤的早期起始事件。

【临床表现】临床表现与部位有关。

脉络膜黑色素瘤体积较小,一般直径≤3mm,厚度≤2mm,但有时隆起较高。肿瘤体积较大时,可伴有视力下降、视网膜脱离,内部可发生坏死出血,引起玻璃体混浊、疼痛和炎症。约25%的患者是因眼部不适或因其他疾病常规检查中发现。

睫状体及虹膜黑色素瘤体积较大,直径可达10mm,可能有青光眼、葡萄膜炎、晶状体移位、屈光度改变、玻璃体积血、视网膜脱离、黄斑水肿等临床表现。睫状体肿瘤位于虹膜后,位置隐匿,比脉络膜黑色素瘤诊断困难。

结膜黑色素瘤生长速度较快,肿瘤表面可能破溃,有粗大丰富的滋养血管。

眼睑黑色素瘤多见于老年人,好发于内、外眦,向皮肤和结膜两个方向发展,病程变异较大,有的迅速发展为大肿块,有的多年静止或缓慢增大。

不少患者诊断时已有潜在或明显的远处转移,20%~50%的UM最终死于本病。如发生远处转移,时间多在治疗后4.2~50.1个月,平均24.5个月。转移部位以肝最多(64.86%),其次为皮肤、胃、肺、骨等,远处转移后的中位生存时间仅2~15个月。

【诊断】病史有助于判断肿瘤为先天性或后天获得性,肿瘤的生长速度和发展过程也可为判断肿瘤性质提供重要参考。一般检查包括肉眼观察及眼专科检查,重点在于明确肿瘤性质、体积(最大基底径和高度)及受累部位。活体共聚焦显微镜可提供角膜及眼表各层组织细胞图像,其图像特征和组织病理学具有较高的对应度。荧光素眼底血管造影术(fluorescein fundus angiography,FFA)对眼底病有重要意义,表现为巩膜透照试验瘤体不透光,肿瘤邻近的表层巩膜血管扩张,肿瘤内可见新生血管和出血,动静脉期小血管荧光渗漏,瘤体呈强荧光,间有弱荧光斑,晚期瘤体边缘有高荧光染色。

超声可见UM呈蕈状或圆顶形状,低到中等内反射,伴或不伴有声衰减及脉络膜凹陷。超声不受屈光间质情况的影响,能清晰显示肿瘤的形状、边界、内部回声及声衰减,诊断符合率有报道达96%以上。对CT、MRI难以发现的<3mm的病灶更有帮助,但对睫状体的病灶显示欠佳。

MRI对诊断黑色素瘤有重要价值。黑色素有顺磁作用,可明显缩短T_1和弛豫时间,在MRI检查时UM表现为较具特征性的T_1WI高信号、T_2WI低信号,增强后病灶中度强化。不含黑色素颗粒的UM和其他类型的眼肿瘤通常没有此特征。MRI还能很好地显示视网膜脱离及视网膜下积液、积血并与肿瘤本身相鉴别。

诊断最终有赖于组织病理,穿刺细胞学可以有选择地应用。黑色素瘤的病理类型有梭形细胞型、上皮样细胞型、混合型、坏死型和气球状细胞型等,梭形细胞型最常见,分化较好。上皮样细胞型和混合型预后较差

【分期】在《常见肿瘤AJCC分期手册》第8版(下文简称AJCC第8版)TNM分期中,结膜

黑色素瘤界定了T、N、M，但无TNM的分期组合。葡萄膜、虹膜、睫状体、脉络膜黑色素瘤有完整的TNM分期，但定义过于复杂。有需要的读者可查阅相关著作。

【鉴别诊断】诊断和鉴别诊断主要由眼科医师结合病理进行，转移癌见本章第九节。脉络膜黑色素细胞瘤属于极罕见的良性肿瘤，病情发展缓慢，需要病理检查才能鉴别。

【治疗】需要根据肿瘤大小、位置、生长速度、患眼及对侧眼的视力、年龄及全身情况、患者意愿等，综合安排治疗方案。可选择的方法有：①定期观察随访；②手术切除、激光治疗、经瞳孔温热疗法、冷冻治疗、巩膜表面敷贴放疗（episcleral plaque radiotherapy，EPRT）、立体定向放疗、质子或重粒子放疗、眼球摘除、眼内容物剜除术等局部治疗；③化疗、免疫治疗、免疫检查点抑制剂等全身治疗。

眼黑色素瘤的治疗经验主要来自UM，结膜等黑色素瘤可参照其执行。

1. 定期观察　初诊患者较小的UM，若无明显生长迹象，或介于良恶性之间不能定性时，可暂不进行治疗而采取定期随访。每3个月检查1次，如无变化则改为每6个月复查1次。对于生长缓慢的小或中等大小肿瘤但患眼为唯一有视力眼时，也可定期观察。

2. 局部切除术　兼有获取病变组织供病理检查及治疗的价值，术式包括板层巩膜切除术（外路）和眼内肿瘤切除术（内路）。外路手术的适应证：65岁以下，健康状况良好；肿瘤厚度＞8mm，直径＜15mm；肿瘤后界距离黄斑＞4mm，距离视盘＞3mm；肿瘤位于鼻侧。内路手术多用于后极部距视盘2个视盘直径（papillae diameter，PD）范围内，直径＜2PD的脉络膜黑色素瘤。外路手术肿瘤复发率高于内路手术，因肿瘤复发等行术后眼球摘除的比例分别为32.3%和7.6%～25%。对于生长在睫状体，肿瘤累及范围小，没有玻璃体种植、无全身转移的黑色素瘤，也可采用局部切除。

3. 眼球摘除术　有可能加速肿瘤远处转移，预后较非手术治疗并无优越性，初治即行眼球摘除术严格限于：保存有用视力无望者，大肿瘤

（最大基底径＞16mm，厚度＞2.0mm；厚度＞10mm；厚度＞8mm，离视盘距离＜2.0mm）或有新生血管性青光眼、视神经受累、肿瘤巩膜外浸润、持续玻璃体积血者等严重并发症者。

4. 激光治疗　用于直径＜3mm的肿瘤，或作为术前处理，或作为辅助疗法与其他治疗联合应用。主要并发症有虹膜新生血管形成、玻璃体积血、新生血管性青光眼等。

5. 经瞳孔温热疗法　将长脉冲激光的热能通过瞳孔输送到脉络膜和色素上皮，使组织温度达到45～60℃，可对治疗区组织产生不可逆性破坏。静脉注射吲哚菁绿可使热吸收增加，提高疗效。治疗小的脉络膜黑色素瘤后局部复发率为0～29%，高于敷贴放疗。复发的危险因素依次为：肿瘤接近或侵及视盘，肿瘤厚度＞3mm，所需治疗次数较多（肿瘤对治疗不敏感）。本疗法对周围组织无损伤且无放射副作用，远期并发症较少。

6. EPRT　放射源可直接照射肿瘤组织，减少外放射对眼及邻近部位影响，能保存患眼的部分视力，其疗效并不逊色手术。后极部较小肿瘤，敷贴放疗后视力较立体定向放疗好。①适应证：肿瘤中等大小（肿瘤厚度2.5～10mm，最大基底径＜16mm）；大肿瘤但患眼为仅存眼；视盘旁或侵及黄斑部的黑色素瘤。②禁忌证：肿瘤已有巩膜外浸润，侵及大半睫状体，肿瘤环绕眼球。EPRT后5年局部控制率为91%，远处转移率为10%，生存率为84%。影响局部控制率的最主要因素是肿瘤最大基底径，眼球保存率为76%～94%，离黄斑视盘较远的小肿瘤眼球保存率高。3年内眼球摘除的主要原因为局部复发，3年后主要为新生血管性青光眼。有报道敷贴放疗后肿瘤退行越快越完全，肿瘤局部复发率、远处转移率和死亡率越高。

7. 立体定向放疗　适用于瘤体较大但最大基底径＜20mm，厚度＜15mm，靠近黄斑或视盘，不适合敷贴放疗者。5年生存率为98%，无瘤生存率为57%，局部无复发生存率为73%，远处无转移生存率为69%，无眼球摘除生存率为73%。术前已有视力下降、肿瘤较大、与黄斑部距离近，均影响术后视力。急性并发症主要发生于眼前段，肿瘤位置靠前者发生率高。睑结膜炎发生

率为5%，角膜上皮缺损3%，角膜上皮融解5%，睫毛脱落6%；晚期并发症：屈光间质混浊发生率41%，放射性视网膜病变44%，新生血管性青光眼7%。影响晚期并发症发生率的因素有肿瘤大小、发生部位及放射剂量。放疗后随访1年、2年眼球摘除率分别为6%、14%，较质子放疗、敷贴放疗高。眼球摘除的主要原因为肿瘤进展，其他原因如新生血管性青光眼、高眼压和眼痛、继发性青光眼及全视网膜脱离等。

8. 质子或重离子放疗　均可将肿瘤置于Bragg峰内，靶区前后正常组织被照射的剂量很低，因此疗效好副作用低。质子或重离子放疗适用于各类大小的UM，对较大肿瘤和敷贴不能触及的后极部肿瘤尤有价值。质子治疗的剂量为60CGE，分4次，或70CGE分5次。5年局部控制率超过90%，5年总生存率为70%～85%，5年眼球摘除率（主要原因是继发性青光眼）7%～10%。眼底并发症较敷贴放疗明显减少，但眼前段并发症较多，多发生于放疗后3年内。其他的副作用有：干眼52.4%，白内障28.6%，新生血管性青光眼38.1%，放射性视网膜病变9.5%，放射性视神经病变9.5%。

9. 局部联合治疗　局部敷贴放疗对肿瘤基底部效果好，经瞳孔温热疗法对肿瘤顶部效果好，两者联合应用可提高疗效。它们还可与其他放射疗法相配合，用于较厚肿瘤以减少放射剂量。

10. 全身治疗　不能切除、局部复发或远处转移的需要全身治疗，见第21章第十一节。

【预后】眼恶性黑色素瘤和黏膜恶性黑色素瘤同属非皮肤恶性黑色素瘤，预后介于皮肤黑色素瘤和黏膜黑色素瘤之间。影响预后的主要因素有：①肿瘤体积。脉络膜黑色素瘤直径<10mm，厚度<3mm者预后较好；最大基底径>15mm，厚度>8mm者预后较差。肿瘤厚度>8mm者5年内发生转移的概率是53%，3～8mm者为32%，<3mm为16%。弥漫性或扁平状脉络膜黑色素瘤，5年内发生转移率约28%，且预后相对更差。5年病死率在小肿瘤为16%，中等大小肿瘤者32%，大肿瘤者53%。15年病死率在最大基底径≤10mm者为35%，>15mm者65%。②肿瘤类型。梭形细胞型预后最好，混合细胞型及上皮样细胞型预后差。③肿瘤部位。睫状体肿瘤较脉络膜肿瘤预后差。④其他因素。继发青光眼、肿瘤侵犯巩膜导管、穿透眼球壁、虹膜有新生血管者预后不良。年龄、性别、眼别、术前视力、肿瘤最大高度、肿瘤形态、是否侵犯视盘、是否侵犯邻近巩膜组织及是否继发视网膜脱离、前房渗出等与肿瘤全身转移间关系不大。

第九节　眼转移癌

全身各部位的恶性肿瘤都有转移至眼部的可能，以肺癌和乳腺癌最多见。也正因为如此，眼转移癌女性多于男性，约2.5∶1。转移灶多为单眼和单发，有报道1个转移灶占71%，2个占12%，≥3个占17%。曾经认为转移癌好发在左眼，因为左侧颈总动脉直接由主动脉弓分出，走行较直血流量大，但未被普遍认同。

眼内无淋巴组织，但血流丰富。尤其是脉络膜，有20多条睫状动脉供血，所以眼转移癌大多发生在脉络膜。虹膜、睫状体转移较少。除白血病外，癌转移罕有发生在眶内。

脉络膜转移癌大多表现为视力明显减退或丧失，少数患者有眼压增高和青光眼症状，眼科检查有可能发现体积较大的结节状或球状肿物。虹膜睫状体转移癌在肿瘤较小时可无任何不适，增大后可出现视力下降、眼前黑影、眼球胀痛。超声可见到眼球后极部存在基底宽而扁平的实性占位性病变，与球壁相连，最大基底径平均11mm左右，内回声不均匀，声衰减不明显。CT可见肿瘤呈软组织密度影，密度不均。MRI显示肿瘤在T_1WI上为中高信号，而在T_2WI上为低信号，增强后可见不均匀强化。此征象与脉络膜黑色素瘤T_1WI高信号、T_2WI低信号不同，有助于两者的鉴别。荧光素眼底血管造影检查，早期见不到病变部位有荧光区，后期肿块可有着色。针尖样高荧光或斑驳样高荧光多见于脉络膜转移癌，而脉络膜黑色素瘤比较少见。

患者近期有原发癌病史，结合上述临床表现，眼转移癌诊断不难。少数患者以眼科症状首诊，发现眼部转移癌后再做全身检查，进而查出原发病灶。偶有查不到原发病灶即原发病灶不明转移癌的情况，或原发癌基本治愈已很长时间，需要详细询问病史全身检查，除外非肿瘤性渗出性视网膜脱离、中心性浆液性视网膜病变或色素膜炎、血管瘤等非肿瘤性病变或脉络膜黑色素瘤等原发肿瘤。

眼转移癌预后恶劣，治疗目标是减少痛苦，放疗及各种全身治疗对有选择的患者或可延长生存期。孤立性和小转移灶采用经瞳孔温热疗法，可能有一定效果。

（吴齐兵）

（审稿　钱立庭　冯振中）

参考文献

陈畅, 黄欣, 茅枫, 等. 乳腺癌眼部转移的诊治现状. 中华乳腺病杂志(电子版), 2018, 012(5):302-305.

陈梦曦, 刘月明, 魏文斌. 葡萄膜黑色素瘤放射治疗现状及相关并发症的研究进展. 中华眼科杂志, 2018, 54(9): 707-711.

丛春霞, 林锦镛, 王兰惠. 葡萄膜转移癌的临床病理学观察. 中华眼科杂志, 2016, 52(10):769-774.

方三高. WHO(2018)眼部肿瘤分类. 诊断病理学杂志, 2020, 27(5):68-72.

高杨, 李静贞, 杜虹, 等. 肺癌葡萄膜转移患者的临床特征. 中华眼底病杂志, 2020, 36(6):442-446.

黄晶晶, 李彬, 梁庆丰, 等. 眼结膜肿物2053例临床组织病理学分析. 中华眼科杂志, 2016, 52(10):738-744.

李彬, 项晓琳. 从眼科病理学角度深入认识眼内肿瘤. 中华实验眼科杂志, 2016, 33(11):965-968.

唐飞, 甘露, 何为民. 葡萄膜恶性黑色素瘤治疗新进展. 国际眼科杂志, 2017, 17(2):254-258.

王子杨, 杨文利, 李栋军, 等. 葡萄膜转移癌的超声诊断特征分析. 肿瘤影像学, 2016, 25(4):308-313.

吴云, 张紫寅, 唐建建, 等. 视神经胶质瘤的治疗及预后分析. 临床误诊误治, 2014, 27(8):85-88.

赵云, 赵红, 林锦镛, 等. 儿童眼部肿瘤504例临床病理学分析. 中华眼科杂志, 2016, 52(10):764-768.

郑惠, 董东升. 脉络膜转移癌的临床诊断及鉴别分析. 现代肿瘤医学, 2016, 24(20):3202-3205.

Andreasen S, Esmaeli B, Holstein SL, et al. An update on tumors of the lacrimal gland. Asia Pac J Ophthalmol (Phila), 2017,6(2):159-172.

Campen CJ, Gutmann DH. Optic pathway gliomas in neurofibromatosis type 1. J Child Neurol, 2018, 33(1):73-81.

Carvajal RD, Schwartz GK, Tezel T, et al. Metastatic disease from uveal melanoma: treatment options and future prospects. Br J Ophthalmol, 2017,101(1):38-44.

Cicinelli MV, Kaliki S. Ocular sebaceous gland carcinoma: an update of the literature. Int Ophthal-mol, 2019, 39(5):1187-1197.

Coupland SE, Barnhill R, Conway RM, et al. Conjunctival melanoma //Amin MB. AJCC Cancer staging manualM. 8th ed. Chicago: American College of Surgeons, 2018: 803-811.

Doganis D, Pourtsidis A, Tsakiris K, et al. Optic pathway glioma in children: 10 years of experience in a single institution. Pediatr Hematol Oncol, 2016,33(2):102-108.

Douglas VP, Douglas KAA, Cestari DM. Optic nerve sheath meningioma. Curr Opin Ophthalmol, 2020,31(6):455-461.

Farazdaghi MK, Katowitz WR, Avery RA. Current treatment of optic nerve gliomas. Curr Opin Ophthalmol, 2019,30(5):356-363.

Ferreira TA, Grech Fonk L, Jaarsma-Coes MG, et al. MRI of uveal melanoma. Cancers, 2019,11(3):377.

Gündüz AK, Yesiltas, YS, Shields CL. Overview of benign and malignant lacrimal gland tumors. Curr Opin Ophthalmol, 2018, 29(5):458-468.

Jacobi DM. Optic nerve sheath meningioma. Clin Exp Optom, 2019,102(2):188-190.

Kivelä T, Rand Simpson E, Grossniklaus HE, et al. Uveal melanoma//Amin MB. AJCC Cancer staging manualM. 8th ed. Chicago: American College of Surgeons, 2018: 813-825.

Krishna Y, Coupland SE. Lacrimal sac tumors--a review. Asia Pac J Ophthalmol, 2017,6(2):173-178.

Kumar VA, Esmaeli B, Ahmed S, et al. Imaging features of malignant lacrimal sac and nasolacrimal duct tumors. Am J Neuroradiol, 2016,37(11):2134-2137..

Mallen-St Clair J, Arshi A, Tajudeen B, et al. Epidemiology and treatment of lacrimal gland tumors: a population-based cohort analysis. JAMA Otolaryngol Head Neck Surg, 2014,140(12):1110-1116.

Mary EA, Allan KT, Arun DS. Uveal melanoma: 5-year update on incidence, treatment, and survival (SEER 1973-2013). Ocul Oncol Pathol, 2018,4(3):145-151.

Meeker AR, Ko MW, Carruth BP, et al. Diagnosis of optic nerve sheath meningioma during optic nerve sheath decompression. Orbit, 2017,36(1):35-38.

Nathan P, Cohen V, Coupland S, et al. Uveal melanoma UK National guidelines. Eur J Cancer, 2015,51(16):2404-2412.

Parker RT, Ovens CA, Fraser CL, Samarawickrama C. Optic nerve sheath meningiomas: prevalence, impact, and management strategies. Eye Brain, 2018,10:85-99.

Reichstein D. New concepts in the molecular understanding of uveal melanoma. Curr Opin Ophthalmol, 2017, 28(3): 219-227.

Saleh GM, Desai P, Collin JR, et al. Incidence of eyelid basal cell carcinoma in England: 2000-2010. Br J Ophthalmol, 2017,101(2):209-212.

Santoni A, Thariat J, Maschi C, et al. Management of invasive squamous cell carcinomas of the conjunctiva. Am J Ophthalmol, 2019,200:1-9.

Shofty B, Ben-Sira L, Kesler A, et al. Optic pathway gliomas. Adv Tech Stand Neurosurg, 2015,42:123-146.

Silverman N, Shinder R. What's New in Eyelid Tumors. Asia Pac J Ophthalmol, 2017,6(2):143-152.

Snježana K , Antonela GA , Lidija BO , et al. Conjunctival melanoma - epidemiological trends and features. Pathol Oncol Res, 2018,24(4):787-796.

Tsang DS, Murphy ES, Merchant TE. Radiation therapy for optic pathway and hypothalamic low-grade gliomas in children . Int J Radiat Oncol Biol Phys, 2017,99(3):642-651.

Vasalaki M, Fabian ID, Reddy MA, et al. Ocular oncology: advances in retinoblastoma, uveal melanoma and conjunctival melanoma. Br Med Bull, 2017,121(1):107-119.

Wu MY, Lai TT, Liao WT, Li C. Clinicopathological and prognostic significance and molecular mechanisms governing uveal melanoma. Ther Adv Med Oncol, 2020,12:1758835920917566.

Yazici G, Kiratli H, Ozyigit G, et al. Stereotactic radiosurgery and fractionated stereotactic radiation therapy for the treatment of uveal melanoma. Int J Radiat Oncol Biol Phys, 2017,98(1):152-158.

第 3 章

耳、鼻腔、鼻窦肿瘤

第一节　中耳胆脂瘤

中耳胆脂瘤是由位于鼓室和或乳突腔内的角化的鳞状上皮细胞、上皮下的结缔组织及不断堆集的角化碎片形成的团块。胆脂瘤并非真性肿瘤，但有破坏邻近组织和术后复发等类似肿瘤的生物学特征。

【流行病学】 儿童中耳胆脂瘤年发病率3.0/10万，成人约为9.2/10万，男女比例1.4：1，发病年龄通常低于50岁，高加索人种发病率高于其他人种。

【发病机制】 中耳胆脂瘤根据病因不同可分为先天性、后天性，其中后天性约占98%，先天性约占2%。由于先天性胆脂瘤症状隐匿，实际比例可能被低估。

先天性胆脂瘤又称表皮样囊肿，可能在胚胎发育过程中，因外胚层上皮组织存留于颅骨，而后上皮生长堆积形成。研究发现，唇腭裂儿童患胆脂瘤风险是非唇腭裂儿童的100～200倍。后天性胆脂瘤可能与上皮侵入、上皮移行、鳞状上皮化生及基底细胞增生有关。

中耳胆脂瘤引起的所有并发症几乎都与邻近骨质破坏相关，但具体机制仍不清楚。

【临床表现】 先天性中耳胆脂瘤患者多为儿童和青少年，单侧为主，偶有双侧（3%）。患者早期可没有任何症状，常因渐进性听力下降和（或）面神经麻痹就诊检查而发现。患者无中耳炎病史及耳手术、外伤史。查体：鼓膜完整，病灶常位于中耳的前上象限，为灰白色团状影。肿块呈囊性或开放性，未合并感染时色如珍珠，

故又称之为"珍珠瘤"。若继发中耳炎、鼓膜穿孔，则难以与后天性中耳胆脂瘤相鉴别。

后天性中耳胆脂瘤患者可见于各年龄段，常表现为渐进性听力下降、耳反复流脓、恶臭，严重者可能伴有眩晕、面瘫和颅内感染等并发症。耳内镜检查可以发现鼓膜松弛部穿孔或内陷，或者紧张部穿孔，伴有脓性分泌物。

中耳胆脂瘤的主要并发症包括：①颅外并发症，如面神经麻痹、迷路漏、迷路炎、耳廓后脓肿或者漏、颧骨脓肿、颈部脓肿、耳道壁破坏、天盖破坏、粘连性中耳炎等；②颅内并发症，如乙状窦血栓性静脉炎、脑膜炎、硬脑膜外脓肿、硬脑膜下脓肿、小脑脓肿及大脑脓肿等。

【诊断】 通过专科查体和影像学检查，中耳胆脂瘤基本能明确诊断。听力检查能明确听力下降的程度及性质，常能发现一些隐性轻度传导性耳聋，因此对早期诊断具有重要意义。高分辨率CT能显示胆脂瘤的位置及大小，清晰反映听小骨和中耳乳突骨质破坏情况。典型的CT表现为鼓室内圆形或椭圆形软组织密度影，边界清楚，增强扫描无强化，可见砧镫关节破坏，但鼓膜和内耳结构一般不受损害，乳突腔气化好。在MRI，T_1加权像为均匀低信号或中等信号，与脑组织信号相当；T_2加权像为高信号，类似脑脊液信号。增强扫描一般无强化。

病理检查：先天性胆脂瘤呈圆形白色囊肿，其基质是表皮，由单层基底细胞、数层生发细胞和一层颗粒细胞构成。后天性胆脂瘤则很少表

现为完整的囊肿，表面角化层是由无核的角化鳞状上皮构成，其下是棘细胞层和基底细胞层。但细胞无异形性，与鳞癌不难区分。有学者认为先天性胆脂瘤并不一定需要病理检查，但需同时满足以下条件：①完整鼓膜后的白色团块物；②既往无耳漏史和鼓膜穿孔史；③既往无耳手术史；④排除外耳道闭锁；⑤既往有急性中耳炎发作的患者不排除在外。

2017年欧洲耳科与神经耳科学会联合日本耳科学会，根据按受累范围及有无并发症将中耳胆脂瘤分为四期，Ⅰ期：胆脂瘤局限于上鼓室；Ⅱ期：胆脂瘤超出鼓室但无颅外和颅内并发症；Ⅲ期：胆脂瘤伴有颅外并发症；Ⅳ期：胆脂瘤伴有颅内并发症。随着广谱抗生素的使用，Ⅲ期和Ⅳ期的胆脂瘤已很少发生。

【鉴别诊断】需要与胆固醇肉芽肿、鼓室副神经节瘤、鼓室硬化症、中耳涎腺迷芽瘤和中耳鳞癌等相鉴别。

1. 胆固醇肉芽肿 多见于中青年人，鼓膜呈蓝黑色，明显内陷或外膨。与胆脂瘤一样，CT均表现为边缘清楚的软组织影，但后者鼓室和乳突气房浑浊，无含气空腔，很少出现骨质破坏，而且MRI表现为短T_1长T_2特征，T_1和T_2加权像均为高信号。病理检查肿块含有胆固醇结晶和多核巨细胞的肉芽肿。

2. 鼓室副神经节瘤 是一种良性肿瘤，起源于鼓室的舌咽神经鼓室支及迷走神经耳支的化学感受器瘤。好发于中年女性，肿瘤呈血管瘤样生长。典型表现为波动性耳鸣、耳闷感，与脉搏一致；有轻度传导性聋；透过鼓膜可见鼓岬表面红色肿块；CT显示鼓岬处有边缘光滑的软组织占位改变，乳突无破坏。

3. 鼓室硬化症 又称鼓室玻璃变性，系鼓室黏膜上皮下沉积有斑块状胶原组织，多发生在鼓室黏膜和听骨上，可能是中耳长期慢性炎症的结果。查体可见鼓膜表面呈大小不等的灰白色斑块。颞骨CT表现为乳突为板障型或硬化型，有时可见斑块状阴影。

4. 中耳涎腺迷芽瘤 迷芽瘤是指异位生长于正常组织中的另一种正常、成熟的组织。中耳涎腺迷芽瘤是由浆液或黏液性管泡状腺形成的均质性组织，这些腺体并不是正常中耳黏膜的组成部分，可能与胚胎发育异常有关。该病好发于女性，男女比例约1∶1.8，多累及左耳。中耳涎腺迷芽瘤多有以下特征：①单侧传导性耳聋；②中耳内有涎腺组织存在；③听骨链异常或畸形；④面神经水平段异常或畸形。术前确诊困难，多为术后病理检查明确诊断。治疗上，应在确保面神经安全的情况下尽量完全切除病变。

5. 中耳鳞癌 约占中耳恶性肿瘤的50%。中耳鳞癌患者常合并中耳炎，且因位置深早期容易误诊或漏诊，当出现面瘫、头痛、眩晕等症状时提示肿瘤已侵犯内耳及岩尖。确诊依赖活检病理。手术是早期中耳鳞癌的主要方法，但至少1/3患者有不同程度的肿瘤残留，需要接受辅助放疗。放疗适合各期中耳鳞癌，有学者认为单纯放疗对早期中耳鳞癌疗效不亚于手术。中耳鳞癌患者较外耳道和耳廓鳞癌（见本章第三节）预后差，中位生存时间仅为18.3个月，5年生存率32%。

【治疗】抗生素治疗只能暂时控制感染，减轻症状，不能祛除胆脂瘤。手术是中耳胆脂瘤的首选治疗方法，原则是根据胆脂瘤局部破坏的程度选择合适的手术方式，彻底清除胆脂瘤组织及坏死的骨质，通畅引流，同时尽可能保留鼓膜和听骨链的完整。

Ⅰ期患者可选择耳内镜下手术或完壁式乳突根治术+鼓室成形术；Ⅱ期患者需行完壁式乳突根治术+鼓室成形术；Ⅲ期患者需开放式乳突根治术＋鼓室成形术；Ⅳ期患者需要行扩大乳突切除术，根据并发症类型的不同，施行针对性手术，如颈部脓肿穿刺、切开引流术、面神经减压术、脑脓肿穿刺术等。胆脂瘤复发时可再次手术。

【预后】复发多在术后1～1.5年，与类型、病变范围、手术方式、是否二次手术等因素有关。先天性胆脂瘤5年复发率约26.7%，高于后天性胆脂瘤患者（11.8%）。

第二节 耵聍腺肿瘤

耵聍腺是位于外耳道外1/3～1/2的异化顶泌汗腺。发生于耵聍腺的肿瘤，良性肿瘤为腺瘤，恶性为腺癌。

【流行病学】耵聍腺瘤患者诊断时平均年龄在60岁左右，腺癌在50岁左右；男女比4：5。

【临床表现】耵聍腺瘤症状无特异性，从出现症状至就诊的时间间隔可为数月至数年，主要表现为耳内异物和瘙痒感、耳闷、听力下降，破溃伴有感染时伴疼痛、出血和脓性分泌物溢出。耵聍腺癌以耳痛、出血、溢液常见，病情进展可致同侧的展神经、面神经和听神经麻痹、颈部淋巴结肿大。专科检查可见耵聍腺癌常呈粉红色，带蒂或弥漫性浸润致外耳道红肿、狭窄。

颞骨CT可评估肿瘤与周围组织间的关系及骨质的受累情况，耵聍腺瘤多表现为外耳道内软组织影，边界清楚，周围未见骨质破坏，而耵聍腺癌与病变程度相关。MRI诊断软组织受侵的准确性更高，结合CT可提高耵聍腺癌分期的准确性。

如有相关症状，可行ECT和胸部CT等检查评估是否存在骨和肺等转移。

【诊断】耵聍腺瘤和耵聍腺癌确诊依赖病理检查。

耵聍腺瘤根据病理形态可分为3种亚型。①腺瘤：肿瘤细胞排列成腺体样，常呈囊性扩张，少数为实性或乳头状。上皮层由管腔表层细胞和基底细胞/肌上皮细胞构成。②多形性腺瘤：具有更明显的肌上皮层，伴黏液软骨样间质。③乳头状汗腺腺瘤：表现为乳头状物向囊腔内凸起。病理类型与治疗和预后的关系不大，完整切除后均很少复发。

耵聍腺癌也可分为3个亚型，不同亚型病理形态和生物学特征不同。①腺样囊性癌：最多见。肿瘤细胞有两种，即导管内衬上皮细胞和肌上皮细胞。瘤细胞有多种排列方式，筛状结构常见，囊性腔隙多由肿瘤性肌上皮细胞围绕，内含黏液样物质。腺样囊性癌生长虽慢，但无包膜，早期易侵犯神经和发生转移。②腺癌（非特指）：特征是不规则形状和大小的簇状、巢状和实片状的非典型上皮细胞广泛浸润周围组织。上皮细胞有大的着色核或泡状染色质，核仁突出，至少有局灶性腺分化。局部复发和远处转移在腺癌也常见。③黏液表皮样癌：最少见。高分化者，黏液样细胞和表皮样细胞较多，中间细胞较少；低分化者，表皮样细胞和中间细胞较多，而黏液样细胞较少，瘤细胞间变明显，可见核分裂，实质性上皮团块多，囊腔少，并可见肿瘤向周围组织侵犯。黏液表皮样癌常呈浸润性生长，复发率较高，可发生淋巴结转移，远处转移较少。但高分化者可有完整包膜，完整切除后复发较少。

【分期】Arriaga等在1990年首先提出外耳道肿瘤的分期，即匹兹堡分期系统，Moody等在2000年对其进行了修订（表3-1）。该分期系统主要用于外耳道鳞癌，腺癌也可参考，但腺样囊性癌准确性相对较差。AJCC/UICC尚无外耳道肿瘤分期系统。

表3-1 改良外耳道肿瘤匹兹堡分期

分期	T、N、M 定义
I 期：$T_1N_0M_0$	T_1：肿瘤局限于外耳道无骨和软组织侵犯
II 期：$T_2N_0M_0$	T_2：肿瘤局限于外耳道伴骨侵犯但未达全层，或软组织侵犯＜0.5cm
III 期：$T_3N_0M_0$	T_3：肿瘤局限于外耳道伴骨侵犯达全层，且软组织侵犯＜0.5cm；或肿瘤侵犯中耳和（或）乳突
IV 期：$T_4N_0M_0$、任何TN_1和（或）M_1	T_4：肿瘤侵犯以下部位之一：耳蜗、岩尖、中耳内侧壁、颈动脉、硬脑膜、软组织受累＞0.5cm（如颞颌关节、茎突或面神经）
	N_1：颈部淋巴结转移
	M_1：远处转移

【鉴别诊断】耵聍腺肿瘤需要与外耳道肉芽、皮脂腺囊肿、外耳道息肉及慢性中耳炎等非肿瘤性疾病相鉴别，还应与以下外耳道其他类型的肿瘤如基底细胞癌、鳞状细胞癌、恶性黑色素瘤等鉴别，见本书有关章节。

【治疗】手术是治疗耵聍肿瘤的主要方法。较小的耵聍腺瘤时可经耳切除；腺瘤较大时选择耳后区入路；合并中耳炎时需行乳突切开术和中耳治疗。完整切除后耵聍腺瘤很少复发。

耵聍腺癌还没有统一的基于分期的治疗原则和指南。一般认为，早期（Ⅰ/Ⅱ期）耵聍腺癌可采用整块切除术，包括外耳骨部分和部分乳突；$T_3N_0M_0$ 期患者可采用乳突根治术+腮腺切除；$T_4N_0M_0$ 期是否适合手术还存在争议；N_1 期患者需要进行颈部淋巴结清扫。

放疗适用于各期耵聍腺癌的治疗，包括不能或不愿手术早期患者的根治性放疗和转移癌的姑息性治疗。对于大肿块（T_3/T_4）、高级别肿瘤、切缘不净的肿瘤可考虑辅助放疗，剂量 54～60Gy/30f/6周。

化疗为主的系统性治疗对于耵聍腺癌的作用缺少研究，转移性耵聍腺癌酌情考虑化疗 ± 免疫治疗。

【预后】耵聍腺瘤预后良好，极少数可恶变。在3种腺癌类型中，腺样囊性癌预后相对较好，平均生存时间为8.3～10年；其他两种类型为1.5～4.7年。疾病专项死亡率腺样囊性癌为30.4%，腺癌（非特指型）为35%，黏液表皮样癌为22%。年龄超过60岁是预后的不利因素。腺样囊性癌最多发生复发和转移，即便完整切除复发率仍有40%，远处转移率27%，最常见的转移部位是肺，其次是脑和骨。

耵聍腺癌由于其浸润性生长的特点、切缘阳性率在40%～100%。局部复发的肿瘤可再次手术和（或）放疗。

【随访】耵聍腺癌根治术后建议每6个月进行1次常规体检，每年进行1次颞骨CT检查，必要时进行头颈MRI检查。5年后酌情安排复查间隔时间。

第三节　外耳鳞癌

外耳包括耳廓、外耳道和鼓膜。原发于耳廓和外耳道的鳞状上皮恶性肿瘤，统称为外耳鳞癌。

【流行病学】发病率约1/100万，占耳恶性肿瘤的60%～80%。耳廓鳞癌多位于耳廓和耳轮后方，发病年龄在65～70岁，男性略多。外耳道鳞癌发病年龄在52～55岁，女性略多见。耳廓鳞癌占76.7%，外耳道鳞癌占23.3%。

【发病机制】耳廓鳞状细胞癌的主要危险因素包括皮肤白皙、长期紫外线暴露和机体免疫抑制。外耳道鳞癌的主要危险因素为慢性化脓性中耳炎，也可能与人乳头状病毒感染及头颈部接受过放疗有关。但它们的确切发病机制仍不清楚。

【临床表现】病史长短不一，从14天到8年不等。耳廓以局部肿块和溃疡等皮肤病损为主要表现；外耳道鳞癌常表现为肉芽组织增生，早期症状轻微，常在挖耳后出现耳道不适就诊。较

典型的症状是外耳道组织肿胀、疼痛及血性分泌物。外耳鳞癌淋巴结转移率10.5%。

【诊断】相较于其他部位的皮肤鳞癌，外耳鳞癌的首次活检确诊率相对较低：耳廓活检成功率80.1%，外耳道成功率仅57.1%。失败的可能原因为：①外耳皮下脂肪很薄，其下为软骨或骨，因此取材困难；②90%以上鳞癌是高分化癌，肿瘤异型性小，且常伴变性的肿瘤细胞或大量角化物质，均会干扰诊断；③部分患者合并长期慢性炎症。因此，在解读病理报告时一定要结合临床，注意排除假阴性。

除普通型鳞癌外，外耳鳞癌还包括棘细胞松解型鳞癌、梭形细胞鳞癌、透明细胞鳞癌、疣状癌等特殊亚型。但现有的文献表明，这些鳞癌的亚型仅是基于病理形态特征，与治疗、预后的关系并不大，这和外耳道腺癌各亚型不同。

耳部鳞癌尚没有单独分期，目前使用的分期

主要包括改良外耳道肿瘤匹兹堡分期（见耵聍腺肿瘤）和Stell分期系统，后者是一种术前临床分期系统，它将肿瘤分为T_1、T_2和T_3期，但没有考虑淋巴结和远处转移，显然不如改良匹兹堡分期系统完整。

【鉴别诊断】耳廓鳞癌裸露，容易得到早期诊断。外耳道癌临床较少见，即便耳鼻咽喉头颈外科医师能经治的例数也非常有限，因此早期外耳道癌常被当作炎症处理。文献报道外耳道癌从出现症状到确定诊断的平均时间是28.6个月。外耳鳞癌需要与以下疾病相鉴别。

1.慢性化脓性中耳炎　临床表现以耳痛、耳流脓、耳闷、听力下降为主。症状上与外耳道癌有很多相似之处，而且一些外耳道鳞癌常合并中耳炎。对于那些抗生素治疗无效的中耳炎患者，应当怀疑肿瘤的可能。

2.假癌样上皮增生　是一种鳞状上皮反应性修复性增生，常发生于炎症反应灶内，且炎症区域周围的上皮一般无异常增生。表皮内角化细胞缺乏明确的细胞异型性、不典型核分裂象和异常或反向角化。

3.角化棘皮瘤　是一种少见的、生长很快的皮肤良性肿瘤，有可能自行消退。其组织学诊断标准包括典型的"火山口样"结构，肿瘤基底部平整无浸润，肿瘤细胞分化良好、多形性不明显、核分裂象很少等。个别类型的棘皮瘤为恶性，见第16章。

4.其他恶性肿瘤　基底细胞癌、恶性黑色素瘤、黏液表皮样癌等，见第16章第一节、第21章第十一节、第21章第六节。

【治疗】耳廓鳞癌和外耳道鳞癌的治疗模式有所不同。

耳廓鳞癌诊断时常分期较早，淋巴结和远处转移少见。治疗以手术切除为主，主张全耳廓切除，二期行耳廓再造。在保证安全切缘的前提下，可保留部分正常耳廓并一期成形。

外耳道鳞癌尚无统一术式。一般地，T_1（改良匹兹堡分期）：局部扩大切除或外耳道全切除；T_2及T_3：全外耳道扩大切除加颞骨外侧切除及腮腺浅叶和淋巴结切除。T_3及T_3以上和（或）淋巴结转移和（或）手术切缘阳性建议辅助放疗。

不能手术或局部复发的外耳鳞癌考虑放疗，远处转移的患者可以化疗±分子靶向治疗±免疫治疗，参见第3章第一节。

【预后】耳廓鳞癌患者预后优于外耳道鳞癌。耳廓鳞癌术后远处转移率2%，主要见于肿瘤浸润深度>8mm及脉管浸润者。与其他皮肤鳞癌类似，患者通常不因该病死亡。外耳道鳞癌主要预后因素包括肿瘤分期、切缘状况、患者的体能状态评分等，总体5年生存率55%；Stell分期Ⅰ、Ⅱ、Ⅲ期5年无病生存率分别为83%、45%和0；接受放疗后对应的无病生存率分别为75%、75%和46%。

【随访】参见耵聍腺肿瘤。

第四节　鼻腔鼻窦乳头状瘤

鼻腔鼻窦乳头状瘤是一种少见的上皮肿瘤，发生于鼻腔鼻窦表面假复层纤毛柱状上皮构成的施耐德（Schneiderian）膜，故文献中常称为Schneiderian乳头状瘤。本病有内翻性乳头状瘤（inverted papilloma，IP）、外翻性乳头状瘤（exophytic papilloma，EP）和嗜酸性细胞乳头状瘤（oncocytic papilloma，OP）3种类型，该分法由Hyams提出并沿用至今。IP和OP为交界性肿瘤，具有局部侵袭性并有恶变倾向，EP为良性肿瘤，恶变罕见。

【流行病学】乳头状瘤占全部鼻腔鼻窦肿瘤的0.5%～4.0%，其中IP最常见，其次为EP，两者均接近50%，OP少见，占3%～5%。EP患者好发年龄较另两种类型小；OP发病无性别差异，其他类型则以男性多见。

【病因】可能与细菌和病毒感染、慢性炎症、变应原、吸烟和接触化学物质等有关。人乳头状瘤病毒（human papilloma virus，HPV）感染（特别是HPV-6、HPV-11）在IP和EP的发生发展中起到一定的作用，目前未发现HPV感染与OP

的发生有关。

【临床表现】鼻腔鼻窦3种类型的乳头状瘤患者症状基本相同，通常表现为单侧鼻塞和（或）鼻出血。随肿瘤增多和累及部位不同，会出现嗅觉缺失、溢泪、突眼和复视等症状。疼痛往往提示感染或恶变。各型乳头状瘤通常只发生在一侧鼻腔或鼻窦：IP好发于鼻腔后壁；OP常见于鼻腔侧壁和鼻窦；EP则通常位于鼻中隔（表3-2）。了解发病部位对于乳头状瘤类型的判断有重要参考价值。

表3-2　3种类型乳头状瘤流行病学特征、瘤内HPV检出率和好发部位

	IP	OP	EP
ICD-O 编码	8121/1（交界性）	8121/1（交界性）	8121/0（良性）
同义词	Schneiderian 乳头状瘤；Schneiderian 乳头状瘤，内翻型	嗜酸细胞性 Schneiderian 乳头状瘤；圆柱细胞乳头状瘤；柱状细胞乳头状瘤	Schneiderian 乳头状瘤，外生型；霉菌状乳头状瘤；外翻性乳头状瘤；移行细胞乳头状瘤；Ringertz 乳头状瘤
流行病学特征	发病率（0.7～2.3）/10万；好发于40～70岁，男性为女性的2.5～3倍	仅占乳头状瘤的3%～5%。多数患者在50岁以上，性别差异不明显	好发于20～50岁，男性多见，为女性的2～10倍
瘤内 HPV 检出率	约38.5%	未发现	约63.5%
好发部位	几乎只发生在单侧鼻腔后壁中鼻甲区域和鼻隐窝。鼻中隔极少见。还可发生于中耳、咽部、鼻咽和泪囊	几乎只发生在一侧鼻腔侧壁，其次是上颌窦或筛窦。病变常局限于一处或两处，可累及邻近结构，如眼眶和颅底	常位于前鼻中隔下部，极少发生于鼻腔侧壁，侵犯鼻窦不常见。双侧病变少见

【诊断】根据症状、体征及活检，诊断一般不困难。CT/MRI 均可确定病变部位，了解病变范围，所有的鼻腔鼻窦乳头状瘤都表现为软组织密度。CT对判断骨质受累优于MRI；而MRI软组织分辨率高，易区分肿瘤与伴发的阻塞性炎症；MRI能准确显示肿瘤向鼻外蔓延的范围，尤其对伴发恶变的患者价值更大；MRI还有助于鉴别复发肿瘤与瘢痕。MRI T_2加权像或增强T_1加权像上显示栅栏状或卷曲脑回状强化是OP较为特性的征象。

IP、OP、EP有各自的病理表现。①IP：肿块灰白色，表面粗糙，呈多结节状，细胞密度大，故质地较硬且不透光。光镜下表现为上皮层增厚，并向下伸入间质呈内翻性分支状生长，形成实性、梁状上皮团或大小不等的隐窝。增生上皮为复层鳞状上皮，上皮角化少见，通常无颗粒细胞层。上皮内可见数量较多包含细胞坏死物的微小囊、巨噬细胞和黏蛋白，可伴有各类炎症细胞浸润。②EP：呈蕈状或疣状生长，呈灰褐色，蒂窄。镜下EP与IP有相似之处，都有中心的纤维血管束，周围排列分化良好的分层排列的鳞状细胞。不同的是，EP上皮可形成角化，但炎症细胞较少。③OP：肿瘤质地较软，表面呈灰红、灰白及红褐色，无包膜，切面可见半透明的黏液样变性区域。镜下由多层嗜酸性瘤细胞形成乳头状及腺样结构，并可见内翻及外翻性的肿瘤成分。瘤细胞可呈高柱状、卵圆形及多边形，胞质内充满嗜酸性颗粒，但很少见到大片的瘤细胞巢。

【鉴别诊断】主要与鼻腔鼻窦内其他组织类型的肿瘤进行鉴别（表3-3）。由于OP非常少见，临床医师可能缺乏对该病的认识，易误诊为鼻息肉、乳头状腺瘤/癌及鼻孢子菌病。

1.鼻息肉　OP上皮和间质中有许多中性粒细胞浸润时，与炎性息肉非常相似，但炎性息肉无嗜酸性上皮或黏液包含物。

2.嗜酸细胞腺瘤/腺癌　绝大多数发生腮腺，其次为下颌下腺，偶尔可位于鼻腔；很少有高柱状的瘤细胞，表面无纤毛；肿瘤内不含EP成分。

3.鼻孢子菌病　鼻孢子菌引起的鼻及鼻黏膜的良性、慢性肉芽肿性感染已十分罕见。OP空泡内含有黏液滴类似鼻孢子虫病，后者往往同时累及上皮和间质，且不伴嗜酸性细胞上皮。

表3-3　WHO鼻腔、鼻旁窦和颅底肿瘤组织学分类(2017)

癌	鼻窦血管球周细胞瘤
角化性鳞状细胞癌	孤立性纤维性肿瘤
非角化性鳞状细胞癌	上皮样血管内皮瘤
梭形细胞鳞状细胞癌	纤维肉瘤
淋巴上皮癌	未分化多形性肉瘤
鼻窦未分化癌	平滑肌肉瘤
NUT 癌	横纹肌肉瘤，非特指型
神经内分泌癌	胚胎性横纹肌肉瘤
腺癌	腺泡性横纹肌肉瘤
畸胎癌肉瘤	多形性性横纹肌肉瘤
鼻窦乳头状瘤	梭形细胞横纹肌肉瘤
鼻窦乳头状瘤，内翻性	血管肉瘤
鼻窦乳头状瘤，嗜酸细胞性	恶性外周神经鞘瘤
鼻窦乳头状瘤，外生性	双向型鼻窦肉瘤
呼吸上皮病变	滑膜肉瘤
呼吸上皮腺瘤样错构瘤	**淋巴造血系统肿瘤**
浆液黏液错构瘤	结外 NK/T 细胞淋巴瘤
涎腺肿瘤	骨外浆细胞
多形性腺瘤	**神经外胚层 / 黑色素细胞肿瘤**
良性软组织肿瘤	尤文肉瘤 / 原始神经外胚层肿瘤
平滑肌瘤	嗅神经母细胞瘤
血管瘤	黏膜黑色素瘤
神经鞘瘤	**其他肿瘤**
神经纤维瘤	脑膜瘤
交界性 / 低度恶性软组织肿瘤	鼻窦造釉细胞瘤
韧带样纤维瘤病	鼻窦软骨间叶性错构瘤

【治疗】手术是鼻腔鼻窦乳头状瘤首选的治疗方式，原则是完整切除肿瘤，同时尽可能避免鼻面部的损伤，保留鼻腔功能。内镜下手术可在局部麻醉下操作，是治疗鼻腔鼻窦乳头状瘤的有效方法，正逐渐取代传统手术，复发患者亦可再次行内镜手术。怀疑肿瘤恶变或多次复发者需要扩大切除，明确有恶性变者应按鼻腔/鼻窦癌进行治疗，应做鼻侧切开或上颌骨切除术，必要时给予辅助放化疗。对于无法耐受手术的患者，放疗也有较好效果。

【预后】鼻腔鼻窦乳头状瘤术后5年复发率在不同文献差异较大，IP为5%～60%，OP 为25%～35%，EP为22%。复发的主要原因是肿瘤切除不干净，额窦IP和OP复发率更高。其他易复发因素包括肿瘤大小、角化过度、有丝分裂、双侧性等。复发通常发生术后3年内，少部分肿瘤在术后10年内仍可复发。EP几乎不发生生恶变，IP和OP恶变率分别为5%～15%和4%～17%。

【随访】所有类型鼻腔鼻窦乳头状瘤术后建议长期随访，随访的内容主要是专科检查，时间间隔酌情安排。

（王年飞）

（审稿　钱立庭　冯振中）

参考文献

龚桃根, 柯朝阳. 先天性中耳胆脂瘤的临床诊断与治疗进展. 中华耳科学杂志,2016,14(3):427-430.

黄思夏, 柳剑英, 苏静, 等. 外耳部皮肤原位及浸润性鳞状细胞癌30例临床病理分析. 临床与实验病理学杂志,2016,32(5):539-543.

廖军, 林昶. 中耳胆脂瘤的可能发病机制. 中华耳科学杂志,2015,13(2):362-365.

刘志标, 佘万东. 欧洲耳科与神经耳科学会和日本耳科学会关于中耳胆脂瘤的定义、分类和分期的联合共识. 听力学及言语疾病杂志,2017,25(6):666-667.

吕丹, 杨慧, 江丹, 等. 外耳道耵聍腺肿瘤临床分析. 中国耳鼻咽喉颅底外科杂志,2015,21(3):195-198.

杨扬, 肖潇, 陈敏, 等. 儿童中耳胆脂瘤JOS分期及其临床特征. 山东大学耳鼻喉眼学报,2019,5:52-55.

张东东, 林昶. 不同病理类型鼻乳头状瘤的临床特点相关分析. 国际耳鼻咽喉头颈外科杂志,2016(40):178-181.

Allanson BM, Low TH, Clark JR, et al. Squamous cell carcinoma of the external auditory canal and temporal bone: an update. Head Neck Pathol,2018,12(3):407-418.

Beigh A, Rashi R, Junaid S, et al. Human papilloma virus (hpv) in sinonasal papillomas and squamous cell carcinomas: a PCR-based study of 60 cases. Gulf J Oncolog,2018,1(26):37-42.

Bishop JA. OSPs and ESPs and ISPs, Oh My! An update on sinonasal (Schneiderian) papillomas. Head Neck Pathol,2017,11(3):269-277.

Brant JA, Eliades SJ, Chen J, et al. Carcinoma of the middle ear: a review of the national cancer database. Otol Neurotol,2017,38(8):1153-1157.

Castle JT. Cholesteatoma pearls: practical points and update. Head Neck Pathol,2018,12(3):419-429.

Chen S, Li Y. Salivary gland choristoma of the middle ear. Ear Nose Throat J,2015,94(2):E9-E12.

Djurhuus BD, Skytthe A, Faber CE, et al. Cholesteatoma risk in 8,593 orofacial cleft cases and 6989 siblings: A nationwide study. Laryngoscope,2015,125(5):1225-1229.

Ebelhar AE, West DS, Aouad RK. Ceruminous adenoid cystic carcinoma of external auditory canal. J Int Adv Otol,2017,13(2):292-294.

Gamaleldin OA, Elsebaie NA, Khalifa MH, et al. Assessment of mass effect sign at high-resolution computed tomography in prediction of cholesteatoma. J Comput Assist Tomogr,2019,43(2):288-293.

Goudakos JK, Blioskas S, Nikolaou A, et al. Endoscopic resection of sinonasal inverted papilloma:systematic review and meta-analysis. Am J RhinolAllergy,2018,32(3):167-174.

Hunt JL, Bell D, Sarioglu S. Sinonasal papilloma, inverted type//Ei-Naggar AK, Chan JKC, Grandis JR et al. WHO classification head and neck tumours (4th Ed). IARC,Lyon,2017:28-29.

Hunt JL, Lewis JS, Richardson M, et al. Sinonasal papilloma,exophytic type//Ei-Naggar AK, Chan JKC, Grandis JR et al. WHO classification head and neck tumours (4th Ed).IARC,Lyon,2017:30-31.

Kang JW, Kim YS, Kim JH, et al. Oncocytic schneiderian papilloma of the sinonasal tract treated with radiotherapy. J Craniofac Surg,2016,27(1):e75-e77.

Kuo CL. Etiopathogenesis of acquired cholesteatoma: prominent theories and recent advances in biomolecular research. Laryngoscope,2015,125(1):234-240.

Mayo E, Sharma S, Horne J, et al. Squamous cell carcinoma of the pinna: which histological features could be used to predict prognosis?. Br J Oral Maxillofac Surg,2017,55(5):524-529.

Morita Y, Takahashi K, Izumi S, et al. Risk factors of recurrence in pediatric congenital cholesteatoma. Otol Neurotol,2017,38(10):1463-1469.

Nagarajan P. Ceruminous neoplasms of the ear. Head Neck Pathol,2018,12(3):350-361.

NCCN clinical practice guidelines in oncology.Head and neck cancers. Version 2. 2020. Available at: https://www.nccn.org/professionals/physician_gls/pdf/ head-and-neck.pdf.

Pai I, Crossley E, Lancer H, et al. Growth and late detection of post-operative cholesteatoma on long term follow-up with diffusion weighted magnetic resonance imaging (DWI MRI): A retrospective analysis from a single UK centre. Otol Neurotol,2019,40(5):638-644.

Purnell PR, Interval E, Williams HJ, et al. Middle ear choristoma presenting as cholesteatoma with conductive hearing loss. J Surg Case Rep,2019,2019(4):z129-z132.

Ruhl DS, Tolisano AM, Swiss TP, et al. Ceruminous adenocarcinoma: an analysis of the Surveillance Epidemiology and End Results (SEER) database. Am J Otolaryngol,2016,37(2):70-73.

Schilder AG, Chonmaitree T, Cripps AW, et al. Otitis media. Nat Rev Dis Primers,2016,2(1):16063.

Sham CL, van Hasselt CA, Chow SMW, et al. Frontal inverted papillomas: A 25-year study. Laryngoscope,2020,130(7):1622-1628.

Singh CA, Sakthivel P. Rhinosporidiosis. N Engl J Med,2019,380(14):1359.

Slootweg PJ, Chan JKC, Stelow EB, et al. Tumours of the nasal cavity, paranasalsinuses and skull base//El-Naggar AK, Chan JKC, Grandis JR, et al. WHO classification of head and neck tumours. (4th ed).IARC,Lyon,2017:12.

Slootweg PJ,Takata T. Tumours of the ear//Adel KE,John KC,Jennifer RG,et al. WHO classification of head and neck tumours(4th edition). IARC,Lyon,2017:269-270.

Slootweg PJ,Takata T. Tumours of the ear//Adel KE,John KC,Jennifer RG,et al. WHO classification of head and neck tumours(4th edition). IARC,Lyon,2017:261-265.

Sweeney AD, Carlson ML, Wanna GB, et al. Glomus

tympanicum tumors. Otolaryngol Clin North Am,2015, 48(2):293-304.

Tay G, Tan HK, Thiagarajan A, et al. Squamous cell carcinoma of the ear arising in patients after radiotherapy for nasopharyngeal carcinoma. Eur Arch Otorhinolaryngol,2014,271(1):149-156.

Vorasubin N, Vira D, Suh JD, et al. Schneiderian papillomas: comparative review of exophytic, oncocytic, and inverted types. Am J Rhinol Allergy,2013,27(4):287-292.

Wang Z, Zheng M, Xia S. The contribution of CT and MRI in staging, treatment planning and prognosis prediction of malignant tumors of external auditory canal. Clin Imaging,2016,40(6):1262-1268.

Watchorn RE, Thomas S, Miller C, et al. Keratoacanthoma management: results of a survey of U.K. dermatologists and surgeons. Br J Dermatol,2018,178(1):e49-e50.

Wermker K, Kluwig J, Schipmann S, et al. Prediction score for lymph node metastasis from cutaneous squamous cell carcinoma of the external ear. Eur J Surg Oncol,2015,41(1):128-135.

Xie S, Wang X, Ren J, et al. The role of bone resorption in the etiopathogenesis of acquired middle ear cholesteatoma. Eur Arch Otorhinolaryngol,2017,274(5):2071-2078.

Yang B, Li J, Dong. MR imaging and CT features of oncocytic papilloma of the sinonasal tract with comparison to inverted papilloma. Br J Radiol,2018,91(1090): 20170957.

Yung M, Tono T, Olszewska E, et al. EAONO/JOS joint consensus statements on the definitions, classification and staging of middle ear cholesteatoma. J Int adv Otol,2017,13(1):1-8.

第4章

口腔、口咽和下咽肿瘤

口腔由唇、牙龈、磨牙后三角、硬腭、颊黏膜、舌体（舌前2/3）和口底构成，口咽由腭扁桃体、软腭、舌根（舌后1/3）和咽后壁组成，下咽是口咽向下的延续。口腔和口咽表面被覆连续的复层鳞状上皮，口咽存在大量扁桃体组织，高度特化的淋巴上皮衬覆于扁桃体隐窝。口腔、口咽和下咽肿瘤命名通常是根据解剖部位和组织学类型命名，当肿瘤较大时可能不易区分具体部位。

第一节 概 述

【流行病学】SEER数据库表明，美国1973—2012年间，口腔癌发病率下降了30.4%；口咽癌发病率约2/10万，增加了46.3%。我国口腔癌粗发病率和病死率分别为2.61/10万和1.11/10万，发病率和病死率城市高于农村地区。上海登记的口腔癌中位发病年龄为64岁（男62岁，女性69岁），大多数病例在60岁以后确诊，49.6%的患者超过65岁，在45岁以下的年轻人中很少见，男性口腔癌的发病率几乎是女性的2倍。口腔恶性肿瘤发生部位前六位的依次是舌、颊、牙龈、软硬腭、颌骨、小涎腺，其流行病学特点见后述。下咽癌少见，仅占头颈部恶性肿瘤的0.8%～1.5%。需要指出的是，在统计发病率和死亡率等数据时，文献对口腔、口咽、颌面、头颈的解剖定义并不一致，具体分析时应加以区分。

【发病机制】口腔癌、口咽癌和下咽癌的确切病因尚不完全清楚。目前认为，长期吸烟和酗酒是口腔、口咽、喉咽及喉癌症的危险因素，HPV感染、持续存在的慢性炎症被认为是口腔/口咽癌的重要病因；下咽癌与HPV的关系不如口咽癌密切。

HPV是乳多空病毒科乳头瘤病毒属，为无包膜DNA病毒。HPV亚型超过百余种，HPV-16和HPV-18是最常见的高危型，与肛门、宫颈癌的发生密切相关；HPV-6和HPV-11是常见的低危型，主要与生殖器疣的发生密切相关，很少进展为癌。与口咽癌相关的HPV亚型主要有HPV-16、HPV-18、HPV-31、HPV-33、HPV-35。在HPV阳性的口咽癌中，HPV-16亚型占全部感染的90%。我国和亚洲地区口咽癌HPV感染率仅为16.7%，明显低于欧美国家。

HPV-16感染者患口咽癌的风险是非感染者的15倍。HPV相关的头颈部鳞癌起源于扁桃体隐窝的上皮，它始终保持不成熟、非角化和基底样外观，与表面上皮的异型增生无关，几乎不存在原位癌。所经历的过程可以大致归纳为：高危型HPV感染→免疫逃逸→病毒整合→病毒癌基因表达→E6/E7癌基因介导细胞转化→肿瘤抑制因子 $p53$ 和 pRB 失活→侵袭性癌基因转变→恶性肿瘤形成，其间可能历时≥10年。

已上市的预防宫颈HPV感染的2价疫苗Cervarix可预防HPV16和HPV-18型感染，4价疫苗Gardasil针对HPV16、HPV-18、HPV-6、HPV-11型病毒，9价疫苗GARDASIL 9预防HPV 6、HPV-11、HPV-16、HPV-18、HPV-31、HPV-33、HPV-45、HPV-52和HPV-58型病毒感染。理论

上，这些疫苗也可降低头颈部鳞癌的罹患风险，但做出结论尚需时间。

73.56%的口腔恶性肿瘤患者有口腔溃疡、口腔黏膜病和牙齿慢性病变，它们可能是诱发癌症的危险因素。WHO已将白斑、扁平苔藓定为一种癌前状态。口腔黏膜白斑转变为鳞癌的概率为11%～60%。女性患者口腔内黏膜白斑较男性患者更容易转变为鳞癌，发生于舌体及口底部位的口腔黏膜白斑发生恶变的风险较高。

【临床表现】因肿瘤部位而异，见后述。

【诊断】口腔和口咽肿瘤位置浅表，体检及活检多能明确诊断，各种影像学检查旨在确定肿瘤分期和选择治疗手段。

1.口腔全景X线片　肿瘤骨侵犯时表现为骨皮质连续性破坏、区域性骨组织密度降低等。而在骨髓侵犯时，除了区域性的骨密度降低以外，还表现为神经管不完整、骨小梁的连续性中断。其缺点是不能及早地反映骨病灶，只有骨质脱钙在30%～50%，才能清楚地显示对于深度较浅的下颌骨侵犯。诊断敏感性仅为55%，不及MRI和CT，但特异性可达91.7%。

2.CT　可评估原发灶大小、肿瘤与周围脏器及血管的关系、颈部淋巴结转移情况。对于原发病灶较大或有淋巴结转移的口腔/口咽癌患者，需要进行胸部CT检查，了解有无肺转移。吸烟的头颈部肿瘤患者易伴发第二原发癌，胸部CT检查也可用作筛查。

3.MRI　对软组织、神经和涎腺有良好的组织分辨率。在了解肿瘤侵犯咽旁间隙、颅底、颅内、蝶窦和咽后淋巴结转移方面，MRI优于CT。

4.PET-CT　一般不作为常规检查项目，原因有：①PET-CT中的CT通常空间分辨率不如诊断性CT高；②头颈部多腔窦，急、慢性炎症普遍存在，^{18}F-FDG高代谢存在较高的假阳性率；③头颈部和口腔口咽的肌肉运动会造成高信号伪影，影响PET-CT的准确性。它的主要价值是：①排除可能存在的其他部位转移，头颈部转移癌原发病灶不明时的全身查找；②选择高代谢部位进行活检，提高检出率；③肿瘤复发和放疗后组织改变的鉴别诊断；④优化放疗靶区，设计所谓的"生物靶区"。

5.病理诊断　唇癌近95%是鳞癌，偶有基底细胞癌；口腔、口咽和下咽的鳞癌占90%以上，腺癌、未分化癌、黑色素瘤、淋巴瘤和肉瘤等少见。唇癌、口腔癌和口咽癌的肿瘤分化有递差的趋势，唇癌多为高分化鳞癌，舌癌多为中分化或高分化鳞癌，扁桃体癌则以低分化鳞癌或未分化癌常见。2017年第4版WHO《头颈部肿瘤病理学分类》定义的口腔和口咽肿瘤病理学分类见表4-1。

表4-1　WHO口腔和口咽病理学分类

口腔肿瘤
上皮性肿瘤和病变
鳞状细胞癌
口腔上皮异型增生
增生性疣状白斑
乳头状瘤
组织发生未定肿瘤
先天性颗粒细胞牙龈瘤 *
间叶性软骨黏液样肿瘤
软组织和神经原性肿瘤
颗粒细胞瘤
横纹肌瘤
淋巴管瘤
血管瘤
神经鞘瘤
神经纤维瘤
卡波西肉瘤
肌纤维母细胞肉瘤
口腔黏膜黑色素瘤
唾液腺型肿瘤
黏液表皮样癌
多形性腺瘤
淋巴造血系统肿瘤
CD30阳性T淋巴细胞增生性疾病
浆母细胞性淋巴瘤
朗格汉斯细胞组织细胞增生症
骨髓外髓系肉瘤
口咽肿瘤
鳞状细胞癌
鳞状细胞癌，HPV阳性
鳞状细胞癌，HPV阴性
唾液腺型肿瘤
淋巴造血系统肿瘤

注：*. 先天性颗粒细胞牙龈瘤，又称先天性牙龈瘤，组织起源不明。女童和男童的比例为8：1，多为单发，上颌较下颌多发；出生后即发现，影响呼吸、进食。手术切除是主要治疗手段，未见复发与恶变的报道

HPV-16阳性与阴性影响口咽癌等头颈部肿瘤的预后和治疗决策，聚合酶链反应（polymerase chain reaction，PCR）、原位杂交（in situ hybridization，ISH）和免疫组化（immunohistochemistry，IHC）均可用于HPV-16的检测，PCR、ISH可进行基因测序，IHC检测则代表HPV-16感染的p16蛋白表达，3种方法的敏感性和特异性相近，但IHC更为简便。

【分期】口腔癌、口咽癌和下咽癌的TNM分期系统仅适用于上皮恶性肿瘤（见下文各节）。AJCC第8版分期有如下特点：①口腔颌面部上皮性肿瘤T分期，仅唇和口腔癌考虑肿瘤浸润深度（depth of invasion，DOI）因而有病理T分期，因为直径小但浸润较深的肿瘤较之直径大但浸润浅的分期更晚。鼻腔和鼻窦、口咽、下咽、喉、大涎腺（腮腺、下颌下腺和舌下腺）肿瘤的T分期取决于影像学检查即临床分期。②N有临床和病理分期，术后的病理分期影响治疗决策。但两者之间的差异很小，术前或未手术肿瘤的治疗还是取决于临床分期。淋巴结包膜外侵犯（extranodal extension，ENE）纳入N分期参数，它是口腔颌面部鳞癌较为确切的不良预后因素，临床和病理均可对其作出判断，病理更为可靠。③HPV阳性口咽癌和HPV阴性口咽癌各自分期，角化型与非角化型的区分被取消。④下咽癌与HPV阴性口咽癌分期一致，区别在于T分期的定义。鼻咽癌则仅有临床分期。

【治疗】包括手术、放疗、化疗、分子靶向治疗和免疫治疗，手术常不作为治疗的首选或必选治疗方法。冷冻、光动力学治疗可酌情应用。总体治疗原则是在治疗肿瘤的同时兼顾功能和美容效果。具体到某个患者，治疗方案的制订至少要综合考虑以下因素：肿瘤方面，包括部位、病理类型、分期和分级；患者因素，有年龄、体能状况、夹杂症等。患者的意愿和经济状况也是重要的参考信息。

1.手术 主要用于：Ⅰ～Ⅱ期口腔癌、口咽癌和下咽癌的根治；作为局部晚期肿瘤综合治疗的一部分；作为放疗后局部复发患者的挽救治疗。手术包括原发灶切除和重建及颈部淋巴结处理两个部分。原发灶切缘安全界限尚未达成共识，但切缘距离原发肿瘤至少需2～3mm。颈清扫的原则包括：双侧淋巴管汇入的部位（如舌根、腭）及位于或靠近中线的肿瘤应行双侧颈清扫；舌前端或接近或跨过中线的口底晚期肿瘤患者，应当进行对侧下颌下淋巴结清扫。①N_0：选择性或改良根治性颈清扫，口腔癌至少包括Ⅰ～Ⅲ区，口咽癌至少含Ⅰ～Ⅳ区，下咽癌Ⅱ～Ⅲ区；②N_1：选择性颈清扫或改良根治性颈清扫；③N_{2a-b}：选择性或改良根治性颈清扫；④N_{2c}：双侧改良（选择性）根治性颈清扫或合并单侧选择性颈清扫；⑤N_3：改良或根治性颈清扫。

2.放疗 放疗的各种技术在头颈癌中均有应用。质子、重离子技术尚未普及，目前主要应用于头颈部软组织肿瘤（尤其颅底脊索瘤、软骨肉瘤）、恶性黑色素瘤、腺样囊性癌等光子（X线、电子线、γ射线）抵抗肿瘤，在复发性肿瘤再程放疗中的安全性也得到了验证。除了外照射外，插植、敷贴、后装等可酌情考虑，但这些技术因为涉及放射源管理而且操作烦琐（如麻醉），临床很少应用。

（1）根治性放疗：在早期肿瘤（Tis，T_1N_0，部分T_2N_0），局部控制率和手术相似，选择哪种手段需结合美容效果和患者的意愿。T_3、T_4或有淋巴结转移的患者单纯放疗局控率不理想，但在口咽癌及下咽癌，放疗常是各期肿瘤的首选。照射剂量，原发灶及受侵淋巴结（66～74）Gy/（33～37）f；未受侵淋巴结区域：（44～64）Gy/（22～32）f。非常规分割放疗包括加速治疗和超分割放疗。加速分割缩短了总治疗时间，降低了肿瘤细胞的增殖，因此有可能获得更高的局部控制率，但未改善总生存时间。

（2）术后辅助放疗：有以下情况之一考虑术后放疗。①原发肿瘤T_3或T_4；②淋巴结N_2或N_3；③部分$T_2N_{0～1}$；④Ⅳ区或Ⅴ区淋巴结转移；⑤神经周围受侵、血管内癌栓。术后放疗在术后6周进行，照射剂量原发灶：≥60Gy（2Gy/f）；颈部受侵淋巴结区域：60～66Gy（2Gy/f）；未受侵淋巴结区域：44～64Gy（1.6～2Gy/f）。辅助放疗可与化疗等系统性治疗联合使用。

（3）姑息性放疗：可减轻症状，例如肿瘤

骨和脑转移、肿瘤压迫周围组织或合并出血、破溃等。放射野不必过大，剂量能控制症状即可。

3.化疗　有同步放化疗、诱导+序贯化疗、术后辅助化疗和姑息性化疗。铂类可作为单药或联合方案使用，顺铂和卡铂在头颈部鳞癌疗效相当。奈达铂等为基础的化疗也可使用。5-氟尿嘧啶可用卡培他滨、替吉奥、雷替曲塞替代；紫杉醇可用多西紫杉醇或白蛋白结合型紫杉醇替代。

（1）同步放化疗：与放疗相比，同步放化疗5年绝对生存获益提高了6.5%，并提高9.3%局部区域控制率，降低2.5%远处转移率。常用化疗方案如下。

1）高剂量顺铂：顺铂 $100mg/m^2$，静脉滴注 d1、d22、d43。

2）顺铂周方案：顺铂 $40mg/m^2$，放疗期间每周1次。

3）顺铂+紫杉醇：紫杉醇 $20mg/m^2$，静脉滴注，放疗期间每周1次；顺铂 $30mg/m^2$，静脉滴注，放疗期间每周1次。

4）顺铂+5-氟尿嘧啶：顺铂 $20mg/m^2$，静脉滴注，放疗期间每周1次；5-氟尿嘧啶 $750mg/m^2$，静脉滴注，放疗期间每周1次。

5）卡铂+5-氟尿嘧啶：卡铂 $70mg/m^2$，静脉滴注，d1～5；5-氟尿嘧啶 $600mg/m^2$，静脉滴注，d1～5。

6）卡铂+紫杉醇： $45mg/m^2$，静脉滴注，放疗期间每周1次；卡铂 $100mg/m^2$，静脉滴注，放疗期间每周1次。

（2）诱导+序贯化疗：一项Ⅲ期临床试验，纳入患者为不可切除的头颈部鳞癌患者，在放疗前给予多西他赛+顺铂+5-氟尿嘧啶（TPF方案）或顺铂+5-氟尿嘧啶（PF）方案诱导化疗，结果显示，两药方案和三药方案无进展生存期分别为8.2个月 vs 11.0个月，总生存14.5个月 vs 18.8个月。具体用法：多西他赛 $75mg/m^2$ 静脉滴注 d1；顺铂 $75mg/m^2$ 静脉滴注d1；5-氟尿嘧啶 $750mg/m^2$ 持续静脉滴注d1～5，每3周1次，共4个周期。诱导化疗后进行同步放化疗，此时化疗药物建议采用顺铂或

卡铂或西妥昔单抗周方案治疗。

（3）术后辅助化疗：适用于有高危复发风险患者，如淋巴结包膜受累、切缘阳性。

4.分子靶向药物治疗　常用药物如下。

（1）西妥昔单抗：是表皮生长因子受体（epithelial growth factor receptor，EGFR）的单克隆抗体，头颈部肿瘤中其疗效与肿瘤EGFR表达水平及ras基因突变状态并不相关，故无须进行EGFR表达和ras基因突变检查。具体的用法为：①与放疗联合治疗局部晚期头颈部鳞癌（首次剂量 $400mg/m^2$，静脉滴注，放疗前1周开始，以后 $250mg/m^2$，每周1次至放疗结束）。与放疗组相比，联合组延长了中位局部控制时间（24.4个月 vs 14.9个月）和总生存时间（49.0个月 vs 29.3个月）。②西妥昔单抗联合顺铂治疗铂类不敏感复发或转移头颈部癌，可获得12%～14%的肿瘤缓解。但有学者认为，客观缓解率的提高并未转化为生存时间延长。

（2）帕尼单抗：系EGFR人源化单克隆抗体。SPECTRUM研究评价了化疗（顺铂+5-氟尿嘧啶）加入帕尼单抗（ $9mg/kg$，静脉滴注，每3周1次）一线治疗转移性头颈部鳞癌的效果，中位PFS显著延长（5.8个月 vs 4.6个月），但中位OS无显著差异（11.1个月 vs 9.0个月）。同步放化疗基础上联合帕尼单抗，PFS和OS均无明显获益。

（3）尼妥珠单抗：系国产EGFR人源化单克隆抗体，在头颈部鳞癌中，放疗或放化疗+尼妥珠单抗（200mg静脉滴注，每周1次，共26周），与放化疗相比，两组2年PFS分别为58.9%和49.5%，2年DFS 分别为59.2%和49.0%，但OS差异无统计学意义。化疗+尼妥珠单抗治疗复发转移性鳞癌：尼妥珠单抗200mg静脉滴注，每3～4周1次，至病情进展。

（4）阿法替尼：不可逆性HER-1和HER-2小分子抑制剂。Ⅲ期临床研究中，复发转移性头颈部鳞癌二线给予阿法替尼（40mg/d）或甲氨蝶呤静脉给药每周 $40mg/m^2$，两者的客观应答率分别为10.2% vs 5.6%；中位生存时间分别为6.8个月和6.0个月，差异无统计学意义。

【随访】头颈部肿瘤随访原则：病史和体格

检查（包括口腔），第1年每1～3个月1次，第2年每2～6个月1次，第3～5年每4～8个月1次，5年以后每12个月1次。如无症状或体征，口腔及头颈部影像学检查不必作为常规检查。如果颈部接受过放疗，每6～12个月检查1次促甲状腺激素。如有临床指征，进行言语、听力和吞咽功能评估和康复训练；如有营养不良，需进行营养评估至营养状态稳定。

长期生存的头颈部肿瘤患者易罹患第二原发肿瘤，如有临床指征，推荐胸部及可疑部位的影像学检查作为监测手段。如果使用PET-CT，第1次检查应在手术12周之后。

【复发转移后的治疗】 超过50%的头颈部鳞癌在3年内出现复发转移。5年局部或区域复发率高达46.5%～60.1%，远处转移率低于20%。局部复发是治疗失败的主要模式，也是患者死亡的主要原因。治疗主要是再次手术、免疫治疗、放疗或再程放疗、化疗或挽救性化疗、对症支持治疗和各种治疗的综合应用，这些治疗同样适用于不能手术、放疗的初治口腔口咽肿瘤。

1.再次手术　局部复发患者，有指征可再次手术±包括免疫治疗在内的系统性治疗。一项Meta分析纳入了32项研究共1080例局部复发患者，通过挽救性手术可获得39%的5年生存率，但复发再分期为rT_3、rT_4者预后较差。另外，挽救手术的效果还与肿瘤复发部位密切相关，口腔癌较差而喉癌较好。

2.免疫治疗　常用帕博利珠单抗或纳武单抗，可配合放疗和（或）化疗。帕博利珠单抗的用法：2mg/kg（2周方案）或固定剂量200mg（3周方案），30分钟静脉输注，最多不超过35次。在KEYNOTE-012研究中，174名患者中有28例（16%）获得客观缓解，HPV阳性和HPV阴性患者的有效率相似。纳武单抗的用法通常是3mg/kg，60分钟静脉输注，每2周1次，有效者连续使用2年。在CheckMate141研究中，361例铂类治疗失败的晚期头颈部鳞癌患者患者按2∶1随机接受纳武单抗或化疗±西妥昔单抗治疗，结果显示纳武单抗组死亡风险降低30%，中位OS显著延长（7.5个月 *vs* 5.1个月），1年生存率显著高于对照组（36% *vs* 16.6%）。

3.放疗　如肿瘤不可切除且未接受过放疗，可予放疗±各种系统性治疗。

4.再程放疗　由于受到正常组织放射损伤的限制，头颈部肿瘤放疗后局部复发的再程放疗应该慎行，要考虑的因素有：①首次放疗与再程放疗的间隔时间；一般应与首次放疗间隔2年以上，距首次放疗时间越短，疗效越差。②复发肿瘤的部位与范围。③敏感器官的耐受剂量。④患者的全身情况。⑤有无远处转移。为了减少对正常组织的照射，可以应用三维适形放疗或调强放疗，以最大限度地减少正常组织的损伤。再程放疗与首次放疗不同，即放射野的设计应尽可能小，只照射复发的部位，尽量设多野，尽量从与首次放疗不同的入射角度投照，以免同一部位正常组织重叠照射剂量过高。

5.化疗或挽救性化疗　依据患者的体力状态、既往用药及疗效、复发/转移距离末次治疗的时间，决定治疗方案。如果是挽救性化疗，尽可能使用一线未使用过的细胞毒药物。体力状况良好（PS 0～1）的患者推荐使用含铂两药方案；体力状况一般（PS 2）建议单药治疗（如顺铂、卡铂、紫杉醇、多西他赛、5-氟尿嘧啶、甲氨蝶呤、吉西他滨）。对于复发转移患者，没有证据表明三药化疗方案优于单药或双药方案。PS≥3一般不建议进行化疗。但某些情况下，如脑血管事件所致的卧床或骨转移所致的病理性骨折，PS并不能完全代表患者对化疗的耐受性，需要医师灵活把握。

6.对症支持治疗　复发转移癌全身化疗5年生存率仅有3.6%，再程放疗2年生存率为15.2%，绝大部分患者或迟或早将进入对症支持治疗。此时患者多有明显局部症状，包括顽固性疼痛，反复出血和感染，言语、进食、呼吸等功能障碍及容貌改变，生活质量明显下降，需要恰当的对症支持治疗。

第二节 口腔癌

一、唇癌

唇癌指原发于唇红黏膜（自然闭口状态下外显的唇红黏膜组织）的癌。唇内侧黏膜应属于颊黏膜癌；发生于唇部皮肤者，应归于皮肤癌。

【流行病学】我国唇癌发病率低于西方国家。根据国家癌症中心2009年统计报告，我国唇癌的粗发病率为0.14/10万，标化率0.07/10万，世界人口标化率0.09/10万，占全部恶性肿瘤的0.05%。男性较女性更多见（4∶1），平均年龄60岁；唇癌好发于下唇，约占81.25%。95%的唇癌病理类型为鳞癌，少数为基底细胞癌且多位于上唇。

【临床表现】唇癌常发生于唇中外1/3间的唇红缘部黏膜。早期为疱疹状、结痂的肿块。肿瘤呈外生性生长，表面不光整，形状如菜花、杨梅、蚕茧，可伴有出血。脱落后易复发，难以愈合。随着肿瘤的进展，患者出现疼痛，往往提示肿瘤向纵深浸润至邻近器官。肿瘤破坏颌骨和肌肉可造成牙齿松动、张口受限。6.8%的唇癌患者就诊时已有颈部淋巴结转移，转移与原发灶部位密切相关：下唇癌转移晚而少见，常限于颏下或颌下淋巴结；近中线处下唇癌主要至颏下淋巴结；口角处唇癌至颊淋巴结，但少见；下唇癌淋巴结转移早而多见，向耳前、颌下及颈深淋巴结转移，也可转移至对侧颌下淋巴结。有10%～15%的患者会发生远处转移，以肺、肝、骨转移为多见。

【诊断】唇的位置显眼，根据患者的临床表现，诊断并不困难。

【分期】唇癌TNM分期与其他口腔癌（包括颊黏膜癌、牙龈癌、磨牙后区癌、口底癌、硬腭癌和舌癌）相同，见表4-2。$T_{1\sim3}$为病理分期，T_{4a}兼有病理和临床分期（依据部位），T_{4b}则是临床分期（依据部位）。N有临床分期（cN）和病理分期。

表4-2 口腔癌TNM病理分期[#]

TNM	T	N	M	基本定义
I	T_1	N_0	M_0	T_1：直径≤2cm且DOI≤5mm T_2：直径>2cm，≤4cm且DOI>5mm，≤10mm
II	T_2	N_0	M_0	T_3：直径>4cm且DOI>10mm，≤20mm
III	T_3	N_0	M_0	T_{4a}：DOI>20mm和（或）以下情形： （唇）侵透骨皮质，侵及下齿槽神经、口底、面部皮肤 （口腔）侵透颌骨或侵及上颌窦或面部皮肤或舌两侧受累
	$T_{1\sim3}$	N_1	M_0	T_{4b}：（唇及口腔）侵及咀嚼肌间隙、翼板，或颅底和（或）颈内动脉 N_1：同侧单个淋巴结转移，最大径≤3cm且ENE（-）
IVA	$T_{1\sim3}$	N_2	M_0	N_{2a}：同侧单个淋巴结转移，最大径≤3cm且ENE（+） 或同侧单个淋巴结转移，3cm<最大径≤6cm且ENE（-）
	T_{4a}	$N_{0\sim2}$	M_0	N_{2b}：同侧多个淋巴结转移，最大径≤6cm且ENE（-） N_{2c}：双侧或对侧淋巴结转移，最大径≤6cm且ENE（-）
IVB	任何T	N_3	M_0	N_{3a}：淋巴结最大径>6cm且ENE（-） N_{3b}：＊ENE（+）同时出现下列情形之一 同侧单个淋巴结转移最大径>3cm
	T_{4b}	任何N	M_0	或单个对侧淋巴结转移
IVC	任何T	任何N	M_1	或多发同侧、多发对侧或双侧淋巴结转移 M_1：远处转移

注：#：N有临床和病理分期，两者内容相近。表中所列是病理分期，cN与之不同的仅在于：cN2a：同侧单个淋巴结转移，3cm<最大径≤6cm且ENE（-）；cN3b定义为影像学发现明显的ENE（+），不论淋巴结大小与多少

【鉴别诊断】

1.角化棘皮瘤　为一种起源毛囊上皮的良性肿瘤。男性多见，50～70岁高发。主要发生在阳光暴露的有毛发的皮肤，唇部也有发生（占8%）。最具特征的临床表现是皮损发展快，数周内可增至1cm，数月后有可能自行消退，遗留萎缩性瘢痕。肿瘤周边较软并膨胀生长，中心充满角质形如"弹坑"并最终形成溃疡。本病在老年患者可能与鳞癌难以鉴别，即便是病理也不易区分。

2.鳞状细胞乳头状瘤　一种口腔上皮的疣状、局灶性的良性增生。多为单发，儿童可多发，通常大小不超过6mm。

3.唇尖锐湿疣　无痛、圆形，直径表面红，基底宽，可多发，一般在15mm。病理上，凹空细胞团较鳞状细胞乳头状瘤更常见。患者可能有肛门、生殖器部位尖锐湿疣。

4.局灶性上皮增生　常见于儿童、青少年。唇、颊部和舌是最常见部位。常为多发的无症状病损，质软、圆形或扁平，直径2～10mm，簇状生长。病理特点是不形成明显的乳头状瘤样结构。

5.盘状红斑狼疮　是一种自身免疫性疾病，有学者认为是系统性红斑狼疮的早期表现，女性多见。病变多发生在下唇。早期为增厚的红斑，可出现经久不愈的溃疡，后期出现多发性皮肤病变，伴有其他全身症状。血清免疫学检查及病理可以确诊。

【治疗】 基于临床分期选择治疗方案如下。

$T_{1～2}N_0$ 推荐手术，无须进行颈淋巴结清扫，具备不良病理特征者可再切除或放疗。亦可给予根治性放疗，放疗后肿瘤残留或复发，再行手术治疗。不良病理特征定义为具备切缘阳性、ENE、≥2枚淋巴结转移和脉管癌栓任何一项。

$T_{3～4a}N_0$、任何T $N_{1～3}$ 首选手术治疗，淋巴结转移与否是影响治疗原则的基本要素。N_0行原发灶切除±单侧或双侧颈扫，$N_{1～2b}$及N_3患者行原发灶切除行同侧颈清扫±对侧颈清扫，N_{2c}（双侧）患者需行原发灶切除和双侧颈清扫。术后病理分期N_0者可随访；仅有1枚阳性淋巴结且无不良病理特征，给予辅助放疗；有不良病理特征推

荐辅助化放疗，切缘阳性可考虑手术。$T_{3～4a}N_0$、任何T $N_{1～3}$患者也可直接予以放疗或放化疗，$T_{3～4a}N_0$患者放疗后肿瘤达到完全缓解者随访即可；淋巴结阳性患者如原发灶获得完全缓解而颈部肿瘤残留则给予颈清扫；如原发灶未控，可行挽救性手术+颈清扫。

放疗一般采用6～10MeV电子线或4～6MV X线，照射野包括肿瘤及肿瘤边缘1～2cm的正常组织。近距离放疗可用于局部推量，可采用敷贴或插植放疗。$T_{1～2}N_0$根治性放疗剂量（60～66）Gy/（30～33）f，不需要进行切缘淋巴结预防照射。T_3N_0放疗总剂量（66～70）Gy/（33～35）f，颈Ⅰ～Ⅱ区预防照射（50～60）Gy/（25～30）f。T_4和N^+照射总剂量70Gy/35f，Ⅰ～Ⅳ区预防照射（50～60）Gy/（25～30）f。术后辅助放疗包括手术区和高危区，照射剂量（50～60）Gy/（25～30）f。

唇癌还可以进行冷冻治疗、微波热疗或光动力治疗，主要是处理原发灶，对淋巴结不能进行预防，故通常作为手术和（或）放疗的补充，在姑息治疗中有一定价值，但NCCN指南未推荐这些方法。

系统性治疗见本章第一节。

【预后】 唇癌总体预后良好。肿瘤分期是影响疾病最重要的因素，分期越晚预后越差：Ⅰ～Ⅱ期唇癌的5年生存率为93.1%，而Ⅲ～Ⅳ期仅为55.8%。

二、颊黏膜癌

原发于颊黏膜的上皮恶性肿瘤称颊黏膜癌，包括颊部黏膜面、上下唇黏膜面和上下牙龈颊沟的黏膜。

【流行病学】 美国每年新增口腔癌患者13 000例，颊黏膜癌约占10%，东南亚和我国台湾地区比例高达37%，可能与咀嚼槟榔和吸烟有关。颊黏膜癌的癌前病变或癌前状态包括口腔白斑、扁平苔藓、口腔黏膜下纤维性变。病理上，鳞癌占90%以上，腺癌少见。

【临床表现】 颊黏膜癌好发于咬合线附近的颊黏膜，且后部较前部多见。早期一般无明显

症状，往往延误就医。累及颌面肌肉或会出现疼痛、开口受限；累及牙周，可出现牙痛或牙松动。患者常有下颌下淋巴结肿大，亦可累及颈深上淋巴结。鳞癌常深部浸润和有溃疡形成；腺癌外生性生长或浸润硬结型肿块，但溃疡少见。有口腔白斑的患者，肿瘤可呈多灶性。远处转移少见，患者多因为不能进食、感染和出血而死亡。

【诊断】查体、结合影像学和病理不难诊断。

【鉴别诊断】本病需要与角化棘皮瘤、局灶性上皮增生及非常罕见的局灶性口腔黏蛋白沉积症（oral focal mucinosis）相鉴别。后者是局灶性皮肤黏蛋白沉积症和皮肤黏液样囊肿在口腔的表现，可在口腔内形成瘤样肿块，质地软。镜检为界线清楚的黏液性组织区，内见纺锤形或梭形成纤维细胞。网状纤维稀少或无。黏液样物质pH为2.5时阿尔辛蓝染色阳性。切除后不复发。

【治疗】治疗原则取决于临床分期。

$T_{1\sim2}N_0$　优先考虑手术，也可选择根治性放疗。术后具备不良病理特征者可再切除或辅助放疗。初次治疗选择根治性放疗的患者，应给予原发部位外照射放疗±近距离放疗，放疗后肿瘤残留或复发，可挽救性手术。

T_3N_0，$T_{1\sim3}N_{1\sim3}$，T_{4a}任何N　单纯放疗局控率较低，应采取手术为主的综合治疗。术式为原发灶切除+单侧或双侧颈淋巴结清扫，术后处理取决于有无不良病理特征。无不良因素者推荐辅助放疗；有不良因素者推荐同步放化疗，其中切缘阳性还可考虑再切除。

除了$T_{1\sim2}N_0$且分化较好的肿瘤，一般都需对同侧下颈锁骨上淋巴引流区进行预防照射。对于肿瘤、转移淋巴结或残留灶，照射剂量为（66～70）Gy/（33～35）f，预防剂量为（50～60）Gy/（25～30）f。颊黏膜癌对侧颈淋巴结转移少见，除非有明确的对侧淋巴结转移，否则只照射同侧。

T_{4b}任何N及远处转移者以系统性治疗为主（见本章第一节），酌情对原发灶和（或）转移灶进行放疗。

【预后】2年和5年生存率为69%和53%。预后因素包括性别、T分期、淋巴结转移情况和肿瘤分级，而年龄、肿瘤生长方式等因素对预后影响不大。

三、牙龈癌

牙龈又称齿龈，是紧贴牙颈周围及邻近的牙槽骨上淡红色的结构，由复层扁平上皮及固有层组成，包括上颌牙龈和下颌牙龈。

【流行病学】在欧美国家，牙龈癌仅占口腔癌的10%，平均发病年龄60～70岁；在我国，牙龈癌则是口腔第三大常见肿瘤，仅次于舌癌和颊黏膜癌，好发年龄50～60岁。近年来，牙龈癌的发病率有下降趋势。牙龈癌90%以上为鳞癌。80%的牙龈癌发生于下牙龈，后牙区较前牙区常见，颌骨容易受侵。

【临床表现】牙龈癌的症状与肿瘤位置及侵犯范围有关。牙龈癌多为中/高分化鳞癌，早期生长较慢，多呈溃疡样，伴有牙龈肿痛、出血容易被当作牙龈炎而延误就诊。肿瘤向牙槽突及颌骨浸润破坏骨质可引起牙松动；向后或外侧生长到达磨牙后区或咬肌造成张口困难；上颌牙龈癌向上可侵入上颌窦。少数患者因拔牙后伤口无法愈合才被发现。牙龈癌淋巴结转移较常见，多见于患侧，下颌牙龈癌淋巴结转移发生较下颌牙龈癌早，牙龈癌远处转移少见。

【诊断】牙龈癌诊断并不困难，确诊依赖活检。牙龈癌颌骨浸润时，X线检查常表现为"扇形"骨质破坏，边缘呈虫蚀状。

【鉴别诊断】早期牙龈癌局限在牙龈缘或牙间乳头部时很易误诊为牙龈炎或牙周炎；上牙龈癌侵犯上颌窦时与原发上颌窦底壁的癌较难鉴别。牙龈癌还需与其他引起牙龈肥大的疾病如增生性龈炎、妊娠期龈瘤、遗传性纤维瘤病、白血病牙龈病损等相鉴别。

1.增生性龈炎　指牙龈在慢性炎症的基础上受到局部刺激而发生的炎症性增生。主要发生在青少年，常表现为上、下唇侧牙龈肿胀，呈深红或暗红色，有龈袋形成，压之溢脓。

2.妊娠期龈瘤　也称妊娠期牙龈炎，表现为牙龈鲜红色、高度水肿肥大且易出血，通常发生在妊娠后2～3个月，7～8个月高峰，分娩后2个月自行减退、消失。

3.牙龈纤维瘤病　以全口牙龈广泛性、渐进性增生为特征的良性疾病，有明显的遗传倾向。发生于萌牙以后，可波及全口牙龈。牙龈颜色正常，表面光滑或呈结节状。

4.白血病牙龈病损　3%～5%白血病尤其是急性髓样白血病会出现肿瘤细胞侵犯牙龈，表现为进行性牙龈肿胀和牙龈出血。患者多为儿童及青年，通常伴有全身症状。

【治疗】牙龈癌与颊黏膜癌治疗原则基本一致，由于较高剂量的照射容易引起放射性颌骨坏死，因此单纯放射治疗一般不作为牙龈癌的根治手段，仅用于 T_1 期、无骨受侵且不能耐受手术的患者。对于手术切缘不净、局部晚期患者术后辅助放疗可以降低局部复发率。

【预后】牙龈癌患者总体的2年、5年和10年总生存率分别为63.1%、46.5%和28.1%。肿瘤分期是影响预后的主要因素，Ⅰ～Ⅳ期患者的5年生存率分别为67.2%，47.6%，38.0%和34.6%。此外，未接受手术、高组织学分级、高龄等是不良的预后因素。

四、磨牙后区癌

磨牙后三角区位于最后磨牙后部，其三角的尖端位于上颌结节，毗邻颊部、口底、上腭等。磨牙后区表面黏膜与颊黏膜是连续的。

【流行病学】磨牙后区鳞癌占口腔癌的7%，大细胞神经内分泌癌、基底细胞样鳞癌、透明细胞癌等偶发于磨牙后区。

【临床表现】磨牙后区癌常伴周围组织侵犯，扁桃体前柱最易受累，软腭受侵也常见，其次为颊部、下牙龈、舌、翼内肌等。这些部位受累后会出现相应的症状，如疼痛、牙齿松动、张口受限等。磨牙后区癌颈部转移发生率较高，36%的磨牙后区癌患者就诊时已有颈部淋巴转移，但腺癌的颈淋巴结转移发生率较低。

【鉴别诊断】磨牙后区癌的鉴别诊断体现在解剖定位和肿瘤类型。由于磨牙后区是一个狭窄的三角区，与周围毗邻结构较多，肿瘤早期即可侵犯周围组织，肿瘤较大时与颊黏膜癌和咽前柱癌难以区分。

【治疗】磨牙后区癌治疗手段主要是手术和放疗，治疗原则与颊黏膜癌一致。放疗设野参见颊黏膜癌，仅在靶区勾画时肿瘤偏后而已。

【预后】Ⅰ～Ⅲ期磨牙后区癌，根治性放疗和手术+放疗5年的局部控制率分别为52%和89%，5年肿瘤生存率为57%和82%；Ⅳ期分别为46%和58%、45%和43%。咬肌间隙和（或）颌骨侵犯、T 分期、N 分期是影响预后的主要因素。

五、口底癌

口底位于下颌骨内侧缘所包绕的U形区域，位于舌腹两侧，后界为舌腭弓，以舌系带为界分为左右两侧。

【流行病学】根据SEER数据库，美国1973～2013年共登记口底癌14 010例，占口腔肿瘤的27.2%，仅次于舌癌。口底癌平均发病年龄为63岁，男性占69.5%，主要见于白种人（84.7%），亚裔人种很少。

【临床表现】口底癌以发生在舌系带两侧的前口底为常见，局部可出现溃疡或肿块。由于口底区域不大，极易侵犯舌系带而至对侧，向前侵犯牙龈和下颌骨舌侧板，可致下前牙发生松动、脱落。向后可累及后口底、舌腹肌层，肿瘤向下可深入口底肌群。口底癌，特别是前口底癌易侵及颏下及下颌下淋巴结，后期可转移至颈深上淋巴结群。

【诊断】通过病史、查体（特别是双手合诊），结合影像学检查，口底癌不难诊断。

【鉴别诊断】本病需要与口底其他肿瘤或囊肿相鉴别。

1.甲状舌管囊肿　好发于1～10岁儿童，舌骨上下最为多见；肿块质软、呈囊性、条索状，随伸舌移动；继发感染时可出现疼痛；囊肿破溃可形成甲状舌管瘘；穿刺可抽出透明微浑浊的黄色稀薄或黏稠性液体。

2.神经鞘瘤　是源于周围神经神经鞘的良性肿瘤，又称施万（Schwann cell）细胞瘤。多见于舌，口底也有报道。肿瘤有包膜，多为单发，生长缓慢，通常无自觉症状。确诊依赖于病理检查。

【治疗】治疗参见颊黏膜癌。口底癌易早期侵及下颌舌侧牙龈及骨板，切除口底原发灶时，常需同时行下颌骨牙槽突或方块切除术。

【预后】总体5年生存率和疾病专项生存率分别为39%和59%，Ⅰ～Ⅳ期5年生存率分别为87.6%、56.4%、30%和16.8%，影响因素主要是发病时的年龄、肿瘤分级、分期及手术方式。基底样鳞癌是鳞癌的少见亚型，预后较差，3年生存率为28.5%。

六、舌体癌

舌由前2/3的舌体和后1/3的舌根构成，两者的分界线为V形界沟。舌根下有淋巴样组织形成的舌扁桃体，表面呈圆凸形，亦可见小涎腺组织。发生在舌体的癌归为口腔癌，舌根癌则属于口咽癌。

【流行病学】舌体癌相对常见，占口腔癌的42.6%。60～70岁高发，男女发病率3∶1。舌癌85%以上发生在舌体，且多数发生在舌中1/3侧缘部。组织学上，鳞癌占90%以上，而腺癌、淋巴上皮癌或未分化癌等少见。

【临床表现】舌体癌早期可表现为溃疡、外生与浸润3种类型。外生型可来自乳头状瘤恶变。浸润型表面可无凸起或溃疡，不易被早期发现。溃疡及浸润常同时存在，伴有疼痛和程度不同的舌运动障碍。舌体癌晚期侵犯口底、下颌骨和口咽，舌运动可严重受限，涎液增多外溢，疼痛剧烈，可放射至半侧头部。

舌体癌的淋巴结转移率高达40%左右。转移部位以颈深上淋巴结（Ⅱ区）最多，其次是颌下淋巴结（ⅠB区）。与其他口腔肿瘤相比，舌体癌淋巴结转移有如下特点：临床检查阴性者，术后仍有30%转移的可能；跳跃转移多见；原发灶过中线时，对侧颈淋巴结易发生转移。

【诊断】触诊对诊断帮助很大，影像学检查可帮助分期。

【鉴别诊断】

1.颗粒细胞肌母细胞瘤　是一种少见的具有施万细胞分化的良性软组织肿瘤，可见于全身各部位，以舌最常见。肿瘤较小，直径大小为0.5～3cm，无包膜。需病理检查方能确诊。

2.正中菱形舌炎　舌背部界沟前方呈菱形的炎症样病损，主要见于成年男性；无症状，舌功能不受影响。根据病灶的形态分为表面型和结节型，后者舌表面可见结节，须进行活检与舌癌相鉴别。

【治疗】治疗原则与其他口腔癌一致。手术应将肿瘤周围1.5～2cm连同部分口底组织连续切除，当下颌骨已受肿瘤侵犯时，视情况切除部分下颌骨组织。当舌癌位于中线或超过中线时应行双侧颈清扫。淋巴结转移的患者行改良根治性颈清扫（保留颈内静脉、副神经、胸锁乳突肌），肿瘤侵犯颈部重要结构时须行根治性颈清扫。

舌体癌有无淋巴结转移均应进行双侧颈部及双侧锁骨上淋巴结预防照射，剂量为50Gy/25f/5周。原发灶和阳性淋巴结区域给予70Gy/35f/7周的根治剂量，术后推荐剂量60Gy/35f/6周。放疗过程中应张口压舌。

【预后】肿瘤分期是舌体癌最重要的预后影响因素：Ⅰ～Ⅱ和Ⅲ～Ⅳ期舌癌2年生存率分别是77%和30%，5年生存率一直徘徊在30%～40%。肿瘤的位置对预后也有影响，舌体癌与舌根癌5年生存率分别为51%和28%。年龄、性别对预后的影响意见不一。

七、硬腭癌

腭可分软腭和硬腭两部分，硬腭位于口腔前上部，基础是腭骨；软腭接硬腭后方，基础是横纹肌，其后缘中份有一下垂的凸起为腭垂。腭黏膜为复层鳞状上皮，其内分布有较多的小涎腺。腭垂向两侧各有两条弓形黏膜皱襞，前方称为腭舌弓；后方称为腭咽弓。腭癌有硬腭癌和软腭癌之分，国际抗癌联盟（Union for International Cancer Control，UICC）将硬腭癌归属口腔癌，软腭癌属于口咽癌。

【流行病学】平均发病年龄45岁，男性略多于女性，占57.6%。硬腭癌多为小涎腺癌如腺癌、腺样囊性癌、黏液表皮样癌，而鳞癌和其他肿瘤少见，这与其他口腔癌不同。

【临床表现】早期可以无症状，或表现为咽部不适、异物感。腭癌常发生于一侧，可向对侧蔓延；多呈外生性生长，溃疡型少见。肿瘤伴有感染时有特殊的腐臭味。肿瘤侵犯牙槽可表现为牙齿松动甚至脱落；累及颞颌关节时张口受限。肿瘤在口腔占位可造成声色改变和吞咽困难。

腭骨黏膜与腭骨紧贴，故易早期侵犯骨质。与其他口腔癌不同，硬腭癌淋巴组织稀少，因此一般较少发生淋巴结转移，发生率在10%~20%。如有转移一般侵及下颌下淋巴结及颈深上淋巴结和咽后淋巴结。

【诊断】硬腭癌通过病史询问和口腔检查不难建立诊断。

【鉴别诊断】硬腭癌、牙龈癌和上颌窦癌应予区分，但在晚期常难以准确定位。硬腭部位肿瘤良恶性各居50%。组织类型上小涎腺肿瘤占60.6%，其次是良性间叶细胞肿瘤（15.2%）、鳞癌（12.1%）、恶性黑色素瘤（6.1%）、恶性淋巴瘤（3.0%）、肉瘤（3.0%）。

溃疡型癌需要与口腔溃疡、白塞病、坏死性涎腺化生等非肿瘤性疾病相鉴别。

1. 口腔溃疡 好发于青年女性，是口腔黏膜的溃疡性损伤，发作时灼痛明显，影响进食和言语。通常1~2周自愈。而硬腭癌早期疼痛并不明显。

2. 白塞病 是一种自身免疫性血管炎，常表现为反复口腔和会阴部溃疡，累及全身其他各系统，血自身抗体水平多升高。

3. 坏死性涎腺化生 多发生于硬、软腭交界处。黏膜形成火山口样溃疡，可深达骨面，但不破坏骨组织。通常4~6周自愈不复发。临床不易于癌相鉴别，须依靠病理活检。

【治疗】治疗原则与颊黏膜癌相同。需要注意的是：①硬腭癌中小涎腺癌多见，特别是腺样囊性癌有沿神经鞘播散的特点，照射野须适当加大，上界至颅底；下界至舌骨，后界至椎体1/2处。②硬腭癌颈部淋巴结转移概率低，无淋巴结转移证据者可不做预防照射。

【预后】预后受肿瘤部位、组织类型、肿瘤分期等因素影响。同期别的硬腭癌预后较软腭癌差；鳞癌预后较腺癌、黏液表皮样癌差；分期越晚预后越差，特别是出现颈部淋巴结转移者。

第三节 成釉细胞瘤

成釉细胞瘤是一种少见的良性但有复发倾向偶可恶变的牙源性肿瘤，肿瘤内主要含成釉器样结构，但无釉质或其他牙体硬组织形成。1879年Falkson首先描述本病，1929年Churchill将其命名为成釉细胞瘤。2005年版WHO头颈肿瘤组织学分类将成釉细胞瘤分为实性/多囊型成釉细胞瘤（solid/multicystic ameloblastoma，A-S/M）、骨外/外周型成釉细胞瘤（extraosseous/peripheral ameloblastoma，A-E/P）、促结缔组织生成型成釉细胞瘤（ameloblastoma-desmoplastic type，A-D）和单囊型成釉细胞瘤（unicystic ameloblastoma，A-U）4个亚型。2017年WHO头颈肿瘤组织学分类中将A-S/M和A-D统称为普通型成釉细胞瘤，两者在治疗和预后相似；此外，将组织学上表现为良性却发生远处转移的成釉细胞瘤定义为转移性成釉细胞瘤（metastasizing ameloblastoma，MA）。

【流行病学】成釉细胞瘤占口腔肿瘤的1%，年发病率0.92/100万。国内学者统计的890例成釉细胞瘤，平均发病年龄40岁，男女比例1.62:1，下颌骨受累724例（81.35%），上颌骨受累166例（18.65%），左、右颌骨发病率基本相同，颌骨任一部位均可见成釉细胞瘤的发生，以下颌磨牙及下颌升支区为最易受累部位。病理亚型中A-S/M占66.7%，A-U占26.2%，A-D占3.6%，A-E/P占1%。MA非常罕见，与成釉细胞瘤一起仅占牙源性肿瘤的1.6%~2.2%。

【发病机制】可能涉及骨再重塑、凋亡和细胞信号传导异常等诸多因素。组织学上，本病可能源于牙源性上皮或牙源性上皮剩余，包括成釉器、Malassez上皮剩余、Serres上皮剩余、缩余釉上皮及牙源性囊肿的衬里上皮，亦有学者认为它可发生于口腔黏膜上皮。近年研究发现，*BRAF V600E*在含有成釉细胞成分的牙源性肿瘤（如成釉细胞瘤、成釉细胞纤维瘤、成釉细胞癌等）中突变率为42%～82%，而其他牙源性肿瘤中不常见。*BRAF*突变的成釉细胞瘤较野生型发病年龄更为年轻（平均34岁 *vs* 54岁），且几乎都位于下颌骨。

【临床表现】肿瘤生长缓慢，初始无症状。颌骨无痛性膨隆变形常为患者就诊时主诉，不同类型肿瘤的好发部位见表4-3。肿瘤波及牙槽骨可致牙松动吸收、移位；肿瘤压迫下牙槽神经或恶变时出现下唇麻木；骨质破坏范围较大时可出现病理性骨折；上颌骨病变可波及上颌窦、鼻腔及眼眶，产生鼻塞、眼眶上移、鼻泪管阻塞等并发症。如有肿瘤迅速长大同时伴疼痛溃疡等症状，应怀疑有恶性变可能。查体可见颌骨膨隆、畸形，肿瘤表面结节状，凹凸不平，骨质薄时压之可有"乒乓球样"感。

表4-3　不同类型的成釉细胞瘤好发部位

类型	好发部位
A-S/M	80%位于下颌骨，最常见于下颌骨后部
A-E/P	位于承牙区的牙龈或无牙颌的牙槽黏膜，下颌与上颌比例2.4：1
A-D	下颌与上颌比例1：1
A-U	90%位于下颌骨后部，与未萌的下颌第三磨牙相关

【检查】除了常规检查如血常规和生化外，X线检查是成釉细胞瘤必备检查，MRI和CT在成釉细胞瘤的诊断方面也有一定价值。不同类型的成釉细胞瘤X线片表现见表4-4。

表4-4　成釉细胞瘤亚型X线表现

类型	X线表现
A-S/M	类似囊肿的单房或多房透射影，有的可见贝壳状边缘。可有未萌出的牙与A-S/M关系密切，邻近牙根的吸收很常见
A-E/P	除了肿瘤压迫造成的牙槽嵴浅表性侵蚀或凹陷（蝶形吸收或杯状破坏）外，显著的骨受累很少见
A-D	约50%表现为斑驳的透射/阻射混杂影，边界不清，提示纤维-骨性病变。还可能发生牙根吸收和成骨
A-U	边界清楚的单房透射影，经常位于冠周

CT具有高密度分辨率，也可以进行图像重建，对于显示病变的结构、囊内容物密度、病变生长方式及周围骨质和软组织的改变等细节方面明显优于X线片。MRI具有更高的软组织分辨率和多序列、多角度成像等优点，在显示病变的囊壁结构、囊内容物的性质方面及对周围组织的侵犯范围等方面优于X线片和CT。T_1加权像上，囊性成分呈低信号，实性成分呈低等信号；T_2加权像上，囊性成分呈高信号，实性成分和囊壁呈等信号；增强扫描，囊壁、纤维分隔和实质明显强化。囊性部分可表现为短T_1、长T_2信号，提示出血和含胆固醇类物质，有时囊内可见平面。

成釉细胞瘤甚少发生远处转移，PET-CT对于判断肿瘤性质和类型可能并不优于CT或X线片，除非肿瘤有恶变征象，一般不推荐使用。

【诊断】怀疑有恶性变的病例，细针穿刺活检可用于术前诊断。如术前不能与颌骨囊肿或其他牙源性肿瘤相鉴别，可于术前活检或术中冷冻切片检查。

【鉴别诊断】

1.牙源性角化囊性瘤　A-S/M与多房性牙源性角化囊性瘤在X线片表现上不易鉴别，术前如抽出有囊液，一般呈黄褐色，无脱落上皮细胞及黄白色片状角化物，可与角化囊肿相鉴别，牙源性角化囊性瘤囊液可呈白色或黄色油脂样，囊液涂片可发现角化上皮细胞。

2.骨化纤维瘤　多见于儿童与年轻人，女性好发。根据骨化程度不同，其X线片表现不一。颌骨局限性膨胀，密质变薄，周界清楚，密度降低的透光区，可为单房或多房，可含有或不含致密钙化影。

3.其他牙源性肿瘤　如X线片表现类似成釉细胞瘤并伴有钙化灶时，应与其他牙源性肿瘤，如牙骨质纤维瘤、牙源性钙化上皮瘤、牙源性钙化囊肿等相鉴别，最后诊断需依靠病理检查。病理上需要鉴别的疾病包括其他牙源性良恶性肿瘤和囊肿（表4-5）。

表4-5　WHO牙源性肿瘤/囊肿组织学分类（2017）

良性	恶性	囊肿
牙源性上皮肿瘤	牙源性癌	炎症性囊肿
成釉细胞瘤*	成釉细胞癌	根尖周囊肿
牙源性鳞状上皮肿瘤	原发性骨内癌（非特指）	炎症性根侧囊肿
牙源性钙化上皮肿瘤	硬化性牙源性癌	发育性囊肿
牙源性腺样瘤	牙源性透明细胞癌	含牙囊肿
上皮及外胚间充质混合性肿瘤	牙源性影细胞癌	牙源性角化囊肿
成釉细胞纤维瘤	牙源性癌肉瘤	牙龈囊肿
牙源性始基瘤	牙源性肉瘤	牙源性腺样囊肿
牙瘤		牙源性钙化囊肿
牙本质生成性影细胞瘤		正角化牙源性囊肿
外胚间充质性肿瘤		鼻腭管囊肿
牙源性纤维瘤		发育性根侧囊肿和葡萄状牙源性囊肿
牙源性黏液瘤/黏液纤维瘤		
成牙本质细胞瘤		
牙骨质骨化纤维瘤		

注：*. MA 是成釉细胞瘤的一个亚型，为恶性肿瘤

【治疗】手术兼有诊断和治疗价值，是成釉细胞瘤初始和局部复发后的首选治疗方法。手术分为保守性手术和根治性手术两类，保守性手术主要指刮治术和开窗减压术；根治性手术主要指在肿瘤外0.5cm扩大切除肿瘤，必要时也可采用上、下颌骨部分切除术和全切除术。保守性手术能较好地保护口腔功能和容貌，但术后肿瘤复发率较高；而根治术可明显减低复发率，但对口腔功能和容貌影响较大。

A-S/M　刮治术和开窗减压术复发率可达30%～90%，根治术可以使复发率减少至0～10%，因此这两型选择根治性手术；肿瘤复发后的治疗仍以手术为主。

A-D的随访资料有限，其预后难以判断，宜选择颌骨成块切除。

A-U复发率低，侵袭性较弱，应该首选刮治术及开窗减压术。如果浸润较深，须考虑进一步的扩大手术。

放疗主要用于术后残留（包括肉眼和镜下残留）或复发，不能或不愿接受手术的患者，疗效或不逊于手术。放疗剂量为30～65Gy，分割剂量为1.8～5Gy。成釉细胞瘤患者大多能长期生存，远期的放疗副作用如张口困难、放射性骨坏死、致癌等不容忽视。

文献报道，有 *BRAF* 突变的复发、转移或恶变成釉细胞瘤对曲美替尼和达拉菲尼有效。

【预后】成釉细胞瘤5年无病生存率可达83.01%，远处转移罕见。影响预后的因素有：上颌骨术后复发率高于下颌骨，病程＞12个月者其复发率高于＜12个月者，刮治术的复发率高于根治术（包括方块切除、节段性切除及颌骨半切除）。实性型成釉细胞瘤中，丛状型预后较好。

【随访】成釉细胞瘤有一定的复发率，超过50%的复发为首次术后的5年内，术后20年、30年甚至45年复发的也有报道。建议术后每6个月进行一次颌骨全景X线成像，连续5年，之后每12个月1次，连续5年，此后每2～3年1次，X线成像怀疑有复发时可进行CT检查。

第四节　口咽癌

口咽癌包括扁桃体癌、舌根癌、软腭癌和咽后壁癌。组织病理上，口咽癌90%以上为鳞癌，其次为小涎腺肿瘤。

【流行病学】在美国，口咽癌总体发病率约

为2/10万，且每年以5%的速率增长，原因主要是HPV阳性口咽癌增多。1998—2004年，HPV阳性口咽癌增加了225%（0.8/10万增至2.6/10万），与此同时HPV阴性口咽癌减少了50%（2.0/10万降至1.0/10万）。口咽鳞癌中HPV阳性患者从16.3%增至70%以上。不论是HPV阳性还是阴性，口咽癌男女比例3∶1。55岁以下的患者更易感染高危HPV。

【临床表现】口咽癌可发生在扁桃体、舌根部、软腭或咽后壁，口咽癌早期表现为咽部异物感，容易被忽视。随着肿瘤的长大和向深部浸润，可出现溃疡、疼痛和出血（33%）。肿瘤向两侧可侵犯翼内肌引起张口困难；向上可侵犯鼻咽，但软腭癌较少波及鼻咽。累及神经时可出现相应症状，如侵犯舌神经和舌下神经会出现半侧舌麻木，伸舌受限；舌咽神经反射造成同侧耳内疼痛。肿瘤继续增大可造成进食和呼吸困难。有些患者可能以颈部肿块为首发症状就诊。口咽癌容易发生颈淋巴结转移（44%），最常见转移部位是Ⅱ区，其次为Ⅲ和Ⅳ区，部分病例可发生对侧颈部转移，较大的口咽癌和咽后壁癌易发生咽后淋巴结转移。

HPV阴性口咽癌与HPV阳性口咽癌临床表现有明显不同，见表4-6。

表4-6　HPV阳性和HPV阴性口咽鳞癌初诊时特征

特征	HPV 阳性	HPV 阴性
好发部位	扁桃体、舌根	头颈各部位
发病率	明显上升	下降趋势
人口学	年轻，经济、社会地位高	老年人，经济、社会地位低
危险因素	性行为	吸烟、饮酒
颈淋巴结转移	51%	18%
咽痛	28%	53%
吞咽困难	10%	41%
吞咽痛	6%	24%
组织病理	非角化、基底样、低分化	角化
分期	T 分期较早，N 分期较晚，Ⅲ～Ⅳ期占 63.8%。转移淋巴结有囊性改变	多样化
分子病理	*p53* 野生型, p16 阳性 无 EGFR 过表达	*p53* 突变, p16 阴性 EGFR 高表达
生存期	提高	无明显改善
第二原发肿瘤	少见	常见

【诊断】主要通过口咽部和颈部检查及影像学检查，最后确诊需通过病理活检诊断。增强CT和MRI是最常用的分期检查，p16的检查对分期、治疗及预后判断有帮助。

【分期】依据HPV-16（p16）阳性与否，口咽癌有不同的分期，见表4-7，表4-8。

【鉴别诊断】早期口咽癌有可能被误诊为慢性扁桃体炎、淋巴滤泡增生等；病理方面需与小涎腺肿瘤、淋巴瘤等相区别（表4-1）；颈部淋巴结转移性癌但原发灶不明时需除外本病。

1.慢性扁桃体炎　通常表现为咽部异物感、发干、口臭和刺激性咳嗽等，查体可见双侧扁桃体充血、肿大，表面不平、瘢痕；隐窝开口处覆盖有脓性分泌物，挤压时分泌物外溢。一侧扁桃体迅速增大或扁桃体肿大合并溃疡，均应考虑扁桃体肿瘤的可能性。

2.淋巴滤泡增生　口腔及周围组织反复感染、烟酒刺激等引起的口咽部淋巴组织反应性增生，检查可见咽部淋巴组织凸起呈慢性充血，咽后壁有较多的颗粒状隆起，部分可融合成片，凸起的淋巴组织顶部形成囊状白点。必要时需要活检。

【治疗】口咽癌的治疗原则首先是依据HPV检查结果，其次是依据临床分期。

表4-7　p16阴性口咽癌TNM分期[#]

TNM	T	N	M	基本定义
I	T_1	N_0	M_0	T_1：直径≤2cm
II	T_2	N_0	M_0	T_2：直径>2cm，≤4cm
III	T_3	N_0	M_0	T_3：直径>4cm 或侵及会厌舌面
	$T_{1\sim3}$	N_1	M_0	T_{4a}：侵及喉、舌肌深层、翼内肌、硬腭或下颌骨
IV A	$T_{1\sim3}$	N_2	M_0	T_{4b}：侵及翼外肌、翼突内侧板、鼻咽侧壁或颈动脉
	T_{4a}	$N_{0\sim2}$	M_0	N_1：同侧单个淋巴结转移，最大径≤3cm 且 ENE（-）
IV B	任何 T	N_3	M_0	N_{2a}：同侧单个淋巴结转移，最大径≤3cm 且 ENE（+）或同侧单个淋巴结转移，3cm<最大径≤6cm 且 ENE（-）
	T_{4b}	任何 N	M_0	N_{2b}：同侧多个淋巴结转移，最大径≤6cm 且 ENE（-）
IV C	任何 T	任何 N	M_1	N_{2c}：双侧或对侧淋巴结转移，最大径≤6cm 且 ENE（-） N_{3a}：淋巴结最大径>6cm 且 ENE（-） N_{3b}ENE（+）同时出现下列情形之一 　同侧单个淋巴结转移最大径>3cm 　或单个对侧淋巴结转移 　或多发同侧、多发对侧或双侧淋巴结转移 M_1 远处转移

注：#. T 依据临床分期，N 有临床分期（cN）和病理分期，表中所列是病理分期。cN 与病理分期的差别见口腔癌

表4-8　p16阳性口咽癌TNM分期

TNM	T	N	M	基本定义
临床分期				T：分期（依据临床）
I	$T_{0\sim2}$	$N_{0\sim1}$	M_0	T_1：直径≤2cm
II	$T_{0\sim2}$	N_2	M_0	T_2：直径>2cm，≤4cm
	T_3	$N_{0\sim2}$	M_0	T_3：直径>4cm 或侵及会厌舌面
III	$T_{0\sim3}$	N_3	M_0	T_4：侵及喉、舌肌深层、翼内肌、硬腭或下颌骨或更远邻近器官
	T_4	$N_{0\sim3}$	M_0	临床 N 分期
IV	任何 T	任何 N	M_1	cN_1：同侧淋巴结转移一个以上淋巴结转移最大径≤6cm
病理分期				cN_2：对侧或双侧淋巴结转移 最大径≤6cm
I	$T_{0\sim2}$	$N_{0\sim1}$	M_0	cN_3：淋巴结转移 最大径>6cm
II	$T_{0\sim2}$	N_2	M_0	病理 N 分期
III	$T_{3\sim4}$	N_2	M_0	pN_1：淋巴结转移≤4枚
IV	任何 T	任何 N	M_1	pN_2：淋巴结转移>4枚 M_1：远处转移

注：#. T 依据临床分期。N 有临床和病理分期，前者依据的是大小，后者依据的是数目

1.HPV阴性口咽癌

（1）$T_{1\sim2}N_{0\sim1}$：可选择根治性放疗或手术（经口或开放手术±颈清扫）。如选择手术，术后治疗取决于有无不良预后因素（ENE、切缘阳性、pT_3/pT_4、N_2/N_3、阳性淋巴结位于Ⅳ区或Ⅴ区、脉管癌栓）：无不良因素可随访，否则需要进行放疗或放化疗。切缘阳性首选再切除。$T_{1\sim2}N_1$患者还可选择放化疗。

（2）$T_{3\sim4a}N_{0\sim1}$：同样可以选择根治性放疗或颈清扫手术，或者进行诱导化疗，后续进行放疗或放化疗。T_3和T_{4a}本身就是不良预后因素，故术后都需要辅助放疗或放化疗，切缘阳性者不建议再次切除。

（3）任何T $N_{2\sim3}$，$T_{3\sim4a}N_{0\sim1}$：肿瘤治疗原则基本同上，不同之处在于颈清扫范围。N_{2c}患者需进行双侧颈清扫，$N_{2a\sim2b}$、N_3可进行单侧也可考虑双侧颈清扫。

2.HPV阳性口咽癌

（1）$T_{1\sim2}N_{0\sim1}$（单个淋巴结≤3cm）：选择根治性放疗或手术（原发灶切除±单侧/双侧颈

部淋巴结清扫），酌情系统性治疗。

（2）T$_{3\sim4}$N$_{0\sim1}$（单个淋巴结≤3cm）：首选同步化放疗或诱导化疗后放疗，酌情考虑手术。

（3）任何T N$_{1\sim3}$：此组的N$_1$定义为单个淋巴结>3cm或同侧多个淋巴结≤6cm。首选同步化放疗或诱导化疗后放疗，手术重要性下降。

3.复发转移癌　处理原则已和HPV状态关系不大，治疗见本章第一节。

4.放射治疗靶区及剂量　有学者认为HPV阳性口咽癌对放化疗更敏感，可以降低治疗强度，然而其依据只是个别单中心的回顾性研究。NCCN指南尚未根据HPV状态改变放疗靶区和剂量。GTV包括体检和影像学检查所见原发灶及淋巴结转移灶，照射70Gy/33f。所有可疑的>1cm或多个小淋巴结但不能确认是否存在转移者，至少给予66Gy/33f。CTV的定义取决于原发灶部位（表4-9），一般给予59.4Gy/33f。如对侧颈部淋巴结无转移，照射剂量54～56Gy，1.64～1.7Gy/f。低危患者可不包括ⅠB区和Ⅴ区。

表4-9　不同部位的口咽癌放疗CTV勾画

靶区	定义
扁桃体癌 CTV$_{59.4}$ 软腭癌 CTV$_{59.4}$	同侧软腭/硬腭直至中线位置，舌腭弓或磨牙后三角前缘，舌腭弓后界，同侧舌根。同侧咽旁间隙也包括可能的局部浸润病灶和咽后/咽旁淋巴结。局部进展的肿瘤靶区，原发灶应包括翼突间隙和双侧的咽后淋巴结
舌根癌 CTV$_{59.4}$	对于局限于一侧的原发肿瘤，应包括舌腭弓，舌根黏膜外至少1cm的范围。对于局部进展期的原发灶，应再向前外扩（1.0～1.5cm），GTV向下外扩1～1.5cm至会厌前间隙 咽后壁各个方向外扩至少1.5cm
颈部 CTV$_{59.4}$	高危淋巴结引流区，包括咽后淋巴结，ⅠB～Ⅴ区的淋巴结病灶向前侵犯到舌或口腔应包括所有ⅠA/B的淋巴结 单侧淋巴结转移可以不照射对侧ⅠB区淋巴结以降低口腔剂量 T$_1$和局限于一侧的较小的T$_2$期扁桃体癌（非软腭原发）、N$_0$（淋巴结较小的N$_1$）且轻度侵犯或未侵犯软腭和舌根，只包括同侧颈部淋巴结

【预后】影响预后的主要因素有肿瘤分期、HPV状态等。Ⅰ～Ⅳ期HPV阴性口咽癌5年生存率分别为70%、58%、50%和30%；HPV阳性口咽癌5年生存率与分期关系不大，分别为88%、78%、71%和74%；高龄可能是总生存的不良预后因素。

第五节　下咽癌

咽是消化与呼吸的共同通道，位于鼻腔、口腔及喉的后方，颈椎的前方，长约12cm。咽的后壁完整，有疏松结缔组织与椎前筋膜相隔；前壁不完整，向鼻腔、口腔和喉腔开口，借此分为鼻咽（上咽）、口咽（中咽）和喉咽（下咽）。下咽位于会厌软骨上缘和环状软骨下缘平面之间，是口咽的延续，下接食管，借喉口与喉相通。临床上将下咽分为3个区：梨状窝、环状软骨后区（简称"环后区"）和咽后壁。发生在下咽的上皮恶性肿瘤为下咽癌。

【流行病学】下咽癌发病率约为0.8/10万。好发年龄为50～70岁，男性多见（79.7%）。下咽癌最常发生在梨状窝（60%～85%），其次是咽后壁（10%～20%），环后区（5%～15%，以女性为主）。

【病因】下咽癌病因尚不清楚。吸烟和饮酒者下咽癌发病率显著提高。不同于口咽癌，HPV在下咽癌中检出率较低（约13%），与肿瘤分期及预后无关。EB病毒感染可能参与淋巴上皮癌（下咽癌少见病理亚型，见第21章第四节）发病。此外，维生素缺乏、胃食管反流、强酸雾/石棉等职业暴露等可能与下咽癌发病有关。

【临床表现】下咽癌早期症状隐匿，常表现为咽部异物感，容易被忽视，局限于下咽部的下咽癌不到15%。肿瘤增大肿瘤侵犯邻近器官如喉、食管、口咽，会出现声嘶、吞咽梗塞感甚至呼吸困难。肿瘤表面溃烂可引起吞咽痛并向同侧耳部反射，常伴有流涎及痰中带血，合并感染呼气有臭味。下咽淋巴引流丰富，50%～70%下咽癌以颈部包块为首发症状，约20%的患者初诊时已有远处转移。

【诊断】临床症状提示下咽癌时，需进行定位、定性和对肿瘤范围的评估。

1.喉镜　包括间接喉镜、纤维喉镜、电子喉镜和直接喉镜。间接喉镜是喉部基本检查方法，多数患者可顺利完成检查，少数患者需进行口咽表面麻醉。纤维喉镜、电子喉镜检查的同时还可进行病灶活检。直接喉镜需在全身麻醉下进行，已较少应用。

2.CT　作为初始影像学检查，可评估肿瘤局部侵犯范围和淋巴结转移情况。胸部CT平扫了解有无转移或第二原发肿瘤。

3.MRI　MRI可区分咽部肌肉与下咽内壁内衬黏膜和淋巴组织。但MRI扫描在喉/下咽水平容易出现运动伪影。

4.PET-CT　NCCN指南推荐对Ⅲ/Ⅳ期的下咽癌行PET-CT扫描。但对早期患者价值更大，可排除潜在的远处转移，避免不必要的手术。

5.胃镜　约1/3下咽癌合并同时或异时第二原发肿瘤，发生食管癌的概率为6.7%，有学者建议胃镜检查。

6.淋巴结活检　粗针/细针/切除活检主要用于以颈部淋巴结肿大就诊患者的定性诊断。

7.病理检查　下咽鳞癌包括7个亚型，非特指型是最常见的亚型。其他6种亚型：疣状鳞癌又称Ackerman瘤，是分化好的鳞癌，缺乏恶性肿瘤的细胞学特征，生长缓慢，局部浸润但不转移；基底细胞样鳞癌由基底细胞成分构成，具有鳞状细胞分化；乳头状鳞癌呈乳头状生长，中央为菲薄的纤维血管轴心，乳头表面被覆发育不良的上皮细胞或未成熟的基底细胞；梭形细胞鳞癌由恶性梭形和（或）多形性细胞构成；腺鳞癌具有腺癌和鳞癌分化；淋巴上皮样癌形态上类似于未分化型非角化鼻咽癌。不同亚型鳞癌预后上存在差异，但治疗上并无不同。

【分期】下咽癌N分期与HPV阴性口咽癌相同，T分期因解剖位置而有差异（表4-10）。该分期系统只适用于上皮恶性肿瘤，包括鳞癌和小涎腺肿瘤，其他病理类型肿瘤不适用。临床Ⅰ期或Ⅱ期下咽癌被定义为早期下咽癌。

表4-10　下咽癌TNM分期#

TNM	T	N	M	基本定义
Ⅰ	T_1	N_0	M_0	T_1：局限于下咽一个亚区$^\$$和（或）最大径≤2cm
Ⅱ	T_2	N_0	M_0	T_2：侵犯一个以上下咽亚区或一个邻近部位 　　或2cm＜最大径≤4cm且无半喉固定
Ⅲ	T_3	N_0	M_0	T_3：最大径＞4cm或半喉固定或扩展至食管
	$T_{1\sim3}$	N_1	M_0	T_{4a}：侵犯甲状/环状软骨、舌骨、甲状腺、食管肌或中央区软组织$^\&$ T_{4b}：侵犯椎前筋膜，包绕颈动脉，或累及纵隔结构 N_1：同侧单个淋巴结转移，最大径≤3cm，ENE（−）
ⅣA	$T_{1\sim3}$	N_2	M_0	N_{2a}^*：同侧单个淋巴结转移，最大径≤3cm，ENE（＋） 　　或同侧单个淋巴结转移，3cm＜最大径≤6cm，ENE（−）
	T_{4a}	$N_{0\sim2}$	M_0	N_{2b}：同侧多个淋巴结转移，最大径≤6cm，ENE（−） N_{2c}：双侧或对侧淋巴结转移，最大径≤6cm，ENE（−）
ⅣB	任何T	N_3	M_0	N_{3a}：淋巴结最大径＞6cm，ENE（−） N_{3b}^*：ENE（＋）同时出现下列情形之一 同侧单个淋巴结转移最大径＞3cm
	T_{4b}	任何N	M_0	或单个对侧淋巴结转移
ⅣC	任何T	任何N	M_1	或多发同侧、多发对侧或双侧淋巴结转移 M_1：远处转移

注：#.T依据临床分期。$.下咽亚区：梨状窝、环后区和咽后壁。&.中央区软组织包括喉前带状肌和皮下脂肪。*.临床与病理分期的差别略有不同，见口腔癌

【鉴别诊断】常需要鉴别诊断的情况如下。

1.咽神经官能症　女性多见，表现为癔球

症。如无其他症状和体征，早期下咽癌易误诊为咽神经官能症。

2.喉结核和喉梅毒　主要表现为喉痛（常妨碍进食）和声嘶，发声低弱，甚至失声。喉镜可见喉黏膜苍白水肿、浅溃疡，表面脓性分泌物覆盖，偶见结核瘤。喉梅毒患者声嘶但声音有力，喉痛轻微，病变多在喉前方，梅毒结节和深溃疡多见，组织破坏较重，愈合后瘢痕收缩致喉畸形。喉部活检可确诊。

3.颈部淋巴结肿大　50%以上的下咽癌患者仅以颈部淋巴结肿大就诊，可行粗针穿刺或手术活检，排除颈淋巴结核等良性疾病。如为转移癌，须进一步寻找原发灶。

4.喉癌　是喉部最常见的肿瘤，占头颈肿瘤的5.7%～7.6%，好发于50～70岁，男女比例（8.4～30）∶1。按解剖部位，声门癌占60%，声门上癌30%，声门下癌少见。93%～99%为鳞状细胞癌。声门癌早期出现声嘶，易被重视，确诊较早；声门下癌，早期症状不明显，肿瘤增大时出现咳嗽、痰中带血和声嘶；声门上癌与下咽癌临床表现相似。

5.第二原发肿瘤　原发肺鳞癌和下咽鳞癌肺转移对患者的预后和治疗策略有影响。病理形态和IHC在鉴别诊断上往往无能为力。影像学上原发肺鳞癌通常是中央型，转移性鳞癌通常呈多发并位于肺外周。有学者尝试HPV感染类型联合*TP53*基因突变分析比较帮助鉴别诊断。

如已明确下咽肿瘤，需要与该部位其他组织类型的肿瘤进行鉴别（表4-11）。鳞状细胞癌占下咽恶性肿瘤的95%，腺癌（小涎腺）和其他类型肿瘤很少见。

【治疗】下咽癌治疗通常是以手术或放疗为主的综合治疗。NCCN指南主要适用于鳞癌并根据临床分期推荐治疗策略。

（一）能保留喉功能者（T_1N_0和部分T_2N_0肿瘤）

1.手术　采用保喉手术+颈清扫，最佳适应证为梨状窝内外侧壁的下咽癌。部分T_2N_0肿瘤不适合采用保喉手术，如肿瘤跨声门扩散、环后侵犯和梨状窝深层浸润。术后如存在不良预后因素（ENE、切缘阳性、pT_3/pT_4、N_2/N_3、神经侵

犯、脉管癌栓）需要进行辅助放疗或放化疗。部分早期肿瘤还可经口CO_2激光手术，主要用于治疗梨状窝及下咽后壁癌$T_{1～2}$病变及局限的高位环后区域癌，尤其是基底部较窄、未发现明显深层浸润。

表4-11　WHO下咽、喉、大气管及咽旁间隙肿瘤组织学分类

鳞癌	小细胞神经内分泌癌
鳞状细胞癌，非特指	大细胞神经内分泌癌
疣状鳞癌	涎腺型肿瘤
基底细胞样鳞癌	腺样囊性癌
乳头状鳞癌	多形性腺瘤
梭形细胞鳞癌	嗜酸性乳头状囊腺瘤
腺鳞癌	软组织肿瘤
淋巴上皮样癌	颗粒细胞瘤
癌前病变	脂肪肉瘤
不典型增生，低级别	炎性肌纤维母细胞瘤
不典型增生，高级别	软骨肿瘤
鳞状细胞乳头状瘤	软骨瘤
鳞状细胞乳头状瘤病	软骨肉瘤
神经内分泌肿瘤	软骨肉瘤，1级
高分化神经内分泌癌	软骨肉瘤，2/3级
中分化神经内分泌癌	淋巴造血系统肿瘤
低分化神经内分泌癌	

2.放疗　该分期的患者也可直接进行根治性放疗，完全缓解者，随诊；残存病灶可手术切除。临床淋巴结阴性的下咽癌中仍有高达30%～50%的患者存在隐匿性颈淋巴结转移，因此双侧颈部（包括咽后和锁骨上淋巴结）都应包括在靶区内。根治性放疗剂量为：原发灶70Gy（2Gy/f），淋巴引流区预防照射50Gy（2Gy/f）。

有研究认为，早期下咽癌放疗与手术的生存无显著差异，5年生存率均约为75%，手术在早期下咽癌中的应用有下降的趋势。

（二）$T_{2～3}$任何N，T_1N^+肿瘤

多需要接受综合治疗，推荐以下3种方案。

1.诱导化疗2～3周期，根据原发灶和淋巴结转移退缩情况决定下一步治疗　原发灶完全缓解、颈部病灶稳定或减小者给予根治性放疗（首选）或同步放化疗。放疗结束后第8周，增强MRI/CT仍有淋巴结有残存者行颈淋巴结清扫；原发灶部分缓解、颈部病灶稳定或减小者可选择同步放化疗或手术。放化疗后仍有肿瘤残存行挽

救性手术；原发灶未达到部分缓解者建议手术治疗，术后如有不良预后因素需要辅以放化疗。

2.手术　全喉咽切除术+颈淋巴结清扫+同侧或双侧气管旁淋巴结清扫后甲状腺腺叶或全甲状腺切除术，术后如有不良预后因素需要辅以放化疗。

3. 同步放化疗　完全缓解者可随访。若肿瘤残存，可行挽救性手术；不能或不愿手术者，接受系统治疗。

（三）T$_{4a}$任何N

与T$_{2\sim3}$任何N和T$_1$N$^+$治疗方案相似，区别在于诱导化疗＋放疗/手术、同步放化疗仅作为Ⅲ类推荐。

（四）T$_{4b}$任何N，或肿瘤已有远处转移

在系统治疗（参见本章第一节）基础上酌情给予姑息性放疗。

（五）下咽癌合并第二原发肿瘤

治疗尚无统一模式，需要考虑的因素较多，如患者预期生存、异时性/同时性肿瘤、每个肿瘤的分期和部位、接受过的治疗和疗效、患者体能状态评分、治疗意愿等。

【预后】未经治疗的下咽癌患者中位自然生存时间仅6个月。肿瘤分期是影响下咽癌预后的主要因素，5年总生存率Ⅰ～Ⅲ期明显差于声门癌而与声门上癌、声门下癌相似，但在Ⅳ期均差于各部位的喉癌（表4-12）。

表4-12　不同分期的下咽癌和喉癌5年生存率（%）

	下咽癌	喉癌		
		声门癌	声门下癌	声门上癌
Ⅰ期	63.1	90	65	59
Ⅱ期	57.5	74	56	59
Ⅲ期	41.8	56	47	53
Ⅳ期	22	44	32	34

不同鳞癌亚型影响预后，鳞癌亚型中疣状鳞癌预后相对较好，5年生存率85%～95%；基底细胞样鳞癌和乳头状鳞癌预后也好于非特指型；淋巴上皮样癌5年生存率60%；梭形细胞鳞癌预后与非特指型鳞癌相似；腺鳞癌预后较非特指型鳞癌差，5年生存率13%～50%。治疗方式可能影响预后，单纯放疗5年生存率一般为10%～20%，而手术加放疗的综合治疗的生存率可达40%～50%，但单纯放疗的患者可能分期更晚。肿瘤所在部位与预后相关，梨状窝肿瘤生存期最长，其次是咽壁肿瘤，而环后区肿瘤生存期最短。此外，高龄、男性、低收入以及第二原发肿瘤等是预后的不良因素。

【随访】参见本章概述。

（王年飞）

（审稿　胡国清　冯振中）

参考文献

罗京伟. 唇癌、口腔癌//李晔雄. 肿瘤放射治疗学. 第5版. 北京:中国协和医科大学出版社,2018:447-471.

邱元正. 咽的应用解剖学//孙虹, 张罗. 耳鼻咽喉头颈外科学. 第9版. 北京:人民卫生出版社,2018,8:264-270.

杨守梅、张博、李薇. 头颈部肿瘤//陈振东, 王雅杰, 唐金海, 等. 肿瘤综合治疗学. 合肥:安徽科学技术出版社, 2015:29-46.

易俊林. 下咽癌//李晔雄, 王绿化, 高黎, 等. 肿瘤放射治疗学. 第5版. 北京: 中国协和医科大学出版社,2018:506-524.

中华耳鼻咽喉头颈外科杂志编辑委员会头颈外科组, 中华医学会耳鼻咽喉头颈外科学分会头颈外科学组. 下咽癌外科手术及综合治疗专家共识. 中华耳鼻咽喉头颈外科杂志, 2017, 52(1):16-24.

周梁. 口咽癌诊断与治疗发展现状. 中国耳鼻咽喉头颈外科, 2017, 24(11):582-585.

Almiñana-Pastor PJ, Buitrago-Vera PJ, Alpiste-Illueca FM, et al. Hereditary gingival fibromatosis: characteristics and treatment approach. J Clin Exp Dent, 2017, 9(4):e599-e602.

Au SW, Li KY, Choi WS, et al. Risk factors for recurrence of ameloblastoma: a long-term follow-up retrospective study. Int J Oral Maxillofac Surg, 2019, 48(10):1300-1306.

Bishop JA, Cardesa A, Helliwell T, et al. Spindle cell squamouscell carcinoma//Adel KE, John KC, Jennifer RG, et al. WHO classification of head and neck tumours. 4th ed. IARC,Lyon,2017:87-88.

Bishop JA, Gaulard P, Gillison M. Lymphoepithelial carcinoma//Adel KE, John KC, Jennifer RG, et al. WHO classification of head and neck tumours. 4th ed. IARC,Lyon,2017:90.

Bradley PJ. Epidemiology of hypopharyngeal cancer// Bradley PJ, Eckel HE. Hypopharyngeal cancer.

Basel,Karger,2019:1-14.

Bradley PJ. Symptoms and signs, staging and co-morbidity of hypopharyngeal cancer. Adv Otorhinolaryngol, 2019, 83:15-26.

Burtness B, Harrington KJ, Greil R, et al. Pembrolizumab alone or with chemotherapy versus cetuximab with chemotherapy for recurrent or metastatic squamous cell carcinoma of the head and neck (keynote-048): a randomised, open-label, phase 3 study.Lancet, 2019, 394(10212):1915-1928.

Carpén T, Sjöblom A, Lundberg M, et al. Presenting symptoms and clinical findings in HPV-positive and HPV-negative oropharyngeal cancer patients. Acta Otolaryngol, 2018, 138(5):513-518.

Effiom O, Ogundana O, Akinshipo A, et al. Ameloblastoma: current etiopathological concepts and management. Oral Dis, 2018, 24(3):307-316.

Ei-Mofty SK, Cardesa A, Helliwell T, et al. Papillary squamous cell carcinoma//Adel KE, John KC, Jennifer RG, et al. WHO classification of head and neck tumours. 4th ed. IARC,Lyon,2017:86.

Fu JY, Wu CX, Zhang CP, et al. Oral cancer incidence in Shanghai-a temporal trend analysis from 2003 to 2012. BMC Cancer, 2018, 18(1):686-693.

Habib A. Management of advanced hypopharyngeal carcinoma: systematic review of survival following surgical and non-surgical treatments. J Laryngol Otol, 2018, 132(5):385-400.

Hendra FN, Van Cann EM, Helder MN, et al. Global incidence and profile of ameloblastoma: a systematic review and meta-analysis. Oral Dis, 2020, 26(1):12-21.

Hughes RT, Beuerlein WJ, O'Neill SS, et al. Human papillomavirus-associated squamous cell carcinoma of the larynx or hypopharynx: clinical outcomes and implications for laryngeal preservation. Oral Oncol, 2019, 98:20-27.

Javadi P, Sharma A, Zahnd WE, et al. Evolving disparities in the epidemiology of oral cavity and oropharyngeal cancers. Cancer Causes Control, 2017, 28(6):635-645.

Kreppel M, Zöller J. Ameloblastoma-Clinical, radiological, and therapeutic findings. Oral Diseases, 2018, 24(1-2):63-66.

Kwaśniewska A, Wawrzeńczyk A, Brus-Sawczuk K,et al. Preliminary results of screening for pathological lesions in oral mucosa and incidence of oral cancer risk factors in adult population. Przegl Epidemiol, 2019, 73(1):81-92.

Lee KC, Chuang SK, Philipone EM, et al. Which clinicopathologic factors affect the prognosis of gingival squamous cell carcinoma: a population analysis of 4,345 cases. J Oral Maxillofac Surg, 2019, 77(5):986-993.

Leemans CR, Snijders P, Brakenhoff RH. The molecular landscape of head and neck cancer. Nat Rev Cancer, 2018, 18(5):269-282.

Lewis JS, Gillison M, Westra WH. et al. Basaloid squamous cell carcinoma//Adel KE, John KC,Jennifer RG, et al. WHO classification of head and neck tumours. 4th ed. IARC,Lyon,2017:85-86.

Mello FW, Melo G, Kammer PV, et al. Prevalence of odontogenic cysts and tumors associated with impacted third molars: a systematic review and meta-analysis. J Craniomaxillofac Surg, 2019, 47(6):996-1002.

Musha A, Ogawa M, Yokoo S. Granular cell tumors of the tongue: fibroma or schwannoma. Head Face Med, 2018, 14(1):1.

NCCN clinical practice guidelines in oncology.Head and neck cancers. V2, 2020. Available at: https://www.nccn.org/professionals/physician_gls/pdf/ head-and-neck.pdf.

Odell EW, Tilakaratne WM. Metastasizing ameloblastoma//Ei-Naggar AK, Chan JKC, Grandis JR, et al. WHO classification head and neck tumours. 4th ed. IARC,Lyon,2017:218-219.

Piazza C, Paderno A, Ravanelli M, et al. Clinical and radiological evaluation of hypopharyngeal carcinoma. Adv Otorhinolaryngol, 2019, 83:35-46.

Prasad ML, Cardesa A, Helliwell T, et al. Adenosquamous carcinoma//Adel KE, John KC, Jennifer RG, et al. WHO classification of head and neck tumours. 4th ed. IARC,Lyon,2017:89.

Rahimi S. HPV-related squamous cell carcinoma of oropharynx: a review. J Clin Pathol, 2020, 73(10):624-629.

Saggi S, Badran KW, Han AY, et al. Clinicopathologic characteristics and survival outcomes in floor of mouth squamous cell carcinoma: a population-based study. Otolaryngol Head Neck Surg, 2018, 159(1):51-58.

Schuch LF, Nóbrega KHS, Gomes APN, et al. Basaloid squamous cell carcinoma: a 31-year retrospective study and analysis of 214 cases reported in the literature. Oral Maxillofac Surg, 2020, 24(1):103-108.

Slootweg PJ, Grandis JR. Tumours of the nasal cavity, paranasalsinuses and skull base//El-Naggar AK, Chan JKC, Grandis JR, et al. WHO classification of head and neck tumours. 4th ed. IARC,Lyon,2017:78.

Stephen K, Theodoros NT. Second primary malignancy in head and neck cancer. Available at: https://www.uptodate.com.

Takata T, Slootweg PJ. WHO classification of odontogenic and maxillofacial bone tumours//Ei-Naggar AK, Chan

JKC, Grandis JR, et al. WHO classification head and neck tumours. 4th ed. IARC,Lyon, 2017:204.

Tseng HW, Liou HH, Tsai KW, et al. Clinicopathological study of lip cancer: a retrospective hospital-based study in Taiwan. APMIS, 2017, 125(11):1007-1016.

van de Ven S, Bugter O, Hardillo JA, et al. Screening for head and neck second primary tumors in patients with esophageal squamous cell cancer: a systematic review and meta-analysis. United European Gastroenterol J, 2019, 7(10):1304-1311.

van den Bosch S, Doornaert PAH, Dijkema T, et al. ^{18}F-FDG-PET/CT-based treatment planning for definitive (chemo) radiotherapy in patients with head and neck squamous cell carcinoma improves regional control and survival. Radiother Oncol, 2020, 142:107-114.

Vered M, Muller S, Heikinheimo K. Ameloblastoma, unicystic type//Ei-Naggar AK, Chan JKC, Grandis JR, et al. WHO classification head and neck tumours. 4th ed. IARC,Lyon,2017:217-218.

Vered M, Muller S, Heikinheimo K. Ameloblastoma// Ei-Naggar AK, Chan JKC, Grandis JR, et al. WHO classification head and neck tumours. 4th ed. IARC,Lyon,2017:215-217.

William ML, John AR, Snehal GP, et al. Oropharynx (p16-) and Hypopharynx//Mahul BA. AJCC cancer staging manual. 8th ed. Chicago,2018:123-136.

Zidar N, Brandwein-gensler M, Cardesa A, et al. Conventional squamous cell carcinoma// Adel KE, John KC,Jennifer RG, et al. WHO classification of head and neck tumours. 4th ed. IARC,Lyon, 2017:81-84.

Zidar N, Cardesa A, Gillison M. et al. Verrucous squamous cell carcinoma//Adel KE, John KC,Jennifer RG, et al. WHO classification of head and neck tumours. 4th ed. IARC,Lyon,2017:84-85.

第5章

胸部肿瘤

第一节　心脏肿瘤

根据第4版WHO心脏肿瘤分类，心脏肿瘤是指原发于右心房、右心室、左心房、左心室及与其相通大血管的肿瘤，心包肿瘤单独分类（表5-1）。

表5-1　心脏肿瘤分类

心脏良性肿瘤和瘤样病变	横纹肌瘤（8900/0），组织细胞样心肌病，成熟心肌细胞错构瘤，成人型富于细胞性横纹肌瘤（8904/0），心脏黏液瘤（8840/0），乳头状弹性纤维瘤，血管瘤（非特指类型，9120/0），毛细血管瘤（9131/0），海绵状血管瘤（9121/0），心脏纤维瘤（8810/0），脂肪瘤（8850/0），房室结囊性肿瘤（8454/0），颗粒细胞瘤（9580/0），神经鞘瘤（9560/0）
心脏生物学行为未明肿瘤	炎性肌纤维母细胞瘤（8825/1），副神经节瘤（8680/1）
心脏生殖细胞肿瘤	成熟畸胎瘤（9080/0），未成熟畸胎瘤（9080/3），卵黄囊瘤（9071/3）
心脏恶性肿瘤	血管肉瘤（9120/3），多形性未分化肉瘤（8830/3），骨肉瘤（9180/3），黏液纤维肉瘤（8811/3），平滑肌肉瘤（8890/3），横纹肌肉瘤（8900/3），滑膜肉瘤（9040/3），混合性肉瘤，心脏淋巴瘤，转移瘤
心包肿瘤	孤立性纤维瘤（8815/1），恶性孤立性纤维性肿瘤（8815/3），血管肉瘤（9120/3），滑膜肉瘤（9040/3），恶性间皮瘤（9050/3），生殖细胞肿瘤[成熟畸胎瘤（9080/0）、未成熟畸胎瘤（9080/3）、混合性生殖细胞肿瘤（9085/3）]

注：括号内为ICD-0编码。/0代表良性肿瘤；/1代表交界性或未确定生物学行为的肿瘤；/2代表原位癌及上皮内瘤变Ⅲ级，/3代表恶性肿瘤

【发病率】心脏肿瘤近90%为良性，黏液瘤最为多见，占心脏肿瘤的70%～80%，其次为横纹肌瘤。恶性肿瘤仅占心脏肿瘤的10%，其中40%为血管肉瘤，平滑肌肉瘤<20%，未分化多形性肉瘤、骨肉瘤各占约10%，横纹肌肉瘤少见，而淋巴瘤少于1%。心包肿瘤除成熟畸胎瘤外都是恶性肿瘤（表5-1）。

儿童的心脏肿瘤大多是横纹肌瘤、纤维瘤、黏液瘤及成熟畸胎瘤等良性肿瘤。成人好发年龄为30～70岁，女性发病率高于男性，恶性肿瘤更多。

心脏肿瘤的发病率在文献里差异颇大，尸检报告为0.002%～0.3%。除生殖细胞肿瘤外，原发于心脏的肿瘤基本上都是软组织肿瘤，发生于心内膜、心肌者远多于心包。

【发病机制】病因尚未明确，肿瘤可能来源于心脏内的神经细胞，抑或起源于胚胎前肠及间充质多能干细胞。大多散发，约10%患者为常染色体显性遗传。心脏主要由间质组织组成，仅有的上皮组织是心内膜和心包膜，因此心脏肿瘤基本没有上皮来源的癌。

【临床表现】患者可无症状而在检查中发现。如果有，心力衰竭、血管栓塞、心包积液和心脏压塞、心律失常、心脏扩大是最常见的临床表现，晕厥、咯血等或可出现。这些症状和体征取决于肿瘤的部位、大小、生长速度、脆性和侵

袭性。①部位：左心房肿瘤，特别是可移动的或带蒂的肿瘤，可引起冠状动脉、脑动脉和末梢循环栓塞。左心房肿瘤还可影响二尖瓣功能，引起二尖瓣狭窄或反流；左心室壁内肿瘤突入心腔，可引起血流动力学障碍。肿瘤局部浸润可损伤心脏传导系统和冠状动脉，引起胸痛、心肌梗死、心律失常、心室传导阻滞或猝死；右心房或右心室肿瘤可因房室间血流梗阻或肺流出道阻塞导致右心衰竭，如肿瘤侵及瓣膜可导致反流或瓣膜狭窄；右心肿瘤陷入肺可引起肺栓塞，表现为胸痛、肺梗死和咯血、肺动脉高压；心包肿瘤主要表现为心包腔积液、心脏压塞、缩窄性心包炎。②大小：症状和体征并非总是与肿瘤大小成正比，体积大的肿瘤可无自觉不适，很小的肿瘤如果位于重要部位可能引起严重的临床后果。③肿瘤性质：良性肿瘤好发于心房，尤其是左心房。而恶性肿瘤多发生于右心系统（包括右心房、右心室和肺动脉）。④心脏外表现：绝大多数心脏肿瘤患者初诊时没有消瘦等恶病质表现，但心脏黏液瘤患者有可能出现食欲缺乏、体重下降、乏力和不适、贫血、红细胞增多、白细胞增多、血小板增多和红细胞沉降率增快。

有上述一或多项临床表现且难以解释者，应考虑到心脏肿瘤的可能。进一步的检查包括：①体检，明确心脏有无扩大、杂音、心律失常和心力衰竭及血管栓塞表现。②必要的实验检查，排除有无肿瘤的心脏外表现，肿瘤标志物对鉴别诊断或有帮助。③心电图，了解有无心律失常及其类型。④心脏超声，是心脏肿瘤的首选检查，能够明确肿瘤部位、范围、大小、形态以及其与周围组织的关系，动态观察肿瘤的活动及造成的功能障碍。良性肿瘤常有蒂，呈息肉或葡萄状突入腔内生长。恶性肿瘤回声不均匀、边缘不平整、基底宽、无蒂，瘤体不会随着心动周期而移动，多伴心包腔积液。右心腔肿瘤可经食管超声引导活检。⑤CT和MRI，可对心脏肿瘤进一步评估，CT可以显示坏死和出血区域，评估冠状动脉情况。MRI能提供更清晰和详细的肿瘤范围和软组织侵犯情况，PET-CT在仅表现为心包或房室壁局部增厚而非占位的血管肉瘤更有优势。⑥心导管检查，主要用于排除成人冠状动脉疾病，提供肿瘤间接的非特异性影像学表现。

【诊断】确诊有赖于病理检查，常见的心脏肿瘤如下。

1.心脏黏液瘤（cardiac myxoma） 多有瘤蒂，且90%左右位于左心房，通常无其他部位受累。心脏超声可见质地疏松、中高回声团块、表面粗糙、毛刺征、有包膜，与心内膜之间界限清晰，瘤体随着心动周期在心腔内往返移动。本病多能通过手术治愈，但偶有复发。黏液肉瘤（myxosarcoma）见第14章第十一节。

2.心脏横纹肌瘤（rhabdomyoma） 绝大多数发生在儿童，也是可经胎儿超声心动检出的产前期最常见的肿瘤。肿瘤由心室壁局限性向心腔内生长，呈椭圆形，边界清晰，内部回声均匀，回声强。本病有可能随年龄的增长而消退。成人型富于细胞性横纹肌瘤也是良性肿瘤，手术疗效良好但有术后复发的可能。横纹肌肉瘤（rhabdomyosarcoma）见第14章第四节。

3.心脏血管肉瘤（angiosarcoma） 主要发生于30～60岁的人群，平均发病年龄为39岁，男性常见。肿瘤呈浸润性生长，常表现为局部心包或心房壁增厚，继续生长可累及上腔静脉、主肺动脉等大血管，导致部分病例心脏超声难以发现肿瘤。本病高度恶性，80%的病例在诊断时已有转移，90%的患者生存期不到9个月。肿瘤最常转移到肺，其次是肝。由于肿瘤的心肌侵犯和心脏解剖结构所限，完全切除几无可能。

4.生殖细胞肿瘤 生殖细胞可在胚胎发生的早期定居于人体的中线部位，所以纵隔、心脏也有相应肿瘤。本病10%发生在心肌，90%发生在心包。肿瘤类型多为畸胎瘤，偶见卵黄囊瘤或混合性肿瘤。畸胎瘤体积可大至15cm，并使心脏沿纵轴发生旋转。外观为多囊性，可伴有实性区，表面光滑，呈分叶状。心包内畸胎瘤通常位于右心，使心脏向左和向后异位，位于左心的则相反。畸胎瘤75%发生在15岁以下的儿童，新生儿更为多见，通常为良性，手术效果良好。成人畸胎瘤基本上是恶性，预后不良。

【分期/分级】恶性心脏肿瘤发病率低，迄今没有相应的分期分级方案，只能参照软组织肿瘤进行，见第14章第一节。

【鉴别诊断】首先要除外心脏转移瘤，除了中枢神经系统的肿瘤，各部位的恶性肿瘤都可以发生心脏转移，最常见的原发肿瘤为肺癌、乳腺癌、食管癌及恶性黑色素瘤。癌性心包积液最为多见。心肌内转移较少，如发生大多形成癌栓导致腔静脉梗阻，一般不在心腔里形成肿块，没有蒂部。纵隔、肺、胸膜的肿瘤可能直接侵犯心脏且有时与原发性心脏肿瘤难以区别，需要结合临床表现、影像学等检查谨慎鉴别。

【治疗】婴幼儿心脏横纹肌瘤有自发消除的可能，原则上选择观察。其他良性肿瘤及无转移征象的、可切除的原发性恶性肿瘤，应争取手术。无法完全切除者，若合并明显或进展很快的症状体征，可酌情姑息性切除。有明显栓塞可能或者堵塞瓣膜开口的肿瘤，需要急诊手术。放疗、化疗、免疫治疗在恶性心脏肿瘤中的应用经验不足，多参见软组织肉瘤（见第13章第一节）。帕唑帕尼等抗血管生成药物对于晚期心脏肉瘤或有一定的疗效。

心脏/心包转移很少有手术干预，因为大多数心脏或心包内转移生存期很短，通常还伴有其他部位的转移。转移性癌性心包积液多能通过内科治疗（细胞毒药物及非小细胞肺癌等敏感肿瘤的分子靶向治疗）得到控制。

【预后】原发性心脏良性肿瘤普遍预后良好，即使肿瘤不能完全切除。恶性肿瘤预后较差，多数患者在确诊1～2年死亡，可手术的5年生存率不到20%，死因包括肿瘤广泛转移、顽固性心律失常和难治性心力衰竭。

（杨　瑜）

第二节　胸膜恶性间皮瘤

胸膜间皮瘤分为局限性和弥漫性。前者较为罕见，可分为：①良性多囊性间皮瘤和腺瘤样间皮瘤（ICD-O编码9054/0）；②惰性或低度恶性间皮瘤，高分化乳头状间皮瘤和原位间皮瘤（ICD-O编码9052/1）。恶性胸膜间皮瘤（malignant pleural mesothelioma，MPM），起源于间皮细胞，较局限性胸膜间皮瘤相对常见。MPM可以发生在壁层和脏层胸膜的任何部分。

【发病率】MPM罕见，欧美的发病率是（1.1～1.25）/10万。我国的发病率为（0.1～0.6）/10万。本病可发生在各年龄段，但更常见于65岁以上人群，男性多于女性，男女性之比为3∶1。

【发病机制】石棉是MPM的首要致病因素，潜伏期为15～67年。但MPM也可以见于石棉累计暴露量较低或没有暴露史的患者中。猿猴空泡病毒40（SV40）、毛沸石、辐射和一些化学物质可能也是MPM的发病原因。遗传因素可能增加MPM的易感性。

【临床表现】MPM起病隐匿，潜伏期间几无不适。如果有症状多表现为胸痛、咳嗽、呼吸困难，少见表现包括膈神经麻痹、自发性气胸。胸痛位置固定是病情恶化的表现之一。部分患者初诊时即可有大量胸腔积液，随着病情进展积液量反而逐渐减少。晚期患者肿块负荷增大，受累胸腔活动受限，呈"冰冻胸"，肋间隙变窄，肋骨呈瓦片状重叠。本病很少发生远处转移。

X线片表现为胸膜增厚、胸膜结节或胸腔积液。但该检查缺乏特异性，不能作为单独诊断的标准。CT表现为胸膜结节或弥漫性增厚，可伴有不同程度的胸腔积液。诊断特异度88%～95%，敏感度36%～45%。但它仍然很难完全区分其他原因引起的弥漫性胸膜增厚和MPM，且不能作为准确分期的依据。MRI特异度和灵敏度类似CT，主要用于术前评估纵隔、胸壁和横膈是否受侵犯，不作为常规检查。PET-CT在MPM和良性胸膜病变的鉴别中有一定的优势，可以发现CT不能确定的淋巴结转移及遗漏的远处病灶，避免不必要的手术。超声常用于经皮活检的引导和胸腔积液的评估。

细针穿刺活检诊断率较低，不常规推荐。影像学引导下的空心针穿刺活检或电视胸腔镜（video-assisted thoracoscopy，VAT）引导下的活检诊断率可高达80%～90%，前者适合于胸膜明显弥漫性/结节性有软组织肿块的患者，后者更适合于有胸腔积液但没有明确肿块或考虑使用胸膜固定术的患者。

【诊断】MPM依据组织病理学可分为4型。①上皮型：约占60%，镜下可见椭圆形或多边形肿瘤细胞的增殖，缺乏核分裂象，围绕血管呈线性排列，预后相对较好。②肉瘤型：占10%～20%，镜下可见梭形细胞的增殖，核椭圆，细胞质染色较深，细胞分化程度均质性高，有时可见纤维肉瘤样细胞形态，较上皮型和双相型预后差。③双相型：也称混合型，占30%，兼有上皮型和肉瘤型的特点，镜下每种成分至少达到10%。④促结缔组织增生型：具有高度侵袭性，常侵犯胸壁脂肪组织、骨骼肌或肺，可远处转移。它在组织学上和纤维素性胸膜炎相似，镜下细胞较少，胶质成分达到50%以上，但很多

情况是由于取材组织量不足而被划分到此类。各类MPM还可以分出很多形态变异型，如上皮型可有管状乳头变异型、腺瘤样型、小细胞变异性等，但临床意义尚不明确。

单纯病理学形态常不能确认MPM，因此冷冻切片的诊断价值不高。免疫组化可以提高诊断的准确性：92%的肉瘤样间皮瘤CK阳性，钙网膜蛋白（calcium retinal protein，CR）、D2-40，CK5/6、Wilms肿瘤抗原-1（Wilms tumour antigen-1，WT-1）、波形蛋白（vimentin，VIM）、CD105等也有诊断价值。

【分期】MPM分期先后经历了5次大的修改，前4次均是建立在小型的研究基础之上，第5次即目前使用的TNM分期（表5-2）是由国际间皮瘤研究组（International Mesothelioma Interest Group，IMIG）/国际肺癌研究协会（International Association for the Study of Lung Cancer，IASLC）共同提出的。该分期也有缺陷，如通过现有的影像学技术判断T和N并不准确，未体现T_1和T_2、N_1和N_2之间的预后差异。

表5-2 恶性胸膜间皮瘤分期

TNM 定义	分期
T_1：原发肿瘤局限于单侧壁胸膜，有 / 无脏胸膜、纵隔胸膜、横膈胸膜受侵	
T_2：肿瘤侵及单侧胸膜表面一个部位（壁胸膜、纵隔胸膜、横膈胸膜、脏胸膜）且至少侵及以下任一结构：膈肌；通过脏胸膜侵及肺实质	
T_3：局部晚期但潜在可切除的肿瘤，肿瘤侵及单侧胸膜各表面（壁胸膜、纵隔胸膜、横膈胸膜、脏胸膜），且至少侵及以下任一结构：胸腔内筋膜；纵隔脂肪；单个、完全可切除的肿瘤病灶侵及胸壁软组织；非穿壁性心包膜受侵	Ⅰ A 期：$T_1N_0M_0$ Ⅰ B 期：$T_{2～3}N_0M_0$ Ⅱ 期：$T_{1～2}N_1M_0$
T_4：局部晚期技术上不可切除的肿瘤，肿瘤侵及单侧胸膜各表面（壁胸膜、纵隔胸膜、横膈胸膜、脏胸膜），且至少具有以下一种情况：肿瘤弥漫性侵及胸膜或胸壁多发肿块，不论有无肋骨破坏；肿瘤通过横膈直接侵及腹膜；肿瘤直接侵及对侧胸膜；肿瘤直接侵及纵隔器官；肿瘤直接侵及脊柱；肿瘤侵及心包膜内面，不论有无心包渗出，或心肌受侵	Ⅲ A 期：$T_3N_1M_0$ Ⅲ B 期：$T_{1～3}N_2M_0$， T_4 任何 N_2M_0 Ⅳ期：任何 T_4 任何 N M_1
N_1：同侧支气管肺、肺门或纵隔淋巴结转移（包括同侧内乳、横膈周围、心包脂肪垫、肋间淋巴结）	
N_2：对侧纵隔、同侧或对侧锁骨上淋巴结转移	
M_1：远处转移	

【鉴别诊断】MPM需要和胸膜和（或）胸壁占位性病变及表现为胸腔积液的疾病进行鉴别。

以胸膜和（或）胸壁占位为主要表现的疾病有结核性胸膜炎、肺炎旁胸膜炎、类风湿关节炎和系统性红斑狼疮导致的胸膜炎、周围性肺癌、胸膜转移肿瘤、滑膜肉瘤（见第14章第十一节）、神经源性肿瘤和孤立性纤维肿瘤等（见第14章第二节），出现肋骨侵犯时易和原发骨纤维瘤发生混淆。MMP还需要除外纤维素性胸膜炎（fibrinous pleurisy），后者可由结核、肺炎、尿毒症、风湿病、肺栓塞、外伤等演变而来，胸膜

表面有纤维蛋白沉着，胸膜增厚粘连。

以胸腔积液为唯一表现而无肺内病灶的疾病，均需要和MMP进行鉴别。其中良性疾病有结缔组织病、结核、病毒或其他感染、卡斯尔曼病（巨大淋巴结增生症，见第11章第二节）、淋巴管平滑肌瘤病（见第22章第十一节）、卵巢良性肿瘤、瓦尔登斯特伦巨球蛋白血症（Waldenstrom macroglobulinemia，见第11章第三节）等。如细胞学能确定为恶性肿瘤，还要和肺癌及其他转移性肿瘤相鉴别。易发生胸腔转移的肿瘤有乳腺癌、胃癌、头颈部肿瘤、恶性淋巴瘤等，需要相关的病史、影像学检查、肿瘤标志物，甚至PET-CT协助诊断。

【治疗】争取手术为主的综合治疗。

1.手术　目的是去除可见的肿瘤，消除胸腔积液，缓解呼吸困难、疼痛等症状。胸膜外全肺切除术（extrapleural pneumonectomy，EPP）和胸膜切除术/剥脱术（pleurectomy/decortication）是最常用的术式。EPP的适应证：①ECOG评分0～1分；②Ⅰ、Ⅱ和非N2的Ⅲ期患者；③上皮型或混合型MPM；④未进行过冠状动脉手术者；⑤对侧肺功能正常；⑥无胸痛或仅有轻微胸痛；⑦心功能正常，且无严重心律失常者；⑧肝、肾功能正常；⑨未进行过其他胸腔手术（胸腔镜胸膜固定术除外）。EPP创伤很大，术后并发症多，围手术期死亡率较高，因此有手术指征的患者是否作为常规治疗仍然存在争议。剥脱术较EPP切除范围小，为姑息性手术，术后并发症较EPP低，但当肿瘤侵入叶间裂时，手术较为困难。

2.放疗　所有术后的患者均需要接受辅助放疗，无论采用何种手术方式，术后放疗均可提高局部控制率。放疗的适应证：①ECOG评分PS≤1；②对侧肺功能正常且不其他肺部疾病；③肾功能正常；④无其他腹部疾病；⑤术后患者不需要吸氧。由于胸壁特殊的形状，且MPM常沿着胸膜腔片状蔓延并可侵犯包绕肺叶，周边受到心、肺、脊髓的等关键脏器的安全耐受剂量限制，制订有效的放射计划较困难。虽有单臂试验认为半胸放疗可以降低局部复发率，但还没有随机研究的证据表明可以延长生存。调强适形放疗（intensity-modulated radiotherapy，IMRT）可以改善局部控制率。欧洲呼吸学会和欧洲胸外科医师学会建议根治术后放疗剂量≥50Gy，单次分割1.8～2.0Gy，V_{20}<15%，平均<10Gy，且要重点保护对侧肺功能。如果术后有肉眼残留，放疗剂量应≥60Gy。姑息性放疗可以改善呼吸困难、疼痛、吞咽困难，上腔静脉压迫和脑转移相关症状，剂量通常为40～50Gy，单次分割4Gy止痛效果明显较常规分割好。

3.化疗　目前还没有随机研究证明辅助化疗的疗效，但根据回顾性分析，欧洲呼吸学会和胸外科医师协会及美国综合癌症网络（National Comprehensive Cancer Network，NCCN）均推荐所有术后的患者接受辅助化疗。根治术后的上皮型患者比肉瘤型和混合型患者化疗效果好。对于PS≤2且不愿/不能手术、Ⅳ期、肉瘤型患者可进行姑息性化疗。建议两药联合化疗。顺铂联合培美曲塞或雷替曲塞化疗比单药顺铂可延长中位生存期（12.1个月 vs 11.4个月 vs 9个月）。联合化疗的缓解率为24%～41%，个别有完全缓解。卡铂可用以代替顺铂，不能使用培美曲塞者也可选择吉西他滨＋顺铂（中位OS 9.6～11.2个月）。长春瑞滨单药也可考虑使用。最佳的化疗周期数取决于患者的一般状态和脏器功能情况，有报道53%的患者可以接受6个周期的顺铂＋培美曲塞治疗，5%的患者可耐受8个以上的周期。

二线化疗是否可以改善生存或生活质量尚无定论，如果一线未使用培美曲塞，可以考虑以培美曲塞为基础的二线治疗。一项Ⅲ期临床试验入组了243例一线治疗失败的患者，培美曲塞为基础的化疗联合最佳支持治疗和仅最佳支持治疗的效果分别为：缓解率18.7% vs 1.7%，中位疾病进展时间3.6个月 vs 1.5个月，但没有总生存优势（8.4个月 vs 9.7个月）。顺铂＋伊立替康＋丝裂霉素、长春瑞滨、吉西他滨等也有一定的反应率。

4.新靶点药物治疗　有研究报道贝伐珠单抗（15mg/kg）联合顺铂＋培美曲塞6个周期后贝伐珠单抗维持治疗，较顺铂＋培美曲塞能提高总生存（18.8个月 vs 16.1个月），主要的不良反应是高血压（23.0% vs 0）和蛋白尿（3.1% vs 0），无严重的出血和血栓发生。NCCN推荐贝伐珠单抗联合顺铂＋培美曲塞作为一线化疗方案。但欧洲呼吸学会和胸外科医师协会并不推荐贝伐珠单抗作为常规治疗。其他的一些药物如表皮生长因子受体抑制剂（吉非替尼、厄罗替尼）、血管内皮生长因子受体抑制剂（沙利度胺）、PDGF受体抑制剂（伊马替尼）、多靶点抑制剂（舒尼替尼、索拉非尼）等，缺乏大样本随机研究证实，结果不确定。

【预后】MPM恶性度高，预后差，Ⅰ期患者的2年和5年生存率分别为68%和46%，中位生存期为51个月。N_2患者没有5年生存者。如果病期较晚，平均存活时间是4～12个月。大多数患者死于肿瘤同侧胸腔侵犯或对侧胸腔转移。MPM重要的预后因素有：分期、年龄、病理亚型、PS评分，PS≤1及上皮型提示预后较好。有报道认为感染指标高（白细胞计数、中性粒细胞百分比、C反应蛋白）、血红蛋白水平下降、血小板增多和高血清乳酸脱氢酶也与不良预后相关。

【随访】随访的最佳时间和内容视分期、症状、治疗目标及治疗方式决定。

（轩　藘）

第三节　胸腺瘤/胸腺癌

胸腺瘤和胸腺癌均属于胸腺上皮肿瘤（thymic epithelial tumor，TET），1970年前，两者并没有被明确的区分。1999年版WHO分类中将胸腺癌归类为C型胸腺瘤。然而，胸腺癌具有完全不同于胸腺瘤的免疫组化和遗传学特征，恶性度明显高于侵袭性胸腺瘤，2004年版以后的WHO分类已将胸腺瘤与胸腺癌互相独立。本节主要介绍胸腺瘤，胸腺癌则在鉴别诊断中简要描述。

【流行病学】胸腺瘤占成人纵隔肿瘤的15%～20%，发病率为0.13/10万。发病高峰50～60岁，男女无明显差异。儿童和青少年极其罕见。

【发病机制】TET的病因至今不明。目前能够了解到的是，胸腺瘤A型染色体6p缺失是一种常见的基因畸变。B3型常显示染色体lq的获得和6号染色体和13q的缺失。胸腺鳞癌常有染色体lq、17q和18的获得，3p、6、16q和17p的丢失。

【临床表现】胸腺瘤常呈现惰性的生物学行为，但具有潜在的侵袭性和转移能力，胸内侵犯（如胸膜、心包）常见，胸外及血行转移少见。约1/3患者是在因为其他原因检查中被偶然发现，1/3患者因肿块压迫表现为胸痛、咳嗽、声嘶、呼吸困难或上腔静脉压迫综合征，另1/3患者以副肿瘤综合征（paraneoplastic syndromes，PNS）为首发症状（表5-3）。胸腺瘤患者30%～50%有重症肌无力（myasthenia gravis，MG），但淋巴和血行转移少见。

表5-3　纵隔肿瘤相关的副肿瘤综合征

临床表现	激素	肿瘤
高血压	儿茶酚胺	嗜铬细胞瘤，非嗜铬性副神经节瘤，神经母细胞瘤，节细胞神经瘤
高钙血症	甲状旁腺激素	甲状旁腺腺瘤
甲状腺功能亢进症	TSH、T_3、T_4	胸骨后甲状腺肿
库欣综合征	ACTH	神经内分泌瘤
男性乳房发育	β-HCG	生殖细胞瘤
低血糖症	胰岛素	间叶源性肿瘤
腹泻	VIP	神经母细胞瘤，节细胞神经瘤，神经纤维瘤

注：TSH. 促甲状腺激素；T_3. 三碘甲状腺原氨酸；T_4. 甲状腺素；ACTH. 促肾上腺皮质激素；β-HCG. 人绒毛膜促性腺激素；VIP. 血管活性肠肽

【诊断】全血细胞计数有助于评估是否伴有纯红细胞再生障碍性贫血（pure red cell aplasia，PRCA），检查表5-3所述的激素有助于诊断PNS，血清抗乙酰胆碱受体抗体（acetylcholine receptor antibody，AChR-ab）升高提示胸腺肿瘤。

影像学可见前纵隔软组织肿块，圆形或椭圆形，界限清晰，少数位于颈部及纵隔其他位置。胸腺瘤通常没有纵隔淋巴结肿大。胸部后前位和侧位X线检查可观察到体积较大的肿瘤，大致判断其位置、组织密度及钙化情况。CT能较好地显示肿瘤的病变范围、囊实性、含脂及钙化情况、周围组织浸润及胸内转移灶，判断手术切除的可能性及决定穿刺活检的最佳路径。MRI识别钙化及肺内受侵的效果不如CT，但在显示血管受侵、肿瘤包膜及边界及肿块内部低信号分隔方面比CT更有优势。PET-CT主要用于确认有无胸腔外的转移病灶，并可以根据标准摄取值（standard uptake value，SUV）判定TET的良、恶性程度。

不能手术的纵隔肿块可以考虑穿刺活检明确病理类型，但由于提供的组织量有限，在鉴别胸腺瘤、淋巴瘤和胸腺上皮增生时可能会有困难。

WHO2015年第4版对上皮来源的胸腺肿瘤的分类见表5-4。A型胸腺瘤不典型变体是新加入的肿瘤，其特征是细胞高度增生、有丝分裂和坏死增加，坏死与肿瘤进展和分期明显相关。

表5-4　胸腺瘤和胸腺癌WHO组织学分类（2015）

胸腺瘤	胸腺癌
A 型，包括非典型变体（8581/3）	鳞状细胞癌（8070/3）
AB 型（8582/3）	基底细胞样癌（8123/3）
B₁ 型（8583/3）	黏液表皮样癌（8430/3）
B₂ 型（8584/3）	淋巴上皮瘤样癌（8082/3）
B₃ 型（8585/3）	透明细胞癌（8310/3）
伴淋巴间质的微小结节胸腺瘤（8580/1）	肉瘤样癌（8033/3）
化生型胸腺瘤（8580/3）	腺: 乳头状癌（8260/3）、伴腺样囊性癌样特征性胸腺瘤（8200/3）、黏液腺癌（8480/3）、
其他罕见类型：	非特指型（8140/3）
显微镜下胸腺瘤（8580/0）	NUT 癌（8023/3）
硬化型胸腺瘤（8580/3）	未分化癌（8020/3）
脂肪纤维腺瘤（9010/0）	其他罕见胸腺癌: 腺鳞癌（8560/3），肝样腺癌（8576/3），胸腺癌（非特指型）（8586/3）

注：括号内为 ICD 编码。/0 代表良性肿瘤；/l 代表交界性或未确定生物学行为的肿瘤；/2 代表原位癌及上皮内瘤变，/3 代表恶性肿瘤

免疫组化对于胸腺瘤、胸腺癌的诊断很有帮助，见表5-5。

表5-5　胸腺瘤和胸腺癌常用免疫组化标志

免疫组化标志	表达靶位
CK	正常胸腺、胸腺瘤、胸腺癌、神经内分泌瘤、部分生殖细胞肿瘤、少见的肉瘤和树突细胞肿瘤的上皮细胞均可阳性表达
CK19	正常胸腺、胸腺瘤、胸腺癌上皮细胞均可阳性表达
CK10	B 型胸腺瘤、胸腺鳞癌局部阳性，A 型、AB 型胸腺瘤阴性
CK20	正常胸腺和胸腺瘤中阴性，罕见胸腺癌、畸胎瘤或转移性肿瘤中阳性
P63	正常或肿瘤性胸腺上皮细胞、鳞状上皮细胞（畸胎瘤、转移癌）、原发纵隔大 B 细胞淋巴瘤的核内表达
P40	正常或肿瘤性胸腺上皮细胞、鳞状上皮细胞（畸胎瘤、转移癌）的核内表达
TdT	正常胸腺的不成熟 T 细胞，> 90% 的胸腺瘤和 T 淋母细胞性淋巴瘤的肿瘤性 T 细胞中表达
CD5	胸腺不成熟和成熟 T 细胞和 90% 的胸腺瘤，部分 T 淋母细胞性淋巴瘤的肿瘤性 T 细胞，70% 胸腺癌上皮细胞阳性表达
CD20	正常和肿瘤性 B 细胞，50% 的 A 型和 AB 型胸腺瘤的上皮细胞阳性表达
CD117	80% 胸腺癌的上皮细胞，大多数精原细胞瘤的肿瘤性细胞阳性表达

胸腺瘤曾根据组织学分为梭形细胞为主型、淋巴细胞为主型、上皮细胞为主型、淋巴上皮混合型）或根据形态学分为梭形、多角形、混合型，因缺乏预后意义又与临床分期无关，现已少用。

胸腺瘤多采用Masaoka分期修订版（以下简写为Masaoka分期，表5-6），它是决定胸腺瘤治疗方案和判断预后的主要依据。A型和AB型胸腺瘤少有局部浸润而与Masaoka Ⅰ、Ⅱ期对应，B型胸腺瘤因常见浸润和转移而多处在Masaoka Ⅲ、Ⅳ期。它的不足是Ⅱ、Ⅲ期的定义较模糊。

胸腺肿瘤的TNM分期主要用于胸腺癌，见表5-7。

表5-6　胸腺上皮肿瘤的Masaoka分期（1994）

分期	定义
Ⅰ	肿瘤局限在胸腺内（包括显微镜下肿瘤侵及但未突破包膜）
Ⅱ	A. 显微镜下见超出包膜的浸润
	B. 肉眼可见周围脂肪组织受侵，或与纵隔胸膜或心包严重粘连，但尚未穿透
Ⅲ	肿瘤侵犯邻近组织或器官，包括心包、肺或大血管
	A. 肿瘤未侵犯大血管
	B. 肿瘤侵犯大血管
Ⅳ	A. 胸膜和（或）心包播散
	B. 肿瘤扩散至远处器官

表5-7　胸腺上皮肿瘤的TNM分期

分期	TNM	TNM 简明定义
Ⅰ 期	$T_{1a,b}N_0M_0$	T_1：肿瘤位于包膜内或侵入纵隔脂肪；可累及纵隔胸膜
Ⅱ 期	$T_2N_0M_0$	T_{1a}：肿瘤未侵犯纵隔胸膜
		T_{1b}：肿瘤侵犯纵隔胸膜
Ⅲ A 期	$T_3N_0M_0$	T_2：显微镜下肿瘤侵及包膜，或侵及包膜周围脂肪组织或正常胸腺
Ⅲ B 期	$T_4N_0M_0$	T_3：肿瘤直接侵入下列任一结构：肺、头臂静脉、上腔静脉、膈神经、胸壁或心包外肺动脉或静脉
Ⅳ A 期	任何 $T N_1M_0$ 任何 $TN_{0\sim1}M_{1a}$	T_4：肿瘤侵入下列任一结构：主动脉（升主动脉、主动脉弓或降主动脉）、心包内肺动脉、心肌、气管、食管
		N_1：纵隔前（胸腺旁）淋巴结转移
Ⅳ B 期	任何 $T N_2M_{0\sim1a}$ 任何 T 任何 N M_{1b}	N_2：胸内深淋巴结或颈淋巴结转移
		M_{1a}：胸膜或心包播散，超过 T_4 定义区域
		M_{1b}：转移至其他部位，或非区域淋巴结转移

【鉴别诊断】纵隔是肿瘤组织学类型最复杂的部位之一，有时即便取得组织，也未必能获得明确的诊断。纵隔转移瘤也可能有类似TET的临床表现。

可能需要鉴别诊断的情况有：①以纵隔肿块为主要或唯一表现的，首先要确定肿块在纵隔分区中的位置。前、中、后纵隔常见病变见表5-8。对中、后纵隔，心包，颈部，甲状腺，肺和胸膜等部位的肿块，同时合并MG者要考虑到异位胸腺瘤的可能。②以头面部肿胀、呼吸困难、胸痛等上腔静脉压迫综合征为主要或唯一表现的，除了与纵隔其他的原发或继发肿瘤相鉴别外，还要与纵隔炎症（纵隔淋巴结炎、慢性纵隔炎、纵隔脓肿、特发性纵隔纤维化）、心脏压塞、术后纵隔血肿和升主动脉瘤等相鉴别。③以四肢无力、上睑下垂、吞咽困难等MG症状为主要或唯一表现时，注意与肌无力综合征（Lambert-Eaton综合征）、肌营养不良、运动神经元病、肉毒和有机磷农药中毒相鉴别。

表5-8　纵隔常见肿块的部位及发病人群

疾病名称	纵隔分区	年龄段
胸腺瘤/胸腺癌	前纵隔	成人
胸腺增生	前纵隔	成人、儿童
神经内分泌肿瘤	前纵隔	成人
生殖细胞肿瘤	前纵隔	儿童、年轻人
淋巴母细胞淋巴瘤	前纵隔	儿童、成人
霍奇金淋巴瘤	前、中纵隔	儿童、成人
弥漫大B细胞性淋巴瘤	前纵隔	年轻人
胸腺脂肪瘤	前纵隔	成人
纤维性纵隔炎	前、中纵隔	成人
卡斯尔曼病	前、中纵隔	成人

续表

疾病名称	纵隔分区	年龄段
胸腺多房性囊肿	前纵隔	成人
先天性胸腺囊肿	前纵隔	儿童、年轻人
异位甲状腺肿瘤	前纵隔	成人
异位甲状旁腺肿瘤	前纵隔	成人
副神经节瘤	前纵隔	成人
支气管源性囊肿	中纵隔	成人
间皮/心包囊肿	中纵隔	成人
转移瘤	中、前纵隔	成人
神经源性肿瘤	后纵隔	儿童、成人
肠源性囊肿	后纵隔	成人

可能需要鉴别诊断的疾病应包括所有的胸腺及纵隔肿瘤，例如胸腺癌、胸腺神经内分泌肿瘤（类癌、大细胞神经内分泌癌、小细胞癌、混合性胸腺癌）、纵隔生殖细胞肿瘤、纵隔淋巴瘤、纵隔组织细胞和树突状细胞肿瘤、粒细胞肉瘤和髓外急性白血病、纵隔软组织肿瘤、神经源性肿瘤、胸腺异位性肿瘤。

1.胸腺癌　临床表现与胸腺瘤相似，但更多在初诊时即有症状，可发生淋巴和血行转移。与胸腺瘤明显不同的是，胸腺癌较少伴有自身免疫性疾病，特别是MG非常少见。如果病理诊断为胸腺癌，而临床存在重症肌无力，需要重新检查切片以排除合并胸腺瘤的可能性。最佳的治疗手段仍未确定，多参照胸腺瘤进行。仅有1/3的胸腺癌可完全切除，不能手术者减瘤术和不手术的5年生存率分别为30%和24%，没有统计学差异。除了低分级的胸腺癌（鳞癌、黏液表皮样癌和基底细胞癌）外，其他类型的胸腺癌应术后放化疗。伊马替尼对本病几乎无效，尽管胸腺癌80%表达c-KIT基因。免疫检查点抑制剂对进展期胸腺癌可能有效，有报道40例患者中有1例CR，8例PR，21例获得了SD。胸腺癌常发生区域淋巴结及远处转移，5年生存率约为55%。影响预后的主要因素是病理类型，鳞状细胞癌最好，基底细胞样癌次之，淋巴上皮瘤样癌、肉瘤样癌、透明细胞癌、未分化癌预后差，伴t（15；19）（ql3；pl3.1）易位的癌预后最差。

2.纵隔精原细胞瘤　好发于20～40岁的男性，生长缓慢。常见症状为呼吸困难、胸骨后痛、疲劳、咳嗽、发热及男性乳房发育，约10%出现上腔静脉压迫综合征。在影像学上往往呈大体积、分叶状的均质性肿块。本病淋巴结及血行转移相对多见，生殖细胞相关的肿瘤标志物可能升高。

3.纵隔成熟性畸胎瘤　是最常见的纵隔生殖细胞肿瘤，多数无症状，瘤体较大时可有非特异性压迫症状，支气管受侵溃破后可出现咳吐毛发、小骨块、豆腐渣或皮脂样物。胸部X线片表现为边界清楚的圆形或分叶状肿块，超过1/4的瘤体有钙化现象，经常含有骨骼及牙齿成分。

4.纵隔胚胎性肿瘤　是包括绒毛膜癌、卵黄囊癌、胚胎性癌和恶性畸胎瘤的一组恶性肿瘤。年轻患者多见，超过85%有症状，常见胸痛、咳嗽、咯血、发热和体重减轻，通常有血清AFP和β-HCG的异常升高，是鉴别诊断时重要的血清学化验项目。

5.纵隔淋巴瘤　通常起病较急，X线表现为气管或支气管旁迅速增大的结节状肿块，可伴浅表淋巴结及肝脾大和（或）发热、盗汗及体重下降的"B"症状。胸部CT的影像特点为：肿瘤多跨越纵隔两侧，沿血管间隙的浸润性生长，罕见钙化及胸膜侵犯。诊断性化疗往往能使症状明显改善，肿块迅速缩小。

6.恶性胸膜间皮瘤　见本章第二节。

7.纵隔淋巴结转移癌　往往表现为多发纵隔淋巴结肿大，多有恶性肿瘤的病史，或能发现其他部位的肿瘤原发灶。胸腺癌最主要是鳞癌和未分化癌，易与肺鳞癌转移至胸腺相混淆。病理提示为癌但与胸腺癌鉴别困难时，免疫组化中如有c-kit基因过表达（CD117阳性）则基本可确定是胸腺癌。

8.胸腺增生　最常继发于肿瘤化疗或大剂量激素引起胸腺萎缩后的反跳性增生，病理表现为胸腺淋巴样滤泡增生，以女性常见，发病年龄低于胸腺瘤，常伴有肌无力。CT可见胸腺弥漫性增大，尤其是厚度增加，但仍保持其正常形态，与周围正常结构分界清楚。表现为结节样凸出的胸腺增生颇似胸腺瘤。血清AChR-ab升高是诊断胸腺增生的参考指标，有免疫性疾病如系统性红斑狼疮、重症肌无力等存在，则更加支持胸腺增生的诊断。试验性糖皮质激素治疗也是一种鉴别方法，胸腺瘤对激素治疗无反应，胸腺增生则可以缩小。

【治疗】所有胸腺瘤都具有恶性潜能，治疗原则主要依据肿瘤的Masaoka分期、WHO类型及侵袭性来制订。

1.手术　是唯一可根治胸腺瘤的治疗方法，适用于Ⅰ、Ⅱ期和可切除的Ⅲ、ⅣA期患者。临界可切除者应行内科治疗争取手术切除机会，未获R0切除或无法手术切除，应视病情运用放疗、化疗等。

（1）MasaokaⅠ期胸腺瘤：能手术者完全切除率达100%。病灶完全切除无镜下或肉眼残余者（R0切除），无须术后治疗，定期随访即可。

（2）MasaokaⅡ期胸腺瘤：包括ⅡA期和ⅡB期。仍以根治性手术为主，完全切除率接近100%。多数回顾性研究显示，术后放疗不能显著降低Ⅱ、Ⅲ期B1型胸腺瘤局部复发、胸膜及远处转移的概率，纵隔胸膜无粘连者无须放疗，有粘连但无肿瘤侵犯者可以辅助放疗，已有胸膜侵犯者术后放疗不足以防止胸膜复发。Ⅱ期B2、B3型胸腺瘤，术后放疗可能降低复发风险。NCCN指南的2B类共识为：Ⅱ～Ⅳ期获得R0切除的病例可以酌情考虑术后放疗。

（3）MasaokaⅢ期胸腺瘤可切除：争取根治性手术切除，术后放疗可降低局部复发的概率，特别在以下情况。①术中发现肿瘤广泛侵及周围组织，尽管病理报告提示切缘阴性，但估计肿瘤残留可能性大；②肿瘤距切缘较近；③组织学类型较差（B2、B3型）。术后化疗似乎并不能使R0、R1切除的Ⅲ/Ⅳ期胸腺瘤群体获益，但可配合放疗进行。

（4）Ⅲ期胸腺瘤不可切除：广泛浸润中纵隔器官，如气管、大动脉和（或）心脏，且新辅助化疗无效时，可认为其不可切除。减瘤术（debulking surgery）后联合根治性放疗能否改善预后尚有争议。2～4个周期的新辅助化疗有可能使50%的患者获得完全切除，5年生存率超过70%。新辅助化疗后仍然无法手术者可行根治性放疗±化疗。

（5）MasaokaⅣ期胸腺瘤可切除：根治性手术主要适用于ⅣA期和经选择的有孤立转移灶的ⅣB期患者，术后复发的概率33%～80%，但相比不能手术者，获得完全切除的患者仍有显著的预后优势。术后治疗原则同"可切除的Ⅲ期胸腺瘤"。

（6）MasaokaⅣ期胸腺瘤不可切除：广泛纵隔浸润、双侧胸膜累及以及大多数的远处转移没有手术指征，应选择化放疗为主的综合治疗。

2.放疗　术后放疗适应证：①R1、R2切除术后的胸腺瘤患者；②虽获R0切除，但估计术后复发风险较高的侵袭性胸腺瘤。不论切除情况，放疗都应在术后3个月内进行。术后放疗的照射范围存在争议，通常为局部瘤床边缘外放1cm。但有学者认为对无胸膜侵犯者采用全纵隔野（whole mediastinal field，WM）照射可以降低纵隔内复发的概率，对病理证实的胸膜受侵者WM照射不能降低胸膜复发的风险。总剂量应根据手术切除情况而定，NCCN指南建议对R0切除者给予45～50Gy的总剂量，R1切除者为54Gy，R2切除者则应在60Gy或以上（1.8～2.0Gy/d分割剂量），与根治性放疗剂量相近，一般不超过64Gy。放疗野一般采用二维两前斜野加楔形板等中心照射，双侧锁骨上区一般无须常规预防性照射。

根治性放疗适用于：①先期即无法手术的晚期胸腺瘤；②经诱导化疗后仍无法手术的局部晚期胸腺瘤；③复发或有选择的转移性胸腺瘤。照射范围应包括肿瘤所在部位及可能侵犯的器官组织，总剂量建议在60～70Gy。由于多数胸腺瘤患者可长期生存，正常器官受量的控制理应更为严格，全心受量应在30Gy以下，脊髓应在30～35Gy以下。放疗野仍多采用两前斜野等中心照射，如肿块巨大，为提高肿瘤靶区剂量可先予前后对穿照射，后改两前斜野等中心照射。肿块巨大且位置靠后时，可予两前斜野加正中后野等中心照射。有心包侵犯者应先行全心包、全纵隔放疗，剂量30～35Gy，再予病灶处加量。有胸膜或肺转移者应先予半胸或全胸膜放疗，剂量15～20Gy，再予局部瘤床及转移灶加量照射。仅有血行胸腔积液而转移灶不明确时可予患侧胸膜电子线弧形照射。合并重症肌无力时，应先予抗胆碱酯酶药物控制症状再行放疗，剂量从1Gy/次开始向2Gy/次逐渐增加。放疗期间密切观察，继续维持抗胆碱酯酶药物口服。

术后放疗的靶区设计应包括肿瘤靶区（gross tumor volume，GTV）、临床靶区（clinical tumor volume，CTV）和计划靶区（planning target volume，PTV）。GTV应包括所有可见的肿瘤病灶。在R2切除的术后放疗中，术中放置的残存肿瘤标记夹应在GTV内；CTV应包括全胸腺（对于只行胸腺部分切除者）、标记夹和所有肿瘤可能残存的部位，但纵隔及双侧锁骨上区域淋巴结无须在内；PTV主要依据摆位误差和靶区运动而制订。

3.化疗　辅助化疗适用于胸腺瘤R1、R2切除，R0切除者一般不用。不能手术的可行新辅助化疗或姑息化疗。

一线方案中双药或多药联合方案治疗胸腺瘤的有效率达50%～92%，含铂类方案的有效率及远期生存率优于非铂类方案。常用的一线方案有CAP、CAV、EP、CEE、ADOC、VIP和PC方案，尚不能证实哪种方案最好，也没有一种方案完成通过Ⅲ期临床研究。

4.复发后的治疗　单侧胸腔内的复发有可能再手术，部分患者可获得长期的无病生存，尽管其中多数还会再次复发。无法手术者考虑姑息性化疗±放疗，二线方案中疗效较好且已完成Ⅱ期临床试验的方案有顺铂、异环磷酰胺和培美曲塞的单药方案及CAP-GEM方案，有效率为10%～50%。糖皮质激素无论是否与化疗药物联合，都可用于胸腺瘤的治疗，并且在化疗失败后应用依然有效。奥曲肽、兰瑞肽±泼尼松可作用于胸腺瘤的生长抑素受体从而抑制肿瘤生长。

2018年一项单臂的Ⅱ期研究显示，纳武单抗治疗接受过一线及以上化疗后复发的40例胸腺癌患者，其中1例获得完全缓解，8例获得部分缓解及21例达稳定。

【PNS的处理】重症肌无力、纯红细胞再生障碍性贫血、Good综合征可能出现在胸腺瘤患者，需要及时发现和干预。

1.重症肌无力　伴MG的胸腺瘤如准备手术治疗，应在术前基本控制肌无力症状。初治者

可口服短效新斯的明22.5～180mg/d，症状较重者可予皮下注射或肌内注射。病情稳定后可用吡啶斯的明180～720mg/d，术后及手术当天均维持术前用量，注意胆碱酯酶抑制剂过量有并发胆碱能危象的风险。效果不理想时可加用糖皮质激素，如口服泼尼松30～60mg/d，术中氢化泼尼松100～300mg静脉注射，术后泼尼松原量口服维持。若病情稳定并渐好转，可维持4～16周后逐渐减量，每2～4周减5～10mg，至20mg/d后每4～8周减5mg，直至停药。术前采用大剂量糖皮质激素冲击疗法起效更快，但在4～10天有导致一过性肌无力加重的可能，没有呼吸机配备时需慎重。

约20%的患者在术后1年内有MG症状加重的现象，术前无症状却在术后发病者也不少见。MG症状的突然加重可并发MG危象，是胸腺瘤术后最严重的并发症，它包括肌无力危象，反拗性危象和胆碱能危象。肌无力危象常因抗胆碱酯酶药物不足引起，表现为急骤发生的呼吸肌严重无力，呼吸困难和低氧血症。此时应紧急行气管插管或切开，呼吸机辅助通气，并加大胆碱酯酶抑制剂的剂量，加用糖皮质激素。可予甲泼尼龙1000mg或地塞米松20mg静脉滴注，然后改泼尼松口服，并逐渐减量。效果仍不理想时可加用血浆置换，或人免疫球蛋白IgG 0.4g/kg，静脉滴注，5天为1个疗程；反拗性危象表现类似的症状，但使用上述药物治疗无效，主要给予急救和对症处理；胆碱能危象由抗胆碱酯酶药物过量引起，表现为瞳孔缩小，呼吸道分泌物增加，肌肉震颤和肠蠕动增强。应立即停用胆碱酯酶抑制剂，大量补液利尿促药物排泄，同时静脉注射阿托品1～2mg/h，直至阿托品化，在腾喜龙试验两次阳性后才可继续使用胆碱酯酶抑制剂。上述危象难以鉴别时，稳妥的做法是在辅助呼吸的前提下暂时停用抗胆碱酯酶药物。

手术可以治愈胸腺瘤本身，但大多无法彻底治愈伴随的MG。许多研究显示，胸腺瘤根治术MG后5年的完全缓解率不到10%～20%，术后缓解与以下因素有关：①术前症状期短的术后症状缓解率高，术前症状期长则缓解率低；②淋巴滤泡生发中心出现率高的术后缓解率低；③超过

45岁患者的术后缓解率低。伴MG胸腺瘤患者在术后仍有明显症状者需要继续药物维持治疗，胆碱酯酶抑制剂效果不佳时可加用免疫抑制剂，一线药物包括糖皮质激素、硫唑嘌呤和吗替麦考酚酯；二线药物有环磷酰胺、环孢素A、他克莫司和甲氨蝶呤等。约95%的伴MG胸腺瘤患者需要1年以上的免疫抑制剂治疗。

2.纯红细胞再生障碍性贫血　约5%的胸腺瘤合并PRCA，而30%~50%的PRCA同时合并有胸腺瘤。此类患者常为中老年人，多因贫血症状就诊。PRCA的典型表现为：①外周血血红蛋白低，正常细胞正常色素性贫血，网织红细胞减少或缺如，白细胞及血小板正常；②骨髓象中红系细胞显著减少或缺如，粒系和巨核系均在正常范围内，无病态造血，约30%患者的白细胞和血小板数亦减少，部分患者还合并有其他免疫性疾病，以MG最为常见。

胸腺瘤+全胸腺扩大切除术是首选的治疗方法，因患者术前严重的贫血和大剂量激素使用，围手术期处理非常重要，主要措施有：①浓缩红细胞少量多次输注；②术前尽量减低激素用量；③尽量采用胸骨正中切口彻底清扫胸腺和前纵隔脂肪组织。术后PRCA的改善率约为38%，手术本身也有诱发PRCA的可能。在以下情况时应考虑给予免疫抑制剂治疗：①术后1个月PRCA仍无改善的迹象者；②术前正常，在术后并发PRCA者；③无法手术的伴PRCA胸腺瘤。常用药物有环孢素A、皮质类固醇和环磷酰胺，其中环孢素A疗效较好，给予初始剂量5mg/kg，每2周复查血常规，血红蛋白上升至100g/L后逐渐减量至2.5mg/kg行维持治疗，总有效率在80%以上。但免疫抑制剂的停用可能导致PRCA病情的反复，往往需要两年左右的维持治疗，由此引发的感染和第二原发肿瘤的风险需要密切随访。

3.Good综合征（Good's syndrome，GS）是一种胸腺瘤相关的获得性免疫缺陷病。诊断标准为：确诊胸腺瘤且合并包括低丙种球蛋白血症（IgG、IgA、IgM均降低）、外周血B淋巴细胞数减少或缺如、CD4$^+$T淋巴细胞减少、CD4$^+$T/CD8$^+$T比例倒置等在内的淋巴细胞联合免疫缺陷。

GS起病较为隐匿，可有多系统受累，常为反复或持续性的发热、咳嗽、腹泻、关节肌肉疼痛等非特异性症状。免疫缺陷可先于或后于胸腺瘤出现，超过1/3的GS同时合并有PRCA。治疗应先行胸腺瘤根治术阻止肿瘤的局部浸润和转移，但手术无法治愈免疫缺陷。免疫球蛋白替代疗法是治疗GS最有效的方法，通过定期输注免疫球蛋白，38%的患者可以明显减少感染的概率，但对细胞免疫缺陷仍然无效。其他的疗法包括免疫抑制治疗、血浆置换、脾切除等，但效果都很有限。

【预后】胸腺瘤的预后较好，超过95%的胸腺瘤可以手术，手术的完全切除率达90%。影响胸腺瘤术后复发和总生存主要因素有：①Masaoka分期及手术切除程度，Ⅰ~Ⅳ期的手术切除率分别为100%、100%、85%和42%，术后复发率分别为0.9%、4.1%、28.4%和34.3%，Ⅰ、Ⅱ、Ⅲ、ⅣA、ⅣB的5年生存率分别为100%、98.4%、88.7%、70.6%和52.8%。手术完整切除与Masaoka分期密切有关，完全切除后的7年生存率达82%，部分切除和仅行活检者分别只有71%和26%。②病理分型。A型、AB型病程进展缓慢，均以Ⅰ期多见（70%~80%），Ⅲ期及Ⅳ期仅3%。B3型是器官样胸腺上皮性肿瘤，发现时Ⅰ期很少（4.2%），15%~17%的病例已不能手术切除，20%病例发生转移，复发常发生在术后1~6年。B1型、B2型介于中间，复发多在术后1年，但带瘤生存期可能>10年。混合型的预后取决于恶性最高的成分。③肿瘤大小。与肿瘤可否完全切除有关进而影响预后。④重症肌无力。和预后的关系没有确定，有学者认为伴MG的胸腺瘤恶性程度高于不伴MG者，但伴MG的胸腺瘤更易早期诊断和早期治疗，手术完全切除率更高，复发率和ⅣB期患者比例更低，仅死于MG合并症例外。⑤Good综合征。伴GS的胸腺瘤5、10年生存率分别为70%和33%，可能与易继发感染、合并其他自身免疫性疾病有关。

【随访】胸腺瘤患者术后2年内每6个月进行一次包括胸部CT检查在内的随访，其后每年一次复查至术后10年。本病有可能出现第二原发肿瘤，PET-CT可酌情考虑。

（陈婵娟　陈　玮）

第四节　肺腺瘤

肺腺瘤是一类罕见的良性肿瘤，2004年第3版WHO肺肿瘤分类中只包括肺泡状腺瘤（alveolar adenoma）、乳头状腺瘤（papillary adenoma）、黏液性囊腺瘤（mucinous cystadenoma）和黏液腺腺瘤（mucous gland adenoma）4个亚型。最新的2015年第4版将原划于混杂性肿瘤中的肺硬化性血管瘤（sclerosing hemangioma）也归入肺腺瘤中，并更名为硬化性肺泡细胞瘤（sclerosing pneumocytoma）。肺透明细胞瘤、乳头状瘤不属于腺瘤，它们是独立的肿瘤类型。多形性腺瘤则属于唾液腺型肿瘤。

【临床表现】不同类型的肺腺瘤临床表现有所差异。肺泡状腺瘤、乳头状腺瘤、黏液性囊腺瘤、硬化性肺泡细胞瘤多在体检时发现，黏液腺腺瘤常因呼吸系统症状就诊。

1.肺泡状腺瘤　发病年龄多在34～74岁，平均53岁，女性略高于男性。CT上表现为界线清楚、均一、无钙化的孤立性肿块。大多数位于外周肺实质内或胸膜下，直径0.6～9.8cm，增强可见囊性腔隙伴边缘强化。

2.乳头状腺瘤　发病年龄多在7～70岁，平均34岁，男性稍多见。CT表现为位于肺外周、边界清楚的实性结节，无肺叶优势。无分叶及"毛刺征"，周围未见"卫星灶"，肺门及纵隔淋巴结多正常。少数病例可见浸润细支气管、肺实质、胸膜及小静脉征象。

3.黏液性囊腺瘤　主要见于老年吸烟者，无性别优势。CT上表现为位于肺外周、圆形、界清的囊性肿块，大小从数毫米到数厘米不等。囊壁较薄且囊壁上无附壁结节，有时可伴有邻近肺实质轻度炎性改变。

4.黏液腺腺瘤　起源于气管及支气管黏液腺，通常发生在近端气道，以Ⅱ～Ⅲ级支气管分支开口处为主。因呈外生性生长而引起支气管阻塞的症状和体征。本病在儿童和中老年人均可发生，以50岁左右多见。临床表现与部位有关，发生在近端气道者可能有咯血、咳嗽、胸闷、胸痛、呼吸困难、发热，个别患者临床表现类似肺炎和哮喘，如生在肺外周部位者多无症状。CT等影像学检查可见阻塞性肺炎，支气管腔内边界清楚的实性肿块。

5.硬化性肺泡细胞瘤　最早由Liebow和Hubbell于1956年报道，曾被归为肺炎性假瘤、瘤样病变和混杂性肿瘤，现已证实其来源于呼吸道上皮细胞并定名为硬化性肺泡细胞瘤。本病约占所有肺良性肿瘤的11%，主要发生于中年人（中位年龄46岁），女性明显高于男性（占80%）。东亚发病率高，西方国家少见。肿瘤直径为0.3～10cm，大多<3cm，多为单发。CT上多表现为靠近肺外周的圆形或类圆形、均匀致密的孤立性结节，边缘多光滑。增强后可有明显强化，纵隔淋巴结多正常。病灶周围有肺气肿带是硬化性肺泡细胞瘤的特征性征象，钙化多呈点状且发生率低，囊变少见。部分病灶内可见"空气新月征"，表现为肿瘤周围新月形无肺纹理的透亮区域。增强扫描不均匀强化，瘤体周围可见点状强化的血管断面影与肺门血管相延续，即"血管贴边征"。在冷冻切片及小活检中，以乳头状为主的硬化性肺泡细胞瘤易误诊为腺癌，以实性结构为主的易误诊为类癌。本病具有低度恶性肿瘤的特点，2%～4%的患者发生淋巴结转移，胸膜侵犯、局部复发甚至远处转移偶有报道。

【诊断】肺腺瘤的临床表现多无特异性。CT等影像学检查可在一定程度上做出相互间的区别，但最终诊断仍依赖于病理组织学检查。

【鉴别诊断】肺腺瘤多表现为肺外周单发肺结节/肿块，需与之鉴别的良恶性疾病包括以下几种。

1.结核球　中青年多见。为肺结核的干酪性病灶，好发于肺上叶尖后段、下叶背段。病灶一般直径<3cm，边缘清楚，可有空洞、钙化、卫星灶。增强后病灶无强化或呈边缘薄环形强化。

2.肺曲霉菌病　多见于免疫抑制患者。主要表现为反复咯血，或伴有刺激性干咳。CT表现为随体位变动的薄壁空洞内的孤立性球形病灶，同时伴"空气半月征"，增强无强化。

3.肺隔离囊肿 是先天性肺囊肿的特殊类型。好发于青少年。肺叶内型常局限于左肺下叶内，可与支气管相通。易反复感染而出现发热、咳嗽、胸痛、咯血等。影像学检查表现为边界清晰的囊性或囊实性影，一般呈多囊性，其内密度不均。肺叶外型多见于左下叶下面与膈肌之间。多数无明显症状。影像学表现为分叶状，边缘清楚，密度较均匀的团块致密影，CT增强后囊壁明显强化。

4.支气管囊肿 是支气管先天性发育畸形。通常无症状，往往因呼吸系统感染而偶然发现。CT表现为肺内单发、圆形、密度均匀、液性的囊肿影。如囊肿与支气管相通，则囊肿含液平或呈充气的薄壁环影。反复感染则可引起肺叶或肺段实变。

5.炎性假瘤 病灶形态常不规则，边界不光整并长毛刺征，增强扫描呈轻度强化。

6.肺错构瘤 是由软骨、脂肪、血管等正常组织构成的良性肿瘤。好发年龄为40～60岁。90%为周围型，10%位于气管支气管内。通常无临床症状，只有当错构瘤发展到足以刺激支气管或压迫支气管造成支气管狭窄或阻塞时出现症状。典型的CT表现为软组织密度肿块，其内多有脂肪密度区。病灶内钙化为斑点状或斑片状，典型钙化为爆玉米花状。

7.肺腺纤维瘤（pulmonary adenofibroma）系肺原发性双相分化的良性肿瘤，Scarff 等于1944年首次报道。发病多在50～70岁，男性多于女性。本病极为罕见，至今还未被收入WHO肺肿瘤分类。病灶多位于胸膜下，实性，边界清楚，直径多<3cm，也有报道可大至10cm者。无论是临床还是病理诊断，本病都需要与孤立性纤维性肿瘤及胸膜间皮瘤相区别。

8.肺多形性腺瘤 具有恶性潜能，最常见于涎腺组织，原发于肺的少见。大多发生在61～80岁，无明显性别优势。多数肿瘤位于气管及支气管内，表现为息肉样肿物。

9.原发性肺癌 肺泡状腺瘤、乳头状腺瘤、黏液性囊腺瘤需与周围型肺癌相鉴别。后者通常表现为肺内孤立性结节或肿块伴毛刺、分叶、胸膜凹陷征、血管集束征、胸膜下脂肪消失等恶性征象。黏液腺腺瘤注意与中央型肺癌相鉴别，后者沿支气管壁浸润性生长，CT表现为支气管壁增厚、管腔狭窄，伴肺门肿块、阻塞性肺炎和肺不张、纵隔肺门淋巴结转移等恶性征象。

10.瘢痕癌 为肺的慢性损伤或炎症致瘢痕形成。肿瘤生长缓慢且病变以两上肺多见。其临床表现多有结核等病史。当CT随访时发现肿块逐渐增大伴局部胸膜粘连、胸壁侵犯，需警惕瘢痕癌可能。

11.肺转移瘤 通常有肺外恶性肿瘤病史。CT常表现为肺内多发大小不一、边缘清楚的类圆形结节，多数无分叶和毛刺。

【治疗及预后】肺腺瘤是一类良性肿瘤，通过肺叶切除术或亚肺叶切除术可治愈。硬化性肺泡细胞瘤有复发转移的可能，但二次手术仍有较好效果，有文献报道复发转移者不影响生存预后。

（李晶晶）

第五节 肺、支气管、胸腺神经内分泌肿瘤

肺、支气管神经内分泌肿瘤（neuroendocrine neoplasms，NENs）包括典型类癌、不典型类癌、小细胞肺癌及其亚型复合性小细胞癌、大细胞NEC及其亚型混合性大细胞NEC、弥漫性特发性肺神经内分泌细胞增生，对应的ICD-O编码分别为8240/3、8249/3、8041/3、8245/3、8013/3、8013/3和8040/0。1808年Merling首次描述类癌，Hamperl于1939年首先报道支气管类癌。由于小细胞肺癌并不少见且为临床熟知，本节未予描述。

胸腺NENs的分型、诊治原则甚至ICD-O编码与肺/支气管类癌一致，故本节一并介绍。

【发病率】在类癌中，消化系统占2/3，呼吸系统占1/3。就具体部位而言，阑尾最多，肺、支气管次之。除外小细胞肺癌，包括典

型类癌（typical carcinoid，TC）和非典型类癌（atypical carcinoid，AC）在内的NENs占原发性肺部肿瘤1%～2%。胸腺NENs占胸腺上皮性肿瘤的2%～5%。少数肺、支气管、胸腺NENs与多发性内分泌腺瘤病1型相关（见第19章第四节）。

肺、支气管类癌多发于成人，年龄多为30～50岁，儿童少见。男女发病无明显差异。TC的发病年龄高于AC，均与吸烟无明显关系。大细胞NEC男性多于女性，常发生于老年人，吸烟者比例高达85%。

【发病机制】肺、支气管类癌起源于肺支气管树黏膜上皮的Kulchitsky细胞，该细胞能产生肽类激素或胺类活性物质，表现为类癌综合征、库欣综合征或其他副瘤综合征的称为功能性NENs。

NECs则通常出现*TP53*和*RB1*突变，并且可能与*KRAS*和*SMAD4*存在共同突变，这两种基因参与导管腺癌的发病过程。

随着肿瘤进展，NETs G1或G2进展至NETs G3可能出现于原发肿瘤内和不同发病部位之间，但从NETs G3进展至NECs的情况十分罕见。

【临床表现】肺、支气管非功能性NENs无特异临床表现。部分患者表现为慢性咳嗽、阵发性呼吸困难伴哮喘样发作，少数患者无症状而因其他病变偶然发现。功能性NENs与其他神经内分泌肿瘤相似（见第19章）。

根据部位和大小，肺、支气管类癌分中央型、外周型和微瘤（tumourlet）型。中央型占3/4，病理主要为典型类癌，CT可见界线清楚的圆形或卵圆形结节，可能见到支气管壁多灶结节状增厚、肺不张、肺气肿、阻塞性肺炎等。20%伴有纵隔或肺门淋巴结肿大，但不少为反应性增生，真正肿瘤转移只占其中的不到50%。周围型占1/4，病理主要是非典型类癌，多为外周孤立性结节，可见钙化。空洞及不规则边缘少见，胸膜渗出不常见。TC和AC肿瘤在影像学上不能区分。

1.弥漫性特发性肺神经内分泌细胞增生　为癌前病变（8040/0），病理检查可见终末细支气管有1或数个小簇神经内分泌细胞。肿瘤发展缓慢，即使进展到类癌也基本都是微瘤型或TC，

AC极少。

2.微瘤型类癌　极为罕见，多在支气管扩张症、间质纤维化、慢性肺脓肿及结核病的手术标本中被偶然发现。肿瘤多位于外周，直径≤0.5cm。

3.典型类癌　以女性为主，初诊时多处于Ⅰ期，AC多处于Ⅱ、Ⅲ期，远处转移AC较TC多见，转移部位包括肝脏、骨、中枢神经系统、皮肤、乳腺等。

4.大细胞NEC　多发生在外周，大体界线不清楚或呈分叶状，常见坏死。恶性度高，侵袭性强，中位总生存期17个月左右，一般视其为非小细胞肺癌进行治疗。但其生物学和临床特性及预后因素都与小细胞肺癌相似。巨细胞NEC多形成巨块，直径可达16cm。局部淋巴结转移率为100%。

5.混合性腺神经内分泌癌　同时含有不同形态的上皮细胞和神经内分泌细胞，混合的肿瘤成分一般为腺癌，鳞癌罕见。非NENs肿瘤经过化疗、分子靶向治疗或放疗后可能出现神经内分泌分化的现象。

6.胸腺神经内分泌肿瘤　发病率约为0.1/百万，占所有胸腺肿瘤的2%～5%，所有类癌的0.4%。AC为主，男性多见。色素性类癌、伴有淀粉样变的类癌、嗜酸细胞类癌、黏液类癌、血管瘤样类癌、类癌伴肉瘤样变及复合性肿瘤中的类癌成分，均属于分化好的特殊类型。初诊时大多没有明显症状，如果有则与肿瘤压迫相关和（或）类癌综合征相关，提示病情进入晚期或进展期。影像学上，本病多表现为前纵隔类圆形或不规则肿物，可见针尖状钙化。术前需要与所有的纵隔肿瘤尤其是胸腺瘤鉴别，免疫组化Syn和CgA阳性提示本病。

与胃肠道NETs相比（见第19章第三节），肺、支气管、胸腺类癌出现类癌综合征（见第19章第一节）相对少见，如出现24小时尿5-羟色胺代谢产物5-羟吲哚乙酸（5-HIAA）常高于300μmol。类癌可引起三尖瓣反流，每天超过3次潮红发作的患者发生心脏病的危险更高。

【诊断】功能性NENs的实验室检查见第19章第一节，包括放射标记的生长抑素类似物功能显像、PET-CT在内的影像学检查有助于确定病

变部位。

中央型肿瘤可通过纤维支气管镜活检取得病理诊断，外周型肿瘤可通过经皮肺穿刺取得，EBUS或纵隔镜穿刺活检淋巴结用于TNM分期。

AC、TC病理识别不难，通常光镜就能作出诊断。各种类型NENs在形态上都是器官样巢、栅栏样、小梁样排列和菊形团样结构，核分裂象、坏死是决定肿瘤类型的关键（表5-9）。但特殊类型的类癌，如嗜酸细胞类癌（oncocytic carcinoid）、梭形细胞类癌（spindle cell carcinoid）、透明细胞类癌（clear cell carcinoid）、印戒细胞类癌（signet ring cell carcinoid）、乳头状类癌（papillary carcinoid）、微瘤型类癌，需要免疫组化染色才能明确诊断。

肺、支气管、胸腺NENs与胃肠NENs的病理分型概念相似但不完全相同。在前者，TC的Ki-67增殖指数定义为<10%～20%，而胃肠胰神经内分泌肿瘤（gastroenteropancreatic neuroendocrine neoplasms，GEP-NENs）G1定义为<2%。

表5-9　肺、支气管神经内分泌肿瘤病理分级

肿瘤类型	病理分级
微小类癌	肿瘤直径≤ 0.5cm
典型类癌	肿瘤直径> 0.5cm，核分裂象< 2 个 /2mm^2，无坏死，TTF-1 阴性，Ki-67 增殖指数< 10% ～ 20%
不典型类癌	肿瘤直径> 0.5cm，核分裂象 2 ～ 10 个 /2mm^2，有局灶坏死，TTF-1 少数非特异性阳性，Ki-67 增殖指数< 10% ～ 20%
大细胞 NEC	核分裂象> 10 个 /2mm^2，有坏死，TTF-1 阳性 50%，Ki-67 增殖指数> 50%
小细胞 NEC	核分裂象> 10 个 /2mm^2，有坏死，TTF-1 阳性 85%，Ki-67 增殖指数> 50%

非功能性胸腺类癌肿瘤较大，直径平均8～10cm。功能性胸腺类癌诊断时肿瘤体积较小（3～5cm）。肿瘤切面灰白色，质硬，见砂砾样质地，通常缺少胸腺瘤特征性分叶状结构。如果不能提供准确的部位，病理很难做出肺与胸腺类癌的区别。

肺、支气管NENs的TNM分期与非小细胞肺癌相同，胸腺NENs尚无正式的分期标准。

【鉴别诊断】临床上肺、支气管、胸腺NENs要与相应部位的占位性病变相鉴别。病理方面，大细胞NEC要与AC和基底细胞样癌相鉴别，梭形细胞类癌易与间叶性肿瘤特别是平滑肌肿瘤混淆，伴明显乳头状排列的类癌可能会与硬化性血管瘤混淆，上皮样排列的类癌可能与转移性乳腺癌或前列腺癌相似，需要综合应用免疫组化标志物Syn、CgA、CD56、TTF-1、Ki-67等作出鉴别诊断。

【治疗】肺、支气管NENs的手术指征与其他非小细胞肺癌相同。类癌的术式主要为肺叶切除加局部淋巴结清扫术，转移灶如能切除应予争取。有报道肝脏寡转移灶术后 5 年生存率接近80%。

内科治疗原则参照小细胞肺癌，但化疗结果差于后者，客观缓解率不到30%，生存时间为42～120个月。与AC相比，TC的化疗ORR更低。

术后辅助治疗颇有争议。对于Ⅱ、Ⅲ期AC，NCCN推荐辅助化疗和（或）放疗，欧洲神经内分泌肿瘤协会（European Neuroendocrine Tumor Society，ENETS）推荐辅助治疗仅用于有淋巴结转移者。最近一项基于美国国家癌症数据库的回顾性分析指出，术后辅助化疗并不能使有淋巴结转移的AC患者生存获益。倾向性意见认为，Ⅲ期AC具有很高的局部复发率，因此推荐术后行辅助放疗和（或）全身化疗，切缘阳性者需行术后放疗。

肿瘤位于气管腔内或身体情况不能耐受手术的患者，可以采用经支气管镜介入治疗，但对已延伸至肺和位于上叶的肿瘤，介入治疗常有困难。无法切除的肿瘤如有指征可行内镜下治疗以缓解支气管阻塞症状。

非小细胞肺癌有神经内分泌分化特征的，治疗仍按非小细胞肺癌对待。

胸腺NENs的诊治原则与肺、支气管类癌相同。本病在诊断时可能已侵及纵隔内及周边重要结构，显微镜下完全切除常有困难，更需要术后放疗±化疗。但早期的肿瘤一般无须术后辅助治疗。

对于类癌综合征或类癌危象，除干扰素和生长抑素类似物（somatostatin analogues，SSAs）外，尚可使用下述1个或多个药物。①5-HT合成抑制剂对氯苯丙氨酸：每次1g，每日3～4次。②甲基多巴，每次0.25～0.5g，每日4次，口服。如静脉注射，每次0.25～0.5g，6小时后可重复1次，症状好转可改为口服。③5-HT拮抗剂甲基麦角酸丁醇酰胺：急性发作时，1～4mg，静脉注射，或10～20mg加入100～200ml生理盐水中在1～2小时静脉滴注。④赛庚啶4～8mg，6小时1次。⑤甲氧异丁嗪2.5g，静脉注射。⑥奥曲肽、兰瑞肽或长效奥曲肽，见第19章第一节。

【预后】肺、支气管类癌恶性程度多较低，预后明显好于小细胞肺癌、大细胞肺癌和非小细胞肺癌，但仍可造成5%～25%的患者死亡。AC比TC预后差，表现为初诊时淋巴结转移比例更高（36% vs 9%），局部复发率和远处转移概率更大（7% vs 2%；26% vs 4%），长期生存率更低（5年生存率44%～71% vs 85%以下，10年生存率60% vs 90%）。影响预后的因素有肿瘤大小、位置、区域淋巴结转移、TNM分期等。然而，即使有区域淋巴结转移，TC患者也有很好的预后。AC直径大于3.5cm、血管侵犯、核的多形性、核分裂指数高和气道播散均提示预后差，而栅栏样、乳头形成和假腺样排列是预后好的特点。

相比于肺、支气管，胸腺NENs的预后较差，中位生存时间平均为7.5年。

【随访】肺、支气管类癌术后仍有复发转移的可能，随访应不少于10年。对于高级别的肿瘤，需要更频繁的监测。常规检查中不推荐生长抑素类似物功能显像和PET-CT扫描。

（钱 勇）

（审稿 李 平 张 帆）

参考文献

陈野野，田震寰，周小昀，等. 支气管肺类癌的临床特点及预后因素分析. 协和医学杂志, 2018, 9(4):352-357.

陈振东, 程怀东. 恶性胸腔积液诊治中的常见难题. 肿瘤防治研究, 2011, 38(8): 853-856.

方文涛，傅剑华，沈毅，等. 胸腺肿瘤的诊疗：基于中国胸腺肿瘤协作组 多中心回顾性研究的共识. 中国肺癌杂志, 2016, 19(7): 414-417.

肺神经内分泌肿瘤病理诊断共识专家组. 肺神经内分泌肿瘤病理诊断共识. 中华病理学杂志, 2017, 46(1):9-13.

李敏, 郭晨, 吕永会, 等. 常见心脏肿瘤的诊疗思路. 心血管病学进展, 2019, 40(1):100-103.

刘宁波, 罗婧, 赵路军, 等. 肺大细胞神经内分泌癌综合治疗进展. 中华放射肿瘤学杂志, 2019, 28(10):792-795.

梅放, 赵婷婷, 高菲, 等. 肺罕见良性双相分化性肿瘤并文献复习-肺腺纤维瘤1例. 北京大学学报(医学版), 2017,49(6):1076-1080.

王坚, 朱雄增.软组织肿瘤病理学. 第2版，北京：人民卫生出版社，2017：961-1015.

王薇茜, 叶蕾, 宁光. 多发性内分泌腺瘤病1型相关胸腺类癌的研究进展及挑战. 中华内分泌代谢杂志, 2017, 33(5):432-434.

王征,王恩华,刘东戈, 等.肺原发性黏液性上皮源性肿瘤的病理诊断与鉴别诊断.中华肿瘤杂志,2017,39(1):1-6.

张智旸, 高鑫, 白春梅, 等. 心脏原发性血管肉瘤16例的临床影像特征及预后分析. 中华心血管病杂志, 2019, 47（9）：731-736.

赵晨, 张奇伟, 卫聪慧, 等. 原发性肺多形性腺瘤一例. 中国肿瘤外科杂志, 2019, 11(1)：73-76.

周宗玫. 纵隔肿瘤A. 见: 李晔熊主编. 肿瘤放射治疗学, 第5版.北京: 中国协和医科大学出版社, 2020: 843-872.

Aleksandra Napieralska,Wojciech Majewski, Wojciech Osewski,et al. Primary mediastinal seminoma. J Thorac Dis,2018,10(7):4335-4341.

Arumugam VG, Joseph LD, Thangavel P, et al. Sclerosing pneumocytoma of the lung: a case report. J Clin Diagn Res, 2017,11(2):12-14.

Barsky AR, Kim MM, Maxwell R, et al. Initial clinical experience treating patients with palliative radiotherapy for malignant pleural mesothelioma on the HalcyonTM linear accelerator. Ann Palliat Med. 2020, 8(14):20-85.

Beasley MB, Brambilla E, Chirieac LR, et al. Carcinoid tumour//Travis WD, Brambilla E, Burke AP, et al. WHO Classification of tumours of the lung, pleura, thymus and heart. 4th Ed, IARC, Lyon, 2015:73-77.

Berzenji L, Van Schil PE, Carp L. The eighth TNM classification for malignant pleural mesothelioma. Transl Lung Cancer Res, 2018, 7(5):543-549.

Bianco A, Valente T, De Rimini ML, et al. Clinical diagnosis of malignant pleural mesotheliomas, 2018, 10(2):253-261.

Bibby AC, Maskell NA. Current treatments and trials in

malignant pleural mesothelioma. Clin Respir . 2018, 12(7):2161-2169.

Borczuk AC. Pulmonary neuroendocrine tumors. Surg Pathol Clin, 2020, 13(1):35-55.

Bo-Sung Kim,Jin Kuk Kim,Chang Hyun Kang,et al. An immunohistochemical panel consisting of EZH2, C-KIT, and CD205 is useful for distinguishing thymic squamous cell carcinoma from type B3 thymoma. Pathol Res Pract,2018,214(3):343-349.

Brcic L, Kern I.Brcic L, et al. Clinical significance of histologic subtyping of malignant pleural mesothelioma. Transl Lung Cancer Res, 2020, 9(3):924-933.

Bueno R, Opitz I, IASLC mesothelioma taskforce. et al. Surgery in malignant pleural mesothelioma. J Thorac Oncol, 2018, 3(11):1638-1654.

Burke AP, Thomas de Montpréville V, Fletcher CDM, et al. Tumours of uncertain behaviour and germ cell tumours //Travis WD, Brambilla E, Burke AP, et al. WHO Classification of tumours of the lung, pleura, thymus and heart. 4th Ed.Lyon,IARC, 2015:326-328.

Cardinale L, Ardissone F, Gned D, et al. Diagnostic imaging and workup of malignant pleural mesothelioma. Acta Biomed, 2017, 88(2):134-142.

Ceruti P, Lonni S, Baglivo F. Endoscopic diagnosis and management of pleural effusion in malignant pleural mesothelioma. J Thorac Dis, 2018, 10(2):269-275.

Chao YK, Liu YH, Hsieh MJ, et al.Long-term outcomes after thoracoscopic resection of stage Ⅰ and Ⅱ thymoma: a propensity-matched study. Ann Surg Oncol,2015. 22(4):1371-1376.

Cinausero M, Rihawi K, Sperandi F, et al. Chemotherapy treatment in malignant pleural mesothelioma: a difficult history. J Thorac Dis, 2018, 10(2):304-310.

Comacchio GM, Marulli G, Mammana M,et al.Surgical decision making: Thymoma and myasthenia gravis. Thorac Surg Clin,2019, 29(2):203-213.

de Perrot M, Wu L, Wu M, et al. Radiotherapy for the treatment of malignant pleural mesothelioma. Lancet Oncol, 2017, 18(9):532-542.

Derks JL, Leblay N, Lantuejoul S, et al. New insights into the molecular characteristics of pulmonary carcinoids and large cell neuroendocrine carcinomas, and the impact on their clinical management. J Thorac Oncol, 2018, 13(6):752-766.

Detterbeck FC, Marom EM. Thymus//Amin MB. AJCC cancer staging manual. 8th ed. Chicago: American College of Surgeons, 2018:423-430.

Foroudi F, Smith JG, Putt F, et al. High-dose palliative radiotherapy for malignant pleural mesothelioma. J Med Imaging Radiat Oncol, 2017, 61(6):797-803.

Giaccone G, Kim C, Thompson J, et al. Pembrolizumab in patients with thymic carcinoma: a single-arm, single-centre, phase 2 study.Lancet Oncol,2018,19(3):347-355.

Gosney JR, Austin JHM, Jett J, et al. Diffuse idiopathic pulmonary neuroendocrine cell hyperplasia//Travis WD, Brambilla E, Burke AP, et al. WHO Classification of tumours of the lung, pleura, thymus and heart. 4th Ed. Lyon,IARC, 2015:78-79.

Hann CL, Forde PM. Lung and thymic carcinoids. Endocrinol Metab Clin North Am, 2018, 47(3):699-709.

Katzman D, Sterman DH. Updates in the diagnosis and treatment of malignant pleural mesothelioma. Curr Opin Pulm Med, 2018, 24(4):319-326.

Kindler HL, Ismaila N, Armato SG, et al. Treatment of malignant pleural mesothelioma: American Society of Clinical Oncology Clinical Practice Guideline. J Clin Oncol, 2018, 36(13):1343-1373.

Kitajima K, Doi H, Kuribayashi K, et al. Present and future roles of FDG-PET/CT imaging in the management of malignant pleural mesothelioma. Jpn J Radiol, 2016, 34(8):537-547.

Kwiatkowska J, Wałdoch A, Meyer-Szary . Cardiac tumors in children: A 20-year review of clinical presentation, diagnostics and treatment. Adv Clin Exp Med, 2017, 26(2):319-326.

Lausi PO, Refai M, Filosso PL. Thymic neuroendocrine tumors. Thorac Surg Clin, 2014, 24(3):327-332.

Le HY, Pham DP, Nguyen KT, et al. Pulmonary sclerosing pneumocytoma in an 18-year-old male patient: A case report and literature review. Medicine (Baltimore), 2020,99(26):e20869.

Lestuzzi C, De Paoli A, Baresic T, et al. Malignant cardiac tumors: diagnosis and treatment. Future Cardiol, 2015(11): 485-500.

Lin RT, Chang YY, Wang JD, et al. Upcoming epidemic of asbestos-related malignant pleural mesothelioma in Taiwan: a prediction of incidence in the next 30 years. J Formos Med Assoc, 2019, 118(3):463-470.

Litvak AM, Woo K, Hayes S, et al. Clinical characteristics and outcomes for patients with thymic carcinoma: evaluation of Masaoka staging. J Thorac Oncol,2014,9:1810-1815.

Lococo F, Torricelli F, Lang-Lazdunski L, et al. Survival results in biphasic malignant pleural mesothelioma patients: A multicentric analysis. J Thorac Cardiovasc Surg, 2020, 159(4):1584-1593.

Maat A, Abdullah S, Schouten G, et al. Video-assisted biopsy and talc pleurodesis for malignant pleural mesothelioma. Multimed Man Cardiothorac Surg, 2020,6.

Moneke I, Zeisel C, Elze M, et al. Mucinous cystadenocarcinoma arising from mucinous cystadenoma of the lung: case report and review of the literature. J Thorac Dis, 2018,10(4):E243-E249.

Mou H,Liao Q,Hou X,et al.Clinical characteristics, risk factors, and outcomes after adjuvant radiotherapy for patients with thymoma in the United States: analysis of the Surveillance, Epidemiology,and End Results (SEER) Registry (1988-2013).Int J Radiat Biol,2018,94(5):495-502.

National Comprehensive Cancer Network (NCCN) Clinical Practice Guidelines in Oncology: Small cell lung cancer. 2019. V1. Available at: https://www.nccn.org/professionals/ physician_gls/pdf/sclc.pdf

NCCN Clinical Practice Guidelines in Oncology: Malignant pleurral mesothelioma. Version 1. 2020. available at: http:// www.nccn.org/professionals/physician_gls/pdf/mpm.pdf.

NCCN clinical practice guidelines in oncology: Thymomas and thymic carcinomas. Version 2.2020.Available at: https://www.nccn.org/professionals/physician_gls/pdf/ thymic.pdf.

NCCN clinical practice guidelines in oncology for neuroendocrine and adrenal tumors.Version 1. 2019. Available at https://www.nccn.org/professionals/physician_ gls/pdf/neuroendocrine.pdf

Oliveira RC, Carvalho L, Ferreira AJ, et al. Bronchial mucous gland adenoma: A rare tumor. Rev Port Pneumol, 2017,23(4):241-242.

Paolo A, Matteo P, Fabio D, et al. A phase Ⅱ study of the combination of gemcitabine and imatinib mesylate in pemetrexed-pretreated patients with malignant pleural mesothelioma. Lung Cancer, 2020, 4(142):132-137.

Petrini I, Lucchesi M, Puppo G, et al. Medical treatment of malignant pleural mesothelioma relapses. J Thorac Dis, 2018, 10(2):333-341.

Proto C, Signorelli D, Mallone S, et al. The Prognostic Role of TNM Staging Compared With Tumor Volume and Number of Pleural Sites in Malignant Pleural Mesothelioma. Clin Lung Cancer, 2019, 20(6):652-660.

Rahouma M, Arisha MJ, Elmously A, et al. Cardiac tumors prevalence and mortality: a systematic review and meta-analysis. Int J Surg, 2020, 76:178-189.

Ren DY, Fuller ND, Gilbert SAB. Cardiac tumors: clinical perspective and therapeutic considerations. Curr Drug Targets, 2017,18(15):1805-1809.

Reuling EMBP, Dickhoff C, Plaisier PW, et al. Endobronchial

and surgical treatment of pulmonary carcinoid tumors: A systematic literature review. Lung Cancer, 2019, 134:85-95.

Robert B, Patrick J, Charles R. Neoplasms of the mediastinum// DeVita Jr, Lawrence, Rosenberg. Cancer: the principles and practice of oncology. 9th ed. Philadelphia, Lippincott Williams & Wilkins, 2011: 872-882.

Scherpereel A, Opitz I, Berghmans T, et al. ERS/ESTS/ EACTS/ESTRO guidelines for the management of malignant pleural mesothelioma. Eur Respir J, 2020, 55(6):3003-3953.

Schwartz RM, Lieberman-Cribbin W, Wolf A, et al. Systematic review of quality of life following pleurectomy decortication and extrapleural pneumonectomy for malignant pleural mesothelioma. BMC Cancer, 2018, 18(1):1188.

Simon M, Shochat T, Peled N, et al. Intensity-modulated radiotherapy is a safe and effective treatment for localized malignant pleural mesothelioma. Thorac Cancer, 2018, 9(11):1470-1475.

Sritharan SS, Frandsen JL, Omland Ø, et al. Malignant pleural mesothelioma. Ugeskr Laeger, 2018, 180(15):V06170439.

Ströbel P, Marx A, Chan JKC, et al. Thymic neuroendocrine tumours//Travis WD, Brambilla E, Burke AP, et al. WHO Classification of tumours of the lung, pleura, thymus and heart. 4th Ed, IARC, Lyon, 2015:234-240.

Taguchi S. Comprehensive review of the epidemiology and treatments for malignant adult cardiac tumors. Gen Thorac Cardiovasc Surg, 2018, 66(5):257-262.

Thomas de Montpréville V, Burke AP, Elbardissi AW, et al. Tumours of the heart introduction//Travis WD, Brambilla E, Burke AP, et al. WHO Classification of tumours of the lung, pleura, thymus and heart. 4th Ed.Lyon,IARC, 2015:301-304.

Torniai M, Scortichini L, Tronconi F, et al. Systemic treatment for lung carcinoids: from bench to bedside. Clin Transl Med, 2019,8(1):22.

Van Gerwen M, Alpert N, Wolf A, et al. Prognostic factors of survival in patients with malignant pleural mesothelioma: an analysis of the National Cancer Database. Carcinogenesis, 2019, 10;40(4):529-536.

Woolhouse I, Bishop L, Darlison L, et al. BTS guideline for the investigation and management of malignant pleural mesothelioma. BMJ Open Respir Res, 2018, 5(1):266.

Zalcman G, Mazieres J, Margery J, et al. Bevacizumab for newly diagnosed pleural mesothelioma in the Mesothelioma Avastin Cisplatin Pemetrexed Study (MAPS): a randomised, controlled, open-label, phase 3 trial. Lancet, 2016, 387(10026): 1405-1414.

Zhang XT, Yang M, Liu XF, et al. Peripheral mucous gland adenoma of the lung with parenchymal involvement and smooth muscle in the stroma: A rare case report and literature review. Medicine, 2018,97(3): e9597.

Zhao J, Zuo T, Zheng R, et al. Epidemiology and trend analysis on malignant mesothelioma in China. Chin J Cancer Res, 2017, 29(4):361-368.

Zhou D, Deng XF, Liu QX, et al. The effectiveness of postoperative radiotherapy in patients with completely resected thymoma: a meta-analysis. Ann Thorac Surg,2016,101(1):305-310.

Zucali PA. Target therapy: new drugs or new combinations of drugs in malignant pleural mesothelioma. J Thorac Dis, 2018, 10(2):311-321.

第 6 章

乳腺肿瘤

第一节　乳腺黏液癌

乳腺黏液癌（mucinous carcinoma, mucous carcinoma）也称胶样癌（colloid carcinoma）、黏液样癌（mucoid carcinoma）、胶冻状癌（gelatinous carcinoma）、黏液腺癌（mucinous adenocarcinoma），以小而一致的肿瘤细胞团漂浮在大量的细胞外黏液中为特征，是乳腺癌中唯一的以细胞外物质命名的肿瘤。2003年第3版WHO乳腺肿瘤分类首次将产生黏液的癌列为一个大的组织学类型，包括黏液癌（胶样癌）、黏液性囊腺癌、柱状细胞黏液癌（columnar cell mucinous carcinoma）和印戒细胞（signet ring cell carcinoma, SRCC）4种亚型。黏液癌仅有细胞外黏液，SRCC和柱状细胞黏液癌仅有细胞内黏液，而黏液性囊腺癌既有细胞内黏液，又有细胞外黏液。由于黏液性囊腺癌和柱状细胞黏液癌极其罕见，2012年第4版WHO乳腺肿瘤分类只介绍了黏液癌和伴有印戒细胞分化的癌（mucinous carcinoma and carcinomas with signet-ring-celldifferentiation），后者与2003年第3版分类中的SRCC是同一肿瘤。2019年第5版WHO乳腺肿瘤分类提及了黏液性囊腺癌，但对其认知甚少，提出需要与来源于卵巢和胰腺的囊腺癌鉴别。

【发病率】黏液癌是浸润性乳腺癌的一种特殊亚型，纯黏液癌（pure mucinous breast carcinoma, PMBC）占所有乳腺癌的2%左右，占75岁以上女性乳腺癌的7%，占35岁以下女性乳腺癌的1%。我国患者的年龄较欧美年轻15～20岁甚至更多，可能与遗传、环境因素及种族、地域、生活和生育方式存在差异有关。

【发病机制】确切发病机制尚不清楚。Reeves等观察到联合服用雌、孕激素替代治疗的妇女，黏液癌的发生率降低，但只服用雌激素的妇女，黏液癌的发病率没有变化。Work等通过集中病理复习发现黏液癌与口服避孕药、月经初潮年龄较晚及产次呈负相关，但与初产年龄较晚呈正相关。黏液癌患者中，46.4%有高体重指数（body mass index, BMI），提示芳香化酶水平升高可能在乳腺癌的发病机制中发挥作用。乳腺黏液癌与BRCA1胚系突变、Lynch综合征相关的微卫星不稳定性无关。

【临床表现】发病部位与一般的乳腺癌相类似，1/3～1/2的病例发生在外上象限，其余分布在其他象限和乳晕区，多为单侧，也可双侧发病，可单发或多发。首发症状通常为乳腺肿块，或被乳房钼靶摄影等筛查发现。肿块一般生长缓慢，少数可因外伤出血导致短期内体积迅速增大，乳头溢液、派杰病和疼痛不常见。大的病变可以固定于皮肤和胸壁。PMBC触诊常边界清楚，通常质地较软或中等，由于黏稠液体被纤维间隔分隔，故触诊可有捻发音，稍有波动感，甚至有囊性感。

乳腺X线摄影往往表现为一个椭圆形或分叶状肿块，边界清楚，很少伴有钙化。如混有其他类型癌成分，边缘多模糊，甚至可出现毛刺，部分病例可见钙化。受乳腺腺体致密度的影响，

17%～21%的黏液癌有可能漏诊。超声检查肿块边界清晰，部分似可见假包膜回声，内多见不规则的无回声区。彩色多普勒显示肿块内部血流信号稀少，周边可见散在分布短线状血流信号。MRI在T_1WI呈低信号或等信号，T_2WI呈明显高信号，其内可见低信号纤维分隔，增强后早期轻度不均匀强化。

【诊断】肿瘤呈圆形或分叶状，直径从小于1cm到大于20cm，大多数肿瘤边界清楚，超过70%的病例呈推挤性生长，一些肿瘤的边缘不规则或呈圆球形突向周围乳腺组织，肿瘤实质周围可以有红色至紫色的充血带，但缺乏真正的包膜。黏液癌的质地取决于细胞外黏液与纤维间质的比例，通常质地较软或中等，切面湿润、有光泽、半透明胶冻状（果冻样）。大的肿瘤可以出现囊性变。镜下可见小而一致的肿瘤细胞构成的细胞簇（或称细胞团）漂浮在大量细胞外黏液中，并由纤细、富含毛细血管的纤维间隔分割（形成黏液湖/黏液池）。肿瘤周边有时可见导管原位癌成分。根据是否混合有其他类型肿瘤成分再分为PMBC和混合型黏液癌（mixed mucinous breast carcinoma，MMBC）。PMBC即经典的黏液癌，其中黏液癌成分应大于90%；MMBC中最常见的混合成分是非特殊型浸润性癌及少见的小叶癌、乳头状癌、腺样囊性癌、小管癌、髓样癌、神经内分泌癌。免疫组化通常为Luminal A型，少数为Luminal B型，AR低表达，HER-2不表达或低表达。MUC2通常阳性、MUC6和MUC5AC阳性或阴性。P53低表达，Ki-67通常较低。伴神经内分泌分化时神经内分泌标志物Syn、CgA、NSE等阳性。

【鉴别诊断】乳腺黏液癌偶尔几乎全是黏液，很难找到细胞成分，必须广泛取材和切片仔细寻找癌细胞簇。细针吸取细胞学检查的准确率仅为27.2%～56%，主要原因是乳腺黏液癌易与乳腺黏液囊肿样病变（mucocele-like lesions，MLL）混淆。病理方面需要鉴别的有以下几种。

1.黏液囊肿样病变 包括良性黏液囊肿样病变、黏液囊肿样病变伴普通导管上皮增生或柱状细胞病变，广义的概念也包括黏液囊肿性病变伴不典型性或导管原位癌、浸润性癌。其共同点是多发性、充满黏液的导管扩张形成囊肿结构，伴有或不伴有破裂和黏液外渗进入周围间质。患者年龄多在30～40岁。因为MLL可有不典型增生，而黏液癌可有MLL和（或）MLL样改变，两者均有可能诊断过头或不足。

2.伴有间质黏液变性的乳腺纤维上皮性肿瘤和乳腺黏液瘤病 乳腺纤维腺瘤和叶状肿瘤中的间质发生显著黏液变性和明显水肿时有可能误诊为本病。Carney综合征可以发生乳腺黏液性纤维腺瘤，多为双侧、多发的肿瘤。

3.产生基质的化生性乳腺癌（matrix-producing metaplastic carcinoma） 伴有突出的软骨黏液样基质的化生性癌可能会被误诊为黏液癌。化生性癌ER、PR、HER-2通常阴性，常表达基底细胞型角蛋白（高分子量角蛋白）。

4.分泌性癌（secretory carcinoma） 是一种罕见的、低级别、染色体易位相关性浸润性乳腺癌，具有实性、微囊性和管状结构，大多数肿瘤这3种形态混合存在，可产生细胞内和细胞外分泌物。EMA、α-乳清蛋白和S-100染色通常阳性，ER、PR、HER-2和P63通常阴性。

5.具有微乳头状结构的乳腺黏液癌 是一种具有高淋巴管侵袭、高淋巴结转移特征的乳腺特殊类型浸润性癌，也称为黏液性微乳头状癌（mucinous micropapillary carcinoma，MUMPC），2002年Ng等首次报道。其病理特点是：①大部分或全部为黏液癌形态（黏液癌成分＞90%）；②肿瘤细胞排列成特征性的微乳头结构和（或）假腺管状；③EMA阳性表达于微乳头或假腺管的外表面；④中至高级别核；⑤微乳头状的细胞团漂浮在黏液湖中，伴有腺腔面胞质增多的靴钉样细胞；⑥常见砂粒体样钙化。本病占乳腺癌的1%～2%，PMBC的12%～35%。

6.皮肤原发性黏液腺癌 与乳腺黏液腺癌在形态学、免疫组化上相似，若肿块位置表浅贴近皮肤，而活检组织中除了肿瘤外，没有看到肿块周边的组织，要判断来源很困难。

7.转移性黏液腺癌 黏液癌常见于胃肠、卵巢、胰腺等部位的肿瘤，也可发生于表浅部位的异位乳腺组织，如腋下、外阴等。它们的鉴别诊断除了临床线索外，主要依赖免疫组化。乳腺黏液癌的肿瘤细胞通常都是CK7+/CK20-，多数卵巢和胰腺的黏液性癌呈CK7+/CK20+，多数胃肠道（尤其是结直肠）肿瘤则为CK7-/CK20+。

【治疗】PMBC和MUMPC的治疗原则不同。

PMBC恶性程度低，局部皮肤无侵犯、腋窝淋巴结无转移者可以行乳腺单纯切除或保乳治疗等手术。直径小于3cm的PMBC很少发生淋巴结转移，可不行腋窝淋巴结清扫。除非有淋巴结转移，一般不推荐化疗而多选用术后内分泌治疗。一般，ER和（或）PR阳性，肿瘤<1cm，pN0或pN1mi，不进行辅助治疗。≥1cm辅助内分泌治疗。无论肿瘤大小，淋巴结宏转移者辅助内分泌治疗±化疗。ER和PR阴性按照普通乳腺癌的原则治疗。

MUMPC应行前哨淋巴结活检对腋窝淋巴结进行分期，对于年轻、核分级及细胞增殖指数较高的患者应给予系统性治疗。

【预后】PMBC生物学行为相对惰性，腋淋巴结转移率和复发率低，5年、10年、15年、20年的生存率分别为94%、89%、85%和81%，明显好于浸润性导管癌的82%、72%、66%和62%。MMBC预后稍差，10年生存率只有60%左右。淋巴结转移是最有意义的预后因素，MMBC

（33%~46%）的淋巴结转移率显著高于PMBC（3%~15%）。与高淋巴结转移率相关的因素包括高核级、细胞丰富、微乳头型、非整倍体、ER（-）/HER-2（+）。黏液癌中黏液量的多少与预后的相关性意见不一，多认为黏液含量越多预后越好。年龄与预后相关的关系不大，肿瘤大小能否作为乳腺黏液癌预后因素还有争议。PMBC中有无神经内分泌分化无预后意义。

MUMPC生物学行为较差，发病年龄较PMBC年轻，侵袭性及淋巴结转移率也较高，无病生存期和总生存期均低于PMBC，但高于浸润性微乳头状癌（invasive micropapillary carcinoma of breast，IMPC）。

【随访】乳腺自检每月1次；体检在最初5年每年1~4次，第5年后每年1次；乳腺钼靶每年1次。X线、骨扫描、CT或MRI等影像学检查不推荐常规用于无症状患者。接受芳香化酶抑制剂治疗或出现有治疗所致的卵巢功能衰退的患者，应在基线状态及之后定期检测骨密度。应用他莫昔芬的患者，若子宫仍保留，每年进行1次盆腔及妇科检查。

（陈荣明　吴秀伟）

第二节　分泌型乳腺癌

分泌型乳腺癌（secretory breast carcinoma，SBC）是一种罕见的低级别乳腺恶性肿瘤，由于首次报道的7例均发生在3~15岁的女童而曾被命名为幼年性乳腺癌。后来认识到该肿瘤更多发生于成人，最新版WHO乳腺肿瘤学分类将列为一种独立的乳腺恶性上皮性肿瘤类型，ICO-O编码为8502/3。

【发病率】SBC少见，发病率<0.15%，男女发病比例为1∶6。年龄最小3岁，最大者87岁，美国国立癌症研究所SEER数据库的数据显示中位发病年龄为53岁。SBC是儿童乳腺癌最常见的病理类型。

【发病机制】一般认为SBC是非激素依赖性

肿瘤，哺乳期感染人乳头状瘤病毒可能是原因之一。在乳腺上皮性肿瘤中，t（12；15）平衡易位并产生ETV6-NTRK3融合基因，只见于SBC。该融合基因曾在先天性婴幼儿纤维肉瘤和先天性富于细胞性中胚层肾瘤中检测到。ETV6基因位于第12号染色体，编码表达于正常乳腺上皮细胞的一种E26转化特异性转录因子，NTRK3基因位于第15号染色体，编码一种膜受体酪氨酸激酶。此两种基因的融合产生嵌合体的酪氨酸激酶蛋白，后者具有成纤维细胞和乳腺导管上皮细胞蛋白的转化活性。运用荧光原位杂交检测，ETV6基因异常在SBC原位癌及浸润癌成分中均存在。

【临床表现】主要为乳房无痛性肿块，偶

有乳头溢液或针刺样疼痛，青春期前女性或男性多表现为溢液。肿块可发生于乳腺各个象限，以乳晕区多见，亦可发生于腋窝，罕见于副乳组织内。病灶可单发或多发，肿瘤直径0.5～12cm。肿瘤生长缓慢，大多边界较清楚，活动度好，故常被患者轻视，临床易误诊为乳腺良性肿瘤。SBC恶性程度低，很少淋巴结及远处转移，尤其是在肿瘤小于2cm的病例。

【诊断】病理检查肿瘤通常为边界清楚的、实性肿块，直径常小于3cm（0.5～12cm），通常呈推挤性，但有时也能见到明确的浸润性生长。切面颜色从灰白至黄褐色不等。肿瘤常同时含有实性、微囊性和管状3种形态结构并以不同比例混合。细胞呈多角形，主要有两种具有分泌特征的细胞和具有大汗腺特征的细胞。具有诊断特征的是：肿瘤细胞内和细胞外（微囊和管状结构的管腔内）均可见分泌物，分泌物含硫酸化黏多糖和唾液黏蛋白，HE染色淡粉染或嗜双色，PAS（耐淀粉酶消化）或奥新蓝（耐唾液酸酶消化）染色阳性。核分裂、坏死罕见。免疫组化NTRK、α-乳清蛋白、EMA、E-cadherin和S-100通常阳性，CK5/6、CK14、AE1/AE3、EGFR、CD117（c-kit）、α-SMA、CK8/18、GCDFP-15（gross cystic disease fluid protein-15，GCDFP-15）等不同程度表达，P63及ER、PR、HER2通常阴性表达。伴有*ETV6-NTRK3*融合基因的SBC属于基底细胞样乳腺癌免疫表型谱系。

【鉴别诊断】SBC无特征性临床和影像学表现。由于肿瘤细胞类似于良性上皮增生性病变，细针吸取细胞学诊断SBC常有困难。病理方面需要鉴别诊断的情况有以下几种。

1.富脂质癌　癌细胞大而透明，核异形明显，大多数病例组织学分级为3级，泡沫状或空泡状透明胞质，脂肪染色阳性，而PAS染色阴性，恶性度较SBC高，50%以上就诊时已有淋巴结转移，随访超过2年的病例，50%以上出现远处转移，1年死亡率达33%以上。

2.伴印戒细胞分化的癌　癌细胞的胞质内有丰富的黏液，将细胞核推挤至一侧，产生特征性的印戒细胞形态，细胞核呈新月形，又称印戒状。显著的印戒细胞分化最常见于浸润性小叶癌，但也可见于非特殊类型浸润性癌及其他特殊类型乳腺癌。完全或主要由印戒细胞组成的原发乳腺癌很少见，较常见的是局灶性印戒细胞分化。

3.囊性高分泌增生/癌　导管高度扩张，充有甲状腺胶质样分泌物，管周常有肌上皮，缺乏微囊性改变，细胞异型性更明显。

4.转移性甲状腺滤泡癌　SBC中经常看到似甲状腺滤泡样结构，转移性甲状腺滤泡癌中Tg、TTF-1阳性，而PAS染色、ER、PR、S-100均阴性。

【治疗】一般首选手术，小病灶患者应争取保乳术。如不能保乳，可选择单纯乳房切除术或改良根治术。由于淋巴结转移率低，大多不推荐常规腋窝淋巴结清扫。然而，美国SEER数据库显示，83例SBC患者中54例诊断时存在区域淋巴结转移。因此临床怀疑淋巴结转移者应进行前哨淋巴结活检。

尽管大多文献报道术后给予了辅助化疗，但辅助化疗能否使患者获益还有争议。辅助放疗一般用于保乳术患者。SBC大多不表达激素受体和HER-2，内分泌治疗价值有限。

不能手术的晚期SBC治疗多参考普通乳腺癌，但有学者认为无症状者可随访观察，还有晚期SBC化疗无效的报道。转移灶的处理可参考普通浸润型乳腺癌。

【预后】大多数SBC为临床Ⅰ期，病程惰性。肿瘤直径<2cm、发病年龄<20岁、边界清楚的SBC患者预后较好。淋巴结有转移者预后相对较差。激素受体和HER-2表达情况对判断SBC预后价值有限，这与一般的三阴性乳腺癌和基底样乳腺癌预后较差有明显不同。

【随访】SBC的随访可参照乳腺黏液癌。

（吴秀伟　陈荣明）

第三节 乳腺分叶状肿瘤

自1838年Müller首先描述本病以来，乳腺分叶状肿瘤（phyllode tumor of the breast，PTB）命名曾多达60余种，较多使用过的名称有分叶状囊肉瘤、假性肉瘤样腺瘤、腺黏液瘤、癌肉瘤、乳头状囊肉瘤、巨大乳腺黏液瘤、乳腺混合瘤、巨大纤维腺瘤等。2003年WHO将其命名为分叶状肿瘤沿用至今，并根据其生物学特点分为良性、交界性、恶性三类。良性型称为分叶型纤维瘤，恶性型称为叶状囊肉瘤。

【发病率】占乳腺肿瘤的0.3%～0.9%，占纤维上皮性肿瘤的2%～3%。发病年龄大多在35～55岁，高峰年龄为48～49岁，10岁左右的青少年和90多岁老年女性也有发病报道。PTB中，分叶型纤维瘤占34.5%～63.7%，交界性约占20%，叶状囊肉瘤占17%～30%。

【临床表现】PTB常表现为质硬、光滑、无痛性乳房肿块，边界清晰。肿瘤持续生长可导致乳房表面皮肤变薄，皮下扩张的静脉清晰可见。除非侵犯胸肌，肿块通常与皮肤无粘连而可以推动。皮肤溃疡见于巨大的肿块，系肿瘤张力过大而非肿瘤直接侵犯所致。肿块在病情过程中突然增大，或一开始即进行性生长，均提示恶性。

肿瘤中约2/3发生在右侧乳房，双侧少见。大多位于外上象限，占30%以上，而位于内下象限者仅不到10%，发生在多个象限者约占37%。叶状囊肉瘤主要经血行转移，腋窝淋巴结转移者不足5%。一旦出现转移，预后较差。

【诊断】典型的叶状囊肉瘤依据临床表现即可做出大致的判断，但随着就医条件的改善，包括叶状囊肉瘤在内的PTB就诊时症状和体征多不明显，病理诊断的作用愈益突出。其组织学特征是：双层上皮成分排列成裂隙状，周围绕以细胞非常丰富的间质/间充质成分，形成复杂的叶状结构。间质过度生长是PTB重要的病理形态学标准，其定义是指至少在一个低倍视野中只有间质而缺乏上皮成分。PTB根据恶性程度可分为以下几种。

1.良性分叶状肿瘤 可见明显的分叶状结构，间质细胞的核形态一致，核分裂象罕见，常<5个/10高倍镜视野（high power field，HPF）。在紧邻上皮的区域，间质密度可能更大，在上皮周围或上皮下更为突出，常围绕上皮成分形成所谓的"袖套状"结构。在间质细胞稀疏区域，玻璃样变性或黏液变性并不少见，反映出间质的异质性，也可出现假血管瘤样间质增生。

2.交界性分叶状肿瘤 当肿瘤不具有恶性PTB的全部恶性组织学特征时，诊断为交界性PTB。其组织学特征介于良性和恶性PTB之间，也会有浸润性边界，间质成分类似纤维瘤病或低级别纤维肉瘤，也可出现假血管瘤样间质增生结构。虽然交界性PTB有局部复发的可能，但通常不转移。

3.恶性分叶状肿瘤 同时具有下列特征：①间质细胞显著异型呈肉瘤样形态（纤维肉瘤）；②间质过度生长；③核分裂象≥10个/10HPF；④间质密度增加（通常是弥漫性的）；⑤浸润性边界。当存在恶性异源性成分（脂肪肉瘤、骨肉瘤、软骨肉瘤、横纹肌肉瘤等）时，也可诊断为恶性PTB。

【鉴别诊断】PTB无明显特征性的影像学表现，X线、CT、MRI等常用影像学检查技术对鉴别PTB与普通乳腺癌价值有限。细针穿刺细胞学及空心针活检由于获取组织量少，常难以鉴别PTB和纤维腺瘤。术中冷冻切片同样不能区分两者。由于PTB组织学上呈现从酷似细胞性纤维腺瘤到纯粹的间质肉瘤之间的形态学谱系，需要鉴别的有以下几种。

1.纤维腺瘤 肿瘤以管内型生长方式为主，也有管周型生长方式，间质分布均匀、腺体和间质的比例协调且均匀。

2.乳腺肉瘤 恶性PTB由上皮和间叶两种成分构成，而乳腺肉瘤中缺少上皮成分。

3.导管周间质肿瘤 也称导管周间质肉瘤，属于低级别双相分化的乳腺肿瘤。组织学上可见开放的小管和导管周围局灶性梭形细胞增生，有良性导管上皮成分和肉瘤性间质，组织学上与

PTB有重叠，主要的区别是无叶状凸起。有文献报道本病可进展为经典的PTB，提示其可能属于PTB疾病谱系的一部分。

4.其他　少数情况下可能被误诊为未分化癌，与化生性癌的鉴别见后述。

【治疗】首选手术，术式取决于肿瘤病理类型和肿块大小。小于5cm者可采用局部广泛切除术，切缘至少为1cm并保证切缘阴性。大于5cm者可考虑单纯乳房切除术。复发病灶切除时，切缘应大于2～3cm。叶状囊肉瘤可选择乳腺癌根治术或改良根治术。PTB较少发生腋窝淋巴结转移，不推荐常规腋窝淋巴结清扫。但临床怀疑腋窝淋巴结转移者，前哨淋巴结活检仍有必要。

辅助放疗并非叶状囊肉瘤的常规治疗方案，但一些回顾性临床研究均显示放疗可以降低局部的复发危险。一般认为，切缘<1cm、体积>5～10cm、病理提示间质过度生长、核分裂象≥10个/10 HPF可考虑术后放疗。

叶状囊肉瘤对化疗不敏感，还没有临床试验证实辅助化疗的价值。20%～40%的PTB患者激素受体阳性，但还没有临床试验证实内分泌治疗有效。

复发转移性PTB考虑化疗或放化疗，方案可参照软组织肿瘤。广泛转移无症状者，可以密切观察，尤其是当患者的无病间隔时间很长或转移瘤的体积较小时（例如小于1cm的肺转移结节）。转移灶有症状者，如脑转移、骨转移、肺转移、卵巢转移、肝转移等，可酌情手术、放疗。

【预后】良性和交界性PTB大多预后较好，叶状囊肉瘤可能出现远处转移，最多发生的部位在肺、胸膜、肝和骨。手术切缘是独立预后影响因素，复发仅发生在那些只进行单纯肿块切除而切缘小于1cm的肿瘤。如果切缘阴性，即使叶状囊肉瘤局部复发率也低于20%。病理类型和组织学分级也是重要的预后因素，良性和恶性PTB患者5年、10年生存率分别为91%、79%及82%、42%。年龄和月经状态可能是预后影响因素，年轻的未绝经患者预后相对较好。

【随访】良性和交界性PTB的随访可参照乳腺黏液癌，恶性PTB术后2年内的定期随访仍有必要，可参照浸润性乳腺癌。

（吴秀伟　陈荣明）

第四节　乳腺化生性癌

乳腺化生性癌（metaplastic breast carcinoma，MBC）是一组以肿瘤性上皮向鳞状细胞和（或）间叶成分分化为特征的高侵袭性癌，可完全由化生成分构成，也可由非特殊类型乳腺癌和化生成分混合构成。2019年版WHO乳腺肿瘤组织学分类将MBC分为低级别腺鳞癌、纤维瘤病样化生性癌、鳞状细胞癌（squamous cell carcinoma，SCC）、梭形细胞癌、伴间叶分化的癌、肌上皮癌和混合性化生性癌。

【发病率】占全部浸润性乳腺癌的0.2%～5%。本病发病年龄与其他非特殊型浸润性乳腺癌相似。

【临床表现】通常为乳腺肿胀或是明显的肿块，常在短时间内快速生长，可见乳头凹陷或皮肤溃疡。就诊时的肿块多大于2cm，平均5cm。

超声检查可见肿块呈圆形或椭圆形，大多表现为均匀的回声，肿块中间可见囊性回声。钼靶摄片常见粗大的钙化。

【诊断】MBC组织形态学表现多种多样，肿瘤成分可有部分腺癌组织学特征，也可完全由化生性成分构成，或癌与化生性区域混合。某些MBC具有肌上皮分化特征，故2019年第5版WHO乳腺肿瘤组织学分类把肌上皮癌纳入MBC中的梭形细胞癌。MBC基本是三阴型乳腺癌，激素受体和HER-2均阳性者仅约2%。

【鉴别诊断】高级别MBC包括梭形细胞癌（肌上皮癌）、伴间叶分化的癌和SCC，需与乳腺叶状肿瘤、肉瘤和乳腺转移性肿瘤相鉴别。低级别MBC包括低级别腺鳞癌和纤维瘤病样的化生性癌，需与纤维瘤病、假血管瘤样间质增生和其他的皮肤肿瘤相鉴别。

【治疗】以手术为主，保乳术和乳腺癌改良根治术均可酌情选择。术后放疗可降低乳腺癌的局部复发率，但意见尚不一致。Tseng等认为，肿瘤大于等于5cm和（或）腋窝淋巴结转移数大于4个者，保乳术后及全乳切除术后应辅助放疗。

MBC对化疗的反应差，以紫杉类为基础的化疗方案中，只有17.6%患者有反应，但化疗能使总生存期（overall survival，OS）获益。有研究认为，以铂类为基础的化疗方案可推荐用于含鳞状细胞成分的MBC。MBC基本上是三阴型乳腺癌，几乎没有靶向治疗的空间。

【预后】MBC比浸润性导管癌和小叶癌具有更恶性的生物学行为，比三阴性导管癌和三阴性小叶癌侵袭性更强。常通过淋巴管和血道转移，淋巴结转移率较低，最常见的远处转移器官为肺及胸膜，远处转移率为16%～46%。MBC还可能存在跳跃转移现象，即腋窝淋巴结转移阴性患者出现远隔部位的肿瘤转移。MBC各亚型之间预后无明显差异，但有学者认为高级别梭形细胞与鳞状细胞成分的存在提示预后不良，含上皮样成分与肉瘤样成分MBC的5年生存率分别为65%和40%。

【随访】参考三阴型浸润型乳腺癌。

（吴秀伟　陈荣明）

第五节　乳腺基底（细胞）样导管原位癌

乳腺基底（细胞）样导管原位癌（ductal carcinoma in situ，DCIS）是经典DCIS的一个分子亚型，占DCIS的6%～10%。

【临床表现】与经典的DCIS相同，诊断取决于病理。

【诊断】大体形态与经典DCIS相同。镜下表现为实体型、平坦（附壁）型、微乳头型等，多伴有地图状坏死或粉刺型坏死，瘤细胞核呈中、高级核，以高级核常见。免疫组化表达正常乳腺组织中基底（肌上皮）细胞的标志物，至少表达一种基底样角蛋白（如CK5/6、CK14），ER、PR和HER-2均阴性，EGFR可能阳性，P53过表达，Ki-67增殖指数高。有些病例可观察到 *p53*、*c-kit* 和 *BRCA1* 突变。P-cadherin、CK5/6 是区分基底（细胞）样DCIS最有用的标志物，大多数阳性表达。此外，基底（细胞）样DCIS仍可不同程度的表达腔型细胞角蛋白，如CK8。

【鉴别诊断】本病在病理上需与以下疾病鉴别。

1.乳腺普通型导管上皮旺炽性增生　基底（细胞）样DCIS与普通型导管上皮旺炽性增生均表达CK5/6和CK8，此时基底型CK染色结果的解释必须以组织学观察为基础，基底（细胞）样DCIS表现为中高级别DCIS，以高级别DCIS常见，常伴有中央坏死，这些在普通型导管上皮旺炽性增生很少见到。

2.乳腺多形性小叶性肿瘤　高级别DCIS与多形性小叶性肿瘤均显示细胞多形性，通过免疫组化染色可对两者进行鉴别。小叶性肿瘤E-cadherin阴性、P120胞质阳性，而高级别DCIS则相反。

3.乳腺微小浸润性导管癌　基底（细胞）样DCIS是浸润性基底（细胞）样乳腺癌的前驱病变，有时确定有无导管基膜外的微小（早期）浸润十分困难，应尽量多取组织块仔细检查。粉刺型DCIS（特别是伴有淋巴结转移者）更要多切片详细观察，寻找浸润癌。

【治疗】由于病例的罕见，治疗参照基底（细胞）样乳腺癌。鉴于本病还在原位癌的范畴，术后辅助治疗似无必要。

【预后】与其他分子亚型的DCIS比较，本病局部复发和进展为浸润性癌的风险约高1倍，故术后密切随访十分重要。

（陈荣明　吴秀伟）

第六节　乳腺嗜酸性细胞癌

乳腺嗜酸性细胞癌（oncoyxic carcinoma of breast，OCB）十分罕见，自1972年Hampel首次报道以来，国内外文献仍基本是个案报道。

【流行病学】男女均可发生，发病年龄较大，多数病例在70岁以上。

【临床表现】肿块大小 1～3.5cm，多数无淋巴结转移。

【诊断】OCB具有其他器官嗜酸性细胞癌的病理组织学特征，细胞核异型性多不明显，核分裂象少见；肿瘤呈浸润性生长，但可以有一层厚的假纤维性包膜；胞质充满大量线粒体，70%以上癌细胞呈现抗线粒体抗体的阳性反应。GCDFP-15及CgA呈阴性表达，ER/PR有不同程度的表达。

【鉴别诊断】需与大汗腺癌、嗜酸性神经内分泌癌、颗粒细胞瘤等相鉴别。

【治疗】参考常见乳腺癌的综合治疗模式。

【预后】预后较好，但也有相反意见。肿瘤直径大于2cm者预后较差，小于2cm者预后较好。

（吴秀伟　陈荣明）
（审稿　潘跃银　冯振中）

参考文献

黄蓝.具有微乳头状结构的乳腺黏液癌的研究进展（综述）.临床肿瘤学杂志，2016，21(2): 187-190.

王炜，项晶晶，周虹，等. 乳腺黏液癌HER2基因表达特征分析. 中华病理学杂志，2015(4): 278-279.

杨文涛,步宏.第5版WHO乳腺肿瘤分类解读.中华病理学杂志,2020,49(5):400-405.

Aktepe F, Sarsenov D, Özmen V. Secretory Carcinoma of the Breast. J Breast Health, 2016,12(4):174-176.

Bell D, Ferrarotto R, Liang L, et al. Pan-Trk immuno-histochemistry reliably identifies ETV6-NTRK3 fusion in secretory carcinoma of the salivary gland . Virchows Arch, 2020, 476(2):295-305.

Bitencourt AG, Graziano L, Osório CA, et al. MRI features of mucinous cancer of the breast: correlation with pathologic findings and other imaging methods. Am J Roentgenol, 2016, 206(2):238-246.

Bussolati G, Sapino A. Mucinous carcinoma and carcinomas with signet-ring-cell differentiation//Lakhani SR, Ellis IO, Schnitt SJ, et al. World Health Organization classification of tumours of the breast. 4th ed. Lyon, IARC, 2012:60-61.

Choi N, Kim K, Shin KH, et al. Malignant and borderline phyllodes tumors of the breast: a multicenter study of 362 patients (KROG 16-08). Breast Cancer Res Treat, 2018, 171(2):335-344.

Ditsatham C, Chongruksut W. Phyllodes tumor of the breast: diagnosis, management and outcome during a 10-year experience.Cancer Manag Res, 2019,11:7805-7811.

ElZein D, Hughes M, Kumar S, et al. Metaplastic carcinoma of the breast is more aggressive than triple-negative breast cancer: a study from a single institution and review of literature. Clin Breast Cancer, 2017,17(5):382-391.

Hoda RS, Brogi E, Pareja F, et al. Secretory carcinoma of the breast: clinicopathologic profile of 14 cases emphasising distant metastatic potential.Histopathology, 2019, 75(2):213-224.

Hui Y, Wang Y, Nam G, et al. Differentiating breast carcinoma with signet ring features from gastrointestinal signet ring carcinoma: assessment of immunohistochemical markers. Hum Pathol, 2018,77:11-19.

Kim YJ, Kim K. Radiation therapy for malignant phyllodes tumor of the breast: An analysis of SEER data. Breast, 2017,32:26-32.

Leyrer CM, Berriochoa CA, Agrawal S,et al. Predictive factors on outcomes in metaplastic breast cancer. Breast Cancer Res Treat, 2017, 165(3):499-504.

Lu Y, Chen Y, Zhu L, et al. Local recurrence of benign, borderline, and malignant phyllodes tumors of the breast: a systematic review and meta-analysis. Ann Surg Oncol, 2019, 26(5):1263-1275.

Moutte A, Chopin N, Faure C, et a1. Surgical Mmagement of benign and borderline phyllodes tumors of the breast. Breast J, 2016, 22(5):547-552.

NCCN clinical practice guildelines in oncology: breast cancer. Version 1. 2020. Available at: http://www.nccn.org/professionals/physician_gls/pdf/breast.pdf.

Papas Y, Asmar AE, Ghandour F, et al. Malignant phyllodes tumors of the breast: a comprehensive literature review. Breast J, 2020, 26(2):240-244.

Rosen PP. Rosen's breast pathology. 4th ed. Philadelphia, Lippincott Williams Wilkins, 2014:1099.

Russell TD, Jindal S, Agunbiade S, et al. Myoepithelial

cell differentiation markers in ductal carcinoma in situ progression. Am J Pathol, 2015, 185(11):3076-3089.

Skotnicki P, Sas-Korczynska B, Strzepek L, et al. Pure and mixed mucinous carcinoma of the breast: a comparison of clinical outcomes and treatment results. Breast J, 2016, 22(5):529-534.

Tan BY, Acs G, Apple SK, et al. Phyllodes tumours of the breast: a consensus review. Histopathology, 2016, 68(1):5-21.

Zhang Y, Kleer CG. Phyllodes Tumor of the breast: histopathologic features, differential diagnosis, and molecular/genetic updates. Arch Pathol Lab Med, 2016,140(7):665-671.

Zhou ZR, Wang CC, Yang ZZ, et al. Phyllodes tumors of the breast: diagnosis, treatment and prognostic factors related to recurrence. J Thorac Dis, 2016, 8(11):3361-3368.

第 7 章

消化系统肿瘤

第一节　食管小细胞癌

食管小细胞癌（esophageal small cell of carcinoma，ESC）的临床表现与一般的食管癌类似，恶性度高、疗效差是其重要的临床特点，但有影响的指南和共识均没有提及本病。

【发病率】ESC罕见，仅占食管恶性肿瘤的0.5%～4%，近年发病率有所增加。男性多于女性，发病年龄以中老年为主，但有年轻化趋势。

【发病机制】ESC的组织来源尚无定论。一种意见认为其来源于食管黏膜上皮的Kulchisky细胞，属神经外胚叶源性肿瘤；另一种意见认为来源于多潜能原始干细胞，这种细胞大多分化为鳞癌，少数分化为腺癌或小细胞癌，这可解释ESC常伴有鳞癌和（或）腺癌成分。

【临床表现】ESC多位于食管中下段，临床表现与一般的食管癌并无不同，但病情进展迅速，40%～60%的患者就诊时已有远处转移，最常转移的部位是肝、肺及锁骨上淋巴结。异位神经内分泌症状罕见。

【诊断】ESC的临床症状、X线的影像学表现和内镜所见与食管鳞癌、腺癌没有明显不同。确诊主要依靠病理组织学检查。

ESC的大体分型与鳞癌类似。组织学可将ESC分为小圆细胞型、燕麦细胞型、基底细胞样型和混合细胞型。神经元特异性烯醇化酶（neuronspecific enolase，NSE）、突触素（synapophysin，Syn）、嗜铬粒蛋白A（chromogranin A，CgA）、神经细胞黏附分子（neuronal cell adhesion molecules，CD56）等阳性有助于ESC的诊断。

【分期】ESC尚无标准分期系统，一般借鉴小细胞肺癌，将ESC分为局限期和广泛期，前者定义为肿瘤局限于食管及食管周围组织，有或无区域淋巴结转移，后者定义为远处转移和（或）非区域淋巴结转移。

【鉴别诊断】ESC的鉴别诊断有赖于病理检查，常需要鉴别的有以下几种。

1.恶性淋巴瘤　食管淋巴瘤少见。瘤细胞较小，大小及形态较为一致，核分裂象少见。免疫组化（immunohistochemistry，IHC）白细胞共同抗原及淋巴细胞标记阳性、上皮性和神经内分泌标记阴性（见第11章）。

2.腺样囊腺癌　癌巢内细胞排列较疏散，核小而形态一致，肿瘤细胞巢和细胞岛具有轮廓清晰的空腔，常充满黏液性物质，通常缺乏核分裂象（见第21章第五节）。

3.恶性黑素色瘤　多为腔内的结节状或分叶状肿物，影像表现类似腔内型食管癌。发生于食管的属于黏膜型恶性黑色瘤（见第21章第十一节）。

4.基底细胞样鳞状细胞癌　癌巢周边细胞呈栅栏状排列，IHC不表达Syn、CgA或NSE。

5.类癌　食管类癌非常罕见，大体表现多为息肉样。某些区域偶尔可见伴随Barrett食管背景上的腺癌。

6.促纤维组织增生性小圆细胞肿瘤　肿瘤细胞小，呈大小不一的巢状，肿瘤间质常呈明显纤维组织增生，可发生硬化，神经内分泌标记及肌上皮标记阳性（见第21章第一节）。

【治疗】ESC发病率低恶性度高，尚无最佳治疗方案。局限期ESC手术及放疗原则与一般的食管癌相同。由于大部分患者就诊时已经存在远处微转移灶，且局部分期较晚，单纯手术治愈ESC的可能性很小，甚至有认为手术并不比根治性放疗效果好。术后辅助放化疗或能提高若干生存率，有报道单纯手术的局限期患者的中位生存期为9.0个月，配合术后辅助治疗为13.4个月。广泛期ESC以化疗为主，可配合姑息性放疗。

化疗方案参照小细胞肺癌。各种分子靶向治疗对ESC效果有限，免疫治疗的效果尚在观察中。

【预后】ESC预后恶劣，疗效远不如小细胞肺癌。局限期5年生存率约为3.6%，广泛期1年生存率仅25.2%，3年生存率为0，平均生存时间仅为6个月。

（闫　敏）

第二节　胃肠道肿瘤

一、Peutz-Jeghers综合征

Peutz-Jeghers综合征（Peutz-Jeghers's syndrome，PJS）又称家族性黏膜皮肤色素沉着胃肠道息肉病，文献中的同义词还有家族性黏膜皮肤黑色素斑胃肠道息肉病、黑色素斑-胃肠多发性息肉综合征、色素沉着息肉综合征、消化道多发性息肉综合征或黑斑息肉综合征。1895年一名英国内科医师最早描述两名双胞胎姐妹均出现口唇黑斑，随后由外科医师Hutchinson附图加以说明。双胞胎姐妹之一在20岁死于肠套叠，另一人在52岁时死于乳腺癌。1921年Peutz报道一家三代有7人患小肠息肉病，口唇和颊黏膜黑色素斑点，认为本病是一种家族性显性遗传病，1949年Jeghers指出皮肤黏膜黑斑及消化道息肉实为同一种疾病的临床表现，1954年Bruwer正式将其命名为PJS。

【发病率】PJS属于罕少见病，发病率为1/280 000～1/25 000。随着肠镜等诊断技术的进步和认识的提高，发病率有增加趋势。本病为常染色体显性遗传，理论上父母一方带有致病基因，子女即有1/2可能发病。但50%PJS患者并无明显家族史，推测还有其他基因异常引发本病。

【发病机制】约50%的患者具有家族史，定位于19p 13.3染色体上的丝/苏氨酸蛋白激酶（serine/threonine kinases，STK）11基因（也称Liver Kinase B1，LKB1基因）突变可能是PJS的主要致病原因。STK11基因属于抑癌基因，全长2155 bp，编码区含1302 bp，含有9个外显子和11个内含子，编码433个氨基酸组成的丝/苏氨酸激酶。STK11通过控制AMP活化的蛋白激酶［adenosine 5'-monophosphate（AMP）-activated protein kinase，AMPK］家族成员的活性参与细胞代谢、血管内皮生长因子信号传导、细胞极性、p53依赖的细胞凋亡和DNA损伤应答过程。如果STK11基因发生突变，会引起异常截断蛋白表达及激酶活性异常，失去对细胞生长的控制，导致肿瘤的发生。

与PJS相关的STK11基因突变类型有150余种，最常见的为错义突变（占27%），其他尚包括剪接位点突变、插入突变、部分核苷酸或整个基因缺失突变。有研究认为STK11基因的突变类型、突变位点影响PJS的临床表现：STK11错义突变的患者出现消化道症状的时间较其他STK11基因突变类型延迟；编码蛋白和磷酸结合和催化的结构域突变（Ⅰ～ⅥA）极少发生癌变，而在C-末端及编码底物识别区域蛋白结构域（ⅥB～Ⅷ）突变更多的与癌变相关。STK11外显因子3及STK11外显因子6突变的患者更易发生癌变；发生STK11基因截短突变患者胃肠道手术的次数较未发生者更多，息肉数量更多，且首次行开腹手术的年龄更早。

【临床表现】典型临床特征是口唇和四肢末端色素沉着斑、消化道多发性息肉及肿瘤易感性。

1.皮肤黏膜黑斑　约95%的患者会出现皮肤

黏膜黑斑，其直径多在1～5mm，一般在幼年即出现，多见于口唇、颊黏膜（两者约占94%）、眶周、鼻孔、手指和足趾、手掌、足底等，罕见分布于肠黏膜。口唇黑斑在唇上交织分布，比常见的雀斑颜色更暗分布更密集。色素斑随着年龄增长尤其到了青春期后可逐渐变浅或消失，但发生于口腔颊黏膜的黑斑则会终身存在。黑斑颜色的深浅和分布范围与胃肠息肉数量和大小并无直接相关性，也无恶变的报道。少数患者仅有黑斑或仅有胃肠道多发性息肉，称为不完全性PJS。

2.胃肠道息肉　88%～100%的PJS患者有胃肠道息肉。息肉具有数目多、大小不一（直径0.1～3cm）。其中小肠分布最多（60%～90%）（最好发于空肠上段），结肠（50%～64%）和胃（15%～30%），食管息肉罕见。病理类型可为错构瘤样、腺瘤性、炎性、增生性或多种类型息肉并存。息肉逐渐生长可引起急慢性腹痛、营养不良、失血性贫血、肠套叠、肠扭转、肠梗阻、胃肠道出血等严重并发症，部分患者因此就诊。PJS患者首次发生小肠套叠的平均年龄在16岁（3～50岁），80%的肠套叠患者表现为急腹痛。息肉导致的并发症通常出现在儿童期，33%的患者在10岁时出现相关症状，约50%患者在20岁时出现症状。国内张卓超等的报道与此类似。

3.肿瘤易感性　PJS患者患结直肠癌、乳腺癌、胰腺癌、妇科肿瘤、小肠癌、肺癌、胃癌的风险明显增加。随着年龄的增长，发病风险明显增高，20岁、30岁、40岁、50岁、60岁、70岁时患癌症的风险分别为1%、3%、19%、32%、63%和81%。患者一生中患结直肠癌的风险最高（39%），其次为胃癌（29%）、小肠癌（13%）、乳腺癌（24%～54%）、卵巢癌（21%）、宫颈癌（10%～23%）、子宫内膜癌（9%）、睾丸恶性肿瘤（9%）、肺癌（7%～17%）、胰腺癌（11%～36%）。PJS相关的罕见肿瘤包括卵巢环状小管性索瘤，大部分为良性，20%会恶变；卵巢黏液性肿瘤、子宫及宫颈偏微腺癌；9%男性患者会伴发大细胞钙化性睾丸支持细胞肿瘤。

【诊断】满足以下任何一条标准即可确诊：①胃肠道经组织学确诊的PJS息肉≥2个；②具有PJS家族史且伴有PJS息肉；③具有PJS家族史且有典型的皮肤黏膜色素沉着；④典型的皮肤黏膜色素沉着且伴有PJS息肉的发生。⑤具有STK11致病性突变。

在消化道息肉的诊断方面，钡剂双重对比造影的敏感性和准确性不如内镜检查。PJS患者行外科手术时，均需术中全肠镜检查，以了解外科手术探查的"盲区"（如十二指肠水平部）有无息肉、是否梗阻、有无癌变。

PJS息肉多为各种类型的息肉或错构瘤样结构，组织学特征性表现为羊齿状的细长上皮覆盖着囊状的腺体向黏膜下层及黏膜肌层生长，可见分化良好的平滑肌束和间质呈分支样网状伸入息肉内。导致息肉上皮组织退到黏膜肌层以下，形成上皮错位现象。相对幼年性息肉而言，后者缺乏平滑肌组织。小肠息肉可呈"伪浸润"现象，易与浸润性癌相混淆。

【鉴别诊断】需要鉴别的疾病有以下几种。

1. Cronkhite-Canada综合征　1955年美国内科医师Cronkhite和放射科医师Canada首先报道本病，胃肠道息肉和黏膜色素沉着与本病相似，但还有脱发、指（趾）甲萎缩脱落的特征性表现。本病没有遗传因素，发病可能与感染、免疫功能异常有关。

2. Carney综合征　由黏液瘤、皮肤色素沉着、内分泌功能亢进所组成的综合征，最早由Carney于1985年首先报道。本病系罕见的遗传性疾病，其皮肤色素沉着与PJS相似，多发性内分泌腺瘤和皮肤、心脏累及是本病的基本特点。

3. Cowden综合征　是一种罕见的常染色体显性遗传病，主要由于*PTEN*基因突变导致。患者有胃肠道多发性息肉，易伴发乳腺、甲状腺及子宫内膜恶性肿瘤。但皮肤病变不同于PJS，常伴发面部多发性扁平隆起性小丘疹、肢端角化病、口腔黏膜乳突样病变。

皮肤黏膜黑斑还需同恶性黑色素瘤、原发性慢性肾上腺皮质功能减退症（艾迪生病，Addison disease）、卡波西肉瘤、口腔汞线、牙龈黑皮病等相鉴别。

【治疗】依据临床表现考虑下述处理。

1.观察随访　对息肉较小无症状者，以内科非手术治疗为主，并定期随访。

2.内镜下息肉切除术 直径＜1cm的息肉可用内镜切除，也可与手术联合进行。

3.手术 当PJS患者出现肠梗阻/肠套叠等并发症，或是内镜下无法切除的大息肉或癌变，需行外科开腹手术。应尽量避免节段性肠切除，以免发生术后短肠综合征。

4.皮肤、黏膜黑斑治疗 尚无特效治疗方法。如出于美容考虑，可行整容治疗。

【预后】一般认为，PJS的错构瘤性息肉不会发生癌变。腺瘤性息肉癌变率高达45%～53%，肿瘤发病率是普通人群的18倍。

【随访】PJS息肉有多发和易复发的特点，故对于具有家族史的个体或已确诊为PJS的患者，应进行严密的跟踪监测，以早期发现及时处理相应的肿瘤。

（宁 洁）

二、十二指肠及小肠癌

十二指肠及小肠肿瘤不包括Vater壶腹部、胆总管下段及胰头部的肿瘤。

【发病率】小肠约占整个消化道长度的75%，十二指肠约为小肠长度的1/8。但小肠肿瘤仅占全身肿瘤的0.2%，消化道肿瘤的1%～5%，其中75%是恶性肿瘤。十二指肠癌占全小肠恶性肿瘤的30%～45%，占全消化道肿瘤的0.04%～0.5%。

【发病机制】发病机制不明，其发病率低可能与小肠存在大量淋巴免疫系统和分泌型免疫球蛋白A、苯丙芘羟化酶含量高、小肠内菌群含量较结肠低有关。有学者认为小肠癌具有种族差异。

【临床表现】小肠肿瘤症状不典型，体征无特异性，常与小肠其他疾病相混淆，早期诊断困难。慢性隐匿性失血、体质量下降及脐周疼痛是常见的预警信息，腹部包块、肠梗阻、腹痛、消化道出血多见。诊断方法包括腹部彩超、CT、消化道造影、术中肠镜和剖腹探查等。

小肠癌术前诊断率普遍偏低，文献报道21%～53%。小肠镜检查是诊断小肠癌的金标准，但由于存在肠道准备困难、检查费时、痛苦大、患者难以耐受等原因，尚未大规模开展。胶囊内镜痛苦较少，但可能导致漏诊。

十二指肠癌多发生于十二指肠乳头周围，乳头上、下发生率较低。早期起病隐匿，进展期因生长部位和生长方式而有不同的临床表现，可有腹痛、腹胀、黄疸、上消化道出血等。主要检查有纤维胃十二指肠镜、十二指肠低张造影、B超检查、腹部增强CT或MRI。有报道显示，术前十二指肠镜检查诊断正确率为84%，十二指肠低张造影诊断正确率为81.3%，腹部增强CT检查诊断正确率为48.2%，B超检查诊断正确率为30.4%。故而，检查首选内镜检查，其次是十二指肠气钡双重造影。但十二指肠走行呈C字形，内镜到达十二指肠水平段及升段有较高的技术要求。

【病理诊断】小肠癌的大体类型有息肉型、浸润溃疡型、缩窄型和弥漫型。病理类型以腺癌最多见，少数为黏液腺癌，偶可见类癌，鳞癌更为罕见。

【鉴别诊断】需要与小肠淋巴瘤（见第11章）、小肠间质瘤（见第14章第九节）、小肠克罗恩病相鉴别。克罗恩病是一种全胃肠道节段性壁层炎症性病变，病因不明，尚不能根治。患者可有腹痛、腹泻及肠梗阻等临床表现，肠镜可见肠壁溃疡、"卵石征"及肠腔狭窄。仅小肠累及患者，肠腔狭窄率显著高于小肠+结肠受累，且从症状出现到病灶发现的时间更长。

【治疗】小肠癌一旦确认，应争取根治切除，保证切缘无肿瘤细胞残留，同时要清除肠周和肠系膜根部的淋巴结。有研究认为，肿瘤两边肠管要切除10cm以上，必要时行术中快速病理检查，以保证达到根治的目的。术后或不能手术者，推荐以铂类或氟尿嘧啶为主的化疗方案。

【预后】小肠癌5年生存率为28%，有报道可达48%。有无淋巴结转移、肿瘤分期及切缘有无癌细胞残留等是预后主要影响因素，肿瘤分化程度可能是影响预后的独立因素。

（闫 敏）

三、林奇综合征

林奇综合征（Lynch syndrome）是一种常染

色体显性遗传性疾病，曾被称为遗传性非息肉病性结直肠癌（hereditary non-polyposis colorectal cancer，HNPCC），1913年由Warthin首次报道。由于HNPCC强调了此病患者易患结直肠癌而忽略了其肠外肿瘤的高发率，故于2010年停用HNPCC一词并将其命名为Lynch综合征，特指既有临床家族史表型又有错配修复（mismatch repair，MMR）基因种系突变的病例。而那些符合家系标准但未检测到MMR种系突变的病例则被命名为家族性结直肠癌X型（familial colorectal cancer type X，FCCTX）。

【发病率】全世界每年有近3万例新发Lynch综合征患者。美国的数据显示，2015年每440人中就有1例患有Lynch综合征。结直肠癌中2%～4%可能是Lynch综合征患者，且发病年龄较正常人群年轻10岁。Lynch综合征对癌症易感，患者一生中罹患结直肠癌的风险为30%～70%。肠外肿瘤中，子宫内膜癌的风险为30%～60%，且在68%的患者中为首发肿瘤，而普通女性人群中子宫内膜癌的发生率仅为3%。有1%～13%的Lynch综合征患者患有胃癌，在肠外肿瘤中发病率仅次于子宫内膜癌，且发病年龄较早并以肠型胃癌为多见，亚洲人群发生风险高于西方人群。Lynch综合征患者较普通人群高发的肿瘤还有泌尿系统肿瘤、小肠或卵巢肿瘤、胰腺及胆道肿瘤，发生风险分别为5%～12%、4%～12%、4%。我国尚缺乏这方面的权威研究数据。

【发病机制】本病的发生与MMR有关。*MMR*基因的主要功能是通过纠正DNA复制过程中产生的错配，以保持基因组的稳定性。MMR功能异常将导致表型突变和微卫星不稳定（microsatellite instability，MSI），从而促进癌症的发生。*MMR*基因或上皮细胞黏附分子（epithelial cell adhesion molecule，EPCAM）基因突变后导致*MMR*基因杂合性缺失，当体细胞中正常等位基因遭受"二次打击"、丧失MMR功能时，DNA复制错误不断累积，最终将导致癌变。

Lynch综合征患者由于MMR功能丧失，基因的突变率增加，完成突变积累所需的时间缩短。正常人由腺瘤发展至腺癌常需8～10年，而Lynch综合征患者仅需2～3年的时间。值得注意的是，

尽管MSI是Lynch综合征筛查中的关键标记物，但它的出现并不等同于Lynch综合征，因为约有15%的散发肿瘤中亦可见到MSI。

与Lynch综合征发生密切相关的*MMR*基因有*MLH1*、*MSH2*、*MSH6*及*PMS2*，MSI常见于以下两种情况：①*MLH1*基因启动子超甲基化导致基因沉默发生MSI，是散发性子宫内膜癌常见的一种表观遗传学改变；②*MLH1*、*PMS2*、*MSH2*和*MSH6*中的一个或多个发生胚系突变，导致MSI和Lynch综合征。85%～90%Lynch综合征家族检测到的是*MLH1*和*MSH2*突变，剩余10%～15%的家族存在*MSH6*的突变，少数存在*PMS2*的突变。

【临床表现】Lynch综合征分为两型。Ⅰ型：结直肠癌是唯一的恶性肿瘤；Ⅱ型：除结直肠癌外，还可发生Lynch综合征相关性的肠外恶性肿瘤，如子宫内膜癌、胃癌、胰腺癌、胆道癌、泌尿系统移行细胞癌、血液系统恶性肿瘤、皮肤癌和喉癌。中国人Lynch综合征临床病理特征与欧美人相似，具体表现为：①发病年龄较年轻，中位年龄约为44岁；②癌肿大多位于近端结肠；③多原发结直肠癌显著增多；④肠外恶性肿瘤的发病率较高；⑤低分化腺癌、黏液腺癌多见，且常伴有淋巴细胞浸润或淋巴样细胞聚集；⑥癌肿以膨胀性生长居多；⑦预后较散发性大肠癌要好。

【诊断】最准确可靠的诊断方法是进行*MMR*基因检测。美国胃肠病协会Lynch综合征临床管理指南建议：对于无结直肠癌个人史或其他任何癌症家族史但极有可能为Lynch综合征家族史的患者，建议先进行危险模型的预测分析，而不是直接进行种系基因的检测；对于结直肠癌患者，对肿瘤组织进行IHC或*MSI*的检测，以明确是否存在还未被发现的Lynch综合征患者；对于IHC提示*MLH1*缺失的结直肠癌患者，建议先进行*BRAF*突变或*MLH1*启动子超甲基化的进一步检测，然后考虑种系基因检测。NCCN推荐的诊断流程：凡70岁以上的结直肠癌患者或符合改良Bethesda标准（表7-1）中任何一条的家系均应进行MMR蛋白（MLH1，MSH2，MSH6，PMS2）和EPCAM的IHC，有条件可直接检测*MSI*。若MLH1/PMS2蛋白缺失或微卫星高度不稳定（microsatellite instability high，MSI-H），在

排除了*BRAF V600E*突变和*MLH1*启动子区甲基化后，应进行*MLH1/PMS2*基因种系突变检测；若MSH2、MSH6或EPCAM任一蛋白缺失，则直接进行相应基因的种系突变检测，*MLH1*、*MSH2*、*MSH6*、*PMS2*和*EPCAM*中任一基因种系突变阳性者方可诊断为Lynch综合征。种系突变检测应包括DNA测序和大片段重排分析。

表7-1　改良Bethesda标准

结肠直肠癌患者 < 50 岁
无论年龄，同时或异时性 Lynch 综合征相关多发肿瘤
肿瘤呈 MSI-H 表型（淋巴细胞浸润、克罗恩样反应、黏液 / 印戒细胞癌、髓样生长癌）且年龄 < 60 岁
至少有一个一级亲属患 Lynch 综合征相关肿瘤时 < 50 岁
两名以上一级、二级亲属患 Lynch 综合征相关肿瘤

【鉴别诊断】易与Lynch综合征混淆的疾病主要有家族性腺瘤性息肉病（familial adenomatous polyposis，FAP）、轻型家族性腺瘤性息肉病（attenuated familial adenomatous polyposis，AFAP）、MUTYH相关息肉病（MUTYH-associated polyposis，MAP）、FCCTX、遗传性弥漫性胃癌（hereditary diffuse gastric cancer，HDGC）、幼年型息肉综合征（juvenile polyposis syndrome）和家族性黏膜皮肤色素沉着胃肠道息肉病。

1.FAP　见后述。

2.AFAP　结直肠内腺瘤在20~100个，可以怀疑为AFAP，患结直肠癌的风险取决于息肉的类型及严重程度。与经典型家族性腺瘤性息肉病（classical familial adenoatous polyposis，CFAP）发生在青少年不同，AFAP患者往往在成年，部分患者通过内镜治疗即可得到控制，尽管有些人可能需要行结肠切除术。AFAP家族发生结肠外肿瘤和硬纤维瘤的概率较经典FAP低。

3.MAP　是一种常染色体隐性遗传性疾病，以结直肠多发息肉为特征。平均发病年龄在50岁，腺瘤在100个左右，治疗与FAP及AFAP相似。需要注意的是，约1/3携带双等位*MUTYH*基因突变的患者，在没有发生结直肠息肉的情况下亦有发生结直肠癌的可能。

4.FCCTX　是指符合阿姆斯特丹标准但无*MMR*突变的家族患者。这些家族罹患结直肠癌的危险增加，但临床表现、发生结肠外癌的危险均与一般人群相同。

5.HDGC　是一种常染色体显性遗传性疾病，且多在青年时期发病（平均发病年龄38~40岁）。约有40%的HDGC家族伴有抑癌基因*CDH1*的胚系突变。HDGC占胃癌的1%~3%，以弥漫性胃癌居多，平均发病年龄在38~40岁。诊断标准为：同一家系的一、二级亲属中有2个或者2个以上患者为弥漫型胃癌，且至少有一个发病时小于50岁；或无论发病年龄，同一家系一、二级亲属中有3个或3个以上患者为弥漫型胃癌。

6.幼年型息肉症　是一种罕见的由*SMAD4*或*BMPR1A*基因的种系突变引起的常染色体显性遗传综合征，特点是青少年胃肠道多发性息肉，他们一生中罹患消化道癌的风险为9%~50%。

7.家族性黏膜皮肤色素沉着胃肠道息肉病见前述。

【治疗】治疗方案取决于原发肿瘤的部位、是否同时存在其他部位的肿瘤、肿瘤发展的速度、患者的基础情况及患者的意愿。

1.手术　表现为结直肠癌的Lynch综合征患者，建议其接受结肠次全切除或全结肠切除、直肠切除回肠肛管吻合。在条件允许的情况下，尽可能多地切除结直肠，将会使结直肠癌再发的概率降至再低。

2.其他治疗　与一般人群的结直肠癌相同，Ⅱ期患者应行MMR或MSI检测，因为MSI-H的Ⅱ期患者预后较好，且不能从5-氟尿嘧啶辅助治疗获益。

【预后】Lynch综合征相关的结直肠癌及其他肿瘤的治疗效果好于同病理类型的散发肿瘤，但同时性和异时性多原发癌发生率均较高，若结肠切除不完全，10年、20年、30年内再发结肠癌的概率分别为16%、41%、62%。

【随访】患者应密切随访监测肠道及肠外恶性肿瘤：①从20~25岁开始，或比家族中最年轻结直肠癌患者发病年龄早5年开始，每1~2年行全结肠镜检查，若检查发现有息肉，应及早治疗；②女性从30~35岁开始每年行妇科检查，包括经阴道超声、子宫内膜活检或细胞学检查及CA125监测；③检测幽门螺杆菌并彻底清除。因

*MSH6*和*PMS2*突变携带者伴发胃癌的风险较低，胃癌筛查应针对*MLH1*、*MSH2*和*EPCAM*突变携带者；④从30～35岁开始每1～2年1次尿常规检查；⑤根据家族史对患者进行其他器官的监测。对于家系中未检测到突变的个体，应适当进行基因突变筛选检查，以最大限度地降低实验误差引起的假阴性。另外，建议从30岁开始每年做1次大便隐血，每5年做1次结肠镜检查。

（赵文英　袁倩倩）

四、家族性腺瘤性息肉病

FAP原名家族性结肠息肉病或家族性结肠腺瘤病，是一个了解较为清楚的常染色体显性遗传性疾病。后来发现，本病除结肠外，消化道其他部位也可能有多发息肉，消化道外也可能有肿瘤病变，因此改用现名。

FAP如果伴有多发骨瘤和软组织肿瘤等，称为Gardner综合征（见后述）。如果伴有除脑膜瘤和恶性淋巴瘤之外的中枢神经系统恶性肿瘤，则称为Turcot综合征或Crail综合征（见第22章第二十二节）。

【发病率】FAP在西方国家相对高发，2009年欧洲医疗局估计发病率为（3～10）/10万，没有性别差异。我国目前还无有关的统计数据，但综合个案报道及临床分析，发病年龄数月龄至80岁，大多在40岁左右。

与FAP相关的结直肠癌，约占所有大肠恶性肿瘤的1%。

【发病机制】FAP是公认的癌前病变，如不予以有效干预，绝大多数会发生癌变。其发病主要与*APC*和*MUTYH*两种基因变异有关，70%～95%患者有*APC*基因突变，部分患者为*MUTYH*双等位基因突变。

*APC*为抑癌基因，位于常染色体5q21-q22，其编码的蛋白质分子量为310kD，包括2843个氨基酸。这种蛋白在Wnt通路中起着关键作用，它能调节β-连环蛋白（catenin）降解，防止细胞过度增殖形成肿瘤。*APC*基因突变的类型主要是无义突变，可引起染色体不稳或MMR功能缺失，最终导致结直肠癌的发生。由*APC*基因突变引起的*FAP*虽为常染色体显性遗传，但10%～30%的患者并无家族史，可能与基因变异有关。一般认为，有无家族史不影响基因携带者向下一代遗传。

MUTYH（又称*MYH*或*hMYH*）基因位于1p34.3.1-p32.1，编码参与碱基切除修复的转葡糖基酶，此酶可修复DNA复制过程中腺嘌呤（A）的插入和防止鸟嘌呤-胞嘧啶（G-C）到胸腺嘧啶-腺嘌呤（T-A）的突变。*MUTYH*基因突变所导致的FAP属于常染色体隐性遗传，需要双等位基因变异才会发病。它们可能是AFAP，也可能是MAP。

【临床表现】FAP可能在检查中偶然发现。如果有症状，与散发性结直肠癌相同，少数患者以肠梗阻或肠套叠就诊。

FAP最典型的特征是全部或部分大肠中分布着成百上千的2～10mm的绒毛状或管状或混合性息肉，有蒂或无蒂，尤以乙状结肠和直肠最多见。这些息肉在新生儿阶段即已存在，至青少年时才会出现明显的息肉病变。若未经诊治，绝大多数人会在成年后发生癌变。恶变与息肉的大小呈正相关，息肉直径越大癌变风险越高。

根据结直肠息肉的数目和年龄，FAP分为CFAP和AFAP，前者还可再分为中间型和严重型。其临床特点见表7-2。

表7-2　经典型/轻型家族性腺瘤性息肉病临床特点

临床特点	经典型	轻型
突变基因	基本为 APC 基因	*MUTYH* 基因和（或）*APC* 基因
息肉数目	中间型 100 ～ 1000 枚，严重型＞1000 枚	＜ 100 枚
息肉病发病年龄	中间型，10 ～ 30 岁；严重型，＜ 20 岁	晚于 CFAP
大肠癌发病风险	80% ～ 100%	70%
大肠癌发病年龄	中间型，42 岁左右；严重型，34 岁左右	50 岁左右
肠外表现及硬纤维瘤	可能有	很少

FAP的息肉也常发生于胃、十二指肠、空肠及回肠，其发生率高达30%～90%。患者壶腹部肿瘤的发病风险明显高于普通人群，十二

指肠癌是导致FAP患者死亡的第二位原因。患者还可能有消化道外表现，除Gardner综合征和Turcot综合征外，尤以先天视网膜色素上皮细胞肥大（congenital hypertrophy of retinal pigment epithelium，CHRPE）为常见。并发甲状腺、肝脏、胆管等部位的肿瘤亦有报道。

CHRPE是一种眼底病变，表现为视网膜色素上皮增生，并伴有呈簇生长的黑素颗粒沉着的肥大细胞，患者一般没有明显临床症状，通常是在眼科检查时发现。在CFAP患者中，其发生率为60%～80%，可先于消化道的病变和症状出现，发现该病变对早期诊断FAP有重要帮助。

【诊断】有以下3种情况中的任何一种即可诊断为FAP：①结直肠内息肉数目＞100枚；②息肉数目20～100个，有家族史或CHRPE；③有家族史且携带有致病基因突变。诊断需要全面询问病史、直肠指检、内镜检查、眼底检查、病理检查和基因检测有助于确诊。

【鉴别诊断】FAP需要鉴别的疾病见林奇综合征。FAP可能合并有中枢神经系统恶性肿瘤，发现颅内占位时不能简单地认为系结直肠癌脑转移，应除外两种恶性肿瘤同时发生的可能性。

【治疗】主要包括手术切除和药物防治两个方面。

1.手术　应尽可能切除有息肉病变的结直肠，十二指肠等部位如果受累也要相应处理，如此才能阻止癌变发生。手术时机多选择在15～25岁，术式主要有：①结直肠全切除+回肠腹壁造口术，能完全避免息肉癌变的危险，但需要人工造口，患者生活质量较差，目前仅用于因其他原因而无法保留肛门的患者；②全结肠切除+回肠直肠吻合术，能保留肛门，但是术后息肉复发癌变的概率会增大；③结肠全切除+回肠贮袋肛管吻合术，是目前治疗FAP的主要术式，缺点是手术难度较大，术后可能发生储袋炎、吻合口瘘、吻合口狭窄、直肠肌鞘脓肿。手术方式各有利弊，其中腔镜手术对胃肠道干扰少，术后发生硬纤维瘤的风险较低，较多适用于AFAP、MAP患者。具体的选择仍应个体化，结合患者病情及其家属的意愿。

2.药物防治　COX-2在FAP的形成及癌变过程中起重要作用，COX-2抑制剂塞来昔布（400mg/d，口服）和舒林酸可用于FAP防治。但由于长期使用可能带来的副作用，在我国尚没有常规开展。阿司匹林600mg/d，持续2年，据报道能显著降低Lynch综合征的息肉及癌变发生率，但因为仅有1个临床研究，是否可扩展到FAP还无证据。

【预后】已经发生癌变和肠内腺瘤数量＞1000枚，诊治时年龄大及残留直肠过长（＞10～15cm）是腺瘤复发、癌变的高危因素。

【随访】FAP患者术后均需要随访，保留部分直肠黏膜的手术者腺瘤复发及癌变的风险高，术后应每6～12个月进行1次肠镜检查。如果整个结肠直肠都被切除，可1～3年1次内镜检查。如果发现大的扁平息肉伴绒毛样改变或高度不典型增生，则应增加到每6个月1次。

典型FAP家系中的个体应从10～15岁开始，每12个月做1次结肠镜并持续终身；而AFAP家系中的个体应从青少年后期开始，每2～3年做1次结肠镜并持续终身。发现结直肠息肉、或者年龄达到25～30岁，应考虑筛查肠外病变。

有上消化道息肉的FAP患者，NCCN推荐的内镜检查间隔依据上消化道息肉的Spigelman分级，见表7-3、表7-4。

表7-3　上消化道息肉的Spigelman分级

	1分	2分	3分
息肉数目（枚）	1～4	5～20	＞20
息肉大小（mm）	1～4	5～10	＞10
组织学分型	管状	绒毛管状	绒毛状
异型增生程度	低度	中度	高度

依据分值判定级别：0级为0分，Ⅰ级为1～4分，Ⅱ级为5～6分，Ⅲ级为7～8分，Ⅳ为级9～12分

表7-4　FAP患者依据Spigelman分级的内镜检查间隔时间

Spigelman 分级	内镜检查间隔时间
0级	每隔4年1次
Ⅰ级	每隔2～3年1次
Ⅱ级	每隔1～3年1次
Ⅲ级	每隔6～12个月1次
Ⅳ级	每3～6个月1次，必要时行完整的黏膜切除术或十二指肠切除术，如果涉及十二指肠乳头，则采用Whipple手术

韧带样型纤维瘤病/侵袭性纤维瘤病是FAP最为棘手的合并症，可与FAP同时出现，也可以是FAP手术的并发症（通常出现于术后的1～3年），其诊治见第14章第二节。

（赵文英　叶海主）

五、遗传性肠息肉综合征

Gardner综合征又称遗传性肠息肉综合征、魏纳-加德纳综合征，是FAP的一个亚型。本病除FAP外，还表现有骨瘤和软组织肿瘤，故又称为家族性多发性结肠息肉-骨瘤-软组织肿瘤综合征，1951年由Gardner首先报道。

【发病率】在美国，Gardner综合征的患病率为1/100万，发病率为1/8000，我国仅有零星病例报道。

【发病机制】与FAP类似，大多与APC基因相关，除了这些基因外，DNA甲基化缺失、12号染色体上的RAS基因突变、18号染色体上的结肠癌基因缺失及位于17号染色体上的TP53基因突变也被认为是Gardner综合征的可能原因。

【临床表现】多发性胃肠道腺瘤性息肉见前述。骨瘤基本上是良性病变，通常先于结直肠息肉病变，20～30岁的女性患者多见，青少年则很少出现。骨瘤多无痛性缓慢生长，可表现为皮质增厚或骨质增生，内生性的骨疣和外生性的骨疣都有可能，偶见有茎样巨大骨瘤。在部位上，骨瘤最多见于下颌骨，颅底的骨瘤比颅顶的发生率要高，四肢骨少见，有导致额面部畸形的报道。此外，本病还常有牙源性囊肿、牙源性肿瘤等牙齿方面的疾病。软组织肿瘤主要是多发性皮脂囊肿或皮样囊肿及纤维性肿瘤，也可出现平滑肌瘤和脂肪瘤等，多在儿童或少年时期出现，随年龄而增多、变大，到青年期以后慢慢稳定。肿瘤的性质亦与年龄和部位有关：①纤维瘤好发于20岁以内，多见于颈背部；②皮脂腺囊肿好发于20～40岁，颜面部和胸、背部多见；③脂肪瘤、脂肪纤维瘤、神经纤维瘤多见于40岁以上，胸、背部和四肢易见；④硬纤维瘤可发生在胸腹部、上下肢的肌腱和韧带，也可伴随消化道息肉发生在腹腔（见第14章第二节）；⑤上皮样囊肿好发于面部、躯干及四肢，往往在小儿期就已经发生并先于息肉出现，但一般不会毁坏容貌。有学者认为它是Gardner综合征的特征性表现，如出现有助于本病的早期诊断。

多发性胃肠道腺瘤性息肉-骨瘤-软组织肿瘤不一定同时出现，具备2个以上特征者就应考虑本病的存在，若3个特征均存在，基本可确认为Gardner综合征。

【诊断】认真的牙齿、颅骨的视诊和触诊可发现21%～24%的Gardner综合征有骨瘤和牙病，面部、四肢的全面体检不难发现体表的软组织肿瘤。放射学检查对发现骨瘤及牙齿异常十分重要。骨瘤的X线表现为圆形或椭圆形、基底增宽的不透光肿块，CT及MRI检查则可以明确显示病变的位置、数量及毗邻组织的情况。内镜、病理及基因检查见上述。

【鉴别诊断】需与本病鉴别的疾病主要是遗传性结直肠癌，见表7-5。

表7-5　遗传性结直肠癌的鉴别要点

	突变基因及遗传方式	主要表现
FAP	APC，常染色体显性遗传	大肠息肉100～1000枚以上，发病年龄轻，视网膜色素上皮细胞肥大
Turcot综合征	APC，常染色体显性遗传	FAP的亚型，脑肿瘤，皮肤牛奶咖啡斑、基底细胞癌
Gardner综合征	APC，常染色体显性遗传	FAP的亚型，骨瘤、软组织肿瘤，表皮样囊肿，硬纤维瘤
AFAP	MUTYH和（或）APC，前者常染色体隐性遗传	大肠息肉100枚以下，发病年龄较大，通常无肠外表现
MAP	MUTYH，常染色体隐性遗传	与AFAP相近
Lynch综合征	MMR，常染色体显性遗传	肿瘤多位于近端结肠，可能伴有子宫内膜癌等消化系外肿瘤，大肠息肉少见
FCCTX	无突变基因有家族特征	与Lynch综合征相近，但无MMR突变

【治疗】参见FAP。骨瘤、牙瘤患者有症状或影响外观时可予以相应处理，皮肤或其他部位的软组织瘤必要时手术切除。

【预后】除腹腔硬纤维瘤和多发性胃肠道息肉外，Gardner综合征的骨和软组织肿瘤通常不会明显影响患者健康。

【随访】其随访参照FAP。

（赵文英　叶海主）

六、肛门区癌

肛门区由肛管及肛周组成。肛管始于肛门直肠环，止于肛门即括约肌边界，长3～5cm。肛周包括肛门边缘半径5～6cm范围的皮肤。文献中的肛门癌（anal cancer）可能包括肛管癌（anal canal cancer）及肛周癌（perianal cancer，旧称肛缘癌），但两者的临床表现和治疗原则可能有较大不同。

【流行病学】肛门区癌属于少见肿瘤，好发年龄在60岁以上，发病率约为1/10万，在结直肠肿瘤中所占的比例不足2%。肛管癌的发生率约是肛周癌的3倍，女性多见。肛周癌多见于男性。

【发病机制】人乳头状瘤病毒（human papilloma virus，HPV）特别是高危类型的HPV-16、HPV-18感染（肛门-生殖器疣），肛瘘、痔、潜毛囊肿，免疫抑制特别是器官移植，肛交或性传播疾病史，宫颈、外阴、阴道癌病史，均与肛门区癌的发病有关。肛门区癌通常没有MSI/MMR方面的异常，但PD-L1高表达及肿瘤突变负荷的比例较高。

【临床表现】肛周癌或肛缘癌主要表现为派杰病（Paget's disease）、鲍温病（Bowen's disease），肛管癌、肛瘘癌的临床表现与低位直肠癌类似。

1.派杰病　属于乳房外湿疹样癌，也称肛周原位腺癌，ICD-O 8542/3。体检可见界限清楚的红斑，表面有糜烂、渗出及结痂，有时呈结节状，病程缓慢。可能有不同程度的瘙痒。

2.鲍温病　是一种原位皮肤鳞癌，也称高级别鳞状上皮内瘤变。表现为边界清晰的红褐色斑块，边缘不甚规则，表面可有少量鳞屑，很少发生转移。约50%病例与同时性或异时性结直肠恶性肿瘤相关。

3.肛周癌　常表现为肛门部位瘙痒不适，肛缘有肿块容易形成溃疡，伴稀淡混有血丝分泌物，溃疡底部有灰白色坏死组织，周边外翻及颗粒状结节很容易结痂出血，当侵犯到肛管或者括约肌时则有疼痛并影响排便。肛周癌分化较好并产生角蛋白，病变组织中可见到毛囊和汗腺等皮肤附属器，借此可与肛管鳞癌区别。

4.肛管癌　主要特征是肛门疼痛，初时肛门不适，后逐渐加重以致持续疼痛，便后更明显。其他表现有里急后重感。当肿瘤侵入肛括约肌时，可出现排便失禁。肛管癌分泌物刺激肛周皮肤，可导致肛门瘙痒。病期较晚者或有腹股沟淋巴结肿大。

5.肛瘘癌　发生于肛瘘管内，是肛管腺癌的一种特殊类型，多有以下特点：①肛瘘伴反复炎症，时间多在10年以上；②与肛瘘一致的硬结和疼痛；③肛瘘孔可有黏液分泌；④直肠与肛管未发现癌变；⑤隐窝或肛管内有瘘管开口。

6.肛门区癌淋巴结转移常与原发肿瘤大小及部位相关　①病灶直径：<2cm很少侵及淋巴结和肛门括约肌；>3cm可能有淋巴结转移；>4cm常有骨盆以外的播散。②部位：齿线上方肿瘤主要播散到直肠系膜和髂内淋巴结，齿线下方肿瘤主要播散到腹股沟浅部和髂外（腹股沟深部）淋巴结。肛门区癌初诊时发生远处转移者占10%～20%，最常转移的部位是肝脏和肺。

【诊断】除尿、粪及血常规、生化检查外，还需做以下检查。

1.直肠指检及妇科检查　直肠指检可触及息肉样、蕈状肿块伴肛管缩窄。肛门区癌可能与宫颈、外阴、阴道癌伴同存在，妇科检查不能忽略。

2.内镜　能观察到肛管和部分直肠黏膜的病变及其范围，并在直视条件下获取组织样本。由于肛管癌T分期中的依据是肿瘤的大小而非肿瘤的侵犯深度，肛镜检查和直肠指检构成肛管癌T分期的主要手段。肛镜检查创伤小，偶尔并发出血，但合并下消化道大出血、肛门狭窄、肛周脓肿或痔伴有血栓形成者应在症状控制后检查。如需排除直结肠病变，可考虑结肠镜检查。

3.CT或MRI 均可用于评估盆腔淋巴结和腹盆腔脏器有无转移，MRI更为敏感。肛门区癌易血行转移，胸部CT可用于分期检查。PET-CT不作为常规，但在盆腔及腹股沟淋巴结或其他部位病灶不能确定时可考虑。

4.活检及巴氏涂片细胞学检查 可用于原发病灶的确诊。肛门区癌不一定要手术治疗，如果腹股沟淋巴结肿大，穿刺活检确认其性质十分重要。巴氏涂片细胞学检查对肛周癌的诊断很有帮助。

5.HPV及人类免疫缺陷病毒（human immunodeficiency virus，HIV） HPV检查配合巴氏细胞学检查能提高鲍温病的诊断率。HIV阳性者，肛管癌的发生率是HIV阴性者的2倍。

6.病理分型及临床病理分期 肛管癌中鳞癌占80%（包括大细胞角化型、大细胞非角化型、基底细胞样癌），其余主要为腺癌（包括直肠型腺癌、肛腺癌、肛瘘癌、小细胞癌、未分化癌）。肛周癌包含鳞癌、疣状癌、基底细胞癌、鲍温病和派杰病等。2018年第4版肛门区癌TNM分期见表7-6。其中，T分期主要依据病灶大小（其他消化道癌是依据肿瘤侵犯深度），仅侵犯肛门周围皮肤、皮下组织及肛门括约肌不能划入T_4；N分期依据受累淋巴结距离原发灶的远近而非淋巴结个数，肛门区癌的区域淋巴结包括直肠系膜、腹股沟、髂外、髂内淋巴结，除此之外的淋巴结转移属于M_1。与第3版相比，区域淋巴结转移只有N_1并细分为N_{1a}、N_{1b}、N_{1c}，N_2和N_3被取消，但为何有这种变化没有说明。由于肛门区癌已很少采用手术，临床分期成为指导治疗的基础。临床分期原则和病理分期一致。

表7-6 肛门区癌TNM分期

分期	T	N	M	T、N、M 简明定义
0 期	Tis	N_0	M_0	Tis：高级别鳞状上皮内瘤变（原位癌，鲍温病）
Ⅰ期	T_1	N_0	M_0	T_1：肿瘤最大直径≤2cm
ⅡA 期	T_2	N_0	M_0	T_2：肿瘤最大直径>2cm，≤5cm
ⅡB 期	T_3	N_0	M_0	T_3：肿瘤的最大直径>5cm
ⅢA 期	T_1	N_1	M_0	T_4：肿瘤侵犯邻近器官，如阴道和（或）尿道和（或）膀胱
ⅢB 期	T_2	N_1	M_0	N_1：包括以下 N_{1a}、N_{1b} 和 N_{1c}
ⅢC 期	T_4	N_0	M_0	N_{1a}：腹股沟、直肠系膜、髂内淋巴结转移
	T_3	N_1	M_0	N_{1b}：髂外淋巴结转移
Ⅳ期	T_4	N_1	M_0	N_{1c}：髂外淋巴结转移伴随任何一个 N_{1a}
	任何 T	任何 N	M_1	M_1：存在远处转移

肛周癌以往参照皮肤癌分期，但由于其常累及肛管或伴有肛管的癌前病变，治疗原则和方法与肛管癌基本相同，现已采用肛门区癌分期。

【鉴别诊断】约1/4的肛门区癌患者合并存在肛瘘、湿疹、肛周脓肿、痔、直肠克罗恩病、血吸虫性肉芽肿等疾病，直肠淋病、肛管梅毒、肛门部软下疳、性病性淋巴肉芽肿等性病可累及肛周，它们之间的鉴别诊断应予重视。

肛门区癌有时不易与直肠癌、肛门恶性黑素瘤、骶前畸胎瘤、骶骨脊索瘤、骶骨巨细胞瘤等区别。由于肛门区癌与HPV感染相关，所以女性患者尚须妇检排除宫颈癌。肛周的疣状癌又称大湿疣状癌、布施克-洛温斯坦瘤，是鳞癌的一种罕见的变体，分化良好容易被误诊为尖锐湿疣等良性病变。

【治疗】治疗原则首先取决于病理类型和病期，其次是部位：①肛门鳞癌，T_1N_0、高分化、局部切除、切缘足够，术后观察。切缘不够，再次切除或局部放疗±化疗。T_1N_0、低分化，或者$T_{2～4}N_0$，或者N_1任何T，同步放化疗是主要治疗方式，单纯放疗在有明显化疗禁忌证的情况下采用，手术仅用于组织病理活检及在同步放化疗效果不佳的情况下的补救治疗。已有转移者，化疗±放疗。②肛管腺癌生物学行为更加接近直肠癌，其治疗模式和同期直肠癌相同。③肛周癌治疗原则和同期肛管鳞癌基本相同，但放疗通常只进行肿瘤区域的集中照射而不包括区域淋巴结，除非肿瘤浸润较深。④鲍温病及派杰病的治疗见第21章第九节。

1.放疗 同步放化疗、单纯放疗、调强适形放疗（intensity modulated radiation therapy，IMRT）等均可酌情考虑。

（1）同步放化疗：肛管鳞癌同步放化疗的疗效不比手术差，其优势在于保证疗效的同时保留了肛门，患者生活质量提高。同步放化疗的化疗方案多用5-氟尿嘧啶+丝裂霉素、5-氟尿嘧啶+顺铂。术后同步放化疗一般不作为常规，只有在手术切缘不净又无法再次手术时才推荐。仅肝转移、局部复发者可酌情姑息放化疗。

放疗一般采用6MV或更高能量的X线。$T_1 \sim T_2$期原发灶照射总剂量45Gy/25f，T_2肿瘤残存病灶、T_3（病灶大于5cm）、T_4或N_1，在照射45Gy后局部缩野再追加9～14Gy。局部照射总剂量为59Gy时再提高剂量不能提高生存率。照射野除原发病灶外，还应包括盆腔淋巴结、肛门、会阴部、双侧腹股沟淋巴结。放射野上界位于腰5或骶1水平，下界位于肛门和肿瘤周边2.5cm，两侧应包括腹股沟淋巴结。当照射17次（30.6Gy）时，应当改野将上界缩至骶髂关节下方继续照射剩下的8次（14.4Gy）。淋巴结受累者照射野包括阳性淋巴结及其周围2～2.5cm区域。会阴部追加剂量可采用两种方法：一种方法是患者取截石位用X线片或电子线转床直接推量，另一种方法是多野照射推量（如前后对穿+两侧野、后野+侧野等）。

（2）单纯放疗：对不愿接受化疗或不能耐受化疗或小病灶（T_1期）的肛门区癌患者可以单纯放疗。照射范围与同步放化疗照射野一致，照射剂量一般是54～60Gy。IMRT能够更好地保护肛管周围正常组织，其不足之处在于定位CT对肛管病灶大小评估有困难，原发病灶容易被低估或遗漏从而降低局控率。RTOG-0529比较IMRT与常规放疗在肛门区癌中消化道及泌尿系毒性反应，结果显示两者差异并无统计学意义。PET-CT在放疗计划制订中有一定的参考价值，对于腹股沟淋巴低代谢者，两侧腹股沟区给予预防性照射，剂量36Gy即可。腹股沟区淋巴结转移的患者在照射至36Gy后可用电子线补量。

肛门区癌患者5年生存率较高，放疗不良反应值得关注。放疗的迟发性不良反应包括放射性直肠炎和（或）阴道炎、性交困难和阳痿。股骨头是易危及器官，骨盆骨折在老年妇女中有较高的发病率，照射过程中应当注意保护。女性患者在放疗时使用阴道扩展器可预防阴道萎缩，放疗后不主张停止性生活。对于有生育要求的患者放疗前要给予说明，有条件可预先保存精子或卵子。

2.手术 传统的肛管癌根治手术通常采用腹会阴联合切除术（abdominoperineal resection，APR），加或不加腹股沟淋巴结清扫手术，总的术后局部复发率接近50%，5年生存率为50%～70%。预防性淋巴结清扫包括腹股沟区域、闭孔肌及下腹下淋巴结，仅让不到10%的患者获益，却易导致下肢水肿等并发症发生。因此，根治性手术在肛门区癌的应用指征为：①肛管腺癌。②同步放化疗失败及局部复发后的解救治疗。肿瘤放化疗后8～12周仍然没有反应可视为局部未控，此时APR可使78%的患者可获得R0切除，术后5年总存活率仍可达75%。影响解救手术预后的因素包括切缘阳性、初始淋巴结阳性、原发灶大于5cm、邻近器官受累。目前尚无证据支持切除转移灶能给患者带来生存获益，术前PET-CT可以避免不必要的手术。

3.化疗 同步放化疗后的辅助化疗并无生存获益，同样，诱导化疗的临床试验亦未得到阳性结果。单纯化疗主要用于发生远处转移的肛门区癌患者，化疗药物除5-氟尿嘧啶、丝裂霉素、顺铂外，卡铂、奥沙利铂、丝裂霉素+多柔比星+顺铂、紫杉醇+卡铂+5-氟尿嘧啶可作为二线化疗方案选择。

4.免疫治疗 肛门区癌有较高的PD-L1表达及肿瘤突变负荷，PD-1/PD-L1抑制剂用于晚期患者的客观反应率在20%～24%。常用的药物有：①纳武单抗（Nivolumab），240mg，或3mg/kg，静脉滴注，2周1次；或480mg，4周1次。②派姆单抗（Pembrolizumab）200mg，或2mg/kg，静脉滴注，3周1次。肛门区癌使用免疫检查点抑制剂，一般不检测MSI/MMR。

【预后】肛门区癌的5年生存率在20世纪80年代已达60%以上，但迄今无明显变化。同步放化疗可使绝大多数肛管鳞癌患者得到根治，但仍有10%~15%的患者会出现局部未控或复发，通常中位局部复发时间为16~18个月。影响预后的因素有：①TNM分期。根据2003—2006年美国国家癌症数据库的数据，各期的5年生存率如下：Ⅰ期，76.9%；Ⅱ期66.7%；ⅢA期57.7%；ⅢB期50.7%；Ⅳ期15.2%。②男性、年龄≥65岁、低收人群预后相对较差。③病理类型和部位。角化型和非角化型鳞癌有相似的自然病程和预后，5年生存率可达78%。肛管腺癌5年生存率明显差于肛周鳞癌。④肿瘤分化程度，高级别（低分化）肛门鳞状细胞癌或腺癌比低级别的预后要差。⑤初始治疗的效果。同步放化疗初始治疗无效的患者，即便解救手术达到R0切除，这部分患者预后也差。

【随访】根治性治疗后5年内每3~6个月1次直肠指检和腹股沟淋巴结触诊，头3年每6~12个月1次内镜检查，胸腹盆腔增强CT每年1次。

（徐玉良）

第三节　肝胆胰肿瘤

一、肝内胆管细胞癌

肝内胆管细胞癌（intrahepatic cholangio-carcinoma，ICC）是发生于肝实质内胆管上皮细胞的恶性肿瘤，起源于二级胆管及以上的末梢肝内小胆管。美国癌症联合会肿瘤分期手册从2010年第7版起将其与肝细胞癌分开，单独设置TNM分期。

【流行病学】ICC既往少见，近年来发病率逐年增加，目前已是仅次于肝细胞癌的第二大原发性肝脏恶性肿瘤，占原发性肝癌的10%~20%、胆管癌/胆囊癌的20%。ICC发病率在我国及东南亚国家较高，西方国家较低，上海地区为7.55/10万，泰国为80/10万，澳大利亚为0.35/10万，美国为0.7/10万。患者通常为成人，中位年龄为55~75岁。

【发病机制】ICC的病因尚不完全明确，可能的危险因素包括肝炎病毒感染、肝硬化、肝纤维囊性疾病、先天性胆总管囊肿、先天性肝内胆管扩张症、原发性硬化性胆管炎、胆管上皮内瘤变、肝内胆管结石、寄生虫感染和二氧化钍的职业暴露。

【临床表现】ICC早期无明显症状，通常是在体检或因其他原因接受全面检查时被偶然发现。少数患者会出现体重减轻、腹痛、周身不适等表现。晚期可出现恶病质、肝大、腹水。不同于肝外胆管癌，梗阻性黄疸在ICC少见，占10%~15%。极少数患者会出现高热和白细胞升高，ICC的常见转移部位有淋巴结、肺、胸腹膜。

ICC可与肝细胞癌混合存在但更加少见，其临床表现倾向于肝细胞癌，AFP多升高而CA19-9多呈阴性，但预后模式与ICC相似。

【诊断】病史、体检、生化、肿瘤标志物及影像学检查均为诊断所需要，确诊有赖于病理检查。

1.实验室及肿瘤标志物检查　外周血白细胞、肝肾功能、血清胆红素、碱性磷酸酶对确诊本病帮助不大，但对制订治疗方案有用。肿瘤标志物CA19-9对ICC有辅助诊断价值，无高胆红素血症患者，肝脏占位伴血清CA19-9＞200U/ml提示ICC且有较高侵袭性。除非合并肝细胞癌，ICC的AFP一般不高。

2.超声　多表现为均质、低回声或略强回声的局限占位性病变，乏血供，边界不规则增厚，周围血管被推挤。肿瘤邻近肝门者可有局部胆管扩张。

3.CT 平扫可见规则或不规则的实性结节，边界多清楚，内部可见树枝样低密度影，病灶周围可见不同程度的肝萎缩、邻近肝包膜可见凹陷症。周围胆管可有扩张并包绕病灶形成"胆管包绕征"。增强扫描动脉期可见病灶边缘轻中度强化，门脉期可见病灶边缘进一步强化，延迟期可见病灶内或周边扩张的胆管。

4.MRI 在T_1加权像表现为低信号，少数可见斑点状、片状高信号影，可能与肿瘤内出血或内含胆汁、黏液成分有关。T_2加权像表现为高信号，病灶中央因肿瘤纤维化或坏死可见低信号区域。ICC多为乏血供型，多期增强扫描显示病灶不均匀强化，但强化程度较正常肝实质明显减低，呈相对低信号。动脉期边缘轻中度强化，门静脉期及延迟期病灶实性成分信号渐进性增强，这种"慢进慢出"渐进性强化与肝细胞癌的"快进快出"有明显不同。磁共振胰胆管造影术（magnetic resonance cholangiopancreatography，MRCP）有助于评估肝内、肝外胆管及血管结构，明确肿瘤部位。

5.PET-CT 对ICC价值有限，但有助于发现其他部位的潜在病灶。

6.穿刺活检 直径1～2cm的结节可能有困难。活检为阴性的患者不能截然排除恶性肿瘤可能，应结合患者年龄、一般状况、有无肝炎肝硬化病史、诊治意愿等因素建议定期随访或手术治疗。高度疑为肝包虫病者，不宜穿刺活检，以免囊液外漏，继发感染。有明显出血倾向，患有严重心肺、脑、肾疾病和全身衰竭的患者亦不宜行该检查。

7.病理检查 依据大体形态，ICC分为肿块型、管周浸润型、混合型。肿块型较常见，表现为边界清楚的肿块，约占ICC的60%；管周浸润型通常沿着胆管的长轴生长，边界不清并可伴有远端胆管扩张，约占20%；另外20%兼有肿块型和管周浸润型的特征，即混合型。

ICC有专门的TNM分期，该分期也适用肝细胞肝癌/ICC混合癌和肝脏原发神经内分泌肿瘤，pTNM分期与cTNM分期标准一致（表7-7）。肝门部胆管癌和远端胆管癌另有TNM分期。

表7-7 肝内胆管细胞癌的TNM分期

分期	T	N	M	T、N、M概要
Ⅰ A	T_{1a}	N_0	M_0	T_{1a}：单发病灶无血管浸润，≤5cm
Ⅰ B	T_{1b}	N_0	M_0	T_{1b}：单发病灶无血管浸润，＞5cm
Ⅱ	T_2	N_0	M_0	T_2：单发病灶浸润血管；或多发病灶，伴或不伴血管浸润
Ⅲ A	T_3	N_0	M_0	T_3：穿透脏层腹膜，未侵及肝外结构
Ⅲ B	T_4	N_0	M_0	T_4：直接侵及局部肝外结构
Ⅳ B	任何T	N_1	M_0	N_1：有区域淋巴结转移
	任何T	任何N	M_1	M_1：有远处转移

【鉴别诊断】经常需要与ICC鉴别诊断的肿瘤有以下几种。

1.肝细胞癌 常有肝炎病毒感染或肝硬化病史，化验检查多表现为AFP明显升高。增强CT扫描可能呈现"快进快出"的供血特点。

2.肝内胆管黏液腺癌 以分泌大量胶冻样黏液为主要特征，有学者认为是ICC的一个亚型。临床表现无特异性，但较ICC更易出现发热、黄疸、肝功能损害。其生存时间长于ICC患者，可

能与因为有症状而易早期发现有关。

3.肝脏囊腺癌 起源于肝内胆管上皮细胞，临床表现多为右上腹不适和腹部包块，AFP不高，少数病例CA19-9可升高。CT常提示肝内囊壁厚薄不均的囊性肿块，囊壁上可见乳头状壁结节突向囊腔，增强后囊壁结节可有强化征象。肝脏囊腺癌恶性程度低，很少有局部浸润和远处器官转移，手术完全切除者预后好。

4.IgG$_4$相关硬化性胆管炎 多见于50～60岁

的中老年男性，多因"梗阻性黄疸"就诊，影像学表现为多处局灶性胆管狭窄，胆管壁显著增厚，外缘光滑，管腔变窄。日本IgG$_4$相关性疾病研究委员会提出的诊断标准为：①典型影像学表现；②血清IgG$_4$水平显著增高；③其他IgG$_4$相关疾病的存在；④组织病理见弥漫性或局限性IgG$_4$阳性浆细胞和淋巴细胞组织浸润、纤维化及闭塞性静脉炎。①+③、①+②+④、④可诊断本病，①+②可作为疑似诊断。糖皮质激素试验性治疗可使病情得到快速缓解。

5.肝脏腺瘤 其发生可能与口服避孕药有关，多为体检所偶然发现，AFP阴性，影像学与ICC及高分化的肝癌不易鉴别，此时^{99m}Tc核素扫描或有帮助。肝腺瘤能摄取核素，且延迟相表现为强阳性显像。肝脏腺瘤有出血倾向，肝脏穿刺活检应慎行。

6.肝脏局灶性结节性增生 患者多为女性，绝大多数患者无明显临床症状，肝功能及AFP等多在正常范围，CT平扫多为低密度或等密度占位，MRI在T$_1$加权像表现为等信号或稍低信号，在T$_2$加权像表现为等信号或稍高信号。超声造影的典型表现是动脉相造影剂由病灶中心向周围呈放射状增强，并迅速致整个病灶增强。门静脉相及实质相持续增强，呈"快进慢出"型增强表现。部分可见呈低回声的中心星状瘢痕。

7.肝血管瘤 影像学检查尤其是MRI多可提供结论性诊断。少数情况下，不典型血管瘤或瘤内梗死致纤维化、钙化，可与ICC相混淆。肝血管瘤易出血，穿刺活检需慎行。

8.肝炎性假瘤 是一种原因不明、罕见的良性增生病变，可发生于任何年龄，儿童多见，男性居多。确诊需要穿刺活检或手术。

9.肝错构瘤 多见于婴幼儿，一般无症状，肿瘤增大后可出现压迫症状，易与肝脏间叶源性恶性肿瘤混淆，确诊依赖肝脏穿刺活检或手术活检。肝错构瘤有恶变可能。

10.血管平滑肌脂肪瘤（angiomyolipoma，AML） 为间叶来源的良性肿瘤，病灶多为单发，常见于中青年女性，肿瘤直径0.3～6.0cm，肿瘤较大时容易出血。AML含成熟脂肪组织、平滑肌细胞和纤曲厚壁血管3种成分，CT表现取决于病灶内各成分的比例，增强扫描动脉期、门静脉期明显强化，脂肪含量少时，可能被周围强化掩盖。MRI对本病更为敏感。

11.孤立性坏死结节 本病罕见，发病年龄50～70岁，男性多于女性，一般无症状。病灶多位于肝右叶表面，可单发或多发，直径一般≤3cm。病因不清，可能为血管病变、感染或免疫反应等原因造成肝组织凝固性坏死，继而出现纤维包裹所致。坏死结节可为类圆形、哑铃形及不规则形等。病变边缘较清楚，位于肝被膜下时，可略突出肝脏轮廓。坏死结节在MRI的T$_2$WI序列表现相对特异，较易获得明确诊断，而CT表现可不典型，需与转移瘤相鉴别。

12.纤维板层型肝细胞癌 在我国较少见，多见于儿童及青少年。患者一般无肝炎及肝硬化病史，血清HBV、AFP、CA19-9多为阴性。肿瘤常为单个，瘤体通常较大，有完整的包膜，且钙化较常见（30%～40%）。CT平扫为低密度肿块影，可见病灶内的条索状结构及坏死区，边缘清晰，可有分叶，瘤灶中心可见瘢痕及斑点状钙化。MRI在T$_1$加权像上多呈低信号，T$_2$加权像上多为高信号。本病分化程度好，肿瘤生长缓慢，但淋巴结转移较肝细胞癌明显多见。切除后生存期长，平均32～68个月。

13.原发性肝透明细胞癌 临床表现与肝细胞癌相似，CT平扫时密度明显低于正常肝组织及肝细胞癌，类似海绵状血管瘤。其病理形态与原发于肾上腺、肾脏和卵巢的透明细胞癌相似，易引起误诊。

14.肝脏鳞状细胞癌和肝脏腺鳞癌 原发性极少见，绝大多数为转移癌，影像学与ICC极难鉴别。肝鳞状细胞癌和肝腺鳞癌预后很差，即使手术切除，术后生存时间多不超过1年。

15.原发性肝肉瘤 占肝脏原发性恶性肿瘤的1%～2%，多见于男性，平均发病年龄47岁，一般无肝炎肝硬化背景，肿瘤多巨大。本病极其少见但种类繁多，包括血管肉瘤、平滑肌肉瘤、横纹肌肉瘤、上皮样血管内皮瘤、脂肪肉瘤、纤维肉瘤未分化肉瘤、癌肉瘤、恶性纤维组织细胞瘤等。本质上属于上皮性肿瘤的肉瘤样癌、肝母细胞瘤及良性的淋巴管瘤、平滑肌瘤，亦可能要与原发性肝脏肉瘤及ICC相鉴别。

16.原发性肝脏恶性淋巴瘤　约占肝脏恶性肿瘤的0.1%，占结外淋巴瘤的0.4%。发病年龄多在50岁左右，男性多见，临床表现不一。实验室检查LDH常升高，AFP、CEA、CA19-9阴性。影像学CT平扫表现为肝内低密度占位性病灶，增强扫描动脉期和门脉期病灶强化不明显或轻度强化，易被误诊为肝脏慢性炎症或血管瘤。文献报道生存时间最短3个月，最长123.6个月，可手术切除者预后较好。

17.肝脏类癌　多由消化道类癌转移而来，原发肝脏类癌极为少见。该病在影像学上与其他肝脏肿瘤不易鉴别，诊断多依靠病理及IHC。

18.肝神经内分泌肿瘤　见第19章第七节。

19.肝转移癌　典型的转移癌在CT上表现为"牛眼征"，即肿物周边有晕环，中央缺乏血供而呈低回声或低密度。ICC或肝转移癌影像学表现相同而病理相反者临床并不少见，诊断时有必要保持谨慎态度。肝外原发性肿瘤是重要的诊断线索，但在原发肿瘤治疗后已无病生存多年，要警惕新发肿瘤肝转移的可能。

【治疗】ICC的治疗应根据肿瘤大小、位置、分期、有无转移、年龄以及包括肝功能在内的健康状况、治疗后并发症发生的风险和患者的意愿来决定最佳治疗方案。

1.手术　可手术者以规则性肝叶、肝段切除为首选，要求做到切缘无肿瘤侵犯。是否要进行常规区域淋巴结清扫，多病灶的ICC是否适合手术，目前仍存争议。术后复发者，如果肿瘤能获得切除，且肝功能及全身情况能耐受手术时，考虑再次手术切除肿瘤。

2.化疗　ICC对化疗不敏感，但有认为吉西他滨或替吉奥辅助化疗可延长患者术后生存时间，可用于淋巴结转移、周围神经血管侵犯、切缘阳性的患者。个案报道新辅助化疗可使ICC明显退缩。

3.放疗　ICC患者，特别是切缘阳性或区域淋巴结转移的患者术后可行辅助性放疗。有研究结果显示：对于不可切除的晚期ICC，在化疗基础上加入放疗，可明显改善患者生存。

4.射频消融　有报道显示对于直径较小

（3～5cm）的肿瘤和不能手术根治性切除者，射频消融有较好效果。

5.免疫治疗及分子靶向治疗　不能手术切除的晚期或转移性ICC，免疫检查点抑制剂的客观缓解率在20%左右，血管生成抑制剂如仑伐替尼、阿帕替尼等在少数患者可能获益。

【预后】ICC早期诊断困难，总体预后较差。区域和局部复发很常见，最常见的转移部位是肝内，其次为腹膜后或肝门淋巴结、肺、骨。影响预后的因素有：①肿瘤能否完全切除，能完全切除者5年生存率20%～40%，治愈率10%～20%，复发率约50%。②肿瘤穿透脏层腹膜和肝外直接浸润是独立风险因素。③淋巴结转移，有转移者5年生存率为0～30%，可靠的TNM分期需清扫淋巴结≥6枚。④肿瘤有卫星灶，5年生存率仅14%～20%。⑤门静脉侵犯，3年生存率为0。⑥术前CA19-9＞200 U/ml者预后差。⑦非肿瘤肝实质的纤维化或肝硬化预后不良，因胆管结石导致的ICC预后差于因HBV感染导致的ICC。⑧肿瘤大小、大体分型（肿块型、肿块+管周浸润型、管周浸润型）的预后意义尚有争议，最新的TNM分期仅以肿瘤是否大于5cm作为ⅠA或ⅠB的分期依据。

【随访】血清胆红素、肝功能、血常规、肿瘤标志物（CEA、CA19-9、AFP）、影像学检查，头2年每3～6个月1次，然后每6～12个月1次。怀疑病情有进展者可酌情随时检查。

（刘　铭）

二、意外胆囊癌

术前拟诊为胆囊结石、胆囊炎等良性疾病行胆囊切除术，术中或术后偶然发现的胆囊癌称为意外胆囊癌（unexpected gallbladder carcinoma，UGC），又称偶发性胆囊癌。1961年Marcial-Rojas首先报道本病。

【流行病学】胆囊癌好发于女性，女性和男性的比例为（2.6～3）：1甚至更高。发病与年龄呈正相关，年龄越大发病率越高，20岁以下的几无发生。UGC占胆囊癌的比例，文献报道中的差异极大，0.3%～30%的都有，显然与作者的工作单位及临床经验有关。引起UGC的原因有临床表现不典型、术中未细致观察胆囊形态、未剖检胆囊标本、对可能导致误诊的情况如黄色肉芽肿性胆囊炎（xanthogranulomatous cholecystitis，XGC）未做快速冷冻病理检查。

【诊断】和绝大多数肿瘤不同的是，UGC已经诊断明确，不存在临床表现的识别问题，但肿瘤的病理类型、病期、患者的健康状况和预期生存，对后续治疗方案十分重要。

胆囊恶性肿瘤的病理类型大多为腺癌，腺鳞癌、鳞癌、小细胞癌、未分化癌十分少见，神经内分泌肿瘤及间叶组织来源肿瘤偶可见到。

病期是胆囊腺癌后续治疗的主要参考因素，胆囊癌的TNM分期见表7-8。

表7-8　胆囊癌TNM分期

分期	T	N	M	T、N、M 简明定义
I	T_1	N_0	M_0	T_1：肿瘤侵犯固有层或肌层
II	T_2	N_0	M_0	T_{1a}：肿瘤侵犯固有层 T_{1b}：肿瘤侵犯肌层
III A	T_3	N_0	M_0	T_2：肿瘤侵犯肌层周围结缔组织，不超过浆膜或累及肝脏
III B	$T_{1\sim3}$	N_1	M_0	T_3：肿瘤穿至浆膜（脏层腹膜）和（或）直接侵犯肝脏和（或）一个邻近器官或结构，如胃、十二指肠、结肠、胰腺、网膜或肝外胆管
IV A	T_4	$N_{0\sim1}$	M_0	T_4：肿瘤侵犯门静脉主干或肝动脉或侵犯两或多个肝外器官或结构
IV B	任何 T	N_2	M_0	N_1：胆囊管、胆管、肝动脉和（或）门静脉淋巴结转移 N_2：主动脉旁、腔静脉旁、肠系膜上动脉和（或）腹腔动脉淋巴结转移
	任何 T	任何 N	M_1	M_1：有远处转移

由于UGC的原因，病理能确定T分期，但对区域淋巴结和远处转移有困难。因此，再手术前仍要进行全面评估。影像学判定淋巴结转移的依据是：最短径>5mm，融合分叶或毛刺状，强化和淋巴结内部坏死。超声对肝门区、胰头周围及腹膜后的淋巴结显示较好，但对肠系膜根部淋巴结显示不理想，总体上不如CT及MRI。评估胆囊内肿块及显示胆管受侵，MRI是首选检查。PET-CT有助于发现潜在转移性病变。影像学有疑似转移但病变无法经皮穿刺活检，应考虑分期腹腔镜检查。

CEA和CA19-9检测应作为术后基线检查的一部分予以考虑。

【鉴别诊断】在少数情况下，UGC有可能要与XGC相鉴别。XGC是一种特殊类型的慢性胆囊炎症，可形成类似恶性肿瘤的局部浸润特点，表现为胆囊轮廓不清、变形，胆囊腔缩窄、穿孔，甚至瘘管形成，影像学、术中和病理上都容易误诊为胆囊癌。

【治疗】UGC的治疗原则与一般胆囊腺癌相同，腺鳞癌、鳞癌或可参照执行。小细胞癌、未分化癌预后更为恶劣，治疗应该参照不能再次手

术的胆囊癌。神经内分泌肿瘤及间叶组织来源肿瘤的后续处理见第19章、第14章。

UGC切缘阴性的原位癌及T_{1a}期，单纯胆囊切除术已能达到根治目的，术后定期随访即可。疾病范围和可切除性尚未明确，不应再行手术治疗。高于T_{1b}的各期局限性胆囊癌，需在完善检查的基础上，于初次手术后1个月内择期补行根治性切除术，然后依据再分期决定后续治疗方案。无法切除的局部晚期或远处转移患者，可酌情选择姑息性化疗±放疗±免疫治疗。

1.手术　术式取决于肿瘤分期。腹腔镜手术适合T_{1b}期，T_2期及以上以开腹手术为宜。T_{1b}、T_2或T_3淋巴结阴性的胆囊癌，有相当比例存在肝脏和胆总管内病变，应行开放性手术。如果胆囊癌同时侵犯肝外其他脏器，还要联合脏器切除。淋巴结阳性即III B期胆囊癌更加强调区域淋巴结清扫，但手术价值尚有争议，因有意见认为区域淋巴结阴性者才有可能通过再手术获益。IV A期可以考虑肝胰十二指肠切除术。非远处转移的IV B期胆囊癌，再手术的5年存活率低至3%，手术并发症的发生率高达34%～70%，因此不建议手术。术中发现的胆囊癌如肿瘤可切除，应将切除

的胆囊及可疑淋巴结的冷冻切片检查，酌情选择术式。

2.化疗　在胆囊癌的治疗中作用有限。NCCN指南建议，除切缘阴性的T_{1a}期胆管癌外，术后均可考虑5-氟尿嘧啶或吉西他滨为基础的联合化疗或5-氟尿嘧啶同步化放疗，姑息性化疗方案可参照辅助化疗。除吉西他滨、5-氟尿嘧啶单药有效率可以达到11%以上外，其他药物如顺铂、多柔比星、奥沙利铂、多西他赛、紫杉醇等单药有效率均较低。

3.放疗　有关胆道肿瘤术前放疗的研究并未显示放疗可明显提高手术切除率或改善总生存期，因此临床上较少应用。术中放疗也多处于研究阶段，且受条件所限，目前并未广泛开展。多数研究表明，切缘阳性（R1切除）或肉眼残留病变（R2切除）或区域淋巴结阳性，术后辅助放疗或放化疗可延长生存期，5年生存率可达到31%。不能手术或有局部压迫症状的可考虑姑息性放化疗。由于缺乏大规模研究，胆道肿瘤放疗的靶区勾画、剂量分割尚缺乏统一的标准，但多数辅助放疗研究中设计的靶区包含瘤床区和区域淋巴结引流区，剂量（45～50.4）Gy/（25～28）f，IMRT的肿瘤靶区剂量可适当提高。姑息性放疗靶区主要针对可见病灶，剂量可提高至60Gy。放疗常见的急性期反应主要为Ⅰ～Ⅱ级消化道反应，经对症处理后多能控制。

4.免疫治疗　派姆单抗等免疫治疗对复发转移的胆囊癌有一定效果，有MSI-H/dMMR或PD-L高表达的肿瘤，效果可能更好。

【预后】病期是最重要的预后因素，胆囊癌总体预后差，但主要发生在UGC的0期和Ⅰ期的预后相对较好，5年生存率分别为60%、39%。Ⅱ、Ⅲ、Ⅳ期的5年生存率分别为15%、5%和1%。UGC之前的术式对预后影响不大，无论初次手术为腹腔镜手术、腹腔镜转开腹或开腹手术，均不影响可切除UGC患者的生存率。第1次手术前即有黄疸者提示预后不良。

【随访】随访间隔、持续时间和随访内容同样取决于肿瘤分期，对于0期和Ⅰ期患者，手术后2年内每6个月复查1次，筛查内容包括CEA、CA19-9、CA125、AFP等肿瘤标志物及酌情安排

超声、CT、MRI等影像学检查。其他期别的患者，随访间隔需相应提高。

（刘　铭）

三、胰腺囊性肿瘤

胰腺囊性肿瘤（pancreatic cystic neoplasms，PCNs）源于胰腺的上皮和（或）间质组织，是一类以囊性或囊实性占位为主要表现包括近30种胰腺疾病的统称。由于有些胰腺占位并非肿瘤性病变，称为胰腺囊性疾病（pancreatic cystic lesions，PCLs）更为严谨，但文献中最常使用的还是PCNs。PCNs的异质性明显，它可能是不典型增生、良性肿瘤、癌前病变或恶性肿瘤，因此有不同的诊断及治疗策略。在肿瘤临床，与其他的胰腺肿瘤相鉴别，准确识别不需要手术的良性病变，及时切除有可能恶变或已是恶性的肿瘤，对于PCNs十分重要。

【流行病学】PCNs占所有胰腺肿瘤的10%～15%，其中胰腺假性囊肿（pancreatic pseudocysts，PPs）约占75%，其余为PCNs。本病以中老年女性多见，年龄超过70岁的可高达25%。由于影像学技术进步、人中老龄化和体检的普及，偶然发现的PCNs在逐渐增多。有报道成人腹部CT检查约3%存在PCNs，MRI检查约有20%。

按照组织来源和占位病变的性质，PCNs可分为上皮和非上皮性肿瘤、肿瘤和非肿瘤性疾病。它们还可再分为黏液性与浆液性肿瘤，两者之间的区别主要在于后者的组织中没有卵巢样间质。最常见的上皮源性肿瘤有导管内乳头状黏液性肿瘤（intraductal papillary mucinous neoplasm，IPMN），根据其病变类型可再分为主胰管型IPMN（main duct intraductal papillary mucinous neoplasm，MD-IPMN）、分支胰管型IPMN（branch duct intraductal papillary mucinous neoplasm，BD-IPMN）和混合型IPMN（mixed type intraductal papillary mucinous neoplasm，MT-IPMN），其次是黏液性囊性肿瘤（mucinous cystic neoplasm，MCN）、浆液性囊性肿瘤

（serous cystic neoplasm，SCN）和实性假乳头状瘤（solid pseudopapillary neoplasm，SPN）。这5个肿瘤占PCNs的90%以上。其中，IPMN占51%～57%，SCN占13%～31%，MCN占8%～18%，SPN占4%～5%，囊性神经内分泌肿瘤占4%～7%，如此大的差异可能与地域及经验有关。不同类型的PCNs在预后和癌变率方面有明显差异，IPMN和MCN最具癌变倾向，SCN一般不会恶变。

PCNs还包括胰腺实体肿瘤囊性变，如胰腺神经内分泌肿瘤（pancreatic neuroendocrine neoplasms，PNEN）囊性变（胰腺囊性神经内分泌肿瘤）和胰腺癌囊性变。

非肿瘤性疾病主要是各种胰腺囊肿，见表7-9。

表7-9　胰腺囊性疾病分类

组织来源	代表性疾病
上皮源性，肿瘤性	导管内黏液性乳头状肿瘤，黏液性囊腺瘤，浆液性囊腺瘤，实性假乳头状肿瘤，腺泡细胞囊性肿瘤，囊性错构瘤，囊性畸胎瘤（上皮样囊肿），囊性腺细胞癌，浆液性囊腺癌，囊性神经内分泌肿瘤（G1，G2），囊性导管腺癌，囊性胰母细胞瘤，囊性转移性上皮细胞肿瘤
上皮源性，非肿瘤性	淋巴上皮囊肿，黏液性非肿瘤性囊肿，肠源性囊肿，先天性囊肿，壶腹旁十二指肠壁囊肿，子宫内膜异位性囊肿，先天性囊肿
非上皮源性	肿瘤性疾病：良性（淋巴管瘤等），恶性（肉瘤等） 非肿瘤性疾病：假性囊肿，寄生虫性囊肿（棘球蚴囊肿等）

【临床表现】PCNs有共同的临床表现：生长缓慢，早期无明显症状，许多是在体检或因其他原因就诊时被偶然发现（表7-10）。随着肿瘤逐渐增大，邻近器官受压或肿瘤囊内压力增高，会出现上腹部隐痛不适或腹部包块，此时往往已失去手术机会。IPMN尚有反复发作的难以解释的胰腺炎，伴有胰管扩张，可表现脂肪泻、糖尿病和体质量下降等胰腺内外分泌功能不全的症状。

表7-10　主要胰腺囊性疾病的临床表现

	MD-IPMN	BD-IPMN	MCN	SPN	SCN
年龄	＞50岁	＞50岁	40～50岁	＜35岁	＞60岁
性别	男性多于女性	无性别差异	几乎为女性	男性≤10%	女性多见
好发部位	头部＞体/尾部	头部＞体/尾部	体部或尾部	体部或尾部	胰腺全部
影像特征	主胰管弥漫性或是节段性扩张，低信号壁结节	单囊或多囊，一个或多个分支胰管扩张，与主胰管相通	单房或多房，囊壁较厚，病灶均匀强化明显。不与胰管相通，无全程或远端胰管扩张。偶有外周钙化	囊实性占位，钙化常见，不与胰管交通。分散的钙化提示良性。肿瘤≥6cm、位于胰尾提示恶性	多蜂窝微囊，囊壁较薄，无壁结节，不与胰管交通。增强扫描囊壁及分隔可强化，中间可见星状瘢痕
囊液特征	黏稠，富含黏蛋白	黏稠，富含黏蛋白	黏稠，富含黏蛋白	血性	清亮液体
CEA	＞200ng/ml	＞200ng/ml	＞200ng/ml	未知	＜5ng/ml
细胞学	柱状上皮细胞，黏蛋白，不同程度的不典型增生	柱状上皮细胞，黏蛋白，不同程度的不典型增生	柱状上皮细胞，不同程度不典型增生	分支乳头状凸起，伴黏液样基质	无细胞，淀粉样变
基因突变	*KRAS*	*KRAS*、*GNAS*	*KRAS*、*GNAS*	*CTNNB1*	*VHL*
恶变倾向	高	低到中	中	中到高	低

注：MD-IPMN.主胰管型导管内乳头状黏液性肿瘤；BD-IPMN.分支胰管型导管内乳头状黏液性肿瘤；MCN.黏液性囊性肿瘤；SCN.浆液性囊性肿瘤；SPN.实性假乳头状肿瘤

【诊断】包括血、尿、大便常规和肿瘤标志物在内的实验室检查有助于了解身体的一般状况和肿瘤性质，影像学检查重在关注肿瘤的生长部位、单发或多发、病变大小、胰管直径、病变是否与胰管相通、有无壁结节、有无钙化等。提示恶变的征象有：病变>3cm，主胰管扩张直径>8mm，胆总管扩张，囊内结节，有实性成分，不规则增厚的囊壁，相关的淋巴结增大。确诊仍有赖于病理学检查。

1.血清肿瘤标志物　CEA、CA19-9等对诊断有一定帮助，但特异性和敏感性均不够，50%以上的PCNs患者检查阴性，黏液性囊腺癌晚期患者可能明显增高。

2.囊液肿瘤标志物　CEA由黏液上皮分泌，能较为可靠地鉴别黏液性及非黏液性PCNs，>192ng/ml提示黏液性PCNs，<5ng/ml提示非黏液性PCNs，但其高低不能确定PCNs的良恶性。

3.囊液淀粉酶　主要反映PCNs是否与胰管交通，PPs通常>250 U/L，约75%的IPMN≥5000U/L，SCN及MCN<250 U/L。IPMN如囊液淀粉酶水平较低，应警惕恶性病变快速生长阻塞胰管的可能。

4.超声　可探查囊壁乳头状增生、囊内分隔、囊内容物，较准确地鉴别占位的囊实性，但确定直径>10cm占位病灶的来源常有困难。肠腔内气体也有可能干扰检查的准确性。

5.超声内镜检查（endoscopic ultrasonography，EUS）　可避免腹壁、胃肠道气体对影像的干扰，近距离显示PCNs囊壁的局部解剖层次及细节，明确囊肿与主胰管之间是否相通，引导细针穿刺（fine-needle aspiration，FNA）获取囊壁和囊液标本，帮助术式选择。一般，MCN的典型表现是囊肿被分隔成数个大的囊泡；SCN是许多分隔较薄的蜂窝状或海绵状小囊肿，主胰管不扩张；IPMN可见十二指肠乳头"鱼口样"表现，吸引后流出胶冻样黏液，胰管壁增厚。

6.经内镜逆胰胆管造影（endoscopic retrograde cholangiopancreatography，ERCP）　可清晰地显示胰管及其充盈缺损，辨别囊性病变是否与胰腺导管交通，并可收集胰液行细胞学及生物化学诊断。造影剂过敏者不能使用ERCP，随着高分辨率MRCP的发展，目前已不推荐ERCP作为首选诊断方法。

7.CT　推荐高分辨率平扫+增强CT扫描。平扫下多显示为边界清晰的分叶状或多囊状肿物，囊腔直径1~2cm。增强扫描可区别囊内血凝块机化、囊内坏死物。对于不典型病例，特别是伴有钙化的病变，CT检查具有较高的敏感性，而囊壁钙化是囊性肿瘤恶变的重要线索。

8.MRI　对于钙化的显示不如CT，但是MRI对软组织分辨率更高，可更好显示病变与胰管的关系，识别囊内出血，对囊灶分布和大小、囊壁结节、间隔及实性部分的不同时期的变化，均较CT更准确。MRI无电离辐射，是监测PCNs的首选方式。

9.MRCP　可以清晰地显示囊肿交通及胰管内是否有充盈缺损，有则提示恶变的可能。

10.FNA　可获囊液及细胞成分用于黏度、糖原、CEA、淀粉酶及细胞病理检查，CT或MRI无法明确诊断的患者，可考虑本检查。

11.超声内镜引导下细针穿刺　同超声、CT或MRI引导下的经皮穿刺相比，超声内镜引导下细针穿刺（endoscopic ultrasonography-guided fine needle aspiration，EUS-FNA）经胃壁或十二指肠壁穿刺抽吸胰管内物质或胰腺囊肿，可提高成功率，减少急性胰腺炎等并发症的发生。但囿于标本量难以保证，细胞成分少，其他消化道分泌物污染标本的可能，较小的囊性病变穿刺可能不成功，存在感染、胰瘘、出血等风险，无症状、低度恶性潜能的PCNs是否要常规行EUS-FNA仍存在争议。美国胃肠病学会推荐，囊肿直径>3cm，存在实性成分，主胰管扩张者可考虑EUS-FNA。2018年欧洲PCNs研究组指南建议，囊肿直径≥15mm即可使用FNA。

12.病理　PCLs的诊断标准仍存在较大争议，基本的意见是：①IPMN组织学特点为细胞内和细胞间均富含黏液，分为导管内乳头状黏液性瘤、交界性或低度恶性乳头状黏液性肿瘤和恶性导管内乳头状黏液癌。组织学上IPMN有4种亚型：胃型（70%）、肠型（20%）、胰胆管型（<10%）和嗜酸细胞型（<5%），胃型预后最好，胰胆管型预后最差。②MCN：囊肿通常为单发，外面有一层厚的纤维层，上皮细胞成分类似于卵巢基质细胞（卵巢样间质）是其重要特征，囊肿内衬细胞为可产生黏蛋白导管类细胞，

通常表现为乳头状凸起，冷冻切片可能被误诊为PPs。根据上皮细胞增生、异型及核分裂的程度分为黏液性囊腺瘤、黏液性交界性囊腺瘤和黏液性囊腺癌。③浆液性囊腺瘤，由能产生浆液的导管上皮细胞组成。④SCN，由均匀一致的立方或扁平上皮细胞构成，较易与其他类型PCNs相鉴别。

【鉴别诊断】最常需要鉴别的有以下几种。

1.胰腺假性囊肿　多有胰腺炎病史，系胰腺或胰周炎性液体被纤维和肉芽组织包裹局限形成。影像学表现为边界清楚的薄壁或均匀厚壁的囊性肿块，可伴胰腺炎的继发表现，如胰周脂肪密度增高等。CT可见囊内液性密度，部分有分隔及钙化，合并感染时，囊壁呈明显增厚强化。MRI为形态不规则长T_1、长T_2信号，增强扫描纤维壁强化而囊液不强化。当假性囊肿内并发出血时，MRI为高信号或不均匀信号。囊肿与胰管相通，除本病和IPMN外，PCNs其他几种类型与胰管均无交通，但肿瘤大压迫胰管并形成瘘时可导致与胰管相通的假象。病理检查囊肿无实性成分，没有上皮细胞。

2.胰腺神经内分泌肿瘤伴囊变　同样起病隐袭，进展缓慢，5年的总体生存率在87%～100%，恶变率约20%。PNEN如果没有异位激素分泌相关表现又伴有囊变，临床诊断十分困难。奥曲肽功能显像对本病诊断价值有限，确诊需依靠组织病理检查。

3.腹膜后及胰腺其他肿瘤　较大的胰腺占位病灶，需要与腹膜后及胰腺本身的其他肿瘤相鉴别，见表7-11。

表7-11　腹膜后及胰腺其他肿瘤的鉴别

组织来源	良性	交界性或恶性
软组织来源	脂肪瘤，平滑肌瘤，纤维瘤，血管瘤，淋巴管囊肿，淋巴上皮囊肿，囊性淋巴管瘤	脂肪肉瘤，横纹肌肉瘤，血管肉瘤，平滑肌肉瘤，软骨肉瘤，纤维肉瘤，滑膜肉瘤，间质瘤，恶性纤维组织细胞瘤，淋巴管瘤
神经组织来源	神经纤维瘤，神经鞘膜瘤，神经鞘瘤，节细胞神经瘤，神经节细胞瘤，副神经节瘤，异位嗜铬细胞瘤	恶性神经纤维瘤，恶性神经鞘瘤，恶性副神经节瘤，神经母细胞瘤，神经纤维肉瘤
生殖细胞来源	卵黄囊瘤，良性畸胎瘤，中肾管囊肿	精原细胞瘤，胚胎性癌，绒毛膜癌，恶性畸胎瘤
消化道、网膜来源	慢性胰腺炎，胰岛细胞瘤，自身免疫性胰腺炎，网膜/肠系膜囊肿，网膜/肠系膜淋巴结炎	胰腺导管腺癌，胰腺腺泡细胞癌，胰母细胞瘤，胰腺囊腺癌，壶腹癌，十二指肠癌，VHL综合征相关的浆液性囊腺瘤
其他	腹腔淋巴结结核，腹膜后纤维化	淋巴瘤，卡斯尔曼病，神经内分泌癌，转移癌，错构瘤

【治疗】PCNs的治疗原则有观察、手术或射频消融治疗，如有恶变或本身即为恶性肿瘤，可酌情考虑化疗、姑息放疗。

观察：PCNs良性居多，手术有一定的并发症发生率和病死率。如果囊肿为非实质性、胰管无扩张且直径不超过15mm，可以每6个月随访一次，内容包括体检、CEA、CA19-9、MRI或EUS检查。1年后病灶稳定者，每2年随访1次，共5年。囊肿直径≥15mm者，1年之后每年1次，共5年。随访过程中如囊肿出现实性成分、胰管进行性扩大和（或）囊肿直径≥3cm时，应EUS-FNA或手术。有夹杂症而健康状况不佳，特别是在老年人或预期生存期有限者，尤其适合于这种策略。

手术：包括PCNs在内的胰腺肿瘤，只要有指征即可考虑手术，因为组织病理学之外的各种检查，常不能明确占位病灶的性质或病理类型。手术原则是完整切除病变，切缘距肿瘤≥1cm，适当清扫局部淋巴结，尽可能保留胰腺实质及剩余胰腺的重建或引流。术式包括保留胰腺的切除术、局部胰腺切除术及全胰腺切除术。PCNs术后并发症和病死率分别为20%～40%和1%～3%。主要并发症包括胰瘘/胰漏、胆漏、出血、感染（肺炎、切口感染等）、胃排空延迟、肠梗阻、胰腺脓肿或假性囊肿形成、胰腺内分泌及外分泌功能不足等。腹腔镜手术有可能减少传统手术的并发症。

不同类型的PCNs有各自的手术指征和随访规则，欧洲胰腺囊性肿瘤研究组及2019年世界胃肠病学会PCLs诊治指南的建议如下。

1. MD-IPMN、MT-IPMN　恶性度高，癌变率为60%左右。有下列表现中的1个或多个为绝对适应证：细胞学阳性或呈高级别不典型增生，主胰管扩张（≥10mm），肿瘤含有实性成分，肿瘤壁结节强化（≥5mm），与肿瘤相关的黄疸。相对适应证包括：肿瘤增长速度≥2mm/年，血清CA19-9升高（＞37 U/ml），主胰管扩张（直径5~9.9mm），囊肿直径≥40mm，新发糖尿病，由于IPMN导致急性胰腺炎，强化壁结节（＜5mm）。囊肿＞3cm、囊壁增强、主胰管5~9mm，不强化的附壁结节、主胰管管径中断伴远端胰腺萎缩和淋巴结肿大，需进行FNA或EUS-FNA判断肿瘤性质。

2. BD-IPMN　恶性度较低，癌变率为25.5%。手术指征包括：①病变＞3cm，或肿瘤生长速度≥2cm/年；②有壁结节；③主胰管扩张扩张＞10mm，或5~9mm合并其他危险因素；④胰液细胞学检查可疑或呈阳性结果；⑤囊肿引起症状。肿瘤直径≤3cm者可随访观察，对囊腔直径＞2cm的较年轻患者（＜65岁）手术与否尚存在争议，但鉴于其不断累积的恶变风险，推荐手术治疗。

非浸润性IPMN的5年生存率为70%，浸润性IPMN的5年生存率为40%。MD-IPMN恶变率高达57%~92%，恶变潜能与胰管扩张程度相关。MT-IPMN恶变率同MD-IPMN相似，BD-IPMN恶变潜能明显降低。所有IPMN手术后都要终身随访，随访原则与前述只做观察处理者相同。如果出现症状、体征、影像学或细胞学阳性结果，则酌情缩短随访时间。

3. MCN　绝对适应证，有下列情况之一：肿瘤直径≥40mm，有临床症状，具有高危因素如壁结节、实性成分或囊壁蛋壳样钙化，囊液细胞学检查证明或提示恶性可能。非浸润性MCN完全切除后通常可治愈，无须随访。浸润性MCN预后较差，术后5年生存率约50%，随访与前述只做观察处理者相同。

4. SCN　97%为浆液性囊腺瘤，浆液性囊腺癌仅占3%。前者预后良好，若能术前确诊，可定期监测和随访到肿瘤＞6cm，或对邻近器官（胆管、胃、十二指肠、门静脉）造成压迫症状时才考虑手术，但一般不需要清扫胰周淋巴结，手术完全切除病变后可获治愈，术后无须常规随访。＜6cm的肿瘤若出现以下情况亦需手术：①相关症状（如腹痛、肿块压迫、黄疸、呕吐等）；②肿瘤位于胰头部；③无法完全排除恶变；④出现侵袭性表现如肿瘤侵犯周围组织（血管、胰周淋巴结等）。浆液性囊腺癌需及时手术，术后仍可长期生存。

5. SPN　为交界性肿瘤，有一定的恶性倾向，10%~14.4%为恶性，所有SPN均需手术切除，因极少发生淋巴结转移，故不必常规清扫胰周淋巴结，胰体尾部肿瘤亦可保留脾脏。本病预后较好，即使肿瘤有血管或神经侵犯，完整切除者即被认为是治愈。出现浸润、远处转移或复发，仍可争取积极手术治疗。

SPN完全切除后5年生存率＞95%，复发率低（0~14%），仅对有下述复发高危因素者进行随访：①非根治性切除；②肿瘤直径较大；③年轻男性患者，男性患者更易有神经侵犯和局部浸润性生长，预后差于女性；④术中发生肿瘤破裂；⑤周围神经或血管浸润、周围胰腺实质浸润。多形性细胞核、坏死、有丝分裂活性增加。

6. PNEN囊性变　肿瘤＞2cm应予手术，≤2cm且无恶性生物学行为表现者可密切随访。

（1）内镜消融术：适用于直径小于3~4cm，单发病灶（有学者认为囊肿可以＞2cm、囊内小腔≤6个），不与主胰管相通，不能或无法耐受手术者。消融剂可以是无水酒精和（或）化疗药物，治疗有效率为33%~79%，不良反应发生率为12%。内镜消融后疗效持续时间及是否能减轻癌变风险尚不确定，影响消融效果的因素包括囊壁厚度、囊内分隔及存在壁结节等。

（2）化疗及放疗：辅助化疗及姑息性化疗可用于恶性PCNs。最常使用的化疗药物是5-氟尿嘧啶及吉西他滨，用法与胰腺癌的治疗相同。新辅助治疗的研究证据很不充分。

不能手术切除的巨大肿瘤并且有明显压迫症

状者，可考虑姑息放疗。

（宁　洁）

四、胰腺实性假乳头状瘤

胰腺实性假乳头状瘤（solid pseudopapillary tumor of the pancreas，SPTP）是一种较为罕见的低度恶性胰腺肿瘤，最早由Frantz在1959年报道，文献中曾被称为胰腺实性和乳头状上皮瘤、乳头状囊状瘤、实性和囊性乳头状上皮瘤及Frantz肿瘤，WHO消化系统肿瘤分类1996版正式将其命名为SPTP，2000版将其进一步分为交界性SPN和实性假乳头状癌，2010版将其一并归入低度恶性肿瘤（ICD-O编码8452/3）。

【流行病学】SPTP占所有胰腺肿瘤2%～3%，占胰腺外分泌肿瘤0.9%～2.7%。本病好发于40岁以下年轻女性（18～35岁，平均23.9岁），儿童占20%～25%，老年女性和男性均极少见。由于认识的深入和诊断技术的进步，近年发病率有增加趋势。

【发病机制】SPTP的起源尚未阐明，鉴于肿瘤往往同时表达间叶、上皮及内分泌标记，故认为本病源于胰腺的多潜能干细胞。由于女性高发，推测也与胚胎发生过程中胰腺原基连接的生殖嵴细胞有关。分子遗传学方面，几乎所有的SPTP都具有特征性的CTNNB1突变，而胰腺导管腺癌常见的突变如KRAS、TP53、CNKN2A和SMAD4突变则很少见。CTNNB1基因编码Wnt信号通路中的β-连环蛋白，使Wnt/β-连环蛋白通路激活，导致Notch、Hedgehog及雄激素受体通路信号上调。

【临床表现】患者可能没有特别不适而在体检或其他原因就诊时被发现。中上腹隐痛是最常见的症状，肿瘤发展到一定阶段可出现呕吐、发热、体重减轻和黄疸等非特异性症状。腹部包块是本病的基本体征，但不易被触诊发现。

初诊时肿块最大直径从0.5cm到34.5cm不等，平均约9.3cm。由于健康体检的普及，首诊时的肿块直径已大为缩小，有报道平均为4.8cm。儿童SPTP好发于胰头部，成人以胰腺体

尾部多见。≤3cm的肿瘤多无症状，以高龄患者多见。>3cm的更多位于胰腺体尾部。约15%病例可出现肝、肺和皮肤等远处转移或邻近组织直接浸润，其中肝是最常见的转移部位。

超声、CT及MRI等检查能提供初步的诊断线索。典型的影像学为胰腺部位边界清楚的肿块，其内可伴有不同程度的出血、囊性变及钙化。MRI对肿瘤内出血，囊变或囊膜的观察优于超声及CT，T_1WI呈混杂高信号，T_2WI呈混杂低信号。胰管和胆管较少扩张。DSA可见肿瘤血管稀少或缺乏血管，有助于将肿块与其他受累及邻近结构区分开来。X线钡剂检查可能显示肿瘤占位所致的胃壁变形、十二指肠环扩大和十二指肠管腔变窄。

血清肿瘤标志物如CEA、CA19-9、CA125、CA50等基本在正常范围。

腹膜、卵巢等胰腺外组织的SPN亦有报道但极为罕见，可能与大网膜或结肠系膜上的胰腺组织异位相关。

【诊断】结合肿瘤部位、年龄、性别及影像学和实验室检查，典型病例可以在手术前即做出诊断或考虑到该肿瘤的可能性。

EUS-FNA可提供确诊依据，但可能因标本过少影响诊断。SPTP病灶多位于胰腺体尾部，且术前穿刺可能会导致肿瘤种植，故具备手术条件的患者并不推荐术前穿刺活检。

大体病理可见肿块呈圆形或椭圆形，平均直径8～10cm，包膜完整、边界清楚，实性或囊实性。镜下肿瘤细胞呈实性片状和假乳头状排列，异型性低，细胞核分裂象少见，Vimentin（间叶标志物）强阳性表达，Syn及CD56（神经内分泌标志物）多阳性，但CgA、上皮膜抗原和细胞角蛋白多为阴性表达。β-catenin绝大多数在细胞核和（或）细胞质中强表达。虽然SPTP好发于绝经前女性，但ER受体罕见阳性。PR受体几乎全部阳性，而不论患者性别。

【鉴别诊断】SPTP常需要与下列肿瘤相鉴别。

1.胰腺囊性神经内分泌肿瘤　病变多位于胰腺体尾部，影像学及临床表现与SPTP极为相似，且两者有可能同时存在。如果没有异位激素

分泌相关表现肿瘤又有囊性变，鉴别诊断困难。奥曲肽功能显像对本病诊断价值有限，确诊需依靠组织病理学及IHC标记：神经内分泌肿瘤很少见到假乳头状结构，血管间质丰富，表达Syn和CgA，β-catenin膜阳性；而SPTP的Syn和CgA阴性或小灶阳性，β-catenin核阳性。本病进展缓慢，5年总体生存率在87%～100%，恶变率约为20%。

2.胰腺IPMN 是胰腺导管上皮的乳头状增生伴不同程度的黏液分泌，引起主胰管和（或）分支胰管进行性扩张。本病主要发生于男性，诊断时中位年龄为60岁，50%发生于胰头部。反复发作的难以解释的胰腺炎，或症状类似于慢性胰腺炎但并无胰腺炎发病的高危因素，应考虑本病。IPMN有可能恶变，恶变风险与部位、异型增生的程度和上皮细胞组织学分化程度相关。

3.胰腺MCN 好发于40～50岁女性，恶性程度比SPTP高。肿瘤由柱状黏液上皮细胞及卵巢样基质构成，无特征性的假乳头状结构。

4.胰腺腺泡细胞癌 是一种罕见的胰腺上皮恶性肿瘤，多发生于中老年男性。发生部位多位于胰体尾部。当腺泡细胞癌体积较大出现坏死囊变时，易与SPTP混淆。组织学见成簇状分布的腺泡细胞，伴有颗粒状细胞质及丰富的腺泡状结构是诊断的关键。本病呈高度侵袭性，预后差。

5.胰母细胞瘤 是一种罕见的胰腺上皮细胞恶性肿瘤，好发于10岁以下男童，故也称为儿童型胰腺癌。最常见于胰头部。临床症状无特异性，多以腹部肿块为首发表现。AFP对于诊断很有价值。影像学上可见分叶状、边界清晰的囊实性混杂肿块，伴坏死，其腔隔增强是典型影像学表现。组织学可见由纤维基质包绕的上皮细胞，具有明显的腺管样结构而缺乏假乳头状区域，可见特征性的由梭形细胞巢构成的鳞状小体。治疗以手术切除为主，化疗敏感度高，通常预后不佳，5年生存率<50%。

【治疗】手术切除是首选治疗，术式依据肿瘤部位及有无侵袭性表现而定，包括根治性胰十二指肠切除术、胰体尾部切除术、肿物局部切除术、胰腺中段切除术、瘤体部分切除术。有条件的可行腹腔镜手术及机器人手术。SPTP淋巴结转移的发生率不到1%，无须常规行淋巴结清扫。有非典型细胞特征、增殖指数高、广泛性坏死或肿瘤>5cm的SPTP，可考虑淋巴结探查。局部浸润、复发或有限的转移（腹膜或肝脏）并不是手术禁忌证，这与胰腺癌的治疗原则有很大不同。

无法行手术治疗的复发或转移性疾病，可酌情考虑放疗及化疗。有学者认为SPTP对放疗敏感。SPTP患者可长期带瘤生存，放化疗需权衡治疗获益及对患者生活质量的影响。

对于PR（+）患者采用三苯氧胺等内分泌治疗治疗，仅限于个案报道。

【预后】SPTP为低度恶性肿瘤，大多呈良性病程，肿瘤切除后5年生存率为95%～97%，局部浸润及远处转移的概率为10%～20%。影响预后的因素有：①年龄和性别。儿童SPTP复发和转移相对少见，即使发生复发或转移，再次手术仍可能有良好的预后。40岁以上患者肿瘤一旦发生转移，则预后很差。②肿瘤部位。发生在胰头部位者总体生存期比其他部位要短。③肿瘤因素。周围器官浸润、肿瘤体积较大（直径>5cm）、肿瘤破裂、手术切除不彻底、核高度异型、高核分裂象、高的Ki-67增殖指数、伴有包膜浸润、微淋巴管浸润、血管或神经侵犯、周围组织浸润、初诊即有远处转移等，对预后均可能有不利影响，但有学者认为肿瘤大小与其恶性潜能关系不大。④肿瘤细胞核-浆比率增高、坏死及核分裂活性升高，提示有发生低分化癌的可能。

【随访】对于具有潜在恶变表现的肿瘤患者，术后需要密切随访，复发患者需要积极治疗。

SPTP多是育龄女性，有可能在妊娠期间发现本病，可通过超声或非增强MRI谨慎观察，等分娩后或与分娩同时手术。已经手术根除者，可以妊娠。

（宁 洁）

第四节 腹膜肿瘤

一、腹膜假黏液瘤

腹膜假黏液瘤（pseudomyxoma peritonei, PMP）又称假性黏液性腹水或假性腹水，是一种少见的以分泌黏液的细胞在腹膜和（或）网膜种植并产生大量胶冻样黏液为特征的疾病。由于这种胶冻状物质的化学成分与普通黏液不同，故称之为"假"黏液瘤，1884年Werth首次报道。本病临床呈惰性过程，但生物学行为相当恶性。

【发病率】估计年发病率为1/100万或剖腹手术的2/10 000，40~60岁者多见，男女发病概率相近。有学者报道女性发病率数倍于男性，可能是某些卵巢肿瘤误为卵巢PMP所致。

【发病机制】PMP分泌的黏液和其中的细胞随着腹腔内液体正常流动，通过淋巴管和淋巴聚集腔隙在腹腔内再分布，集聚在右半膈下、右肝后腔隙、大网膜、屈氏韧带、骨盆、结肠旁沟，肠管的腹膜面一般不受侵犯，这是PMP的特殊现象。广泛的PMP导致缓慢但无节制的黏液聚集并黏着于腹膜壁层、大网膜及肠壁的浆膜面，腹膜的结缔组织被其包裹进而形成大小不等的囊泡并融合成片块状或饼状，最终导致严重的粘连性肠梗阻。

PMP绝大多数来源于阑尾黏液性肿瘤破裂，囊内黏液性物质及上皮可溢入腹腔，导致肿瘤腹膜种植。卵巢作为原发部位非常罕见，且只起源于成熟性囊性畸胎瘤或高分化肠型黏液腺癌。此外，尚有继发于胃、结直肠、胰腺、胆囊、胆管、脐尿管肿瘤的个案报道。

PMP发病机制的研究多建立在阑尾黏液性肿瘤之上。低级别PMP多见*KRAS*、*GNAS*基因突变，高级别PMP多见*APC*、*TP53*、*SMAD4*、*BRAF*基因突变，说明后者并非从低级别进展而来。Ki-67和p53蛋白表达与肿瘤的发生发展、分化程度、转移、预后等环节密切相关。

【临床表现】PMP起病隐匿，病程可迁延数月或数年，有时可长达10年。临床表现以腹围增加为最常见，腹壁触诊多为揉面团感，少有触痛和压痛。病情较晚的患者腹部可扪及数厘米到10cm大小不等的肿块，质韧、边界不清、活动度小。移动性浊音因腹水量而有不同。由于症状缺乏特异性，部分病例以阑尾炎或卵巢肿瘤进行剖腹探查时被意外发现。

患者的全身情况在初诊时大多良好，与腹部体征不相称。本病极少发生远处转移，也较少侵犯邻近器官，但最终会死于肠功能丧失引起的恶病质。

【诊断】PMP临床表现不典型且缺乏特异的检查方法，术前确诊困难。

1.肿瘤标志物 血清CEA、CA125、CA19-9多有不同程度的升高，但缺乏特异性，如果没有细胞病理学和（或）组织病理学的依据，诊断并不是很有把握。它们的主要价值在于治疗后的动态变化有助于判断疗效和早期识别复发。

2.影像学 有较为特异的征象但同样没有确诊价值。①超声：可见无回声区肿瘤、腹水点状回声、肝脾边缘扇贝样压迹。②CT：可见腹盆腔胶冻样改变（类似污浊样腹膜或网膜饼改变），菲薄或略厚的多发性囊性包块，尤以膈下、网膜及肠系膜分布明显。病灶CT值近似水或略高，且分布不均匀，增强扫描呈轻度延迟强化；肝脾边缘有"扇贝样"压迹，系肿瘤沉积造成的肝包膜凹陷所致，也是PMP区别于浆液性腹水的要点所在；网膜和肠系膜增厚；钙化多见。③MRI：除上述征象外，可更好地显示软组织成分如肠壁与肿瘤的界线、积液中的纤维分隔。DWI表现为明显高信号影，提示胶冻状物质及腹膜病变扩散受限，较CT图像更加清晰直观。④PET-CT：对本病价值有限。

3.腹腔积液/细胞学检查 胶样腹水是诊断PMP的重要线索，如出现应疑及本病。由于腹水黏稠，常有积液貌似很多但粗针也难抽出的情况。若能抽出积液，细胞学阳性率并不高，实验室检查可见纤维蛋白和红细胞，黏蛋白定性试验

（Rivalta试验）阳性。即使细胞学阳性，需排除其他引起腹水的肿瘤才能做出本病的诊断。

4.组织病理诊断 大体检查可见腹膜及腹腔脏器表面广泛的囊泡，镜下可见数量不等的黏液黏附在腹膜表面和大网膜上，黏液中含炎细胞和间皮细胞，有时可见机化毛细血管和成纤维细胞，但通常缺乏肿瘤性上皮细胞。IHC或可协助鉴别原发肿瘤来源。CDX-2、CK-20及MUC-2阳性表达，CK-7阴性表达，提示肿瘤原发于阑尾。卵巢癌则相反，CK-7几乎100%阳性表达。Ki-67、p53、MMR基因相关蛋白等对指导治疗有一定意义。

【肿瘤分级】主要有WHO标准和国际腹膜表面肿瘤组改良特尔斐规程（Peritoneal Surface Oncology Group International Modified Delphi Process，特尔斐为希腊古都，以下简称PSOGI）。

WHO2010年第4版消化系统肿瘤分类根据黏液上皮分化程度将PMP分为：①低级别。肿瘤细胞为单层，有时有乳头状凸起（乳头簇）。核小而规则，轻度异型增生。黏液内细胞稀少或缺如，核分裂罕见。②高级别。肿瘤细胞呈条带状、小岛状或筛状结构。细胞数量多，重度异型增生，至少为局灶性。黏液内可见印戒细胞，核分裂常见，可有病理性核分裂。

PSOGI标准改良自Ronnett等1997年的建议，将PMP分为：①播散性腹膜腺瘤黏液增生症（disseminated peritoneal adenomucinosis，DPAM）；②腹膜黏液癌病（peritoneal mucinous carcinomatosis，PMCA）；③伴印戒细胞的黏液性腹膜癌变（peritoneal mucinous carcinomatosis with signet ring cells，PMCA-S），更贴近临床应用，见表7-12。在Ronnett的建议中，还有交界性/不能分类亚型（intermediated/discordant subtype，PMCA-I），其5年生存率37.6%。

表7-12 腹膜假黏液瘤的PSOGI标准

病变	病理特点、临床特征及预后
DPAM	低级别，高分化，肿瘤惰性生长，呈"推挤"状侵犯周围组织。细胞成分很少，细胞呈带状、腺体状结构或小团状，细胞异型性低或无，偶见有丝分裂。腹膜外转移少见，5年生存率60%～90%，10年生存率约50%
PMCA	高级别，向周围器官浸润性生长。细胞成分较多，筛状生长；细胞高度异型，大量有丝分裂。可有腹膜外转移，5年生存率30%～60%，10年生存率20%～30%
PMCA-S	高级别，任一病灶发现印戒细胞成分。瘤细胞充满黏液、胞质丰富，核被挤压于胞质一侧。可有腹膜外转移，5年生存率10%～40%，10年生存率10%～20%

【分期】PMP没有独立的TNM分期，但与阑尾黏液性肿瘤（appendiceal mucinous neoplasm，AMN）有密切联系。AMN的组织学特征与PMP十分相似：具有推挤性边界、黏液性上皮增殖、细胞外黏液，包括低级别AMN（low grade apendiceal mucinous neoplasm，LAMN，ICD-O编码8480/1）和高级别AMN（high grade appendiceal mucinous neoplasm，HAMN，ICD-O编码8480/2）。PMP单独出现曾被视为AMN的M1a，ⅣA期。但AJCC肿瘤分期2018年第8版认为，PMP是一种临床综合征而非病理诊断名词，因此将其从阑尾肿瘤的M1a定义中去除，代之以肿瘤分化程度（表7-13）。

表7-13 阑尾肿瘤Ⅳ期的定义

期别	TNM 分级	转移及分化程度的定义
ⅣA期	任何 T，任何 N，M_{1a}	M_{1a}：腹膜内无细胞黏液，腹膜播散性黏液中未见明确肿瘤细胞
	任何 T，任何 N，M_{1b}，G_1	M_{1b}：仅腹膜内转移，包括腹膜黏液中见肿瘤细胞
ⅣB期	任何 T，任何 N，M_{1b}，$G_{2\sim3}$，G_X	M_{1c}：腹膜外转移
ⅣC期	任何 T，任何 N，M_{1c}，任何 G	G：G_1 高分化；G_2 中分化；G_3 低分化、未分化

【鉴别诊断】首先需要排除所有表现为腹水和占位的病变（见后述），其次是在女性患者中

区分肿瘤来自阑尾抑或卵巢，但实际工作中这几乎无可能。因为PMP经常累及卵巢，病理组织形态或者辅助检查均难以在卵巢或阑尾肿瘤之间做出抉择。局限性腹膜腺黏蛋白沉积症（peritoneal adenomucinosis）实际也是PMP的类型之一，表现为只有黏液，内无上皮细胞，复发风险很低。但其前提是黏液性病变局限在右下象限，如果超出右半腹1/4即被视为M_{1a}，Ⅳ期。所以指明黏液是否局限于来源器官附近还是远离它十分重要。

【治疗】肿瘤减灭术（cytoreductive surgery，CRS）±腹腔热灌注化疗（hyperthermic intraperitoneal chemotherapy，HIPEC）可作为PMP的标准治疗，推荐的化疗药物有丝裂霉素C、紫杉醇、顺铂等。不能手术的PMP几乎无有效治疗，对症和支持治疗或为最佳选择。有报道全腹盆腔姑息放疗（DT：33Gy/22f）可使肠梗阻缓解长达24个月。

【预后】PMP在初始阶段进展缓慢，患者健康状况相对良好，发展到晚期阶段则无治愈可能。有报道155例患者中位总生存72.8个月，1年、3年、5年存活率分别为95.0%、77.2%和54.8%。影响预后的因素有：①手术的彻底性；②肿瘤级别，见表7-12。性别、年龄、淋巴结转移、脉管瘤栓、神经侵犯、细胞密度、Ki-67阳性指数、p53、MMR蛋白缺失等也是影响预后的因素。

【随访】术后腹盆腔影像学及肿瘤标志物检查，然后每年1次，共10年。若出现复发，可选治疗包括再次CRS±HIPEC，或观察等待至有明显症状。

（李　娜）

二、腹膜恶性间皮瘤

腹膜间皮瘤在病理上有良性的腺瘤样瘤（adenomatoid tumour）、多囊性间皮瘤（multicystic mesothelioma）和恶性腹膜间皮瘤（malignant peritoneal mesothelioma，MPM），它们均起源于腹膜间皮细胞。和胸膜间皮瘤相似，MPM也分为弥漫型和局限型。

【发病率】发病率为（1～2）/100万，占所有间皮瘤患者的7%～10%。美国报道每年有新发病例800人，男女发病率相当，多发生于40岁以上，偶见高龄和儿童患者。局限型更为少见，约占MPM的5%。10%～20%MPM患者合并胸膜间皮瘤。国内目前无确切的流行病学数据。

【发病机制】见胸膜间皮瘤。

【临床表现】MPM起病隐匿，常到肿瘤累及胃肠道才会出现腹胀和腹痛、腹水、腹部肿块、腹膜炎、消瘦等非特异性症状。腹痛多为持续性隐痛、胀痛。约90%的患者存在不同程度的腹水，可为黄色渗出液或血性黏稠液体，少数为乳糜样。腹部肿块可单发亦可多发，质地偏硬，常位于腹壁、实质性脏器之外，部分患者因此首诊。少数患者因肠梗阻或其他急腹症或以进行性贫血就诊。

曾有学者认为MPM很少浸润至邻近脏器内部，远处转移更少，但近年报道50%～70%患者出现淋巴或血行转移，腹腔外转移率约为50%。较常见的转移部位是肝脏，若侵犯胃肠道可造成穿孔。

【诊断】与胸膜间皮瘤相同，MPM在影像学上无特异性表现。CT可见腹膜或肠系膜广泛性不规则增厚、肿块和结节，呈现出"斑片状""饼状""污垢状"表现，增强扫描后出现不同程度的强化，可伴或不伴有腹水。根据CT表现可将MPM分为：①湿型，腹膜弥漫性小结节、腹水、肠梗阻。②干型，腹腔单发或多发肿块，无腹水，此类患者或有根治手术可能。③混合型，兼有湿型和干型的表现。MRI、PET-CT无明显诊断优势。

确诊有赖于活检或手术病理检查。腹腔镜下活检最为简单有效，粗针穿刺活检准确率低。大体病理可见弥漫性大小不等的肿瘤结节或肿块，呈黄白色或灰白色，质硬，覆盖在部分或全部腹腔及肝脾胃肠等的表面，常与脏器粘连成冰冻状，不易分离。组织学可将MPM分为3型：①上皮型，约占70%，形态多样，可呈管状、乳头状、裂片状或实性巢样；②肉瘤型，包括促纤维增生型，呈纤维瘤样及梭形细胞样，少数有骨或软骨化生，单纯肉瘤型少见；③混合型，同时有上皮和间质成分。

MPM的分期有所谓的腹膜癌指数，但临床可操作性差，很少被应用。

【鉴别诊断】MPM需要与所有的腹膜、腹腔占位性病变及伴有腹水的疾病相鉴别，最常需要排除的有以下几种。

1.结核性腹膜炎　患者有腹痛、腹胀、腹部柔韧感、消瘦等非特异性症状，部分有腹部包块和腹水。腹水为渗出液，以淋巴细胞为主。由于症状体征与MPM高度重叠，如因各种原因无法获得病理依据，相互误诊的情况并不少见。有结核毒血症状和（或）结核病史，相应的检查结果阳性，酌情进行的试验性结核治疗能改善病情，均有助于本病的诊断。

2.以腹水为主要表现的疾病　原发性细菌性腹膜炎、急性胰腺炎并发腹膜炎、肺吸虫性腹膜炎、系统性红斑狼疮并发腹膜炎、嗜酸性粒细胞性腹膜炎、胆固醇性腹膜炎、肝硬化等可能在鉴别诊断之列，病史及其他临床表现或对诊断有重要帮助。嗜酸性粒细胞性腹膜炎是一种变态反应性疾病，常有自发性缓解、周期性发作倾向但无发热等全身症状，腹水为渗出液并以嗜酸性粒细胞为主。胆固醇性腹膜炎有较长期渗出性腹膜炎病史，腹水镜检可见胆固醇结晶。

3.转移性腹膜癌　如果有明确的原发肿瘤病史，诊断通常不难。但原发病灶隐匿且首发症状以腹水为主要表现的胃肠道肿瘤、肿瘤已经根治多年后出现不明原因的顽固性腹水，确诊并不容易。

4.良性腹膜间皮瘤　腹膜腺瘤样瘤起源于间皮并形成腺样结构，肿瘤常为孤立性灰白色结节，直径<2cm，手术效果良好。腹膜多囊性间皮瘤，也称腹膜多房性包涵囊肿，临床表现与MPM相近。大体检查见肿块散在，囊腔直径常<1.0cm，但也可>20cm。瘤细胞常无非典型性。本病呈惰性临床经过，约1/2的病例可在术后1～27年复发，少数进展为弥漫性恶性间皮瘤。8%的患者死于此型间皮瘤。高分化乳头型间皮瘤（well-differentiated papillary mesothelioma）常为局限型，ICD编码9052/0，预后良好。

5.妇科疾病　卵巢癌等妇科恶性肿瘤有可能在初诊时即表现出类似MPM的症状与体征，米勒管肿瘤既往曾命名为原发性腹膜癌（primary peritoneal carcinoma，PPC），更难与MPM相鉴别。有位于左侧阔韧带处的的腹膜间皮瘤曾被误诊为子宫内膜异位症或阔韧带自发性血肿的报道。

6.淋巴管平滑肌瘤病　见第22章第十一节。

【治疗】

1.手术　有手术指征者可考虑肿瘤根治术或CRS，扩大范围的切除术不能延长生存，还明显地增加了手术的并发症和死亡率。约57%的患者在初诊时已经不适合CRS。

2.化疗　HIPEC的效果可能优于全身治疗，适应证：①年龄<75岁；②KPS>70分；③无远处转移。HIPEC的疗程数并无明确规定，CRS+HIPEC或可提高疗效。常见的3级和4级并发症有小肠梗阻、小肠瘘、化学性腹膜炎、感染，并发症和死亡率分别为30%～40%、2%～4%。

几乎所有的细胞毒药物均可用于腹腔内化疗，但药物、剂量、疗程和给药的具体细节多是单中心的经验，缺少设计严谨的多中心随机对照研究。

培美曲塞单药或联合顺铂全身用药，一线或二线的有效率分别为25%和23.3%（$P>0.05$），总体疾病控制率为71.2%。培美曲塞联合顺铂作为一线治疗的中位疾病进展和中位生存时间分别为11个月、15.8个月。吉西他滨单药有效率约15%，1年生存率67.5%，中位疾病进展时间10.4个月。

3.血管生成抑制剂　贝伐珠单抗和恩度对MPM可能有效，具体用法尚在摸索之中。

4.细胞因子和其他微生物制剂　IL-2和IFN及其他微生物制剂治疗癌性腹水的报道很多，但用法不一，即使有效也不能持久。

5.放疗　MPM多伴有浆膜腔积液，放疗应用受限，仅有少数病例报告。全腹放疗对有选择的腹膜间皮瘤有姑息治疗的作用。

【预后】局限型MPM若能做到R0切除，预后相对良好。弥漫型MPM预后恶劣，中位生存期仅6～12个月，主要死因是恶病质或肠梗阻。能否手术及手术彻底性是影响预后的重要因素，其他的影响因素有：①病理类型，上皮型预后明显好于肉瘤型及混合型，肿瘤分级及有丝分裂数低预后较好；②期别，Ⅰ～Ⅱ期明显好于Ⅲ～Ⅳ期；③年龄，60岁以下的较好。ECOG评分，级别高差于级别低。

【随访】随访的间隔时间和内容需根据病期、症状和体征、治疗目标及治疗方式决定。

（轩 菡）

三、原发性腹膜癌

原发性腹膜癌（primary peritoneal carcinoma，PPC）是指原发于腹膜可导致腹盆腔广泛病变的恶性肿瘤。1959年Swerdlow最先以"酷似卵巢乳头状囊腺癌的盆腔腹膜间皮瘤"报道本病，1971年Kannerstein将其命名为"原发性腹膜乳头状浆液性腺癌"，此后发现其病理类型还有黏液腺癌、子宫内膜样癌、透明细胞癌等，故称为PPC更为合理。

【流行病学】患者基本为老年女性，初诊时约3/4已绝经。男性极为罕见，文献中仅有个例报道，因此临床实践中的PPC指向女性专属。PPC占卵巢癌的7%～14%，但由于本病多属排除性诊断，其发病率很有可能被低估。

【发病机制】PPC的组织来源尚不明确。倾向性意见为源于腹膜上残留的胚胎性米勒细胞，也有学者认为腹膜上皮与卵巢上皮均来自胚胎体腔上皮（embryonal coelomic epithelium），具有米勒管分化的潜能，因此腹膜上皮可以发生与卵巢上皮相似的各种类型的肿瘤。由于本病多发生在绝经后女性，推测促性腺激素的升高可能与发病有关。

【临床表现】起病隐匿，早期多无症状，病情发展到一定阶段时可出现腹胀、腹痛、腹围增大，少数患者可能表现为肠梗阻或排尿困难。体检可发现绝大多数患者有腹水，腹部肿块并不常见。和许多腹膜炎不同，PPC多无明显压痛。

98%的患者在初诊时即有盆腔外腹膜转移即临床分期Ⅲ期。但腹腔外转移（包括肝脏及腹股沟淋巴结转移），即临床分期Ⅳ期很少。

【诊断】绝经后女性，腹水伴血清CA125明显升高，能排除可致腹水的其他原因，应考虑本病的可能。在此基础上，腹水脱落细胞学检出癌细胞，卵巢正常大小，腹盆腔没有其他的占位性病变，可初步诊断本病。人附睾蛋白4（human epididymis protein 4，HE4）与CA125联合应用，可提高灵敏度。

影像学检查可发现腹水，就诊过晚或复发的患者可见腹膜和（或）网膜增厚、结节，但无明显肿块。

确诊本病需要符合如下标准：①两侧卵巢大小正常或仅因良性病变而增大；②卵巢外病灶体积不能小于任何一侧受累卵巢病灶；③镜下卵巢无病变或肿瘤仅限于卵巢表面，如有间质受累病灶直径须小于5mm；④肿瘤主要是浆液性乳头状腺癌，但也可以是其他组织类型。

PPC的临床分期及病理分期原则与卵巢癌相同。

【鉴别诊断】PPC患者90%以上有血清CA125升高，可作为鉴别诊断的主要线索。腹水不伴腹盆腔占位的女性患者，没有CA125明显升高和癌性腹水的证据，应除外结核性腹膜炎和自发性腹膜炎；有癌性腹水的证据，伴或不伴血清CA125升高，应除外其他恶性肿瘤的腹腔转移或腹膜间皮瘤。有学者认为，CA125和CEA的比值高于25∶1则支持PPC，CEA明显升高要重点排查包括阑尾和胃肠道恶性肿瘤。

腹水的性质也有助于鉴别诊断，如为漏出性，应考虑蛋白质营养不良或心功能不全等非肿瘤因素。如腹水的中性粒细胞明显升高应考虑感染或癌性腹水伴感染。PPC极少血性腹水。

【治疗】在NCCN卵巢癌、输卵管癌、PPC的指南里，PPC的治疗方案与卵巢癌完全相同。但PPC患者初诊时通常已是临床Ⅲ期或Ⅳ期，手术很难有满意效果，首先化疗可能是更好的选择。

PPC对化疗敏感，但应结合患者年龄和夹杂症，酌情调整治疗强度。3～6个周期的化疗之后若有手术指征，可视患者意愿完成手术，术后继续化疗，连同术前化疗共进行6～8个周期。如不手术可考虑尼拉帕利或奥拉帕利维持治疗。

对铂类化疗后肿瘤进展复发的患者，内分泌治疗有10%左右的客观缓解率，32%左右的疾病稳定率。这种治疗尤其适合于随访过程发现仅有CA125升高的患者，可在下列药物中选用一种：他莫昔芬（20～40mg，每日2次）、阿那曲唑（1mg，每日1次）、来曲唑（2.5mg，每日1次）、依西美坦（25mg，每日1次）或醋酸甲地孕酮（80～160mg，每日1次）。

放疗可用于药物、手术治疗无效、存在不全性梗阻患者的姑息治疗，通常采用全腹照射。照射范围包括下腹和盆腔，前后对称垂直照射，（22～30）Gy/（6～8）周。这种放疗的副作用不大，放疗后腹痛等症状多能有效缓解数月，中等量以下的腹水并非姑息放疗的禁忌证。

男性PPC极为罕见，治疗多参照癌性腹水。

【预后】PPC的生存期较卵巢癌患者短，平均9.5～32.5个月。影响预后的因素有：①年龄，≤65岁比＞65岁的生存期要长；②期别；③无疾病（无治疗）间期＜6个月、ZPS3～4分者预后差；④治疗前血清CA125水平高。和卵巢癌一样，PPC少有危及生命的腹盆腔外转移，患者多死于肠梗阻及其并发症。

【随访】PPC患者完成初次手术和化疗之后，病史询问和体格检查前2年每2～4个月1次，此后3年每3～6个月1次，5年后改为每年1次。如有临床指征酌情予全血细胞计数、生化检查、胸、腹、盆腔影像学检查。如果CA125在初始治疗前就有升高，每次随访都应复查。

随访中发现的CA125升高但无症状、影像学未发现明显复发灶，立即化疗与等到有症状和（或）体征时再化疗，并不影响患者的总生存。如果患者对观察等待有明显的焦虑，可考虑他莫昔芬等内分泌治疗。

（李烦繁）

（审稿 赵 平 李 明）

参考文献

陈斌, 王春华, 王小农, 等. 原发性十二指肠癌患者的诊断、治疗及预后影响因素. 中华肝胆外科杂志, 2017, 23(1):40-43.

腹腔热灌注化疗技术临床应用专家协助组. 腹腔热灌注化疗技术临床应用专家共识(2016版). 消化肿瘤杂志(电子版), 2016, 8(3):125-129.

巩鹏, 刘鹏, 张贤彬, 等. 意外胆囊癌诊断与治疗的多中心回顾性研究 (附223例报告). 中华消化外科杂志, 2018, 17(3):252-256.

黄龙, 严茂林, 魏少明, 等. 肝内胆管黏液腺癌与肝内胆管细胞癌的临床病理特征及预后分析. 中华消化外科杂志, 2016, 15(4):335-338.

李超, 戴映. 食管癌//陈振东, 王雅杰, 唐金海, 等. 肿瘤综合治疗学. 合肥: 安徽科学技术出版社, 2015,138-152.

刘笑雷, 杨志英, 谭海东, 等. 胰腺小囊性占位临床诊治分析. 中华普通外科杂志, 2017, 32(1):41-44.

马怡晖, 高汉青, 翟文龙, 等. 胰腺实性假乳头状瘤临床病理及预后的性别差异. 中华病理学杂志, 2018, 47(3):203-204.

任毕欣, 刘磊, 杨咏强, 等. 肝外胆管癌和胆囊癌术后辅助放疗与未放疗疗效比较的Meta分析. 中华放射肿瘤学杂志, 2019, 28(11):836-839.

沈珊珊, 余媛媛, 钱雪恬, 等. 超声内镜引导下无水乙醇消融治疗胰腺囊性肿瘤的疗效分析. 中华消化内镜杂志, 2017, 34(10):719-722.

王年飞, 黄忠连. 肛门区癌//陈振东, 王雅杰, 唐金海, 等. 肿瘤综合治疗学. 合肥：安徽科学技术出版社, 2015:245-252.

吴秀伟, 杨震. 胆道肿瘤//陈振东, 王雅杰, 唐金海, 等. 肿瘤综合治疗学. 合肥：安徽科学技术出版社, 2015:207-216.

闫风彩, 林育林, 赵洪禹, 等. 腹膜假黏液瘤155例病理预后因素分析. 中华病理学杂志, 2019, 48(7):543-549.

杨震, 汤晓伟, 翟云芝. 原发性肝癌//陈振东, 王雅杰, 唐金海, 等. 肿瘤综合治疗学. 合肥：安徽科学技术出版社, 2015:191-206.

张卓超, 李白荣, 李欣, 等. 色素沉着息肉综合征患者多发性息肉的分布、生长和临床转归规律. 中华消化杂志, 2016, 36(9):593-596.

中华医学会外科学分会胆道外科学组, 中国医师协会外科医师分会胆道外科专业委员会. 胆囊癌诊断和治疗指南（2019版）. 中华外科杂志, 2020, 58(4):243-251.

中华医学会外科学分会胰腺外科学组. 胰腺囊性疾病诊治指南(2015版). 中华普通外科杂志, 2016, 31(1):75-78.

Abdelkader A, Hunt B, Hartley CP, et al. Cystic lesions of the pancreas: differential diagnosis and cytologic-histologic correlation. Arch Pathol Lab Med, 2020, 144(1):47-61.

Alexander HR Jr, Burke AP. Diagnosis and management of patients with malignant peritoneal mesothelioma. J

Gastrointest Oncol, 2016, 7(1):79-86.

Aloia T, Pawlik TM, Taouli B, et al. Intrahepatic bile ducts// Amin MB. AJCC Cancer staging manual. 8th ed. Chicago: American College of Surgeons, 2018:295-302.

Antoniou EA, Damaskos C, Garmpis N, et al. Solid pseudopapillary tumor of the pancreas: a single-center experience and review of the literature. In Vivo, 2017, 31(4):501-510.

Aparicio T. Small bowel adenocarcinoma. Gastroenterol Clin Biol, 2016, 45(3):447-457.

Arkenau HT, Martin-Liberal J, Calvo E, et al. Ramucirumab plus Pembrolizumab in patients with previously treated advanced or metastatic biliary tract cancer: nonrandomized, open-label, phase I trial(JVDF). Oncologist, 2018, 23(12):1407-e136.

Auer RC, Sivajohanathan D, Biagi J, et al. Indications for hyperthermic intraperitoneal chemotherapy with cytoreductive surgery: a clinical practice guideline. Curr Oncol, 2020, 27(3):146-154.

Benhaim L, Faron M, Gelli M, et al. Survival after complete cytoreductive surgery and HIPEC for extensive pseudomyxoma peritonei. Surg Oncol, 2019, 29:78-83.

Blair VR, McLeod M, Carneiro F, et al. Hereditary diffuse gastric cancer: updated clinical practice guidelines. Lancet Oncol, 2020, 21(8):e386-e397.

Bochtler T, Löffler H, Krämer A. Diagnosis and management of metastatic neoplasms with unknown primary. Semin Diagn Pathol, 2018, 35(3):199-206.

Butnor KJ, Rueckert J, Pavlisko EN, et al. Malignant peritoneal mesothelioma in patients with endometriosis. J Clin Pathol, 2018, 71(11):971-974.

Carr NJ, Bibeau F, Bradley RF, et al. The histopathological classification, diagnosis and differential diagnosis of mucinous appendicea neoplasms, appendiceal adenocarcinomas and pseudomyxoma peritonei. Histopathology, 2017, 71(6):847-858.

Carr NJ, Cecil TD, Mohamed F, et al. A Consensus for classification and pathologic reporting of pseudomyxoma peritonei and associated appendiceal neoplasia: the results of the Peritoneal Surface Oncology Group International (PSOGI) Modified Delphi Process. Am J Surg Pathol, 2016, 40(1):14-26.

Chittleborough T, Tapper R, Eglinton T, et al. Anal squamous intraepithelial lesions: an update and proposed management algorithm. Tech Coloproctol, 2020, 24(2):95-103.

Daya D, Kim KR, Cheung ANY, et al. Mesothelial tumours// Kurman RJ, Carcangiu ML, Herrington CS, et al. WHO Classification of tumours of female reproductive organs. 4th ed. IARC, Lyon, 2014:90-91.

DE Marchis ML, Tonelli F, Quaresmini D, et al. Desmoid tumors in familial adenomatous polyposis. Anticancer Res, 2017, 37(7):3357-3366.

De Robertis R, Marchegiani G, Catania M, et al. Solid pseudopapillary neoplasms of the pancreas: clinicopathologic and radiologic features according to size. AJR Am J Roentgenol, 2019, 213(5):1073-1080.

Del Chiaro M, Ateeb Z, Hansson MR, et al. Survival analysis and risk for progression of intraductal papillary mucinous neoplasia of the pancreas (IPMN) under surveillance: a single-institution experience. Ann Surg Oncol, 2017, 24(4):1120-1126.

Dinarvand P, Davaro EP, Doan JV, et al. Familial adenomatous polyposis syndrome: an update and review of extraintestinal manifestations. Arch Pathol Lab Med, 2019, 143(11):1382-1398.

Dinarvand P, Lai J. Solid pseudopapillary neoplasm of the pancreas: a rare entity with unique features. Arch Pathol Lab Med, 2017, 141(7):990-995.

Doherty B, Nambudiri VE, Palmer WC. Update on the diagnosis and treatment of cholangiocarcinoma. Curr Gastroenterol Rep, 2017, 19(1):2.

European Study Group on Cystic Tumours of the Pancreas. European evidence-based guidelines on pancreatic cystic neoplasms. Gut, 2018, 67(5):789-804.

Falqueto A, Pelandre GL, da Costa MZG, et al. Prevalence of pancreatic cystic neoplasms on imaging exams: association with signs of malignancy risk. Radiol Bras, 2018, 51(4):218-224.

Farrell J. Pancreatic cysts and guidelines. Dig Dis Sci, 2017, 62(7):1827-1839.

Fritz S, Küper-Steffen R, Feilhauer K, et al. Intraductal tubular papillary neoplasm (ITPN), a novel entity of pancreatic epithelial neoplasms and precursor of cancer: a case report and review of the literature. Int J Surg Case Rep, 2019, 55:187-191.

Gardner EJ. A genetic and clinical study of intestinal polyposis, a predisposing factor for carcinoma of the colon and tectum. Am J Hum Genet, 1951, 3(2):167-176.

Golia Pernicka JS, Sheedy SP, Ernst RD, et al. MR staging of anal cancer: what the radiologist needs to know. Abdom Radiol, 2019, 44(11):3726-3739.

Goral D, Highland J, Lovell MA, et al. Head and neck presentation of Gardner syndrome: a pediatric case series. Int J Pediatr Otorhinolaryngol, 2018, 110:31-33.

Gupta A, Dixon E. Epidemiology and risk factors: intrahepatic cholangiocarcinoma. Hepatobiliary Surg Nutr, 2017, 6(2):101-104.

Helm JH, Miura JT, Glenn JA, et al. Cytoreductive surgery

and hyperthermic intraperitoneal chemotherapy for malignant peritoneal mesothelioma: a systematic review and meta-analysis. Ann Surg Oncol, 2015, 22(5):1686-1693.

Herzig D, Hardiman K, Weiser M, et al. The American Society of Colon and Surgeons clinical practice guidelines for the management of inherited polyposis syndromes. Dis Colon Rectum, 2017, 60(9):881-894.

Huffman BM, Westin G, Alsidawi S, et al. Survival and prognostic factors in patients with solid pseudopapillary neoplasms of the pancreas. Pancreas, 2018, 47(8):1003-1007.

Hussain T, Church JM. Juvenile polyposis syndrome. Clin Case Rep, 2019, 8(1):92-95.

Idrees MT, Ulbright TM, Oliva E, et al. The World Health Organization 2016 classification of testicular non-germ cell tumours: a review and update from the International Society of Urological Pathology Testis Consultation Panel. Histopathology, 2017, 70(4):513-521.

Jackson MW, Amini A, Jones BL, et al. Treatment selection and survival outcomes with and without radiation for unresectable, localized intrahepatic cholangiocarcinoma. Cancer J, 2016, 22(4):237-242.

Jais B, Rebours V, Malleo G, et al. Serous cystic neoplasm of the pancreas: a multinational study of 2622 patients under the auspices of the International Association of Pancreatology and European Pancreatic Club (European Study Group on Cystic Tumors of the Pancreas). Gut, 2016, 65(2):305-312.

Jeghers H, Mc KV, Katz KH. Generalized intestinal polyposis and melanin spots of the oral mucosa, lips and digits; a syndrome of diagnostic significance. N Engl J Med, 1949, 241(25):993.

Ji A, Jin R, Zhang R, et al. Primary small cell carcinoma of the esophagus: progression in the last decade. Ann Transl Med, 2020, 8(7):502.

Kanth P, Grimmett J, Champine M, et al. Hereditary colorectal polyposis and cancer syndromes: a primer on diagnosis and management. Am J Gastroenterol, 2017, 112(10):1509-1525.

Kearns M, Ahmad NA. Diagnosis and management of pancreatic cystic neoplasms. Curr Treat Options Gastroenterol, 2017, 15(4):587-602.

Kelley RK, Bridgewater J, Gores GJ, et al. Systemic therapies for intrahepatic cholangiocarcinoma. J Hepatol, 2020, 72(2):353-363.

Kidambi TD, Kohli DR, Samadder NJ, et al. Hereditary polyposis syndromes. Curr Treat Options Gastroenterol, 2019, 17(4):650-665.

Kim J, Bhagwandin S, Labow DM. Malignant peritoneal mesothelioma: a review. Ann Transl Med, 2017, 5(11):236.

Kitano M, Yoshida T, Itonaga M, et al. Impact of endoscopic ultrasonography on diagnosis of pancreatic cancer. J Gastroenterol, 2019, 54(1):19-32.

Kloppel G, Notohara M, Hruban RH, et al. Solid-pseudopapillary neoplasm of the pancreas//Bosman FT, Carneiro F, Hruban RH, et al. WHO Classification of tumours of the digestive system. 4th ed. IARC,Lyon,2010:327-330.

Komiyama S, Nishijima Y, Kondo H, et al. Multicenter clinicopathological study of high-grade serous carcinoma presenting as primary peritoneal carcinoma. Int JGynecol Cancer, 2018, 28(4):657-665.

Kromrey ML, Bülow R, Hübner J, et al. Prospective study on the incidence, prevalence and 5-year pancreatic-related mortality of pancreatic cysts in a population-based study. Gut, 2018, 67(1):138-145.

Lariño-Noia J, Iglesias-Garcia J, de la Iglesia-Garcia D, et al. EUS-FNA in cystic pancreatic lesions: Where are we now and where are we headed in the future? Endosc Ultrasound, 2018, 7(2):102-109.

Latchford A, Cohen S, Auth M, et al. Management of Peutz-Jeghers syndrome in children and adolescents: a position paper from the ESPGHAN Polyposis Working Group. J Pediatr Gastroenterol Nutr, 2019, 68(3):442-452.

Legué LM, Creemers GJ, de Hingh IHJT, et al. Pathology and its clinical relevance of mucinous appendiceal neoplasms and pseudomyxoma peritonei. Clin Colorectal Cancer, 2019, 18(1):1-7.

Lemoine L, Sugarbaker PH, Van der Speeten K. Drugs, doses, and durations of intraperitoneal chemotherapy: standardising HIPEC and EPIC for colorectal, appendiceal, gastric, ovarian peritoneal surface malignancies and peritoneal mesothelioma. Int J Hyperthermia, 2017, 33(5):582-592.

Lévy P, Rebours V. The role of endoscopic ultrasound in the diagnosis of cystic lesions of the pancreas. Visc Med, 2018, 34(3):192-196.

Li CG, Jin P, Yang L, et al. Germline mutations in patients with multiple colorectal polyps in China. J Gastroenterol Hepatol, 2017, 32(10):1723-1729.

Li CY, Alexander HR Jr. Peritoneal metastases from malignant mesothelioma. Surg Oncol Clin N Am, 2018, 27(3):539-549.

Li DL, Li HS, Xu YK, et al. Solid pseudopapillary tumor of the pancreas: clinical features and imaging findings. Clin Imaging, 2018, 48:113-121.

Li J, Ma J, Wang H, et al. Population-based analysis of small cell carcinoma of the esophagus using the SEER database. Journal of Thoracic Disease, 2020, 12(7):3529-3538.

Liccardo R, De Rosa M, Lzzo P, et al. Novel implications in molecular diagnosis of Lynch syndrome. Gastroenterol Res Rract, 2017, 2017:2595098.

Liu Y, Zhang L, Yang Y, et al. Cronkhite-Canada syndrome: report of a rare case and review of the literature. J Int Med Res, 2020, 48(5): 300060520922427.

Lubezky N, Papoulas M, Lessing Y, et al. Solid pseudopapillary neoplasm of the pancreas: management and long-term outcome. Eur J Surg Oncol, 2017,43(6):1056-1060.

McCluggage WG, Malpica A, Daya D, et al. Mesothelial tumours//Kurman RJ, Carcangiu ML, Herrington CS, et al. WHO Classification of tumours of female reproductive organs. 4th ed. IARC,Lyon,2014:73-74.

Menassel B, Duclos A, Passot G, et al. Preoperative CT and MRI prediction of non-resectability in patients treated for pseudomyxoma peritonei from mucinous appendiceal neoplasms. Eur J Surg Oncol, 2016, 42(4):558-566.

Mittal R, Chandramohan A, Moran B. Pseudomyxoma peritonei: natural history and treatment. Int J Hyperthermia, 2017, 33(5):511-519.

Monahan KJ, Bradshaw N, Dolwani S, et al. Guidelines for the management of hereditary colorectal cancer from the British Society of Gastroenterology (BSG)/Association of Coloproctology of Great Britain and Ireland (ACPGBI)/United Kingdom Cancer Genetics Group (UKCGG). Gut, 2020, 69(3):411-444.

Morris VK, Salem ME, Nimeiri H, et al. Nivolumab for previously treated unresectable metastatic anal cancer (NCI9673): a multicentre, single-arm, phase 2 study. Lancet Oncol, 2017,18(4):446-453.

Morton M, Melnitchouk N, Bleday R. Squamous cell carcinoma of the anal canal. Curr Probl Cancer, 2018, 42(5):486-492.

NCCN clinical practice guidelines in oncolgy. Anal carcinoma. V1, 2020. Available at: http://www.nccn.org/professionals/physician_gls/pdf/anal.pdf.

NCCN clinical practice guidelines in oncolgy. Genetic/familial high-risk assessment: colorectal. V1, 2020. Available at:http://www.nccn.org/professionals/physician_gls/pdf/genetics_colon.pdf.

NCCN clinical practice guidelines in oncolgy. hepatobiliary cancers. V1, 2020. Available at//https://www.nccn.org/professionals/physician_gls/pdf/hepatobiliary.pdf.

NCCN clinical practice guidelines in oncology. colon cancer. V4, 2020. Available at http://www.nccn.org/professionals/physician_gls/pdf/colon.pdf.

NCCN clinical practice guidelines in oncology. esophageal and esophagogastric junction cancers. V1, 2020. Available at: https://www.nccn.org/professionals/Physician_gls/pdf/esophageal.pdf.

NCCN clinical practice guidelines in oncology. gastric cancer. V2, 2020. Available at http://www.nccn.org/professionals/physician_gls/pdf/gastric.pdf.

NCCN clinical practice guidelines in oncology. Ovarian cancer including fallopian tube cancer and primary peritoneal cancer. V1, 2020. Available at:https://www.nccn.org/professionals/physician_gls/pdf/ovarian.pdf.

Ngeow J, Sesock K, Eng C. Clinical implications for germline PTEN spectrum disorders. Endocrinol Metab Clin North Am, 2017, 46(2):503-517.

Nilsson LN, Keane MG, Shamali A, et al. Nature and management of pancreatic mucinous cystic neoplasm (MCN): a systematic review of the literature. Pancreatology, 2016, 16(6):1028-1036.

Oette M, Mosthaf FA, Sautter-Bihl ML, et al. HIV-associated anal dysplasia and anal carcinoma. Oncol Res Treat, 2017, 40(3):100-105.

Overman MJ, Asare EA, Compton CC, et al. Appendix-Carcinoma//Amin MB. AJCC Cancer staging manual. 8th ed. Chicago: American College of Surgeons, 2018:237-250.

Patel R, McGinty P, Cuthill V, et al. MUTYH-associated polyposis-colorectal phenotype and management. Colorectal Dis, 2020, 22(10):1271-1278.

Peltomaki P, Olkinuora A, Nieminen TT. Updates in the field of hereditary nonpolyposis colorectal cancer. Expert Rev Gastroenterol Hspatol, 2020, 14(8):707-720.

Poté N, Cauchy F, Albuquerque M, et al. Contribution of virtual biopsy to the screening of microvascular invasion in hepatocellular carcinoma: a pilot study. Liver Int, 2018, 38(4):687-694.

Quatrino GM, Tan MC, Rostas JW, et al. Xanthogranulomatous cholecystitis. Am Surg, 2015, 81(11):E349-E350.

Rao BB, Kalady MF, Burke CA. Intraoperative enteroscopy in Peutz-Jeghers syndrome. Am J Gastroenterol, 2018, 113(6):799.

Ravishankar S, Mangray S, Kurkchubasche A, et al. Unusual sertoli cell tumor associated with sex cord tumor with annular tubules in Peutz-Jeghers syndrome: report of a case and review of the literature on ovarian tumors in Peutz-Jeghers syndrome. Int J Surg Pathol, 2016, 24(3):269-273.

Ronot M, Purcell Y, Valérie V, et al. Hepatocellular carcinoma: current imaging modalities for diagnosis and prognosis. Dig Dis Sci, 2019, 64(4):934-950.

Rubenstein JH, Enns R, Heidelbaugh J, et al. American Gastroenterological Association Institute guideline on the diagnosis and management of Lynch syndrome. Gastroenterology, 2015, 149(3): 777-782.

Russo S, Anker CJ, Abdel-Wahab M, et al. Executive summary of the American Radium Society appropriate use criteria for treatment of anal cancer. Int J Radiat Oncol Biol Phys, 2019, 105(3):591-605.

Salem ME, Puccini A, Grothey A, et al. Landscape of tumor mutation load, mismatch repair deficiency, and PD-L1 expression in a large patient cohort of gastrointestinal cancers. Mol Cancer Res, 2018, 16(5):805-812.

Saxena A, Valle SJ, Liauw W. Recurrence and survival outcomes after cytoreductive surgery and hyperthermic intraperitoneal chemotherapy for small bowel adenocarcinoma. Anticancer Res, 2017, 37(10):5737-5742.

Scheiman JM, Hwang JH, Moayyedi P. American gastroenterological association technical review on the diagnosis and management of asymptomatic neoplastic pancreatic cysts. Gastroenterology, 2015, 148(4):824-848,e22.

Schickler RL, Abdallah R, McClung EC, et al. Primary peritoneal carcinoma presenting as a Sister Mary Joseph's nodule: a case report and review of the literature.Gynecol Oncol Rep, 2016, 17:20-22.

Scott AT, Howe JR. Evaluation and management of neuroendocrine tumors of the pancreas. Surg Clin North Am, 2019, 99(4):793-814.

Seehra J, Patel S, Bryant C. Gardner's syndrome revisited: a clinical case and overview of the literature. J Orthod, 2016, 43(1):59-64.

Selenica P, Raj N, Kumar R, et al. Solid pseudopapillary neoplasms of the pancreas are dependent on the Wnt pathway. Mol Oncol, 2019, 13(8):1684-1692.

Sokic-Milutinovic A. Appropriate mnagement of attenuated familial adenomatous polyposis: report of a case and review of the literature. Dig Dis, 2019, 37(5):400-405.

Stauffer JA, Asbun H. Rare tumors and lesions of the pancreas. Surg Clin North Am, 2018, 98(1):169-188.

Sterner A, Derwinger K, Staff C, et al. Quality of life in patients treated for anal carcinoma-a systematic literature review. Int J Colorectal Dis, 2019, 34(9):1517-1528.

Stratakis CA. Carney complex: a familial lentiginosis predisposing to a variety of tumors. Rev Endocr Metab Disord, 2016, 17(3):367-371.

Syngal S, Brand RE, Church JM, et al. ACG clinical guideline: genetic testing and management of hereditary gastrointestinal cancer syndromes. Am J Gastroenterol, 2015, 110(2):223-262.

Tan HL, Syn N, Goh BKP. Systematic review and meta-analysis of minimally invasive pancreatectomies for solid pseudopapillary neoplasms of the pancreas. Pancreas, 2019, 48(10):1334-1342.

Tanaka M, Fernandez-Del Castillo C, Kamisawa T, et al. Revisions of international consensus Fukuoka guidelines for the management of IPMN of the pancreas. Pancreatology, 2017, 17(5):738-753.

Terino M, Plotkin E, Karagozian R. Pancreatoblastoma: an atypical presentation and a literature review. J Gastrointest Cancer, 2018, 49(3):361-364.

Valasek MA, Pai RK. An update on the diagnosis, grading, and staging of appendiceal mucinous neoplasms. Adv Anat Pathol, 2018, 25(1):38-60.

Van Huijgevoort NCM, Del Chiaro M, Wolfgang CL, et al. Diagnosis and management of pancreatic cystic neoplasms: current evidence and guidelines. Nat Rev Gastroenterol Hepatol, 2019, 16(11):676-689.

Wang Y, Chai N, Feng J, et al. A prospective study of endoscopic ultrasonography features, cyst fluid carcinoembryonic antigen, and fluid cytology for the differentiation of small pancreatic cystic neoplasms. Endosc Ultrasound, 2018, 7(5):335-342.

Welton ML, Steele SR, Goodman KA, et al. Anus//Amin MB. AJCC Cancer staging manual. 8th ed. Chicago: American College of Surgeons, 2018: 275-284.

Yamada T, Nakanishi Y, Okamura K, et al. Impact of serum CA19-9 level on prognosis and prediction of lymph node metastasis in patients with intrahepatic cholangiocarcinoma. J Gastroenterol Hepatol, 2018, 33:1626-1633.

Yang Y, Gunawardane D, Moffat D, et al. Metastatic primary peritoneal malignant mesothelioma mimicking primary diffuse gastric carcinoma: a rare encounter in gastric biopsy. Pathology, 2017, 49(3):317-319.

Yin W, Zheng G, Yang K, et al. Analysis of prognostic factors of patients with malignant peritoneal mesothelioma. World J Surg Oncol, 2018, 16(1):44-54.

Zalatnai A, Kis-Orha V. Solid-pseudopapillary neoplasms of the pancreas is still an enigma: a clinicopathological review. Pathol Oncol Res, 2020, 26(2):641-649.

Zetner DB, Bisgaard ML. Familial colorectal cancer type X. Curr Genomics, 2017, 18(4):341-359.

Zhu A, Pawlik TM, Kooby DA, et al. Gallbladder//Amin MB. AJCC cancer staging manual. 8th ed. Chicago: American College of Surgeons, 2018:303-309.

第 8 章

泌尿系统肿瘤

第一节　肾嗜酸细胞瘤

肾嗜酸细胞瘤（renal oncocytoma，RO）是一种罕见的临床和病理诊断常有困难的良性肿瘤（ICD-O编码8290/0），1942年由Zippel首次报道，1972年Klein及Valensi对本病做了全面描述。

【流行病学】RO占所有原发性肾肿瘤的3%～7%，见于文献的大多为病例报告。该病好发于老年人，发病高峰在70岁左右，男女比例（1.5～2）：1。肿瘤多为单发，双侧及多发偶有报道。

【发病机制】发病机制尚不明确。部分病例有1号、14号染色体缺失和t（5；11）（q35；ql3）易位。

【临床表现】多数患者无自觉不适，约2/3的患者为偶然发现。待腰酸腰痛等非特异性症状出现时肿瘤直径多在4～8 cm，甚至有可触及的腹部肿块。少数患者可能有全程肉眼血尿，亦可有高血压、红细胞增多等肾外表现。

RO是一种富血供肿瘤，通常为孤立性，较少出现囊变，与周围组织界限清晰。超声、CT、MRI等影像学检查容易确定肿瘤的存在，但确诊几乎无可能。曾有学者认为肿瘤中央"星状瘢痕"是RO较为特异的表现，其病理基础是肿瘤乏血供造成的纤维结构。它在超声检查中呈放射状低回声区，CT为不强化的星状低密度，MRI因中央瘢痕造影剂持续充填而呈高信号。但仅1/3的RO会出现"星状瘢痕"，而且肾嫌色细胞癌等也可出现此种表现。

【诊断】确诊有赖于病理检查。大体形态肿瘤边界清楚，无包膜。切面多数呈棕色，少数

呈褐色或淡黄色。部分肿瘤中央可见放射状瘢痕。约20%的肿瘤有出血，坏死罕见。镜下肿瘤细胞排列成实性巢索状或呈腺泡、小管或微囊结构。多数瘤细胞呈圆形或多角形，胞质内含较多嗜酸性颗粒。细胞核圆形、规则，染色质均匀分布，核仁位于中央。少数细胞质稀少，核质比升高，核染色深。罕见瘤细胞有核分裂象，无病理性核分裂象。免疫组化CK8、EMA、E-cadherin、CD117阳性，CK7阴性或局灶阳性，少部分病例CD10阳性表达定位于胞质，波形蛋白（Vimentin，VM）、胞质Hale胶样铁染色阴性。

【鉴别诊断】本病的鉴别诊断主要体现在病理方面。

1.血管平滑肌脂肪瘤（angiomyolipoma）　起源于间叶组织，是肾最常见的良性肿瘤，临床表现几乎与RO相同。含脂肪组织较多者，影像学即能做出大致诊断。含脂较少或肿瘤成分以平滑肌细胞为主或发生显著囊性变时，需要病理检查才能与肾嗜酸性细胞瘤相鉴别。

2.上皮样血管平滑肌脂肪瘤（epithelioid angiomyolipoma）　是具有恶性潜能的间叶性肿瘤（ICD-O编码8860/1），常与结节性硬化症伴同存在。肿瘤体积较大，可侵及肾外组织或肾静脉乃至腔静脉。约1/3病例有淋巴结、肝、肺或脊柱转移。

3.嫌色性肾细胞癌（chromophobe renal cell carcinoma，CRCC）　占肾脏上皮性肿瘤的5%，平均发病年龄60岁（27～86岁），男女发病率相近。CRCC与RO均来源于集合管的闰细

胞，二者在大体及组织形态、免疫表型及细胞遗传学方面有很多相似之处，甚至一个肿瘤内有两种成分并存出现，但一般没有中央瘢痕形成，免疫组化或有助于两者的鉴别。本病生物学行为相对惰性，专项死亡率不到10%。伴肉瘤样结构者具有侵袭性，可发生转移。

4.透明细胞性肾细胞癌（clear cell renal cell carcinoma，CCRCC） 也称肾透明细胞癌，为肾癌中最常见的类型，预后相对较好。CCRCC切面呈金黄色，与RO明显不同。其另一特点是肿瘤细胞体积大，胞质多透明，部分嗜酸、对应瘤细胞核级别更高，但远处转移发生在10年或更久后并不少见。相反，伴肉瘤样变者细胞核分级级别可能不高，但死亡多在1年之内。

5.家族性肾细胞癌（familial renal cell carcinoma） 与遗传有关，多能检出基因突变。相关的肿瘤有：①von Hippel-Lindau综合征，见第22章第二十三节。②遗传性乳头状肾癌，常染色体显性遗传，致病基因系定位于7q31的MET基因，蛋白表达为MET。50%的患者55岁前发病。病变多限于肾脏，通常为多灶性双侧乳头状肾细胞癌。③遗传性平滑肌瘤病和肾细胞癌，常染色体显性遗传，致病基因为系定位于1p42的FH基因，表达产物为延胡索酸水合酶（fumarate hydratase）。临床表现为乳头状肾细胞癌、子宫平滑肌瘤和平滑肌肉瘤。④家族性甲状腺乳头状癌，常染色体显性遗传，致病基因为系定位于1q21，但具体的致病基因及表达产物尚未确定。临床表现为乳头状肾细胞癌、嗜酸细胞腺瘤和甲状腺乳头状癌。⑤甲状旁腺功能亢进-颌骨肿瘤综合征，常染色体显性遗传，致病基因系定位于1q25的HRPT2基因，蛋白表达为Parafibromin。主要表现为甲状旁腺腺瘤或甲状旁腺癌，同时有上颌骨和（或）下颌骨骨化性纤维瘤。除此之外，还有肾肿瘤、子宫肿瘤等其他肿瘤。发病年龄常在青春晚期或成年早期。⑥Birt-Hogg-Dube综合征，不完全外显的常染色体显性遗传，致病基因系定位在17p11.2的BHD基因，表达产物为卵巢滤泡激素（folliculin）。临床表现为多灶CRCC、混合性嗜酸细胞瘤、乳头状肾细胞癌，嗜酸细胞肿瘤和面部纤维性毛囊瘤、肺囊

肿、自发性气胸。肾脏肿瘤多在50岁被发现，直径<3cm的肿瘤一般不会发生转移。⑦结节性硬化，致病基因系定位于9q34的TSC1、16p13的TSC2，表达产物分别为错构瘤蛋白（hamartin）和薯球蛋白（tuberin）。可能发生的肿瘤很多，如多灶性双侧血管平滑肌脂肪瘤、淋巴管血管平滑肌瘤病、皮肤血管纤维瘤、指（趾）甲下纤维瘤、心脏横纹肌瘤、十二指肠和小肠腺瘤样息肉、肺和肾囊肿、大脑皮质结节硬化和室管膜巨细胞星形细胞瘤。⑧3号染色体易位重构（constitutional chromosome 3 translocations），因3号染色体在不同位点的断裂、重构，导致3p13-14异常，突变基因及蛋白表达尚不清楚。临床表现为多灶性双侧透明细胞性肾细胞癌。

6.Xp11.2易位/TFE3基因融合相关性肾癌（renal carcinoma associated with Xpll.2 translocations/TFE3 gene fusions） 主要见于儿童和年轻人，发现时多数为进展期。这一类肿瘤存在染色体Xp11.2的各种易位而导致TFE3基因融合。其形态学上最具特点的表现是由透明细胞构成的乳头状结构，免疫组化显示CD10、细胞核TFE3蛋白阳性。约50%的病例CK和EMA灶状阳性。

7.Bellini集合管癌（carcinoma of the collecting ducts of Bellini） 占肾恶性肿瘤不到1%。临床表现与RO相似，多见于成人，男女发病率为2∶1。肿瘤常位于肾脏中心，直径2.5～12cm（平均约5cm）。肿瘤切面实性，灰白色，边界不规则，常侵及肾周和肾窦脂肪组织。多数病例初诊时即有转移，骨转移多为成骨性，约2/3患者在诊断后2年之内死亡。

【治疗】以手术切除为主。由于RO为良性肾肿瘤，术中应先行肿瘤活检，如能获得明确的病理诊断，应尽量选择保留肾单位手术，尤其对孤立肾、双肾发病及对侧肾功能不佳者更有意义。对于年老体弱、孤立肾或存在其他手术禁忌证患者，定期复查亦不失为一种选择。

【预后】RO预后良好。少数肿瘤有潜在恶性的可能，随访仍有必要。

（高明珠）

第二节 小眼畸形转录因子基因家族易位性肾癌

由小眼畸形转录因子（microphthalmia associated transcription factor，MiTF）家族成员与不同基因融合所导致的肾癌称为*MiTF*家族易位性肾癌（*MiTF* translocation renal cell carcinomas），主要包括Xp11.2易位/*TFE3*基因融合相关性肾癌（renal cell carcinoma associated with Xp11.2 translocation/*TFE3* gene fusions，Xp11.2易位性肾癌）和t（6；11）（p21；q12）/*MALAT1-TFEB*基因融合相关性肾癌。前者由De Jong 等1986年首次报道，2004年WHO泌尿及男性生殖系统肿瘤分类第3版将其作为一个独立的病种，ICD-O 编码8311/3。该分类2014年第4版将其与后来发现的t（6；11）（p21；q12）/*MALAT1-TFEB*基因融合相关性肾癌合并，它们在发病年龄、诊断及预后与一般的肾细胞癌有所不同。

【流行病学】*MiTF*基因家族易位性肾癌十分罕见。其中，Xp11易位性肾癌常见于儿童，占儿童肾细胞癌的20%～40%，中位年龄9～12岁，男女发病率相近。在成人肾细胞癌中只占1%～4%，女性多于男性（男女比例1∶2.5），且发病年龄早于其他类型肾细胞癌，45岁以上发病率占全部肾细胞癌约为1.5%，45岁以下约为15%。t（6；11）（p21；q12）/*MALAT1-TFEB*基因融合相关性肾癌更为少见，占所有肾癌的0.02%，Xp11易位性肾癌的1/20～1/15，至今文献报道不足百例。大多数发生在儿童和青少年，发病年龄范围为3～77岁，平均34岁，男女比例约为1.1∶1。

*MiTF*基因家族易位性肾癌的发生率有可能被严重低估，因为诊断本病所需的细胞遗传学检查在我国还未普及，其症状、体征、影像学表现、病理检查均与一般的肾细胞癌类似而易被忽略。

【发病机制】*MiTF*基因家族包括转录因子E3（transcription factor E3，TFE3）、转录因子EB（transcription factor EB，TFEB）和转录因子EC（transcription factor EC，TEEC）。

Xp11.2易位性肾癌相关的是与*TFE3*基因融合，最常见的Xp11易位是t（X；1）（p11.2；q21）易位和t（X；17）（p11.2；q25）。*TFE3*位于X染色体短臂p11.2位点，长度为14.78 kb，具有螺旋-环-螺旋-亮氨酸的特殊结构，其编码的TFE3蛋白与转录调节因子相互作用，参与黑色素细胞及破骨细胞的分化，调控细胞的增殖与生长。人正常细胞不表达或弱表达TFE3蛋白，当*TFE3*基因同其他染色体发生易位并形成融合基因时，TFE3蛋白过表达进而干扰细胞转录调控，从而导致肿瘤的形成。但是什么原因启动了*TFE3*基因融合尚不清楚，目前认为磷脂酰肌醇-3-羟激酶（phosphatidylinositol 3-hydroxy kinase，PI3K）/蛋白激酶B（protein kinase B，PKB）/雷帕霉素靶蛋白（mechanistic target of rapamycin，MTOR）信号通路中P70S6K的异常激活可能与其有关。既往接受过细胞毒性化疗也可能是危险因素。

在t（6；11）（p21；q12）/*MALAT1-TFEB*基因融合相关性肾癌中，t（6；11）易位使*TFEB*与*MALAT1*（也称为Alpha）融合，导致TFEB过表达。

*TFE3*基因易位融合形成的肿瘤称为TFE3相关性肿瘤，包括：①*MiTF*基因家族易位性肾癌；②腺泡状软组织肉瘤；③伴*TFE3*基因融合的上皮样血管内皮瘤；④伴*TFE3*基因融合的血管周上皮样细胞肿瘤。后三者也被称为*MiTF*基因家族间叶性肿瘤，它们易出现肿瘤复发、转移或死亡。

【临床表现】*MiTF*家族易位性肾癌多为体检发现，肿块可小至1～2cm，或大到20cm。有肾癌三联征，即肉眼血尿、腰腹痛、腹部包块的病例较少，但有部分患者以转移灶为首发症状。Xp11.2易位性肾癌在儿童常为惰性过程，即使出现区域淋巴结转移，预后依然较为理想。但在成人病例中，表现为进展快、侵袭性强、易发生肾静脉瘤栓形成、局部淋巴结及远处转移。t（6；11）（p21；q12）/*MALAT1-TFEB*基因融合相关性肾癌恶性度低于Xpll.2易位性肾癌，很少发生转移和复发。

MiTF家族易位性肾癌病灶较小时多位于肾髓质，病灶较大时可累及肾皮质及肾盂。Xpll.2易位性肾癌为乏血供肿瘤，在CT平扫图像上多表现为高密度肿块，包膜常不完整，可有出血、坏死及钙化等征象，增强扫描后呈不均匀强化。MRI能更敏感地显示肿瘤的内部结构，T_2WI呈低信号，T_1WI呈等或稍高信号。t（6；11）（p21；q12）/MALAT1-TFEB基因融合相关性肾癌在CT或MRI一般表现为边界清楚的肿块，有时可见到肿瘤周围的卫星灶。

【诊断】对于年轻的肾脏占位患者，特别是增强CT检查动脉期强化不十分显著者，术前应考虑到该病的可能，确诊需要病理及遗传学检查。

MiTF家族易位性肾癌大体上表现为界限清楚的肿块，切面呈棕褐色，局灶可见出血、坏死及钙化，可有假包膜。典型Xpll.2易位性肾癌镜下表现为上皮样透明细胞和散在砂粒体组成的乳头状肿瘤伴局灶性坏死，细胞边界不清，胞质呈絮状，细胞核通常较大，且具有突出的嗜酸性核仁。免疫组化肿瘤细胞核TFE3蛋白反应强阳性，其敏感性和特异性可分别达到97.5%和99.6%。约60%病例表达组织蛋白酶K，部分病例表达黑色素细胞标记（Melan A和HMB45），上皮标志物细胞角蛋白和上皮膜抗原弱表达。诊断有困难的病例可以采用荧光原位杂交（fluorescence in situ hybridization，FISH）检测TFE3基因重排、PCR检测TFE3融合基因mRNA。

TFE3常见的融合伴侣有ASPSCR1（也称为ASPL）、PRCC、SFPQ、NONO、RBM10和MED15，它们的共同特征是TFE3、PAX8均阳性表达，但Cathepsin K、Melan A、HMB45和细胞形态互有不同，其临床意义尚不明确。

t（6；11）（p21；q12）/MALAT1-TFEB基因融合相关性肾癌镜下常表现为双向形态，小细胞围绕在基底膜样物质周围，排列紧密，核染色质丰富，核仁较小或不明显。透明的大细胞位于腺泡周边，细胞核呈泡状，核仁明显。两种上皮细胞呈腺泡状或巢状排列。免疫组化细胞核TFEB蛋白弥漫强阳性是本病的关键诊断标志，Cathepsin K、Melan A、HMB45通常高表达。

【鉴别诊断】要与MiTF基因家族易位相关性肾癌相鉴别的有肾脏的透明细胞癌、乳头状细胞癌、嫌色细胞癌、集合管癌、低度恶性潜能的多房囊性肾肿瘤、肉瘤样癌、高级别尿路上皮癌、上皮样血管平滑肌脂肪瘤及遗传性平滑肌瘤-肾细胞癌综合征相关性肾细胞癌等，见本书有关章节。这些肿瘤在临床表现和（或）组织病理学上与本病常有重叠，TFE3、TFEB免疫组化检查一般能将其区别开来。

【治疗】治疗原则与肾透明细胞癌、肾乳头状癌等相同。鉴于本病患者年龄通常较小或年轻，总体上惰性，手术时应更多考虑保留肾单位。复发转移者可考虑姑息放疗，舒尼替尼、索拉非尼等血管生成抑制剂及mTOR受体抑制剂也可试用。

有报道PD-L1阳性表达为本病的预效及预后因素。回顾性研究数据显示，一线接受免疫检查点抑制剂治疗转移性MiTF基因家族易位相关性肾癌，中位PFS为2.5个月（1～40个月），部分缓解率16.7%，疾病稳定率12.5%。

【预后】Xpll.2易位性肾癌的生存率与肾透明细胞癌相似，低于肾乳头状癌。大多数肿瘤初诊时分期为T_1或T_2，病情发展缓慢，转移可能出现在诊断后20年或30年。伴有黑色素分化的Xpll.2易位性肾癌易出现肿瘤复发、转移或死亡。影响预后的主要因素还是肿瘤分期和组织学分级，但儿童的预后明显好于成人，且年龄越大预后越差。t（6；11）（p21；q12）/MALAT1-TFEB基因融合相关性肾癌的预后通常好于Xpll.2易位性肾癌，但TFEB扩增的肾癌较TFEB易位性肾癌更具侵袭性。

【随访】随访的内容和频率参考肾透明细胞癌、乳头状癌。

（杜瀛瀛）

第三节 脐尿管癌

脐尿管癌（urachal carcinoma）多发生于未闭锁的脐尿管，1863年由Hue和Jacquin首次报道。

【流行病学】脐尿管癌十分罕见，发病率占所有膀胱肿瘤的0.17%～0.7%，占成年人所有肿瘤的0.01%～0.02%。中位年龄峰值为50～60岁，男女患者比例约为1.8∶1，不同年龄及性别分布在临床表现、病理学特征及预后方面并无明显差异。

【发病机制】脐尿管走行于腹横筋膜及腹膜之间的疏松结缔组织中（Retzius间隙），是胎儿出生后逐步退化的连接膀胱顶端和脐部的纤维索。脐尿管肿瘤的发生机制有两种学说：①脐尿管腺癌和结、直肠肿瘤在组织学方面极为相似，脐尿管腺癌组织具有和肠黏膜相似的腺体结构，因此推测脐尿管肿瘤来自胚胎发育过程中肠组织在泄殖腔的残留；②可能是由脐尿管上皮增生及其内覆的移行上皮化生而来。

【临床表现】脐尿管癌可发生于脐尿管的任何位置，以脐尿管下段与膀胱交界处最为多见，早期常无明显自觉症状。至进展期肿瘤侵入膀胱，可出现类似膀胱癌的临床表现如血尿（71%）、腹痛（42%）、膀胱刺激症状（40%），以及脐部分泌物（2%）等。少数患者可有耻骨上包块，25%的病例可出现黏液尿。初诊时有区域或远处淋巴结转移并不少见。

超声可见膀胱顶部或前壁与腹壁之间软组织占位，多单发，可为实性或囊实性，呈低回声，部分回声不均匀。肿瘤内部可见血流显示，部分肿瘤内部和周边可伴有钙化，此为该病的典型特征之一。

CT表现为：①肿瘤常位于中线或稍偏离中线的脐尿管走行区，多数肿瘤位于脐尿管膀胱交界区；②肿瘤多为囊实性占位，囊壁厚薄不均，外缘不光整，囊内壁不规则，增强扫描肿瘤实性部分及囊壁多呈中度以上强化，其内可见低密度无强化区；③肿瘤常侵犯膀胱壁，致邻近膀胱壁增厚，并突入膀胱腔内，但肿瘤的主体多位于膀胱腔外；④肿瘤中央或周边可见钙化，呈斑点状、弧形或条形。

MRI表现为近腹中线肚脐与膀胱之间的囊实性或实性肿块，囊性部分呈长T_1、长T_2改变，实性部分呈稍低或等T_1、稍长T_2信号，增强扫描时可见肿瘤实性部分有强化，囊性部分局部絮状强化或无强化。

膀胱镜检查可见膀胱前壁或顶部的肿物呈苔藓状、菜花状，基底较宽，表面可有溃疡、坏死，经耻骨上加压见黏液样物质从肿瘤部位溢出高度提示脐尿管癌。但若肿瘤还未侵及膀胱黏膜，可无异常发现。

【诊断】脐尿管癌85%～90%为腺癌，其中黏液性腺癌占69%、非黏液性腺癌占15%，后者包括肠型、印戒细胞型或混合型，免疫组化特点与结直肠腺癌类似。脐尿管其他肿瘤有肉瘤（8%）、移行细胞癌（3%）、鳞癌（3%）和小细胞癌等。

与很多肿瘤不同的是，病理诊断能确定肿瘤的性质，但却经常不能定性肿瘤来自脐尿管还是膀胱，只有将症状、体征、影像学、膀胱镜检查与病理检查相结合，才能作出正确的诊断。Wheeler等认为诊断脐尿管癌应符合以下标准：①肿瘤位于膀胱顶；②不存在腺性膀胱炎和囊性膀胱炎；③主要侵犯肌层或更深层的组织，肿瘤组织和正常组织上皮之间存在明显的界限，无腺状或息肉状增生；④脐尿管残余组织和新生物相连；⑤侵袭膀胱壁的肿瘤组织可浸润Retzius间隙、腹前壁或脐；⑥无证据表明肿瘤存在其他原发部位。由于Wheeler标准过于严格，Gopalan等提出修订标准并被广泛采用：①肿瘤位于膀胱顶或膀胱前壁；②位于膀胱壁内；③不存在腺性膀胱炎和囊性膀胱炎；④无其他部位原发癌证据。

脐尿管癌分期有Sheldon分期系统、Mayo分期系统和Ontario分期系统（表8-1），最常采用的Sheldon分期系统。

表8-1　脐尿管癌分期系统

Sheldon 分期	Mayo 分期	Ontario 分期
Ⅰ期：局限于脐尿管黏膜 Ⅱ期：突破黏膜层但仍局限于脐尿管 ⅢA期：局限性肿瘤侵犯膀胱 ⅢB期：局限性肿瘤侵犯腹壁 ⅢC期：局限性肿瘤侵犯腹膜 ⅢD期：局限性肿瘤侵犯膀胱以外的附近脏器 ⅣA期：局部淋巴结转移 ⅣB期：远处器官转移	Ⅰ期：肿瘤限于脐尿管和（或）膀胱黏膜内 Ⅱ期：肿瘤突破脐尿管和（或）膀胱肌层 Ⅲ期：区域淋巴结转移 Ⅳ期：远处淋巴结或其他脏器侵犯/转移	Ⅰ期：（$T_1N_0M_0$） 限于脐尿管黏膜下层 Ⅱ期：（$T_2N_0M_0$） 局限于膀胱肌层 Ⅲ期：（$T_3N_0M_0$ 或 $T_{4a}N_0M_0$） 浸润脐尿管或膀胱周围软组织、前列腺、子宫、阴道 Ⅳ期：（T_{4b} 或 N_1、M_1） 侵犯腹壁、远处转移的淋巴结、其他远处组织器官

【鉴别诊断】常需要鉴别诊断的肿瘤有以下几种。

1.膀胱癌　膀胱腺癌需要行根治性膀胱切除术，脐尿管来源的腺癌只需行膀胱部分切除术和脐尿管、脐切除，两者的鉴别十分重要：①膀胱腺癌起源于膀胱黏膜，向肌层浸润生长。脐尿管癌起源于膀胱壁外，其后才侵及膀胱黏膜。②发生于顶壁及前壁的膀胱癌，肿块多向腔内突出，膀胱外生长的较少。③膀胱癌多为实性肿块，囊实性肿块较少，如有钙化主要位于病变的周边。④CT增强检查膀胱癌强化效应较脐尿管癌更明显。⑤免疫组化CEA在几乎所有脐尿管腺癌阳性，膀胱腺癌中只有29%阳性。

2.前列腺癌　进展期的前列腺可能会累及膀胱，但主要累及部位为膀胱颈和膀胱后壁而非膀胱顶壁或前壁。前列腺腺癌通常会表达前列腺特异性标志物PSA。

3.直肠、子宫或卵巢腺癌　发生局部浸润或转移时可表现为膀胱顶部肿物，免疫组化可以帮助判别：CK7和CK20阳性多来源于泌尿系统，而CK7阴性更倾向于结肠来源。β-catenin在直肠腺癌呈核染色阳性，脐尿管腺癌基本是阴性。相关肿瘤的临床表现也有助于与脐尿管癌相鉴别。

4.脐尿管囊肿合并感染　多有红、肿、热、痛、脐部流液或流脓等局部症状及发热等全身症状。CT多表现囊壁弥漫性增厚，内壁多光整，囊壁厚薄均匀，但囊肿内壁仍较光滑，是与脐尿管癌鉴别的重点。

5.硬纤维瘤和孤立性纤维性肿瘤　好发于腹直肌或腹外斜肌腱膜中，多见于女性，部位多在脐以下，CT或MRI表现为结节状或肿块状软组织影，密度或信号均匀，轻度强化或不强化（见第14章第二节）。

【治疗】脐尿管癌首选手术切除。由于脐尿管癌术后复发率高，对于手术切缘阳性、淋巴结阳性、侵犯腹膜及手术未切除脐尿管的患者，应考虑给予辅助化疗±放疗。

1.手术　推荐的术式为扩大性膀胱部分切除术，范围包括肿瘤周边约2cm的正常腹膜、腹横筋膜及Retzius间隙内的结缔组织，肿瘤2cm范围的正常膀胱壁连同肿瘤及脐尿管一起整块切除。考虑到区域淋巴结转移患者与存在远处转移者生存率相当，盆腔淋巴结清扫酌情考虑。

2.化疗　以顺铂或氟尿嘧啶为基础，联合吉西他滨、甲氨蝶呤、长春碱、多柔比星等，可用于脐尿管癌的辅助治疗或姑息治疗。

3.放疗　放疗对脐尿管癌的效果尚有争议，未达到根治切除、不能手术、复发的脐尿管癌，放疗可能有较好的姑息治疗效果。

4.靶向治疗　70例脐尿管癌的二代测序表明，没有检出d-MMR/MSI-H，16%有PD-L1表达，5%有EGFR基因扩增。其他分子遗传学表现有ERBB2（2%）、TP53（66%）、KRAS（21%）、BRAF（4%）、PIK3CA（4%）、FGFR1（1%）、MET（1%）、NRAS（1%）、PDGFRA（1%）。因此，分子靶向治疗及免疫治疗对部分晚期患者可能有一定效果。Goss等曾报道1例伴淋巴结转移的脐尿管癌，应用吉非替尼后肿瘤显著缩小，同时Ki-67指数降低。Testa等报道脐尿管癌化疗后应用舒尼替尼可使肿瘤缩小，腹痛症状缓解。

【预后】脐尿管癌起病隐匿，发现时多为局

部晚期且恶性程度高,预后较差。肿瘤分期是影响脐尿管癌预后的最主要因素,局限性肿瘤患者的5年生存率可达45%~51%,Sheldon分期ⅢA期及更早期者预后显著优于ⅢB期及更晚期的脐尿管癌。区域与远处淋巴结转移的生存率没有显著差异,5年生存率均低于20%。分化良好的腺癌即使累及膀胱周围脂肪仍存在治愈可能。手术切缘阳性、确诊时存在远处转移对预后也有不利影响。局部复发多发生于膀胱部分切除术后的前6个月。

【随访】术后第1年每2个月随访1次,第2~3年每3个月1次,第4~5年每6个月1次。随访主要包括外周血常规、肝肾功能、腹部超声、胸部CT平扫,酌情选择盆腔MRI和(或)CT、膀胱镜。

(高明珠)

第四节　尿路上皮肿瘤

尿路以膀胱为界分为上尿路和下尿路。上尿路包括肾盏、肾盂和输尿管,下尿路包括膀胱和尿道,它们都为尿路上皮(又称移行上皮)所覆盖。尿路肿瘤90%以上为移行上皮肿瘤,它们有各自的组织学行为和临床表现。由于其定义和概念在不断变化,加之非侵袭性肿瘤的治疗基本在泌尿外科进行,其他肿瘤专科对其并不了解,因此是本章重点介绍的内容。以膀胱癌为代表的浸润性尿路上皮肿瘤相对常见,读者可参阅有关专著。

【流行病学】尿路上皮肿瘤超过90%起源于膀胱,8%起源于肾盂,其余2%起源于输尿管和尿道。肾盂癌、输尿管癌男女比例为3:1,40岁前很少发病,确诊时约有60%为浸润性,但双侧肿瘤少见。输尿管癌73%发生在下端,24%在中段,近端只占3%。30%~75%的上尿路上皮肿瘤会在将来某一时间内发生膀胱癌。

膀胱肿瘤中非侵袭性肿瘤占70%,已经确定的类型有8个(表8-2),其流行病学资料将在下文相应类型的肿瘤中介绍。

表8-2　尿路上皮肿瘤的病理类型及ICD-O编码

肿瘤类型	ICD 编码
非侵袭性尿路上皮癌	
尿路上皮原位癌	8120/2
乳头状尿路上皮癌,低级别	8130/2
乳头状尿路上皮癌,高级别	8130/2
低度恶性潜能尿路上皮乳头状瘤	8130/1
尿路上皮乳头状瘤	8120/0
内翻性尿路上皮乳头状瘤	8121/0
恶性潜能未定的尿路上皮增生	暂无编码
尿路上皮异型增生	暂无编码
浸润性尿路上皮癌	
浸润性尿路上皮癌伴各种分化/变异型:鳞状,微乳头状,肉瘤样,浆细胞样,小细胞/神经内分泌	8121/3

【发病机制】尿路的组织学结构包括黏膜、肌层和外膜。黏膜由尿路上皮和黏膜固有层构成,外膜除膀胱顶部为浆膜外,其余部位为疏松结缔组织。依据肿瘤是否浸润到肌层,尿路(移行)上皮肿瘤分为非侵袭性和浸润性两大类,它们的生物学行为、预后和治疗方案截然不同。依据组织学类型,尿路(移行)上皮肿瘤分为:①扁平状病变,病灶位于黏膜表面,不形成乳头状,浸润性尿路上皮肿瘤大多为此种类型。②乳头状病变,病灶局限于上皮层内,非侵袭性尿路上皮肿瘤大多为此种类型。③内翻性乳头状瘤,见后述。如果2个或3个类型同时出现于一个肿瘤

称为混合型。

尿路上皮肿瘤发病机制仍不明确，Lynch综合征等遗传因素、非那西汀等药物或与之有关，但临床有此背景的患者罕见。端粒的缩短和染色体的不稳定性，*P2RY5*基因多态性和种系突变，*FANCC*基因的缺失、抑癌基因编码蛋白p16的突变，E-cadherin和β-catenin的表达模式改变、细胞间黏附蛋白如E-钙黏蛋白和β-连环蛋白的异常表达，从不同的侧面给予了解释，但真正阐明其发病机制还距离甚远。研究较多并对病理诊断和指导治疗有一定帮助的是成纤维细胞生长因子受体3（fibroblast growth factor receptors 3，*FGFR3*）和*TP53*。

*FGFR3*是一组结构与酪氨酸激酶受体家族相似的编码基因，定位于染色体4p16.3，与相应受体结合后可激活酪氨酸激酶，继而激活有丝分裂原激酶蛋白激酶通路（mitogen-activated protein kinase，MAPK通路）和磷脂酰肌醇3-激酶/蛋白磷酸激酶B（PI3-K/AKT）通路等，引起细胞增殖。*FGFR3*基因突变与遗传性骨骼发育缺陷、膀胱癌关系密切，多发性骨髓瘤、宫颈癌等也可观察到，但呼吸道、消化道、皮肤等大多数常见肿瘤中没有发现。在低分级、非侵袭性尿路上皮癌，FGFR3的表达显著高于高分级、浸润性尿路上皮癌，故有认为*FGFR3*突变系前者的特征性事件，这类肿瘤是膀胱癌的一个亚型，而不是高分级和浸润性尿路上皮癌的早期阶段。

*TP53*属于抑癌基因，有阻抑细胞周期和促进凋亡的功能。*TP53*突变常发生在高分级、浸润性尿路上皮癌中，是浸润性尿路上皮癌的标志物，因此可作为预后指标。*TP53*常与*FGFR3*、杂合性丢失（loss of heterozygosity，LOH）、MIB-1、CK20等联合应用于尿路上皮癌的诊断（表8-3）。

表8-3　部分非侵袭性尿路上皮肿瘤的特征

特征	UP	PUNLMP	UPUMP	UD
发病率	13%	26%	尚无数据	6.25%
复发率	6.9%	35%	17%	尚无数据
发展为非侵袭性癌的风险	11.9%	11%	37.75%	4.4%
发展为侵袭性癌的风险	0	0	0	13.1
Ki-67阳性细胞	< 4.3%	< 13%	尚无数据	< 15%
CK20免疫组化	膜表面阳性	膜表面阳性或异常#	缺乏	异常#
FGFR3过表达	75%	85%	23%	无
*TP53*丢失	无	29%	无	67%
杂合性缺失	无	81%	62.75%	无

注：UP. 尿路上皮乳头状瘤；PUNLMP. 低度恶性潜能尿路上皮乳头状瘤；UPUMP. 恶性潜能未定的尿路上皮增生；UD. 尿路上皮异型增生
#. 尿道2/3层或全层阳性

近年发现浸润性尿路上皮癌的分子表型与乳腺癌相近，10%～20%存在*HER2*扩增，10%～50%存在HER2过表达，部分肿瘤为基底细胞型。*HER2*扩增和过表达生物学意义不明，基底细胞型对化疗敏感，从新辅助化疗中的可能性大，从免疫治疗中获益次之，但预后更差。

【临床表现】无论是非侵袭性抑或浸润性尿路上皮肿瘤，均以无痛性、间歇性全程血尿为主要表现，初期或终末血尿少见。尿频、尿急、尿痛等膀胱刺激症状，通常与弥漫性原位癌及浸润性膀胱癌有关。排尿困难提示膀胱颈部或尿道病变，腰部钝痛多与上尿路病变有关。输尿管梗阻、腹部肿块、不对称或对称性下肢水肿、贫血、呕吐、食欲缺乏、体重减轻、肾功能不全等都是肿瘤的晚期表现，对于肿瘤的早期诊断意义不大。

超声、CT、MRI等影像学检查均可用于肿瘤的定位诊断。对于尿路上皮乳头状瘤，超声多呈有蒂乳头状肿物，形态规则，表面光滑，声像图呈略强回声或高回声，内部回声均匀。对于低度恶性潜能尿路上皮乳头状瘤，超声常表现为"条形"。静脉肾盂造影主要用于上尿路肿瘤，对下尿路肿瘤帮助不大。CT分辨率高，尤其是静脉注入对比剂后，肿瘤瘤体强化而尿液不强化可形成对比，延迟扫描后肿瘤表现为充盈缺损。在所有的影像学检查中，对临床分期最有帮助的是MRI。MRI尿路造影可用于肾功能差或对碘对比剂过敏但肾小球滤过率＞30ml/min且无急性肾衰竭的患者。对于碘对比剂和钆对比剂都不能使用的患者，或因不适合MRI的心脏起搏器、植入物或异物、终末期肾脏疾病等，可采用肾脏超声或CT平扫结合逆行性输尿管肾盂造影。

膀胱镜对下尿路肿瘤兼有诊断和治疗价值，肿瘤有蒂或无蒂可大致判断其恶性程度。上尿路病变可行输尿管镜检查。

尿脱落细胞学查见癌细胞具有确诊意义，但对非侵袭性尿路上皮病变帮助不大，浸润性尿路上皮肿瘤中也不一定都有阳性发现。考虑尿路上皮癌的患者，如有可触及的腹股沟或其他部位的肿大淋巴结，应予以穿刺或手术活检。胸部CT对于分期有用，PET-CT主要用于确定或排除其他部位是否有可疑病灶，头颅MRI只用于有症状或选择性的高危肿瘤如小细胞癌。

前列腺尿路上皮癌应行直肠指检，血液PSA、经尿道前列腺活检有助于排除前列腺癌，上尿路及全身影像学检查有助于除外多原发癌或转移癌。

【诊断】非侵袭性尿路上皮癌以乳头状肿瘤最为多见，外生生长、不浸润基底膜或邻近结缔组织是其基本特征。浸润性尿路上皮癌是尿路恶性肿瘤的主要类型，常有朝各种方向的分化和变异型。尿路上皮肿瘤尤其是非侵袭性的各种类型（表8-3），只有病理检查才能对其做出区别。

（一）非侵袭性尿路上皮癌

1.尿路上皮原位癌（urothelial carcinoma in situ） 也称高级别上皮内肿瘤，占尿路上皮肿瘤1%～3%，但可伴随发生于45%～65%的浸润性尿路上皮癌及7%～15%的乳头状肿瘤中。病变最常见于膀胱、输尿管、尿道前列腺部、肾盂均可发生。50～60岁的中年人多见。镜下呈扁平状，被覆上皮内有恶性形态的细胞。CK20可异常表达，核基质蛋白NMP22表达阳性。肿瘤为非整倍体，数目较多的有更高的复发率。没有尿路上皮肿瘤病史的原位癌，较伴有或继发于其他尿路上皮肿瘤者更容易进展为浸润性病变。体积大、多灶性及弥漫性外观、手术至首次复发的时间短，均为再复发的高危因素。有复发者再次复发率高达80%。原位癌伴非侵袭性尿路上皮癌，最终死亡率为7%～15%；伴浸润性尿路上皮癌最终死亡率为45%～65%。伴有膀胱刺激症状和范围较大的原位癌预后差。

2.乳头状尿路上皮癌，低级别（papillary urothelial carcinoma, low grade） 也称低级别非侵袭性乳头状尿路上皮癌（low grade non-invasive papillary urothelial carcinoma, LGPUC）。年发病率为5/10万，好发于60～80岁。男性多于女性，约3∶1。70%的病例发生在邻近输尿管的膀胱后壁和侧壁。肿瘤由排列有序的乳头状组成，细胞核极向、大小、形态和染色质的变化明显。上皮厚度不定，伞细胞层不完整。核分裂象可出现在上皮全层，但以底层多见。免疫组化CK20、CD 44、TP53、P63的表达介于PUNLMP与非浸润性高级别乳头状尿路上皮癌之间，肿瘤通常为二倍体。少于5%的病例可能进展为浸润性肿瘤，但48%～71%的患者会复发。

3.乳头状尿路上皮癌，高级别（papillary urothelial carcinoma, high grade） 也称高级别非侵袭性乳头状尿路上皮癌（high grade non-invasive papillary urothelial carcinoma, HGPUC）。发病率约为低级别肿瘤的1/4，平均年龄71.5岁。肿瘤呈乳头状结构，常出现融合和分支，排列明显无序。较之低级别乳头状尿路上皮癌，细胞核极向、大小、形态和染色质方面的改变更为明显，核分裂象常见，可以有病理性核分裂象，并可在上皮全层出现。CK20、TP53和P63表达率比低级别肿瘤更高。肿瘤常为非整倍体。

4.低度恶性潜能尿路上皮乳头状瘤（papillary urothelial neoplasm of low malignant potential, PUNLMP） PUNLMP是一种非浸润性、外生性乳头状尿路上皮病变，年发病率为3/10万，在

膀胱肿瘤中约占26.2%。年龄及性别特征与内翻性乳头状瘤相同。病变多见于邻近输尿管口的膀胱后壁及侧壁，镜下可见相互不融合的纤细的乳头，形态具有异型性，上皮细胞数大于7层，但极向保存完好，没有病理核分裂象，Ki-67阳性细胞大于5.2%复发风险高。肿瘤主要是二倍体细胞，不侵及基底膜，35%有复发的可能，11%可能在初诊数年后进展为侵袭性癌。

5.尿路上皮乳头状瘤（urothelial papilloma, UP）　UP约占膀胱肿瘤的13%。多见于青年人，也可见于儿童。男女发病率比例约1.9∶1。肿瘤最常发生在邻近输尿管口的膀胱后壁或侧壁，镜下可见稀疏的乳头状叶片，层数一般小于7层，核分裂象罕见，Ki-67低，CK20通常仅在表层上皮（伞细胞）中表达。有6.9%的病例会复发，通常出现在原发病灶切除后25个月。3.2%的患者会进展为PUNLMP，平均进展时间在84个月。

6.内翻性尿路上皮乳头状瘤（inverted urothelial papilloma，IUP）　在尿路上皮肿瘤中占比不到1%，男性明显多于女性，（4～5）∶1。60～70岁为高发年龄，偶见于青少年。＞70%的病例发生在膀胱（多见于三角区），但也可依序递减发生在输尿管、肾盂、尿道。肿瘤常表现为表面光滑的、有蒂或无蒂的息肉样病变，多数肿瘤直径＜3cm。组织学特征是异常增生的上皮组织呈内生性生长，即不向膀胱腔内生长而是向膀胱壁内纤维基质生长，内生性上皮巢可从上皮表层反折至固有层，但不累及膀胱肌层。复发病例＜1%，进展为癌极其罕见。

7.恶性潜能未定的尿路上皮增生（urothelial proliferation of uncertain malignant potential, UPUMP）　是2016年版WHO泌尿系统肿瘤分类新增加的病种，包括以往的乳头状或扁平状尿路上皮增生。一般发生在UP经内镜切除术后，患者很少有临床症状。膀胱镜下表现为水疱样、乳头状、凸起状、广基、分叶状或不规则形。病理检查可见尿路上皮增厚且无真性乳头形成，细胞异型性较轻或没有，免疫组化表皮CK20和基底CD44免疫染色。本病术后复发率约17%，约2/3的病例可能在5年内进展为低度恶性非浸润性乳头状癌。

8.尿路上皮异型增生（urothelial dysplasia, UD）　也是2016年版WHO泌尿系统肿瘤分类新增加的病种，曾被称为低级别尿路上皮内肿瘤。UD是一种不能列为原位癌的扁平样病变，在膀胱肿瘤中约占6%。组织病理学特征是细胞极性略有异常，细胞质均匀，核质比略有增加。细胞核中Ki-67阳性的肿瘤少于15%，CK20在90%的病例有表达。15%～20%的病例可能发展为膀胱癌，其中75%为浸润性癌，进展为癌症的时间平均为4.5年。

UP、PUNLMP、UPUMP及UD的临床特点总结见表8-3。非侵袭性尿路上皮癌可以复发或进展为浸润性癌，根据生物学行为将其分为：①低危，原发、单发、TaG₁（尿路上皮乳头状瘤，低级别），直径＜3cm，没有原位癌。②中危，介于低危和高危之间。③高危，有以下任一情况：T_1期肿瘤；G_3（高级别）肿瘤；原位癌；多发、复发、直径＞3cm的$T_aG_1G_2$/IG肿瘤。

（二）浸润性尿路上皮癌

浸润性尿路上皮癌病理诊断不难，但当其伴有鳞状、肉瘤样、小细胞/神经内分泌、微乳头状和浆细胞样分化时，诊断的难度增加。含有这些变异的肿瘤，往往更具侵袭性。

尿路上皮癌依据部位而有各自的TNM分期，但它们都有T_a的定义，即病变限于黏膜的非浸润性乳头状尿路上皮癌，这明显有别于其他部位的肿瘤。尿路腺癌、鳞癌适用于该分期，其他的病理类型则不适合。尿道癌最常见的组织学类型是鳞癌，这与上尿路肿瘤、膀胱癌基本为移行上皮癌不同。

肾盂和输尿管尿路上皮癌的分期原则相同，只要肿瘤达到T_4，或是区域淋巴结阳性，即可定义为Ⅳ期（表8-4）。

膀胱尿路上皮癌中，T_a、T_{is}和T_1期为非浸润性膀胱癌，其余各期为浸润性膀胱癌，肿瘤浸润前列腺间质、精囊、子宫、阴道（T_{4a}）或任何定义的区域淋巴结转移为Ⅲ期，肿瘤浸润盆壁、腹壁（T_{4b}）为ⅣA期（表8-5）。

尿道部位因性别差异，男性阴茎尿道和女性尿道癌T和N的定义相同，前列腺尿道癌的T有单独定义（表8-6）。

表8-4　肾盂和输尿管癌TNM分期

分期	T	N	M	T、N、M简明定义
0a	Ta	N0	M0	Ta：非浸润性乳头状尿路上皮癌
0is	Tis	N0	M0	Tis：原位癌
I	T1	N0	M0	T1：肿瘤侵及上皮下结缔组织
II	T2	N0	M0	T2：肿瘤侵及肌层
III	T3	N0	M0	T3：肾盂：肿瘤侵犯超过肌层至肾盂周围脂肪组织，或至肾实质；输尿管：肿瘤侵犯超出肌层至输尿管周围脂肪组织
IV	T4	N0	M0	T4：肿瘤侵及邻近器官，或穿过肾脏至肾脏周围脂肪组织
	任何T	N1	M0	N1：单个区域淋巴结转移，最大径≤2cm
	任何T	N2	M0	N2：单个区域淋巴结转移，最大径>2cm，<5cm；或多个淋巴结转移
	任何T	AnyN	M1	

表8-5　膀胱尿路上皮癌TNM分期

分期	T	N	M	T、N、M简明定义
0a	Ta	N0	M0	Ta：非浸润性乳头状尿路上皮癌（病变限于黏膜）
0is	Tis	N0	M0	Tis：原位癌（扁平状肿瘤）
I	T1	N0	M0	T1：肿瘤浸润固有肌层（上皮下结缔组织）
II	T2a	N0	M0	T2a：肿瘤浸润浅肌层（内侧1/2肌层）
II	T2b	N0	M0	T2b：肿瘤浸润深肌层（外侧1/2肌层）
III A	T3a	N0	M0	T3a：显微镜可见肿瘤浸润膀胱周围组织
	T3b	N0	M0	T3b：肉眼可见膀胱外肿块
	T4a	N0	M0	T4a：肿瘤浸润前列腺间质、精囊、子宫、阴道
	T1～T4a	N1	M0	T4b：肿瘤浸润盆壁、腹壁
III B	T1～T4a	N2, N3	M0	N1：真骨盆（膀胱周围、闭孔、髂内/外、骶前）单个区域淋巴结转移
IV A	T4b	AnyN	M0	N2：真骨盆多个区域淋巴结转移
	任何T	AnyN	M1a	N3：髂总动脉淋巴结转移
IV B	任何T	AnyN	M1b	M1a：超过髂总动脉的淋巴结转移
				M1b：非淋巴结远处转移

表8-6　尿道癌TNM分期

分期	T	N	M	男性阴茎尿道/女性尿道	前列腺尿道
0is	Tis	N0	M0	Ta：非浸润性乳头状癌	Ta：非浸润性乳头状癌
0a	Ta	N0	M0	Tis：原位癌	Tis：原位癌
I	T1	N0	M0	T1：肿瘤侵及上皮下结缔组织	T1：肿瘤侵及上皮下结缔组织
II	T2	N0	M0	T2：肿瘤侵及尿道海绵体、尿道周围肌肉	T2：肿瘤侵及前列腺实质
III	T1	N1	M0	T3：肿瘤侵及阴茎海绵体，或前阴道，或膀胱颈	T3：肿瘤侵及前列腺周围脂肪组织
	T2	N1	M0		T4：肿瘤侵及邻近结构（如膀胱壁、直肠壁）
	T3	N0	M0	T4：肿瘤侵及邻近器官（如膀胱壁）	N1：单个淋巴结转移，最长径≤2cm
	T3	N1	M0	N1、N2：与前列腺尿道的定义相同	N2：单个淋巴结转移，最长径>2cm；或多个淋巴结转移
IV	T4	N0	M0		
	T4	N1	M0		
	任何T	N2	M0		
	任何T	AnyN	M1		

【鉴别诊断】病理方面的鉴别诊断需要除外尿路上皮之外的罕见肿瘤，如鳞癌或鳞状细胞乳头瘤、腺癌或绒毛状腺瘤、脐尿管癌（见本章第二节）、Müllerian型肿瘤、神经内分泌肿瘤、恶性黑色素瘤、软组织肿瘤。

尿路的一些非肿瘤性疾病，临床表现可能与尿路上皮肿瘤相似。

1.不典型尿路上皮增生 结石、感染、器械检查或膀胱内治疗，常引起反应性不典型增生。病变表现为不同程度的细胞极向消失，核圆、拥挤，但还不足以诊断尿路上皮异型增生等非浸润性尿路上皮病变。

2.腺性膀胱炎 是一种膀胱黏膜增殖性病变，表现为反复发作的、难治性的尿频、尿急、尿痛、血尿、耻骨上区及会阴部不适。病变好发部位为膀胱三角区、膀胱颈部、输尿管口周围。影像学检查可见膀胱壁局部增厚、结节状隆起而误诊为膀胱癌。膀胱镜下可见病变呈多中心性，常散在、成片或成簇存在，形态多样，乳头状、分叶状、滤泡状混合存在，肿物顶端接近透明状，其上无血管长入。确诊需要病理诊断。

3.膀胱结石 主要症状为疼痛和血尿，其程度与结石部位、大小、活动与否及有无并发症等因素有关。X线片能显示大多数结石。膀胱镜检查是诊断膀胱结石最可靠的方法。

4.转移癌 上尿路很少见肿瘤转移，浸润性下尿路上皮肿瘤则要与来自邻近器官的肿瘤如前列腺癌、宫颈癌、直肠癌相鉴别。

【治疗】尿路上皮肿瘤的治疗原则首先取决于肿瘤是否有侵袭性或浸润性，非侵袭性肿瘤旨在治愈，重点在减少复发和预防进展。浸润性肿瘤要在保持生活质量的前提下提高治愈率，重点考虑是否保留器官、术前及术后辅助治疗。转移性肿瘤则是运用各种姑息治疗手段延长生存并努力减少副作用。在浸润性肿瘤中，分期、分化、部位是重要的参考因素。下尿路尿路上皮癌有鳞癌、腺癌、微乳头、巢状、浆细胞样及肉瘤样分化的，特别是含有小细胞成分者，预后明显差于单纯的移行上皮肿瘤，更倾向于化疗和放疗的应用。上尿路尿路上皮癌的放疗、系统性化疗效果明显差于下尿路尿路上皮癌，应慎重选择。尿道

的肿瘤治疗参见膀胱癌。

（一）非侵袭性尿路上皮肿瘤的治疗

经尿道膀胱肿瘤切除术（gransurethral resection of bladder tumor，TURBT）可保留膀胱，是下尿路非浸润性上皮肿瘤的首选，适合于孤立性或局限性肿瘤。首次切除不充分、T_1期肿瘤、高级别肿瘤或病理无法明确分期分级者可在6周内再次TURBT。

1.上尿路尿路上皮癌内镜下治疗 适用于低级别、乳头状结构、直径<1.5cm，孤立性、影像学不考虑侵袭性病变的肿瘤。

2.激光治疗 适用于低危非浸润性尿路上皮癌，一般采用整块切除术，不推荐汽化术。

3.膀胱灌注治疗 可用于上尿路及下尿路上皮肿瘤的术后辅助治疗或术前诱导治疗。灌注药物在美国首选卡介苗，吉西他滨、蒽环类抗生素、羟基喜树碱、丝裂霉素、多西他赛等化疗药物亦可选用。作为术后辅助治疗，低危患者术后只需即刻单次膀胱灌注。中高危患者尚需在术后4～8周，每周灌注1次。此后每月1次，维持6～12个月。高危患者术后可灌注3年，即在术后第18、24、30和36个月时，每周1次，连续3周。如果存在创伤性导尿、菌尿、持续性血尿、持续的严重局部症状或全身症状，应暂缓或减量灌注。一般认为，灌注治疗可将膀胱尿路上皮肿瘤5年复发率降低约35%，但不能防止肿瘤局部进展或恶变。但是，上尿路肿瘤预后明显恶劣，再发膀胱肿瘤的概率不大，灌注治疗是否有益尚存争议。有回顾性研究报道194例输尿管尿路上皮癌患者，吡柔比星 30mg，每周1次，持续8周，之后每月1次，持续6个月。发现灌注组和未灌注组的膀胱肿瘤发生率分别为23.9%、39%，但预防复发的效果主要体现在G_2，G_1及G_3不明显。有学者用羟基喜树碱行上尿路尿路上皮癌术后膀胱灌注，效果与之相近，且观察到性别、肿瘤侧别、肿瘤分期、尿脱落细胞学、肿瘤大小及部位、是否多发等因素不影响疗效。

（二）浸润性尿路上皮癌的治疗

1.开放性手术 前列腺尿道部的前列腺尿路上皮癌，T_{is}、T_a、T_1期适合于经尿道切除术。cT_2

期肌层浸润性膀胱癌，节段切除能获得足够安全切缘的，可选部分膀胱切除术。cT$_3$和cT$_{4a}$期、术前化疗有效的cT$_{4b}$，考虑根治性膀胱切除术/膀胱前列腺切除术。高级别cT$_1$伴有组织学变异（微乳头型、肉瘤型、小细胞型等）、淋巴血管浸润、肿瘤多发或较大、再次TURBT仍为高级别T$_1$、累及膀胱憩室、BCG等灌注治疗失败、侵犯远端尿道或前列腺部尿道、肿瘤位于内镜视野解剖盲区者，以及膀胱/前列腺部原位癌，也是根治性膀胱切除术/膀胱前列腺切除术的指征。根治性肾输尿管切除术联合膀胱切除适用于无远处转移的高级别上尿路移行上皮肿瘤。

2.放疗 浸润性膀胱癌可考虑术前低剂量放疗再行膀胱部分切除术。肿瘤无法切除或因全身状况不能耐受手术，或T$_2$和T$_{3a}$要求保留膀胱者，可根治性放疗 ± 化疗。放疗野应包括整个膀胱和所有肉眼可见病灶的部位 ± 未受侵的区域淋巴结，放疗剂量39.6～50.4Gy，肿瘤部位推量照射至60～66Gy。局部晚期或伴有复发高风险因素的尿路上皮癌，术后应辅助放疗。放疗野包括瘤床区或可能存在镜下残留病灶的危险区域，放疗剂量45～50.4Gy。放疗过程中应注意模拟定位和每次放疗时排空膀胱，以保证每日治疗的可重复性。同步化疗可能提高疗效，可选择的药物有顺铂、5-氟尿嘧啶、丝裂霉素、紫杉醇、吉西他滨等，酌情单药或联合用药。

3.系统性辅助化疗 膀胱癌pT$_3$、pT$_4$或N$^+$行顺铂为基础的新辅助化疗及术后辅助化疗，可能有总生存期及无病生存获益。有报道307例肌层受侵膀胱癌患者，膀胱全切术加3周期甲氨蝶呤+长春碱+多柔比星+顺铂（MVAC方案）新辅助化疗与仅手术相比，中位生存时间为77个月 *vs* 46个月，病灶残留率为15% *vs* 38%。可选的辅助化疗方案有：①GP方案（吉西他滨+顺铂），21天或28天为1个周期，共4个周期。②CMV方案（顺铂+甲氨蝶呤+长春碱），21天或28天为1个周期，共3个周期。③DDMVAC方案（剂量密集的甲氨蝶呤+长春碱+多柔比星+顺铂），21天或28天为1个周期，共3～4个周期。肾功能轻微受损者，顺铂可分次给予（例如35mg/m^2 d1、2或35mg/m^2 d1、8）。估计有骨髓抑制可能的，预防性使用粒细胞集落刺激因子。卡铂的疗效可能不如顺铂。上尿路尿路上皮癌的化疗效果尚有争议，可视病理类型及分化程度酌情选择。

（三）复发或转移性尿路上皮癌的治疗

1.局部治疗 如果可行，非侵袭性尿路上皮癌的各种手段可酌情选用。

2.姑息放疗 肿瘤复发或转移以及肿瘤引起的压迫和梗阻，放疗 ± 化疗都是重要的治疗手段。

3.系统性挽救化疗 方案与辅助化疗相同。如患侧肾脏已切除，考虑到铂类药物损害健侧肾功能的风险，可用吉西他滨、蒽环类抗生素、紫杉醇、依托泊苷、环磷酰胺、卡铂等组成的方案作为替代。

4.免疫治疗 已有5个PD-1或PD-L1抑制剂用于含铂化疗失败的局部晚期或转移性尿路上皮癌，它们的疗效相近，ORR均在20%左右（表8-7）。帕博利珠单抗一线用于顺铂不能耐受者，疗效似稍优于二线治疗：ORR24%，CR5%，PR19%，中位缓解时间2个月。

表8-7 尿路上皮癌的免疫治疗

药物	用法	疗效
纳武单抗	3mg/kg，1次/2周	ORR19.6%，CR2.6%，PR17%，中位反应持续时间10.3个月
帕博利珠单抗	200mg，1次/3周	ORR21.1%，mOS10.3个月，mPFS 较化疗组无获益
阿特利珠单抗	1200mg，1次/3周	ORR15%，CR5%，mPFS2.1个月，mOS7.9个月
德瓦鲁单抗	3mg/kg，1次/2周	ORR17.8%，mPFS1.5个月，mOS18.2个月
阿维鲁单抗	10mg/kg，1次/2周	ORR17%，CR6%，PR11%，mPFS6.3个月，mOS6.5个月

5.分子靶向治疗 厄达替尼（Erdafitinib，Balversa）可二线用于成人局部进展或转移性、具有*FGFR2*或*FGFR3*基因突变的尿路上皮癌，ORR为32.2%，其中CR2.3%，PR29.9%，中位缓解时间5.4个月。用法：起始剂量8mg每天1次，如无明显副作用可增加至9mg每天1次，直至疾病进展或出现不能耐受的毒性反应。

【预后】影响预后的因素有：①肿瘤浸润深度和分期。非浸润性膀胱尿路上皮癌通常不会对生存构成威胁，复发风险与肿瘤级别明显有关。浸润性膀胱尿路上皮癌有可能致命，预后主要与分期有关，T_1期膀胱癌的复发率、进展率和10年生存率分别为80%、60%和35%。多灶性肿瘤、直径>3cm、合并原位癌被认为是肿瘤复发和进展的危险因素。肿瘤浸润超过浆膜面、浸润输尿道口、淋巴结转移、系统性扩散均提示预后不佳。②肿瘤类型。在非侵袭性尿路上皮肿瘤中，UP预后最好，演变为尿路上皮癌的极少。PUNLMP属于交界性肿瘤，具有较高的复发率和一定的进展率。浸润性尿路上皮癌如伴有变异型（例如巢状、微囊、微乳头等）或向其他组织分化（例如鳞状分化、腺性分化等），均预后不良。③年龄。儿童PUNLMP复发和侵袭行为高于成年患者，成年人中小于40岁的预后好于大于40岁以上患者。④部位。输尿管癌、肾盂癌对化疗及放疗的反应性明显差于膀胱癌，预后明显恶劣。尿道癌5年总生存率为42%。⑤分子表型。FGFR3高表达预后较好，TP53高表达及基底细胞型预后较差。

【随访】非侵袭性尿路上皮癌随访根据肿瘤的危险程度安排。

1.低危 膀胱镜检查及尿细胞学检查，术后第3个月、第12个月进行，第2~5年每年1次。其他影像学检查酌情安排。

2.中危 膀胱镜检查及尿细胞学检查，术后第3个月，其后每3个月进行，第2年起每6个月1次，第3~5年每年1次。其他影像学检查酌情安排。

3.高危 膀胱镜检查及尿细胞学检查，前2年每3个月1次，第3~4年6个月1次，第5年每6个月或1年1次，5年以后每年1次，持续10年。酌情安排的影像学检查可同步进行。

浸润性尿路上皮癌的随访参照高危非侵袭性肿瘤进行。

（高明珠）

（审稿 沈丽达 冯振中）

参考文献

常成, 马忠义, 吴昊, 等. 肾嗜酸细胞瘤1例并文献复习. 临床与病理杂志, 2019, 39(2):448-450.

东洁, 陈博, 李汉忠, 等. Xpl 1. 2易位/TFE3基因融合相关性肾癌六例报告并文献复习. 中华泌尿外科杂志, 2016, 37(10):745-748.

牟高建, 黄升刚. CT和MRI在胸腹部孤立性纤维性肿瘤诊断中的应用价值分析. 影像研究与医学应用, 2019, 3(16):153-154.

那彦群, 叶章群, 孙颖浩, 等. 中国泌尿外科疾病诊断治疗指南. 北京:人民卫生出版社,2014:33-42.

闫哲, 王军, 田迪, 等. Xpl1.2易位/TFE3基因融合相关性肾癌的临床分析. 中华泌尿外科杂志, 2018, 39(5):386-387.

吴肖冰, 葛力源, 戴黎阳, 等. 上尿路尿路上皮癌术后预防性膀胱灌注化疗的临床意义. 中华泌尿外科杂志, 2017, 38(4):286-289.

杨晓群, 甘华磊, 王朝夫. 尿路上皮病变的病理诊断. 中华病理学杂志, 2016(7):490-492.

姚文莉, 岳娜, 陈海霞, 等. 肾嗜酸细胞腺瘤侵袭性的病理特征分析.临床与实验病理学杂志, 2016，32(6):648-651.

易亚辉, 沈泉妹, 周建胜, 等. 脐尿管癌的影像表现与病理对照分析. 中国临床医学影像杂志,2012,23(3):184-188.

余凯远, 吴德锋, 陈映鹤. 青年和老年非肌层浸润性膀胱尿路上皮肿瘤的临床病理特点分析. 中华泌尿外科杂志, 2013,(1):28-31

张从军, 黄忠连. 膀胱癌//陈振东, 王雅杰, 唐金海, 等. 肿瘤综合治疗学.合肥：安徽科学技术出版社，2015:306-319.

中国研究型医院学会泌尿外科学专业委员会, 中国医疗保健国际交流促进会泌尿健康促进分会, 中国医疗保健国际交流促进会循证医学分会, 等. 中国非肌层浸润性膀胱癌治疗与监测循证临床实践指南(2018年标准版). 现代泌尿外科杂志, 2019, 24(7):516-541.

中国医师协会泌尿外科医师分会肿瘤专业委员会, 中国医师协会泌尿外科医师分会上尿路尿路上皮癌协作组. 上尿路尿路上皮癌诊断与治疗中国专家共识. 中华泌尿外科杂志, 2018. 39(7):485-488.

朱雨泽，张雷，方冬，等. 双肾嗜酸细胞瘤1例报告并文献复习. 现代泌尿外科杂志，2016，21（9）：734-735.

Argani P， Cheville J， Ladanyi M. MiT family translocation renal cell carcinomas//Moch H, Humphrey PA, Ulbright TM, et al. WHO Classification of tumours of the urinary system and male genital organs. 4th Ed. Lyon, IARC, 2016：33-34.

Balar AV, Castellano D, O'Donnell PH, et al. First-line pembrolizumab in cisplatin-ineligible patients with locally advanced and unresectable or metastatic urothelial cancer (KEYNOTE-052): a multicentre, single-arm, phase 2 study. Lancet Oncol, 2017, 18(11):1483-1492.

Bellmunt J, de Wit R, Vaughn DJ, et al. Pembrolizumab as second-Line therapy for advanced urothelial carcinoma. N Engl J Med, 2017, 376(11):1015-1026.

Bochner BH, Hansel DE, Efstathiou JA, et al. Urinary bladder//Amin MB. AJCC Cancer staging manual. 8th ed. Chicago: American College of Surgeons, 2018:765-773.

Boilève A 1, Carlo MI 2, Barthélémy P,et al.Immune checkpoint inhibitors in MITF family translocation renal cell carcinomas and genetic correlates of exceptional Responders.J Immunother Cancer,2018(6):159.

Caliò A， Brunelli M， Segala D， et al. Comprehensive analysis of 34 MiT family translocation renal cell carcinomas and review of the literature: investigating prognostic markers and therapy targets. Pathology, 2020，52(3):297-309.

Chang K, Qu Y, Dai B, et al. PD-L1 expression in Xp11.2 translocation renal cell carcinoma: indicator of tumor aggressiveness. Sci Rep,2017,7 (1):2074.

Claps M, Stellato M, Zattarin E, et al. Current Understanding of Urachal Adenocarcinoma and Management Strategy. Curr Oncol Rep. 2020，22(1):9.

Dey S, Noyes SL, Uddin G, et al. Palpable abdominal mass is a renal oncocytoma: not all large renal masses are malignant.Case Rep Urol,2019:6016870.

Gandhi JS, Malik F, Amin MB, et al. MiT family translocation renal cell carcinomas: A 15th anniversary update. Histol Histopathol, 2020, 35(2):125-136.

Giambelluca D, Pellegrino S, Midiri M, et al. The "central stellate scar" sign in renal oncocytoma. Abdom Radiol, 2019, 44(5):1942-1943.

González Del Alba A, Arranz JÁ, Puente J, et al. Recent advances in genitourinary tumors: A review focused on biology and systemic treatment. Crit Rev Oncol Hematol, 2017, 113(5):171-190.

Grignon DJ, Al-Ahmadie H, Algaba F, et al. Infiltrating urothelial carcinoma//Moch H, Humphrey PA, Ulbright TM, et al. WHO Classification of tumours of the urinary system and male genital organs. 4th Ed. Lyon, IARC，2016:81-98.

Hansel DE, Reuter VE, Bochner BH, et al. Urethra//Amin MB. AJCC Cancer staging manual. 8th ed. Chicago: American College of Surgeons, 2018:775-784.

Hayashi T, Yuasa T, Uehara S, et al. Clinical outcome of urachal cancer in Japanese patients.Int J Clin Oncol,2016,21 (1):133-138.

Herrscher H, Boilève A, Lindner V, et al. MiT family translocation renal cell carcinomas: natural history, molecular features and multidisciplinary management. Bull Cancer. 2020, 107(2):272-280.

Hes O, Moch H, Reuter V. Oncocytoma//Moch H, Humphrey PA, Uibriglit TM, et al. WHO classification of tumours of the uriary system and male genital organs. 4th Ed. Lyon, IARC, 2016: 43-44.

Hue L, Jacquin M. Colloid carcinoma of the umbilical and the anterior abdominal wall having invaded the urinary bladder.Union Med Seine-Inf Reuen,1863,6(4):418.

Humphrey PA, Moch H, Cubilla AL, et al. The 2016 WHO classification of tumors of the urinary system and male genital organs-Part B: Prostate and bladder tumours. Eur Urol,2016,70(1):106-109.

Jaworski D, Szylberg Ł, Gzil A, et al. Diagnostic difficulties in cases of papillary urothelial neoplasm of low malignant potential, urothelial proliferation of uncertain malignant potential, urothelial dysplasia and urothelial papilloma: A review of current literature. Ann Diagn Pathol, 2019, 40(6):182-188.

Klein MJ, Valensi QJ. Proximal tubular adenomas of kidney with so-called oncocytic features. A clinicopathologic study of 13 cases of a rarely reported neoplasm. Cancer,1976,38(9):906-914.

Konety BR, Narayan VM, Dinney CPN. Bacillus Calmette-Guérin salvage therapy: Definitions and context. Urol Clin North Am, 2020, 47(1):1-4.

Loriot Y, Necchi A, Parket SH, et al. Erdafitinib in locally advanced or metastatic urothelial carcinoma. N Engl J Med,2019,381(4):338-348.

McConkey DJ, Choi W. Molecular subtypes of bladder cancer. Curr Oncol Rep, 2018, 20(10):77-84.

McKiernan JM, Hansel DE, Bochner BH, et al. Renal pelvis and ureter//Amin MB. AJCC cancer staging manual. 8th ed. Chicago: American College of Surgeons, 2018:757-763.

Moch H, Martignoni G, Amin MB, et al. Renal cell tumours//Moch H, Humphrey PA, Uibriglit TM, et al. WHO classification of tumours of the uriary system and male genital organs. 4th Ed. Lyon, IARC, 2016: 14-17.

Moch H，Cubilla AL，Humphrey P A，et al. The 2016 WH0 classification of tumours of the urinary system and male genital ogans part A：renal，penile，and testicular tumours. Eur cuml,2016，70(1)：93-105.

NCCN clinical practice guidelines in oncology. Bladder cancer. V3. 2020. Available at:https:// www.nccn.org/ professionals/physician_gls/pdf/bladder.pdf.

Ng KL, Morais C, Bernard A, et al. A systematic review and meta-analysis of immunohistochemical biomarkers that differentiate chromophobe renal cell carcinoma from renal oncocytoma. J Clin Pathol, 2016, 69(8):661-671.

Patel MR, Ellerton J, Infante JR, et al. Avelumab in metastatic urothelial carcinoma after platinum failure (JAVELIN Solid Tumor): pooled results from two expansion cohorts of an open-label, phase 1 trial. Lancet Oncol, 2018, 19(1):51-64.

Powles T, Durán I, van der Heijden MS, et al. Atezolizumab versus chemotherapy in patients with platinum-treated locally advanced or metastatic urothelial carcinoma (Imvigor211): a multicentre, open-label, phase 3 randomised controlled trial. Lancet, 2018, 391(10122):748-757.

Rao Q, Xia QY, Cheng L, et al. Molecular genetics and immunohistochemistry characterization of uncommon and recently described renal cell carcinomas. Chin J Cancer Res,2016,28 (1):29-49.

Reis H, Szarvas T. Urachal cancer-current concepts of a rare cancer. Pathologe, 2019, 40(Suppl 1):31-39.

Reis H, van der Vos KE, Niedworok C, et al. Pathogenic and targetable genetic alterations in 70 urachal adenocarcinomas. Int J Cancer, 2018, 143(7):1764-1773.

Reuter V, Algaba F, Amin MB, et al. Non-invasive urothelial carcinoma//Moch H, Humphrey PA, Ulbright TM, et al. WHO Classification of tumours of the urinary system and male genital organs. 4th Ed. IARC, Lyon, 2014: 99-107.

Sharma P, Retz M, Siefker-Radtke A, et al. Nivolumab in metastatic urothelial carcinoma after platinum therapy (CheckMate 275): a multicentre, single-arm, phase 2 trial. Lancet Oncol, 2017, 18(3):312-322.

Szarvas T, Modos O, Niedworok C, et al. Clinical, prognostic, and therapeutic aspects of urachal carcinoma: a comprehensive review with meta-analysis of 1010 cases. Urol Oncol,2016,34(9):388-398.

Wang G, McKenney JK. Urinary Bladder Pathology: World Health Organization Classification and American Joint Committee on Cancer Staging Update. Arch Pathol Lab Med, 2019, 143(5):571-577.

Williamson SR. Renal oncocytoma with perinephric fat invasion. Int J Surg Pathol,2016,24(7):625-626.

Xie L, Zhang Y,Wu CL. Microphthalmia family of transcription factors associated renal cell carcinoma. Asian J Urol, 2019, 6(4):312-320.

第9章

女性生殖系统肿瘤

第一节　子宫内膜间质肉瘤

子宫内膜间质肉瘤（endometrial stromal sarcoma，ESS）是一种十分罕见的子宫内膜间质来源的软组织肿瘤，由Doran和Tocher于1909年首先报道。子宫未见肿瘤而在盆腔、卵巢、输卵管、宫颈、外阴及胃肠道等部位发生的与ESS相似的肿瘤，称为（子宫外）子宫内膜样间质肉瘤（extrauterine endometrioid stromal sarcomas，EESS）。

【发病率】本病约占全部子宫恶性肿瘤的0.2%，子宫肉瘤的10%～15%。依据肿瘤形态与子宫内膜间质的相似程度，ESS分为低级别子宫内膜间质肉瘤（low grade endometrial stromal sarcoma，LGESS）、高级别子宫内膜间质肉瘤（high grade endometrial stromal sarcoma，HGESS）和未分化子宫肉瘤（undifferentiated uterine sarcoma，UUS），三者均有独立的ICD-O编码，分别为8931/3、8930/3和8805/3，其高峰发病年龄随恶性程度递增，LGESS、HGESS和UUS分别为育龄期、围绝经期和老年女性，40岁以下女性均极少见。

【发病机制】ESS可能来源于子宫内膜异位症恶变，EESS可能是因为广泛分布于腹盆腔的胚胎发育期残存的米勒细胞（即第二米勒系统）恶变。ESS经常有t（10；17）（q22；p13）染色体易位，导致*YWHAE-NUTM2A*/2B融合，或与ESS的发病有关。约50%ESS还观察到t（7；17）（p15；q2）易位导致*JAZF1-SUZ12*等其他的基因融合。

【临床表现】EES病灶均为单发，与子宫肌瘤等有所不同。其余的临床表现与其他妇科肿瘤相似，主要表现为不规则阴道出血、下腹痛、阴道异常分泌物等。影像学检查区分ESS、子宫肌瘤伴变性、平滑肌肉瘤（leiomyosarcoma，LMS）和静脉内平滑肌瘤并不容易。EESS的临床表现与所在部位有关。

【诊断】ESS表达CD10、Vimentin和SMA，其中CD10是ESS的特异性标志物。在子宫内膜间质细胞来源的肿瘤中，干扰素介导的跨膜蛋白1（IFITM1）也是一种较高特异性的标志物，有潜在的诊断及鉴别诊断价值。肿瘤细胞形态、生物学行为在LGESS和HGESS明显不同，核分裂象不能区别两者，后者可能为ESS的一个特有现象。

1.LGESS　肿瘤细胞的形态与增殖期子宫内膜间质细胞相近，大小一致，没有或只有轻微异型。免疫组化ER、PR高表达，核分裂象通常≤5～10个/10 HPF。

2.HGESS　是最新的WHO女性生殖器官肿瘤分类第4版中新独立分出的一个肿瘤。肿瘤体积较大，切面呈鱼肉状，出血坏死明显。肿瘤常以圆形细胞为主，夹杂有低级别梭形细胞成分，坏死及淋巴血管侵犯易见。核分裂象通常＞10个/10 HPF。HGESS看不到或仅有轻微的子宫内膜间质细胞分化。圆形细胞为主者，细胞周期蛋白D1（cyclin D1）在细胞核中强阳性，c-Kit于胞质及胞膜阳性，CD10、ER和PR为阴性或局灶的弱阳性。以梭形细胞为主者，CD10、ER和PR强阳性，与LGESS类似。

3.USS　高度恶性，肿瘤缺乏特异性分化并且不具有类似子宫内膜间质的组织学表现，ER

和PR阴性表达。

4.EESS 病理类型大部分类似于LGESS，少数类似于HGESS。

【鉴别诊断】ESS临床表现无特异性，需要与所有的子宫肿瘤相鉴别。病理方面首先要排除转移性ESS、性索-间质肿瘤、腺肉瘤，其他需要鉴别的肿瘤有以下几种。

1.富于细胞型平滑肌瘤 瘤细胞呈束状排列，有较多厚壁血管形成的裂隙，瘤细胞与邻近子宫肌壁平滑肌细胞有不规则延伸、移行，但无浸润性生长，无坏死，免疫组化desmin和SMA阳性远高于LGESS，CD10阴性。

2.子宫内膜间质结节（endometrial stromal nodule，ESN） 属于良性肿瘤，ICD-O编码8930/0。本病十分少见，表现为子宫肌壁内结节，边界清楚，膨胀性生长，与邻近子宫肌层有推挤性界面。丛状血管（螺旋小动脉样血管）的特征明显，细胞核分裂象少见，没有不典型核分裂象。无坏死、脉管内瘤栓和间质玻璃样变性。肿瘤一般没有肌层内浸润，如果有也限于3mm范围内。

3.低分化子宫内膜腺癌 瘤细胞呈梭形、圆形，常为巢状或片状排列，缺乏螺旋小动脉样血管，网状纤维染色可见网状纤维围绕在癌巢周围，免疫组化CK（+）、EMA（+）、Vimentin（-）可帮助鉴别。

4.黏液样平滑肌瘤 以编织状为主，平滑肌瘤为背景，出现局灶黏液变性，而LGESS梭形间质细胞围绕小血管增生，其黏液样分化区往往呈浸润性片状排列。

【治疗】LGESS、HGESS和UUS同为ESS，治疗原则有很大不同。

（一）LGESS

以手术治疗为主，内分泌治疗为辅。辅助化疗、辅助放疗效果均不佳，姑息放疗±化疗可用于常规治疗失败的复发性或转移性疾病。

1.手术 基本术式为子宫切除术±双侧输卵管卵巢切除术，淋巴结清扫的价值尚未确定，除非临床或影像学提示有淋巴结受累，否则不建议行淋巴结切除术。育龄期是否要切除卵巢仍有很大争议。支持者认为，LGESS系激素依赖性肿瘤，双侧输卵管卵巢切除术能消除隐性的卵巢微

转移，也消除了可能刺激肿瘤生长的内源性激素的产生，理论上切除卵巢应该能提高疗效。反对者认为，现有的研究均表明，Ⅰ～Ⅱ期、<50岁的患者，保留卵巢虽增加复发风险，但与切除卵巢的患者相比，死亡率并没有增加。复发患者仍可通过二次细胞减灭术、卵巢切除术和激素疗法进行治疗。

2.内分泌治疗 子宫内膜间质肉瘤大多呈激素依赖性，术后辅助治疗或姑息治疗均可应用。辅助治疗可降低复发风险，但在延长总生存期方面效果甚微。对于复发或转移性LGESS，内分泌治疗可获得1/4左右的完全缓解或部分缓解，1/2病情稳定。甲羟孕酮、甲地孕酮、来曲唑、阿那曲唑、依西美坦均可选用，但各个药物的剂量、治疗持续时间、效果均无足够证据。有学者主张甲地孕酮术后用药24个月，芳香酶抑制剂辅助治疗5年。从副作用方面考虑，孕激素可能不如芳香化酶抑制剂安全。

（二）HGESS/UUS

化疗、放疗占有更重要的位置。HGESSⅠ期首选手术，术后可仅观察或辅助化疗。ER和（或）PR阳性的HGESS，考虑术后辅助内分泌治疗。Ⅱ～Ⅳ期的治疗见本章第二节。UUS一般不表达ER和（或）PR，内分泌治疗只用于其他治疗均告失败后的试验性姑息治疗。

（三）EESS

治疗根据病理类型而定。

【预后】影响预后的主要因素有肿瘤级别和期别：①肿瘤级别，是最为重要的预后因素。LGESS完整切除术后可望长期生存，术后复发约占1/3，复发中位时间为3～5年。HGESS初诊时多为晚期，复发时间常短于1年，整体中位生存时间11～23个月。UUS即使发现在早期，生存时间很难超过2年。EESS则取决于其是类似LGESS还是HGESS相同。②期别。LGESS若为Ⅰ、Ⅱ期（约65%），5年生存率>90%，Ⅲ、Ⅳ期（约35%）仅为40%～50%。10%的Ⅰ期肿瘤可能出现肺转移。③核分裂象，一般与肿瘤预后无关。

【随访】见本章第二节。

（陈婵娟）

第二节　子宫肉瘤

子宫肉瘤是一组源于子宫间叶组织的恶性肿瘤。子宫间叶组织包括平滑肌、各种纤维细胞、子宫内膜间质、血管、淋巴管、神经和淋巴组织等，每一种间叶成分均可能发生单一或混合成分的肿瘤，其中相对常见的有子宫平滑肌肉瘤（leiomyosarcoma，LMS）、子宫内膜间质肉瘤（endometrial stromal sarcoma，ESS）、腺肉瘤（adenosarcoma，AS）和癌肉瘤（carcinosarcoma，CS）。

【流行病学】子宫肉瘤罕见，约占女性生殖系统恶性肿瘤的1%、子宫恶性肿瘤的3%。在子宫肉瘤中，LMS约占63%，ESS占7%～21%。本病多见于30～50岁的妇女，可发生在子宫各个部位，以宫体最为好发，宫体与宫颈的比例约为15∶1。

【临床表现】子宫肉瘤早期无明显临床症状。如疾病进展，可能出现阴道不规则出血、月经量增多、腹痛或者闭经后阴道出血。肿物较大时有压迫症状，如腹胀、腹痛，体检可发现子宫不规则增大和（或）下腹部肿物。子宫肉瘤可发生在子宫外，其常见的临床表现为盆腔包块，其次为腹痛。

子宫软组织肿瘤多达20余种（表9-1）。完全由间叶成分构成的肿瘤与上皮/间叶的混合型肿瘤，临床表现有所不同。

表9-1　WHO子宫软组织肿瘤的组织学分类（2014）

组织来源	肿瘤
子宫内膜间质	子宫内膜间质结节、低级别子宫内膜间质肉瘤、高级别子宫内膜间质肉瘤、未分化子宫肉瘤、类似于卵巢性索间质肿瘤的子宫肿瘤
平滑肌	平滑肌瘤、平滑肌瘤病、转移性平滑肌瘤、恶性潜能未定的平滑肌瘤、平滑肌肉瘤（上皮样亚型、黏液样亚型）
杂类	横纹肌肉瘤、血管周上皮样细胞肿瘤（良性、恶性）
混合性	腺肌瘤、非典型息肉样腺肌瘤、腺纤维瘤、腺肉瘤、癌肉瘤

1.子宫平滑肌肉瘤　是子宫肉瘤最常见的组织学类型，占子宫间叶性肿瘤的45%左右。LMS有2个组织学亚型：①上皮样LMS，通常发生于绝经后女性，生长迅速，多为息肉状和结节状隆起，切面呈鱼肉样，常见出血坏死，边界不清晰；②黏液样LMS，由于其低分裂活性和黏液样的基质，易出现盆、腹腔内复发，对化疗和放疗不敏感，但患者的生存期可能长于许多恶性肿瘤。LMS经淋巴和血行转移，最常见的转移部位依次为肺（22%）、阴道（22%）、盆腔（19%）、腹膜后（12%）和骨（9%）。

2.子宫内膜间质肉瘤　已在本章第一节介绍。不侵犯周围肌层或脉管的称为子宫内膜间质结节，为良性肿瘤；侵犯周围肌层或脉管的为ESS。

3.类似于卵巢性索间质肿瘤的子宫肿瘤　曾称为子宫性索样肿瘤，组织学起源不清楚，绝大多数为良性临床经过，可以进行非手术治疗并密切随访。但有个别复发的病例。

4.子宫腺肉瘤　是良性腺体成分和恶性间叶成分构成的惰性肿瘤。可以发生于任何年龄，多数出现在50～59岁。好发于子宫内膜，也可以出现在宫颈（5%～10%）或子宫外的盆腔部位，如输卵管、卵巢、卵巢旁组织。它最重要的临床病理学特征是腔内赘生物样生长，瘤体可表现为乳头状、息肉状等。约50%的病例不侵犯肌层。局部肿瘤复发多位于盆腔或阴道，复发率为25%～40%。约5%的患者可能出现远处转移。

5.子宫癌肉瘤　是一种由恶性上皮及间叶成分混合组成的肿瘤，也称为恶性Müllerian混合瘤，通常发生在绝经后的老年妇女。与其他子宫肉瘤不同，癌肉瘤主要经淋巴道扩散。其生物学行为类似于子宫内膜癌甚至更为恶性，处理模式也与后者相同。

6.子宫血管周上皮样细胞肿瘤（perivascular epithelioid cell tumour，PEComa）　是一组具有上皮样细胞分化特点且与血管密切相关的肿瘤，其恶性潜能未定。有学者认为当肿瘤>5cm、呈浸润性边缘、细胞呈不典型性、核分裂象>1个/50HPF、存在坏死和血管浸润时需考虑恶性可能。

7.未分化子宫肉瘤　肿瘤里观察不到性索成分，生物学行为高度恶性。

【诊断】子宫肉瘤无较特异的肿瘤标志物，各种实验室检查仅有助于了解患者的一般健康状况。超声可发现子宫明显增大，瘤体边界不规则，与肌层分界不清，其回声为均匀的低回声（比子宫肌瘤更低），或呈网格状蜂窝样强弱不均回声，类似葡萄胎，病灶内常见较丰富低阻血流，血流阻力指数<0.42时，要高度怀疑此病。MRI在T_1和T_2加权序列可见混合性回波和不均匀的信号强度，尤其在T_2加权像可观察到肌层受累的低信号强度带，部分病灶可见囊变和坏死。

子宫肉瘤及其类型能在术前确诊的不多，最终诊断需要病理。

和卵巢癌、子宫内膜癌等妇科肿瘤一样，子宫肉瘤的临床和TNM分期一致。CS的分期原则与子宫内膜癌相同，LMS、ESS、AS的分期规则总体相近，区别在于LMS和ESS的Ⅰ期根据肿瘤直径分为ⅠA期和ⅠB期，而AS的Ⅰ期根据浸润深度分为$T_{1a\sim c}$期，即：T_{1a}，肿瘤局限于子宫内膜/颈管内膜；T_{1b}，肿瘤浸润不超过子宫肌层1/2；T_{1c}，肿瘤浸润超过子宫肌层1/2。所有子宫肉瘤的区域淋巴结转移只有N_0和N_1。只要为N_1，$T_{1\sim3}$均为ⅢC期。只要为M_1，任何T任何N均为ⅣB期。表9-2的TNM分期以LMS、ESS为基准，CS的不同之处以括号内的文字做了说明。

表9-2　子宫平滑肌肉瘤/子宫内膜间质肉瘤的FIGO/TNM分期

FIGO	TNM	定义
Ⅰ	T_1	肿瘤局限于子宫
ⅠA	T_{1a}	肿瘤最大直径≤5cm［腺肉瘤则为肿瘤局限于子宫内膜和（或）宫颈内膜］
ⅠB	T_{1b}	肿瘤最大直径>5cm（腺肉瘤则为肿瘤浸润肌层深度<1/2）
ⅠC	T_{1c}	肿瘤浸润肌层深度≥1/2（仅针对腺肉瘤）
Ⅱ	T_2	肿瘤扩散超过子宫，但未超出盆腔
ⅡA	T_{2a}	侵犯附件
ⅡB	T_{2b}	侵犯其他盆腔组织

续表

FIGO	TNM	定义
Ⅲ	T_3	肿瘤扩散至腹腔（病变浸润腹腔组织，而不仅是突向腹腔）
ⅢA	T_{3a}	一处受累
ⅢB	T_{3b}	一处以上受累
ⅢC	N_1	区域淋巴结［盆腔和（或）腹主动脉旁淋巴结转移，$T_{1\sim3}$］
ⅣA	T_4	侵犯膀胱和（或）直肠
ⅣB	M_1	远处转移（不包括附件、盆腔和直接浸润的腹腔组织）

【鉴别诊断】需要鉴别的肿瘤有以下几种。

1.子宫平滑肌瘤　通常称为子宫肌瘤。是极为常见的女性疾病，症状和体征与子宫肉瘤基本相同。短期内明显增大的子宫肌瘤（6个月内增大1倍）尤其在绝经后妇女，需要首先排除子宫肉瘤。

2.子宫内膜癌　雌激素依赖型绝大部分为子宫内膜样癌，少部分为黏液腺癌，非雌激素依赖型主要是浆液性癌或透明细胞癌，部分患者有CA125明显升高，诊断性刮宫多能明确诊断。

3.富于细胞型平滑肌瘤　生物学介于平滑肌瘤和平滑肌肉瘤之间，通常发生在育龄期女性，演变为平滑肌肉瘤的概率<1%。

【治疗】子宫肉瘤首选手术，放疗、化疗、内分泌治疗酌情选择，帕唑帕尼等分子靶向治疗及免疫治疗的疗效有待进一步证实。

1.手术　不同类型的子宫肉瘤，术式有所差别。

LMS标准术式包括经腹全子宫切除术+双侧附件切除术，如果术中发现有子宫外病变，则需行肿瘤细胞减灭术。尽管也有报道扩大子宫切除或广泛性子宫切除术的疗效更好，但是单纯性全子宫切除更加适用于大多数患者。综合文献报道，LMS患者行双侧附件切除对于病变进展没有显著的影响，因此对于绝经前的Ⅰ～Ⅱ期患者可以考虑保留卵巢。LMS Ⅰ～Ⅱ期患者通常无淋巴结转移发生，淋巴结是否切除与切除的范围均不影响患者的生存，因此盆腔淋巴结与腹主动脉旁淋巴结不是手术切除的确切指征，除非术前CT

或MRI检查显示有肿大的淋巴结或术中探查发现异常增大的淋巴结。

ESS标准式与LMS相同，见本章第一节。

UUS标准手术除全子宫切除术+双侧附件切除术外，推荐行盆腔与腹主动脉旁淋巴结切除术。

AS标准术式为全子宫切除术+双侧附件切除术。

CS术式为全子宫切除术+双侧附件切除术+大网膜切除术+盆腔及腹主动脉旁淋巴结切除术，以及转移病变切除的肿瘤细胞减灭术，切除淋巴结的数量与患者的生存相关。

所有的晚期子宫肉瘤患者，如果身体状况允许，主张行尽可能彻底的肿瘤细胞减灭术。因为初次彻底的肿瘤细胞减灭术是最重要的独立预后因素，甚至比肿瘤的分期更重要。寡转移灶应争取手术切除，术后辅以放疗和（或）全身系统性治疗。

子宫是肉瘤的发源部位，保留子宫显然不符合恶性肿瘤手术治疗的原则。但是鉴于子宫肉瘤组织学形态及生物学特征的多样性，可以考虑根据患者的生育愿望，结合肉瘤类型的病理组织学特点，在患者及其家属充分知情的前提下，进行个体化处理。有学者认为如肉瘤体积较小，又是低度恶性的子宫肉瘤如低级别ESS、腺肉瘤或横纹肌肉瘤，可以考虑保留子宫。

2.化疗　子宫肉瘤大多对化疗不敏感，姑息性、辅助性化疗对患者的生存影响也有争议。常用的化疗药物有：多柔比星、吉西他滨、异环磷酰胺、脂质体多柔比星、多西紫杉醇、紫杉醇、表柔比星、替莫唑胺、达卡巴嗪等，但有效率均较低。单药化疗最有效的是多柔比星，有效率为10%～25%，异环磷酰胺有效率约为17%。他比特定（trabectedin）是一种海洋源性抗肿瘤药物，可用于LMS的二线治疗，其机制是直接作用于肿瘤细胞中DNA，影响并抑制蛋白质的合成，抑制肿瘤细胞的分裂和生长，被认为是一种全新的细胞毒性药物。用法：$1.5mg/m^2$，静脉滴注24小时，d1；每3周重复1次。主要不良反应包括骨髓抑制、恶心、呕吐、静脉炎、肝功能损害，个别患者有窦性心动过速、肠梗阻、腹泻和急性肾衰竭的报道。

3.放疗　可以减少子宫肉瘤的局部复发率，各种侵袭性子宫肉瘤Ⅰ期术后酌情盆腔放疗和（或）近距离放疗±化疗；Ⅱ～ⅣA期患者，因为出现了盆腔或腹腔侵犯，术后需补充放疗和化疗。对于肿瘤复发者，既往未放疗者可给予盆腔外照射放疗或近距离放疗。照射靶区及剂量参照子宫内膜癌。子宫肉瘤的复发部位大多在放疗的区域外，因此放疗是否可以提高生存率有争议。对于年轻有生育要求的子宫肉瘤患者，不建议行辅助放疗。

4.内分泌治疗　雌激素受体（estrogen receptor，ER）和孕激素受体（progesterone receptor，PR）在ESS组织中有较高表达阳性率，分别为78%和60%，而在CS和LMS组织中较低，ER分别是60%和42%，PR分别是22%和19%。凡激素受体阳性者尤其是ESS，他莫昔芬、甲地孕酮或甲羟孕酮、芳香化酶抑制剂、促性腺激素释放激素类似物均可酌情选用于非手术治疗、术后辅助治疗或姑息治疗，但最佳剂量及方案不明确，用药时间有学者认为需2年，也有学者认为需终身使用。未分化子宫肉瘤ER、PR均阴性，因此对激素无反应。

【预后】影响子宫肉瘤预后的主要因素有临床分期、分化程度、组织学类型、年龄、淋巴结转移、辅助治疗、性激素受体表达等。①分期：LMS患者ⅠA期和ⅠB期5年生存率分别为76.6%和48.4%，肿瘤大小比肌层浸润深度对预后影响更大；Ⅰ～Ⅱ期、Ⅲ期和Ⅳ期的CS患者5年生存率分别为59%、22%和9%。②肿瘤分化程度：高分化低级别肿瘤患者的5年生存率明显高于低分化高级别者。③组织类型：ESS是相对惰性的肿瘤，预后最好。AS预后较好，远处转移发生率仅为5%，但总的复发率较高。LMS具有较高的侵袭性，即使是局限于子宫的早期患者，复发率仍高达53%～71%，复发首先发生在腹腔者仅10%左右，首先发生在肺的约40%。CS进展快，无肌层浸润也可出现子宫外转移，预后也较差。UUS侵袭性更强，预后最差，多数患者2年内死亡。④年龄：年龄>50岁者预后较差。但年龄对预后的影响是否由于组织学类型的差异所致有待进一步研究，因为ESS患者较年轻，LMS常见于40～55岁患者，CS发病年龄较大。⑤淋巴结转移：通常提示预后较差但有例外，例如在低级别ESS。⑥激素受体：ER阳性的子宫肉瘤较ER阴性者有更高的总体生存率。⑦治疗模式：辅助放疗可减少盆腔局部复发，但对患者OS似影响不大。

【随访】部分子宫肉瘤可能在术后5～10年或更长时间复发转移，因此需要长期随访：术后头2年内每3个月、2年后每6～12个月1次，持续5年。第6～10年根据肿瘤初始分期和病理分级，每1～2年检查1次。复查内容包括全身体检及妇科检查、必要的影像学检查（如超声、CT、MRI）和健康宣教。

考虑到放射线的辐射问题，对初次治疗的年轻妇女，无症状时不推荐频繁行X线检查。

（陈婵娟）

第三节　性索-间质肿瘤

性索主要包括卵巢颗粒细胞、睾丸支持细胞，间质则主要包括成纤维细胞、卵泡膜细胞、睾丸间质细胞。性索-间质肿瘤（sex cord-stromal tumour）为生殖系统肿瘤，主要包括颗粒细胞瘤、性索-间质细胞瘤、卵泡膜细胞瘤/纤维瘤和性腺母细胞瘤。根据肿瘤成分可将其分为：①几乎完全由性索或间质成分组成的单纯性间质或性索肿瘤；②兼有性索和间质成分的混合性肿瘤；③除性索-间质成分外还混合有生殖细胞的肿瘤，称为混合生殖细胞-性索-间质肿瘤（mixed germ cell-sex cord-stromal tumour，MGC-SCST）。发生在睾丸的性索-间质肿瘤见第10章第二节，本节只介绍卵巢性索-间质肿瘤，后者在NCCN里置于卵巢癌项下被简单介绍，但其临床表现、治疗原则及预后与卵巢癌有明显不同。

【发病率】性索-间质肿瘤约占卵巢肿瘤的8%，见诸于文献的多为零星病例报告。在性索-间质肿瘤中，颗粒细胞瘤最为常见，约占70%。

【临床表现】卵巢性索-间质肿瘤类型众多（表9-3），临床表现复杂多样，有性激素分泌功能的常有相关症状，表现为不规则阴道出血、月经紊乱或闭经、性早熟、多毛症、阴蒂肥大和声音低沉，因此诊断时多处于早期阶段，这与上皮来源的卵巢癌明显不同。没有性激素分泌功能的症状隐匿，可能无任何不适，或因为非特异症状如下腹坠胀、腹围增加（腹水）、腹部或盆腔包块、尿频、尿急、消化不良等就诊，或在体检时被偶然发现。卵巢性索-间质肿瘤多为良性或交界性，且多局限于一侧卵巢。

卵巢性索-间质肿瘤相对常见的类型中，临床表现有较大不同。

1.颗粒细胞瘤（granulosa cell tumor，GCT）　也称粒层细胞瘤，由单纯的卵巢颗粒细胞构成，如果颗粒细胞<10%称为伴少量性索成分的间质瘤。卵巢GCT占卵巢肿瘤的2%～5%，卵巢性索间质肿瘤的70%。肿瘤发生的年龄跨度很大，从新生儿到绝经后妇女都可以发生。其中5%系幼年型，95%为成人型，近1/3女性Peutz-Jeghers综合征患者伴有性索-间质肿瘤，包括GCT和支持细胞瘤。幼年型GCT可能和Maffucci综合征/奥利尔病相关（见第15章第九节）。肿瘤多较大，平均直径12.5cm。表面常光滑、分叶状。肿瘤切面呈黄色至褐色，可为囊实性，少数为单房或多房的囊性。成人型GCT多为囊实性肿瘤，肿瘤细胞呈石榴籽样，可见纵行核沟，呈咖啡豆样外观，典型的有Call-Exner小体，有丝分裂少。幼年型瘤体体积通常较大，直径3～32cm，有包膜，缺乏核纵沟，核分裂活跃，极少含Call-Exner小体。颗粒细胞瘤可分泌类固醇激素，多分泌雌激素，偶尔为雄激素。与之相关的临床表现与年龄有关：青春期前患者可表现为假性性早熟，育龄妇女表现为内分泌紊乱的症状，绝经后妇女以不规则阴道出血为主要临床表现。成年型多为低度恶性肿瘤，复发常见且可迟至术后10多年。幼年型主要见于初潮前或30岁以

前女性，虽然组织学表现比较原始，但仅5%有侵袭性，如复发多在术后3年内。90%的GCT为临床Ⅰ期，95%发生在单侧卵巢，双侧发病不到5%，只有2%可发生卵巢外蔓延。淋巴结转移仅见于7%～8.8%的患者，肝、肺、脑、骨等远处转移很少见。

表9-3　性索-间质肿瘤分类

女性	ICD 编码	男性	ICD 编码
性索 – 间质肿瘤		**单纯性肿瘤**	
纯间质肿瘤		莱狄细胞瘤	8650/1
纤维瘤	8810/0	恶性莱狄细胞瘤	8650/3
富细胞纤维瘤	8810/1	**Sertoli 细胞瘤**	8640/1
卵泡膜细胞瘤	8600/0	恶性 Sertoli 细胞瘤	8640/3
黄素化卵泡膜细胞瘤伴硬化性腹膜炎	8601/0	大细胞钙化型 Sertoli 细胞	8642/1
纤维肉瘤	8810/3	小管内大细胞玻璃样变 sertoli 细胞瘤	8643/1
硬化性间质瘤	8602/0	**粒层细胞瘤**	
印戒细胞型间质瘤	8590/0	成人型粒层细胞瘤	8620/1
微囊性间质瘤	8590/0	幼年型粒层细胞瘤	8622/0
莱狄（Leydig）细胞瘤	8650/0	**纤维瘤 – 卵泡膜细胞瘤组肿瘤**	8600/0
类固醇细胞瘤	8670/0	**混合性及未分类性索 – 间质肿瘤**	
恶性甾体细胞瘤	8670/3	混合性性索 – 间质肿瘤	8592/1
单纯性索肿瘤		未分类性索—间质肿瘤	8591/1
成年型颗粒细胞瘤	8620/3	**含有生殖细胞及性索 – 间质成分的肿瘤**	
幼年型颗粒细胞瘤	8622/1	性腺母细胞瘤	9073/1
支持细胞瘤	8640/1		
环状小管性索瘤	8623/1		
混合性性索 – 间质肿瘤			
支持 - 间质细胞肿瘤			
高分化	8631/0		
中分化	8631/1		
伴异源性成分	8634/1		
低分化	8631/3		
伴异源性成分	8634/3		
网状型	8633/1		
伴异源性成分	8634/1		
性索 – 间质肿瘤，非特指	8590/1		

注：ICD-O 编码：0 代表良性，1 代表不确定、交界性或生物学行为未定，2 代表原位癌 / 上皮内瘤变Ⅲ级，3 代表恶性

2.卵泡膜细胞瘤　由富含脂质、与卵泡膜内层细胞相似的瘤细胞构成，伴有多少不一的纤维母细胞成分。绝大多数发生在绝经期后妇女，平均年龄59岁，30岁以前发病者仅占10%，青春期前罕见。肿瘤多是偶然发现，一般为单侧，但伴硬化性的黄素化卵泡膜细胞瘤多为双侧。如盆腔包块，直径可达5～10cm。部分患者有阴道不规则出血等雌激素水平增高的症状，少数绝经期后患者可伴发子宫内膜样腺癌或子宫内膜间质肉瘤。十分罕见的变异型伴硬化性腹膜炎的黄素化卵泡膜细胞瘤多发生在30岁以前，可能以腹胀、腹水及肠梗阻为主要临床表现。典型者肿瘤切面呈一致实性，黄色，偶尔可见囊性变、出血及坏死。黄素化的卵泡膜细胞瘤会有黄素细胞，其背景为卵泡膜细胞瘤或纤维瘤。本病罕有转移。

3.莱狄（Leydig）细胞瘤　约占卵巢性索间质肿瘤的1%，占全部卵巢肿瘤不足0.2%。通常发生于绝经期后妇女，但也见于年轻女性和儿童，常伴有雄激素增高即男性化的表现。本病为良性肿瘤，完整切除者不会复发转移。

4.混合性生殖细胞-性索-间质肿瘤（mixed germ cell-sex cord-stromal tumour，MGC-SCST）　由生殖细胞和性索-间质成分混合构成。发病年龄常<10岁，偶见于绝经后女性。患者性腺发育正常，性染色体为正常表型。患者常表现为下腹部包块、疼痛，1/4的患者可出现假性性早熟、不规则阴道出血和乳腺发育。肿瘤多为单侧，圆形或卵圆形，直径多为7.5～18cm，

大体可见肿块有包膜，呈光滑的灰色或灰黄色，多为实性，少数为部分囊性，切面灰红色、黄色或淡褐色，无钙化。输卵管、子宫和外生殖器均正常。其侵袭性比性腺母细胞瘤低，如果没有恶性生殖细胞，多数呈良性临床经过。

5.性腺母细胞瘤　是混合性生殖细胞-性索-间质肿瘤的一种类型，常于20岁内发病，患者常伴有第二性特征异常，但身高正常且无其他先天性异常。>90%患者可检测到核型异常，包括45，X/46，XY的部分性腺发育不良、46，XY的完全性性腺发育不良46，XY的假两性畸形。肿瘤多较小，约40%发生在双侧卵巢，可能在显微镜下才能观察到，但可大至8cm。如果有恶性生殖细胞成分，可发生淋巴转移和（或）腹膜种植，但对化疗和放疗均相当敏感。

【诊断】怀疑有性索-间质肿瘤时，血清雌激素、雄激素、抑制素测定可提供初步的诊断线索。CA125、AFP、β-HCG、人附睾蛋白4（human epididymis protein 4，HE4）对于排除卵巢癌和卵巢生殖细胞肿瘤有帮助。

超声、CT、MRI能够显示盆腔有无肿块，肿块部位、大小、质地、与邻近器官的关系及有无腹水等，主要用于初始评估，对肿瘤的诊断、分期也有较大帮助。PET-CT对除外其他部位的病灶可能有意义。

上述各种检查都不能诊断性索-间质肿瘤及其类别，确诊有赖于病理。合并腹水者可做脱落细胞学检查，但多半没有阳性结果。穿刺活检对肿块较大且不能手术者是必要的。腹腔镜可以直接观察腹盆腔，并可在直视下取材，在卵巢肿瘤的诊断、鉴别诊断和分期中均有重要价值。

性索-间质肿瘤的临床/TNM分期同卵巢癌一致。

【鉴别诊断】性索-间质肿瘤表现多样，鉴别诊断的线索包括：①与不规则阴道出血、月经紊乱相关的疾病相鉴别；②与性征异常相关的疾病相鉴别；③与腹盆腔占位相关的疾病相鉴别，尤其是要除外卵巢囊腺瘤、卵巢囊肿、卵巢成熟型畸胎瘤、卵巢巧克力囊肿、卵巢癌，合并有恶性生殖细胞成分的性索-间质肿瘤首先要除外卵巢恶性生殖细胞肿瘤；④组织病理方面类似

性索-间质肿瘤的肿瘤，如无性细胞瘤、Brenner瘤等。

【治疗】性索-间质肿瘤绝大多数发生在单侧卵巢，良性及交界性肿瘤居多，已完成生育者建议全子宫双附件切除术及完全手术分期。年轻患者可保留生育功能，行患侧附件切除，无高危因素者可不进行淋巴结切除术。如混合有恶性生殖细胞成分，可同时行患者盆腔淋巴结清扫、大网膜切除、腹主动脉旁淋巴结活检术，考虑保留健侧附件。

良性的性索-间质肿瘤多能通过手术治愈。颗粒细胞瘤等交界性肿瘤，Ⅰ期患者术后可仅予观察随访，没有证据显示辅助化疗或放疗可改善预后，即使是高危Ⅰ期患者（肿瘤直径>10cm、包膜破裂、核分裂象常见）术后辅助化疗的疗效还不明确。

复发或转移患者常使用以铂类为基础的化疗，首选BEP（博来霉素+依托泊苷+顺铂）、PVB（顺铂+长春碱+博来霉素），反应率为30%～60%，一些患者甚至可以达到完全缓解。单药紫杉醇或紫杉醇联合卡铂也可作为治疗选择。贝伐珠单抗或亮丙瑞林可酌情使用。复发患者也可考虑二次细胞减灭术。

GCT对放疗中度敏感，因各种原因不能手术或手术无法切除、难治的复发转移的病灶可以考虑放疗。常采用全腹盆腔放疗，腹部剂量20～30Gy，每日量100～120cGy/f，盆腔剂量30～50Gy；也有学者认为，因GCT原发及复发病灶多在盆腔，术后放疗仅包括全盆腔即可，照射剂量30～50Gy。

复发的治疗　缺乏标准方案。首选肿瘤细胞减灭术，其生存时间明显长于未接受手术的患者。化疗适用于无法手术或术后的辅助治疗。最常用的仍为BEP方案，其他含铂方案如PVB、CAP、TP也有报道，但生存获益都不明显。少数复发患者接受内分泌治疗（来曲唑、阿那曲唑）可以获得较长的临床缓解。放疗可以作为姑息治疗的手段，主要用于病灶局限、局部症状明显的患者，但对总生存影响不大。

【预后】性索-间质肿瘤很少恶性，预后明显好于卵巢癌，卵巢GCT5年生存率97%，20年

生存率66.8%。但以GCT为代表的交界性肿瘤均具有恶性潜能，10%～50%的患者可复发，术后20～30年复发的病例亦有发生。预后不良的因素包括：诊断时年龄＞40岁、肿瘤破裂，肿瘤体积较大（＞5cm），双侧性、核分裂象多见、瘤细胞非典型性明显。最重要的预后因素是肿瘤的临床分期，Ⅰ期（71%～98%的患者属于该期）的10年生存率为85%，Ⅱ期50%～65%，Ⅲ、Ⅳ期仅为17%～33%。

【随访】随访包括体检、血清肿瘤标志物，头两年每2～4个月1次，第3～5年每6个月1次。影像学检查酌情进行。保留生育能力手术者应当进行超声监测，在完成生育后完成根治手术。接受观察的颗粒细胞瘤患者，如治疗前抑制素水平升高，应将其纳入监测随访内容。

（闫　敏）

第四节　米勒管肿瘤

米勒管（Müllerian duct）肿瘤包括良性的腺纤维瘤、低度恶性的腺肉瘤和高度恶性的癌肉瘤，它们的共同特点是肿瘤由上皮和间叶两种或更多的组织成分构成。

【流行病学】米勒管肿瘤十分罕见，见诸于文献的多以病案报道形式出现。发病高峰年龄段与肿瘤的恶性程度成正比，一般年龄越大恶性度越高。腺纤维瘤见于年轻女性及绝经后妇女，腺肉瘤多见于围绝经期及绝经后女性，平均年龄55～65岁。癌肉瘤80%为绝经后妇女，70岁以上的比例更高。恶性米勒管肿瘤好发部位为子宫，宫颈、卵巢、阴道、输卵管依次减少，腹膜后偶见。

【发病机制】米勒管又称副中肾管（para-mesonephrie duct），胚胎早期与中肾管同为原始生殖管道，男性副中肾管后来演变为男性生殖管道，米勒管退化；女性则中肾管退化，米勒管演变为女性生殖管道。米勒管肿瘤发病机制尚不明确，内源性雌激素刺激、长期口服他莫昔芬、盆腔放疗史可能与发病有关，但显然不能解释问题的全部。

广泛分布于腹盆腔的腹膜间皮具有向米勒管上皮及间质化生的潜能，称之为女性第二米勒系统，因此腹膜亦可发生米勒管肿瘤。

【临床表现】米勒管肿瘤的临床表现与其他妇科肿瘤无明显不同，但不同部位、不同病理类型的症状体征还是有所差异。

1.腺纤维瘤（adenofibroma）　在米勒管肿瘤中为良性，ICD-O编码9013/0。但在女性生殖系统的其他部位或所属的病理类型中，有可能定义为交界性肿瘤。本病最常见于绝经后妇女，但也可见于年轻女性，发病率远低于腺肉瘤。

2.腺肉瘤间隔　2/3以上发生在子宫腔，卵巢、盆腔约占1/3，宫颈罕见。发病年龄自15岁到90岁都有报道，中位年龄58岁。发生在子宫腔的肿瘤，向宫腔外息肉状生长为其特点，50%可发展到宫颈外口，有可能被误诊为宫颈癌。本病低度恶性，一般不侵犯子宫肌层，术后远处转移仅为5%，但局部复发率却高达25%～40%。发生在子宫腔以外的如卵巢、宫颈、阴道，发病年龄平均小10岁，复发率、转移率及病死率均显著高于子宫腔腺肉瘤。

3.癌肉瘤间隔　又称恶性米勒管混合瘤（malignant mixed Müllerian tumor，MMMT），发病中位年龄65岁，＜50岁的不到5%。发生在宫腔的，肿瘤更大甚至充满宫腔，可侵犯子宫肌层，可能有坏死及出血，经常扩展到子宫外。发生在卵巢者几乎都伴有腹水，在输卵管则多见于远端。原发在腹膜者病灶常弥漫整个腹膜并可能有腹水，需要与卵巢肿瘤、恶性腹膜间皮瘤、消化道肿瘤、结核性腹膜炎等相鉴别。本病高度恶性，腹腔内及后腹膜结节性转移常见，2/3以上的患者就诊时已是晚期。术前明确诊断几乎无可能。

【诊断】影像学及实验室检查与其他妇科肿瘤相同，米勒管肿瘤血清CA125多升高，但血清AFP、β-HCG多正常。确诊有赖于病理检查。

米勒管肿瘤均有两种或多种组织成分组成，所不同的是：①腺纤维瘤，肿瘤大体及镜下所见与腺肉瘤相近，两者极易混淆。有学者认为间质核分裂象＞1个/10HPF、间质细胞非常丰富并伴有腺体周围的套状聚集或间质的非典型性在轻度以上，就应诊断为低级别腺肉瘤。②腺肉瘤，腺体成分系良性或非典型性，间质成分为低级别肉瘤，核分裂象1～25个/10HPF。免疫组化ER、PR阳性表达，CK、钙调结合蛋白（caldesmon）、结蛋白（desmin）和CD10不同程度阳性表达。③癌肉瘤，腺体成分多为浆液性腺癌或子宫内膜样癌，也可有透明细胞癌、鳞癌和未分化癌，间质成分为肉瘤。免疫组化癌组织和肉瘤成分上皮标志物和vimentin阳性。腺肉瘤和癌肉瘤的肉瘤部分可能源自病变部位的固有组织，例如子宫内膜样间质肉瘤、纤维肉瘤和平滑肌肉瘤，称为同源性间质肉瘤。也可能来自病变部位正常情况下没有的成分，例如软骨肉瘤、横纹肌肉瘤、骨肉瘤和脂肪肉瘤，称为异源性间质肉瘤。

【鉴别诊断】米勒管肿瘤临床表现无特异性，需与腹盆腔各种良恶性疾病相鉴别。

1.宫颈息肉　可单发或多发，多无明显症状，部分较大息肉可有出血，多于妇科检查时发现。部分宫颈腺肉瘤患者确诊前常有反复复发的宫颈息肉病史，应注意鉴别。

2.子宫内膜异位症　内膜组织存在于子宫内膜以外的位置，由于周期性出血及周围结缔组织形成可形成结节，常表现为疼痛、出血、不孕、月经异常等。部分阴道腺肉瘤诊断前有子宫内膜异位症表现，需与之相鉴别。

3.卵黄囊瘤　又称内胚窦瘤，是一种生殖细胞来源的高度恶性肿瘤，多发生于性腺，偶见于性腺外。本病好发于青少年及年轻妇女，除了生殖系统肿瘤的一般表现外，血清AFP、β-HCG升高为其特征之一，2/3的患者在诊断后6个月内即发生转移。卵黄囊瘤对化疗十分敏感，但难以获得持续缓解。

【治疗】腺纤维瘤为良性肿瘤，手术多能治愈。腺肉瘤低度恶性，治疗参见低级别子宫内膜间质肉瘤（见本章第一节），癌肉瘤治疗参见子宫肉瘤和卵巢癌（见本章第二节）。

【预后】腺纤维瘤是良性病变，但有可能术后复发。腺肉瘤预后相对较好但有更高的复发倾向，两者均需要长期随访。在腺肉瘤中，肉瘤样增生过长（比例超过25%）是影响预后的最重要因素，这时的肿瘤通常含明显的高级别肉瘤成分，ER、PR失表达，Ki-67抗原高表达，术后复发转移的可能性明显增加。其他影响预后的因素有：肿瘤部位，子宫外扩散，肿瘤侵犯子宫肌壁1/2以上的深肌层，上皮成分为浆液性癌，合并异源性肉瘤成分、淋巴-脉管侵犯，手术不彻底，年龄大等。核分裂象多少不影响预后。

【随访】见本章第一节。

（何　倩）

第五节　阴道癌

阴道癌（vaginal cancer）包括鳞状上皮肿瘤及其癌前病变、腺体肿瘤（glandular tumours）及其他上皮性肿瘤，它们各有独立的ICD-O编码（表9-4）。阴道癌多发生于阴道后壁上1/3，如肿瘤生长至宫颈或宫颈外口则归为宫颈癌，如肿瘤从外阴侵犯至阴道则归为外阴癌。阴道癌有不同于其他妇科肿瘤的治疗模式。

【发病率】阴道癌非常少见，约占阴道所有恶性肿瘤的10%，占所有妇科恶性肿瘤4%。2015年美国的统计数据，人群发病率0.7/10万。2017年，美国新诊断阴道癌4810例，死亡1240例。

阴道癌的主要病理类型是鳞癌，占90%，多见于绝经后老年女性，中位发病年龄67岁，50岁以下＜15%，40岁以下＜10%。阴道腺癌属于腺体肿瘤，占阴道癌的8%～10%，患者最常见于30岁以下，但在42岁时有第二个高峰。其他上皮性肿瘤只见于个别文献报道。

表9-4 阴道上皮肿瘤分类

鳞状上皮肿瘤及其癌前病变	腺体肿瘤及其他上皮性肿瘤
低级别鳞状上皮内病变　8077/0	腺体肿瘤
高级别鳞状上皮内病变　8077/2	腺癌
鳞状细胞癌，非特指　8070/3	子宫内膜样腺癌　8380/3
角化型　8071/3	透明细胞癌　8310/3
非角化型　8072/3	黏液腺癌　8480/3
乳头状　8052/3	中肾管型腺癌　9110/3
基底细胞样　8083/3	良性腺体病变
疣状（verrucous）　8051/3	绒毛管状腺瘤　8263/0
湿疣状（warty）　8051/3	绒毛状腺瘤　8261/0
良性鳞状上皮病变	米勒源性乳头状瘤
尖锐湿疣	腺病（adenosis）
鳞状上皮乳头状瘤　8052/0	子宫内膜异位（endometriosis）
纤维上皮性息肉	子宫颈子宫内膜移位（endocervicosis）
管状鳞状上皮息肉　8560/0	囊肿
移行细胞化生	其他上皮性肿瘤
	混合瘤　8940/0
	腺鳞癌　8560/3
	腺样基底细胞癌　8098/3

注：表内数字为 ICD-O 编码，部分肿瘤尚无编码。/0 代表良性，/1 代表不确定、交界性或生物学行为不定，/2 代表原位癌，/3 代表生物学行为恶性

【发病机制】阴道癌与人乳头状瘤病毒（human papilloma virus，HPV）感染有关。HPV亚型有200多种，具有致病能力的主要有HPV16、HPV18、HPV31、HPV33、HPV35、HPV39、HPV45、HPV51、HPV52、HPV59、HPV66等亚型，这些亚型与口咽癌和宫颈、肛门、外阴、阴道等生殖系统癌有关。90%以上的HPV感染会在1～2年被人体免疫系统清除，只有那些免疫系统无法清除的HPV在长期感染的情况下才会导致癌症。但阴道癌发病率远低于宫颈癌，其原因可能是由于阴道内没有不成熟上皮细胞构成的移行带而不易受HPV影响。

阴道上皮内瘤变（vaginal intraepithelial neoplasia，VAIN）是重要的癌前病变，2%～12%的VAIN患者最终会演化为侵袭性阴道癌。阴道癌的其他高危因素还有人类免疫缺陷病毒（human immunodeficiency virus，HIV）感染、器官移植、性伴侣多（≥5个）、初次性交年龄小（<17岁）、吸烟、社会经济地位低下、盆腔放射治疗史和阴道长期慢性炎症刺激等。

阴道腺癌可能与己烯雌酚（diethylstilbestrol，DES）相关，相应的肿瘤类型主要是透明细胞腺癌。

【临床表现】绝大多数VAIN和早期阴道癌可以没有症状，如有症状多为无痛性不规则阴道出血、阴道异常分泌物伴或不伴异味。局部晚期患者可能有阴道内肿块并侵犯尿道、直肠、膀胱或盆壁，表现为尿频、尿急、血尿、大便带血和（或）里急后重、疼痛、尿瘘、粪瘘及相应的梗阻症状。

阴道癌大多发生在阴道上1/3，尤其是后壁，约占57%，其次是前壁，约占27%，侧壁约占16%。阴道上段淋巴引流至盆腔淋巴结区，包括闭孔、髂内和髂外淋巴结区，但腹主动脉旁淋巴结转移不常发生。阴道下段引流至腹股沟，阴道中段可以同时引流到盆腔或腹股沟，因此阴道中段或者下段癌可能有腹股沟淋巴结肿大。阴道癌远处转移部位主要是肝、肺和骨等。

【诊断】妇检、阴道巴氏涂片细胞学及阴道镜检查是诊断VAIN和阴道癌的主要手段。

1. 巴氏涂片细胞学　绝大多数 VAIN 和10%～20%的浸润性阴道癌，是由于巴氏涂片细胞学异常进而阴道镜检查发现阴道病灶。阴道腺癌常表现为阴道黏膜下浸润性生长，阴道脱落细胞学不易诊断，一般需做阴道镜活检。

2. 阴道镜　肿瘤可为外生型、溃疡型、环

形或缩窄型，鳞癌1/2病例为溃疡型，1/3为外生型，其余为环形和缩窄型。病变大小可从无法看到10cm以上。可为息肉状、带蒂、质硬、有溃疡或蕈伞状。醋酸可与细胞内核蛋白和角蛋白反应出现可逆性凝固，镜下观察为薄白上皮、厚白上皮、白环、白斑等异常区域，即所谓醋酸白试验，对诊断有一定帮助。Lugol碘试验的效果与之相近。阴道镜检查时要注意阴道穹窿部位，因为有28%的VAIN患者可能在此处有隐匿癌。如阴道镜活检仍无法明确诊断可考虑行阴道部分切除术。

3.病理　确诊有赖于病理，阴道上皮肿瘤的病理分型见表9-4。阴道鳞癌有角化型和非角化型。阴道癌组织学分级可分为高分化、中分化和差分化。

阴道癌与VAIN密切有关，早先的VAIN分级为：病变局限于上皮的下1/3者为Ⅰ级，下2/3者为Ⅱ级，超过2/3或累及全层者为Ⅲ级。2014年第4版WHO女性生殖器官肿瘤将其简化为低级别鳞状上皮内病变（low-grade squamous intraepithelial lesion，LSIL）和高级别鳞状上皮内病变（high-grade squamous intraepithelial lesion，HSIL）两个级别，LSIL即之前的VAIN

Ⅰ级，HSIL即之前的VAIN Ⅱ/Ⅲ级，归属于原位鳞癌（表9-4）。

4.其他检查　所有确诊后的患者都要接受血常规、生化及X线胸片检查，如有骨痛可行骨骼X线检查。CT在评估有无区域淋巴结转移时有用，但难以准确判断原发肿瘤局部侵犯的范围。MRI在评价肿瘤有无膀胱、尿道及阴道旁浸润方面优于CT，但常低估了阴道表面受累的程度，而妇检可对后者做出更好的评价。对于肿瘤较大的患者，如果体格检查或影像学怀疑肿瘤累及邻近器官，应进一步行膀胱镜、输尿管镜和（或）直肠镜检查。如果怀疑有远处转移或鉴别诊断需要，可考虑PET-CT。

【分期】阴道癌的分期有FIGO（International Federation of Gynecology and Obstetrics，国际妇产科联合会）临床分期系统和AJCC（American Joint Committee on Cancer，美国癌症联合委员会）的TNM分期系统，主要依据是肿块大小、邻近器官（宫颈、尿道、膀胱、会阴、直肠）受侵情况、区域淋巴结和远处转移，两套分期系统的原则一致，所有类型的阴道癌均适合（表9-5）。由于阴道癌患者大多不进行手术，无法获得手术病理信息，故FIGO临床分期更为常用。

表9-5　阴道癌FIGO/AJCC分期

AJCC	T	N	M	FIGO	T、N、M简明定义
Ⅰ A	T_{1a}	N_0	M_0	Ⅰ	T_1：肿瘤局限于阴道
Ⅰ B	T_{1b}	N_0	M_0	Ⅰ	T_{1a}：肿瘤≤2cm，局限于阴道 T_{1b}：肿瘤>2cm，局限于阴道
Ⅱ A	T_{2a}	N_0	M_0	Ⅱ	T_2：肿瘤侵犯阴道旁组织，未侵及骨盆侧壁
Ⅱ B	T_{2b}	N_0	M_0	Ⅱ	T_{2a}：肿瘤侵犯阴道旁组织，未侵及盆壁，大小≤2cm T_{2b}：肿瘤侵犯阴道旁组织，未侵及盆壁，大小>2cm
Ⅲ	$T_1\sim T_3$	N_1	M_0	Ⅲ	
Ⅲ	T_3	N_0	M_0	Ⅲ	T_3：肿瘤侵犯盆壁，和（或）侵犯远端1/3阴道和（或）引起肾盂积水或者无功能肾
Ⅳ A	T_4	任何N	M_0	Ⅳ A	T_4：肿瘤侵犯膀胱或者直肠黏膜，和（或）超出了真性骨盆 N_1：盆腔或腹股沟淋巴结转移
Ⅳ B	任何T	任何N	M_1	Ⅳ B	M_1：有远处转移

【鉴别诊断】阴道癌有可能与下列阴道的良恶性病变相混淆。

1.老年性阴道炎　同阴道癌一样可表现为绝经后阴道出血，肉眼观察有时难以与多灶性或弥漫性生长的早期阴道癌相区别。由于老年妇女阴

道上皮萎缩，细胞学检查容易与VAIN甚至癌相混淆。

2.阴道尖锐湿疣　系性传播疾病，由人乳头状病毒感染引起，临床表现为淡红色或灰色小丘疹，呈疣状凸起，可融合呈乳头状或菜花状，患

者可能有局部瘙痒、疼痛。肉眼观察难以与阴道癌相鉴别，确诊需依靠组织学检查。

3.宫颈癌 阴道癌与宫颈癌的症状表现类似，尤其宫颈病变不典型时难以区分，诊断阴道癌时应仔细检查宫颈。阴道镜有助于宫颈癌和阴道癌的鉴别诊断，如果宫颈和阴道同时有病变，则归为宫颈癌。

4.阴道疣状癌 是阴道鳞癌的一种少见类型，呈现为较大的类疣状肿物。本病分化良好，恶性程度性低，有侵袭性，但很少远处转移。

5.阴道恶性黑色素瘤 非常罕见，通常见于老年妇女，见第21章第十一节。

6.尿道癌 尿道癌累及阴道前壁时，应与阴道前壁癌相鉴别，通常尿道癌有排尿异常或者血尿等症状，尿道镜检查有助于鉴别诊断。

7.直肠癌 阴道后壁肿瘤应与直肠癌相鉴别，直肠癌多有里急后重、便血、大便性状改变等表现，直肠指检和直肠镜有助于鉴别诊断。

8.转移癌/多原发癌 相比于原发性阴道癌，转移癌或邻近器官（宫颈、外阴、直肠）直接侵犯阴道更多见，因此在诊断时应注意排除。VAIN常与宫颈上皮内瘤变（cervical intraepithelial neoplasia，CIN）并存，近30%的阴道癌患者曾有宫颈原位癌或浸润癌的治疗史。HSIL甚至阴道浸润性癌也有可能与其他部位的肿瘤同时或先后发现，应结合临床表现予以鉴别。

【治疗】阴道癌发病率低治疗经验有限，总体上是根据原发灶部位、肿瘤分期及患者的意愿来确定个体化治疗方案。①LSIL：不处理多会自然消退，可局部应用雌激素、5-氟尿嘧啶及咪喹莫特治疗，如病变持续存在或复发也可行激光治疗或局部切除术。HSIL应采取更加积极的治疗。极少数病灶累及全部阴道且经非手术治疗无效者可考虑行全阴道切除术。治疗后多次复发、不宜手术以及对性生活无要求的老年患者可行腔内近距离放疗。②Ⅰ期：阴道上段直径≤2cm的Ⅰ期阴道癌，治疗可以选择手术或者腔内放疗±外照射。手术和局部放疗的5年生存率分别为91%和70%。如果选择手术，为了确保切缘阴性，可能要行全阴道切除术，不易被年轻患者所接受，如患者确有手术意愿可考虑。近期有盆腔

放疗史的患者也适合手术。③Ⅱ期：可根据肿瘤位置行相应的根治术，但相比于Ⅰ期患者更难保护周围器官或取得理想的安全切缘，如进行盆腔清除术则创伤更大，一般选择放疗。④Ⅲ～ⅣA期：手术很难根治，放化疗联合是主要的治疗手段，并发直肠阴道瘘或膀胱阴道瘘而有放疗禁忌的患者可考虑行盆腔清除术和阴道重建术。⑤ⅣB：以化疗±免疫治疗为主，为了减轻局部症状可以行姑息性放疗。阴道腺癌的治疗原则与鳞癌相同，但因其年轻患者居多，更应注意保留阴道和卵巢功能。

1.激光治疗和局部切除术 VAIN患者可选择。激光治疗适用于大面积、多灶性病变，可避免手术广泛切除而对患者性功能造成影响。激光治疗前必须在阴道镜下全面观察阴道黏膜的情况，准确判断病灶范围。对于阴道上段，尤其是阴道穹窿部位的局限性病灶，局部手术切除的效果优于激光治疗。局部切除术包括冷凝手术、电凝手术、环形电切除术和冷刀手术。冷凝手术由于其不易控制手术的深度，可能发生膀胱或直肠损伤，目前已较少应用。电凝手术相对安全，但复发率高，一般也不作为首选。进行局部切除术前先用碘溶液涂敷阴道壁有助于确定病灶的部位和范围，应切除病变边缘4～5mm的阴道壁。

2.手术 根治术通常只用于ⅠA期阴道癌，术后难有正常性生活，且阴道癌病灶邻近尿道和直肠，术中易被损伤，均应告知患者。腔镜手术尚未广泛用于阴道癌根治术，多应用于有生育要求的年轻患者。其他术式有放疗前卵巢移位、盆腔淋巴结手术分期、巨块型淋巴结放疗前的减瘤术。

3.放疗 多采用外照射联合近距离放疗（腔内放疗或组织间插植放疗），绝经前患者可考虑在放疗前行卵巢移位术，以防止放疗引起的卵巢功能减退等不利影响。外照射主要针对阴道旁组织及区域淋巴结，近距离放疗用于控制原发灶。根据治疗目标，放疗分为：①根治性放疗。无不良预后因素的Ⅰ期患者可通过单独近距离放疗治愈，但肿瘤直径>5cm、浸润较深或组织学分化差的Ⅰ期患者，单独近距离放疗后阴道旁复发率较高，且易发生区域淋巴结转移，需要辅以外照

射。Ⅱ期及以上者外照射联合近距离放疗对生存率的改善明显优于单一放疗。②辅助放疗。术后切缘阳性、有复发高危因素（淋巴结阳性、脉管癌栓、安全切缘不足、组织分化差、阴道受累范围广泛及肿瘤直径>4cm），应予区域淋巴结及阴道局部辅助放疗45～50Gy，术后2周左右切口愈合后即可开始，最迟不应超过术后4～6周，因为推迟放疗时间有可能影响疗效。相比于鳞状细胞癌，阴道腺癌术后更易复发，一般均需进行辅助放疗。③姑息放疗。

4.近距离放疗　病灶位于阴道上1/3者按宫颈癌放疗方式进行，肿瘤基底受量应不少于70～80Gy。如病灶表浅，一般以阴道黏膜下0.5cm作为剂量参考点；如病灶明显突出或浸润较深，则改用阴道黏膜下1～1.5cm为剂量参考点。对于病灶位于阴道中1/3者，可先使用阴道模型敷贴腔内放疗30～40Gy，由于阴道壁其他部位常有亚临床病灶，敷贴放疗后还需选择合适长度的柱状施源器进一步加量；如肿瘤浸润深度超过5mm时配合组织间插植放疗效果更好。

5.组织间插植放疗　主要用于：病灶位于阴道下1/3；巨块型肿瘤导致腔内放疗困难。治疗可在阴道和直肠触诊下直接进行，也可通过会阴模板定位进行，后者使得放射源呈平行排列、可获得较好的剂量分布。有研究显示以3D影像为基础的组织间插植放疗可更好地控制直肠和膀胱受照射的剂量。对于肿瘤位于阴道顶端、既往曾行子宫切除术的患者，腔镜引导下或剖腹手术下进行插植可确保定位准确。

6.外照射　病灶位于阴道上1/3，照射范围及技术基本同宫颈癌，当采用四野照射时需注意要覆盖全部的淋巴结引流区，侧野的后界应包括直肠周围的淋巴结，尤其是当肿瘤侵犯阴道后壁时更应加以留意。盆腔外照射剂量为40～50Gy，对于有淋巴结转移者可局部加量10～15Gy。如病灶位于阴道中1/3，则照射野下界可适当下移。如肿瘤侵犯阴道下1/3，体外照射也应下移包括腹股沟区淋巴结。"蛙腿"体位有利于减轻外阴的皮肤反应。腹股沟区照射野以腹股沟韧带为中轴，上下界与之平行，耻骨结节为内界，野大小为（7～8cm）×（10～12cm），一般先

高能X线照射40Gy后再改用电子线照射20Gy。如肿瘤侵犯全部阴道，外照射应包括盆腔及腹股沟淋巴结，照射40～45Gy后双侧腹股沟加量15～20Gy。

7.化疗　多借鉴于宫颈癌的化疗经验。根据治疗顺序，化疗分为：①新辅助化疗。尚无直接证据表明新辅助化疗联合手术的效果优于放疗。②同步放化疗。适合Ⅱ期及以上的患者。③姑息性化疗。适合于转移性阴道癌。各种形式的化疗方案通常以顺铂或者氟尿嘧啶为基础。

8.免疫治疗　纳武单抗（240mg，静脉滴注，1次/2周）治疗24例转移性宫颈癌（19例）、阴道及外阴癌（5例）的Ⅰ/Ⅱ期研究表明，客观有效率分别为26.3%和20.0%。

9.并发症处理　10%～15%患者会出现治疗相关并发症，包括直肠阴道瘘、膀胱阴道瘘、放射性膀胱或直肠炎、直肠或阴道狭窄及比较少见的阴道坏死。因此，在治疗期间建议使用阴道扩张器，治疗结束后及时开始性生活有助于减少阴道狭窄的发生。妇科肿瘤根治性手术及放疗都可能引起下肢淋巴水肿，并且经常伴有下腹、下腰背及下肢疼痛，发生率10%～41%。治疗首先要排除盆腔肿瘤复发和包裹性囊肿（脓肿），利尿药、糖皮质激素、抗凝剂、抗生素的灵活应用有可能缓解症状，轻度的水肿可采用弹力袜或非弹力加压绑腿。

【预后】阴道癌的局控率、远处转移发生率和生存率与FIGO或TNM分期明显相关。5年生存率Ⅰ期患者为60%～90%，Ⅱ期患者为50%～80%，Ⅲ期和ⅣA期分别为30%～60%和15%～40%，而ⅣB期<10%。其他影响预后的因素有：①肿瘤位置。病灶位于阴道上1/3者多呈局部复发，阴道下1/3者复发病灶多累及盆壁，且远处转移也更多见。病灶位于阴道后壁者的淋巴结转移率高，预后也差于阴道前壁的患者。②肿瘤组织学分级。肿瘤分化好者5年生存率可达到62.5%，而差分化者只有34.9%。③组织学类型。腺癌和鳞癌的5年生存率分别为34%和58%。透明细胞腺癌浸润深度>3mm，淋巴结发生转移概率明显增加；淋巴结转移率Ⅰ期为16%、Ⅱ期为50%。大多数肿瘤复发在3年之内。管状囊

性结构、分裂活性低及细胞核异型性小者预后较好。④肿瘤生长方式。相比于肿瘤呈浸润性生长或伴有局部坏死的患者，外生性生长的肿瘤放疗预后较好。

【随访】治疗后应定期随访接受常规体格检查、宫颈/阴道涂片细胞学检查：第1年每1～3个月1次，第2～3年每3～6个月1次，此后每年1次。CT、MRI或者PET-CT仅在怀疑复发时考虑。同宫颈癌患者一样，阴道癌患者在治疗结束后如能保持一定的性生活则有益于扩张阴道、减少阴道狭窄。如果因阴道手术而影响正常性生活，夫妻双方完全可以从其他方式的性行为中获得性快感。

VAIN的复发率为10%～40%，经手术切除后仍有5%～10%的VAIN Ⅲ级患者会进展为浸润癌，因此无论低危或者高危患者，每年都要做阴道细胞学检查，如果怀疑复发建议阴道镜活检。

（张明军）

第六节　外阴癌

外阴包括阴阜、大阴唇、小阴唇、阴蒂、阴道前庭、前庭大腺、前庭球、尿道口、阴道口和处女膜。其上界为阴阜、下界是会阴，两侧居两股内侧。外阴肿瘤以鳞癌最为多见，约占外阴恶性肿瘤的90%，大多位于大阴唇，其他部位也可发生。本章只介绍外阴鳞癌，该部位的其他肿瘤如恶性黑色素瘤（4%～5%）、基底细胞癌（1%～2%）及派杰病等，分别见第21章第十一节、第八节、第九节。

【发病率】外阴癌占女性恶性肿瘤的1%，在女性生殖道恶性肿瘤中约占4%，常见于60岁以上的妇女。高危因素有老年、人乳头状病毒感染、吸烟、外阴慢性炎症和免疫缺陷病。近年外阴癌发病率呈上升趋势，且年轻患者的比例在增加。

【发病机制】外阴鳞癌有两类。一类好发于50岁以上的老年妇女，病灶多为单个，HPV-DNA检出率较低（<15%），常同时合并外阴非瘤性上皮内病变（vulvar non-neoplastic epithelial disorders，VNED），如慢性炎症、外阴硬化性苔藓等。另一类常见于年轻女性，病灶通常是多个，HPV-DNA尤其HPV16检出率高，野生型p53普遍阳性表达。

【临床表现】病灶常位于大阴唇或小阴唇，而年轻女性的病灶更多见于阴蒂和会阴。单侧居多，少数为双侧，偶有多部位发生。病灶以外生型和局部浸润型为主，多因瘙痒、疼痛、灼烧感、分泌物增多或外阴出血就诊。晚期可见不规则的大结节或肿物，伴或不伴有溃疡。

【诊断】外阴癌位于体表，据病史、症状和体征诊断并不困难。除全血细胞计数、肝肾功能等常规检查外，其他的辅助检查包括：宫颈涂片细胞学检查、阴道镜检查，以排除宫颈和阴道是否同时也有病变；盆腔和腹腔CT/MRI检查，了解相应部位的淋巴结及周围组织器官受累的情况；晚期患者酌情使用膀胱镜、直肠镜了解膀胱或直肠是否受累；有条件行宫颈及外阴病灶HPV DNA检测及梅毒抗体检测。

外阴鳞癌早期病变与一些慢性的良性疾病和上皮内瘤变不易区别，因此任何外阴病变在治疗前均应在局麻下行病灶楔形活检，活检的组织应包括可疑皮肤病变和相邻的间质，以精确评估侵袭性病变的存在和深度。有腹股沟淋巴结肿大者，应行针吸活检或切除活检。

外阴癌的病理诊断通常没有困难。其FIGO分期和AJCC TMN分期一致，T只有$T_{1\sim3}$，没有T_4，见表9-6。

【鉴别诊断】需要与外阴其他恶性肿瘤及非肿瘤性病变相鉴别。

1.外阴其他恶性肿瘤　①外阴恶性黑色素瘤。发病率居外阴恶性肿瘤第二位，多表现为隆起的色素沉着，可伴有溃疡形成，常发生在小阴唇和阴蒂，预后主要依赖于病变大小和浸润深度。②外阴派杰病。③外阴上皮内瘤变（vulvar intraepithelial neoplasia，VIN）。肿瘤局限于表皮内，未发生周围间质浸润和转移，包括外阴上皮非典型增生及外阴原位癌。④外阴基底细胞癌。一般发生50岁以上的女性，有浸润但较少转移，治疗局部切除即可。

表9-6 外阴癌FIGO/TNM分期和AJCC TMN分期

TNM 分期	T	N	M	FIGO	T、N、M 简明定义
Ⅰ A	T_{1a}	N_0	M_0	Ⅰ A	T_{1a}：肿瘤局限于外阴或会阴，最大径≤ 2cm，间质浸润深度≤ 1mm
Ⅰ B	T_{1b}	N_0	M_0	Ⅰ B	T_{1b}：肿瘤局限于外阴或会阴，最大径＞ 2cm，或任何大小病灶但间质浸润深度＞ 1mm，无淋巴结转移
Ⅱ	T_2	N_0	M_0	Ⅱ	T_2：任何大小的肿瘤累及会阴邻近结构（尿道下 1/3、阴道下 1/3、肛门）
Ⅲ A	$T_{1\sim2}$	$N_{1a\sim1b}$	M_0	Ⅲ A	T_3：任何大小的肿瘤，侵犯尿道上 / 近 2/3、阴道上 / 近 2/3、膀胱黏膜、直肠黏膜或固定于骨盆
Ⅲ B	$T_{1\sim2}$	$N_{2a\sim2b}$	M_0	Ⅲ B	N_{1a}：1 ～ 2 枚腹股沟淋巴结转移，最大径均＜ 5mm
Ⅲ C	$T_{1\sim2}$	N_{2c}	M_0	Ⅲ C	N_{1b}：1 枚腹股沟淋巴结转移，最大径≥ 5mm
IVA	$T_{1\sim2}$	N_3	M_0	IVA	N_{2a}：≥ 3 枚腹股沟淋巴结转移，最大径均＜ 5mm
	T_3	任何 N	M_0		N_{2b}：≥ 2 枚腹股沟淋巴结转移，最大径≥ 5mm
Ⅳ B	任何 T	任何 N	M_1	Ⅳ B	N_{2c}：淋巴结转移伴包膜外侵犯
					N_3：腹股沟淋巴结固定或溃疡
					M_1：远处转移（包括盆腔淋巴结转移）

2.外阴非肿瘤性病变 ①尖锐湿疣：可表现为多发性乳头状肿物，有时会与VIN并存，对可疑病灶需行活检。②外阴表皮样囊肿：可由胚胎期泌尿生殖窦表皮增殖分化而成，也可继发于局部手术或损伤，囊内含白色或黄色油状角质物质。③外阴色素脱失病：包括白癜风、创伤后的瘢痕。

【治疗】根据临床分期和淋巴结活检，外阴癌分为：①早期（Ⅰ/Ⅱ期），包括 T_1 期或肿瘤直径≤4cm且尿道、阴道或肛门无受侵的 T_2 期；②局部晚期（Ⅲ/ⅣA 期）；③远处转移（IVB 期，无论T、N如何，病变超出盆腔）。相应的治疗原则：①T_{1a}，局部切除术，不需要行淋巴结清扫术，因为其淋巴结转移的风险＜1%。②T_{1b}，或小病灶 T_2 且肿瘤浸润深度＞1mm：单侧距外阴中线≥2cm的病变予局部切除或改良根治性外阴切除术+前哨淋巴结活检或同侧腹股沟股淋巴结切除活检。此类患者淋巴结转移风险＞8%，前哨淋巴结未检出时需对患侧腹股沟区行切除术，阳性者对侧淋巴结清扫或对侧腹股沟区放疗±同步化疗。前哨淋巴结阴性或腹股沟淋巴结阴性者，可考虑观察。浸润深度＞1mm的中线病变，应行根治性局部切除术或改良根治

性外阴切除术，淋巴结的处理原则与单侧距外阴中线≥2cm的病变相同。③局部晚期（大病灶T_2、T_3），整体外阴切除术加双侧腹股沟股淋巴结清扫术或盆腔廓清术，但可能有明显的术后并发症如切口不愈、淋巴水肿、性功能下降。肿瘤固定于重要器官或脉管时，全切术应视为禁忌，可放化疗后再酌情手术。部分患者可能因此避免手术。④复发，外阴癌术后50%以上的患者会有局部复发、腹股沟复发、多部位复发、远处复发和盆腔复发，大多数复发在术后1年内，5年后复发者也不少见。如果复发局限于外阴且淋巴结阴性，考虑再手术±放疗±化疗。5年生存率在外阴局部复发为 60%，腹股沟/盆腔复发为 27%、远处复发为15%、多部位复发为14%。⑤超出盆腔外的转移，酌情放化疗及对症支持治疗。

外阴癌的治疗方法相对简单，手术仍是基本的治疗手段，放疗有重要的作用，化疗多用作为姑息治疗或用于增加放疗效果。分子靶向治疗及免疫治疗对部分晚期患者可能有一定效果。

1.手术 切缘距肿瘤应至少1～2cm，若切缘阳性考虑再次手术，酌情化疗±放疗。切缘阳性无法再次切除或再次手术切缘仍为阳性者，放疗±化疗。根治性局部切除术和改良根治性外阴

切除术，在复发率和生存率上多无差异。累及尿道、肛门或阴道者可能无法切除。

2.放疗 根据治疗目标，放疗分为根治性放疗、术前辅助放疗、术后辅助放疗及姑息性放疗。

（1）根治性放疗：绝大多数外阴癌为鳞状细胞癌，对放疗敏感，但由于外阴皮肤放疗耐受性低，在达到根治剂量前多数患者已发生较严重的皮肤反应，因此根治性放疗以往一般不作为首选。三维适型和调强放疗技术的发展及设备的改进，尤其是采用高能射线以来，放疗所带来的损伤已经大大减少，有学者认为淋巴结阳性外阴癌放疗与传统手术的5年生存率并无显著差异。对于预期生存期不长，或一般状况差、不适宜接受手术或者因局部病灶范围较大、希望保留器官功能而拒绝手术的患者可选择。外阴癌放疗以外照射为主，一般使用6～18MV的X线。原发灶照射野应在肿瘤周边再外放1～2cm，注意保护肛门和尿道口。原发灶照射30～40Gy时如皮肤反应较重可暂停放疗，休息1～2周后根据肿瘤的消退情况进行插植照射或缩野推量至60Gy。如活检证实腹股沟区淋巴结转移，需要进行双侧腹股沟区域照射60Gy，阳性部位推量至70Gy。如腹股沟深组淋巴结转移和（或）盆腔淋巴结转移者需进行盆腔淋巴结区照射50Gy。

（2）术前放疗：可缩小肿瘤体积，利于手术切除、保留器官功能并提高手术疗效。主要用于外阴肿瘤体积大、范围广、累及尿道、阴道和肛门，手术切除困难、影响排尿、排便功能的患者。若肿瘤侵犯阴道，可同时行阴道腔内放疗。放疗靶区的GTV为影像学检查所明确的肿瘤范围，CTV为GTV外放1cm，上界到髂总动脉下端。此外，CTV还应包括双侧髂内血管、髂外血管、腹股沟淋巴引流区、整个外阴区。术前剂量（20～30）Gy/（2～3）周，放疗结束后2～3周手术。术后切口愈合后，再补充放疗（20～30）Gy/（2～3）周，术前+术后放疗总剂量50～60Gy。

（3）术后放疗：用于术后有以下1个或多个高危因素者：手术侧切缘或基底未净、肿瘤距切缘近（<1cm）、腹股沟多个淋巴结转移、转移

淋巴结直径大于5mm、淋巴结包膜外侵犯。术后放疗以体外照射为主，照射野应包括外阴区（手术切缘或基底未净和肿瘤距切缘近者）和腹股沟区（腹股沟淋巴结转移者）。术后放疗CTV上界为$L_5 \sim S_1$下缘2cm，包括髂总、髂外血管、腹股沟淋巴引流区、外阴区及手术瘤床区。近切缘及镜下残存肿瘤者，放疗剂量50Gy；多个淋巴结转移或淋巴结包膜外浸润者或肿瘤浸润深度＞5mm，局部推量至60Gy；肉眼可见肿瘤残存者，局部推量至60～70Gy。

（4）姑息放疗：对于有选择的患者，姑息放疗仍可能获得较好效果。

（5）同步放化疗：可提高肿瘤控制率，能否改善总生存尚无定论。

3.化疗 Ⅲ～ⅣA期可先行新辅助化疗±放疗。术后有复发高危因素可选择辅助化疗±放疗。ⅣB期需要姑息化疗。常用的化疗药物有顺铂、卡铂、5-氟尿嘧啶、丝裂霉素C、长春瑞滨、紫杉醇单药或联合。

4.免疫治疗 小样本研究表明，纳武单抗（240mg，静脉滴注，1次/2周）在多线治疗失败后的宫颈癌、阴道癌及外阴癌，客观反应率20%左右。有MSI-H特征者，派姆单抗也可能有效。

【预后】分期是影响预后的最重要因素，5年生存率局限期（Ⅰ/Ⅱ期）86%，局部晚期（Ⅲ/ⅣA期）57%，如果有远处转移则为17%。淋巴结转移与分期有关，5年生存率无淋巴结转移为90%，有淋巴结转移者为50%。切缘阴性、切缘过近（≤8mm）和切缘阳性者的4年无复发率分别为82%、63%和37%。浸润深度、肿瘤厚度、间质和（或）脉管浸润也是不良预后因素。荟萃分析显示，HPV相关性SCC比HPV非相关性SCC预后更好。

【随访】治疗后头2年内，每3～6个月检查1次，随后3年每6～12个月1次，之后每年1次。随访内容包括病史询问、体检，酌情进行的宫颈/阴道细胞学检查和胸部X线、CT、MRI、PET-CT等影像学检查及血尿素氮、肌酐等实验室检查。VIN Ⅲ级即使组织病理学检查显示病灶已完全切除，仍有可能在切缘、邻近切缘处或移植皮片内复发，甚至进展为浸润癌（多发生在治疗后的

前3年内），因此VIN Ⅲ级患者术后也必须坚持
随访。

（张明军）
（审稿 冯振中 李 明）

参考文献

韩兴华，许苗苗. 子宫内膜癌//陈振东，王雅杰，唐金海，等. 肿瘤综合治疗学. 合肥：安徽科学技术出版社，2015: 390-402.

吕炳建，程亮. 睾丸性索-间质肿瘤的诊断与分类进展. 中华病理学杂志, 2018, 47(2):139-142.

钱勇，孙彤. 卵巢肿瘤//陈振东，王雅杰，唐金海，等. 肿瘤综合治疗学. 合肥：安徽科学技术出版社, 2015: 423-436.

宋耕，程怀东. 阴道癌//陈振东，王雅杰，唐金海，等. 肿瘤综合治疗学. 合肥：安徽科学技术出版社, 2015: 447-455.

吴秀伟，杜宇. 子宫肉瘤//陈振东，王雅杰，唐金海，等. 肿瘤综合治疗学. 合肥：安徽科学技术出版社, 2015: 415-422.

谢伟民，杨佳欣. 高级别子宫内膜间质肉瘤的研究进展. 中华妇产科杂志, 2017, 52(4):286-288.

姚娟娟，林忠，王兴民，等. 病理特点似性腺母细胞瘤的卵巢混合性生殖细胞-性索-间质肿瘤一例. 中华妇产科杂志, 2017,52(7):495.

俞高志，李斌. 外阴癌//殷蔚伯，余子豪，徐国镇，等主编. 肿瘤放射治疗学. 第4版. 北京：中国协和医科大学出版社, 2017:999-1003.

张国瑞，于昕，冷金花，等. 子宫外子宫内膜间质肉瘤临床病理特点：11例分析，生殖医学杂志，2016，11（25）：968-972.

赵连花，罗清雅，林俐，等. 卵巢原发性子宫内膜样间质肉瘤临床病理观察. 诊断病理学杂志, 2016, 23(11): 817-820.

中国抗癌协会妇科肿瘤专业委员会. 外阴癌诊断与治疗指南. 第4版. 中国实用妇科与产科杂志，2018，34（11）：1230-1236.

中国抗癌协会妇科肿瘤专业委员会. 子宫内膜癌诊断与治疗指南. 第4版. 中国实用妇科与产科杂志, 2018(8):880-886.

中国抗癌协会妇科肿瘤专业委员会. 子宫肉瘤诊断与治疗指南. 第4版. 中国实用妇科与产科杂志, 2018,34(10):1106-1110.

Adams TS, Cuello MA. Cancer of the vagina. Int JGynaecol Obstet, 2018, 10(143):14-21.

Adhikari P, Vietje P, Mount S. Premalignant and malignant lesions of the vagina. Diagn Histopathology, 2016, 23(1):28‐34.

Cantrell LA, Blank SV, Duska LR. Uterine carcinosarcoma: A review of the literature.Gynecol Oncol,2015, 137(3):581-588.

Cui RR, Wright JD, Hou JY. Uterine leiomyosarcoma: a review of recent advances in molecular biology, clinical management and outcome. BJOG, 2017, 124(7):1028-1037.

Dessources K, Aviki E, Leitao MM Jr. Lower extremity lymphedema in patients with gynecologic malignancies. Int JGynecol Cancer, 2020, 30(2):252-260.

Dizon DS, Olawaiye AB, Bhosale PR, et al. Corpus uteri-sarcoma//Amin MB. AJCC Cancer staging manual. 8th ed. Chicago: American College of Surgeons, 2018:679-688.

Färkkilä A, Haltia UM, Tapper J, et al. Pathogenesis and treatment of adult-type granulosa cell tumor of the ovary. Ann Med, 2017, 49(5):435-447.

Fuller PJ, Leung D, Chu S. Genetics and genomics of ovarian sex cord-stromal tumors. Clin Genet, 2017，91(2):285-291.

Gaffney DK, King B, Viswanathan AN, et al. Consensus recommendations for radiation therapy contouring and treatment of vulvar carcinoma. Int J Radiat Oncol Biol Phys, 2016, 95(4):1191-1200.

Gibb RK, Olawaiye AB, Bhosale PR, et al. Vaginal //Randall K . AJCC Cancer staging manual. 8th ed. Chicago: American College of Surgeons, 2018:649-656.

Gibb RK, Olawaiye AB, Bhosale PR, et al. Vulva//Amin MB. AJCC Cancer staging manual. 8th ed. Chicago: American College of Surgeons, 2018:641-648.

Guerri S, Perrone AM, Buwenge M, et al.Definitive radiotherapy in invasive vaginal carcinoma: A systematic review. Oncologist, 2019, 24(1):132-141.

Hacker NF, Eifel PJ, van der Velden . Cancer of the vagina. Int JGynaecol Obstet, 2015,131(suppl 2):84‐87.

Hoang L, Chiang S, Lee CH. Endometrial stromal sarcomas and related neoplasms: new developments and diagnostic considerations. Pathology, 2018, 50(2):162-177.

Hodeib M, Cohen J, Mehta S, et al. Recurrence and risk of progression to lower genital tract malignancy in women with high grade VAIN.Gynecol Oncol, 2016, 141 (3):507‐510.

Huo D, Anderson D, Palmer JR, et al. Incidence rates and risks of diethylstilbestrol-related clear-cell adenocarcinoma of the vagina and cervix: Update after 40-year follow-up. Gynecol Oncol, 2017, 146 (3):566‐571.

Inada Y, Nakai G, Yamamoto K, et al. Rapidly growing juvenile granulosa cell tumor of the ovary arising in adult: a case report and review of the literature. J Ovarian Res,2018,11(1):100.

Kalliala I, Athanasiou A, Veroniki AA, et al. Incidence and mortality from cervical cancer and other malignancies after treatment of cervical intraepithelial neoplasia: a systematic review and meta-analysis of the literature. Ann Oncol, 2020, 31(2):213-227.

Mandato VD, Torricelli F, Mastrofilippo V, et al. Primary extra-uterine and extra-ovarian mullerian adenosarcoma: case report and literature review. BMC Cancer, 2018, 18(1):134.

Marabelle A, Le DT, Ascierto PA, et al. Efficacy of pembrolizumab in patients with noncolorectal high microsatellite instability/mismatch repair-deficient cancer: results from the phase 2 KEYNOTE-158 study. J Clin Oncol, 2020,38(1):1-10.

Nasioudis D, Ko EM, Kolovos G, et al. Ovarian preservation for low-grade endometrial stromal sarcoma: a systematic review of the literature and meta-analysis. Int JGynecol Cancer, 2019, 29(1):126-132.

Naumann R, Hollebecque A, Meyer T. Safety and efficacy of nivolumab monotherapy in recurrent or metastatic cervical, vaginal, or vulvar carcinoma: results from the phase Ⅰ/Ⅱ checkMate 358 trial. J Clin Oncol, 2019, 37(31):2825-2834.

NCCN clinical practice guidelines in oncology. Ovarian cancer. V2. 2019. Available at: https:// www.nccn.org/ professionals/physician_gls/pdf/ovarian.pdf.

NCCN clinical practice guidelines in oncology. Vulvar ccancer (Squamous cell carcinoma). Version 1, 2021. available at https://www.nccn.org/professionals/physician_gls/pdf/vulvar.pdf.

Nomura H, Tanaka Y, Omi M, et al. Surgical outcomes of early-stage primary vaginal nonsquamous cell carcinoma. Int J Clin Oncol, 2020.

Nucci MR. Practical issues related to uterine pathology: endometrial stromal tumors. Mod Pathol，2016，29（1）: 92-103.

Oliva E, Carcangiu ML, Carinelli SG et al. Mesenchymal tumours//Kurman RJ, Maria Luisa Carcangiu, Simon Herrington C,et al. WHO Classification of tumours of female reproductive organs. 4th Ed. IARC, Lyon, 2014: 135-147.

Palma DA, Olson R, Harrow S, et al. Stereotactic radiotherapy versus standard of care palliative treatment in patients with oligometastatic cancers (SABR-COMET): a randomised, phase 2, open-label trial. Lancet, 2019,393 (10185):2051-2058.

Parra-Herran C, Howitt BE.Uterine mesenchymal tumors:

Update on classification, staging, and molecular features. Surg Pathol Clin, 2019, 12(2):363-396.

Pinto A, Howitt B. Uterine Adenosarcoma. Arch Pathol Lab Med, 2016, 140(3):286-290.

Roth LM, Cheng L. On the histogenesis of mixed germ cell-sex cord stromal tumour of the gonads. J Clin Pathol, 2017, 70(3)：222-227.

Salani R, Khanna N, Frimer M, et al. An update on post-treatment surveillance and diagnosis of recurrence in women with gynecologic malignancies: Society of Gynecologic Oncology (SGO) recommendations.Gynecol Oncol, 2017, 146 (1):3-10.

Serrano Diana C, Gómez García MT, López Del Cerro E, et al. Primary peritoneal carcinosarcoma. J Obstet Gynaecol, 2017, 37(3):398-399.

Siegel RL, Miller KD, Jemal A. Cancer statistics, 2017. CA Cancer J Clin, 2017, 67(1):7‐30.

Tan A, Bieber AK, Stein JA, et al. Diagnosis and management of vulvar cancer: A review. J Am Acad Dermatol, 2019, 81(6):1387-1396.

Thiel FC, Halmen S. Low-grade endometrial stromal sarcoma-a review. Oncol Res Treat, 2018, 41(11):687-692.

Tranoulis A, Laios A, Mitsopoulos V, et al. Efficacy of 5% imiquimod for the treatment of vaginal intraepithelial neoplasia a systematic review of the literature and a meta-analysis. Eur J Obstet Gynecol Reprod Biol, 2017, 218:129-136.

Ulbright TM, Young RH. Gonadoblastoma and selected other aspects of gonadal pathology in young patients with disorders of sex development. Semin Diagn Pathol, 2014,31(5):427-440.

Visvalingam G, Lee WK, Wong CF, Primary malignant mixed Müllerian tumour (MMMT) of the vagina and review of the literature. BMJ Case Rep, 2016, 2016:bcr2016214856.

Wells M, Oliva E, Palacios J, et al. Mixed epithelial and mesenchymal tumours//Kurman RJ, Maria Luisa Carcangiu, Simon Herrington C,et al. WHO Classification of tumours of female reproductive organs. 4th Ed. Lyon, IARC,2014:148-150.

Wernicke AG,Nori D. Radiation therapy compared with pelvic node resection for nodes-positive vulvar cancer. ObstetGynecol, 2010, 115(1):189-190.

Williamson EO, Christopherson WM. Malignant mixed müllerian tumors of the uterus. Cancer, 2015, 29(3):311-316.

Young RH. Ovarian sex cord-stromal tumours and their mimics. Pathology, 2018, 50(1):5-15.

第 10 章

男性生殖系统肿瘤

男性生殖系统肿瘤主要是睾丸生殖细胞肿瘤（germ cell tumour，GCT）、睾丸性索间质肿瘤（sex cord stromal tumors，SCSTs）和阴茎癌。GCTs占睾丸肿瘤90%～95%，其中精原细胞性GCT（以下简称为精原细胞瘤）和非精原细胞性GCTs（nonseminomatous germ cell tumors，NSGCTs）各为50%。SCSTs为非GCTs，占睾丸肿瘤5%～10%，其他类型的肿瘤仅为个别。阴茎癌则基本是鳞癌。

第一节　睾丸生殖细胞肿瘤

一、概述

精原细胞是由睾丸精子管上皮的原始生殖细胞经过多次有丝分裂而形成的细胞，由单一精原细胞形成的肿瘤称为精原细胞瘤（seminoma，在女性称为无性细胞瘤）。NSGCTs包括胚胎性癌、畸胎瘤、绒毛膜上皮癌、卵黄囊瘤、混合性GCT（几种生殖细胞成分同时存在），伴甲胎蛋白（alpha fetoprotein，AFP）升高的精原细胞瘤归属于NSGCTs。精原细胞瘤和NSGCTs都是GCTs，两者在临床表现、诊断和治疗上有明显不同之处（表10-1）。

表10-1　精原细胞瘤与非精原细胞瘤的区别

	精原细胞瘤	非精原细胞瘤
组织类型	单一精原细胞	胚胎性癌、畸胎瘤、绒毛膜上皮癌、卵黄囊瘤等
肿瘤标志物	β-HCG 可能轻微升高	AFP 和（或）β-HCG 多明显升高
危险度分层	低、中风险	低、中、高风险
治疗强度	相对弱化	相对更强
疗效及预后	相对更好	相对较差
随访间隔	相对更长	精原细胞瘤的 1/2

【流行病学】睾丸GCTs少见，在男性恶性肿瘤中占1%，在泌尿系统肿瘤中约占5%。北美年发病率为5.2/10万，中国约为1.3/10万。自20世纪初期以来，全球范围的睾丸癌发病率逐渐升高。睾丸GCTs很少发生于青春期前、新生儿和老年人，好发年龄为25～45岁，也是这一年龄段中的常见肿瘤。

【发病机制】或与下列因素有关：①隐睾或睾丸发育不全，存在隐睾（或睾丸异位）的男性发生睾丸肿瘤的风险是正常男性的15～45倍。与腹腔隐睾相比，腹股沟隐睾引起恶性肿瘤的可能性约为前者的1/6。有报道指出未降睾丸在出生后第2年即出现组织学变化，4岁后则有大量胶原组织沉积在曲细精管周围，6岁后病理变化更加明显，这些变化易引起恶变。②家族遗传。有睾丸肿瘤家族史者，睾丸肿瘤的危险性为无家族史者的4～10倍。在北美和欧洲，颅内GCTs占儿科中枢神经系统肿瘤的0.5%～3%，在日本和亚洲其他国家，最高可占11%。美国亚太裔人群的颅内GCTs风险是白种人的2～3倍，提示在GCTs的病因中，遗传因素可能比环境因素更重要。③感染。病毒性腮腺炎及细菌性炎症可并发睾丸炎，致睾丸细胞恶变。

在睾丸GCTs中，最一致的异常是存在12号染色体短臂的等臂染色体（i12p）。约80%的NSGCTs和50%的精原细胞瘤携带至少1条i12p或有导致i12p过表达的其他染色体异常，查出i12p有助于不典型特别是纵隔GCT诊断。新近的研究发现，GCTs中53%携带Kit/Ras或AKT/mTOR信号通路中涉及的至少一个基因的体细胞突变，48%有MAPK通路改变，12%的颅内GCTs中观察到PI3K通路突变。

【临床表现】各种GCTs的症状和体征基本相同，最常见为一侧睾丸无痛性肿块或睾丸结节，生长迅速，可伴阴囊钝痛或沉重感。约10%患者可能因急性疼痛就诊。约10%患者以肿瘤转移为首发表现，如锁骨上肿大淋巴结、肺转移引起的咳嗽和呼吸困难、腹膜后肿大淋巴结压迫致腰背部疼痛，但精原细胞瘤很少发生脑转移。约5%的患者出现男性乳房发育（通常与升高的β-HCG有关）、阳痿及性欲丧失。偶可见到副肿瘤性甲状腺功能亢进，因为促甲状腺激素与人绒毛膜促性腺激素（human chorionic gonadotropin，HCG）有相同的α亚基和同源性相当高的β亚基，有轻微的促甲状腺活性。

【诊断】存在睾丸内实性肿块的男性，在确诊为其他疾病前必须考虑到GCTs。诊断主要依靠体检、血清肿瘤标志物、影像学检查及病理检查。

1.体检　睾丸体积增大，可扪及质地较硬表面光滑的包块，无触痛，透光试验阴性。体检还应包括腹部、锁骨上淋巴结和胸部，确定是否存在隐睾、淋巴结转移、乳房过度发育或内脏受累

的证据。

2.血清肿瘤标志物　其高低影响GCTs分期，有时可能是存在隐匿性疾病的唯一证据。治疗后AFP、β-HCG迅速恢复正常提示肿瘤已被清除，相反则提示疗效不佳或肿瘤复发。但肿瘤标志物在治疗初期（尤其是在第一轮化疗期间）升高并不罕见，这可能反映了肿瘤细胞的溶解。

（1）AFP：通常由卵黄囊细胞分泌，在正常成年男性的血清中基本检测不到，很多组织在恶性变后可恢复产生癌胚蛋白的能力。在NSGCTs，AFP由卵黄囊肿瘤（也称内胚窦瘤）和胚胎性癌产生，>10 000μg/L的情况几乎仅见于NSGCT或肝细胞癌。纯精原细胞瘤AFP一般正常，如升高表明可能含有非精原细胞瘤成分，应视为混合型GCT并按照NSGCTs治疗。AFP血浆半衰期为5～7天，经有效治疗后，若血清AFP水平在25～30天恢复正常，则表明AFP水平下降适当。

（2）β-HCG：由滋养层细胞分泌。Ⅰ期NSGCTs有10%～20%升高，进展期多达40%，10%～30%的进展期精原细胞瘤有轻度升高。>10 000mIU/ml几乎仅见于NSGCT、妊娠滋养细胞疾病、妊娠期女性，极少数原发性肺癌或胃癌滋养细胞分化。β-HCG血浆半衰期为1～3天，治疗后2周内迅速恢复正常或降至原来的1/10，提示肿瘤被清除。

（3）LDH：作为肿瘤标志物的敏感性和特异性不如β-HCG和AFP，但它可能是某些GCT患者唯一有意义的标志物。其浓度与肿瘤的体积呈正相关，进展性GCTs中约80%会出现LDH升高。

3.超声　能准确测定睾丸大小、形态、有无肿块，并可区分肿块来自睾丸内还是睾丸外；同时可以探测腹膜后淋巴结有无转移及腹腔脏器有无转移灶。精原细胞瘤表现为无囊性区域、界线明显的低回声病变，而NSGCTs通常为非均质性，伴有钙化、囊性区域和不明确的边界。

4.CT　主要用于检查腹膜后淋巴结和肺部是否有转移病灶，是评估腹膜后腔的首选影像学方法，但假阴性可高达44%。大多数假阴性结果是由隐匿性微转移瘤导致，未行腹膜后淋巴

结清扫（retroperitoneal lymph node dissection，RPLND）的 I 期GCT，腹膜后淋巴结复发率20%～25%也说明了这一点。

5.MRI　GCTs在T_2WI呈低信号，有瘢痕组织时呈混杂高低信号，增强后肿块显著持续强化。如果有脑转移的疑似征象且高水平β-HCG、广泛性肺转移或绒毛膜癌等，可行脑部MRI。

6.核素扫描　GCTs很少需要ECT检查，PET-CT主要用于证实或排除其他部位的病灶或鉴别腹膜后淋巴结是否有肿瘤活性。为减少PET-CT的假阳性，检查应在化疗6周后进行。

7.活检及根治性睾丸腹股沟切除术　睾丸肿瘤多局限于一侧，只有当对侧睾丸体积＜12ml、有隐睾病史或生精功能异常时，才考虑对侧睾丸活检。根治性睾丸腹股沟切除术可提供病理检查所需的组织标本，也是GCTs的初始治疗方法。

8.病理诊断　WHO第4版泌尿系统和男性生殖器官肿瘤分类将睾丸GCTs分为：①起源于原位生殖细胞的GCTs（germ cell neoplasia in situ，GCNIS），包括精原细胞瘤、胚胎性癌、滋养细胞肿瘤、混合性GCT、青春期后型的卵黄囊瘤和畸胎瘤。②与GCNIS无关的GCTs，包括精母细胞瘤及青春期前型的卵黄囊瘤、畸胎瘤、混合性畸胎瘤。精原细胞瘤肿瘤直径多在3～5cm，呈分叶或多结节状，实性，灰白或黄白，质软细腻，界限清楚，可有灶性出血坏死。镜下细胞大小一致，呈多角形或圆形，胞质丰富，多数透明，核大深染，核仁明显，核型不规则，核分裂象常见。NSGCTs的病理特征见有关章节，各种GCTs的免疫组化及其鉴别诊断见表10-2。

表10-2　睾丸生殖细胞肿瘤的免疫组化

标志物	GCNIS	精原细胞瘤	胚胎性癌	卵黄囊瘤	绒毛膜上皮癌	畸胎瘤	精母细胞瘤
SALL4	+	+	+	+	+	+/-	+
Oct4	+	+	+	-	-	-/+	-
CD117	+	+	-/+	-/+	-	-	-/+
CD30	-	-	+	-	-	-	-
Glypican3	-	-	-/+	+	+/-	-	-
D2-40	-	弥漫 +	-/ 局灶 +	-	-	-	-
CK（AE1/AE3）	-	-/ 个别局灶 +	-/+	+	+	+	-
β-HCG	-	-	-	-	+	-	-
AFP	-	-	-	+	-/+	-	-
GATA3	-	-	-	+/-	+	-/+	-

9.分期　血清肿瘤标志物（简称为S）在GCTs中有重要意义，因此GCTs的术后病理分期为TNMS，但在睾丸TNMS中没有Ⅳ期。T分期在根治性睾丸切除术（以下简称睾丸切除术）后进行，如果未行睾丸切除术则使用T_X。GCTs远处转移的含义与绝大多数癌症不同，腹膜后淋巴结归属为区域淋巴结，肺和（或）腹膜后之外淋巴结转移虽然属于M_{1a}（Ⅲ期），却可按照低危组GCT治疗（表10-3）。Is期意味着存在转移性病变，定义为睾丸切除术后，血清肿瘤标志物持续升高但影像学及体检未能发现肿瘤病灶。该分期适用于青春期后GCTs和恶性性索-间质肿瘤（表10-3），不适用于青春期前GCT（prepubertal germ cell tumor）、造血淋巴组织肿瘤、睾丸旁肿瘤（paratesticular neoplasm）。

最新版AJCC提出了睾丸GCTs的临床分期。其中，T只有cT_{is}（原位GCT）和cT_4（肿瘤侵犯阴囊伴或不伴血管/淋巴管浸润）。N则有$cN_{1\sim3}$，定义与术后病理分期相同。临床分期暂无分期组合，对临床的指导价值有待明确。

10.危险度分层　NSGCTs可分层为低、中、高危，精原细胞瘤只有低、中危，它们影响治疗决策（表10-4）。

表10-3 睾丸生殖细胞肿瘤TNMS分期

分期	T	N	M	S	T、N、M、S 的简明定义
I	$pT_{1\sim4}$	N_0	M_0	S_X	pT_{is}: 原位生殖细胞瘤
I A	pT_1	N_0	M_0	S_0	pT_1: 局限于睾丸, 不伴血管 / 淋巴管浸润
I B	pT_2	N_0	M_0	S_0	pT_{1a} 肿瘤最大径 < 3cm
	pT_3	N_0	M_0	S_0	pT_{1b} 肿瘤最大径 ≥ 3cm
	pT_4	N_0	M_0	S_0	pT_2: 局限于睾丸, 有血管 / 淋巴管浸润; 肿瘤侵犯睾丸门部
I S	任何 pT/Tx	N_0	N_0	S_{1-3}	软组织或附睾或穿透白膜, 伴或不伴血管和淋巴管浸润
II	任何 pT/Tx	$N_{1\sim3}$	M_0	S_X	pT_3: 精索软组织受侵, 伴或不伴血管 / 淋巴管浸润
II A	任何 pT/Tx	N_1	M_0	S_0	pT_4: 阴囊受侵, 伴或不伴血管 / 淋巴管浸润
	任何 pT/Tx	N_1	M_0	S_1	N_1: ≤ 5 个淋巴结转移, 最大径均 ≤ 2cm
II B	任何 pT/Tx	N_2	M_0	S_0	N_2: 1 个淋巴结转移, 最大径 > 2cm 但 ≤ 5cm; 或淋巴结转
	任何 pT/Tx	N_2	M_0	S_1	移 ≥ 5 个, 没有任何 1 个最大径 > 5cm, 或没有淋巴结
II C	任何 pT/Tx	N_3	M_0	S_0	包膜外浸润的证据
	任何 pT/Tx	N_3	M_0	S_1	N_3: 转移淋巴结最大径 > 5cm
III	任何 pT/Tx	任何 N	M_1	S_X	M_{1a}: 腹膜后之外的淋巴结转移或肺转移
III A	任何 pT/Tx	任何 N	M_{1a}	S_0	M_{1b}: 肺以外的内脏转移
	任何 pT/Tx	任何 N	M_{1a}	S_1	LDH 的 S_1、S_2、S_3 分别为 < 1.5 倍正常值、
III B	任何 pT/Tx	$N_{1\sim3}$	M_0	S_2	1.5 ~ 10 倍正常值、
	任何 pT/Tx	任何 N	M_{1a}	S_2	> 10 倍正常值
	任何 pT/Tx	$N_{1\sim3}$	M_0	S_3	β-HCG 的 S_1、S_2、S_3 分别为 < 5000、
III C	任何 pT/Tx	任何 N	M_{1a}	S_3	5000 ~ 50 000、
	任何 pT/Tx	任何 N	M_{1b}	Any S	> 50 000mIU/ml
					AFP 的 S_1、S_2、S_3 分别为 < 1000、
					1000 ~ 10 000、
					> 10 000ng/ml

注: S. 血浆肿瘤标志物; S_X. 无法评价; S_0. 标志物水平在正常范围

表10-4 睾丸生殖细胞肿瘤的危险度

危险度	精原细胞瘤	非精原细胞瘤
低危	任何原发部位 转移仅限于肺和（或）淋巴结 血清 AFP 正常范围	原发肿瘤位于睾丸或腹膜后 转移仅限于肺和（或）淋巴结 AFP < 1000ng/ml, β-HCG < 5000mIU/ml, 且 LDH < 正常值上限的 1.5 倍
中危	任何原发部位 转移至肺以外的其他器官 血清 AFP 正常范围	原发肿瘤位于睾丸或腹膜后 转移仅限于肺和（或）淋巴结 AFP 1000 ~ 10 000ng/ml, 或 β-HCG 5000 ~ 50 000mIU/ml, 或 LDH 正常值上限的 1.5 ~ 10 倍
高危		伴或不伴转移的纵隔原发肿瘤 转移至肺以外的其他器官 AFP > 10 000ng/ml, β-HCG > 50 000mIU/ml, LDH > 正常值上限的 10 倍

11.复发或转移的诊断 治疗有效后血清肿瘤标志物升高, 影像学或体检发现疾病进展的证据均提示GCTs复发转移。如果证据不够, 可用活检帮助确诊。复发大多发生在术后2年内。

【鉴别诊断】睾丸GCTs的鉴别诊断可能要从以下方面入手: ①睾丸/睾丸旁肿块; ②腹股沟/腹膜后淋巴结肿大; ③异常升高的AFP/β-HCG; ④GSTs的病理鉴别。

（一）睾丸/睾丸旁肿块

需要鉴别的首先是非肿瘤性疾病, 其次是GSTs以外的肿瘤。

1.睾丸附睾炎 急性期睾丸有明显触痛。往往有发热、睾丸疼痛等症状，并且白细胞升高，超声可见睾丸、附睾增大，可伴有反应性睾丸鞘膜积液。当经过有效抗炎治疗2周后病情仍无变化或病情继续发展时，应考虑GSTs。慢性期可见睾丸、附睾肿大，两者界线不清。

2.附睾结核　附睾结核常位于附睾尾，输精管串珠状结节，病灶可能与阴囊皮肤粘连。超声检查为低回声，暗区内部有稀小光点，周围有炎症时边界不规则，可类似肿瘤图像，抗结核治疗有效。病史及影像学检查有助于鉴别，部分病例可能需要手术并做病理检查明确诊断。

3.睾丸扭转与梗死　常见于儿童，有突发睾丸疼痛及肿胀病史。超声示患侧睾丸血流明显减少，有助于鉴别诊断。

4.睾丸肉芽肿　常见有精子肉芽肿和梅毒肉芽肿，局部体征与GSTs相似。前者可能有输精管结扎史，后者往往有冶游史及康华反应呈阳性。

5.精液囊肿　多发生于青壮年，病史长，进展慢，体积小，透光试验阳性，液体内有精子。超声检查有助于鉴别诊断。

6.睾丸梅毒　睾丸肿大，有硬结，但比睾丸肿瘤的结节小且较轻，可能有睾丸感觉消失，不洁性交史，血清康华反应阳性有助于诊断。

7.睾丸血肿　有外伤史，睾丸肿大，也有沉重感，阴囊有淤血，过后可缓慢机化和吸收。

8.睾丸软斑病　发生于睾丸的一种特异性肉芽组织疾病，表现为黄褐色圆形或椭圆形肿块。该病为肉芽肿样病变，伴有各种炎症细胞浸润，嗜酸性的组织细胞胞质内有MG小体，且生精小管受累明显。

9.睾丸良性肿瘤　常见的有单纯性睾丸囊肿、表皮样囊肿、睾丸腺瘤样瘤和畸胎瘤等。其中表皮样囊肿超声表现为不均匀回声及"洋葱圈样"表现，内部无血流信号。

10.睾丸淋巴瘤　大多是结外非霍奇金淋巴瘤（弥漫性大B细胞瘤），双侧受累的发病率较高，有向结节外扩散到皮肤、皮下组织、骨髓、中枢神经系统和肺的倾向。在超过60岁的男性中，恶性淋巴瘤是睾丸肿瘤最常见的病因。与其他部位淋巴瘤侵犯睾丸的区别主要是病史及全面的体检。

11.睾丸胚胎性横纹肌肉瘤（embryonal rhabdomyosarcoma，ERMS）　多发生于儿童和青少年，约70%患者在10岁前发病。临床表现、各种影像学检查与GSTs相似，血清肿瘤标志物一般在正常范围内，确诊有赖于病理检查。治疗以手术为主，没有明显转移的患者也应常规进行术后化疗。常用化疗方案为VAC方案（长春新碱、放线菌素及环磷酰胺）、VAI方案（长春新碱、放线菌素及异环磷酰胺）和VIE方案（长春新碱、异环磷酰胺及依托泊苷）。年龄<10岁且无腹膜后淋巴结转移者也可以选择VA方案（长春新碱、放线菌素）。放疗适用于术后肿瘤残存或复发转移患者。成人术后残存者60Gy左右，病灶无法切除者66～70Gy。儿童建议50.4Gy/28f。儿童的ERMS预后相对良好，5年生存率可达79%～90%。成人预后较差。

12.睾丸旁肿瘤　睾丸旁组织中可发生多种上皮、间皮和软组织肿瘤。上皮肿瘤包括良性和恶性的睾丸网上皮肿瘤、浆液性癌、子宫内膜样腺癌和黏液性囊腺癌，间皮病变包括间皮细胞囊肿、反应性间皮细胞增生、腺瘤样肿瘤、良性囊性间皮瘤、分化良好的乳头状间皮瘤和恶性间皮瘤，纤维瘤、血管瘤、结缔组织增生性小圆细胞瘤和肉瘤等软组织肿瘤偶可发生。

13.睾丸转移癌　其他部位的恶性肿瘤均有可能转移至睾丸，但十分罕见。

（二）腹股沟/腹膜后淋巴结肿大

除转移癌外，局部原因引起的腹股沟淋巴结肿大，通常与引流区域如臀部、生殖器、腹股沟或同侧下肢的皮肤和软组织感染有关，如真菌性疾病（体癣）、寄生虫病（丝虫病等）、细菌性皮肤病（疖、蜂窝织炎、脓疱疮等）及性病。全身原因引起的腹股沟淋巴结肿大，如感染性疾病、代谢性疾病、风湿性疾病、炎症性疾病、淋巴组织增生性疾病及药物反应等，均应酌情除外。腹膜后淋巴结肿大的鉴别诊断见第14章第一节。

（三）异常升高的AFP/β-HCG

许多恶性肿瘤可引起AFP/β-HCG异常升高。性腺外GCTs通常发生在中线部位，成人最常见的是前纵隔、腹膜后、颅内，婴儿和年幼儿童多发生在颅内和骶尾部。

1.纵隔GCTs　①青春期前成熟及未成熟畸胎瘤均是良性行为，往往生长缓慢，因此更有可能在因其他原因就诊时得到诊断。如果有胸痛、咳嗽、呼吸困难、肺炎，通常是由周围器官受压迫和阻塞导致。若侵蚀到相邻的支气管，偶尔能导致咳出头发或脂质碎屑。影像学检查通常可显示前纵隔肿块，部分成熟畸胎瘤伴有钙化，X线可见发育良好的牙齿或骨骼。手术切除几乎都可以治愈。②成人未成熟畸胎瘤通常预后较差，治疗参见高危GCTs，初始治疗不宜手术，而应4个周期顺铂为基础的化疗，之后若技术上可行再次手术。③精原细胞瘤约占纵隔GCTs的1/3和纵隔肿瘤的2%～4%，确诊时多已发生淋巴结转移，但肺、骨和（或）肝脏转移不多见。若无肺外器官转移，5年生存率超过90%，可参照低危GCTs治疗。④NSGCTs在男性远多于女性，5年生存率仅40%～45%，治疗参照高危GCTs。⑤化疗后复发的GCTs，进一步化疗的效果甚微，长期无病生存率为0～11%。

2.腹膜后GCTs　确诊时通常体积巨大，临床行为、预后和处理与播散性睾丸GCTs类似，但初始治疗一般为完全手术切除。腹膜后单纯畸胎瘤罕见。

3.颅内GCTs　通常发生于松果体区或鞍上区，也可起源于基底节、丘脑、大脑半球和小脑。发病高峰在10～20岁，男女发病比例为2:1～3:1，松果体区肿瘤男性占比更多。松果体肿瘤的发生率几乎是鞍上区GCT的2倍，5%～10%患者的肿瘤同时存在于两个部位。症状和体征取决于肿瘤的位置，10%～15%的患者有软脑膜播散病变。颅内GCTs可分为"分泌型"和"非分泌型"，前者定义为脑脊液AFP＞10μg/L和（或）脑脊液β-HCG＞50U/L，非分泌型更具侵袭性且预后更差。额外的检查包括全脑全脊柱MRI、脑脊液中的AFP、β-HCG和细胞学检查，不同组织学亚型的影像学特征相似，MRI无法可靠地区别。脑脊液和血清AFP/β-HCG正常者，须手术获取组织样本以明确诊断。脑脊液β-HCG＞50U/L但AFP正常者应尽可能手术，

以区分β-HCG分泌型GCTs与未成熟畸胎瘤或绒癌，因为后两者属于NGGCTs且需要更积极的治疗。成熟畸胎瘤且肿瘤标志物水平正常者，手术可以治愈。局限性精原细胞瘤放疗后长期无进展生存率＞90%，放疗标准方案是全脑或全脑室照射21～24Gy，随后对肿瘤进行加量放疗，总剂量为40～45Gy。新辅助化疗后完全缓解者，放疗剂量可适当降低，手术可保留用于治疗后残余肿瘤。仅全脑或全脑室放疗，脊髓失败率小于10%，随后的复发模式也无显著差异。NGGCTs、转移性及多灶性肿瘤、化疗后未达到完全缓解的精原细胞瘤，需要强度更高的化疗和全脑全脊髓照射。

（四）GSTs的病理鉴别

1.睾丸间质细胞增生　双侧睾丸弥漫增大却无明确包块，儿童性早熟、血清睾酮升高，成人乳房发育、不育，雌二醇升高。影像学检查可见双侧睾丸多发、直径＜0.5cm的实性结节。镜下弥漫增生的间质细胞在间质内生长，不破坏周围的曲细精管。腺瘤样肿瘤是一种相对常见的良性间皮增生，通常具有浸润性，可导致这种肿瘤被错误地评估为恶性肿瘤。

2.肾上腺生殖器综合征的睾丸肿瘤（testicular tumor of the adrenogenital syndrome）　病变常为双侧，肿瘤呈小叶状，边界清楚，呈棕绿色。镜下肿瘤细胞排列及形态和莱狄细胞瘤相似，伴有透明变的纤维间质，胞质内也可含脂褐素，但无Reinke结晶。皮质类固醇治疗有效。

【治疗】睾丸GCTs多为恶性，不论病理类型与临床分期，一旦诊断应尽快行患侧高位睾丸切除术，然后根据分期、危险度和病理类型选择相应治疗方案：①中期或中高危肿瘤、初始治疗后残存病灶，精原细胞瘤与NSGCTs的治疗模式有较大差别，混合型生殖细胞瘤按NSGCTs处理，后文将详细述及。②早期或低危肿瘤、复发转移的肿瘤，精原细胞瘤与NSGCTs的治疗模式相同。

（一）早期或低危肿瘤的处理

1.积极监测　Ⅰ期或低危，依从性好能够定期随访者，可选择积极监测。患者须知晓这种处理的复发风险有20%～30%，淋巴/血管浸润或病

理类型以胚胎性癌为主，复发风险更高。睾丸切除术后至少需要监测5年，很可能需要10年。已有术后15年以上发生复发的报道。复发后再治疗几乎都能治愈。疾病专项长期生存99%。

2.手术 包括化疗前的睾丸切除术 ± RPLND，手术应在CT扫描4周内进行。肿瘤局限于睾丸（$T_{1\sim3}N_0M_0$），单纯睾丸切除术与含RPLND的治疗方案之间，无病生存没有差异。由于RPLND并发症较多，可能发生肾蒂出血、乳糜腹、肺不张、肠粘连、肠梗阻、肠瘘、胰腺炎、胰瘘、应激性溃疡、切口感染或裂开等并发症，最重要的是术中损伤了腹下神经及盆神经丛，几乎所有的患者都会出现逆行射精、阳痿或不育。保留神经的腹膜后淋巴结清扫术（nerve-sparing retroperitoneal lymph node dissection，NS-RPLND）能最大限度地减少这些并发症的发生。

3.放疗 如果选择放疗，睾丸切除术切口完全愈合即应开始。错过1次治疗者，总剂量及分次剂量不变，但治疗时间可能因此而有延长。放疗对精原细胞瘤相当敏感，对NSGCTs效果较差。

4.化疗 如果选择化疗，低危患者应首先接受顺铂为基础的联合化疗，BEP（博来霉素+依托泊苷+顺铂）方案3个周期或EP（依托泊苷+顺铂）方案4个周期，中危和高危患者应接受4个周期的BEP方案。如果出现博来霉素相关的肺损伤，可用VIP方案（依托泊苷+异环磷酰胺+顺铂）或EP方案替代。化疗可能损害对侧睾丸的生精功能，有生育要求者建议术前低温保存精子。

（二）复发转移性肿瘤的处理

1.复发 初始治疗2年内的为早期复发，2年后的为晚期复发，50%以上出现在5年后。复发的危险因素包括初诊时预后较差的病变、巨大腹膜后病变和曾有早期复发。因播散性病变而接受过化疗者，与较早期患者相比，更常出现晚期复发（3% vs <1%）。I期GCTs尤其是精原细胞瘤，一般先出现腹膜后复发，首先肺转移很少见。大多数晚期复发为恶性，但有10%～20%为畸胎瘤。复发时30%～50%患者血清肿瘤标志物

正常，升高通常见于化疗后的II期或III期患者，没有接受过化疗的精原细胞瘤很少出现。如果血清肿瘤标志物正常且复发模式与睾丸GCTs的自然病程明显不相符，则需要活检。

治疗取决于既往治疗的效果、复发部位和时间及肿瘤的组织学，大多数复发性GCTs仍对化疗敏感。复发时未曾化疗过的，选择BEP或EP。如果初始化疗已停用6个月以上，原先的方案也不失为一种考虑。接受过依托泊苷者，可予VIP或TIP（紫杉醇+异环磷酰胺+顺铂）方案。如果复发仅限于腹膜后腔且血清肿瘤标志物正常，则应考虑NS-RPLND。对于接受过照射体积减小的放疗患者，复发时血清AFP或β-HCG升高的患者，或复发时为IIB-III期的患者，化疗优于RPLND。

2.转移 腹膜后淋巴结、肺转移之外，其他部位转移的发生率依次为肝或骨、纵隔、颈部和锁骨上淋巴结、脑，这些转移主要见于NSGCTs，精原细胞瘤很少发生。治疗原则同复发肿瘤，但倾向于非手术治疗。如果肿瘤标志物水平进行性升高，各种化疗方案疗效不佳，如有可能应手术切除复发病灶，术后约25%患者能长期生存。不可手术者化疗 ± 放疗与手术酌情作为补充手段。如果患者没有接受过化疗或仅接受过卡铂化疗，可使用顺铂为主的方案或VeIP（长春碱+异环磷酰胺+顺铂）、TIP等二线方案，姑息性化疗方案有GEMOX（吉西他滨+奥沙利铂）、GP（吉西他滨+顺铂）、GOP等。顺铂为基础的化疗无效者，常规剂量的化疗方案很难获得长期缓解，此时可以考虑自体造血干细胞移植支持下的高剂量化疗。高剂量化疗方案有卡铂+依托泊苷、紫杉醇+异环磷酰胺+卡铂+依托泊苷，大剂量化疗联合自体造血干细胞移植，总体获益并不高于标准剂量化疗。免疫治疗可用作转移性GCTs的二线治疗。帕博利珠单抗适用于MSI-H/dMMR的肿瘤，200mg，静脉输注30分钟，21天为1个周期，直至疾病进展或出现无法接受的毒性。

3.脑转移 1%的GCTs可能在诊断之初或治疗过程中发生中枢神经系统转移，绒癌常出现脑转移，并且这些转移瘤有自发性出血和在化疗期

间出血的倾向。没有接受过化疗的，考虑顺铂为主的标准剂量化疗，而非采用放疗或手术。接受过化疗的宜将标准剂量或大剂量二线化疗作为初始疗法。如果化疗后完全缓解，则倾向于观察而非进一步治疗。如果化疗后有少量残余肿瘤，可酌情手术或放疗。多个脑转移瘤者，若化疗未能消除转移瘤且无法切除或无法进行立体定向放射外科治疗，则应考虑全脑放疗。

4.无病理诊断情况下的治疗　GCTs治疗前应通过睾丸切除术获得确诊和分期依据，但并非总是必需。有以下指征者可先行化疗而无须等待病理诊断：①β-HCG或AFP水平很高或快速上升。血清AFP＞10 000ng/ml、β-HCG＞10 000mIU/ml几乎仅见于GCTs，在排除原发性肝癌、产AFP肿瘤、妊娠滋养细胞疾病等之后，结合睾丸或性腺外GCTs临床表现，基本能够做出有把握的临床诊断。②有危及生命的晚期疾病。③不能进行活检或活检将造成重要损害。④延迟治疗的风险超过获取病理诊断带来的

获益。活检显示为低分化癌临床强烈怀疑GCTs的也可比照执行，待病情控制后再行睾丸切除术。

【预后】在美国和欧洲，精原细胞瘤和NSGCTs的5年生存率均超过95%，尽管NGGCTs总体预后较差。影响预后的因素：①危险度。低危组一线化疗后的无复发生存率超过80%，中危或高危组仅60%。②完成新辅助化疗后（开始放疗前）存在残余病变和（或）肿瘤标志物阳性。③初次缓解的持续时间≤3个月。④发生转移后的治疗线数，一线化疗仍可治愈大多数患者，二线或多线治疗后复发的GCTs，进一步化疗的效果甚微，长期无病生存率为0～11%。⑤骨、肝或脑转移。⑥纵隔、颅内等性腺外GCTs预后明显差于睾丸。

【随访】精原细胞瘤的随访间隔和内容见表10-5，NSGCTs随访间隔要适当缩短。所有晚期复发后获得无病状态的GCTs患者，需要终身随访。

表10-5　睾丸精原细胞瘤的随访

期别	随访内容及间隔		
	体检和肿瘤标志物	腹盆腔 CT	X 线胸片或胸部 CT
Ⅰ期（无术后辅助治疗）	第1年每3～6个月1次，第2～3年每6～12个月1次，此后每年1次	第1年每3～6个月1次、第2～3年每6～12个月1次，此后12～24个月1次	不作为常规，有临床症状时再行检查
Ⅰ期（术后辅助治疗）	前2年每6～12个月1次，此后每年1次	前3年每年1次，此后每12～24个月1次	同上
Ⅱ期	第1年每3个月1次，第2～5年每6个月1次	第1年每3～6个月1次，第2～3年每年1次	前2年每6个月1次
Ⅲ期	第1年每2个月1次，第2年每3个月1次，第3～4年每6个月1次，此后每年1次	第1年每3～6个月1次	第1年每2个月1次，第2年每3个月1次，此后每年1次

二、精原细胞瘤

【临床表现】精原细胞瘤生长相对缓慢，自然病程较长，初诊时约80%为Ⅰ期（局限于睾丸内），15%为Ⅱ期（局限于睾丸和腹膜后淋巴结）。

【治疗】根据期别和危险度分层。

1.ⅠA/ⅠB期（pT$_{1\sim4}$ N$_0$ M$_0$ S$_{0/X}$）　睾丸切

除术通常可治愈，术后仅需积极监测。如果患者拒绝积极监测，或者要求接受更积极的治疗，1～2个周期的铂类单药化疗。如果患者拒绝积极监测且不适合化疗，辅助放疗。

IS期，应接受与Ⅲ期肿瘤相似的化疗方案。

2.ⅡA/ⅡB期（Any pT N$_{1\sim2}$ S$_{0\sim1}$）　重要特征是腹膜后淋巴结转移≤5cm，以放化疗为主。精原细胞瘤对放射线高度敏感，放疗是ⅡA/ⅡB

期的标准治疗模式。NCCN指南推荐ⅡA期采用"狗腿野"放疗腹主动脉旁和盆腔淋巴结，放射野上起T_{10}下缘，两侧在体中线各旁开4～5cm。健侧在L_5下缘至患侧闭孔内缘垂线与耻骨联合上2cm交点之连线，患侧向下延伸至L_4，下缘与髋臼外缘连线。然后，双侧沿闭孔内缘或髋臼外缘垂直向下，下界至闭孔下缘。剂量20Gy/10f，后缩野加量至30Gy；ⅡB期加量至36Gy。但放疗可以引起结缔组织增生，导致手术间隙的消失，给NS-RPLND造成困难。有指南建议，对于淋巴结＞3cm的ⅡB期精原细胞瘤可以选择4个周期EP或3个周期BEP方案化疗替代放疗，其效果并不逊于放疗。

3.ⅡC期（任何pT N_3 $S_{0～1}$）和Ⅲ期　重要特征是腹膜后淋巴结转移＞5cm，或腹膜后之外的淋巴结转移或肺转移、肺以外的内脏转移。化疗作为基础治疗。低危组予3个周期BEP或4个周期EP方案化疗。中高危组4个周期BEP方案化疗。对于有博来霉素禁忌的患者可给予4个周期VIP方案。

4.残存病灶的处理　精原细胞瘤初始治疗后的腹膜后残存病灶多为良性，需要慎重鉴别。畸胎瘤对化疗相对不敏感，化疗期间肿块仍然生长但血清肿瘤标志物正常或下降者，应考虑畸胎瘤存在。一般情况下，如果CT残存病灶直径＜3cm、肿瘤标志物正常、PET-CT阴性，不需要进一步处理。肿块＞3cm、肿瘤标志物正常、PET-CT阳性，假阳性率可高达73%，故应考虑手术或活检。如有活性肿瘤成分则术后要再行2个周期的解救化疗，没有则进入积极监测；如果技术上无法切除，可积极监测，肿瘤进展时再给予二线化疗。

【预后】Ⅰ期患者术后5年复发率13%～20%，无危险因素的Ⅰ期仅为4%，且复发部位多在横膈以下淋巴结。与复发相关的因素为原发肿瘤大小和是否侵及睾丸网。ⅡA期、ⅡB期的复发率分别为5%～6%、11%左右。

三、非精原细胞瘤

【临床表现】NSGCT与精原细胞瘤的不同之处在于：①血清AFP升高见于100%的卵黄囊瘤和50%以上的混合性GCTs，但绒癌患者一般正常。②β-HCG升高见于几乎100%的绒癌和50%左右的混合性GCTs，卵黄囊瘤并不产生β-HCG。

1.卵黄囊瘤　和内胚窦瘤是同义词。单纯卵黄囊瘤在儿童是最常见的睾丸恶性GCT，在成人罕见，但成人约40%的混合性GCTs含有卵黄囊瘤成分。几乎所有的卵黄囊瘤血清AFP都＞100ng/ml，＞1000ng/ml常提示存在广泛的肿瘤。

2.胚胎性癌　单纯性胚胎性癌约占所有睾丸GCTs的2%，通常不产生AFP。混合性GCTs约85%含有胚胎性癌和（或）卵黄囊瘤成分，是AFP中重度升高（＞60ng/ml）的原因。与精原细胞瘤一样，胚胎性癌中的合体滋养巨细胞可能导致血清β-HCG轻度升高。青春期前的男性极少发生胚胎性癌。

3.绒癌　GCTs中绒癌最具侵袭性但最不常见，发病年龄稍低于其他NSGCTs，可较早发生广泛的血行播散，血清β-HCG≥1000U/L甚至更高。绒癌不产生AFP。

4.畸胎瘤　儿童最常见于4岁前，通常以单纯性畸胎瘤的形式出现，并表现为良性。无论成熟程度和分级，只要不存在其他GCTs成分，手术彻底即可治愈。青春期后睾丸畸胎瘤通常是混合性GCTs的一部分，血清AFP或β-HCG可能升高。与卵巢畸胎瘤只有不成熟的才被认为恶性不同，睾丸畸胎瘤无论成熟和不成熟均为恶性，治疗参照NSGCTs。混有横纹肌肉瘤或腺癌或恶性分化成分者，预后明显变差。

5.混合性GCTs　约1/3的睾丸GCTs混合有两种或两种以上的GCT类型而成，形成精原细胞瘤、畸胎瘤、胚胎性癌、卵黄囊瘤和绒癌的多种组合。

【治疗】

1.根据期别和危险度分层

（1）ⅠA和ⅠB期：取决于是否存在复发风险（淋巴血管侵犯，以胚胎性癌成分为主，T_3或T_4期原发肿瘤）。低危治疗原则同精原细胞瘤。高危组危险因素≥1个，可选择积极监测、1～2个周期含铂辅助化疗或辅助放疗（20Gy或

25.5Gy）或NS-RPLND。

（2）ⅠS期，应接受与低危Ⅲ期患者类似的化疗。

（3）ⅡA/ⅡB期：淋巴结≤2cm且受累数量<4个，睾丸切除术后血清肿瘤标志物正常，NS-RPLND，然后根据病理分期决定进一步治疗。淋巴结≥2cm或受累淋巴结>4个，血清肿瘤标志物升高，初始治疗是顺铂为基础的联合化疗，可选择3个周期的BEP方案或4个周期的EP方案。初始化疗后肿瘤标志物阴性，残存肿块（≥1cm），NS-RPLND；<1cm积极酌情NS-RPLND或选择积极监测，因为辅助化疗虽能显著降低复发率，但复发时启动化疗并不影响生存情况。

（4）ⅡC和ⅢA期：低危，3个周期BEP或4个周期EP化疗，治愈率为90%。

（5）ⅢB：中危，4个周期BEP化疗，治愈率为70%。

（6）ⅢC：高危，4个周期BEP能使不到50%的患者获得持续性的完全缓解，其余的可以进行探索性治疗。不能耐受博来霉素的患者可行4个周期VIP方案化疗。

2.残存病灶的手术　NSGCTs与精原细胞瘤不同，初始治疗后的腹膜后残存肿块可能为坏死或纤维化（40%~50%）、成熟或未成熟的畸胎瘤（30%~40%）、有活性的GCT（10%~20%），包括PET-CT在内的各种影像学检查通常难以鉴别，探查手术可以切除残存肿块实现诊断和治疗双重目标。畸胎瘤对化疗和放疗较为抗拒，其惰性生长可能会损害重要器官功能和（或）引起疼痛等症状，且成熟的畸胎瘤也有恶变的可能，只有手术才能将其可靠地消除并获得确诊标本。手术指征：化疗后肿瘤标志物水平持续升高；肿瘤标志物恢复正常但影像学检查异常；作为积极监测的备选方案。仅残存有局限性胸内肿块也可以酌情手术，术后>80%患者可能长期生存。局限性肝转移手术也有较好效果。如果无法切除，可选择化疗。

【预后】影响预后的主要因素为病理类型和临床分期。畸胎瘤、卵黄囊瘤预后良好，胚胎癌及混合性GCTs预后较差，绒癌预后最差。

Ⅰ期肿瘤睾丸切除术后，如果存在下列任何一项因素，复发的风险增加：血管或淋巴浸润，胚胎性癌的成分大于总肿瘤体积的40%，无卵黄囊成分，术前升高的血清肿瘤标志物未在预期时间内恢复正常。有0、1、2或3~4个危险因素的患者，复发率分别为0、10%、24%和58%。

四、睾丸生殖细胞原位肿瘤

睾丸生殖细胞原位肿瘤（germ cell neoplasia in situ，GCNIS）是GCTs的癌前病变，以前称为未分类的睾丸曲细精管内GCTs，其同义词还有原位癌、曲细精管内浸润前肿瘤、曲细精管内不典型生殖细胞、睾丸上皮内肿瘤。

【发病率】因不育而行睾丸活检的男性中，0.4%~1.1%有GCNIS。一般人群中发病率无从知晓。

【发病机制】GCNIS细胞起源于原始生殖细胞，青春期激素环境改变可能导致GCNIS细胞开始复制，并沿着曲细精管纵向非浸润性播散。一旦到达睾丸网，GCNIS细胞可播散至其他小管。GCNIS的危险因素包括：对侧睾丸或性腺外GCTs、隐睾（无论是否行睾丸下降固定术）、不育男性、发育不全的性腺、雄激素不敏感综合征（存在46XY染色体和雄激素受体突变）。超过90%的成年GCTs患者，可在邻近的睾丸组织中发现GCNIS，儿童期睾丸GCTs中未见GCNIS。

【临床表现】除非存在其他疾病，没有症状和体征，肿瘤标志物也不会升高。

【诊断】睾丸活检在曲细精管中检出肿瘤性生殖细胞，通常是因为评估不育或因其他危险因素就诊而被偶然发现。

【治疗】睾丸GCNIS的处理存在争议。单侧睾丸GCT，对侧睾丸功能良好，欧洲国家常规实施患侧睾丸切除术，对侧睾丸活检。双侧或孤立睾丸的GCNIS，选择低剂量放疗（18~20Gy）或以铂类为基础的化疗。美国则仅要求密切监测，包括定期自查睾丸和临床医师密切随访。

【预后】一般认为若不治疗，有50%和70%

患者分别在5年和7年内发生基底膜"浸润性"肿瘤（并不等于睾丸癌），但有自发性退化的报道。极少数对侧睾丸发生异时性GCTs，现行治疗方案也能使治愈率接近100%。

（杨　瑜）

第二节　睾丸性索-间质肿瘤

SCST源自睾丸支持组织，包括睾丸支持细胞瘤、间质细胞瘤、颗粒细胞瘤、鞘膜恶性间皮瘤、睾丸网腺癌和睾丸旁横纹肌肉瘤。支持细胞的功能是促进精子发生，通常散在分布于曲细精管内的生殖细胞间。支持细胞的分泌物包括多种蛋白质。间质细胞是睾丸产生雄激素的主要部位，也可产生雌激素。

【流行病学】间质细胞瘤约占睾丸肿瘤的2%，仅10%为恶性。支持细胞瘤更少见，可发生于从婴儿期到老年的任何年龄段，中位发病年龄40～50岁。

【临床表现】AFP、β-HCG等肿瘤标志物通常阴性，临床表现因SCST类型而异。

1.间质细胞瘤（Leydig cell tumor，莱狄细胞瘤）　占睾丸肿瘤的1%～3%，1895年由Sacchi首次报道。最常见的症状是睾丸无痛性肿块或睾丸结节，多发生在单侧，双侧仅占3%。触诊质地较硬，正常弹性消失，无触痛，表面光滑，透光试验阴性。肿瘤分泌雄激素和雌激素并受下丘脑-垂体-睾丸轴调控，所以血清睾酮和雌二醇、部分患者尿17-酮类固醇可能升高，LH和FSH相应下降。30%患者有内分泌紊乱表现，如男性乳房发育、性欲减退和性功能低下等。儿童常会引起第二性征过早发育，如骨龄提前、出现喉结、阴茎肥大、阴毛早现、声音低沉等，偶有情感障碍。莱狄细胞分泌过多糖皮质激素还可引起低血钾症状。本病多为良性，约20%发生于儿童，好发年龄为3～9岁。约80%发生于成人，好发年龄为20～50岁，很少发生淋巴结和血行转移，手术多能治愈。恶性者占10%，多见于中老年患者，可在确诊同时或之后出现腹膜后淋巴结转移及肝、肺、骨等远处转移。恶性间质细胞瘤的病理特征包括：①肿瘤直径>5cm；②细胞异型性明显；③核分裂象多（>3个/10HPF）；④出现组织坏死和血管浸润；⑤Ki-67阳性率较高；⑥边缘浸润；⑦病变侵及睾丸实质外；⑧DNA非整倍体。但是组织病理学检查有时并不能明确判断肿瘤的良恶性，转移是恶性间质细胞瘤最可靠的标准，治疗参考睾丸精原细胞瘤，中位生存期为2年（2个月至7年），一般于术后4～31个月复发，平均10个月。影响预后的主要因素为病期，核异型和核分裂象也影响预后。有研究显示无异型核且核分裂象<2个/10 HPF的患者术后均未复发，核分裂象4～10个/10 HPF患者复发率较高。

2.支持细胞瘤（sertoli cell tumour）　属于性腺基质肿瘤，起源于生殖嵴的原始性腺间质或颗粒细胞，约占睾丸肿瘤的1%。典型的非特殊类型支持细胞瘤很少见于20岁以下，平均年龄约45岁。特殊类型的如大细胞钙化性支持细胞瘤平均年龄为21岁。本病大多为良性（ICD-O编码8640/1），10%～22%为恶性（ICD-O编码8640/3）。临床表现为缓慢增大的睾丸肿块，激素相关症状不典型，确认有赖病理检查。治疗原则与间质细胞瘤相同。

3.颗粒细胞瘤（granulosa cell tumour）　十分罕见，可能有或无异常的激素分泌。与卵巢颗粒细胞瘤一样，分为成年型和幼年型，幼年型几乎仅见于<2岁的儿童，患儿可能有性染色体异常、外生殖器性别不清和同侧隐睾。且均为良性，单纯手术即可治愈。成人型组织学特征与卵巢颗粒细胞瘤相同，肿瘤往往生长缓慢、预后良好。如>5cm有恶性潜能，如出现复发转移，生存时间差异较大（5～168个月）。治疗参见第9章第三节。

4.性腺母细胞瘤（gonadoblastoma）　ICD-O编码9073/1，是一种交界性肿瘤但有发展为精原细胞瘤和其他侵袭性生殖细胞瘤的潜能，故有学者认为其属于原位癌。标准治疗是性腺切除术，根据瘤体内其他生殖细胞成分的多少决定是否后续放疗和化疗。当对侧性腺异常或未降时，推荐双侧性腺切除。

【诊断】SCST组织学和免疫表型与GCTs存在重叠而难以区分，免疫组化有助于鉴别诊断（表10-6）。其恶性行为常难评估，存在局部血管侵犯、体积>5cm、大量核分裂象、细胞异型性和坏死，恶性或转移性行为的可能性增加。睾丸切除术并确诊为SCST后，分期评估应包括胸部、腹部和盆腔CT。

表10-6　睾丸生殖细胞肿瘤和性索间质肿瘤的免疫组化

标志物	GCT	SCST
SALL4	+	−
Oct4	+	−
Glypican-3	+	−
α-inhibin，calretinin	−	+/−
SF-1	−	+

【治疗】一般原则见上述，局限性转移应争取手术切除。放疗和（或）化疗有效率较低，仅作为肿瘤广泛转移且无法切除患者的姑息治疗。间质细胞瘤的组织学特征和生化特征与肾上腺皮质癌相似，米托坦可能有效。

【预后】1年和5年总生存率在Ⅰ期间质细胞瘤分别为98%和91%，Ⅰ期支持细胞瘤分别为93%和77%。转移性SCST中位生存期仅1～2年，2/3的患者在发生转移后的2年内死亡。复发转移的危险因素包括肿瘤>5cm、每高倍镜视野中的有丝分裂>3、切缘阳性、睾丸网侵犯、淋巴血管侵犯、细胞异型性及坏死。危险因素≤2个，5年无转移生存率为98%，>2个为45%。

（杨　瑜）

第三节　阴茎癌

阴茎癌（penile cancer）虽然是少见的恶性肿瘤，但是占阴茎肿瘤的90%。

【流行病学】阴茎癌在欧洲和北美的发病率<1/10万，在南美、东南亚和非洲部分地区占男性恶性肿瘤的1%～2%。发病年龄多在50～70岁，年轻男性少见。在欧洲发病人群中约1/3是人乳头瘤病毒（human papilloma virus，HPV）感染者或具有感染史人群。由于该病的罕见，国内未有基于大量病例的流调数据。

【发病机制】与阴茎癌发病有关的高危因素包括HPV感染、包茎、包皮过长等。30%～40%的阴茎癌组织中可检测出 HPV DNA，p16基因编码蛋白p16INK4A，其表达增加可导致细胞周期级联失活。新生儿包皮环切术可降低阴茎癌的发病率，而成人包皮环切术则无此效果。其他危险因素包括吸烟、教育程度低和社会经济状况差。PD-L1在阴茎癌中的阳性表达率为48%～62%，但高表达的肿瘤预后较差。

【临床表现】阴茎癌可表现为阴茎硬结、红斑或肿块，晚期病变可侵犯海绵体和尿道引起梗阻或瘘。初诊时有腹股沟淋巴结转移的已经不多，远处转移更是罕见。

阴茎癌的癌前病变包括黏膜白斑病、闭塞性干燥性阴茎头炎、阴茎海绵体角化、阴茎Bowen样丘疹和巨大型尖锐湿疣等，癌前病变进展为癌一般需10～15年，但阴茎癌患者有明确癌前病变史者并不多。

根据病程，阴茎癌可分为原位癌、乳头状癌和浸润癌。原位癌常位于阴茎头和冠状沟，罕见发生于阴茎体，病变呈边界清楚的红色斑块状凸起，有脱屑糜烂，生长缓慢或数年不变。乳头状癌好发于包皮内板、冠状沟和阴茎头，呈乳头状或菜花状凸起，伴有脓性分泌物和恶臭，质脆易出血，一般较局限，淋巴结转移较少。浸润癌以冠状沟多见，呈湿疹样，有硬块状基底，中央有溃疡，伴脓性或血性渗出液。除晚期病例外，阴茎癌很少侵犯尿道海绵体。

淋巴转移是阴茎癌的主要转移途径，癌细胞一般先转移到腹股沟淋巴结引起肿大，再发生盆腔淋巴结及远处转移引起相关症状，初诊时即有远处转移不到10%。30%～60%的病例在诊断时存在腹股沟淋巴结肿大，但其中约只有50%是转移病灶，其余的可能为炎症反应。

【诊断】阴茎癌位置表浅，体检即可做出初步判断：直径、部位、病灶数目、形态学（乳头型、结节型、溃疡型，或扁平型）、与其他结构的关系［黏膜下层、尿道海绵体、和（或）阴茎海绵体、尿道］。

MRI主要用在盆腔转移的确认或排除，原发灶侵犯较广者应行其他的影像学检查以排除远处转移。

对于有怀疑的腹股沟和（或）盆腔淋巴结，应行粗针穿刺活检。评估腹股沟淋巴结的方法很多，包括超声引导下的细针抽吸活检（fine needle aspiration，FNA）、动态前哨淋巴结活检（dynamic sentinel node biopsy，DSNB），以及表浅或改良性腹股沟淋巴结清扫（lymph node dissection，LND）。前哨淋巴结病理阳性或FNA阳性的患者应进一步手术切除区域淋巴结。

【分期】AJCC第8版阴茎癌TNM分期与第7版有较多修改：①T_a从非浸润性疣状癌改为非浸润性局灶性鳞癌；②T_1的定义更加详细，阴茎头、包皮或阴茎体侵犯分别表述，增加了神经侵犯；③尿道海绵体侵犯由T_2变为T_3；④尿道侵犯可以是T_2，也可以是T_3；⑤N_1和N_2的界限由1个单侧腹股沟淋巴结转移变为2个，增加了淋巴结包膜外侵犯的界定；⑥肿瘤级别及病理类型影响T_1的分期；⑦无论有无区域/远处转移，T_4属于Ⅳ期（表10-7）。区域淋巴结定义为腹股沟浅表和深部淋巴结、盆腔淋巴结，腹膜后淋巴结视为远处转移。这些规定对制订治疗方案很有帮助。

表10-7　阴茎癌TNM分期

分期	T	N	M	T、N、M概要
0	$T_{is} \sim T_a$	N_0	M_0	T_a：非浸润性局限性鳞状细胞癌
Ⅰ	T_{1a}	N_0	M_0	T_1：阴茎头：肿瘤侵及固有层；包皮：肿瘤侵及真皮、固有层，或者肉膜筋膜；阴茎体：肿瘤侵及表皮与海绵体之间的结缔组织
ⅡA	$T_{1b} \sim T_2$	N_0	M_0	T_{1a}：肿瘤侵犯皮下结缔组织，无淋巴血管、神经浸润，非低分化
ⅡB	T_3	N_0	M_0	T_{1b}：肿瘤侵犯皮下结缔组织，伴淋巴血管或神经浸润或者低分化（G_3或肉瘤样癌）
ⅢA	$T_{1 \sim 3}$	N_1	M_0	T_2：肿瘤侵及尿道海绵体（阴茎头或腹侧轴），有或无尿道浸润
Ⅲb	$T_{1 \sim 3}$	N_2	M_0	T_3：肿瘤侵及阴茎海绵体（包括白膜），有或无尿道浸润
	T_4	任何N	M_0	T_4：肿瘤侵犯邻近结构，如阴囊、前列腺、耻骨等 N_1：≤2个单侧腹股沟淋巴结转移，无淋巴结包膜外侵犯
Ⅳ	任何T	N_3	M_0	N_2：≥3个单侧腹股沟淋巴结转移，或双侧腹股沟淋巴结转移 N_3：淋巴结包膜外侵犯或有盆腔淋巴结转移
	任何T	任何N	M_1	M_1：远处转移 G：G_1高分化，G_2中分化，G_3低分化

【危险度分层】①低危组：T_{is}、T_a或T_{1a}期、无淋巴血管侵犯或神经周浸润、组织学分级1级，非浸润性疣状癌，淋巴结转移的可能性低于10%，淋巴脉管受侵的概率也很低。②中危组：组织学分级2级的T_1期。③高危组：T_{1b}及以上分期、组织学分级3级，发生淋巴结转移的可能性＞50%。

【鉴别诊断】阴茎癌需要与下述疾病相鉴别。

1.阴茎结核：可表现为结节或长期不愈的溃疡，对分泌物进行涂片或培养可发现结核杆菌，活检可明确病理诊断。

2.尖锐湿疣：患者多有不洁性生活史，可表现为菜花状肿物、溃疡或出血，部分患者因初次治疗不彻底会复发并被误诊为阴茎癌。

3.梅毒：多表现为无痛性溃疡，边界高而硬，有时梅毒引起的假上皮瘤样增生酷似分化较好的鳞状细胞癌，需结合梅毒血清学试验检查结果才能做出正确诊断。

4.阴茎硬结症：表现为勃起疼痛、勃起障碍、阴茎弯曲及阴茎体结节。原发性阴茎癌病灶多位于包皮及阴茎头处，但阴茎转移癌常发生在阴茎体部或根部。

5.阴茎癌的病理类型多为鳞癌，分化较好

（1～2级），诊断并不困难。少数情况下，阴茎恶性肿瘤的病理类型难以确定，可能要与Merkel细胞癌、神经内分泌型小细胞癌、恶性黑色素瘤、卡波西肉瘤、乳腺外派杰病等相鉴别。如为腺癌，还需排除前列腺癌、乙状结肠癌、肾癌经静脉逆行转移至阴茎的可能。基底细胞癌为多种生长模式的基底样细胞巢，免疫组化呈上皮膜抗原阴性。

【治疗】应根据原发灶的侵犯范围和区域淋巴结转移情况来决定阴茎癌的治疗方案，兼及治疗给患者生理和心理上带来的影响。总体上以手术为主，阴茎部分或全部切除术及LND是控制肿瘤最有效的手段，放疗也有较好效果。

1.癌前病变　黏膜白斑病和闭塞性干燥性阴茎头炎都可以通过包皮环切术或病灶局部切除而治愈。局部外用糖皮质激素对闭塞性干燥性阴茎头炎也有效，但长期应用会引起皮肤萎缩，而他克莫司则无此不良反应，对于治疗失败者仍可行手术切除。巨大型尖锐湿疣是一种累及阴茎头和包皮的巨大外生性肿瘤，该肿瘤不会发生转移。治疗上可行保守性切除，但有时会复发。此外也可选择干扰素联合激光治疗。有报道放疗可导致巨大型尖锐湿疣迅速恶变，因此一般不予使用。

2.原位癌和非浸润性疣状癌　一般采取较保守的手术方案。如病变位于包皮处可只行包皮环切术，如病灶累及阴茎头可行肿瘤局部切除术或阴茎头切除术，皮肤切除过多者可进行皮瓣移植。单独放疗也可达到根治效果，且可保留阴茎外形。5-氟尿嘧啶（5%乳膏，隔日使用、持续4～6周）或咪喹莫特（5%乳膏，1周使用5天、持续4～6周）局部涂敷，对部分患者有效。T_1期$G_{1～2}$级肿瘤，也可选择激光治疗。相比于手术，激光治疗在维持阴茎外观和功能方面的优势明显。常用的触媒包括CO_2激光和Nd：YAG激光，前者穿透力弱，但容易分辨肿瘤边缘，可用于汽化切割明显可见的肿瘤组织；后者可透入肿瘤组织3～6mm，能比较彻底地凝固肿瘤基底，对血管的热凝固作用也优于CO_2激光，但其切割性能较差。Bandieramonte等报道了224名原位癌或T_1期阴茎癌患者接受CO_2激光治疗，10年复发率为17.5%，绝大多数分化好的T_1期即便肿瘤复发

也都是局限、可手术切除的；但分化差及多灶性病变的T_1期激光治疗效果较差，应以手术治疗为主。光动力学治疗原位癌有效，但肿瘤深度超过1mm者疗效下降。

（1）T_1期：肿瘤分化较好的（$G_{1～2}$）可选择肿瘤局部切除术或阴茎头切除术或放疗。术后应密切随访，如不能配合随访建议行阴茎部分切除术。分化差（G_3）、肿瘤侵犯阴茎头范围不超过1/2且能密切随访，可行肿瘤部分切除术或阴茎头切除术。如果手术要切除至阴茎海绵体方能达到安全切缘要求，则仍应行阴茎部分切除术。关于安全切缘距离，因为有研究证实，肿瘤外侵范围$G_{1～2}$最多5mm，G_3最多10mm，因此推荐前者肿瘤切缘应距肿瘤1cm，后者肿瘤切缘应距肿瘤1.5cm。阴茎残端要长于2.5cm才能保留站立排尿和性交功能，否则仍以阴茎全切除术为宜。组织学分级1～2级的T_1期肿瘤，也可选择激光治疗。分化差及多灶性病变的T_1期激光治疗效果较差，应以手术治疗为主。

（2）$T_{2～4}$期：$T_{2～3}$期肿瘤，肿瘤较小且位于阴茎远端，可酌情选择部分切除术。$T_{2～4}$期巨块型肿瘤或破坏性肿瘤（T_a期巨块型肿瘤），复发风险较高，需切除阴茎。预期切缘不足或病变侵犯尿道海绵体应行阴茎全切除术及会阴尿道造瘘术。肿瘤未侵犯阴囊时不建议预防性切除阴囊和睾丸，否则不利于维持男性化特征和往后的阴茎重建。T_4期病变如直接手术难以根治且创伤大，也可先进行新辅助化疗±放疗，待病灶缩小后再行阴茎全切除术。

3.腹股沟淋巴结预防性清扫　淋巴结阴性者行预防性LND，术后5年生存率可达到80%。观察直到发现淋巴结转移的证据时再手术，生存率降至30%～40%，且部分患者可能因淋巴结转移范围较广而丧失了LND的机会。然而预防性LND的患者，仅20%有隐匿性淋巴结转移，即80%的患者接受了不必要的手术。因此可根据危险度分层决定腹股沟LND的取舍：低危组可定期随访；中危组如没有淋巴脉管受侵则按低危组处理，否则应行LND；高危组行预防性LND。

4.区域淋巴结转移　腹股沟淋巴结有1个转移但无淋巴结包膜外侵犯，同侧腹股沟LND；

≥2个或1个淋巴结转移但有包膜外侵犯，同侧腹股沟和盆腔LND，术后辅助化疗或放疗；多个或双侧腹股沟淋巴结转移，新辅助化疗±放疗之后或直接行腹股沟和盆腔LND。

5.局部晚期病灶　不可切除的原发肿瘤和（或）显著淋巴结肿大，应先接受全身性或多学科治疗，而不是单纯手术或放疗。

6.复发　保留阴茎术后局部复发、区域复发分别为35%、38%，中位复发时间为10.5个月。治疗取决于局限性病灶是否有望治愈，邻近结构是否受累（即主要血管、重要器官）或有无远处转移。阴茎复发没有侵犯尿道海绵体，仍可考虑再次行保留阴茎的治疗，否则应行阴茎部分或全切除术。腹股沟复发预后较差，需要多学科治疗，未接受过化疗者先行化疗±放疗再行手术。

7.远处转移　以化疗±姑息性放疗，化疗缓解率可达30%～38%。放疗可以减轻肿瘤压迫，并提高无法治愈患者的生存质量。

【治疗方法】激光、光动力治疗的指征及方法已在上文述及，手术、放疗、化疗的具体方法介绍如下。

1.手术　①莫氏显微手术（Mohs micrographic surgery，MMS）　指逐层切除阴茎病灶。分多期实施，能在最大限度保留器官的同时提高切除精度。②部分切除术用于阴茎远端肿瘤，切除阴茎头，保留或切除其下海绵体，切除后的阴茎长度足以让患者站立排尿。复发风险较低的原发肿瘤包括累及阴茎体部皮肤和阴茎头的T_{is}期病灶、仅累及阴茎头的T_a期、仅累及阴茎体部皮肤和阴茎头的T_{1a}期和T_{1b}期、部分较小的远端T_2期阴茎头病灶可采用保留阴茎头术式获得阴性切缘，或仅完全切除阴茎头而保留海绵体。局部复发的预测因素包括肿瘤级别和淋巴血管侵犯。而肿瘤与切缘之间的距离对预测复发意义不大。以往推荐的2cm切缘已不再是强制要求。③完全切除术，切除阴茎头和其下大部或全部海绵体，在会阴部进行尿道造口，以便患者坐位排尿。

2.放疗　阴茎癌对外照射和近距离照射放疗敏感。

（1）根治性放疗：适用于病灶直径<4cm的T_{is}、T_1和T_2期病灶，或者有保留阴茎要求的患者。由于阴茎头的平均长度为4cm，当病灶直径超过4cm者海绵体受累的风险明显增高。①肿瘤直径<4cm且无淋巴结转移者，可使用低能X线或电子线，照射野通常在可见或可触及肿块的周边再外放2cm，病灶呈浅表、外生型且直径在2cm左右者可达到根治效果；如为T_2期，应使用高能X线两野对穿照射，为了使得整个阴茎达到均匀的剂量分布，可将阴茎插入填充有组织等效材料的模具中进行放疗。推荐放疗剂量为65～70Gy。②肿瘤直径>4cm且无淋巴结转移的$T_{1\sim2}$期，外照射时可先行部分或全阴茎照射45～50.4Gy，随后缩野再针对肿瘤病灶照射，总剂量60～70Gy。$T_{1\sim2}$期也可行近距离放疗，最常选择的放射源为^{192}Ir。有研究显示近距离放疗后5年和10年生存率分别为85%和77.8%，阴茎保存率分别为69.5%和66.9%。复发后进行手术仍可取得84%的10年肿瘤特异性生存率。外敷贴放疗对早期阴茎癌也有一定效果。③$T_{3\sim4}$期须全阴茎照射。

（2）术后放疗：适用于切缘阳性者，如淋巴脉管受侵或切缘不足者亦可考虑放疗，照射范围包括瘤床区及手术瘢痕，剂量60～70Gy。腹股沟或盆腔淋巴结阳性者，术后可考虑行外照射45～50.4Gy，对于有淋巴结包膜外侵犯者局部可加量至60～70Gy，同步以顺铂为基础的化疗可能提高疗效。欧洲泌尿外科学会认为腹股沟淋巴结阳性者接受辅助放疗并不能获益。放疗明显增加了淋巴水肿的发生率，没有淋巴结转移者不推荐术后放疗。

（3）新辅助放疗：腹股沟淋巴结固定且直径>4cm的，术前放疗有助于提高手术切除率，但放疗会明显增加LND后严重并发症的发生率，故相比于新辅助化疗尚不作为常规选择。

（4）姑息性放疗：对于T_4期或$N_{2\sim3}$期（例如肿瘤已达阴茎根部、邻近组织受累、双侧腹股沟淋巴结转移且已固定、皮肤红肿、但尚未溃烂），新辅助化疗效果不佳、手术难以切除者可行姑息性放疗；对骨、脑等部位的转移灶也可行放疗以减轻症状。

（5）阴茎癌放疗的常见并发症：①早期的

皮肤反应。会阴部较潮湿，对放疗耐受性差，易发生皮肤水肿、破溃，可予维生素 B_{12} 或 50% 硫酸镁湿润纱布外敷，亦可使用激素，合并感染者可使用抗生素。著者自拟四黄汤（黄连30g、黄芩30g、黄柏30g、大黄30g、甘草15g）煎汁后湿敷对湿性皮炎有一定效果；②尿道炎可给予吡哌酸或庆大霉素对症处理；③尿道狭窄，仅尿流变细者不必处理，如排尿困难时可考虑尿道扩张；④放疗后的纤维化、瘢痕，需与肿瘤复发相鉴别，部分患者的性生活会受到影响，但没有特别有效的处理方法；⑤尿道瘘和阴茎坏死，尤其多见于接受近距离放疗的患者，非手术治疗无效者需手术修补或切除。

3.化疗　包括新辅助化疗、辅助化疗、姑息性化疗，还可以和放疗序贯、同步进行。T_4 期或 $N_{2\sim3}$ 期建议先行新辅助化疗，通常使用TIP（紫杉醇+异环磷酰胺+顺铂）方案4个周期，客观缓解率65%。TPF方案（多西他赛+顺铂+氟尿嘧啶）也可使用。阴茎癌术后辅助化疗的价值尚不确定：N_1 期术后无论是否辅助化疗局部复发率都很低，$N_{2\sim3}$ 期辅助化疗后虽有一定复发率，但可提高其生存期。因此对于有盆腔淋巴结转移、淋巴结包膜外侵犯、双侧腹股沟淋巴结转移或淋巴结直径>4cm数目≥3个者，可考虑术后辅助化疗，方案首选紫杉醇+异环磷酰胺+顺铂，长春新碱+博来霉素+甲氨蝶呤方案和顺铂+5-氟尿嘧啶方案也可选择。姑息性化疗除辅助化疗的方案外，卡培他滨、卡铂、多西他赛、5-氟尿嘧啶、伊立替康、甲氨蝶呤、吉西他滨、紫杉醇单药或联合用药均可考虑。博来霉素由于其肺毒性，应注意其累积剂量不要超过450mg/m²。

4.免疫检查点抑制剂　用于复发转移治疗的经验尚不足，尽管阴茎癌有较高的PD-L1表达。MSI-H的患者可尝试免疫检查点抑制剂的治疗。

【预后】阴茎癌患者总体的5年生存率约为52%。原发灶的侵犯范围、区域淋巴结转移及数目、远处转移是重要的预后因素。腹股沟淋巴结没有转移、单侧转移、双侧或多个转移的5年生存率分别为85%～100%、79%～89%、17%～60%，盆腔淋巴结转移仅为0～17%。原位癌、疣状癌（T_a 期）和 T_1 期转移风险为4%～14%，T_2 期为60%。肿瘤 G_1 的淋巴结转移风险为0～48%，G_2 为32%～79%，G_3 为47%～100%。原发肿瘤中存在淋巴血管及神经侵犯，淋巴结转移相关风险为60%～80%。0期和Ⅰ期阴茎癌的5年生存率接近100%，Ⅱ期约90%，Ⅲ期只有20%，Ⅳ期基本为0。肿瘤生长方式与转移发生的风险也密切相关，肿瘤呈垂直生长或表浅播散样生长者的腹股沟淋巴结转移率分别为82%和42%。在鳞状细胞癌的各种亚型中，肉瘤样癌的预后最差。初始化疗后病情依然进展的患者预后较差，中位生存期不到6个月。影响放疗效果的因素包括总放射剂量<60Gy或日分割剂量<2Gy，治疗时间迁延超过45天，肿瘤分期≥T_3，肿瘤直径>4cm，高级别肿瘤。

【随访】根据原发病灶和区域淋巴结的初始治疗情况来决定随访策略。

接受保留阴茎治疗的患者前2年应每3个月随访1次，第3～5年每6个月随访1次，第6～10年每年1次；接受阴茎部分切除或全部切除的患者前2年应每6个月随访1次，第3～5年每年1次；N_x 者前2年每3个月随访1次，第3～5年每6个月随访1次；$N_{0\sim1}$ 者前2年每6个月随访1次，第3～5年每年1次；$N_{2\sim3}$ 者前2年每3～6个月随访1次，第3～5年每6～12个月随访1次。随访内容包括体检和相关影像学检查。初始治疗时无腹股沟淋巴结肿大者，在随访中如体检发现肿大淋巴结，尤其是肥胖或既往行腹股沟LND的患者，应行超声、CT、MRI及穿刺细胞学检查。

接受阴茎部分或全部切除术的患者虽然保留了睾丸，男性第二性征不会丧失，但仍会给患者带来一定的负面心理影响，患者可能会担心因性生活不良而影响夫妻感情，应给性伴侣双方以必要的指导。

（程怀东　宋　耕）
（审稿　戈　伟　冯振中）

参考文献

贺慧颖，饶秋，赵明，等.泌尿及男性生殖系统肿瘤病理诊断免疫组化标志物选择专家共识.临床与实验病理学杂志,2018,34(3):237-243.

王新杰，葛文敏. 睾丸、附睾软斑病2例.临床泌尿外科杂志，2001，16(7)：331.

杨宝凤，伏利兵，姚兴凤，等. 儿童睾丸间质细胞增生的临床病理学特征. 中华病理学杂志, 2019, 48(11):851-855.

姚浩宇，范应中，杜昆峰，等.小儿睾丸良性肿瘤的诊治方法及预后分析.中华泌尿外科杂志，2016，37（9）：695-697.

Adra N, Einhorn LH, Althouse SK, et al. Phase II trial of pembrolizumab in patients with platinum refractory germ-cell tumors: a hoosier cancer research network study GU14-206. Ann Oncol, 2018(29): 209-214.

Adra N, Einhorn LH. Salvage therapy for relapsed testicular cancer. Oncotarget, 2017(8): 78253-78254.

Alsdorf W, Seidel C, Bokemeyer C, et al. Current pharmacotherapy for testicular germ cell cancer. Expert Opin Pharmacother, 2019(20): 837-850.

Altieri VM, Altieri B, Castellucci R, et al. Leydig cell tumour and giant adrenal myelolipoma associated with adrenogenital syndrome: a case report with a review of the literature. Urologia, 2016(83): 43-48.

Azizi M, Aydin AM, Cheriyan SK, et al. Therapeutic strategies for uncommon testis cancer histologies: teratoma with malignant transformation and malignant testicular sex cord stromal tumors . Transl Androl Urol,2020(Suppl 1):S91-S103.

Banerji JS, Odem-Davis K, Wolff EM, et al. Patterns of care and survival outcomes for malignant sex cord stromal testicular cancer: results from the national cancer data base. J Urol 2016, 196 (4):1117-1122.

Brimo F, Srigley JR, Ryan C, et al. Testis//Amin MB. AJCC Cancer staging manual. 8th ed. Chicago: American College of Surgeons, 2018:735-743.

Cary C, Jacob JM, Albany C, et al. Long-term survival of good-risk germ cell tumor patients after postchemotherapy retroperitoneal lymph node dissection: a comparison of BEP x 3 vs. EP x 4 and treating institution. Clin Genitourin Cancer, 2018(16): e307-e313.

Cheriyan SK, Nicholson M, Aydin AM, et al.Current management and management controversies in early- and intermediate-stage of nonseminoma germ cell tumors. Transl Androl Urol, 2020(9): S45-S55.

Dickstein RJ, Munsell MF, Pagliaro LC, Pettaway CA. Prognostic factors influencing survival from regionally advanced squamous cell carcinoma of the penis after preoperative chemotherapy. BJU Int, 2016, 117 (1):118-125.

Dieckmann KP, Simonsen-Richter H, Kulejewski M, et al. Serum tumour markers in testicular germ cell tumours: frequencies of elevated levels and extents of marker elevation are significantly associated with clinical parameters and with response to treatment . Biomed Res Int, 2019. doi: 10.1155/2019/5030349.

Djajadiningrat RS, Bergman AM, van Werkhoven E, et al. Neoadjuvant taxane-based combination chemotherapy in patients with advanced penile cancer. Clin Genitourin Cancer, 2015; 13(1):44-49.

Escudero-Avila R, Rodriguez-Castano JD, Osman I, et al. Active surveillance as a successful management strategy for patients with clinical stage I germ cell testicular cancer. Clin Transl Oncol, 2019(21): 796-804.

Fankhauser CD, Grogg JB, Hayoz S, et al. Risk factors and treatment outcomes of 1,375 patients with testicular leydig cell tumors: analysis of published case series data. J Urol, 2020(203): 949-956.

Farazdaghi A, Vaughn DJ, Singhal S. Pulmonary metastasectomy for germ cell tumors . Ann Thorac Cardiovasc Surg, 2019, 25(6):289-295.

Fizazi K, Delva R, Caty A, et al. A risk-adapted study of cisplatin and etoposide, with or without ifosfamide, in patients with metastatic seminoma: results of the GETUG S99 multicenter prospective study. Eur Urol, 2014(65): 381-386.

Fukawa T, Kanayama HO. Current knowledge of risk factors for testicular germ cell tumors . Int J Urol,2018,25(4):337-344.

Ghodoussipour S, Daneshmand S. Postchemotherapy resection of residual mass in nonseminomatous germ cell tumor . Urol Clin North Am, 2019,46(3):389-398.

Grogg J, Schneider K, Bode PK, et al. Sertoli cell tumors of the testes: systematic literature review and meta-analysis of outcomes in 435 patients. Oncologist, 2020, 25 (7):585-590.

International Germ Cell Cancer Collaborative Group. International germ cell consensus- classification: a prognostic factor-based staging system for metastatic germ cell cancers. J Clin Oncol, 1997, 15 (2):594-603.

Kao CS, Cornejo KM, Ulbright TM, et al. Juvenile granulosa cell tumors of the testis: a clinicopathologic study of 70 cases with emphasis on its wide morphologic spectrum. Am J Surg Pathol, 2015, 39(9): 1159-1169.

Kellas-Sleczka S, Bialas B, Fijalkowski M, et al. Nineteen-year single-center experience in 76 patients with penile cancer treated with high-dose-rate brachytherapy. Brachytherapy, 2019, 18(4):493-502.

Khalil MI, Kamel MH, Dhillon J, et al. What you need to know: updates in penile cancer staging. World J Urol, 2020, doi: 10.1007/s00345-020-03302-z.

Le DT, Durham JN, Smith KN, et al. Mismatch repair deficiency predicts response of solid tumors to PD-1 blockade.Science, 2017, 357(6349):409-413.

Lo AC, Hodgson D, Dang J, et al. Intracranial germ cell tumors in adolescents and young adults: a 40-Year multi-institutional review of outcomes . Int J Radiat Oncol Biol Phys, 2020,106(2):269-278.

Manjunat A, Brenton T, Wylie S, et al. Topical therapy for non-invasive penile cancer (Tis)-updated results and toxicity. Transl Androl Urol, 2017, 6(5):803-808.

NCCN clinical practice guidelines in oncology: testicular cancer. Version 3.2020. Available at: https://www.nccn.org/professionals/physician_gls/pdf/testicular.pdf

O' Brien JS, Perera M, Manning T, et al. Penile cancer: contemporary lymph node management. J Urol, 2017, 197(6):1387-1395.

Olesen TB, Sand FL, Rasmussen CL, et al. Prevalence of human papillomavirus DNA and p16INK4a in penile cancer and penile intraepithelial neoplasia: a systematic review and meta-analysis. Lancet Oncol, 2019, 20 (1):145-158.

Oliva E, Young RH, Ulbright TM. Sex cord - stromal tumours//Moch H，Humphrey PA，Ulbright TM, et al. WHO classification of tumours of the urinary system and male genital organ. 4th ed. Lyon，IARC，2016: 227-235.

Ottenhof SR, Djajadiningrat RS, de Jong J, et al. Expression of programmed death ligand 1 in penile cancer is of prognostic value and associated with HPV status. J Urol, 2017, 197 (3 Pt 1):690-697.

Paner GP, Stadler WM, Hansel DE, et al. Updates in the eighth edition of the tumor-node-metastasis staging classification for urologic cancers. Eur Urol, 2018(73): 560-569.

Pettaway CA, Srigley JR, Brookland RK, et al. Penis//Amin MB. AJCC Cancer staging manual. 8th ed. Chicago: American College of Surgeons, 2018:709-722.

Robinson R, Marconi L, MacPepple E, et al. Risks and benefits of adjuvant radiotherapy after inguinal lymphadenectomy in node-positive penile cancer: a systematic review by the European Association of Urology Penile Cancer Guidelines Panel. Eur Urol, 2018, 74(1):76-83.

Sanchez DF, Soares F, Alvarado-Cabrero I, et al. Pathological factors, behavior, and histological prognostic risk groups in subtypes of penile squamous cell carcinomas (SCC). Semin Diagn Pathol, 2015, 32 (3):222-231.

Seitz G, Fuchs J, Martus P, et al. Outcome, treatment, and treatment failures in patients suffering localized embryonal paratesticular rhabdomyosarcoma: results from the "cooperative weichteilsarkom studiengruppe" trials CWS-86, -91, -96, and -2002P. Ann Surg, 2016(264): 1148-1155.

Shah A, Nassiri N, Daneshmand S. Management of extraretroperitoneal masses in germ cell tumor . Curr Opin Urol,2019,29(1):33-41.

Sharma P, Dhillon J, Sexton W. Intratubular germ cell neoplasia of the testis, bilateral testicular cancer, and aberrant histologies. Urol Clin North Am, 2015, 42(3):277-285.

Siegel RL, Miller KD, Jemal A. Cancer statistics, 2020. CA Cancer J Clin 2020; 70 (1):7-30.

Tandstad T, Stahl O, Dahl O, et al. Treatment of stage I seminoma, with one course of adjuvant carboplatin or surveillance, risk-adapted recommendations implementing patient autonomy: a report from the swedish and norwegian testicular cancer group (SWENOTECA). Ann Oncol, 2016(27): 1299-1304.

Theodore C, Skoneczna I, Bodrogi I, et al. A phase Ⅱ multicentre study of irinotecan (CPT 11) in combination with cisplatin (CDDP) in metastatic or locally advanced penile carcinoma(EORTC PROTOCOL 30992). Ann Oncol, 2008, 19 (7):1304-1307.

Ulbright TM, Guo C, Skakkebaek NE, et al. Germ cell tumours//Moch H，Humphrey PA，Ulbright TM, et al. WHO classification of tumours of the urinary system and male genital organ. 4th ed. Lyon，IARC，2016: 189-226.

Zengerling F, Kunath F, Jensen K, et al.Prognostic factors for tumor recurrence in patients with clinical stage I seminoma undergoing surveillance-A systematic review. Urol Oncol, 2018(36): 448-458.

Zuniga KB, Washington SL, Porten SP, et al. A comparison of stage-specific all-cause mortality between testicular sex cord stromal tumors and germ cell tumors: results from the National Cancer Database . BMC Urol, 2020, 20(1):40.

第 11 章

淋巴细胞肿瘤

　　淋巴细胞肿瘤源于淋巴组织中不同分化阶段的B细胞和T/NK细胞，包括恶性淋巴瘤（以下简称淋巴瘤）和免疫缺陷相关的淋巴增殖性疾病。淋巴瘤可分为霍奇金淋巴瘤（Hodgkin lymphoma，HL）和非霍奇金淋巴瘤（non-Hodgkin lymphoma，NHL）两大类。HL在淋巴瘤占比不到10%，发病率属于罕少见肿瘤，但由于其类型单一，诊断和治疗相对简单，本章未予专门介绍。NHL类型众多且相互独立，其中相当一部分临床罕见，临床表现、诊治及预后与常见淋巴瘤有许多不同之处，需要临床医师予以关注。

第一节　概　述

　　【流行病学】NHL约占所有淋巴瘤的90%，全部肿瘤的4%，在美国居肿瘤第7位，在我国居第8位。各种类型淋巴瘤的发病率缺少准确统计，表11-1可供参考。

表11-1　各种类型淋巴瘤发生率

B 细胞淋巴瘤	发生率		T 细胞淋巴瘤	发生率	
	欧美	中国		欧美	中国
弥漫性大 B 细胞淋巴瘤，非特指 #	37%	50%	外周 T 细胞淋巴瘤，非特指 #	25.9%	19.9%
滤泡性淋巴瘤 #	27%	8%	血管免疫母细胞性 T 细胞淋巴瘤	18.5%	12.4%
慢性淋巴细胞白血病 / 小淋巴细胞淋巴瘤 #	9%	6%	结外 NK/T 细胞淋巴瘤 #	10.4%	28.2%
黏膜相关淋巴组织淋巴瘤	9%	10%	成人 T 细胞白血病 / 淋巴瘤	9.6%	0.6%
套细胞淋巴瘤 #	7%	5%	ALK 阳性间变性大细胞淋巴瘤	6.6%	7.3%
原发纵隔大 B 细胞淋巴瘤	3%	NA	ALK 阴性间变性大细胞淋巴瘤	5.5%	4.2%
高级别 B 细胞淋巴瘤，非特指	2.5%	NA	肠病相关性 T 细胞淋巴瘤	4.7%	0.9%
淋巴结边缘区淋巴瘤	2%	1.5%	原发皮肤间变性大细胞淋巴瘤	1.7%	0.8%
淋巴浆细胞淋巴瘤	1.4%	0.9%	肝脾 T 细胞淋巴瘤	1.4%	0.5%
脾边缘区淋巴瘤	0.9%	0.6%	皮下脂膜炎样 T 细胞淋巴瘤	0.9%	1.2%
伯基特淋巴瘤	0.8%	1.6%	外周 T 细胞淋巴瘤，不能分类	2.5%	NA
			其他	12.2%	24%

注：#. 相对常见，未纳入本章介绍范围

　　NHL整体上男性多于女性，但滤泡性淋巴瘤（follicular lymphoma，FL）和原发纵隔大B细胞淋巴瘤（primary mediastinal large B-cell lymphoma，PMBL）女性多于男性近1倍。

　　NHL 10岁以下少见，10～25岁发病率缓慢上升，其后逐渐加快，55岁之后开始急剧上升，

80～84岁达高峰，此后下降。B细胞淋巴瘤的中位发病年龄多在60岁左右，但间变性大细胞淋巴瘤（anaplastic large cell lymphoma，ALCL）、PMBL和获得性免疫缺陷综合征（acquired immune deficiency syndrome，AIDS）相关淋巴瘤等多为年轻患者，T细胞淋巴瘤总体发病年龄更为年轻。相比西方国家，我国NHL中的侵袭性淋巴瘤、T细胞淋巴瘤、原发结外的淋巴瘤更多见。

【发病机制】 病因仍不完全清楚。目前认为，感染、免疫缺陷、自身免疫性疾病、基因突变等能增加淋巴瘤的发生风险。

1.**感染** 与NHL发病相关的病原体包括EB病毒、人类免疫缺陷病毒（human immunodeficiency virus，HIV）、人类嗜T淋巴细胞病毒1型（human T-lymphotropic virus type I，HTLV-1）、人类疱疹病毒8型（human herpes virus 8，HHV8）、丙型肝炎病毒、幽门螺杆菌和鹦鹉热衣原体等。WHO淋巴瘤分型中，4个亚型的命名包含致病病毒名称。其他病原体对应的淋巴瘤见表11-9。

2.**免疫缺陷** 先天性或获得性免疫缺陷患者发生NHL的风险显著增加。后者更常见，主要是HIV感染和因器官移植或自身免疫性疾病需长期使用免疫抑制剂的患者。此种淋巴瘤多发生在结外，中枢神经系统（central nervous system，CNS）受累风险远高于一般淋巴瘤患者，预后很差。

3.**自身免疫性疾病** 干燥综合征与涎腺黏膜相关淋巴组织（mucosa-associated lymphoid tissue，MALT）淋巴瘤相关，桥本甲状腺炎与甲状腺MALT淋巴瘤相关，谷蛋白过敏性肠病与肠病相关性T细胞淋巴瘤（enteropathy-associated T-cell lymphoma，EATL）密切相关。长期使用免疫抑制剂、自身免疫性疾病本身的慢性炎症是淋巴瘤的病因之一。

4.**医源性因素** 乳房假体可导致ALCL发病风险增加，由此发病者称为乳房植入物相关性间变性大细胞淋巴瘤（breast implant associated anaplastic large cell lymphoma，BIA-ALCL）。

【临床表现】 淋巴瘤可侵犯全身任何器官和组织，各种NHL临床表现有共性，但可因病理类型、累及部位和范围、年龄而有明显差异。

1.**淋巴结肿大** 除原发性渗出性淋巴瘤（primary effusion lymphoma，PEL）、血管内大B细胞淋巴瘤（intravascular large B-cell lymphoma，IVLBCL）、肝脾T细胞淋巴瘤（hepatosplenic T-cell lymphoma，HSTCL）等极为罕见的情况外，几乎所有的淋巴瘤都可能有淋巴结肿大，小者以毫米计，大者直径可至10cm以上。它们可发生在身体任一部位，以颈部和锁骨上最多见（49%），其次是腋窝（13%）和腹股沟（13%），发生在腹盆腔、CNS、纵隔、骨、皮肤的淋巴瘤常有诊断困难。增长速度因淋巴瘤的侵袭性而不同，惰性淋巴瘤生长缓慢，可较长时间无变化而易忽视；侵袭性或高度侵袭性淋巴瘤则增大迅速。明显肿大的淋巴结可产生相应部位的压迫症状与体征。

2.**结外器官受累** CNS、韦氏环、喉、鼻腔、甲状腺、乳腺、肺、心脏、胃、肝、小肠、结直肠、皮肤、骨和软组织、睾丸等均可以独立或作为受累的一部分发生淋巴瘤，并产生相应的临床表现。部位是影响预后的重要因素，即使病理类型相同，CNS、小肠、肝的淋巴瘤往往预后恶劣。

3.**骨髓侵犯** B细胞淋巴瘤的骨髓侵犯率高于T细胞淋巴瘤，小B细胞淋巴瘤高于大B细胞淋巴瘤。骨髓侵犯可能在全面检查中被发现，也可能表现为血三系中的一项或多项异常，如白细胞数异常及其相关的反复感染、红细胞数及血红蛋白减低及其相关的贫血表现、血小板异常及其相关的出血倾向。骨髓涂片细胞分类中淋巴瘤细胞≥5%，即可诊断NHL骨髓侵犯；≥20%则为NHL合并淋巴瘤细胞白血病，又称白血病性淋巴瘤。

4.**脾受累** 脾原发性淋巴瘤罕见。淋巴瘤相关脾大分为4型：①脾均质增大，肿瘤弥漫或小结节状分布；②粟粒状结节，1～5mm；③多发肿块，2～10cm；④单发大肿块。以前两型为主，常伴脾门淋巴结肿大。

5.**全身症状** 在淋巴瘤称为B症状，包括：①发热。除外与感染有关的短暂发热，体温超过

38.3℃，连续3天以上；②盗汗。出汗需要更换床单或被罩的，入睡后开始，醒后汗止；③体重减轻。近6个月内无其他原因可以解释的＞10%的体重减轻。B症状提示肿瘤弥散或晚期，随着病情发展，食欲缺乏、疲劳、贫血也可能相继或同时发展。

【检查】 包括基本检查和必选检查。

1.基本检查　①病史与体检：淋巴结肿大出现时间及增大过程、B症状、既往史和治疗史应详细询问，包括韦氏环、皮肤、睾丸在内的全面体检、体能状况评估等不可或缺。②淋巴结活检：应选最先受累或同组最大、较深的淋巴结完整切除，特殊情况下可切取或粗针穿刺活检（core needle biopsy，CNB）。细针针吸细胞学（fine needle aspiration cytology，FNAC）难以确定病理类型，仅用于取材困难者。③血常规：部分晚期患者可出现一系或以上的血细胞减少，对白血病、噬血细胞综合征（hemophagocytic syndrome，HPS）的诊断和骨髓功能的判断有重要意义。④红细胞沉降率：增快往往与疾病晚期和淋巴瘤复发/进展相关，也能反映预后。⑤血生化：肿瘤直接引起的肝肾功能异常，化疗可谨慎进行。治疗后的尿酸升高及电解质紊乱要警惕肿瘤溶解综合征（tumor lysis syndrome，TLS）。乳酸脱氢酶（lactate dehydrogenase，LDH）和β_2微球蛋白作为肿瘤负荷的间接反映，是淋巴瘤预后因素。⑥病毒学检查：NHL中HBV或HCV的感染率均接近20%，化疗及免疫治疗有可能引起肝炎病毒再激活。HIV酌情检查。⑦超声：可用于浅表淋巴结和器官（如甲状腺、乳腺、睾丸）病变的诊断和随访，腹、盆腔淋巴结和实质性脏器等超声显示异常的病灶，需进一步行CT和MRI检查。超声易受检查者经验和技术的影响，一般不用于分期。⑧CT：是NHL分期、再分期、疗效评价和随诊的最常用影像学检查方法，无碘过敏者应尽可能行增强CT扫描。淋巴结直径＞1.5cm者，可初步判断为病变淋巴结，应酌情予以病理证实。⑨MRI：对于CNS、头颈部、骨和软组织、纵隔和盆腔，检查效果优于CT。⑩心功能检查：心电图应作为常规，拟行蒽环类药物治疗或胸部放疗的患者，治疗前应行心脏超声检查左心室射血分数。

2.可选检查　①PET-CT：对各种类型淋巴瘤的应用价值不尽相同，可改变15%～20%患者的临床分期，8%患者的治疗方案随之改变。对FDG有高亲和性的HL、DLBCL、FL、HIV感染相关淋巴瘤、PTCL等较为可靠，用于鼻型NK/T细胞淋巴瘤、套细胞淋巴瘤（mantle cell lymphoma，MCL）、LBL、非胃MALT淋巴瘤、淋巴结及脾边缘区淋巴瘤（splenic marginal zone lymphoma，SMZL）、SLL的治疗前分期需要谨慎，而PTCL、蕈样肉芽肿（mycosis fungoides，MF）、皮肤T细胞淋巴瘤较少摄取FDG不宜用于分期；可作为HL、DLBCL、PTCL、PMBL等评效依据，FL、LBL、SLL也可酌情应用；评价预后，在HL、DLBCL、部分惰性淋巴瘤，PET阴性者的PFS与OS较PET阳性患者长；引导活检，治疗后疑有残存活性淋巴结、惰性淋巴瘤恶性转化，PET-CT可引导穿刺活检。HL和DLBCL如果PET-CT提示明确的骨髓受累或阴性结果，则无须再行骨髓活检。但结节病、感染等良性病变均有可能导致假阳性。②骨髓穿刺/活检：初诊时是否进行取决于肿瘤的骨髓受侵率及受侵是否影响后续治疗方案的选择。拟行观察随访的惰性淋巴瘤及部分侵袭性淋巴瘤可延缓骨髓检查，高度侵袭性淋巴瘤初诊时即应检查。③脑脊液检查：脑脊液中检出淋巴瘤细胞的可能性仅15%～31%，鼻窦、睾丸或硬膜外受侵、侵袭性淋巴瘤骨髓受累、HIV感染相关淋巴瘤、高度侵袭性淋巴瘤伴CNS相关症状，可考虑此项检查。④血清免疫球蛋白：合并贫血、肾功能损害、高黏滞血症或高钙血症的患者，需执行此项检查。⑤脾活检：有可能出现出血、感染等严重并发症，故只用于重度脾大且脾外侵犯较轻、脾占位诊断不明。⑥其他检查：胃肠道可疑受侵者可酌情选用胃镜、结肠镜、小肠镜、胶囊内镜、胃肠道X线钡剂造影、CT小肠造影等检查。

【诊断】 诊断主要依赖组织形态、免疫组化、分子病理及细胞遗传学检测，淋巴瘤病理组织学诊断要点为：①异型单克隆瘤细胞；②瘤细胞对正常组织结构的侵犯破坏；③依据免疫组化±分子遗传学±细胞遗传学±流式细胞学

（flow cytometry，FCM）对淋巴瘤分型。

多数淋巴瘤依据病理组织学和免疫组化足以明确诊断。5%～10%的疑难病例中，即便做大量免疫标记也可能难以确诊，此时分子遗传学检查基因突变可提供有价值的线索。常见的突变形式有点突变（碱基替换、移位突变）和片段突变（缺失、重复、重排），t（14；18）（q32；q21）染色体易位产生的Bcl-2/IgH（immunoglobulin heavy，免疫球蛋白重链）基因重排是B细胞NHL特异性基因标志物，T细胞受体（T cell receptor，TCR）基因重排则是T细胞NHL十分敏感和精确的基因标志物。

细胞遗传学在染色体层面进行检查，染色体畸变包括数目异常（多倍体、非整倍体）和结构异常（易位、缺失、重复、倒位、插入）。对具有特定染色体异常的MCL、伯基特淋巴瘤（Burkitt lymphoma，BL）、FL、LBL、慢性淋巴细胞白血病/小淋巴细胞淋巴瘤（chronic lymphocytic leukemia/small lymphocytic lymphoma，CLL/SLL）、MALT淋巴瘤、间变淋巴瘤激酶（anaplastic lymphoma kinase，ALK）阳性ALCL、EATL，细胞遗传学有辅助诊断价值，并可作为少数NHL特殊亚型如伴重现性细胞遗传学异常的B淋巴母细胞淋巴瘤（B lymphoblastic lymphoma，B-LBL）的直接诊断依据，少数情况下直接决定NHL如17p-的CLL/SLL的治疗策略。免疫组化提示Bcl-2、MYC、Bcl-6表达的患者，荧光原位杂交（fluorescence in situ hybridization，FISH）检测相对应的染色体异常，可确定"双重打击"或"三重打击"DLBCL而提供预后信息。

FCM可确定肿瘤细胞免疫表型和遗传学特征，还可用于DNA倍体、S期分析，在NHL中主要用于：①有特征性表型并以白血病形式存在的NHL亚型，如LBL、CLL/SLL、HCL、浆细胞肿瘤、成人T细胞白血病/淋巴瘤的诊断；②FL、MZL、MCL、BL、外周T细胞淋巴瘤-非特指型（peripheral T-cell lymphoma-not otherwise specified，PTCL-NOS）、HSTCL等淋巴瘤的辅助诊断；③监测微小残留病变（minimal residual disease，MRD）。FCM不能分析肿瘤细胞的组织学形态。没有异常抗原表达的淋巴瘤或定位于细胞核、细胞质内的抗原，如BCL6、BCL2、MUM1、细胞周期蛋白（cyclin）D1、Ki-67等，FCM意义不大。HL通常不需要FCM。

【分类分型】淋巴瘤除按形态学分为HL和NHL外，可按肿瘤细胞来源及分化程度、肿瘤侵袭性、肿瘤细胞大小、治愈潜能、年龄和结内结外分类。浆细胞肿瘤也属于淋巴细胞肿瘤，但在临床表现、诊断和治疗模式上与淋巴瘤差异很大，本书将另立章节介绍（见第12章）。

1.按肿瘤细胞来源及分化程度　B细胞、T/NK细胞淋巴瘤分为前驱细胞肿瘤和成熟细胞肿瘤。由于淋巴瘤与淋巴细胞白血病可在许多亚型特别是前驱细胞肿瘤中同时存在，WHO分类不再对淋巴瘤和白血病严格区分。部分淋巴瘤表现为间变性，此类肿瘤除ALK阳性ALCL、ALK阴性ALCL外，还有EATL和原发皮肤 CD30 阳性 T 细胞淋巴细胞，后者包括淋巴瘤样丘疹病（lymphomatoid papulosis，LyP）和原发皮肤间变性大细胞淋巴瘤（primary cutaneous anaplastic large cell lymphoma，PCALCL）（表11-2）。

表11-2　2017年淋巴组织肿瘤WHO分类

一、非霍奇金淋巴瘤

1.前驱淋巴细胞肿瘤

（1）B淋巴母细胞白血病/淋巴瘤

　　B淋巴母细胞白血病/淋巴瘤，非特殊类型

　　B淋巴母细胞白血病/淋巴瘤，伴重现性细胞遗传学异常

　　B淋巴母细胞白血病/淋巴瘤，伴 t（9；22）（q34.1；q11.2）；BCR-ABL1

　　B淋巴母细胞白血病/淋巴瘤，伴 t（v；11q23.3）；K7W724 重排

　　B淋巴母细胞白血病/淋巴瘤，伴 t（12；21）（p13.2；q22.1）；ETV6-RUNX1

　　　　B 淋巴母细胞白血病 / 淋巴瘤，伴超二倍体

　　　　B 淋巴母细胞白血病 / 淋巴瘤，伴低二倍体

　　　　B 淋巴母细胞白血病 / 淋巴瘤，伴 t（5；14）（q31.1；q32.1）；IGH//L3

　　　　B 淋巴母细胞白血病 / 淋巴瘤，伴 t（1；19）（q23；p13.3）；TCF3-PBX1

　　　　B 淋巴母细胞白血病 / 淋巴瘤，BCR-ABL1 样

　　　　B 淋巴母细胞白血病 / 淋巴瘤，伴 iAMP21

（2）T 淋巴母细胞白血病 / 淋巴瘤

　　　　早期前驱 T 细胞白血病 / 淋巴瘤

（3）NK 淋巴母细胞白血病 / 淋巴瘤

2. 成熟 B 细胞肿瘤

（1）慢性淋巴细胞白血病 / 小淋巴细胞性淋巴瘤

　　　　单克隆性 B 淋巴细胞增多症

（2）B 细胞幼淋巴细胞白血病

（3）脾边缘区淋巴瘤

（4）毛细胞白血病

（5）脾 B 细胞淋巴瘤 / 白血病，未定类

　　　　脾弥漫性红髓小 B 细胞淋巴瘤

　　　　毛细胞白血病变异型

（6）淋巴浆细胞淋巴瘤

（7）IgM 型意义未明的单克隆丙种球蛋白血症

（8）重链病

　　　　μ 重链病

　　　　γ 重链病

　　　　α 重链病

（9）浆细胞肿瘤

　　　　非 IgM 型意义未明的单克隆丙种球蛋白血症

　　　　浆细胞骨髓瘤

　　　　浆细胞骨髓瘤变异型

　　　　　焖燃型（无症状）浆细胞骨髓瘤

　　　　　非分泌骨髓瘤

　　　　　浆细胞白血病

　　　　浆细胞瘤

　　　　　骨孤立性浆细胞瘤

　　　　　骨外浆细胞瘤

　　　　单克隆免疫球蛋白沉积病

　　　　　原发性淀粉样变性

　　　　　轻链和重链沉积病

　　　　浆细胞肿瘤伴副肿瘤综合征

　　　　　POEMS 综合征

　　　　　TEMPI 综合征

（10）黏膜相关淋巴组织结外边缘区淋巴瘤（MALT 淋巴瘤）

（11）淋巴结边缘区淋巴瘤

　　　　儿童结内边缘区淋巴瘤

（12）滤泡性淋巴瘤

　　　　原位滤泡性淋巴瘤

　　　　十二指肠滤泡性淋巴瘤

　　　　睾丸滤泡性淋巴瘤

（13）儿童滤泡性淋巴瘤

（14）伴 IRF4 重排大 B 细胞淋巴瘤

（15）原发皮肤滤泡中心淋巴瘤

（16）套细胞淋巴瘤

　　　　白血病性非淋巴结套细胞淋巴瘤

　　　　原位套细胞肿瘤

（17）弥漫大 B 细胞淋巴瘤（DLBCL），非特指型

（18）富于 T 细胞 / 组织细胞的大 B 细胞淋巴瘤

（19）原发中枢神经系统 DLBCL

（20）原发皮肤 DLBCL，腿型

（21）EB 病毒阳性 DLBCL，非特指型

（22）EB 病毒阳性黏膜皮肤溃疡

（23）慢性炎症相关 DLBCL

　　　　纤维蛋白相关 DLBCL

（24）淋巴瘤样肉芽肿

（25）原发纵隔（胸腺）大 B 细胞淋巴瘤

（26）血管内大 B 细胞淋巴瘤

（27）ALK 阳性大 B 细胞淋巴瘤

（28）浆母细胞淋巴瘤

（29）原发渗出性淋巴瘤

（30）HHV8 相关淋巴增殖性疾病

　　　　多中心性 Castleman 病

　　　　HHV8 阳性 DLBCL，非特指型

　　　　HHV8 阳性亲生发中心淋巴增殖性疾病

（31）伯基特淋巴瘤

（32）伴 11q 异常的伯基特样淋巴瘤

（33）高级别 B 细胞淋巴瘤

　　　　高级别 B 细胞淋巴瘤，伴 MYC、BCL 和（或）BCL6 基因重排

　　　　高级别 B 细胞淋巴瘤，非特指型

（34）B 细胞淋巴瘤，不能分类，特征介于 DLBCL 和经典霍奇金淋巴瘤之间

3. 成熟 T 和 NK 细胞肿瘤

（1）T 细胞幼淋巴细胞白血病

（2）T 细胞大颗粒淋巴细胞白血病

（3）*NK 细胞慢性淋巴增殖性疾病*

（4）侵袭性 NK 细胞白血病

（5）儿童 EB 病毒阳性 T 细胞和 NK 细胞淋巴增殖性疾病

　　儿童系统性 EB 病毒阳性 T 细胞淋巴瘤

　　T 细胞和 NK 细胞型慢性活动性 EBV 感染，系统型

　　水痘疱疮样淋巴增殖性疾病

　　严重蚊子叮咬过敏症

（6）成人 T 细胞白血病 / 淋巴瘤

（7）结外 NK/T 细胞淋巴瘤，鼻型

（8）肠道 T 细胞淋巴瘤

　　肠病相关 T 细胞淋巴瘤

　　单形性嗜上皮性肠道 T 细胞淋巴瘤

　　肠道 T 细胞淋巴瘤，非特指型

　　胃肠道惰性 T 细胞增殖性疾病

（9）肝脾 T 细胞淋巴瘤

（10）皮下脂膜炎样 T 细胞淋巴瘤

（11）蕈样肉芽肿

（12）赛扎里（Sezary）综合征

（13）原发皮肤 CD30$^+$T 细胞增殖性疾病

　　淋巴瘤样丘疹病

　　原发皮肤间变性大细胞淋巴瘤

（14）原发皮肤外周 T 细胞淋巴瘤，罕见亚型

　　原发皮肤 γδT 细胞淋巴瘤

　　原发皮肤 CD8$^+$ 侵袭性嗜表皮细胞毒性 T 细胞淋巴瘤

　　原发肢端皮肤 CD8$^+$T 细胞淋巴瘤

　　原发皮肤 CD4$^+$ 小 / 中 T 细胞增殖性疾病

（15）外周 T 细胞淋巴瘤，非特指型

（16）血管免疫母细胞 T 细胞淋巴瘤和其他 T 滤泡辅助细胞来源的淋巴结淋巴瘤

　　血管免疫母细胞 T 细胞淋巴瘤

　　滤泡性 T 细胞淋巴瘤

　　结内外周 T 细胞淋巴瘤，伴 TFH 表型

（17）ALK 阳性间变性大细胞淋巴瘤

（18）ALK 阴性间变性大细胞淋巴瘤

（19）*乳房植入物相关性间变性大细胞淋巴瘤*

二、霍奇金淋巴瘤

1. 结节性淋巴细胞为主霍奇金淋巴瘤

2. 经典霍奇金淋巴瘤

（1）结节硬化型经典霍奇金淋巴瘤

（2）淋巴细胞丰富型经典霍奇金淋巴瘤

（3）混合细胞型经典霍奇金淋巴瘤

（4）淋巴细胞消减型经典霍奇金淋巴瘤

三、免疫缺陷相关的淋巴增殖性疾病

（1）原发性免疫紊乱相关的淋巴增殖性疾病

（2）HIV 感染相关的淋巴瘤

（3）移植后淋巴增殖性疾病

　　非破坏性 PTLD

　　多形性 PTLD

　　单形性 PTLD（B 和 T/NK 细胞类型）

　　　单形性 B 细胞 PTLD

　　　单形性 T/NK 细胞 PTLD

　　经典霍奇金淋巴瘤样 PTLD

（4）其他医源性免疫缺陷相关的淋巴增殖性疾病

注：斜体字是暂定病种，WHO 工作小组尚无足够证据认定其为独立病种

2.按肿瘤侵袭性　　WHO临床顾问委员会不建议采用这种分类，因为它会误导临床医师认为归属于某侵袭性组的NHL可以采用相同的治疗。但依据自然病程、疗效和预后，NHL确有惰性、侵袭性和高度侵袭性之分（表11-3），且对治疗有重要指导意义。

表11-3　常见非霍奇金淋巴瘤的侵袭性分组

惰性淋巴瘤	侵袭性淋巴瘤	高度侵袭性淋巴瘤
滤泡性淋巴瘤（1、2 级）	滤泡性淋巴瘤（3 级）	淋巴母细胞淋巴瘤
小淋巴细胞性淋巴瘤	弥漫大 B 细胞淋巴瘤 - 非特指型	伯基特淋巴瘤
边缘区淋巴瘤	套细胞淋巴瘤	外周 T 细胞淋巴瘤，非特指型
淋巴浆细胞淋巴瘤	原发性中枢神经系统淋巴瘤	鼻腔外鼻型 NK/T 细胞淋巴瘤
毛细胞白血病	原发纵隔大 B 细胞淋巴瘤	高级别 B 细胞淋巴瘤
蕈样肉芽肿病	原发性渗出性淋巴瘤	
原发皮肤间变性大细胞淋巴瘤	血管内大 B 细胞淋巴瘤	
淋巴瘤样丘疹病	鼻腔 NK/T 细胞淋巴瘤	
	间变性大细胞淋巴瘤	
	血管免疫母细胞性 T 细胞淋巴瘤	
	肠病相关性 T 细胞淋巴瘤	
	肝脾 T 细胞淋巴瘤	

3.按肿瘤细胞大小　　B细胞淋巴瘤可分为小B和大B细胞淋巴瘤两类。分化成熟的B小淋巴细胞直径约7μm，小B细胞淋巴瘤包括SLL、FL、MCL、MZL、淋巴浆细胞淋巴瘤（lymphoplasmacytic lymphoma，LPL）、HCL、LBL、PTFL、B细胞慢性淋巴增殖性疾病（B-cell chronic lymphoproliferative disease，B-CLPD）和MALT淋巴瘤，瘤细胞最大径≤2个小B淋巴细胞，通常为惰性或有部分惰性特征（如MCL）。大B细胞淋巴瘤则多于2.5个小B淋巴细胞，主要为弥漫性大B细胞淋巴瘤-非特指型（diffuse large B-cell lymphoma，DLBCL-NOS）及其亚型、BL，慢性炎症相关性 DLBCL、淋巴瘤样肉芽肿、PMBL、IVLBCL、ALK阳性大B细胞淋巴瘤、浆母细胞淋巴瘤、HHV8阳性大B细胞淋巴瘤-NOS、伴IRF4重排大B细胞淋巴瘤、原

发渗出性淋巴瘤、介于DLBCL和CHL之间不能分类的B细胞淋巴瘤、MCL多形性变异型，这类肿瘤通常侵袭性较强。居于其间的为中等大小淋巴瘤。

4.按治愈潜能 各种淋巴瘤治愈的概率可大致分为3种：①难以治愈的，其中一类是惰性病程，难以彻底治愈但通常能长期存活。绝大多数惰性淋巴瘤属此类。另一类是侵袭性或高度侵袭性病程，治疗效果较差，主要包括MCL、PEL、IVLBCL、鼻腔外鼻型NK/T细胞淋巴瘤、HSTCL、血管免疫母细胞性T细胞淋巴瘤（angioimmunoblastic T-cell lymphoma，AITL）、EATL。②有可能治愈的，但总体治愈率≤80%，通常是侵袭性淋巴瘤，如FL（3级）、DLBCL-NOS、PMBL、ALCL、PTCL-NOS等。③通常可治愈的，治愈率常≥80%，如HL、LyP、地方性BL和儿童淋巴母细胞淋巴瘤（lymphoblastic lymphoma，LBL）。

5.按年龄 儿童主要罹患LBL、ALCL、BL和HL，浆细胞肿瘤、LPL很少。老年人发生CLL/SLL、浆细胞肿瘤、LPL概率更大。儿童结内边缘区淋巴瘤、儿童FL和儿童系统性EB病毒阳性T细胞淋巴瘤更是直接用儿童命名，它们有不同于成人的临床表现。在成人，同样病理类型的淋巴瘤，预后可因年龄而有明显差异。

6.按结内结外 根据免疫学的定义，淋巴结、脾脏、胸腺、韦氏环、阑尾及Peyer淋巴结属于结内器官，除此之外均为结外器官。淋巴结内病变为原发表现的归为结内、MALT和内脏器官的淋巴瘤归为结外均不难确定，但韦氏环的淋巴瘤在临床上仍倾向属于结外，脾、扁桃体、纵隔淋巴瘤的归属在文献里也不统一。若结内外同时发生淋巴瘤则更难界定，经常导致分期困难。然而，结内和结外淋巴瘤在分期、治疗和预后方面均有很大差别，本章仍试图据此加以介绍。

【分期】广泛沿用的是1965年Rye（赖伊，英国的一个小镇）会议上制定的Ann Arbor（安娜堡，美国密歇根州的一个城市）分期，2014年Lugano（卢加诺，瑞士南部的一个城市）会议对其进行了第三次修订，即Ann Arbor分期的Lugano修订版，该分期适合于HL及NHL结内器官淋巴瘤。在该分期中，巨块型病变定义为：肿瘤最大直径＞10cm，或大于纵隔宽度的1/3。肝脾受侵的诊断标准为：①肋下可扪及肝或脾大，同时影像学也提示肝或脾大；②如肝脾肋下未扪及，则需两种影像学方法同时证明肝或脾有受累病灶；③如影像学仅发现脾大但无占位病灶，且肋下未扪及，不能诊断为脾受侵，因为脾大原因众多。

相当部分NHL为结外病变，以结内淋巴瘤为依据的Ann Arbor分期应用于这些肿瘤有较大的局限性。某些特殊类型的淋巴瘤，如CLL/SLL、原发胃肠道淋巴瘤、原发皮肤的B细胞淋巴瘤、儿童NHL、MF和赛扎里综合征（sezary syndrome，SS）等都有各自特殊的分期系统。

【鉴别诊断】包括临床和病理两个方面。

1.临床鉴别诊断 受累淋巴结或器官的所在部位是鉴别诊断的主线，年龄、性别、病灶大小、深度、病程长短、伴随症状和既往肿瘤病史等可提供重要的线索。颈部、腋下、腹股沟淋巴结以及纵隔、腹腔、腹膜后肿块的鉴别诊断，见本书相应章节。

2.病理鉴别诊断 免疫组化在其中占有重要位置，表11-4列出了常见的成熟B细胞淋巴瘤的免疫表型，T/NK细胞的免疫表型见表11-14。在淋巴瘤的病理诊断中，病理诊断之间、病理与临床诊断之间，意见相左的情况并不少见，此时需要临床医师和病理专家有效沟通。表现为小圆细胞的淋巴瘤，尤其需要与形态相似的其他组织来源的恶性肿瘤相鉴别，见第21章第一节。病灶活检未必能获得明确的病理学诊断，但借助病理学描述可大致判断病灶的性质是感染抑或上皮、软组织或淋巴系统来源的肿瘤。

【治疗】治疗原则依据肿瘤部位、侵袭性、病期、年龄及有无重要的并发症或夹杂症而定。

表11-4 常见成熟B细胞淋巴瘤的免疫表型

肿瘤	sIg, cIg	CD5	CD10	CD23	CD43	CD103	BCL6	IRF4/MUM1	Cyclin D1	ANXA1
CLL/SLL	+, -/+	+	-	+	+	-	-	+（PCs）	-	-
LPL	+/-, +	-c	-	-	-/+	-	-	+a	-	-
SMZL	+, -/+	-	-	-	-	-	-	-	-	-
HCL	+, -	-	-	-	-	+	-	-	+/-	+
PCM	+	-	-/+	-	-/+	-	-	+	-/+	-
MALT	+, +/-	-c	-	-	-/+	-	-	+a	-	-
FL	+/-	-c	+/-	-/+	-	-	+	-/+b	-	-
MCL	+, -	+	-	-	+	-	-	-	+	-
DLBCL	+/-, -/+	-c	-/+d	NA	-/+	NA	+/-d	+/-e	-	-
BL	+, -	-	+	-	-/+	NA	+	-/+	-	-

注：+（阳性率＞90%），+/-（阳性率＞50%），-/+（阳性率＜50%），-（阳性率＜10%）

sIg. 表面免疫球蛋白；cIg. 胞质免疫球蛋白；IRF4/MUM1. 干扰素调节因子4/多发性骨髓瘤癌基因1; ANXA1. 膜联蛋白A1; PC. 生发中心；NA：不适用

a. LPL 和 MALT 淋巴瘤的浆细胞成分表达 MUM1

b. 部分 3A 和 3B 级的 FL 表达 MUM1

c. 部分 DLBCL 的 CD5 阳性。其他 B 细胞肿瘤有时也可见 CD5 阳性，包括 LPL、MALT 淋巴瘤和 FL

d. 生发中心 B 细胞型 DLBCL 表达 CD10 和 BCL6

e. 活化 B 细胞型 DLBCL 通常表达 MUM1

1. 观察等待 适用于部分惰性淋巴瘤，见后述。

2. 手术 内脏器官的淋巴瘤，手术兼有诊断和治疗价值，如有指征大多可作为治疗首选。限于浅表的淋巴瘤，手术通常只用作获得组织标本的手段。

3. 放疗 NHL对放疗普遍敏感，可用作：①局限淋巴瘤的根治性治疗，尤其是因各种原因不能耐受手术和内科治疗者；②内科治疗抗拒或残存病灶的挽救治疗；③有压迫症状且不能为内科治疗所控制的姑息治疗。三维适形或调强适形技术支持下的受累野照射（involved-field radiotherapy，IFRT）、累及部位照射（involved-site radiotherapy，ISRT）和累及淋巴结照射（involved-nodal radiotherapy，INRT）都可以酌情使用。化疗后的照射范围是治疗前受累淋巴结所在的整个区域；肺、肾、肌肉等组织器官，如果先前被淋巴结病灶压迫性侵犯但未浸润，化疗后压迫解除，可根据临床判断将上述部位排除在临床靶区（clinical target volume，CTV）之外；多个淋巴结受侵，但彼此相距小于5cm，可用一个CTV覆盖，反之则分别覆盖；拟行单纯放疗的惰性和侵袭性淋巴瘤都应当扩大照射野，至少覆盖毗邻的淋巴结（即使大小正常）。结外病变的设野原则相似，但眼、乳腺、胃、唾液腺和甲状腺的原发病变，CTV要包括整个受累侧的器官。其他结外器官，如肺、骨、皮肤等可考虑部分器官照射。常见NHL亚型的放疗剂量见表11-5。

表11-5 非霍奇金淋巴瘤常见亚型放疗的推荐剂量

病理类型	放射治疗剂量
DLBCL（化疗后 CR）	巩固放疗 30～36Gy
DLBCL（化疗后 PR）	残留病灶放疗 40～50Gy
DLBCL（难治或不适合化疗者）	40～55Gy
FL（非巨块型）	24～30Gy
FL（巨块型）	36Gy
MALT 淋巴瘤	胃：30Gy；其他器官：24～30Gy
早期 MCL	30～36Gy
结外 NK/T 细胞淋巴瘤，鼻型	50～55Gy
FL、MZL、MCL 姑息治疗	2Gy×2 次（可酌情重复）

4. 化疗、免疫化疗 以环磷酰胺、长春碱类、蒽环类抗生素、糖皮质激素为代表的细胞毒

性药物化疗是各类淋巴瘤治疗的基石，以利妥昔单抗（rituximab）为代表的免疫治疗及联合细胞毒药物的免疫化疗，是B细胞NHL最主要的治疗手段。根据初治或复治、根治性或挽救性治疗、肿瘤的类型和侵袭性，化疗、免疫治疗、免疫化疗组成的方案众多，CSCO及国内的各种指南对其均有详细介绍，本节不再赘述。

5.免疫调节剂　以沙利度胺及其第二代类似物来那度胺为代表，可单药±利妥昔单抗±糖皮质激素构成"去化疗"方案，或联合免疫化疗，治疗多种侵袭性及惰性的复发/难治性NHL。详细的用药方法也见有关指南。

6.治疗NHL的新型药物　近年陆续问世了一批作用机制不同于传统治疗的药物，其主要适应证和基本用法见表11-6。预期随着认识的深入，它们的适应证和用法将会更新。

表11-6　治疗NHL的新型药物

药名	作用机制	主要适应证	基本用法
伊布替尼（依鲁替尼，ibrutinib）	布鲁顿酪氨酸激酶（Bruton's tyrosine kinase，BTK）抑制剂	①一线治疗失败的MCL②一线治疗失败的CLL/SLL③伴17p-的CLL/SLL④华氏巨球蛋白血症	420mg，口服，qd，直至进展或不耐受
泽布替尼（zanubrutinib）	BTK抑制剂	复发/难治性MCL	160mg，口服，bid，直至进展或不耐受
阿卡替尼（acalabrutinib）	BTK抑制剂	初治CLL/SLL；复发/难治性MCL	100mg，口服，bid，直至进展或不耐受
艾代拉利司（idelalisib）	PI3K-δ抑制剂	一线治疗失败的CLL/SLL、FL	150mg，口服，bid，直至进展或不耐受
库潘尼西（copanlisib）	PI3K-α和PI3K-δ的双抑制剂	至少2种方案治疗后的复发/难治性FL、MZL	60mg，静脉滴注1h，d1、8、15；每4周重复，直至进展或不耐受
杜韦利西布（duvelisib）	PI3K-δ和PI3K-γ的双抑制剂	复发/难治性CLL/SLL、FCL、MZL的三线治疗	25mg，口服，bid，直至进展或不耐受
硼替佐米（bortezomib）	蛋白酶体抑制剂	初治的MCL、复发/难治性Castleman病	1.3mg/m^2，静脉注射，d1、4、8、11；每3周重复，获得CR/CRu后再用4周期，最多17周期
喷司他丁（pentostatin）	ADA抑制剂	CLL/SLL初始治疗；MCL、SMZL、HSTCL、MF/SS二线治疗	4mg/m^2，静脉注射；2周1次，直至最佳缓解或不耐受
西达本胺	HDAC抑制剂	复发/难治性或不适合常规化疗的PTCL	30mg，口服，2次/周，直至进展或不耐受
贝利司他（belinostat）	HDAC抑制剂	复发/难治性PTCL	1000mg/m^2，静脉滴注30分钟，d1～5；每3周重复，直至进展或不耐受
罗米地辛（romidepsin）	环四肽类HDAC抑制剂	复发/难治性PTCL	14mg/m^2，静脉滴注4小时，d1、8、15；每4周重复，共6周期
普拉曲沙（pralatrexate）	叶酸拮抗剂	复发/难治性PTCL	30mg/m^2，静脉注射，每周1次，共6周；每7周重复，直至进展或不耐受
维奈克拉（venetoclax）	Bcl-2抑制剂	伴17p-的复发/难治性CLL/SLL	20mg（第1周），50mg（第2周），100mg（第3周），200mg（第4周），400mg（第5周及以后），口服，qd，直至进展或不耐受
塞妥昔单抗（siltuximab）	IL-6受体拮抗剂	复发/难治性Castleman病	11mg/kg，静脉滴注1小时；每3周重复，直至进展或不耐受
妥西珠单抗（tocilizumab）	IL-6受体拮抗剂	复发/难治性Castleman病	4mg/kg，静脉滴注1小时，酌情增至8mg/kg；每4周重复，直至进展或不耐受
阿那白滞素（anakinra）	IL-1受体拮抗剂	复发/难治性Castleman病	100mg，皮下注射，bid，直至进展或不耐受

续表

药名	作用机制	主要适应证	基本用法
奥比妥珠单抗（obinutuzumab）	人源化 II 型抗 CD20 单克隆抗体	联合苯丁酸氮芥一线治疗 CLL；联合苯达莫司汀治疗利妥昔单抗后复发 / 难治性 FL	1000mg，静脉滴注，d1。每 3 周重复，共 8 个周期。后每 2 个月一次，共 2 年
奥法木单抗（ofatumumab）	人源化抗 CD20 单克隆抗体	复发 / 难治性或初治但不适合使用氟达拉滨的 CLL	首次 300mg，以后每次 2000mg，静脉滴注；每周 1 次，第 1 ~ 8 周
阿仑单抗（alemtuzumab）	人源化抗 CD52 单克隆抗体	CLL/SLL 一线治疗	首次 3mg，第 2 次 10mg，以后每次 30mg，静脉滴注 2 小时，每周 3 次，共 12 周
莫格利组单抗（mogamulizumab）	人源化抗 CC 趋化因子受体 4 单克隆抗体	复发 / 难治性 MF/SS、ATLL	1mg/kg，静脉滴注 1 小时（第 1 周期为 d1、8、15、22，第 2 周期开始 d1、15）；每 4 周重复，直至进展或不耐受
维布妥昔单抗（brentuximab vedotin）	抗 CD30 单抗与微管破坏剂 MMAE 偶联物	复发 / 难治性 ALCL	1.8mg/kg，静脉滴注（30min），d1；每 3 周重复，最多 16 周期
泊洛妥珠单抗（polatuzumab vedotin）	CD79b 单抗与微管破坏剂 MMAE 偶联物	至少接受过 2 种方案的复发 / 难治性 DLBCL	1.8mg/kg，静脉注射，d1；每 3 周重复，共 6 周期

7.抗感染治疗 胃MALT淋巴瘤中的部分早期病例或可试用抗幽门螺杆菌治疗，经选择的眼附属器MALT淋巴瘤（ocular adnexal MALT lymphoma，OAML）患者可能通过根除鹦鹉热衣原体而获益，SMZL可以抗丙肝病毒和脾切除为主要治疗，齐多夫定和干扰素可用于慢性型和隐袭型成人T细胞白血病/淋巴瘤（adult T-cell leukemia/lymphoma，ATLL）的一线治疗。具体用法见有关指南。

8.嵌合抗原受体T细胞（chimeric antigen receptor T-cell，CAR-T） CD19 CAR-T针对复发/难治的、表达CD19的侵袭性B细胞淋巴瘤（主要包括DLBCL、MCL、PMBL等），ORR在52%~82%，CR率40%~75%，中位无病生存时间约5个月，中位生存13.7个月。CD22 CAR-T可用于CD19 CAR-T治疗后CD19转阴复发的患者，CD22 和CD19 CAR-T序贯输注，17例复发/难治的侵袭性B细胞淋巴瘤，ORR 82%，CR 53%，6个月生存率94%。CD30 CAR-T治疗难治性HL和ALCL可能有效，但仅有小样本报道。CAR-T治疗常见的III~IV级不良事件为：中性粒细胞减少（39%）、贫血（46%）、发热性粒细胞减少（31%）、血小板减少（24%）、淋巴细胞减少（21%）、治疗相关性脑病（23%）和细胞因子释放综合征（11%）等。

9.免疫检查点抑制剂 治疗复发/难治性NHL的效果明显差于HL（表11-7）。纳武单抗治疗复发/难治性DLBCL-NOS的客观缓解率（objective response rate，ORR）仅10%，治疗CLL基本无效。但纳武单抗和派姆单抗治疗复发/难治性PMBCL的效果较好，ORR在45%~70%，远期疗效仍需观察。

表11-7 免疫检查点抑制剂治疗复发/难治性NHL的疗效

NHL 亚型	免疫检查点抑制剂	病例数	CR	ORR	PFS
DLBCL-NOS	纳武单抗	121	2.5%	8.3%	11 个月
PMBCL	纳武单抗 + 本妥昔单抗	30	37%	70%	NA
PMBCL	派姆单抗	53	13%	45%	3 个月
PCNSL	纳武单抗	4	75%	100%	9 个月
FL	纳武单抗	10	10%	40%	NA
CLL	派姆单抗	16	0	0	NA
NK/T 细胞淋巴瘤	派姆单抗	7	71%	100%	NA
PTCL-NOS	纳武单抗	5	0	40%	14 个月

10.主要并发症的处理 淋巴瘤有可能引发HPS，其诊断和处理见第22章第四节。有效的抗肿瘤治疗会引起大量肿瘤细胞崩解坏死，导致TLS，化疗前合并有白细胞计数、LDII或尿酸升高、骨髓受累、肾脏疾病者发生风险更高，应注意监护和对症处理。

11.乙肝病毒感染防治 我国NHL患者HBV感染率12%～30%，高于一般人群的7%。非活动性或低/非复制期的HBV，在化疗或应用其他免疫抑制剂时可发生HBV再激活；部分HBV表现为HBsAg（–），抗-HBc（＋），HBVDNA不可测，也可能在治疗后发生再激活。再激活的定义为：①免疫化疗或免疫抑制剂治疗期间或之后，血清HBV-DNA由不可测转为可测；②HBVDNA载量比基线水平提高10倍以上；③以ALT升高为主要表现的肝脏炎症加重，并可排除原发病、药物性肝损伤等其他原因。我国HBsAg（＋）的淋巴瘤患者化疗后的HBV再激活率为21%～60%，患者多表现为无症状性肝酶升高，肝衰竭征象少见。在肝功能无禁忌的情况下，HBVDNA≥10^3拷贝数或HBsAg（＋）者，可接受化疗或免疫化疗，但应至少提前1周给予拉米夫定100mg/d、阿德福韦10mg/d或恩替卡韦0.5mg/d治疗，并持续至化疗或免疫化疗结束后至多12个月；治疗期间每月1次监测HBVDNA，治疗结束后每3个月1次。

【疗效评价】NHL的疗效评价主要采用是国际工作组（International Working Group，IWG）标准，该标准曾在2007年、2014年两次修订。最新的2014年标准取消了CRu的概念，引入基于PET-CT的代谢缓解的概念，从而使完全缓解（complete remission，CR）和PR的区别更为简捷进而避免过度治疗。

代谢缓解是一个5分量表（5-PS），以纵隔和肝脏血池的FDG摄取量作为参考值，摄取量1分低于本底，2分≤纵隔，3分＞纵隔但≤肝脏，4分＞肝脏（轻度），5分＞肝脏摄取量2倍或出现新病灶。1～3分为PET阴性，4～5分是PET阳性。

疗效评价在治疗期间每2～4周期1次，治疗结束后4周确认最终疗效。如用PET-CT，末次化疗后6～8周或放疗后8～12周检查。

SLL/CLL、胃MALT淋巴瘤、SMZL、ATLL等有各自的评效标准。

【预后】决定淋巴瘤预后的关键因素是病理类型，而在其他实体瘤多以分期最为重要。包括Ki-67、年龄、体能状态、结外受累数、血红蛋白、LDH、β_2微球蛋白等在内的预后因素因不同类型淋巴瘤而异，见后述。

【随访】可治愈者治疗结束后前2年每3个月1次，第3～5年每6个月1次，此后每年1次维持终身。不可治愈者每3～6个月1次，维持终身。PET-CT不推荐为常规随访手段。

（陈 玮）

第二节 结内淋巴瘤

一、间变性淋巴瘤激酶阳性弥漫大B细胞淋巴瘤

间变性淋巴瘤激酶阳性弥漫大B细胞淋巴瘤（anaplastic lymphoma kinase-positive diffuse large B-cell lymphoma，ALK阳性DLBCL）是DLBCL的一种罕见亚型，1997年由Delsol等首先报道。2001年版WHO分类将其定义为表达全长ALK蛋白的DLBCL，2008年版WHO分类将其正式归类为DLBLC的独立亚型。

【流行病学】在DLBCL中所占不足1%，迄今报道不超过百例。儿童及成年人均可发生（9～85岁），多见于37～44.5岁，未成年人病例占15%～20%，男性多于女性［（3～5）∶1］，发病率无显著地区差异。

【临床表现】好发于浅表特别是颈部淋巴结，常有纵隔肿块和B症状。有病例初诊即表现为自发性TLS。60%的病例首诊时已为Ⅲ～Ⅳ

期，近50% LDH异常升高，25%的病例存在骨髓浸润。

【诊断】镜下形态学表现多样，以间变样大细胞为主，但瘤细胞ALK蛋白、EMA蛋白及浆细胞标记（VS38、CD138）高表达，B细胞标记（CD3、CD20、CD79a等）多数情况下不表达。t（2；17）（p23；q23）染色体易位形成CLTC-ALK融合基因进而形成融合蛋白是本病最典型的遗传学特征。

本病分期原则与DLBCL相同。

【鉴别诊断】病理诊断需要除外ALK阳性ALCL、PBL、DLBCL间变型及转移性低分化癌。

【治疗】参照DLBCL。本病CD20常为阴性，利妥昔单抗被认为基本无效，或至少疗效不确切。CHOP及其衍生方案CR率低，疗效持续时间短，即便CR后55%的病例仍会复发。耐药进展后二线治疗或解救性治疗基本无效。克唑替尼（crizotinib）用于复发难治性ALK阳性LBCL可能短期有效，但缓解持续时间短。

【预后】显著差于DLBCL-NOS和同为ALK阳性的ALC，Ⅰ～Ⅱ期患者的平均无病生存期41个月；Ⅲ～Ⅳ患者中位生存期12个月，约50%在确诊1年内死亡，初治后5年生存率仅25%。

（陈　玮）

二、原发纵隔（胸腺）大B细胞淋巴瘤

PMBL是发生于胸腺髓质星形B细胞的侵袭性淋巴瘤，Lichtenstein于1980年首次报道，2001年的WHO分类开始将其作为DLBCL的特殊亚型。

【流行病学】占NHL的2%～4%，DLBCL的6%～10%。好发于年轻女性，男女比1∶2，多为20～40岁，中位发病年龄35岁。

【临床表现】典型表现为前上纵隔巨大肿物（50%～78%的患者＞10cm）及其造成的局部压迫症状，超过20%有B症状，约70%有LDH升高。出现症状至确诊的时间通常不超过3个月。

初诊时为80%为Ⅰ～Ⅱ期，胸腔外的结外病变不到1/4，但复发、进展后易累及肝、胃肠道、肾、卵巢、CNS等结外器官。

【诊断】除常规血液学检查外，检查重点在胸腔，PET-CT可用于本病的治疗前分期及疗效评价。初诊时骨髓受累少见，如复发且有结外病变者应考虑骨髓活检。镜下瘤细胞通常弥漫增生，中等偏大，胞质丰富、淡染，常被硬化纤维条索分隔。部分病例呈类似R-S细胞的多形性、多叶核，易与经典型HL相混淆。免疫组化阳性表达CD19、CD20、CD22、CD79a、IRF4/MUM1（75%）、CD23（70%）、CD30（80%），CD21阴性表达。HLA-Ⅰ类或HLA-Ⅱ类分子低表达或不表达。

【分期】沿用Ann Arbor分期。

【鉴别诊断】纵隔占位性病变的鉴别诊断见第5章。病理诊断方面，PMBL需要除外"双重打击"淋巴瘤（double-hit lymphoma，DHL）、"三重打击"淋巴瘤（triple-hit lymphoma，THL）和灰区淋巴瘤（grey zone lymphoma，GZL）。在DLBCL中，MYC、B细胞淋巴瘤/白血病-2（B cell lymphoma/leukemia-2，Bcl-2）和B细胞淋巴瘤/白血病6（B cell lymphoma/leukemia-6，Bcl-6）基因易位最为常见，分别约为15%、30%、33%。其中，*MYC*基因与*Bcl-2*基因或*Bcl-6*基因发生易位，称为DHL，*MYC*、*Bcl-2*和*Bcl-6*三个基因同时易位者称为THL，只有相应蛋白表达而无基因异常的DLBCL称为双重表达或三重表达淋巴瘤。基因易位与淋巴瘤的恶性程度有关，2016年版WHO淋巴瘤分类将DHL正式归类为高级别B细胞淋巴瘤（high grade B-cell lymphoma，HGBL）。部分PMBL属于DHL。

1.DHL　细胞形态学和遗传学特征常介于DLBCL和BCL之间。DHL多见于男性，发病年龄较晚，儿童和青少年少见。除纵隔淋巴结肿大外，肝、CNS等结外组织、脾、骨髓、外周血可能受累，胸腔积液可能发生，LDH是正常值上限的3～4倍，IPI常提示为高中危或高危，Ann Arbor分期较晚，对现有的一线化疗方案（R-CHOP）不敏感，中位生存期0.2～1.5年。

高强度化疗的效果稍好，但中位生存期也仅为13个月。MYC抑制剂包括双磷脂酰肌醇3-激酶（phosphatidyl inositol-3 kinase，PI3K）和组蛋白脱乙酰酶抑制剂或有作用。

2.GZL 包括介于DLBCL和结节硬化型HL间的无法分类的BCL，它们没有*MYC*和*BCL2/BCL-6*重排，称为高级别B细胞淋巴瘤-非特指型（high-grade B-cell lymphoma-not otherwise specified，HGBL-NOS）。治疗多采用更强的Burkitt样化疗方案，自体干细胞移植（autologous stem cell transplantation，ASCT）、异基因干细胞移植（allogeneic hematopoietic stem cell transplantation，allo-HSCT）、CAR-T、免疫检查点抑制剂可提高反应率，但能否改善生存尚待观察。

【治疗】Ⅰ～Ⅱ期患者一线治疗通常是6个周期的R-CHOP方案，剂量调整的R-EPOCH、R-CHOP-14后续以ICE巩固化疗也可作为一线方案。CR者进入观察随访，有病灶残留且PET-CT阳性者巩固性放疗，PET-CT证实CR者是否需要补充放疗仍存在争议。PMBL初始治疗的疗效优于DLBCL，但仍有10%～30%为复发或难治性疾病。复发可出现在纵隔以外并可累及CNS，通常发生在免疫化疗后12个月内，此后少见。一旦发生复发，5年PFS约为27%。

复发或进展者可用DLBCL-NOS的二线方案（R-DHAP、R-ESHAP、R-GDP、R-ICE、R-GemOX等），或免疫检查点抑制剂±化疗。治疗后获客观缓解者可行高剂量化疗联合自体干细胞移植（high-dose chemotherapy with autologous stem cell transplantation，HDC+ASCT），骨髓动员失败或骨髓受侵的患者可行allo-HSCT。挽救治疗失败或干细胞移植（stem cell transplantation，SCT）后复发的患者可考虑未使用过的化疗方案、姑息性放疗或最佳支持治疗。

【随访】5年生存率约85%，初次治疗后的复发率低于DLBCL-NOS，持续CR超过18个月的患者有可能治愈。复发通常在治疗结束后6～12个月，常见于纵隔和胸腔外实质器官，但骨髓、CNS受累仍少见。随访原则参照DLBCL-NOS进行。

（陈　玮）

三、脾边缘区淋巴瘤

SMZL源于脾脏白髓的淋巴滤泡边缘区细胞，是一种惰性的成熟小B细胞淋巴瘤，1992年Schmid等首先报道。

【流行病学】SMZL占MZL的20%，在成人NHL中不足2%。中位诊断年龄65岁，男女发病率相近。HCV慢性感染可能是本病的致病因素之一。

【临床表现】本病主要累及脾和脾门淋巴结，多数因血常规异常（多为血小板及血红蛋白减少）或体检发现脾大而就诊。初诊时所有病例均有脾大，约85%有骨髓受累，1/3病例有肝脏或纵隔和腹腔淋巴结受累，30%～50%有外周血受累。进展期可有腹胀、左季肋部疼痛、左上腹包块、乏力和体重下降等临床表现。其他淋巴结受侵少见，如出现提示预后不良。10%～20%的病例会转化为侵袭性的大B细胞淋巴瘤，中位转化时间为诊断后4～5年。约20%合并自身免疫性疾病，包括自身免疫性溶血性贫血（autoimmune hemolytic anemia，AIHA）、免疫性血小板减少及纯红细胞再生障碍性贫血（pure red cell aplasia，PRCA）等。

【诊断】除基本检查外，所有疑似该病的患者要行丙型肝炎病毒检测。脾切除活检是确诊本病的金标准，也是一种治疗手段。镜下可见白髓滤泡不同程度扩大，中央区的肿瘤性小淋巴细胞包围或取代反应性生发中心，正常的滤泡套区消失。红髓见不同程度的淋巴样细胞浸润，片状弥漫浸润髓索和髓窦。50%～60%的病例可见淋巴浆细胞样细胞，胞质内含单克隆性免疫球蛋白。如生发中心周边或边缘区见大细胞增生则提示向侵袭性淋巴瘤转化。典型的免疫表型是阳性表达CD20、CD79a、IgM和IgD，阴性表达CD5、CD10、CD43、CyclinD1、膜联蛋白A1、CD103、CD23可能阴性或阳性表达。Ki-67常＜5%。约40%的病例有7q21-32等位基因缺失。

如未行脾切除或穿刺活检，多数患者也可依据脾大、血细胞减少等临床特征，结合外周血涂片、FCM、骨髓病理学而得以诊断。具有诊断意义的病理特征为：外周血见绒毛状淋巴细胞，骨髓见窦内浸润的绒毛状淋巴细胞和淋巴浆细胞样细胞。

分期沿用Ann Arbor分期。因骨髓、肝的高累及率，多数病例初诊即为Ⅳ期。

【鉴别诊断】除与可引起脾大、贫血、血小板减少的疾病鉴别外，需排除以小B细胞为特征的CLL/SLL、FL、脾弥漫性红髓小B细胞淋巴瘤、淋巴结边缘区淋巴瘤（nodal marginal zone lymphoma，NMZL）、EMZL、MALT淋巴瘤、MCL、毛细胞白血病（hairy cell leukemia，HCL）、LPL、儿童型FL及B-CLPD。

1.NMZL　来源于生发中心后的边缘区B细胞，发病可能与HCV有关。临床表现与FL、SLL/CLL等惰性淋巴瘤相似，成人发病多在50～64岁，无显著性别差异。可见弥漫的外周或腹部、纵隔淋巴结肿大，但一般没有巨块型病变，无结外或脾脏受累。儿童的NMZL主要发生于头颈部淋巴结，男女比例为20：1，90%为Ⅰ期病变。瘤细胞一致表达CD20，不表达CD23、cyclin D1、CD10，50%的患者表达CD43，部分表达CD5，Bcl-2多阳性。治疗原则参见FL，预后良好，60%～80%的患者生存期超过5年，10年总生存率为53.3%，10年淋巴瘤特异性生存率为78.7%。

2.MCL　是源于淋巴结或脾脏滤泡套区的B细胞淋巴瘤，特征性标志为t（11；14）（q13；q32）导致Cyclin D1核内高表达。中位发病年龄约60岁，男女比例为（2～4）：1。临床表现兼有侵袭性和惰性淋巴瘤的特点，韦氏环、胃肠道、肝脾大及骨髓受累常见，诊断时大多处于Ann Arbor Ⅲ～Ⅳ期，部分患者有类似于CLL的表现。Ki-67阳性率>30%被认为是预后不良的最主要指标。

3.B细胞慢性淋巴增殖性疾病（B-CLPD）包括CLL/SLL、B细胞幼淋巴细胞白血病、HCL、不能分类的脾B细胞淋巴瘤/白血病等原发性白血病，MZL、FL、MCL、LPL/WM的白血病期及不能分类的B细胞慢性淋巴增殖性疾病。其共同特点是病情发展缓慢，老年人多见。淋巴瘤以小的成熟淋巴细胞为主，阳性表达CD19、CD20、CD22、sIg单一轻链（κ或λ），IgH和（或）IgL基因重排。治疗后可缓解，但难以治愈并可向侵袭性淋巴瘤转化。

【治疗】无脾大、进行性血细胞减少和其他相关症状者可观察随访。有脾大及相关症状者可根据HCV感染情况进行处理。HCV阳性者可以抗病毒作为一线治疗，首选干扰素±利巴韦林的抗病毒方案，ORR为65%。HCV阴性的患者，首选利妥昔单抗单药治疗，其ORR>80%，CR率>40%。在缓解率和缓解时间上优于单纯化疗，也不差于利妥昔单抗+化疗。

脾局部放疗适用于内科治疗后复发或不适合内科治疗者。

脾破裂、重度脾大但无脾外侵犯时可酌情选择脾切除术，脾切除术有减瘤、迅速减轻脾大的压迫症状和改善血细胞减少的作用，但对脾外病灶（如骨髓、外周血和淋巴结病灶）无效。脾切除后的远期感染并发症需警惕，约5%的患者死于术后感染。

初治后复发或进展者，来那度胺、喷他司丁、伊布替尼、奥法木单抗、艾代拉里司等均可酌情使用，也可参照FL治疗。

【疗效评价】ESMO提出的标准如下。CR：①脏器肿大消失（脾纵径<13cm）；②血细胞数恢复正常（血红蛋白>120g/L，血小板数>100×10^9/L，中性粒细胞数>1.5×10^9/L）；③外周血无单克隆性B淋巴细胞；④骨髓病理免疫组化证实无肿瘤浸润。部分缓解：①所有可测量病变减少≥50%（包括脾脏缩退、外周血淋巴细胞数减少和淋巴结病灶缩小）；②无新病灶；③血细胞数下降较前改善；④骨髓病理证实肿瘤浸润较前改善，骨髓造血功能较前恢复。未缓解：肿瘤缓解程度<10%；疾病进展：可测量病变增大≥50%。

【预后】在MZL中，本病总体预后较好但差于MALT淋巴瘤。尽管多数初诊即为晚期，但临床进展缓慢，中位生存期为9～11年。年龄>65岁、血红蛋白<120g/L、LDH和β$_2$微球

蛋白异常升高、淋巴细胞数<4×10^9/L、血小板<100×10^9/L、血清白蛋白<35g/L及区域外淋巴结受累是不良预后因素。

【随访】治疗后5年内每3~6个月随访1次，之后每年随访1次，内容与其他MZL相似。

（陈　玮）

四、Castleman病

Castleman病（Castleman's disease，CD）是介于良恶性之间的淋巴结多克隆反应性增生性疾病。1954年Castleman首先报道一例局限于纵隔的淋巴滤泡及毛细血管增生性疾病，称为血管滤泡性淋巴结增生症（vascular follicular lymphnode hyperplasia）并以其姓氏命名该病，以后相继有巨大淋巴结增生症（giant lymphnode hyperplasia）、淋巴结错构瘤、淋巴组织肿瘤样增生等称谓。根据病变部位，仅限于浅表淋巴结者可分为局限性CD（localize Castleman's disease，LCD）和弥漫性CD，发生于深部脏器可分为单中心型（unicentric Castleman's disease，UCD）和多中心型（multicentric Castleman's disease，MCD）。LCD与UCD、弥漫性CD与MCD常有语义上的混淆，NCCN的B细胞淋巴瘤临床指南中只有UCD和MCD两种类型。

【发病率】CD临床罕见，我国尚未有该病的发病率报道。美国的最新数据显示其为（2.1~2.5）/100 000，其中23%为MCD。UCD多见于青年人，发病的中位年龄为20岁，性别上女性多见，男女之比约1:4。在西方国家，HIV、人类疱疹病毒-8（human herpes virus-8，HHV-8）常与MCD的发病及疾病进展相关，但在我国罕有报道。

【发病机制】CD的临床和病理特征与淋巴瘤有相近之处，发病机制及病因研究仍有限。白细胞介素-6（interleukin-6，IL-6）或其相关多肽可能是CD的重要因素。因为CD患者血清和淋巴结标本中IL-6表达水平升高，切除病变淋巴结后IL-6水平下降，针对IL-6的治疗能改善MCD临床表现，IL-6基因转入小鼠的造血干细胞可成功获得类似于CD的病理模型。HHV-8可能会编码IL-6类似物，刺激B淋巴细胞增殖、血管增生并抑制其凋亡。艾滋病可伴发CD，MCD可转化为恶性淋巴瘤、卡波西肉瘤，部分患者血中单株免疫球蛋白明显升高，因此推测免疫调节异常也可能是CD的始发因素。

【临床表现】本病可发生在任何有淋巴结分布的部位，纵隔最多见（60%~70%），其次为颈部（10%~14%），腹部（5%~10%），腋部（2%~4%）。偶见于结外组织，如喉、外阴、心包、颅内、皮下肌肉等。临床表现与部位及范围相关。

UCD多发生在青年人，表现为单个生长缓慢的无痛性巨大淋巴结，其直径可达3~7cm甚至更大。纵隔UCD多在体检或因其他原因检查时发现。病灶较大者可能有局部压迫症状，如胸闷、气短及上腔静脉综合征等。胸内UCD罕见，多表现为肺门圆形或类圆形软组织肿块，容易误诊为肺癌。腹膜后UCD多位于中上腹的腹主动脉周围区，起病隐匿，部分患者因肿块压迫引起的症状，如腹痛、肠梗阻、泌尿系梗阻等就诊。UCD一般没有全身症状。

MCD多发生于中老年人，常累及多个淋巴结区域并可能有多器官、多系统受累，易出现活动性病变（active dieseses）及类似恶性淋巴瘤的B症状。部分患者有肝脾大，骨髓浆细胞比例升高（2%~20%），血清中出现大量单株IgM，其中约50%伴高黏滞血症。

MCD（65%）及UCD（35%）均可累及肾，表现为肾病综合征、慢性肾衰竭、急性肾衰竭、无症状性血尿和（或）蛋白尿。肾活检以淀粉样变性及血栓性微血管病最常见，各种类型的肾炎如膜增生性肾小球肾炎、系膜增生性肾小球肾炎、小管间质性肾病、局灶节段性肾小球硬化、新月体肾炎等均有报道。

MCD可合并副肿瘤性天疱疮（paraneoplastic pemphigus，PNP），首发症状多为严重的口腔黏膜和皮肤损害。还可合并舍格伦综合征（干燥综合征），血栓性血小板减少性紫癜等。如有咳嗽、喘憋、肺部感染，则提示合并有闭塞性细支气管炎。病情严重者可出现炎性血管渗漏症状，表现为腹水、心包积液。

MCD可能与POEMS综合征、TAFRO综合征、IgG$_4$相关性疾病有关。POEMS综合征即克罗-深濑综合征，临床表现包括外周神经病变、器官肿大、内分泌疾病、单克隆浆细胞病及皮肤损害（见第12章）。TAFRO综合征则以血小板减少（thrombocytopenia）、腹水（ascites）、骨髓纤维化（myelofibrosis）、肾功能障碍（renal dysfunciton）和脏器肿大（organomegaly）的英文首字母命名。

【诊断】CD的临床表现无特异性，凡淋巴结明显肿大，伴或不伴全身症状者，应想到CD的可能。基本检查项目应包含：①体检。特别是全身浅表淋巴结、韦氏环及肝、脾，位置浅表的巨大淋巴结体检即可明确其大小及与周边组织的关系，深部脏器的肿块需要进一步的影像学检查。②体能状态。③是否有活动性病变。④血常规、尿常规、血生化、C反应蛋白（C reaction protein，CRP）、ESR、β$_2$微球蛋白，血清免疫固定电泳、尿液免疫固定电泳和骨髓检查，对于证实或排除MCD有重要意义。血IL-6和血管表皮生长因子（vascular epithelial growth factor，VEGF）可酌情选择。⑤病毒性肝炎相关检查，必要时补充检查EBV、HIV、HHV-8，如果HHV-8或HIV为阳性，应进一步筛查是否并发卡波西肉瘤。⑥超声、CT或PET-CT等影像学检查。

本病超声检查具有以下特点：病灶多无淋巴结样形态，但边界清晰有完整包膜；内部多均匀低回声，大多可见丰富的血流信号，后方回声轻度增强。CT平扫显示病灶边缘清晰，圆形或类圆形，等密度或略低密度，增强扫描病灶显著强化，且强化形式多样，肿块直径<5cm时大多呈均匀强化，肿块直径>5cm时可见不规则片状或点状无强化。静脉期部分肿块强化区可逐渐扩大，甚至可见其内纡曲分布的滋养血管。中央区见分枝状钙化并伴有显著均匀强化提示本病，多系肿瘤内血管壁增厚狭窄并出现玻璃样变性、硬化和纤维化等退行性病变所致。磁共振检查T$_1$加权像多为等信号，T$_2$加权像多呈略高或中等高信号，强化表现类似CT增强扫描。少数病例的影像学检查可见多发性骨硬化灶、肺浸润等多器官

受累表现。PET-CT有助于发现其他部位的隐匿病灶。

肿大淋巴组织的活检病理是CD诊断的关键，首选病灶切除或切开活检，细针穿刺或空芯针活检仅作为替代检查手段。组织病理学上，CD分为透明血管型（hyaline vascular variant，HVV）、浆细胞型（plasma cell variant，PCV）以及混合型。HVV占本病80%～90%，几乎只见于UCD。镜检可见淋巴结内许多增大的淋巴滤泡样结构，呈散在分布，有小血管穿入滤泡，滤泡周围由多层环心排列的淋巴细胞，形成特殊的洋葱皮样结构。PCV占本病10%～20%，其中90%发生在MCD，约10%发生在UCD并以腹腔病变多见。PCV淋巴结内也显示滤泡性增生，但滤泡间质中有较多的浆细胞，小血管穿入及滤泡周围的淋巴细胞增生远不及HVV明显，一般无典型的洋葱皮样结构。本型偶伴TCRβ或IgH基因重排，可并发卡波西肉瘤。混合型最少见，表现为HVV伴有局灶浆细胞增生，或PCV伴有不等量的透明血管淋巴滤泡。诊断需要的免疫组化检查至少应包括κ/λ、CD20、CD3、CD5、CD138和HHV-8。免疫球蛋白、TCR基因重排的聚合酶链反应（polymerase chain reaction，PCR）检测和Ki-67等有辅助诊断意义。

诊断标准：①UCD。单一部位淋巴结肿大，组织病理学上具有特征性增生，除外其他病因，无发热、乏力、体重减轻、贫血、红细胞沉降率加快、血丙种球蛋白增高和低白蛋白血症等全身症状及实验室异常，病变切除后预后良好。但这一型中也有少数患者为PCV，他们或有例外。②MCD。≥2个部位的淋巴结肿大并侵犯外周淋巴结，有特征性病理学改变并能除外其他病因，有多系统受累及全身症状。

【鉴别诊断】在肿瘤科临床，UCD经常要与同一部位的占位病灶如胸腺瘤、恶性淋巴瘤、浆细胞肿瘤、中央型肺癌、炎性假瘤、结节病、血管免疫母细胞淋巴结病、淋巴结结核、淋巴结转移癌、类癌、异位嗜铬细胞瘤和神经组织瘤等相鉴别，MCD还需与一些少见的内科疾病如结缔组织病、IgG$_4$相关性疾病、艾滋病和卡波西肉瘤等相鉴别。

1.血管免疫母细胞淋巴结病 是一种免疫增殖性疾病，女性多见，表现为全身症状如发热、多发淋巴结肿大、皮肤病变，实验室检查提示红细胞沉降率及白细胞增高，淋巴结病理特征为毛细血管壁及免疫母细胞增生，血管内皮细胞间PAS阳性，有嗜伊红无结构物质沉积。

2.多发性骨髓瘤 单发或多发溶骨性病变伴贫血，肾功能损害及高钙血症等，尿及血清中免疫球蛋白往往增高，骨穿刺或病变组织活检发现异常浆细胞（≥10%）可确诊（见第12章）。

3.原发性巨球蛋白血症 该病主要为淋巴样浆细胞增生分泌大量单株IgM，并广泛浸润骨髓，髓外侵犯可引起肝、脾、淋巴结肿大，约50%患者伴高黏滞血症，但无骨骼破坏及肾损害（见本章第三节）。

4.神经鞘膜瘤或神经纤维瘤 此类神经组织瘤可单发或多发，病灶常位于脊柱两侧，形态可不规则，有时呈哑铃状，可均匀强化，但周边无纤曲血管。肿瘤直径较大时可伴有囊性变或坏死，而在CD较少出现（见第17章）。

5.IgG$_4$相关性疾病 是一组系统性疾病，以血清IgG$_4$升高、病变组织内IgG$_4$阳性浆细胞浸润伴组织纤维化和硬化、对类固醇激素治疗敏感为特征。本病可累及多个器官及组织，如胰腺、胆管、涎腺、肝、乳腺、肾、神经系统、腹膜后组织、皮肤，表现为自身免疫性胰腺炎、硬化性胆管炎、硬化性涎腺炎、肝及乳腺的炎性假瘤、腹膜后纤维化等，临床有可能与MCD相混淆（见第22章第五节）。

CD的病理诊断时有困难，不典型病例在组织学诊断时需与淋巴结反应性滤泡增生、FL、MCL、血管免疫母细胞性T细胞淋巴瘤相鉴别。

【治疗】本病作为NHL项下B细胞淋巴瘤中的内容已于2015年列入NCCN指南，观察、手术及放疗、化疗、免疫及单克隆抗体治疗、抗病毒治疗等，均可根据疾病的类型和阶段灵活应用。

1.观察 并非所有的CD都需要积极的医疗干预，病情稳定没有明显症状的患者可随访观察。

2.手术及放疗 UCD的首选治疗是病灶完整切除，无法切除者可考虑放疗±内科治疗。MCD通过手术切除受累器官或病变淋巴结可缓解症状，但疗效短暂，术后应给予各种内科治疗±放疗。

3.化疗 主要用于无法手术切除或复发难治性的患者，治疗方案包括糖皮质激素、细胞毒药物、免疫反应调节剂、单克隆抗体及抗病毒药物。除非用于控制症状，糖皮质激素通常是作为CHOP等化疗方案的一部分，很少单独用于CD的治疗。CHOP联合或不联合利妥昔单抗，是MCD的基本治疗方案。也有使用依托泊苷或长春新碱单药化疗，但效果不持久。苯丁酸氮芥联合泼尼松、单药硼替佐米、克拉屈滨亦有报道。

4.免疫治疗 利妥昔单抗单药或者联合CHOP方案对MCD有效。在Ⅱ期临床试验中，24例HIV感染的CD患者在接受利妥昔单抗周疗法后，1年总生存率92%，病情处于持续缓解状态71%。Bower等报道21例HIV感染CD患者，利妥昔单抗治疗后2年总生存率95%，病情持续缓解79%。利妥昔单抗联合化疗（依托泊苷或多柔比星脂质体），2年总生存率86%，3年总生存率81%。沙利度胺、来那度胺能通过降低TNF、IL-6的水平发挥抗炎作用，亦可联合利妥昔单抗治疗复发或难治性CD。

5.单克隆抗体治疗 对于HIV、HHV-8阴性的MCD，针对IL-6受体的拮抗剂妥西珠单抗（tocilizumab）和塞妥昔单抗（siltuximab）也可使用。妥西珠单抗起始量4mg/kg，稀释于0.9%氯化钠100ml，静脉滴注1小时。以后可视临床反应增至8mg/kg，每4周1次。发生率≥5%的不良反应：上呼吸道感染、鼻咽炎、头痛、高血压、谷丙转氨酶升高。中性粒细胞<2000/mm^3，血小板<100 000/mm^3，谷丙转氨酶或谷草转氨酶>正常上限1.5倍者不用。塞妥昔单抗（siltuximab）（Sylvant），11mg/kg，静脉滴注1小时，每3周1次直至治疗失败。肿瘤体积减少和疾病症状减轻34%，最常见不良反应是瘙痒、体重增加、皮疹、高尿酸血症和上呼吸道感染。本药可能掩盖急性炎症反应，故在感染没有控制时不能使用。过敏性反应的处理与一般的单抗药物相似。

6.抗病毒治疗 如果有乙肝、丙肝、HIV、HHV-8等病毒感染，考虑齐多夫定+更昔洛韦/缬更昔洛韦。有报道14例接受高剂量齐多夫定和更昔洛韦治疗的MCD患者中，86%临床缓解，50%生化缓解，中位无进展生存期6个月，主要的不良反应为血液毒性，包括Ⅳ度贫血及中性粒细胞下降。

根据CD的类型和病情所处的阶段，则有如下的治疗模式。

1.UCD　能完整切除者术后定期随访。仅能部分切除者，无症状的仍可观察，如治疗首选单药±放疗。不可切除者考虑放疗，或利妥昔单抗±泼尼松±环磷酰胺，治疗后如能转变为可切除的考虑手术及术后随访。术后复发者参照不可切除者处理。

2.MCD不伴活动性病变　首选利妥昔单抗±多柔比星脂质体±泼尼松。活动性病变的定义：①发热；②排除其他原因，血清C反应蛋白＞20mg/L；③至少有下列症状中的3个，外周淋巴结肿大，脾大，水肿，胸腔积液，腹水，咳嗽，鼻塞，口干，皮疹，CNS症状，黄疸，自身免疫性溶血性贫血。

3．MCD伴活动性病变　可选CHOP、CVAD、CVP方案或多柔比星脂质体单药化疗，利妥昔单抗可与化疗使用。利妥昔单抗停药≥6个月时才出现的进展，可重启该药。

4.难治性或进展性疾病　首选未曾用过的单药治疗，如依托泊苷（口服或静脉滴注）、长春碱、沙利度胺、来那度胺、硼替佐米及上述各种治疗方案中未曾用过者。有条件的患者可配合ASCT。有病毒感染者，大剂量的齐多夫定+更昔洛韦/缬更昔洛韦可能有效。

【预后】CD的预后因亚型不同而异，与部位也有一定关系。UCD经手术彻底切除后10年生存率超过95%；MCD手术无法切除或切除不彻底者，5年死亡率高达35%。HIV及HHV-8感染相关的MCD生存期常少于2年。同为UCD，发生在浅表淋巴结的容易诊断与处理，加之多为HVV，因此预后良好。发生在腹腔的，可能面临诊断和治疗的困难，PCV的比例更多（约10%），预后可能较差。

MCD有发展为恶性淋巴瘤的潜能，2008年版WHO分类即包括了HHV-8相关MCD引起的大B细胞淋巴瘤。基于恶性淋巴瘤的化疗有效率可

达90%，约50%可获得CR，中位生存期约19个月。约25%患者对化疗持续敏感，极少数患者生存超过15年。MCD如果并发血清中大量单株IgM，需要相关检查以除外POEMS综合征。如果HHV-8或HIV为阳性，应进一步筛查是否并发卡波西肉瘤。

（戴　映）

五、血管免疫母细胞性T细胞淋巴瘤

AITL起源于滤泡生发中心的CD4$^+$辅助性T细胞，是具有独特临床和病理特征的PTCL，1974年Frizzera等首先报道，曾称血管免疫母细胞淋巴结病伴异常蛋白血症。

【流行病学】占NHL的1%～2%，占PTCL的15%～20%。多发于中老年人，中位年龄为65岁左右，无性别差异。本病属于滤泡辅助T细胞来源的淋巴瘤，是少见的双克隆性肿瘤。分子学研究显示75%～90%的病例中有TCR基因克隆性重排；25%～30%的病例存在IgH基因克隆性重排。

【临床表现】就诊时全身浅表淋巴结几乎都有肿大，常≤3cm，纵隔及腹腔淋巴结肿大同样常见；75%的患者有B症状；超过70%合并肝脾大；50%患者有结节样、斑块样、紫癜样或荨麻疹样皮疹，可伴瘙痒；骨髓、肺受累概率超过50%，而胃肠道受累少见。患者可能有自身免疫紊乱，如关节炎、血管炎和自身免疫性甲状腺疾病，多浆膜腔积液、水肿、继发感染均有可能。

实验室检查异常包括：①约50%有贫血，常为Coombs试验阳性的溶血性贫血。少数呈全血细胞减少，近40%有嗜酸性粒细胞计数增多，约75%有乳酸脱氢酶增高；②免疫球蛋白异常，50%～83%的患者有多克隆性的高丙种球蛋白血症（以IgG、IgM常见），少数为低丙种球蛋白血症；③自身抗体阳性，约75%的患者有多种自身抗体阳性，包括类风湿因子、抗核抗体、冷凝集素、抗平滑肌抗体和循环免疫复合物等，近50%红细胞沉降率增快；④细胞因子：血清IL-4、IL-6、IFN-γ等多种细胞因子可增高；⑤外

周血中淋巴瘤细胞罕见，但往往可见少数不典型的淋巴样细胞。

【诊断】确诊有赖于病理。形态学特点为：①淋巴结结构部分或完全破坏，常侵犯至结外，但不破坏皮质外周淋巴窦；②血管增生明显，见树枝状的高内皮小静脉显著增生，可见滤泡树突细胞增生；③副皮质区内肿瘤细胞弥漫性、多形性浸润灶，瘤细胞小至中等大小，异型性轻微；④背景细胞成分复杂，副皮质区常见B细胞表型的免疫母细胞（偶为R-S样细胞）显著增生，并有数量不等的反应性小淋巴细胞、嗜酸性粒细胞、浆细胞和组织细胞。

CD10、PD-1、CXCL13、Bcl-6和ICOS是诊断AITL最常用的指标。因起源自成熟T细胞，故表达绝大多数的T细胞抗原，如CD2、CD3和CD5；CD4$^+$细胞和CD8$^+$细胞常同时存在，以CD4$^+$细胞为主，而CD8$^+$细胞通常是反应性的正常T细胞；60%~100%特征性表达滤泡辅助性T细胞的表型CD10、PD-1、CXCL13、CXCR5、CD154、ICOS、SAP和Bcl-6；表达CD21、CD23、CD35和CNA.42的滤泡树突细胞通常分布于高内皮小静脉周围。所有病例中均可见一定数量EBV（+）的B免疫母细胞。

【鉴别诊断】要与系统性红斑狼疮（systemic lupus erythematosus，SLE）等自身免疫性疾病相鉴别，在病理上需要与淋巴结反应性增生、PTCL-NOS、HL、T细胞/组织细胞丰富的大B细胞淋巴瘤相鉴别。

【治疗】所有期别的AITL均可给予6个周期的CHOP、CHOEP和剂量调整的EPOCH±ISRT（30~40Gy）作为初始治疗，高龄或有严重夹杂症的患者也可应用皮质类固醇单药作一线治疗。复发/难治性患者的处理原则与PTCL-NOS、ALK阴性ALCL基本相同，HADC抑制剂（罗米地辛、贝利司他及西达本胺等）、沙利度胺及来那度胺、硼替佐米、地尼白介素、抗CD30抗体本妥昔单抗等单独或者联合其他药物均可酌情使用，环孢素单药可作为不准备移植患者的二线方案。普拉曲沙治疗AITL效果不佳，通常不使用。

【预后】少数病例可不经治疗自行缓解。

多数病例预后不佳，5年生存率30%~36%，5年无进展生存率13%，中位生存期不超过3年。高IPI或PIT评分、年龄>60岁、发热、PS≥2分、Hb<60g/L、血清白蛋白<35g/L等均是本病预后的不良因素。本病可继发EBV（+）的DLBCL、经典型HL或浆细胞瘤。继发感染是最常见的死因，常见感染类型包括肺炎、脓毒血症、脑膜脑炎等。

（陈　玮）

六、淋巴母细胞白血病/淋巴瘤

LBL又称前体淋巴母细胞淋巴瘤，起源于前体B或T淋巴细胞，是罕见的高度侵袭性淋巴瘤。LBL约占所有NHL的2%，占儿童NHL的30%~40%。WHO分类将LBL和急性淋巴细胞性白血病（acute lymphoblastic leukemia，ALL）视为同一疾病的不同发展阶段。病变只表现为肿块而不伴或仅有轻微外周血和骨髓侵犯（骨髓中淋巴母细胞比例≤25%）时，诊断为LBL；有骨髓侵犯（淋巴母细胞比例>25%）和外周血细胞明显异常时则诊断为ALL。如果两者不能区分，可采用LBL/ALL的诊断术语。

【流行病学】B-LBL约占LBL的10%，绝大多数发生于儿童，成人相对少见，成人患者的中位发病年龄为39岁，男性略多。T-LBL约占LBL的90%，多见于少年、青春期和青年男性，男女比约为2:1。

【临床表现】B-LBL常累及淋巴结、皮肤、骨和软组织，其中皮肤常为头皮、面、颈部多结节样病灶，纵隔肿块少见。骨受累以股骨多见，尽管骨髓和外周血也可能受累，但通常没有ALL常见的骨髓衰竭（中性粒细胞、血红蛋白、血小板减少）和脾大表现。

T-LBL约50%初诊时表现为生长迅速的、巨大的前纵隔肿块，并累及胸腺、结外侵犯、胸腔积液、心包积液、上腔静脉压迫综合征和气管受压常见，CNS受累率5%~10%。超过20%的患者有骨髓侵犯，其中60%此后发展至白血病阶段。

【诊断】B-LBL和T-LBL的病理形态学基本

相同。瘤细胞形态一致，小至中等大小，胞质少，核呈母细胞样、染色质较细腻，核仁不明显，核分裂象十分多见，部分病例因较多巨噬细胞散在而呈灶性"星空"现象。B-LBL通常阳性表达TdT、CD99、CD19、CD79a、CD10、CD24、PAX-5，部分表达CD45、CD22、CD20、CD34、CD13、CD33、Bcl-2，sIg阴性表达。T-LBL通常阳性表达TdT、CD2、CD4、CD5、CD7、CD8和CD3（胞质），部分表达CD1a、CD79a、CD3、CD13、CD33、CD99，而CD10、CD19、CD20、sIg通常阴性。

根据细胞遗传学异常，2016年版WHO将B-LBL/ALL分为非特指型和伴重现性遗传学异常两大类，后者包括[t（9；22）（q34.1；q11.2）；BCR-ABL1]、[t（v；11q23.3）；KMT2A重排]、[t（12；21）（p13.2；q22.1）；ETV6-RUNX1]、[t（5；14）（q31.1；q32.3）；IL3-IGH]、[t（1；19）（q23；q13.3）；TCF3-PBX1]、超二倍体（51～65条染色体）及亚二倍体（<44条染色体）。这些遗传学异常可预示不同的生物学行为和预后，但治疗无异，且在LBL中罕见报道。

【分期】成人LBL使用Ann Arbor分期，儿童LBL仍使用1989年St. Jude儿童医院的NHL分期（表11-8）。原发肿瘤位于胸腔、腹内原发的广泛病变、位于脊髓旁及硬膜旁病变，在St. Jude分期中均定义为Ⅲ期，Ann Arbor分期则将孤立的胸腔病变定为Ⅱ期。

表11-8　儿童NHL的St.Jude分期

分期	定义
I	单个肿块（结外），或除纵隔及腹腔以外的单个解剖区淋巴结病变
Ⅱ	单个结外肿块伴有局部淋巴结浸润；横膈同侧≥2个淋巴结区受累；横膈同侧≥2个结外病变，伴或不伴局部淋巴结浸润；原发于胃肠道（常在回盲部），伴或不伴肠系膜淋巴结浸润，基本完全切除
Ⅲ	横膈两侧≥2个淋巴结区受累；横膈两侧≥2个结外病变；原发性胸腔内肿块（纵隔、胸腺、胸膜）；所有广泛的腹腔内病变；脊柱旁或硬膜外肿瘤
Ⅳ	有中枢浸润或骨髓浸润者

【鉴别诊断】根据病理形态、免疫表型，B-LBL不难确诊。T-LBL需要与粒细胞肉瘤、MCL、BL相鉴别，表达TdT等淋巴母细胞标志物是其与成熟B细胞肿瘤鉴别的关键。

【治疗】各期LBL都是全身性疾病，初治者即应全身化疗。CHOP及其衍生方案并非首选，而ALL的方案可使本病的CR率由前者的55%～79%提升至90%以上，5年无事件生存率由20%～35%提升至60%以上。

LBL初诊时的CNS受累率为3%～9%。无预防性治疗的前提下，CNS的后续受累率高达42%～100%。预防性鞘注可使之降至3%～42%，联合预防性CNS照射可进一步降至3%～15%。但出于远期毒副反应的考虑，儿童患者CNS预防照射应谨慎。已有CNS浸润者须行鞘注联合全脑放疗（whole brain radiotherapy，WBRT）。

纵隔受累者（通常是T-LBL），儿童患者在巩固化疗阶段后复发率很低。但成人纵隔复发是治疗失败的主因，不论初治效果如何，巩固治疗开始或结束后均应给予30～36Gy（1.8～2Gy/f）的纵隔病灶放疗。

诱导治疗后获CR且经PET证实的患者应行维持治疗（至多3年），治疗结束后随访观察。高危患者allo-HSCT有助改善无进展生存（progression-free survival，PFS），但难以改善总生存，且降低复发率的效果可能被较高的移植相关死亡率抵消。PET发现阳性病灶，并经活检证实的PR患者应视为治疗失败，可行局部姑息性放疗或直接接受allo-HSCT；活检无异常可随访观察。

复发难治者可予奈拉滨（nelarabine）、硼替佐米、SMILE方案（地塞米松+甲氨蝶呤+异环磷酰胺+左旋门冬酰胺酶+依托泊苷），或考虑直接接受allo-HSCT。

【预后】高强度化疗方案可使儿童患者LBL

的存活率接近ALL并可能治愈。长期无病生存率在儿童为73%~90%，成人为62%~66%。B-LBL的总体预后要好于T-LBL，在未接受巩固治疗的群体中更是如此。MRD阳性、CNS或骨髓侵犯、LDH升高、老年人、12个月内复发等是不良的预后因素。

【随访】参考ALL，治疗后第1年每1~2个月随访1次，第2年每3~6个月随访1次，第3年及以后每6~12个月随访1次。

（陈　玮）

第三节　结外淋巴瘤

一、黏膜相关淋巴组织结外边缘区淋巴瘤

消化道、呼吸道、泌尿生殖道及外分泌腺等黏膜下分布有大量的淋巴组织和淋巴小结，构成MALT。起源于MALT的淋巴瘤称为结外边缘区淋巴瘤（marginal zone lymphoma，MZL），特征性的病理改变是肿瘤细胞侵及反应性B细胞的滤泡边缘区，故此命名。

【流行病学】MZL可发生于任何结外部位，胃肠道最为多见（50%），其次是涎腺（18%~26%）、皮肤（12%~26%）、眼眶及附属器（7%~14%）、肺（8%~9%）、甲状腺（6%）和乳腺（2%~3%）。

【发病机制】MZL常有慢性炎症基础，超过90%的胃MALT淋巴瘤患者有HP感染。其他病原体（鹦鹉热衣原体、疏螺旋体、丙型肝炎病毒等）及自身免疫性疾病也可能与相应MZL的发病有关（表11-9）。

表11-9　淋巴瘤相关的感染及自身免疫性疾病

病原体或自身免疫病	相关淋巴瘤
幽门螺杆菌	胃 MALT 淋巴瘤、胃 DLBCL
鹦鹉热衣原体	眼附属器 MALT 淋巴瘤
疏螺旋体	皮肤 MALT 淋巴瘤
丙型肝炎病毒	SMZL
空肠弯曲杆菌	免疫增生性小肠疾病
干燥综合征	结外 MZL、DLBCL
桥本甲状腺炎	结外 MZL、DLBCL
麸质肠病	肠病相关性 T 细胞淋巴瘤

【临床表现】MZL多为惰性，可长期局限于原发部位，也可有局部淋巴结侵犯。有1/3为播散性病变并可能向DLBCL转化，15%~20%有骨髓侵犯，B症状少见。相比胃MALT淋巴瘤，其他部位的MZL更易复发和播散。

【诊断】①常规检查：依据发病部位酌情选择，骨髓活检并非必需。仅53%~67%的MZL表现为FDG摄取，不推荐PET-CT作为MALT淋巴瘤的常规检查。②形态学检查：MZL可以形成肿块，但更常呈多灶性、镜下才可见的点状病灶，有时与炎症病灶难以区别。镜下肿瘤由形态多样的小B细胞组成，肿瘤细胞可位于淋巴滤泡的边缘带，并可扩展到滤泡间区。转化的中心母细胞或免疫母细胞样大细胞也可见，但当转化的细胞形成实性或片状区域时，则应诊断为DLBCL，并标注伴有MALT淋巴瘤的表现。③免疫组化：典型的免疫表型是CD5$^-$、CD10$^-$、CD20$^+$、CD23$^{-/+}$、CD43$^{-/+}$、CCND1$^-$、BCL2滤泡$^-$，缺乏特异性。瘤细胞特征性表达IgM，较少表达IgA或IgG，且常表达重链，少表达轻链，称为轻链限制性。这种免疫球蛋白的轻链限制在与反应性淋巴组织增生鉴别时十分重要。④遗传学特征：t（11；18）（q21；q21）常见于胃和肺MALT淋巴瘤；t（14；18）（q32；q21）见于眼眶/眼附属器和涎腺病变；t（3；14）（p14.1；q32）主要见于甲状腺、眼眶/眼附属器和皮肤MALT淋巴瘤。

（一）胃MALT淋巴瘤

占消化道MALT淋巴瘤的80%，胃淋巴瘤的40%。青年至老年均可发生，平均发病年龄

60岁，临床表现无特异性。病灶多位于胃体和胃窦，胃镜下表现为红斑、糜烂和溃疡。20%～30%的病例可侵及胃壁全层，累及胃周淋巴结。EUS可判断胃壁受累深度及胃周淋巴结累及情况，指导分期及治疗。HP感染需经肿瘤组织标本检测证实，如阴性应采取其他非侵入性检查再次确认（粪便抗原检测、尿素呼气试验或血液抗体检测）。携带t（11；18）（q21；q21）的病例，抗HP治疗及苯丁酸氮芥效果不佳，有条件可行PCR或FISH检测。

胃MALT淋巴瘤的分期没有完全统一。第8版美国癌症联合委员会（the American Joint Committee on Cancer，AJCC）分期中对其没有涉及，NCCN依据的是Lugano分期：I_E期，局限于胃肠道，单个原发病者或多个不连续病灶（I_1，黏膜、黏膜下层；I_2：固有肌层、浆膜）；II_E期，突破浆膜层累及邻近器官或组织；Ⅳ期，弥漫性结外受累或伴有横膈上淋巴结受累。该分期没有Ⅲ期的定义。

治疗取决于HP的感染状态和疾病分期。①Lugano分期Ⅰ～Ⅱ期，HP阳性，首选抗HP感染治疗，2/3的I_E期患者可获得CR。肿瘤缓解通常缓慢，如无疾病进展的临床表现，I_1期患者可3个月后内镜检测HP，并进行再分期。HP转阴肿瘤未CR者，建议ISRT；无症状也无进展，或病变缓慢好转的I_1期患者可继续观察3个月。但临床经验表明，根除HP的抗肿瘤效果往往差

于文献报道，可能与非手术者病灶侵犯深度不易准确判断、肿瘤消退缓慢而观察时间不足（有些病例的起效时间需12～18个月）、存在影响疗效的遗传学异常有关。I_2期或II_E期抗HP治疗有效率低，存在t（11；18）（q21；q21）者抗HP治疗有效率＜5%。②Lugano分期Ⅰ～Ⅱ期，HP阴性，首选ISRT，剂量30Gy，常规分割。单纯放疗的CR率可达90%～100%，5年生存率达83%～95%。放疗后3～6个月行内镜活检再分期。放疗后未获CR，或有放疗禁忌证的患者按Ⅳ期治疗。③Lugano分期Ⅳ期，系统性治疗。本病对化疗或化学免疫治疗十分敏感，CR率达75%～100%。一线方案有BR、RCHOP、RCVP、利妥昔单抗单药，二线方案有伊布替尼、来那度胺±利妥昔单抗、苯达莫司汀+奥比妥珠单抗、艾代拉利司、氟达拉滨+利妥昔单抗、RFND方案。有学者认为手术治疗早期胃MALT淋巴瘤并不优于放疗，因为本病有多病灶、小病灶的特征，全胃切除会明显影响远期生活质量，局部切除又会导致切缘阳性率明显升高，术后仍需放疗和（或）化疗。但有严重出血、穿孔等外科并发症者，手术仍是首选。

疗效评价参照法国成人淋巴瘤研究组（the Groupe d'Etude des Lymphomes de l'Adulte，GELA）的标准：完全组织学缓解（CR）、可能存在微小残留病变（pMRD）、反应性残存病灶（rRD）和无变化（NC），见表11-10。

表11-10　胃淋巴瘤组织学缓解的GELA评价标准

疗效	组织学特点
CR	正常或空白的黏膜固有层和（或）黏膜纤维化，无或有散在分布的浆细胞和小淋巴样细胞，无淋巴上皮病变
pMRD	空白黏膜固有层和（或）黏膜固有层/黏膜肌层纤维化，伴淋巴细胞或淋巴结聚集，无淋巴上皮病变
rRD	黏膜固有层局部空白和（或）纤维化，伴有密集的、弥漫性或结节性淋巴浸润，可蔓延至黏膜固有层腺体周围，有或无局灶性淋巴上皮病变
NC	密集的、弥漫性或结节性淋巴浸润，常伴淋巴上皮病变

胃MALT淋巴瘤的5年和10年生存率分别为86%和80%。抗HP感染治疗后有远期复发的可能，故需长期随访。日本的胃恶性淋巴瘤诊疗指南建议第1年每3个月、第2年每4个月、第3年每6个月、第4年后每年复查1次胃镜和

CT。

（二）眼附属器MALT淋巴瘤

眼附属器包括眼睑、结膜、泪腺、眼外肌和眼眶，OAML约占所有眼部肿瘤的11%。本病主要发生于老年人，中位发病年龄65岁，女性略

多。从有症状到确诊的平均时间6～7个月。超过75%表现为单发结节样肿物，眼眶（75%）最为常见，其中10%有双侧眼眶受侵。眶内最常见的受侵部位为眶内软组织、结膜和泪腺。眶内受累的常见表现为眼球突出、可触及的包块、上睑下垂、复视、眼睑水肿、多泪和眼球运动异常等。结膜受侵常有"鲑鱼样红斑块"的典型表现。与诊断相关的检查见本章第一节。依据Ann Arbor分期，本病多为 I$_E$期。最新的第8版WHO分期定义了OAML的T、N、M，但没有规定TNM的分期组合。

手术通常用于初诊患者的切除活检。考虑到对眼部功能和容貌的影响，根治手术通常不是首选疗法。但对于 I$_E$期且局限于眼眶、结膜或泪腺的病变，经评估可完整切除者可作为初始治疗。术后病情无进展、无症状的老年患者可观察等待。

放疗是多数OAML的首选治疗，局部缓解率达97%～100%。 I$_E$期患者5年复发率约20%， II$_E$期更高。依病变范围设计照射野，局限于浅表部结膜时CTV需包括整个结膜；球后区、泪腺及结膜深部病变需包括整个眼眶。推荐剂量30～35Gy，常规分割。急性反应（眼干燥症、结膜炎、眶周水肿）通常轻微且易于处理，远期并发症主要是白内障（＜10%）。

肿瘤组织、结膜拭子或血液标本检测鹦鹉热衣原体DNA阳性的患者，对应的抗生素治疗可能获益，有报道称ORR 65%，5年无进展生存率55%。用法：多西环素100mg，每日2次，口服，连用3周。

化疗或化学免疫治疗适用于常规治疗后复发或 II$_E$期及以上的患者，ORR在80%～90%。

OAML呈惰性进程，不治疗的前提下多数进展缓慢。常规治疗后预后良好，5年生存率＞90%，5年无进展生存率65%。治疗结束后眼科检查及其他酌情安排的检查5年内每6个月随访1次，此后每年1次。

复发主要在照射野外及其他结外部位，淋巴结受累、全身症状、LDH升高和非结膜病灶是不良预后因素，但复发后再放疗、化疗仍有较好效果。

（三）肺MALT淋巴瘤

原发性肺淋巴瘤（primary pulmonary lymphoma，PPL）极少见，占淋巴瘤总数的0.14%～0.4%，占结外淋巴瘤的3.6%，其中70%～78%系源于支气管MALT的淋巴瘤。

肺MALT淋巴瘤主要见于中老年人，中位发病年龄60岁，男性略多。临床表现无特异性，可在较长时间内被误诊为肺部感染甚或肺癌。CT表现多样，通常为单发（55%）或多发（45%）的不规则结节或类圆形肿块，密度均匀，边缘常呈磨玻璃状，可有浅分叶及支气管充气征。也可呈肺炎样的斑片状模糊影或实变影，或呈间质型的散在分布的网格影或磨玻璃影。胸腔积液（10%）、纵隔及肺门淋巴结转移（5%～30%）相对少见。由于病灶多位于段以下支气管，支气管镜检出率仅约30%，部分病例因怀疑肺癌而行手术最终确诊。没有胸外淋巴瘤或白血病的病史及证据，才能确诊本病。

原发性肺淋巴瘤分期标准同样适用于MALT淋巴瘤： I$_E$期，仅累及肺或支气管（单侧或双侧）； II$_{1E}$期，累及肺和肺门淋巴结； II$_{2E}$期，累及肺与纵隔淋巴结； II$_{2EW}$期，累及肺和邻近胸壁和（或）膈肌；III期，累及肺与胸廓外淋巴结；IV期：累及肺和其他肺外组织、器官。

治疗首选手术，术后无残留病灶者观察随访。切缘阳性或不能手术者放疗，总剂量24～30Gy。放疗后PR的病灶如持续性缩小或稳定，可随访观察。III～IV期病变按晚期FL处理。

本病预后较好，5年生存率约90%。年龄＞60岁、体能状况差、发病至确诊时间过长、合并肺部感染及心功能不全者预后差。治疗结束后的患者5年内每3～6个月随访1次，之后每年随访1次。

（陈　玮）

二、原发性中枢神经系统淋巴瘤

原发性中枢神经系统淋巴瘤（primary central nervous system lymphoma，PCNSL）是指原发于颅内、眼内、脊髓和软脑膜的淋巴瘤，但不包括硬脑膜的淋巴瘤。95%的PCNSL

是DLBCL，以非生发中心来源多见。少见病理类型有Burkitt淋巴瘤、MZL和T细胞淋巴瘤等，HL极罕见。

【发病率】年发病率0.43/10万，占所有淋巴瘤的1%、所有结外淋巴瘤的4%～6%，所有脑肿瘤的3%，近年发病有增加趋势。免疫正常人群的中位发病年龄为60岁，男女比为1.5：1；免疫缺陷人群的中位年龄通常在30岁左右，男性为主（男女比为7.4：1）。

【发病机制】与先天性、获得性或医源性的免疫缺陷高度相关，其发病率是免疫功能正常人群的3600倍，但这部分人群在我国少见。免疫正常患者的病因尚不明确。

【临床表现】主要表现为局限性神经功能异常：①占位引起的局灶性神经症状，如偏瘫、行走不稳、视物模糊等，约占50%；②神经精神症状，如记忆力下降、情感障碍和意识障碍，约40%；③颅内压增高引起的头痛、恶心和呕吐，约30%；④癫痫发作，约15%；⑤眼部受累，如视物模糊、眼痛、畏光、飞蚊症等，15%～20%；⑥脊髓和神经根受压症状，原发脊髓者有胸背、腰背痛，多为沿神经走向的放射性疼痛，可渐出现肢体无力、浅表感觉迟钝，甚至截瘫。本病极少侵犯神经系统以外部位，B症状10%～30%。

眼内淋巴瘤可能原发于眼球内，也可能是原发于脑实质、脊髓或脑膜的PCNSL侵犯眼内。眼科检查可发现角膜后沉着物、前房闪光、虹膜结节等，眼底可见视网膜内、下或色素层黄白色浸润灶。

患者需全面体检、全身影像学检查以证实有无浅表、纵隔和腹腔、睾丸等部位病变。PCNSL单发病灶偏多，70%～80%位于幕上，以额叶、颞叶深部脑白质、丘脑/基底节区、脑室周围和胼胝体多见，少数见于软脑膜、脊髓、颅后窝及脑室内。脑水肿为轻中度，重度少见。少见出血、囊变、坏死和钙化。MRI常为T_1WI等或低信号，T_2WI呈等或稍低信号，DWI高信号。增强后多呈结节、斑片或团块样均匀强化，持续半小时才见减退。"蝶翼征""半月征""分叶征""脐凹征""尖角征""裂隙征"等特殊形态提示本病。氢质子磁共振波谱（^{1}H-magnetic resonance spectroscopy，^{1}H-MRS）特征为胆碱峰明显升高，N-乙酰天冬氨酸峰中度降低，部分呈高耸脂质峰。PCNSL新生血管少，病灶血容量相对低，故灌注加权成像常呈现低灌注，此与胶质瘤不同。CT在90%病例呈高密度结节或肿块，密度均匀，仅10%为低密度。增强后均匀和不均匀强化可能性各占50%，可见病灶中心强化。"握拳征""血管穿行征"提示本病。PET-CT呈^{18}F-脱氧葡萄糖高代谢及高摄取，甚至超过高级别胶质瘤。同时可筛查全身其他部位有无累及，从而鉴别继发的中枢淋巴瘤。

PCNSL有沿脑脊液播散倾向，但脑脊液中检出淋巴瘤细胞的可能性仅15%～30%。如果脑脊液或玻璃体液发现淋巴瘤细胞可不必再活检。脑脊液PCR对免疫球蛋白基因重排的检测可能假阳性，单凭此不足以诊断PCNSL。

立体定向活检是获取PCNSL组织学病理的首选方法。如无高颅内压、脑疝危险，则活检前不宜使用糖皮质激素，因其可影响病理诊断和分期。如活检前已应用糖皮质激素，且病灶消失或活检病理提示非特异性炎症者，可MRI动态监测，肿块增长时再次活检。如操作困难或因技术条件受限无法开展立体定向活检，可酌情手术切除活检。

骨髓活检、HIV检测酌情进行，眼底镜和裂隙灯检查应视为常规，无论有无眼部症状。

【诊断】组织病理学大体标本多为边界不清的肿块，呈弥漫浸润生长，无包膜，鱼肉状，坏死、出血、囊变可见但相对少见。镜下瘤细胞常在血管周围聚集，呈袖套状排列，周围散在分布吞噬细胞，吞噬现象显著并呈"满天星"现象。瘤细胞大多类似中心母细胞，并与反应性小淋巴细胞、巨噬细胞、小胶质细胞和星形细胞相混杂。应用过大剂量激素冲击治疗的患者，可见大片坏死或泡沫样组织细胞，可能无法查见瘤细胞。在排除全身淋巴瘤的基础上，脑脊液和（或）骨髓检查阳性也可诊断本病。

眼内淋巴瘤确诊需玻璃体或脉络膜视网膜活检，并需除外中枢外淋巴瘤侵犯眼内。

【分期】PCNSL如无骨髓侵犯，多为Ann

Arbor Ⅰ期。这种分期对指导临床治疗没有意义。

【鉴别诊断】首先要除外系统性淋巴瘤的颅内侵犯，需要鉴别的其他颅内疾病还包括以下几种。

1.高级别胶质瘤　肿瘤常较大，单发多见，水肿较重，浸润性生长特征明显，MRI多表现为以长T_1、长T_2信号为主的混杂信号，出血、坏死、囊变多见，强化明显不均匀。

2.颅内转移瘤　通常有CNS外肿瘤病史，好发于大脑中动脉供血范围的灰白质交界处，常为多发，病灶小水肿大，瘤内坏死、囊变常见，不规则环形或结节状强化。

3.脑膜瘤　多位于脑表面近脑膜部位，边界清楚，与脑膜多有广基底相连，相邻颅骨可增生，侵蚀或有假包膜征象，推挤周围灰质，而在PCNSL少见这种现象。影像学上脑膜瘤的病灶密度与PCNSL相同，但血供丰富，血管造影呈均匀雪团样染色，而PCNSL乏血供，借此可资鉴别。

4.瘤样脱髓鞘病（tumefactive demyelinating lesions，TDLs）　是以白质为主的炎性脱髓鞘疾病，同样具有占位效应，病灶周围多伴水肿，对激素、放化疗同样敏感，因此很容易与PCNSL相互误诊。与PCNSL的主要区别在于：①起病年龄相对年轻，以青中年为主；②头颅CT病灶无高密度，而PCNSL多为高密度；③TDLs在增强MRI中呈特征性的动态演变，急性期斑点状强化、亚急性期半环或环状强化、慢性期强化程度缓慢减低；④尽管病理同样可见异型淋巴细胞，但通过髓鞘染色和免疫组化可与PCNSL相鉴别。

5.多发性硬化（multiple sclerosis，MS）　可表现CNS受累的各种症状，病灶易累及脑室旁、近皮质或幕下，MRI存在增强或非增强病灶，有时与PCNSL病灶不易区别。本病对激素同样敏感，增加了鉴别难度。但MS的病程显著长于PCNSL，常表现为反复的缓解—复发病程，缓解期可达数月甚至数年，复发后激素仍然有效。

6.病毒性脑炎　以灰质或脑回侵犯为主，影像学所见可能类似弥漫浸润性淋巴瘤，病史及临床转归或能提供有价值的鉴别诊断信息。

【治疗】PCNSL与单纯性单侧眼内淋巴瘤的初始治疗原则不同。

1.手术　PCNSL有病变广泛和深部浸润的特点，即便广泛切除也无法根治，反而有引起严重并发症的风险。但在面对脑疝急症和占位效应明显的孤立病灶时，可考虑手术。肿瘤播散可能造成脑脊液循环或吸收障碍，出现脑积水，此时需要手术分流减压。

2.放疗　PCNSL对放疗敏感，常作为一线化疗后的巩固治疗，或复发后挽救性治疗。因病变多为弥漫性，受累广泛，复发时常远离原发部位，故需行WBRT，标准WBRT剂量为全脑30～36Gy，局部缩野追量至45Gy，常规分割，每次1.8～2.0Gy。有指南建议可行低剂量WBRT，即全脑23.4Gy，常规分割，每次1.8Gy，无须缩野追量。单纯放疗约80%会在10～14个月复发，中位生存期12～17个月，即便提高剂量也无法改善PFS，故多用在无法耐受或不愿化疗的PCNSL患者。

3.糖皮质激素　有溶解淋巴瘤细胞、减轻水肿的作用，对血脑屏障有高通透性。单用糖皮质激素可使40%的病灶缩小甚至消失，但多在数月后复发且对激素耐药。适用于：①急需改善病灶水肿或高颅内压患者；②因体质、年龄等原因无法接受，或拒绝放化疗的患者。

4.全身化疗　因血脑屏障的存在，治疗NHL的标准方案（如CHOP方案）用于PCNSL时仅能短暂缓解而后迅速复发。对于肝肾功能正常、KPS≥40分的患者，建议选择以大剂量甲氨蝶呤（high dose methotrexate，HD-MTX）为基础的一线诱导方案，包括HD-MTX单药（MTX，3.5g/m^2，静脉滴注3小时，d1。每3周重复，共4个周期）或联合方案。诱导治疗后CR者可选择低剂量WBRT或单药HD-MTX维持化疗（每月1次，共1年）作为巩固治疗，年轻、符合移植条件者也可考虑HDC+ASCT；诱导治疗后未达CR者可选择标准剂量WBRT。不论诱导治疗效果如何，年龄≥60岁的患者都可酌情推迟或不做巩固治疗。

复发/难治性PCNSL尚无标准的二线方案。既往HD-MTX有效且缓解时间>1年可考虑再次应用，并酌情联合既往未使用的药物；既往单纯化疗后无效或缓解持续时间<1年，应优先

考虑放疗±化疗，已放疗者酌情再程放疗；经严格选择的患者可考虑HDC+ASCT。常用的化疗方案有HD-MTX+HD-Ara-C、HD-MTX+HD-Ara-C+替莫唑胺、HD-MTX+丙卡巴肼+长春新碱MBVP（MTX+替尼泊苷+卡莫司汀+甲泼尼龙）、HD-MTX+洛莫司汀+丙卡巴肼+甲泼尼龙、HD-MTX+Ara-C+长春新碱+异环磷酰胺+环磷酰胺+长春地辛+地塞米松、R-MPV（利妥昔单抗+MTX+长春新碱+丙卡巴肼）、利妥昔单抗+来那度胺、培美曲塞单药、拓泊替康单药、来那度胺单药。

5.鞘内化疗 在PCNSL，鞘内注射的药物很难到达脑实质发挥作用，通常不单独应用。预防性鞘内化疗对PCNSL的作用有争议，通常不做。HD-MTX和鞘内给药两种途径的脑脊液MTX浓度相同，前者的药物作用时间甚至更长，加做鞘内化疗并不增加获益。但对脑膜、脊髓受累，HD-MTX不能耐受或效果不佳时可以尝试。常用方案为：MTX 15mg、Ara-C 30mg、氢化可的松 15mg，2次/周，直至脑脊液细胞学阴性。

6.HDC+ASCT 对年轻、脏器功能良好的初治或复发/难治性PCNSL可能有效，但前提是诱导或挽救化疗后获得客观缓解。常用的HDC方案有TBC（塞替派+白消安+环磷酰胺）、HD-MTX+HD-Ara-C+塞替派+卡莫司汀。

7.免疫检查点抑制剂 对PCNSL有较好效果，见本章第一节。眼内淋巴瘤无CNS受累的单眼病灶以局部治疗为主，首选MTX（0.4mg，2次/周，持续4周；后1次/周持续8周；后1次/月持续9个月。有效率在80%以上，平均6次后病情可获缓解，常见毒副反应为白内障和角膜炎），或利妥昔单抗玻璃体腔注射（1mg，1次/周持续1个月），两者联合使用可能有更好效果；双眼受累或伴CNS受累者，治疗原则与PCNSL相同。放疗缓解率60%～97%，常规方案为全眼眶照射，剂量35～40Gy，每次2Gy。即使单眼受累也需包全两侧眼球，不必考虑减少晶状体受量，因为单侧放疗易致瘤细胞残留，而白内障手术相对容易。

【疗效评价】主要采用国际原发神经系统淋巴瘤合作组（International Primary CNS Lymphoma Collaborative Group，IPCG）2005年标准：CR，停用糖皮质激素2周以上，MRI无增强病灶，眼科检查正常，脑脊液肿瘤细胞阴性；CRu，停用或仍在用糖皮质激素，MRI无增强病灶或持续存在小的增强病灶，眼科检查正常或轻度异常但无肿瘤依据，脑脊液肿瘤细胞阴性；PR，病灶缩小≥50%且无新发病灶，房水肿瘤细胞减少但仍可见/眼底照相示视网膜/视神经浸润减轻，脑脊液肿瘤细胞阴性或肿瘤细胞计数减少≥50%；SD，不符合PR标准亦无肿瘤进展表现；PD，病灶增大≥25%或有新发病灶，房水肿瘤细胞增加或视网膜/视神经浸润加重，脑脊液肿瘤细胞阳性。PET-CT也可用于评估PCNSL疗效。

【预后】不良预后因素包括：年龄＞60岁、ECOG评分＞1分、血清LDH水平升高、脑脊液蛋白水平升高和肿瘤侵犯深部脑组织（侧脑室旁、基底节、脑干和小脑），其中有1个、2～3个、4～5个不良预后因素患者的2年生存率分别为80%、48%和15%。

【随访】治疗后CR的患者进入随访，内容包括体检、血液学检查（血常规、生化、LDH）和头颅增强MRI，前2年内每3个月随访1次，第3～5年每6个月1次，第6～10年每年1次。PR患者酌情随访。出现临床症状及体征时，先前脊髓受累者应加做脊髓MRI及脑脊液检查，先前眼部受累者须做眼科检查。

（陈 玮）

三、原发性皮肤淋巴瘤

原发性皮肤淋巴瘤（primary cutaneous lymphoma，PCL）主要有原发性皮肤B细胞淋巴瘤（primary cutaneous B-cell lymphomas，PCBCL）和原发性皮肤T细胞淋巴瘤（primary cutaneous T-cell lymphomas，PCTCL）。

【流行病学】在美国，PCL是第二常见的结外NHL（占19%），占所有淋巴瘤的1%～6%。我国PCL占所有淋巴瘤的不足1%（表11-11）。与皮肤外的NHL不同，PCTCL所占比例明显高于PCBCL。

表11-11 各类型皮肤淋巴瘤的发生率

皮肤淋巴瘤类型	美国	中国
蕈样肉芽肿/赛扎里综合征（MF/SS）	38.3%	26.6%
原发皮肤外周T细胞淋巴瘤（PCPTL）	20.8%	19%
原发皮肤弥漫大B细胞淋巴瘤（PCDLBCL）	11.4%	NA
原发皮肤CD30⁺T细胞增殖性疾病	10.2%	22.8%
原发皮肤滤泡中心淋巴瘤（PCFCL）	8.5%	NA
原发皮肤边缘区淋巴瘤（PCMZL）	7.1%	NA
皮下脂膜炎样T细胞淋巴瘤（SPTCL）	0.6%	31.6%
其他部位淋巴瘤侵犯皮肤	1.5%	NA
其他	1.6%	NA

【分类】 相同病理类型的淋巴瘤，PCL与原发于其他部位者常有截然不同的生物学行为、临床表现、治疗和预后，需要加以区分。

1.按病理类型及侵袭性 WHO与欧洲癌症研究和治疗组织（European Organization for Research and Treatment of Cancer，EORTC）共同提出针对PCL的WHO-EORTC分类，见表11-12。此分类中没有包含原发性皮肤霍奇金淋巴瘤。

表11-12 原发性皮肤淋巴瘤的WHO-EORTC分类

	惰性	侵袭性
PCBCL	原发皮肤边缘区淋巴瘤；原发皮肤滤泡中心淋巴瘤；EB病毒阳性黏膜皮肤溃疡	原发皮肤弥漫大B细胞淋巴瘤，腿型；血管内大B细胞淋巴瘤
PCTCL	蕈样肉芽肿；蕈样肉芽肿变异型（亲毛囊型蕈样肉芽肿、Paget样网状组织细胞增生症、肉芽肿性皮肤松弛）；原发皮肤间变性大细胞淋巴瘤；淋巴瘤样丘疹病；慢性活动性EBV感染的皮肤表现；原发肢端皮肤CD8⁺T细胞淋巴瘤；原发皮肤CD4⁺小/中T细胞增殖性疾病	赛扎里（Sezary）综合征；成人T细胞白血病/淋巴瘤；皮下脂膜炎样T细胞淋巴瘤；结外NK/T细胞淋巴瘤，鼻型；原发皮肤γδT细胞淋巴瘤；原发皮肤CD8⁺侵袭性嗜表皮细胞毒性T细胞淋巴瘤；原发皮肤外周T细胞淋巴瘤，非特指型

2.按临床特点 ①只原发于皮肤，是淋巴瘤WHO分类中的独立亚型，包括MF/SS、LyP、皮下脂膜炎样T细胞淋巴瘤（subcutaneous panniculitis-like T-cell lymphoma，SPTCL）、原发皮肤PTCL的4种罕见亚型（原发皮肤γδT细胞淋巴瘤、原发皮肤CD8⁺侵袭性嗜表皮细胞毒性T细胞淋巴瘤、原发肢端皮肤CD8⁺T细胞淋巴瘤、原发皮肤CD4⁺小/中T细胞增殖性疾病）、慢性活动性EBV感染的皮肤表现、EB病毒阳性黏膜皮肤溃疡（EBV-positive mucocutaneous ulcer，EBVMCU）；②同一病理学类型，皮肤和其他部位均可发生，但原发于皮肤的侵袭性、治疗和（或）预后有所不同，是相互独立的亚型，包括PCALCL、原发皮肤滤泡中心淋巴瘤（primary cutaneous follicle center cell lymphoma，PCFCL）、原发皮肤弥漫大B细胞淋巴瘤，腿型（primary cutaneous diffuse large B-cell lymphoma，leg type；PCDLBCL，LT）；③原发于皮肤时在病理、侵袭性、治疗和预后上与皮肤外差别不大，仍作统一称谓，不是独立亚型，包括：ATLL、结外NK/T细胞淋巴瘤（鼻型）、原发皮肤PTCL-NOS、IVLBCL。

【诊断】 诊断PCL的前提是无皮肤外病变，

有学者认为其时间截点需在6个月内，否则应考虑为淋巴结或其他脏器的淋巴瘤继发侵犯皮肤。疑为PCL的病例应行全面皮肤检查，评估皮肤病变的程度，需重点关注的内容有：①皮损的形态（斑疹、斑块、丘疹、斑丘疹、结节等）、数量、分布（局部还是全身）、出现的形式（单个、成批、新旧共存等）、伴随病变（溃疡、鳞屑等），以及皮损消退后有无色素沉着；②有无其他器官、组织、外周血和骨髓病变的存在；③有无特殊经历和疾病史，如药物、蚊虫叮咬、肿瘤史及自身免疫性疾病等。有指南认为，骨髓穿刺+活检应作为侵袭性PCL的常规检查，惰性PCL仅在有选择的病例中酌情应用。皮肤病灶切除、切取或穿刺活检是首选的诊断方式，由于肿瘤常有真皮浸润，刮取活检容易取样不佳甚至漏诊，不被推荐。分子遗传学、细胞遗传学或FISH检测可能有助于鉴别诊断。

【分期】 Ann Arbor分期不能准确反映PCL的肿瘤负荷及预后，ISCL和EORTC共同提出的皮肤淋巴瘤有T、N、M的定义，但没有综合分期，治疗主要参照T分期（表11-13）。MF/SS的临床表现、预后较为特殊，有专门的分期系统，见后文。

表11-13　皮肤淋巴瘤TNM分期[#]

T	T_1	孤立性皮肤病变 T_{1a}: 孤立病灶直径＜5cm T_{1b}: 孤立病灶直径＞5cm
	T_2	区域性皮肤病变：多发病灶限于 1 个体区或 2 个毗邻的体区 T_{2a}: 所有病灶环绕直径＜15cm T_{2b}: 所有病灶环绕直径＞15cm，＜30cm T_{2c}: 所有病灶环绕直径＞30cm
	T_3	皮肤广泛性病变 T_{3a}: 多发病灶，累及 2 个非毗邻的体区 T_{3b}: 多发病灶，累及 3 个或 3 个以上体区
N	N_0	无淋巴结受累的临床或病理学依据
	N_1	侵犯 1 个外周淋巴结区，该淋巴结为目前或以前皮肤病灶的引流区
	N_2	侵犯 2 个或者更多的淋巴结区，或者侵犯以前或目前皮肤病灶非引流淋巴结区
	N_3	中央淋巴结受累
M	M_0	无皮肤外非淋巴结病变证据
	M_1	有皮肤外非淋巴结病变

注：#.不包括蕈样肉芽肿 / 赛扎里综合征

【鉴别诊断】

1.临床鉴别诊断　皮肤肿瘤的鉴别诊断十分困难，良恶性的皮肤病变均可能有相似的形态和分布。皮损的基本形态（斑疹、斑片、丘疹、斑块、结节、水疱、大疱、脓疱等）、持续时间、继发形态、伴发症状、年龄、实验室检查、既往肿瘤病史等可提供一定的线索。

（1）持续时间：可对其良恶性做出大致判断：急性、亚急性的皮损是良性病变的可能性大；长期存在或逐渐增大、增多、蔓延、反复复发的皮损要多考虑肿瘤性病变可能。

（2）基本形态：肿瘤性皮损以斑片、斑块、结节为常见形态并可相互变化，斑疹、丘疹相对少见，水疱、大疱、脓疱可能性更小。

（3）年龄：皮肤肿瘤主要发生于中老年人群。发生于儿童的、难以消退的皮损更多是皮肤病和皮肤良性肿瘤（如血管瘤），少数为相对惰性的皮肤淋巴瘤，但要警惕白血病的皮肤受累。

（4）继发形态和局部症状：慢性、质地偏硬、无痛的皮损，或伴经久不愈的溃疡、糜烂、出血、渗液，要警惕肿瘤性病变；黑色、红色、紫色、褐色的慢性皮损要考虑到肿瘤性病变可能，蓝色、绿色、黄色、灰色、白色皮损通常不是恶性肿瘤。

（5）全身症状：多发、成批出现的皮损，伴长期发热（甚至高热）、体重下降和（或）盗汗等全身症状，要重点考虑恶性肿瘤，特别是皮肤淋巴瘤的可能。

（6）肿瘤病史：恶性肿瘤史，尤其是尚未治愈者出现表皮正常的皮肤结节、肿瘤手术切口处或附近出现的皮肤新生物要高度怀疑肿瘤皮肤侵犯。

2.病理鉴别诊断　肿瘤性皮损主要见于皮肤癌、恶性黑色素瘤、各种实体瘤和白血病的皮肤侵犯。不同PCL之间的鉴别诊断主要依靠免疫组化，BCL表型见表11-4，T/NK表型见表11-14。

表11-14　常侵犯皮肤且表达T细胞和NK细胞标志物的淋巴瘤

肿瘤	临床表现	CD3	CD4	CD8	CCA	CD56	EBV	TCR	起源
皮下脂膜炎样 T 细胞淋巴瘤	肿块（四肢和躯干）	+	-	+	+	-		R	T 细胞
原发皮肤 γδ T 细胞淋巴瘤	肿块，斑块，溃烂结节	+	-	-/+	+	+		R	T 细胞
结外 NK/T 细胞淋巴瘤	结节，肿块	+	-	-/+	+	+	+	G	NK/T 细胞
原发皮肤间变性大细胞淋巴瘤	累及表皮的浅表结节	+	+	-	+	-		R	T 细胞

续表

肿瘤	临床表现	CD3	CD4	CD8	CCA	CD56	EBV	TCR	起源
蕈样肉芽肿	斑片、斑块，晚期出现	+	+	-	-	-	-	R	T细胞
母细胞性浆样树突细胞肿瘤	结节、肿块	-	+	-	-	+	-	G	浆样树突细胞前体

注：CCA（cytotoxic associated antigens，细胞毒相关抗原），包括：TIA1、颗粒酶B，和（或）穿孔素
R（rearranged），重排
G（in germline configuration），胚系状态

【治疗】分为局部和全身治疗，局部治疗包括放疗、局部光疗和局部药物治疗。

放疗应用于PCL有两种方式，即ISRT和全身皮肤电子线照射（total skin electronic beam therapy，TSEBT）。局限性病灶建议ISRT，常规是6～9MeV电子线（或低剂量X线），边缘外放1～1.5cm，DT：24～30Gy，常规分割。TSEBT通过特殊设备应用电子线对全身皮肤照射，剂量范围12～36Gy，通常4～6Gy/周。其毒性较大，限用于皮肤症状严重或广泛性皮肤病变及难治性皮肤病变（通常是MF/SS）。

局部光疗使用紫外线局部照射±光敏感药物，主要用于MF/SS。补骨脂素联合紫外线A（psoralen plus ultraviolet A，PUVA）可治疗厚斑块状病灶。紫外线B（ultraviolet B，UVB）穿透力不及紫外线A，但皮肤毒性相对小，无须服用补骨脂素，单用适于斑片及较薄的斑块病灶。紫外线可增加皮肤肿瘤的发生风险，有广泛鳞状上皮增殖性皮肤肿瘤、基底细胞癌及恶性黑色素瘤病史者不宜采用。

局部药物治疗包括皮质类固醇外用或瘤体注射、咪喹莫特、类视黄醇（贝沙罗汀或他扎罗汀）、氮芥或卡莫司汀的局部使用。

全身治疗通常适用于皮肤病灶广泛、症状严重或有明显皮肤外受累的PCL。体外光分离置换疗法（extracorporeal photopheresis，ECP）是从患者外周血中分离白细胞，经过体外PUVA处理后回输，适用于外周血受累的MF或SS。其他常规药物根据病理类型有不同选择，将于具体肿瘤中详述。

【疗效评价】沿用淋巴瘤的2014版卢加诺缓解标准，但皮肤病灶的缓解标准存在定义不清的问题。也有学者提出MF/SS的专用评效标准，尚未被各指南、共识广泛采用。

（一）原发皮肤滤泡中心淋巴瘤

PCFCL占PCBCL的近1/3，是由肿瘤性的滤泡中心细胞构成的惰性淋巴瘤。中位发病年龄60岁，男女比1.5∶1。典型表现是皮肤单发或局限性、质硬的红紫色斑块、结节或瘤块，表面光滑，少有溃疡。多发于头皮、前额或躯干，5%发生于下肢，15%有皮肤多灶性病变。发生于背部时表现特殊，即结节和肿块周围常有丘疹、浸润性斑块或环形红斑形成的卫星灶，曾将这种特殊的发生于背部的PCFCL称为"背部网状组织细胞瘤"或"Crosti淋巴瘤"。如不治疗，皮损在数年内常缓慢增大，皮肤外侵犯少见（10%），复发常在原病灶处及周围。

组织学形态上瘤细胞弥漫性浸润血管和皮肤附属器周围，表皮基本不受侵。瘤细胞生长方式与FL相似。免疫表型：CD20、CD79a、BCL6阳性，CD5、CD43阴性，CD10、BCL2、Ig、IRF4/MUM1、FOXP1通常阴性。在FL中CD10、BCL2通常阳性，FL常见的t（14；18）（q32；q21）易位也在PCFCL中少见。本病重点要与FL累及皮肤、PCDLBCL、LT相鉴别。

治疗取决分期，单发/局部病灶（$T_{1\sim2}$）首选局部放疗和（或）手术切除。不愿或无法放疗、手术的患者可选择局部药物治疗，或观察随访。皮肤广泛病变（T_3）可酌情选择局部放疗、局部药物治疗、利妥昔单抗单药或免疫化疗。初诊无症状或治疗后缓解者进入观察随访。少数的复发/难治性病例应重新分期选择治疗方案，治疗策略同上。皮肤外病变参照FL原则进行治疗，一线、二线免疫化疗均参考FL的相应方案。

有腿部病灶者预后较差，其他病例不论皮损形态、数量、病理表现、是否复发均预后良好，

5年生存率95%。随访原则同FL。

（二）皮下脂膜炎样T细胞淋巴瘤

SPTCL是起源于αβT细胞的侵袭性淋巴瘤，占PCL的不到1%。中位发病年龄35岁，约20%的患者<20岁，婴儿期病例也见报道，女性略多。自身免疫性疾病可能与SPTCL的发病相关，见于20%的患者，其中SLE最为多见。典型表现是皮下多发结节或斑块，0.5cm到几厘米不等，较大结节可坏死，但少有溃疡。皮损最常位于四肢、躯干，很少单发。多达50%的患者有全身症状，发热最常见。本病通常没有其他部位侵犯（包括淋巴结），但有15%～20%的病例可出现骨髓浸润，并伴发HPS。

组织学形态上肿瘤细胞弥漫浸润并局限于皮下脂肪组织，侵犯小叶间隔，肿瘤细胞围绕着单个的脂肪细胞呈"花环样"外观，真皮、表皮基本不受累。免疫表型：CD8、颗粒酶B、穿孔素、TIA1、βF1阳性，CD56、CD123、EBV阴性。

本病与非淋巴瘤性的脂膜炎在临床表现上多有相似。脂膜炎是一种病因未明的以脂肪受累为特点的炎症性疾病，可累及皮肤或内脏器官。因此除其他PCL外，本病鉴别诊断的难点是以下各类以皮肤病变为主要表现的脂膜炎。

1.小叶性脂膜炎 与早期SPTCL尤其相似，表现缺乏特异性，以淡红色至棕褐色的皮下结节或斑块多见，大小、数目不定，有疼痛、压痛。可发生在身体各处，以下肢、臀部多见。病程慢性，愈后可遗留色素沉着和皮肤萎缩。组织学见脂肪细胞大量坏死，中性粒细胞、组织细胞浸润，免疫表型为多克隆性，预后好。

2.结节性脂膜炎 又称特发性小叶性脂膜炎、Weber-Christian病或回归热性结节性非化脓性脂膜炎。好发于青壮年女性，臀部、下肢最常见，典型表现是成批出现的皮下痛性结节，通常1～2cm，皮面可见红斑和轻微隆起，经数周或数月可自行消退，但反复发作。多数伴有发热、皮疹和关节肿痛，热型常类似回归热。病情严重者可累及肝、肺、肾、骨髓等脏器，出现相应的肝肾功能损害、肺炎和血三系降低。

3.狼疮性脂膜炎（1upus erythematosus

panniculitis，LEP） 也称深在性红斑狼疮。对于部分合并SLE的患者，LEP的皮肤表现与本病相互重叠，ANA也常阴性，鉴别诊断极具挑战。LEP多见于中年女性，皮损好发于面部、上肢和臀部，下肢罕见。典型表现是皮肤局部萎缩或红斑上的皮下结节，位于真皮深层或皮下脂肪组织，可形成溃疡。病理诊断要符合以下所有条件：①淋巴细胞滤泡样浸润；②脂肪坏死；③呈小叶性或伴有间隔性脂膜炎形态；④钙化。

4.组织细胞吞噬性脂膜炎 本病罕见，以成人患者为主，皮肤表现为反复发作的皮下痛性结节，大小不一，可伴紫斑、鳞屑、溃疡或坏死，病灶可分布于全身各处。常伴高热、淋巴结及肝脾大等全身症状及相应的实验室指标异常，与结节性脂膜炎十分相似。病理特征是形态学良性的T细胞和组织细胞浸润皮下脂肪组织，部分组织细胞吞噬血小板形成"豆袋细胞"。

SPTCL的治疗多参考PCFCL，应用最多的为CHOP及其衍生方案。晚期患者建议应用含依托泊苷的方案（如剂量调整的EPOCH等）或Hyper-CVAD等高强度方案。合并HPS者参照第22章进行治疗。

本病自然病史呈侵袭性，但除骨髓侵犯外全身转移少见，是侵袭性PCL中预后最好的亚型。中位5年生存率80%，合并HPS者预后差。

（三）蕈样肉芽肿/赛扎里综合征

MF是一种嗜表皮性、惰性的成熟T细胞淋巴瘤，是最常见的皮肤淋巴瘤，约占PCTCL的50%。其肿瘤形态类似蕈类真菌，故1832年被法国皮肤病学家Alibert命名为蕈样真菌病，目前这一称谓已被MF替代。SS罕见，占PCTLC的不到5%，与MF密切相关又有独特表现，定义为在红皮病的皮肤表现基础上合并外周血受累（循环中异常细胞占淋巴细胞比例>5%）。以往认为SS是白血病期的MF，但自2005年的"WHO-EORTC皮肤淋巴瘤分类"起被定义互为独立的疾病，MF与SS合称MF/SS。

MF好发于中老年人，国内平均确诊年龄44～50岁，较国外小约10岁，男女比2：1，发病机制尚不清楚。MF病程缓慢，通常经历斑片期、斑块期和肿瘤期的逐步演变，长达几年至几十年，期间症状、体征可能完全消失甚至无法回忆。斑片期又称蕈样前期，常见散在的红色鳞屑性斑片，非阳光直射部位多见，常伴顽固性瘙痒，但病变往往不典型，易误诊为皮炎、湿疹或银屑病；斑块期又称浸润期，常于原皮损或正常皮肤处出现不规则浸润性斑块，渐增大、合并，病变处毛发脱落，可能于数月后转入肿瘤期；肿瘤期可见大小不一的肿瘤性结节，半球形、蕈伞型、叶型或不规则型等，常形成溃疡，继发感染可伴疼痛。病情继续发展可累及全身淋巴结、内脏和外周血（但外周血中Sezary细胞≤5%），并出现相应症状（如B症状）。56%～67%的MF会发生大细胞转化，进而侵袭性增强，分期越晚发生率越高，但CD30阳性的MF可能例外。

　　SS是一种侵袭性PCL，发病年龄常＞60岁（国内59.5岁），男性居多。早期表现与MF十分相似，先出现皮肤局限性红斑，数月或数年后发展为红皮病，即全身皮肤呈现鲜红色并伴水肿，面部水肿常形成眼睑外翻的"狮面样"外观，皮肤瘙痒严重而顽固，病程长者出现皮肤角化过度、干燥易裂、脱发、指甲营养不良。任何组织器官都可能受累，口咽淋巴结、肺、CNS、骨髓最常见，外周血均有受累。

　　MF/SS确诊依靠病理，如皮肤病变活检不能确诊，可疑淋巴结活检和外周血Sezary细胞检查有助诊断，有条件可检测外周血TCR基因重排，有预后提示价值。区分MF和SS需同时参考组织病理学和外周血FCM，见TNMB分期系统。MF/SS患者需确定皮损的类型（斑片/斑块、肿瘤、红皮病），并根据病变占体表面积的百分数来评估皮肤受累的程度。实验室检查包括外周血细胞计数、Sezary细胞FCM。有危险因素（T_2期或更高、亲毛囊型MF、发生大细胞转化、有淋巴结肿大或实验室检查异常）的患者应行全面的颈、胸、腹、盆腔增强CT或PET-CT扫描，以及早发现皮肤外病变。骨髓活检对分期无用，但疑有骨髓受累时有助于诊断。

　　MF的组织学特征是Pautrier微脓肿、淋巴细胞向表皮凝聚和不均衡的亲表皮现象，但在早期病例表现不明显。免疫表型：CD2、CD3、CD4、CD5、TCRβ阳性，CD8、TCRγ通常阴性，CD7、CD30、CD56部分表达。SS组织学特征、免疫表型与MF十分相似，另表达CLA、CCR4和CCR7，FCM可检测到外周血$CD4^+CD7^-$细胞和$CD4^+CD26^-$细胞明显增多，相应标准见TNMB分期。除皮肤淋巴瘤的常规鉴别外，3种MF变异型（亲毛囊型蕈样肉芽肿、Paget样网状组织细胞增生症、肉芽肿性皮肤松弛）是MF和早期SS鉴别诊断的重点，晚期SS要除外其他病因引起的红皮病，包括银屑病、湿疹、扁平苔藓、药物过敏、皮肌炎和其他淋巴瘤等。

　　1.亲毛囊型蕈样肉芽肿　典型表现是累及头颈部的成群分布的丘疹和斑块，伴脱发。组织学特点是非典型的T淋巴细胞围绕或侵入毛囊上皮，毛囊呈囊性扩张和（或）角栓，常伴毛囊黏液变性，但毛囊间的皮肤不受累。该变异型的侵袭性强于普通的MF，5年生存率70%～80%。

　　2.Paget样网状组织细胞增生症　分为局限型（也称Woringer-Kolopp病）和播散型（Ketron-Goodman病）。只有前者属于MF变异型，而后者通常归为原发皮肤$CD8^+$侵袭性嗜表皮细胞毒性T细胞淋巴瘤。局限型病例表现为孤立的、生长缓慢的牛皮癣样痂皮或角化过度型斑块/斑片，常位于肢体远端。组织学特点是小至中等的Paget样淋巴细胞浸润表皮造成海绵状解离，免疫表型与MF基本相同，但CD30经常阳性，Ki-67＞30%。该病预后好于MF，无皮肤外播散，无疾病相关死亡。

　　3.肉芽肿性皮肤松弛　又名慢性进行性萎缩性皮肤硬皮病，好发于30～40岁男性。临床特征是皮肤缓慢松弛、下垂，好发于腋窝、腹股沟等褶皱部位。早期常为红斑鳞屑样，或血管萎缩性皮肤异色病样病变，晚期皮损增大，呈边界清楚的浸润性、松弛性斑块/斑片。皮外扩散罕见。组织学特征为小至中等大的淋巴样细胞于真皮乳头层带状排列，见多核巨细胞和非干酪样坏死性肉芽肿。本病惰性，预后良好。

与其他皮肤淋巴瘤的TNM分期不同，MF/SS分期加入血液受累（B分期）成为TNMB分期，见表11-15。该分期中，SS定义为血液肿瘤负荷高（B2期）的Ⅳ期病变。

表11-15 蕈样肉芽肿/赛扎里综合征TNMB分期

分期	T	N	M	B	T、N、M、B 简明定义
ⅠA	1	0	0	0, 1	T_1：局限性斑片，丘疹和（或）斑块覆盖 < 10% 的皮肤表面。可再分为 T_{1a}（仅有斑片）和 T_{1b}（斑块 ± 斑片）
ⅠB	2	0	0	0, 1	T_2：斑片，丘疹和（或）斑块覆盖 ≥ 10% 的皮肤表面。可再分为 T_{2a}（仅有斑片）和 T_{2b}（斑块 ± 斑片）
ⅡA	1, 2	1, 2	0	0, 1	
ⅡB	3	0～2	0	0, 1	T_3：一个或多个肿瘤（直径 ≥ 1cm）
					T_4：融合性红斑 ≥ 80% 体表面积
ⅢA	4	0～2	0	0	N_1：临床异常的淋巴结，病理组织学 Dutch 1 级或 NCI LN 0～2（N_{1a} 克隆阴性，N_{1b} 克隆阳性）
ⅢB	4	0～2	0	1	N_2：临床异常的淋巴结，病理组织学 Dutch 2 级或 NCI LN 3（N_{2a} 克隆阴性，N_{2b} 克隆阳性）
ⅣA₁	1～4	0～2	0	2	N_3：临床异常的淋巴结，病理组织学 Dutch 3～4 级或 NCI LN 4
					M_1：内脏受累（所累及的脏器明确，且须病理学证实）
					B_0：血液中无明显的淋巴瘤细胞：外周血中 Sezary 细胞 ≤ 5%（B_{0a} 克隆阴性，B_{0b} 克隆阳性）
ⅣA₂	1～4	3	0	0～2	B_1：血液肿瘤负荷低：外周血 Sezary 细胞 > 5%，但未达 B2 标准（B_{1a} 克隆阴性，B_{1b} 克隆阳性）
ⅣB	1～4	0～3	1	0～2	B_2：血液肿瘤负荷高：外周血 Sezary 细胞 ≥ 1×10^9/L

注：斑片：无显著凸起或硬化的任何大小的皮肤病灶。应注意有无色素减退或色素沉着、鳞屑、结痂和（或）皮肤异色
斑块：任何大小的凸起或硬化的皮肤病灶。应注意是否有鳞屑、结痂和（或）皮肤异色。着重明确组织学特征，如有无亲毛囊性或大细胞转化、CD30 表型，及有无溃疡
肿瘤：至少有 1 个直径 > 1cm 的实体或结节样皮损，隆起或向深部浸润生长。记录病灶的数量、总体积、最大病灶的大小及皮肤受累的区域，注意有无大细胞转化和 CD30 表型
临床异常的淋巴结：直径 > 1.5cm
克隆阴性 / 阳性是指通过 PCR 或 Southern 印迹杂交检测 TCR 基因克隆性重排阴 / 阳性。
Sezary 细胞是细胞核高度扭曲呈脑回状的淋巴细胞，有与皮肤病灶相同的 TCR 基因克隆性重排。如不能根据 Sezary 细胞计数来确定 B2 分期，下列任何一项联合可作为替代：① CD4/CD8 ≥ 10；② CD4⁺CD7⁻ 细胞 ≥ 40%；③ CD4⁺CD26⁻ 细胞 ≥ 30%

MF/SS无法根治，治疗目的是维持长期缓解并尽量降低治疗毒性。ⅠA期MF一种或多种局部治疗联用即有满意效果。ⅠB～ⅡA期MF，斑片型病灶可参考ⅠA期MF，斑块型病灶在局部治疗的基础上要联合全身治疗，方案包括brentuximab vedotin、类视黄醇（贝沙罗汀、全反式维甲酸、异维甲酸或阿维A）、干扰素、低剂量甲氨蝶呤（≤50mg/周）、mogamulizumab、罗米地辛、伏立诺他，以上均为单药，或应用ECP。伴血液受累（B₁）的ⅠA～ⅡA期MF参照Ⅲ期MF治疗。ⅡB期MF，病灶局限者可行局部药物治疗±ISRT，也可先用上述的全身治疗方案，后辅以局部放疗处理残留病变；ⅡB期MF，病灶广泛者首选TSEBT或全身治疗（上述全身方案的基础上，还可选择单药吉西他滨、脂质体表柔比星或普拉曲沙），辅以或不辅以局部治疗（不包括类视黄醇）。Ⅲ期MF首选联合治疗，第一类方案是局部治疗+全身治疗，包括：①光疗+ECP；

②光疗+干扰素；③光疗+类视黄醇全身应用；④TSEBT+ECP。第二类方案是ECP、干扰素、类视黄醇全身应用的两两组合或三者联合。Ⅳ期MF首选全身治疗（方案参照病灶广泛的ⅡB期MF），后可酌情辅以放疗处理残留病变。SS首选联合治疗（参照Ⅲ期MF）。替代方案包括上述的所有全身治疗方案±局部治疗。

大细胞转化的MF，局限性病灶首选放疗，并按分期联合上述的其他治疗方法；病灶广泛或有皮肤外受累者首选全身治疗±局部治疗，全身治疗方案建议单药brentuximab vedotin、吉西他滨、脂质体多柔比星、普拉曲沙或罗米地辛，或任何PTCL的推荐方案。

所有初始治疗后评效CR或PR的患者，应考虑原方案维持或逐渐减量的治疗。复发/难治性患者应做重新分期，再根据期别，按上述的原则再次选择治疗方法，原方案中没有用过的治疗手段通常有效，其中SS的二线方案还包括单药阿仑单

抗或派姆单抗。对于复发/难治性的ⅡB～Ⅳ期患者，有研究显示allo-HSCT可改善生存但有争议。

MF的预后差异很大，主要与分期、年龄相关，ⅠA期、ⅠB/ⅡA期、ⅡB/Ⅲ期及Ⅳ期患者的5年OS率分别为96%、73%、44%和27%。年龄<57岁患者的5年OS率明显优于≥57岁的患者（80% vs 56%）。其他不良预后因素包括大细胞转化、红皮病、外周血或内脏受累。SS预后与Ⅳ期MF相似，中位生存期32个月，5年生存率10%～30%，相当部分患者死于条件致病菌感染，淋巴结、内脏受累、外周血受累严重者预后更差。

（四）原发皮肤间变性大细胞淋巴瘤

ALCL是一组异质性明显的成熟T细胞淋巴瘤，以CD30高表达、多形性大细胞增殖为主要特征。根据ALK表达和发病部位的不同，分为ALK阳性的ALCL、ALK阴性的ALCL、PCALCL和BIA-ALCL。

PCALCL是惰性肿瘤，多见于成人，中位发病年龄60岁，男女之比为（2～3）：1。多数表现为皮肤单发的、无症状的红色或紫色斑片、斑块、结节，常伴溃疡。20%为多发病灶。上述病灶常见于躯干和四肢皮肤，头颈部次之。病灶可能部分或全部自发性消退，但同样可能反复出现，约10%播散至局部淋巴结，但基本没有系统性ALCL的全身淋巴结播散和骨髓侵犯。组织学形态与系统性ALCL类似，>75%表达CD30，Ki-67>50%，但ALK阴性，EMA、EBV常阴性。

单个或局限性的多发病灶应行手术切除，术后辅以ISRT，不能手术者可行单纯ISRT。非局限的皮肤多发病灶者应行全身治疗±局部药物治疗，全身治疗首选Brentuximab vedotin，次选包括甲氨蝶呤、皮质类固醇、普拉曲沙和干扰素。局部药物治疗参考MF/SS。无症状者也可谨慎观察。区域淋巴结转移者加行放疗，全身治疗除上述药物外，还可参考PTCL的方案。

PCALCL预后远好于系统性ALCL，10年生存率超过90%，病灶分布情况、区域淋巴结受累、病理形态学差异均不影响预后。

ALK阳性的ALCL约占成人NHL的3%，儿童淋巴瘤的10%～20%，常发生于儿童和年轻成人（多<30岁），男性多见［男女比（1.5～6.5）：1］；ALK阴性ALCL更多见于中老年人（40～65岁），男女发病率相近。两者首诊时临床特征基本相似，以多脏器、多部位受累为主要表现，常以浅表和腹腔淋巴结肿大起病，近50%的儿童患者有腹股沟淋巴结肿大。就诊时Ⅲ～Ⅳ期患者约占65%，B症状（尤以发热）多见，而CNS侵犯均少见。但ALK阳性ALCL结外侵犯更多见，常为骨髓、皮肤、脾；而ALK阴性ALCL结外侵犯相对少（约20%），主要为皮肤、肝、肺。

ALK阳性和阴性的ALCL在形态学上相似。免疫表型和遗传学上，ALK阳性ALCL中EMA和细胞毒性蛋白（TIA1、颗粒酶B和穿孔素）高表达，标志性遗传学改变是t（2；5）（p23；q35），占75%～85%。ALK阴性ALCL的CD2、CD3高表达，并有Bcl-2表达，30%和8%分别存在DUSP22和TP63基因重排，DUSP22重排的ALK阴性ALCL瘤细胞形态相对单一，缺乏细胞毒性蛋白，预后较好；伴T63基因重排者具有高度侵袭性，预后差。

ALK阳性ALCL的早期（Ⅰ～Ⅱ期）的患者可在3～4程联合化疗后辅以ISRT（30～40Gy）作为一线治疗，也可6程联合化疗±ISRT（30～40Gy）；Ⅲ～Ⅳ期建议以6程联合化疗作为一线治疗，首选CHOP及其衍生方案。初始治疗结束后客观缓解者进入随访，未获缓解者按复发/难治性ALCL处理。所有期别的ALK阴性ALCL均可考虑以6程联合化疗±ISRT（30～40Gy）作为一线治疗，方案同上。CR者进入随访，符合条件者或酌情考虑HDC+ASCT；PR、SD或PD者按复发/难治性ALCL处理。但伴DUSP22基因重排的ALK阴性ALCL疗效及预后与ALK阳性ALCL相似，按后者治疗更为合理。

复发/难治性ALCL行二线化疗。不准备移植者首选单药方案，包括：贝利司他、Brentuximab vedotin、普拉曲沙和罗米地辛单药。计划移植者根据一般状况，可选择上述单药方案或以下联合方案：DHAP、ESHAP、GDP、GemOx或ICE方案，客观缓解者酌情考虑HDC+ASCT。所有二线化疗后未获缓解的患者可给予替代方案继续治疗，包括：苯达莫司汀、硼替佐米、吉西他滨、克唑替尼、西达本胺等单药方案及姑息性放疗。

所有的ALCL预后均优于PTCL-NOS，ALK状态是系统性ALCL最重要的独立预后因素。ALK阳性ALCL远优于ALK阴性ALCL，5年生存率分别为70%～89%和15%～58%。但有*DUSP22*基因重排的ALK阴性ALCL预后良好，与ALK阳性ALCL相似。ALK阳性、DUSP22重排、TP63重排及3种基因均未突变的ALCL患者的5年生存率分别为85%、90%、17%和42%。IPI低、中、中高、高危组ALK阳性ALCL的5年生存率分别为90%、68%、23%和33%；ALK阴性ALCL为74%、62%、31%和13%。年龄≥40岁、β_2微球蛋白≥3mg/L、CD56阳性、Bcl-2高表达、骨髓浸润、结外多个器官侵犯等也是ALCL的不良预后因素。

（五）其他罕见原发性皮肤淋巴瘤

1.淋巴瘤样丘疹病　LyP与PCALCL同属原发皮肤CD30⁺T细胞增殖性疾病，也是一种惰性肿瘤。本病常发生于中年人，中位发病年龄45岁，男女之比为（2～3）：1。病变仅局限于皮肤，躯干、四肢最常受累。典型表现是反复出现又可自行消退，常能自愈的丘疹性、坏死性丘疹性、结节性病变。其中单个皮损直径常小于2cm，消退时间为3～12周，可留瘢痕。本病的持续时间几个月至40多年，但20%的患者可在本病前后发生另一种皮肤淋巴瘤，通常是PCALCL、MF等。组织学分为6种类型但均与治疗、预后无关。

所有的LyP都可观察随访，症状明显者可予干预，其中局部病灶可局部应用皮质类固醇或光疗，广泛病灶还可考虑口服皮质类固醇或甲氨蝶呤。偶有的病情较重的复发/难治性患者可应用Brentuximab vedotin。

LyP预后很好，疾病相关死亡率不足1%。

2.原发皮肤γδT细胞淋巴瘤　原发皮肤γδT细胞淋巴瘤（primary cutaneous gamma delta T-cell lymphoma，PCGD-TCL）源于成熟活化的细胞毒性γδT细胞，占PCTCL的1%，绝大多数发生于成年人，无性别差异。典型表现为全身性

的皮肤病灶，常从四肢开始发生。病灶形式多样，可以为斑块、斑片，也可是位于真皮或皮下的结节或瘤块，伴或不伴表皮溃疡。病变可累及黏膜或其他结外部位（如CNS），但通常不累及淋巴结、脾、骨髓。伴发HPS相对常见。

PCGD-TCL没有标准的治疗方法，对放疗、化疗均不敏感，预后较差，患者常死于皮肤广泛溃疡的并发症和HPS等，中位生存期15个月。

3.原发皮肤CD8⁺侵袭性嗜表皮细胞毒性T细胞淋巴瘤　源于嗜表皮的CD8⁺细胞毒性T细胞，占PCTCL的不到1%，国内少有报道。主要发生于成人，临床特点是急性暴发的局限性、更多是播散性的丘疹、结节和瘤块，常伴中心溃疡坏死。肿瘤可能播散至内脏和器官，如肺、睾丸、CNS、口腔黏膜等，但淋巴结通常不受累。特征免疫表型：βF1、CD3、CD8、粒酶B、穿孔素、TIA-1、CD45RA阳性，CD2、CD4、CD5、CD45RO阴性，CD30多数阴性，部分表达CD7。

本病进展迅速且对传统放化疗效果差，中位生存期12个月。

4.原发肢端皮肤CD8⁺T细胞淋巴瘤　本病是一种发生在肢端皮肤的惰性淋巴瘤，2007年才被首次报道，目前仅有成人病例，中位发病年龄53岁，男性偏多。临床特点是孤立的（偶有多发），局限于头颈部或四肢的红色丘疹或结节，病灶直径数毫米至3cm，耳部最常见，其次为鼻部和足部。特征免疫表型：CD4、CD10、CD30、CD56、CD57、TdT、BCL6、PD1和CXCL13阴性，CD2、CD5、CD7、TIA-1通常阳性，Ki-67<10%。

本病不伴皮肤外受累，手术切除和（或）放疗常能治愈，治疗后可能原位置复发，偶见其他皮肤部位复发。

5.原发皮肤CD4⁺小/中T细胞增殖性疾病　本病系惰性淋巴瘤，源于小至中等大小的CD4⁺多形性T细胞，占PCTCL的2%。临床表现为单一的缓慢生长的红色结节，不伴溃疡，面部、颈部、上肢最为常见。极少数情况下病灶多发，但无皮肤外受累。组织学形态与原发肢端皮肤CD8⁺T细胞淋巴瘤相似，病变主要位于真皮，可见少部分（<30%）多形性大细胞。特征

免疫表型：CD3、CD4阳性，CD8、CD30阴性，CD10通常阴性。有时广谱T细胞标志物丢失，通常不表达细胞毒性蛋白。Ki-67在5%左右（不超过20%）。

治疗首选局部皮质类固醇注射、手术或放疗。本病预后好，部分病例在活检后自发消退，局部复发少见。

6.原发皮肤弥漫大B细胞淋巴瘤，腿型　本病属于DLBCL的特殊亚型，占PCBCL的20%，主要发生于老年人，平均发病年龄78岁，男女之比为1∶（3～4）。常表现为迅速生长的红色或紫红色肿块，可伴有溃疡。病灶初发时常在一侧或双下肢，多位于膝关节以下，10%～15%位于腿外的其他部位。随着病情进展，本病常累及皮肤外组织、器官。初诊时建议常规行骨髓活检。组织学形态、免疫表型、遗传学特征均与DLBCL-NOS极为相似。

局限性病灶（$T_{1～2}$）行ISRT+全身治疗，广泛病灶（T_3）以全身治疗为主，酌情辅以姑息性放疗。初治、复发/难治性病例的全身治疗方案参照DLBCL-NOS。

本病预后与Ⅲ～Ⅳ期DLBCL-NOS相当，5年生存率50%。单腿、单发病灶的预后优于双腿、多发病灶。

7.水痘疱疮样淋巴增殖性疾病与严重蚊子叮咬过敏症　水痘疱疮样淋巴增殖性疾病（hydroa vacciniforme-like lymphoproliferative disorder，HV-like LPD）系成熟T/NK细胞肿瘤，ICD-O编码9725/1。严重蚊子叮咬过敏症（severe mosquito bite allergy）系成熟NK细胞肿瘤，尚无ICD-O编码。

HV-like LPD好发于亚洲、美国中南部印第安族和墨西哥的儿童和青少年，中位发病年龄8岁，成年人罕见，男性略多。典型表现是明显的面部水肿、水痘样疱疹或红色斑丘疹，发展为结痂、瘢痕和较大溃疡，可致毁容。耳垂、手背也好发，但不局限于阳光照射区域。少数病例通过防晒可自行彻底消退，但多数不能阻止病情发展，呈现反复消退—发作（春夏季加重），数量逐渐增多并向其他部位蔓延，更严重者可在广泛皮损的基础上伴全身症状，如B症状和肝脾大。

免疫表型：CD8、CD30、CCR4常阳性，CD4、CD56部分阳性，LMP1常阴性。本病总体惰性，常见10～15年的皮损缓慢进展期，但随着全身皮肤广泛受累而转向侵袭性病程，并有发展为系统性淋巴瘤的风险。本病尚无标准治疗，常规化疗、放疗、皮质类固醇可能获得短期缓解，无症状者观察随访。疾病相关死亡率12.7%～20%，其他预后数据仍缺乏。

严重蚊子叮咬过敏症是EBV阳性的NK细胞增殖性疾病，多数是来自日本、中国台湾、韩国和墨西哥的病例报道。发病年龄自出生至18岁，平均6.7岁，无性别差异。典型表现是蚊子叮咬后出现局部皮肤的红斑、大疱、溃疡、坏死和瘢痕，常伴高热和全身不适。血清IgE升高，EBV-DNA载量高，外周血NK细胞增多，偶见淋巴结、肝脾大、血尿和蛋白尿。康复后上述症状消失，随着再次叮咬而反复出现。本病预后良好，但2～17年（中位12年）后发生HPS、侵袭性NK细胞白血病的风险增加。

8.EB病毒阳性黏膜皮肤溃疡　EB病毒阳性黏膜皮肤溃疡是一种惰性、自限性成熟B细胞淋巴瘤，发病与EBV感染和免疫抑制相关。2010年首次报道，是WHO分类中新增的暂定亚型。

本病发病率极低，中位发病年龄＞70岁，男性偏多。临床特点为边界清晰、孤立的黏膜或皮肤溃疡性病变，多见于口腔黏膜、皮肤和胃肠道（食管、结直肠、肛周）。偶然见区域淋巴结受累，无远处转移。组织学形态为多形性浸润的背景中见异形大细胞，部分为霍奇金样细胞。免疫表型：CD20、PAX5、OCT2、IRF4/MUM1、EBV阳性，CD79a、LMP1通常阳性，CD15、BOB1部分阳性，CD10、BCL6阴性。本病预后良好，放疗、免疫化疗均有效。

（陈　玮）

四、伯基特淋巴瘤

BL是一种高度侵袭性的B细胞淋巴瘤，起源于生发中心或生发中心后B细胞。其实体瘤阶段过去称为小无裂细胞淋巴瘤，白血病阶段称为L3

型急性淋巴细胞白血病，现WHO分类将两者作为一个整体。

【流行病学】BL占儿童NHL的30%～50%，成人NHL的1%～2%，男性多于女性。有3种临床亚型：地方性、散发性和免疫缺陷相关性。地方性BL主要发生于近赤道的非洲国家儿童，高峰年龄4～7岁，几乎所有病例都有EB病毒感染；散发性BL见于世界各地，发病率低，儿童和青少年为主体，成人患者的中位发病年龄30岁。散发性BL的EB病毒感染率约为20%；免疫缺陷相关性BL主要发生于成人的HIV感染者、移植后和先天性免疫缺陷患者，EB病毒感染率20%～40%。我国BL多为散发性，属于罕见肿瘤。

【临床表现】BL有迅速增殖和结外侵犯的临床特点。地方性BL近50%累及颌面骨，侵袭破坏周围组织，引起面部畸形。发生于腹腔者可累及腹膜后淋巴结、肾脏及其他结外器官，常呈巨大肿块，骨髓受累不到10%；散发性BL病变主要位于腹部（60%～80%），常累及远端回肠、盲肠和肠系膜，表现为腹腔大肿块，其次是头颈部、肾脏、卵巢、乳腺。其中乳腺常为双侧受累，往往见于妊娠、哺乳期或青春期患者，骨髓受累率30%。免疫缺陷相关性BL除了累及淋巴结、腹部外，骨髓（20%～60%）和CNS受累（20%～30%）更加多见。

BL常急性起病，初诊时70%处于进展期（Ⅲ～Ⅳ期），有时以自发性肿瘤溶解综合征为首发症状就诊，需要抢救治疗。

【检查】除常规检查外，所有患者均建议行骨髓穿刺+活检、腰椎穿刺和脑脊液FCM检查。LDH、HIV血清学检查必不可少。PET或PET-CT检查结果不大可能改变治疗方案，不推荐常规使用。

【诊断】依靠组织病理学。肿瘤细胞由形态单一、中等大小的转化B细胞组成，大量巨噬细胞吞噬凋亡的肿瘤细胞形成"星空现象"，肿瘤倍增时间24～48小时。典型免疫表型为：sIg$^+$、CD10$^+$、CD19$^+$、CD20$^+$、CD22$^+$、TdT、BCL2$^-$、BCL6$^+$、Ki-67接近100%。几乎所有BL均可检测出MYC基因易位，80%存在常染色体易位t（8；14）（q24；q32）。

【分期】沿用Ann Arbor分期。

【鉴别诊断】重点要与病理学表现相似的B-LBL、T-LBL、伴11q异常的伯基特样淋巴瘤、MCL、母细胞变异型、HGBL-NOS相鉴别。

1.伴11q异常的伯基特样淋巴瘤　是2016年WHO分类新增的暂定亚型，临床表现与BL类似，多见于年轻人及儿童，中位年龄22岁，男女比15∶4，EB病毒阴性。诊断标准：符合BL的病理特征，并有特征性的11q异常（11q23.2～23.3扩增和11q24.1缺失），但无MYC基因易位。治疗参考BL进行，预后与BL相似。

2.高级别B细胞淋巴瘤，非特指型　2008版WHO分类中命名为"不能分类的B细胞淋巴瘤，特征介于DLBCL和伯基特淋巴瘤之间"的侵袭性淋巴瘤，2016版中更名为高级别B细胞淋巴瘤（high-grade B-cell lymphoma，HGBL），并进一步分为HGBL-NOS和高级别B细胞淋巴瘤，伴MYC、BCL和（或）BCL6基因重排。HGBL-NOS在组织学形态、免疫表型上兼具DLBCL和BL的特点，但无MYC、BCL2和BCL6基因重排，主要见于老年患者，无性别差异。治疗参照DLBCL进行，预后明显差于BL，但好于伴MYC、BCL和（或）BCL6基因重排的HGBL。

3.套细胞淋巴瘤，母细胞变异型　老年患者多见。形态多样，可有血管壁的玻璃样变性，免疫组化cyclinD1、CD5阳性、TdT阴性。

【治疗】BL分为低危组（LDH水平正常，或腹腔病灶完全切除的Ⅰ期患者，或单个直径＜10cm的腹外病灶）和高危组（低危组之外的所有其他患者），根据年龄和危险度，一线治疗原则如下。①年龄＜60岁，低危：CODOX-M+利妥昔单抗、剂量调整的EPOCH+利妥昔单抗+鞘注甲氨蝶呤、HyperCVAD与大剂量甲氨蝶呤+阿糖胞苷交替+利妥昔单抗；②年龄＜60岁，高危：CODOX-M与IVAC交替+利妥昔单抗、剂量调整的EPOCH+利妥昔单抗+鞘注甲氨蝶呤（用于不能耐受高强度治疗的高危患者）、HyperCVAD与大剂量甲氨蝶呤+阿糖胞苷交替+利妥昔单抗；③年龄≥60岁：剂量调整的EPOCH+利妥昔单抗+鞘注甲氨蝶呤。

二线治疗可选择既往未应用的一线方案，也可选择以下二线方案：RICE、RIVAC、RGDP、大剂量阿糖胞苷+利妥昔单抗。二线化疗敏感的复发患者，符合条件可考虑IIDC+ASCT治疗。病灶残留或压迫症状明显者可考虑姑息性放疗。

TLS在BL的治疗中比较常见，应酌情给予预防性处理。

【预后】BL通常可以治愈，60%～90%的儿童和青壮年BL经合理治疗后可获持久缓解。高强度的多药方案治疗后2年生存率为70%～80%，而CHOP方案仅有39%。相比儿童和年轻患者，年龄大于40岁患者的预后相对较差。散发性和免疫缺陷相关性BL的化疗敏感性不如地方性BL。高危组患者、高LDH、CNS和骨髓受累、HIV阳性均为不良的预后因素。复发/难治性BL预后不佳，特别是首次治疗后6个月内进展者。

【随访】诱导治疗后CR的患者两年内复发十分少见，有指南建议这类患者在第一年内每2～3个月随访1次，第二年每3个月随访1次，第三年起每6个月随访1次。

（陈　玮）

五、肠病相关性T细胞淋巴瘤

EATL源于肠上皮内T细胞，也称肠病型T细胞淋巴瘤（enteropathy-type T-cell lymphoma，ETL），是一种特殊的PTCL。本病在WHO分类中曾被分为经典型（Ⅰ型）和单相型（Ⅱ型）两类。但在最新的WHO分类中，Ⅱ型EATL被更名为单形性嗜上皮性肠道T细胞淋巴瘤（monomorphic epitheliotropic intestinal T-cell lymphoma，MEITL），成为独立于EATL之外的一种T细胞淋巴瘤，ICD-O编码9717/3。

【流行病学】本病十分罕见，年发病率0.5～1/100万，占胃肠道淋巴瘤的5%，PTCL的4.7%，不足NHL的1%。其中EATL占大多数（80%～90%），主要发生在北欧等乳糜泻相关肠病的流行区。患者多为中老年人，中位发病年龄60岁，男性略多见。MEITL呈散发性，多见于我国、日本等东亚人群。

【发病机制】EATL与乳糜泻密切相关，可能是谷蛋白作为抗原被呈递给肠上皮内细胞毒T细胞，引起肠道的慢性损害从而发生肿瘤。乳糜泻至淋巴瘤的时间数月至数年不等，严格的去谷蛋白饮食可显著降低EATL发生率。MEITL与乳糜泻无明显相关性，发病机制不明确。

【临床表现】部分EATL患者起病时有乳糜泻，可伴腹痛、腹泻、恶心/呕吐、便血和B症状，20%～55%的患者有需要外科干预的肠穿孔或梗阻。发病部位以小肠最为常见（80%～90%），其中空肠最常受累，回肠其次，胃、十二指肠、结肠少见。肠系膜淋巴结可累及，肝、脾、骨髓受累少见，多不伴浅表淋巴结肿大。部分患者可能仅因为急腹症手术而得到诊断。MEITL的临床表现与EATL基本相同。

【诊断】X线钡剂造影可表现为肠道轮廓线不规则、龛影、肠腔狭窄和扩张交替出现，黏膜皱襞破坏，局部肠蠕动消失，肠管受压移位。CT小肠造影，多表现为外生性及环形肿块，多灶性肠壁斑片状增厚、溃疡及肠腔狭窄。内镜检查可见多灶性、斑片状溃疡样改变，由于病变多位于黏膜下及肌层，活检不容易取到病变组织，易造成漏诊或延误诊断。

【病理检查】可见圆形或不规则空泡状核的中等或大细胞的瘤细胞，大量炎症细胞浸润，坏死、隐窝上皮浸润常见。MEITL瘤细胞呈形态一致的中、小圆形细胞，缺乏炎细胞浸润，坏死少见。EATL和MEITL的免疫表型及遗传学特征不同，见表11-16。

表11-16　EATL和MEITL的免疫表型及遗传学特征

项目	EATL	MEITL
CD8	20% +	80% +
CD56	< 10% +	> 90% +
CD103	+	-
+1q32.2 -q41	73%	27%
+5q34 -q35.2	80%	20%
+8q24（MYC）	27%	73%
+9q31.3 或 -16q12.1	86%	83%

【鉴别诊断】首先要与表现为乳糜泻和慢性腹痛的肠道非肿瘤性病变如单纯的乳糜泻、克罗恩病、肠结核等相鉴别，其次是要与各种类型的淋巴瘤区别。病理方面需要鉴别的有以下几种。

1.鼻型NK/T细胞淋巴瘤　偶可累及肠道或原发于肠道，组织学、免疫表型与EATL尤其是MEITL有重叠。但NK/T细胞淋巴瘤CD2（＋）、CD56（＋）、EBER（＋），一般无TCR重排。

2.肠道DLBCL　DLBCL和MALT淋巴瘤的形态学与EATL相似，但多有大而单一的外生型或环周型肿块，病灶周边肠黏膜多无肠病的组织学改变，免疫组化可进一步区分及确诊。

3.PTCL-NOS　小肠及结肠各段均可发病，但肿瘤旁黏膜无肠病性改变，CD5、CD56、CD103、细胞毒性蛋白均不表达。

【治疗】EATL和MEITL治疗相同，初治患者有可能应尽早行手术治疗，特别是出现以下情况：①已出现内科手段治疗无效的肠穿孔、梗阻及出血；②诊断不明，且难以通过内镜获取病理；③病变相对局限（Ⅰ_E～Ⅱ_E期），且估计未来的病情发展或治疗过程中容易发生出血、穿孔。＞40%的患者需行急诊手术来处理梗阻、出血和穿孔等并发症。术后或未行手术者应行以蒽环类药物为基础的联合化疗，一线、二线具体方案参考PTCL-NOS进行。CR者进入随访，或行HDC+ASCT巩固治疗；未获CR及复发/难治性患者参考复发/难治性PTCL-NOS的原则治疗。放疗主要用于术后及化疗后病灶残留，或复发/难治性患者，通常是全腹腔照射（whole abdominal irradiation，WAI），总剂量30～40Gy，分割剂量＜1.5Gy。

【预后】手术完整切除率低，完整切除后复发率也相当高，小肠是最常见的复发部位。一线化疗的CR率在35%～40%，ORR 40%～60%，中位疗效持续时间6个月，分期早晚对缓解率、疗效维持时间的影响微乎其微。EATL的中位生存期不足10个月，PFS仅6个月，5年无进展生存率和生存率分别为3%和20%。MEITL中位生存仅7个月。患者常死于难以改善的营养不良、消化道出血及穿孔、脓毒血症。

（陈　玮）

六、血管内大B细胞淋巴瘤

IVLBCL起源于外周B淋巴细胞，是DLBCL的一个特殊亚型，1959年Pfleger和Tappeiner首次描述本病。

【临床表现】本病极少见，发病率＜0.1/10万。中位发病年龄70岁，男女比接近1∶1。因瘤细胞在不同组织、器官的小血管腔（通常为终末动脉、静脉、毛细血管）内迅速、弥漫、闭塞性增殖，故临床表现多样：①CNS受累，意识障碍、感觉或运动异常、智力下降、眩晕，MRI表现为出血样或脱髓鞘病变，易误诊为血管炎。脑脊液检查可有蛋白、淋巴细胞数增多，但难以发现淋巴瘤细胞。②皮肤受侵，常为四肢、小腹和乳房区域皮损，可表现为红斑、紫癜、结节、肿块、色素沉着、溃疡或蜂窝状炎等。25%～30%患者仅有皮肤病灶，治疗后通常可获长期缓解，预后明显好于其他部位。③肝脾、骨髓、心、肺、消化道、泌尿生殖系统、内分泌系统均可受累，淋巴结受累仅占10%。约50%有B症状，45%有发热。④血小板减少、HPS。以上表现可单个或同时出现，60%病例初诊时即为Ⅳ期。

【诊断】本病基本不形成实体病灶（包括淋巴结病灶），大多进展迅速，极易误诊、漏诊。皮肤病灶活检相对容易，但有时需历经反复、多次活检。确诊需同时满足临床、实验室及组织学标准，前者需满足以下3项中的2项：①血细胞减少（RBC＜3.5×10^{12}/L或Hb＜110g/L或PLT＜100×10^9/L）；②肝脾大；③无实质性肿块或淋巴结肿大。组织学标准以下需全部符合：①骨髓或外周血涂片中有嗜血现象；②免疫组化证实肿瘤为B细胞分化；③瘤细胞具有DLBCL形态学特征，并局限在毛细血管、小血管或血窦内。

【治疗】以蒽环类药物为基础的全身联合化疗，包括RCHOP、RCHOEP、RCHOP-14等。CNS受侵者，治疗参照原发CNS淋巴瘤。仅有局部皮肤病变，可按原发皮肤DLBCL进行治疗。

【预后】除病变限于皮肤外，本病预后很差，中位生存时间仅7个月。

（陈　玮）

七、浆母细胞淋巴瘤

浆母细胞淋巴瘤（plasmablastic lymphoma，PBL）是DLBCL的罕见亚型，与HIV、EB病毒感染高度相关，69%发生于HIV阳性患者。Delecluse等1997年首次报道。

【流行病学】HIV阳性患者中位发病年龄38岁，男女之比为7∶1；HIV阴性患者近1/3与医源性免疫抑制相关，中位发病年龄57岁，男女之比接近2∶1。

【临床表现】HIV阳性PBL有58%以口腔黏膜肿块为主要表现，胃肠道、鼻窦、眼眶、骨、皮肤等黏膜区也可发生。HIV阴性PBL以结内病变多见，口腔发病率16%，也有以多发骨质破坏及皮下结节为首发表现的个案报道。60%的PBL确诊时即已Ⅲ～Ⅳ期，33%的HIV阳性PBL和50%的阴性患者确诊时伴B症状。

【诊断】本病起源于后生发中心终末分化的活化B细胞，处于免疫母细胞转化成浆细胞的阶段，既有B免疫母细胞的大细胞弥漫性增殖的特点，又有浆细胞的免疫表型。

【鉴别诊断】本病需与间变型或浆母细胞型浆细胞骨髓瘤、特殊类型的浆细胞骨髓瘤、BL、ALK阳性的大B细胞淋巴瘤等相鉴别。

【分期】沿用Ann Arbor分期。

【治疗】主要是CHOP及其衍生方案，硼替佐米单药或联合其他药物治疗也可能有效。PBL的CD20阳性率<8%，这部分患者可应用利妥昔单抗。ISRT联合全身化疗可用于早期局限性PBL，放疗也可用作姑息性治疗及化疗后的巩固治疗。HIV阳性PBL同时接受抗病毒治疗能否获益尚不肯定。

【预后】未化疗者中位生存期仅3个月。经治的HIV阳性PBL中位生存期10个月；HIV阴性患者为11个月，移植后继发PBL者仅为7个月。

（陈　玮）

八、淋巴浆细胞淋巴瘤／Waldenstrom巨球蛋白血症

淋巴浆细胞淋巴瘤（lymphoplasmacytic lymphoma，LPL）源于向浆细胞分化的滤泡后B细胞，是一种惰性的成熟B细胞肿瘤，侵犯骨髓并引起血清单克隆性IgM增高的病症称为Waldenstrom巨球蛋白血症（Waldenstrom macroglobulinemia，华氏巨球蛋白血症，WM）。90%～95%的LPL都合并有WM，故常写为LPL/WM。

【流行病学】LPL/WM在NHL中所占不足2%。好发于老年人，中位发病年龄63～68岁，男性稍多。

【临床表现】本病大多累及骨髓，并引起全血细胞减少，常以贫血相关的虚弱、疲乏为表现，溶骨性损害少见。仅15%～30%有肝脾大和（或）淋巴结肿大。脑实质、脑膜、脑神经、脊髓偶可受累，可有癫痫、失语、精神症状、共济失调、瘫痪、头痛、呕吐等症状。外周血IgM水平≥30g/L时可出现高黏滞血症，表现为乏力、头晕、视物模糊、鼻腔、牙龈及视网膜等出血，重症病例可出现水肿、充血性心力衰竭、脑卒中。组织沉积相关症状，可致慢性肾功能不全、皮肤斑丘疹或硬而清晰的红色结节或大水疱性糜烂、腹泻及脏器的淀粉样变性。自身免疫反应，可致AIHA、手足发绀和雷诺现象、周围神经病变和肾小球肾炎。

【诊断】除NHL常规的检查外，免疫球蛋白定量、血清蛋白电泳、血免疫固定电泳、24小时尿蛋白定量、冷凝集素有助于诊断、治疗决策和预后判断。

LPL/WM的诊断需满足以下所有条件：①血清中检测到单克隆性IgM，不论数量；②骨髓中见浆细胞样或浆细胞分化的小淋巴细胞呈小梁间隙侵犯，不论数量；③免疫表型为CD19+、CD20+、sIgM+、CD22+、CD25+、CD27+、FMC7+、CD5+/-、CD10+/-、CD23+/-、CD103-；④除外其他已知类型的淋巴瘤。LPL的瘤细胞多数表达sIg，浆细胞性细胞表达胞质Ig，通常是IgM，偶尔为IgG，极少是IgA，一般不表达IgD。其他免疫表型等同于WM。MYD88和CXCR4基因突变是LPL/WM最常见的分子遗传学改变。MYD88 L265P体细胞突变在本病的发生率在90%以上，CXCR4突变约为40%。上述两者并

非LPL/WM特异性诊断指标，但对新靶点药物的疗效有预测价值。

5%～10%的LPL患者分泌单克隆性IgA、IgG或不分泌单克隆性免疫球蛋白，此类患者不能诊断为WM。

LPL/WM沿用Ann Arbor分期。

【鉴别诊断】主要是与IgM型意义未明的单克隆免疫球蛋白血症、IgM型多发性骨髓瘤和其他的B-CLPD相鉴别。

【治疗】治疗目标是缓解症状而非力争血液学缓解。无症状或症状轻微的患者，即便血清IgM水平较高，可观察等待。治疗指征为：①肿瘤相关的血细胞减少［血红蛋白≤100g/L和（或）血小板≤100×10^9/L］；②B症状；③巨大淋巴结肿块或器官肿大；④症状性的高黏滞血症、周围神经病变、淀粉样变、冷凝集素病、冷球蛋白血症；⑤CNS受累；⑥发生大B细胞淋巴瘤转化。首选方案是BR（苯达莫司汀+利妥昔单抗）、RCD（利妥昔单抗+环磷酰胺+地塞米松）和BDR（硼替佐米+地塞米松+利妥昔单抗）。其他可选方案包括R-CHOP和R-CP（环磷酰胺+泼尼松+利妥昔单抗）等。BR、RCD等方案与R-CHOP方案疗效相当，而不良反应更小，因此R-CHOP方案在本病非首选。

选择上述具体方案时还需考虑以下方面。

（1）伴肿瘤相关的血细胞减少或器官肿大者，首选含利妥昔单抗的联合方案，可较快降低肿瘤负荷。

（2）伴症状性高黏滞血症、冷球蛋白血症者，特别是血IgM≥40g/L时，先行血浆置换2～3次再行化疗，以免血液黏度加重。血IgM升高而

致并发症加重，联合硼替佐米或氟达拉滨等后发生率显著降低。

（3）利妥昔单抗单药使用可能出现燃瘤反应（tumor flare reaction，TFR），表现为淋巴结增大肿痛、低热、脾大、皮疹和（或）骨痛，常发生于淋巴结病灶大的第1治疗周期且多为自限性。

（4）伴IgM相关的神经病变者首选含利妥昔单抗的方案，并避免使用神经毒性重的药物，如硼替佐米、沙利度胺、长春新碱等。

多数LPL/WM患者的一线治疗难以获得CR，对于获得客观缓解且完成了既定疗程（通常为6周期）的患者可以考虑利妥昔单抗（375mg/m²，静脉滴注，每3个月1次，连用2年）维持治疗。

复发患者要评估能否使用原方案。有指征且在一线治疗开始后12个月（有指南认为是24个月）后复发者可应用原方案；难治性患者或12个月（或24个月）内复发者要换用其他方案：FR（氟达拉滨±利妥昔单抗）、FCR（氟达拉滨+环磷酰胺+利妥昔单抗）、伊布替尼±利妥昔单抗、利妥昔单抗单药、苯达莫司汀单药、硼替佐米±利妥昔单抗、BD（硼替佐米+地塞米松）、克拉屈滨±利妥昔单抗、依维莫司、卡非佐米+地塞米松+利妥昔单抗。对利妥昔单抗耐药者可试用奥法木单抗单药或联合化疗。

高剂量化疗+干细胞移植对LPL/WM的疗效尚不明确。氟达拉滨、苯达莫司汀和克拉屈滨干细胞毒性相对大，拟行骨髓移植者不宜使用。

【疗效评价】血清IgM和临床症状为重要的指标，见表11-17。

表11-17　LPL/WM疗效评价标准

疗效分组	判断标准
CR	血清IgM定量正常并经免疫固定电泳证实；原髓外病灶消失，原先肿大的淋巴结或脾恢复正常；无骨髓侵犯；WM相关的症状、体征消失
VGPR	血清IgM下降≥90%；原髓外病灶消失，原先肿大的淋巴结或脾恢复正常；无新的疾病活动相关的症状、体征
PR	血清IgM下降50%～90%；原髓外病灶缩小≥50%；无新的疾病活动相关的症状、体征
MR	血清IgM下降25%～50%；无新的疾病活动相关的症状、体征
SD	血清IgM下降＜25%；淋巴结和脏器肿大、WM相关的贫血、临床症状体征无进展
PD	血清IgM升高≥25%（经再次证实），或疾病相关的症状、体征加重

血清IgM可随治疗起效而升高（可能持续数月）或迅速降低，需结合临床、影像学变化综合评估；LPL/WM治疗起效通常缓慢，症状改善（如贫血）通常早于肿瘤负荷的降低，只要没有确切的进展证据，不应频繁更换方案。无症状的IgM升高不能作为重启治疗的依据。

【预后】本病预后较好，中位生存期7.4年。年龄和症状是最重要的预后因素，始终无症状者的生存与普通人群相似，早期无症状者提前干预不能改善生存。最常用的预后评判工具是WM的国际预后指数（International Prognostic Scoring System for WM，ISSWM），年龄>65岁、血红蛋白≤115g/L、血小板≤100×10^9/L、β_2微球蛋白>3mg/L和血清单克隆免疫球蛋白>70g/L各为1个危险因素：0~1个危险因素且年龄≤65岁者预后最好，2个危险因素或年龄>65岁次之，大于2个危险因素者最差，5年生存率分别为87%、68%和36%。

【随访】病情稳定、暂无治疗指征者进入随访，前2年每3个月1次，后3年每4~6个月1次，此后每年1次。除常规检查外，血清IgM定量检测必不可少。

（陈　玮）

九、其他结外淋巴瘤

（一）韦氏环淋巴瘤

鼻咽、口咽、扁桃体、软腭及舌根上的环状淋巴组织称为咽淋巴环，又称韦氏环，是淋巴瘤最好发的结外器官之一。

【流行病学】韦氏环淋巴瘤占NHL的5%~10%，中位发病年龄53岁，男性多于女性。最常受累的部位是扁桃体，口咽和鼻咽次之，舌根、软腭少见。绝大多数病理类型是NHL，HL极罕见。最常见亚型是DLBCL，但鼻咽部以NK/T细胞淋巴瘤为主。

【临床表现】本病多数为侵袭性淋巴瘤，临床表现与具体部位相关。发生于扁桃体、舌根、口咽者常有咽喉部肿痛、异物感，可伴难治性溃疡、吞咽和呼吸困难；鼻咽部淋巴瘤常为单侧进行性鼻塞、涕血、头痛、耳痛、嗅觉减退、听力下降等。颈部淋巴结受累常见，远处淋巴结受累者不足10%，B症状相对少见（20%），但可能累及其他结外部位，有报道认为胃肠道受累率达20%~30%。本病症状典型但缺乏特异性，需重点与头颈部的鳞癌、软组织肉瘤和恶性黑色素瘤鉴别。

【治疗】取决于亚型和分期。①Ⅰ~Ⅱ期：侵袭性的韦氏环淋巴瘤应行全身化疗+ISRT，惰性淋巴瘤可考虑单纯ISRT；②Ⅲ~Ⅳ期：首选全身化疗。化疗前局部病灶较大或化疗后残留者可酌情放疗。复发/难治性病例依据各病理类型相应处理。

【预后】主要取决于病理亚型和分期，IPI评分可对预后进一步评估。

（陈　玮）

（二）喉淋巴瘤

【流行病学】原发于喉的淋巴瘤十分罕见，占喉恶性肿瘤的不足1%，中位发病年龄70岁，4~81岁均有报道，男性多于女性。声门上区原发近50%，声门区次之，声门下区少见，可向上累及下咽。在美国，本病亚型以B细胞淋巴瘤（DLBCL为主，MALT淋巴瘤次之）最多见，我国患者的T细胞淋巴瘤比例（主要是NK/T细胞淋巴瘤）明显更高，占近50%。HL少有报道。

【临床表现】本病多数是侵袭性淋巴瘤，常见症状为声嘶、咽喉痛、咳嗽、咽喉部异物感、呼吸和吞咽困难，可伴颈部淋巴结肿大，B症状者不足1/3。喉镜常可见位于黏膜下隆起或息肉样肿物，表面光滑或伴溃疡坏死（特别是NK/T细胞淋巴瘤），CT、MRI表现缺乏特异性。要重点与喉癌、喉神经鞘瘤、喉神经纤维瘤、咽喉梅毒、反应性淋巴结增生等相鉴别。

【治疗】参考韦氏环淋巴瘤。

【预后】预后取决于亚型和分期，B细胞淋巴瘤、Ⅰ期的患者预后较好，Ⅱ~Ⅳ期、T细胞淋巴瘤的患者预后较差。

（陈　玮）

（三）甲状腺淋巴瘤

【流行病学】甲状腺淋巴瘤占甲状腺恶性肿瘤的5%，结外淋巴瘤的2%。多见于老年女性，平均发病年龄65岁，女性明显多于男性，女男之比为（3～4）∶1，40岁以下人群发病率低。最常见的病理类型是DLBCL，其次是MALT淋巴瘤，其他少见类型包括T细胞淋巴瘤、BL、γ重链病和经典霍奇金淋巴瘤等。桥本甲状腺炎与甲状腺MALT淋巴瘤的发病可能相关，间隔时间3～18年。

【临床表现】典型表现是快速增大的颈前肿块（53%为单侧），40%伴颈部淋巴结肿大，可伴声嘶、吞咽和呼吸困难、咳嗽等症状，10%伴B症状。合并桥本甲状腺炎者常有甲状腺功能减退。检查首选超声，有结节型、弥漫型和混合型3种超声影像类型。颈部增强CT或MRI判断局部侵犯更有优势。PET-CT用于本病有假阴性风险（特别是甲状腺MALT淋巴瘤）。[131]I扫描呈"冷结节"病灶。确诊主要依靠手术活检，FNA的标本量少且缺乏组织学结构，对本病的诊断价值有争议。不同文献中，FNA诊断甲状腺淋巴瘤的准确度为25%～90%。临床上要与甲状腺腺瘤、甲状腺肿、亚急性和慢性甲状腺炎等相鉴别，病理上要重点与甲状腺未分化癌、转移癌、异位胸腺瘤等相鉴别。

【治疗】取决于病理类型和期别。MALT淋巴瘤Ⅰ～Ⅱ期可行单纯手术或放疗。MALT淋巴瘤Ⅲ～Ⅳ期和DLBCL应行化疗±放疗为主的综合治疗。

【预后】Ⅰ～Ⅱ期患者预后良好，中位生存期9.3年，5年生存率79%。其中甲状腺MALT淋巴瘤5年生存率达89%～100%，DLBCL为75%。其他不良预后因素包括体能状况差、Ⅲ～Ⅳ期、巨块型病灶、高龄、甲状腺包膜外和血管侵犯。

（陈　玮）

（四）乳腺淋巴瘤

【流行病学】原发性乳腺淋巴瘤（primary breast lymphoma，PBL）占乳腺原发肿瘤不足0.5%，约占NHL的1%，占结外淋巴瘤不足3%。绝大多数发生于绝经后女性，中位发病年龄67岁，少数发生于妊娠或哺乳期女性（多为乳腺BL），男性PBL仅见个案报道。病理类型多为DLBCL，其他包括MALT淋巴瘤和FL，少见类型有BL、LBL、PTCL、HL等。

【临床表现】多表现为单侧（10%为双侧）乳房内一个或数个迅速增大的，无痛性的圆形或椭圆形肿物，平均直径3cm，质地中等有弹性，边界清晰。少数情况下表现为单侧或双侧乳房弥漫性增大。乳头凹陷、溢液和"橘皮样"变少见，30%～50%可触及腋窝淋巴结肿大，全身症状少见。超声、CT多数表现为乳腺内边界清楚的高密度病灶，无明显的毛刺及钙化。MRI最为敏感（特别是发现多发性病灶），常为T_1WI等或低信号，T_2WI稍高或高信号，增强后强化明显而均匀，50%有类似血管漂浮征表现，病灶内囊变、坏死少见。PBL在临床上要与乳腺纤维腺瘤、乳腺增生、化脓性乳腺炎等相鉴别，病理上要与乳腺假性淋巴瘤、乳腺髓样癌、浸润性小叶癌、导管内乳头状瘤、乳腺肉瘤等相鉴别。

【治疗】Ⅰ～Ⅱ期的惰性PBL（如乳腺MALT淋巴瘤）可酌情考虑单纯手术或ISRT，乳房切除不能改善生存。Ⅲ～Ⅳ期的惰性PBL及侵袭性PBL应行化疗±放疗为主的综合治疗，参考相应病理类型的治疗原则。

【预后】PBL总体预后良好，5年生存率75%～85%。约1/3的乳腺DLBCL在治疗后复发，部位常在同侧或对侧乳腺，并有5%～10%的CNS受累风险，但常规进行CNS预防治疗仍有争议。病理类型和IPI评分最重要的预后因素，其他不良因素包括病灶>4cm、红细胞沉降率>30mm/h、累及双侧乳腺等。

（陈　玮）

（五）乳房置入物相关性间变性大细胞淋巴瘤

BIA-ALCL由乳房假体导致，1997年Keech等首次报道，在最新的WHO淋巴肿瘤分类中归属于ALCL的一种特殊亚型。

【流行病学】乳房置入物ALCL可发生在假体置入后4个月～25年，中位时间8～10年。见于报道的多为欧美高加索人群，中国女性罕见。

发病原因可能与假体的毛面引起周围组织的慢性感染有关，而与假体内填充物（盐水或硅胶）无关。

【临床表现】最常见的表现是乳房局部肿胀，伴缓慢增长的包块和（或）假体周围积液（50～1000ml），可有疼痛、瘙痒、皮疹等症状。约20%患者伴腋下和（或）锁骨下、锁骨上淋巴结肿大，有B症状的＜5%。有乳房假体置入史，假体周围积液持续时间＞1年，需高度怀疑本病。超声引导获取积液行细胞学检查是诊断本病的最直接手段，MRI、PET-CT可酌情选择。

【诊断】积液或肿物中CD30$^+$淋巴细胞数量≥10%可资确诊。按临床及病理特征，本病分为包膜完整型和浸润型两类，原位型无肿块，仅有假体周围渗出液，镜下可见大的多形性肿瘤细胞沿包膜排列或在渗出液中散在分布，但无包膜侵犯；浸润型有肿块形成，肿瘤细胞弥漫性侵犯包膜及周围组织，包膜硬化、坏死常见。免疫组化ALK几乎均为阴性表达，CD30和T细胞抗原阳性表达。

【鉴别诊断】积液应行生化、细菌学检查以排除可能存在的感染。

【治疗】经病理学确诊或疑似本病者应行完整的假体包膜及肿块切除，对可疑的淋巴结进行活检。对侧的假体建议同时去除。浸润型或病灶不完全切除（包括包膜部分切除）的原位型患者参照系统性ALCL治疗。

【预后】70%患者确诊时处于疾病早期，其预后显著优于系统性ALCL及原发性皮肤ALCL。原位型临床进程惰性，包膜及移植物切除术后通常不再复发。浸润型患者术后可能出现淋巴结甚至全身播散。

【随访】头2年每3～6个月随访1次，此后在有临床指征时再行复查。

（陈　玮）

（六）肝脾T细胞淋巴瘤

HSTCL源于细胞毒性T细胞（主要是γδT细胞），是PTCL的一个亚型，生物学行为高度恶性。1990年Farcet等首次报道γδT细胞淋巴瘤，随后又发现少数具有相同临床表现和病理形态学特征，但免疫表型为αβT细胞的病例。目前这两种类型统称HSTCL。

【流行病学】本病十分罕见，在所有NHL中不到1%。中位发病年龄32岁左右，γδTCL多见于男性，αβTCL多见于女性。

【发病机制】长期免疫抑制或持久的抗原刺激可能与发病有关，患者多有器官移植后或自身免疫性疾病的免疫抑制治疗史。

【临床表现】病变绝大多数发生在肝、脾，几乎不侵犯淋巴结，可有骨髓浸润。常见的首发症状是腹胀、腹痛、B症状、乏力、有时黄疸，偶见自发性脾破裂。查体几乎100%有脾大，80%肝大。近50%有白细胞减少，80%以上有贫血和血小板减少，其中血小板减少的程度和病情呈正相关。部分患者有肝功能异常，常为丙氨酸转氨酶和碱性磷酸酶轻度升高。LDH通常明显升高。少数患者可能发生HPS，预示病情将急剧恶化。

本病通常无实性病灶，CT、MRI、超声对诊断帮助不大。肝穿活检仍是主要确诊方法，骨髓活检也能为诊断提供依据。考虑到风险和并发症，脾穿刺活检及切除活检并非首选，也非诊断所必需。

【诊断】活检组织可见异常淋巴细胞沿肝窦浸润，致肝窦扩张。脾脏红髓的髓索和髓窦受累，白髓萎缩或消失。骨髓可见粒系、红系、巨核系细胞过度增生，骨髓间质和窦内小丛状浸润或散在浸润，骨髓腔内大量瘤细胞浸润时多为疾病晚期。γδTCL的免疫表型与正常的γδT细胞相似，αβTCL为TCRαβ（+）、TCRγδ（-）、CD2（+）、CD3（+）、CD4（-），CD5和CD8常表达。γδTCL有*TRG*基因重排，HSαβTCL有*TRB*基因重排。

本病沿用Ann Arbor分期，由于多数确诊时即有骨髓受累，因此HSTCL确诊时几乎全为Ⅳ期。

【鉴别诊断】本病初诊时通常不易与淋巴瘤相联系而更多考虑的是与肝脾大、血细胞减少、发热相关的内科疾病。在病理诊断方面，要与急性T淋巴母细胞淋巴瘤（T lymphoblastic lymphoma，T-LBL）/白血病、HCL、侵袭性NK细胞白血病、T细胞大颗粒淋巴细胞白血病等相鉴别。

【治疗】参照PTCL-NOS进行。巨脾且症状明显者可考虑脾切除，尽管可能无法改变本病的自然进程，但能消除脾破裂的风险，缓解腹部不适，提升红细胞和血小板数。

【预后】本病高度恶性，总体中位生存期12～14个月。αβTCL的预后更差，中位生存不足6个月。

（陈　玮）

（七）骨和软组织淋巴瘤

【流行病学】原发性骨淋巴瘤（primary lymphoma of bone，PLB）起源于骨髓腔的淋巴细胞，在骨内形成单灶或多灶性病变，占所有淋巴瘤的不足1%，结外淋巴瘤的5%，骨恶性肿瘤的7%。中位发病年龄45岁（7～87岁），男女之比1.5∶1。原发性软组织淋巴瘤更罕见，仅占所有淋巴瘤的0.1%，所有软组织肿瘤的0.01%。其好发于中老年人，发病年龄多数>60岁，无性别倾向。骨和软组织淋巴瘤的亚型以B细胞淋巴瘤为主，DLBCL最多见，HL罕见报道。

【临床表现】PLB可累及任何骨骼，长骨（特别是股骨）最为高发，占近40%。典型表现是受累骨部位的疼痛、肿胀，常侵犯周围软组织而形成可触及的肿块，少数为多发，B症状少见。病理性骨折者发生率<10%，脊髓压迫症发生率16%，5%～10%合并高钙血症。X线片和CT表现包括：①骨质破坏，以起源于髓腔的溶骨性病变为主，呈局部斑片状骨质溶解区；②软组织密度影样的骨内病灶。MRI表现为T_1WI等或略低信号，T_2WI呈等或略高信号。侵犯周围软组织时可见范围较大、超出骨质破坏区的，围骨生长的软组织肿块，骨皮质破坏程度相对较轻，可见"骨皮质开窗征"。PBL在临床上要与骨转移癌、慢性骨髓炎、朗格汉斯细胞组织细胞增生症等相鉴别，病理上要与各种原发性骨肿瘤（如骨肉瘤、尤文肉瘤、软骨肉瘤等）相鉴别。

原发性软组织淋巴瘤多发于四肢，下肢最多见，表现为迅速增大的、痛性皮下软组织肿块，与深部组织固定，可伴局部肿胀。肿块界限清楚，常大于5cm。鉴别诊断见第15章。

【治疗】治疗参照韦氏环淋巴瘤。手术可用于获取病理、处理病理性骨折和脊髓压迫症，也可通过活检进行疗效评价。骨和软组织淋巴瘤对放疗高度敏感，可作为根治性手段。

【预后】PBL总体预后良好，与相同亚型的其他部位淋巴瘤差异不大，其他预后因素包括病灶范围（单发或多发）、IPI评分、初治效果、软组织受累等。原发性软组织淋巴瘤的预后仍有争议，通过亚型、IPI评分可做大致判断。

（陈　玮）

（八）睾丸淋巴瘤

【流行病学】原发性睾丸淋巴瘤（primary testicular lymphoma，PTL）占所有淋巴瘤的1%～2%，结外淋巴瘤的4%，睾丸肿瘤的5%，是50岁以上男性最好发的睾丸肿瘤，中位发病年龄67岁。其中，DLBCL占80%～90%，FL和BL次之，PTCL-NOS、ALCL、NK/T细胞淋巴瘤、HL等偶见报道。

【临床表现】典型表现是单侧睾丸（10%～15%是双侧）的无痛性包块，1～16cm不等，紧附睾丸，质地坚韧，易侵及附睾、精索。40%合并阴囊水肿，严重者阴囊皮肤变蓝甚至透明。25%有区域淋巴结（腹膜后和盆腔淋巴结）受累，可伴腹胀、腹痛或腰背痛，25%～41%伴B症状。病程中8%～35%累及对侧睾丸，6%～17%累及CNS。超声表现为睾丸局灶性或弥漫性低回声区，MRI常呈T_1WI等或低信号，T_2WI低信号，增强后显著不均匀强化。经腹股沟睾丸切除术进行病理活检是诊断PTL的金标准，兼有去除血睾屏障的作用。有指南建议侵袭性的PTL常规行骨髓活检和脑脊液检查。PTL在临床上要与睾丸和附睾的炎症、结核、囊肿、鞘膜积液、腹股沟斜疝等相鉴别，病理上要与睾丸的各类生殖细胞肿瘤和性索-间质肿瘤等相鉴别。

【治疗】所有期别的睾丸DLBCL均应行全身化疗，有指南建议常规做CNS预防性治疗。Ⅰ～Ⅱ期患者完成化疗后辅以ISRT，其中Ⅰ期患者建议区域淋巴结预防性照射，单侧睾丸受累的患者建议对侧睾丸预防性照射。Ⅲ～Ⅳ期及复发/难治性病例参照DLBCL治疗。其他PTL参照相应病理类型进行治疗。

【预后】Ⅰ～Ⅳ期PTL的5年生存率分别为71%、58%、49%和36%。睾丸DLBCL相比同期别的结内DLBCL，侵袭性更强而预后更差。其他不良预后因素包括：晚期、血清白蛋白减少、LDH升高、ECOG PS≥2分、侵犯周围结构（精索、附睾和阴囊）、直径>9cm等。

（陈　玮）

（九）原发性渗出性淋巴瘤

PEL起源于生发中心后B淋巴细胞，是一种侵犯浆膜，以体腔浆液性渗出为主要表现的的大B细胞淋巴瘤，属于DLBCL的特殊亚型。Knowles等在1989年首次报道本病，国内文献多为个例报道。

【流行病学】本病几乎均发生于存在免疫功能缺陷的患者，包括AIDS和器官移植受体者等。最常见于中青年的同性恋或双性恋男性，中位发病年龄41～57岁，约占HIV感染相关淋巴瘤的4%。PEL的发病还被认为可能与HHV-8/卡波西肉瘤相关疱疹病毒（Kaposi sarcoma-associated herpes virus，KSHV）有关，但仍待进一步证实。

【临床表现】典型特征为胸腔、腹盆腔或心包腔大量渗出性积液，症状体征因体腔位置而异。通常仅一个体腔受累，且浆膜病灶不形成肿块，也无淋巴结和器官肿大。约50%患者发病时伴有卡波西肉瘤，少数伴有多中心型Castleman病。

【诊断】PEL以浆膜腔积液起病，故首先需行积液的细胞学检查。积液离心后涂片观察，瘤细胞多形，可见中等至较大的免疫母细胞、浆母细胞或更为间变形态的细胞。核大，圆形或不规则，核仁明显，胞质嗜碱性，有些细胞类似R-S细胞。免疫组化瘤细胞核表达HHV-8相关的潜伏相关性核抗原（latency-associated nuclear antigen，LANA），具有诊断意义。活化浆细胞标志物，如HLA-DR、CD30、CD38、Vs38c、CD138和EMA常阳性，CD19、CD20、CD79a常呈阴性。

【鉴别诊断】需与各种原因的浆膜腔积液相鉴别，脓胸相关性淋巴瘤、其他淋巴瘤侵犯浆膜腔也要除外。

【治疗】常用的一线方案是CHOP和其他CHOP衍生方案，CR率为43%～57%。其他方案包括：剂量调整的EPOCH方案、硼替佐米、来那度胺、雷帕霉素等。由于本病CD20通常呈阴性，利妥昔单抗在PEL的治疗中作用有限。本病常处于AIDS晚期，身体状况可能影响治疗强度。

【预后】预后恶劣，中位生存时间约6个月。常见死因为HIV相关的并发症和淋巴瘤进展。

（陈　玮）

（十）脓胸相关淋巴瘤

脓胸相关淋巴瘤（pyothorax-associated lymphoma，PAL）是NHL的罕见类型，通常发生在长期的肺结核或结核性胸膜炎之后，与EB病毒感染密切相关。Icuih等于1987年首先报道本病，2004年WHO分类将其与渗出性淋巴瘤单独列出。

【流行病学】PAL多继发于长期脓胸（22～50年，平均38年），此类患者有2.2%会发生本病，多见于中老年人，年龄54～73岁（平均64岁），男女性比例约5.2∶1。

【发病机制】PAL可能与EB病毒感染有关，依据是：①全部患者的血清EB病毒抗体滴度均升高；②EB病毒基因组存在于肿瘤细胞核中；③大多数PAL表达EB病毒DNA和EBV潜膜蛋白（latent membrance protein，LMP）。

PAL发生在慢性脓胸的基础上，其人工气胸治疗使胸腔长期暴露于外界，EB病毒感染概率增加，加之慢性脓胸的长期炎症刺激，最终导致PAL。也有创伤后长期非结核性脓胸导致PAL的个案报道。但PAL中有20%患者并无人工气胸，先天的或者获得性免疫缺陷及基因异常也可能是发病因素。

【临床表现】最常见的临床症状有胸背部疼痛和发热，乏力、消瘦、咳嗽、胸闷、呼吸困难、咯血等也较常见。疼痛可放射至腹部、肩部及上臂，部分患者有胸壁肿块及胸壁水肿。部分患者有瘘管形成。实验室检查：CRP升高，结核菌素试验可能阳性，但痰液及病灶处无结核杆菌。患者血清有高滴度EBV抗体、病毒壳抗原的抗体，手术切除后很快下降。血液和胸腔积液中NSE可明显升高，而其他非脓胸淋巴瘤升高通常并不明显，有学者认为可作为PAL治疗效果及转归的重要依据。X线胸片可见胸廓内肺外肿块、胸壁畸形和胸膜钙化，可见厚壁慢性脓肿，肿块可被脓胸病变掩盖。CT可清晰显示脓胸的范围、增厚的胸膜及胸腔内肺外新月形、卵圆形软组织密度肿物，可发现肿大淋巴结及骨质破坏，肿瘤内钙化较为常见。MRI在评估病变范围及肿块是否侵犯胸壁或膈肌，了解纵隔或肺门淋巴结肿大等方面优于CT，但MRI不能发现瘤体钙化。PET-CT在鉴别胸膜良恶性及发现远处转移灶方面比CT有更高的敏感度。

【诊断】确诊需手术或粗针胸膜活检病理检查。大体上，肿瘤体积较大，长径可达15cm，肿瘤无包膜，边界不清，呈灰白色，质地柔软，切面见明显出血、坏死灶。肿瘤常侵犯周围器官，与脓肿壁紧密相连。胸壁纤维化并有不同程度钙化，脓胸壁上见灰黄色质脆物。增厚的胸膜组织可见大量的炎性细胞，包括小淋巴细胞和浆细胞。几乎所有的病例均为非DLBCL，有EB病毒感染而无卡波西肉瘤相关病毒感染的证据。免疫组化：肿瘤细胞CD20和（或）MB-1阳性，CD3和CD45RO阴性。EBNA-2和其蛋白产物、EBV、LMP-1、EBNA-1或EBER-1阳性表达。

【鉴别诊断】本病首先要与肺原发淋巴瘤、PEL相鉴别。

1.胸膜间皮瘤 可以和PAL共存，前者以胸膜为基底，沿着胸膜腔生长，可扩散至整个胸腔，鉴别依赖于病理检查。

2.原发性心脏淋巴瘤 占所有原发性心脏肿瘤的2%，有可能伴发心包积液和（或）胸腔积液。其他的临床表现与肿瘤所在部位有关，但少有发热、贫血及肝脾大。超声心动图、CT和MRI可识别肿瘤大小和浸润范围。几乎所有的心脏淋巴瘤都是B细胞淋巴瘤，DLBCL约占80%，其余亚型包括SLL/CLL和浆细胞淋巴瘤等。

【治疗】早期病例可手术±化疗±放疗，但PAL患者通常为高龄患者，长期的脓胸导致体力状况差，通常不能耐受手术。

化疗多采用CHOP方案，有效率为57%左右。CD20阳性的PAL加用利妥昔单抗或可改善疗效及预后。

放疗包含整个脓胸腔可能使正常的肺组织辐射剂量过大，建议在可耐受的剂量后根据功能影像放射性浓聚增高的区域缩野加量，使局部剂量达到50Gy。

【预后和随访】预后与体力状况、性别、血清LDH水平及分期有关，病期是最重要的预后因素，Ⅰ期和Ⅱ期患者近67%可以治愈，而Ⅲ期和Ⅳ期患者的5年生存率只有15%。女性预后好于男性。

完成根治性治疗后第一年3个月1次，第二年每6个月1次，3年以上每年1次复查。复查内容包括血常规、肝肾功能、LDH、β_2微球蛋白、EKG、胸腹部脏器影像学检查。没有获得根治的病例，检查内容及间隔视病情需要而定。

（鲍　健）

（十一）淋巴瘤样肉芽肿

淋巴瘤样肉芽肿（1ymphomatoid granulomatosis，LYG）起源于EB病毒诱导转化的成熟B淋巴细胞，是一种罕见的，好发于结外，以血管为中心并伴血管破坏为主要表现的淋巴增殖性疾病。Liebow等在1972年首次报道。

【发病机制】LYG与EB病毒感染高度相关，器官移植、HIV感染等免疫缺陷患者是本病的高危人群。

【流行病学】好发于免疫功能缺陷的群体，30～50岁的成年患者为主，最小2.5岁，最大85岁，男性多见（男女之比>2∶1）。欧美发病率高于亚洲。

【临床表现】本病多数呈侵袭性过程，可侵犯多个器官或脏器。90%发生于肺部并为首发表现，影像学检查可见多发、大小不等的结节，常累及双侧肺，咳嗽、呼吸困难或胸痛为常见症状。约40%有CNS受累，可表现为失语、运动失调、偏瘫、抽搐等，周围神经受累可表现为感觉异常、关节痛和肌痛。34%有皮肤受累，以皮下结节多见，有时伴坏死和溃疡。肾脏（19%）、肝（17%）均可累及而有相应的实验室及影像学异常，少数源于胃肠道可表现为出血或穿孔，但淋巴结和脾很少受侵犯。如出现淋巴结肿大和全身症状（如发热、体重下降、乏力等），要警惕DLBCL转化。

影像学检查可见两肺沿支气管血管束分布的多发结节灶，直径1～8cm，边缘模糊。部分病例可见结节中央坏死伴空洞，周围磨玻璃样低密度结节（晕影征），少数表现为片状浸润阴影。20%仅有单侧肺受累，8%～33%的病例可累及胸膜并出现胸腔积液。中枢神经系统侵犯常表现为脑实质内单发或多发病变，大脑、小脑、脑干、基底节均可累及，MRI T_1WI 呈低信号，T_2WI 呈高信号，增强扫描呈环状、多发点状或线性强化，但均难以和胶质瘤、脑转移瘤相区别。

【病理学】典型的组织学表现是血管中心坏死性肉芽肿、多形性淋巴细胞浸润和血管炎的组织学三联征。组织学分级对于判断侵袭性和鉴别诊断十分重要：I级：多形性淋巴细胞浸润，少见转化的大淋巴细胞，EB病毒感染细胞（<5个/HPF），坏死不多见，侵袭性弱；Ⅱ级：多形性淋巴细胞背景下散在EB病毒感染细胞（5～50个/HPF），灶性坏死常见，有一定侵袭性。I级和Ⅱ级被视为生物学行为未定肿瘤，ICD-O编码9766/1；Ⅲ级：成片的EB病毒感染的非典型大B细胞（>50个/HPF），坏死灶广泛存在，侵袭性强，被视为EB病毒阳性的DLBCL，ICD-O编码9766/3。LYG通常阳性表达CD20、CD79a，部分表达CD30、LMP1、EBNA2，CD15通常阴性。

【鉴别诊断】多部位受累的LYG要与韦格纳肉芽肿、结节性多动脉炎、显微镜下多血管炎等相鉴别；以肺部病灶为主要表现时，要与结核、肺癌、肺转移癌、感染性肉芽肿等相鉴别。

1.韦格纳肉芽肿　发病部位、年龄、X线表现和组织形态学均与本病类似。但韦格纳肉芽肿多侵犯上呼吸道，侵犯肾脏时以肾小球肾炎为主要表现，CNS侵犯少见，见第22章第十六节。

2.结节性多动脉炎　系主要累及中小动脉的坏死性血管炎，发病人群以中青年为主，以肾脏、心脏、皮肤、外周神经受累常见。发热、体重下降、肌痛、关节痛等症状常见，肾脏受累以肾小球肾炎为主要表现。

3.血管免疫母细胞淋巴结病、显微镜下多血管炎　见本章第二节Castleman病的鉴别诊断部分。

病理诊断要重点与肺MALT淋巴瘤、EB病毒阳性的DLBCL、血管免疫母细胞性T细胞淋巴瘤、血管内大B细胞淋巴瘤、富于T细胞/组织细胞的大B细胞淋巴瘤等相鉴别。特别需要鉴别的还有鼻型结外NK/T细胞淋巴瘤，其生长方式也常为血管破坏性，且同样与EBV有关。

【治疗】局限性病灶可考虑手术或ISRT。组织学分级I、Ⅱ级，无症状和进展缓慢的患者可考虑随访观察，酌情使用糖皮质激素（泼尼松，常用剂量为1mg/kg，隔天1次）或干扰素（干扰素-α，750万U，皮下注射，3次/周，每1～2周重复，持续1年）。Ⅲ级、快速进展或复发/难治性I、Ⅱ级LYG参照DLBCL治疗，R-CHOP及其衍生方案的ORR和CR率分别在60%和30%左右。CNS受累者参照PCNSL治疗。纳武单抗治疗EBV阳性的B细胞淋巴增殖性疾病（包括本病）临床研究正在进行中。

【预后】自然病程不定，少数I级病例未经治疗可自发缓解，大多数患者中位生存时间14个月，约94%的病例在诊断后3年内死亡，死亡原因多为呼吸衰竭、感染、中枢神经系统病变等。但有报道，化学免疫治疗可使5年存活率达到70%。组织学分级越高，预后越差，I级和Ⅱ级病变者分别有1/3和2/3的概率进展为侵袭性淋巴瘤。除此之外，年龄>25岁、CNS病变、白细胞增多、肝脾大、B症状等也是不良因素。

【随访】参照DLBCL。

（芦东徽　陈　玮）

（审稿　张明智　冯振中）

参考文献

陈定宝, 沈丹华, 张焕, 等. 脾淋巴造血组织肿瘤的临床病理学特征. 中华病理学杂志, 2017, 46(11):775-781.

陈青, 朱璐婷, 岑溪南, 等. 不同病理类型淋巴瘤骨髓侵犯的发生率. 中国实验血液学杂志, 2018, 26(3): 765-771.

陈燕坪, 陈刚, 谢建兰, 等. EB病毒阳性的皮肤黏膜溃疡临床病理学特征分析. 中华病理学杂志, 2017, 46(4):261-262.

董菲, 庞萌, 郑东, 等. 原发甲状腺淋巴瘤的临床特征及预后. 肿瘤防治研究, 2019, 46(6):515-518.

董晓荣, 伍钢. 原发结外淋巴瘤的特殊表现和处理//林桐榆, 朱军, 高子芬. 恶性淋巴瘤诊断治疗学. 北京:人民卫生出版社, 2013:645-646.

付欣, 杨莉, 王哲. 浆膜腔淋巴瘤21例临床病理分析. 诊断病理学杂志, 2018, 25(1):7-11.

傅思莹, 齐庆, 李秋燕, 等. 儿童种痘水疱病样淋巴组织增生性疾病临床病理分析. 临床与实验病理学杂志, 2017, 33(9):64-68.

黄嘉佳, 李志铭, 林桐榆. 淋巴瘤的病因学和流行病学//林瑜桐. 恶性淋巴瘤诊断治疗学. 北京:人民卫生出版社, 2013:3-16.

李菁原, 卢兴国. 成熟B细胞淋巴瘤的复杂性与细胞形态学. 诊断学理论与实践, 2017, 16(5):108-111.

李小秋, 李甘地, 高子芬, 等. 中国淋巴瘤亚型分布:国内多中心性病例10 002例分析. 诊断学理论与实践, 2012, 11(2):111-115.

平凌燕, 宋玉琴, 郑文, 等. 99例原发肠道恶性淋巴瘤患者的临床特征、诊治及预后分析. 中华血液学杂志, 2017, 38(3):231-236.

乔佳, 卢瑞南, 王莉, 等. 原发皮肤滤泡中心细胞淋巴瘤一例报告及文献复习. 中华血液学杂志, 2018, 39(4):328-330.

石远凯. 中国恶性淋巴瘤的流行病学//姜文奇, 王华庆, 高子芬, 等. 淋巴瘤诊疗学. 北京:人民卫生出版社, 2017:2-4.

王维虎, 李晔雄. 结外原发淋巴瘤//李晔雄. 肿瘤放射治疗学. 第5版. 北京:中国协和医科大学出版社, 2018:1010-1042.

魏淑飞, 徐晓, 汪亮亮, 等. Paget样网状细胞增生症临床病理观察. 诊断病理学杂志, 2018, 25(2):126-128.

夏云飞. 淋巴瘤的放射治疗//姜文奇. 淋巴瘤诊疗学. 北京:人民卫生出版社, 2017:47-59.

徐勇刚, 刘清峰, 吴润叶, 等. 200例原发韦氏环弥漫大B细胞淋巴瘤的治疗及预后. 中华放射肿瘤学杂志, 2015, 24(4):382-386.

杨珍珍, 张明智, 张旭东, 等. 原发性骨淋巴瘤临床特点及预后分析. 白血病•淋巴瘤, 2017, 26(9):519-522.

于刚, 崔潇, 王铮, 等. 咽喉部淋巴瘤的临床分析. 中国耳鼻咽喉颅底外科杂志, 2016, 22(5):388-392.

张盛箭, 何慕真, 郑璐琳, 等. 原发性乳腺淋巴瘤的影像学及临床病理学特征. 中华肿瘤杂志, 2016, 38(7):521-525.

张筱雁, 温蓬飞, 王琳. 肉芽肿性皮肤松弛症. 临床皮肤科杂志, 2018, 47(1):31-34.

张秀梅, 农琳, 冉旭, 等. 甲状腺淋巴瘤临床病理及超声特征分析. 中华医学杂志, 2017, 97(37):2936-2939.

张子璐, 许宏, 崔中光, 等. 原发性眼内淋巴瘤诊疗进展. 临床血液学杂志, 2017, 30(3):245-248.

郑慧, 李蓉, 车国柱, 等. 脂膜炎55例临床特点分析及文献复习. 中华风湿病学杂志, 2019, 23(6):378-381.

中国康复医学会皮肤病康复专业委员会, 中国医学装备协会皮肤病与皮肤美容分会光医学治疗装备学组. 紫外线治疗皮肤病临床应用专家共识. 中华皮肤科杂志, 2019, 52(12):872-877.

中国抗癌协会血液肿瘤专业委员会, 中华医学会血液学分会白血病淋巴瘤血组, 中国抗淋巴瘤联盟. 淋巴浆细胞淋巴瘤/华氏巨球蛋白血症诊断与治疗中国专家共识(2016年版). 中华血液学杂志, 2016, 37(9):729-734.

中国抗癌协会血液肿瘤专业委员会. 流式细胞学在非霍奇金淋巴瘤诊断中的应用专家共识. 中华病理学杂志, 2017, 46(4):217-222.

中国临床肿瘤学会, 中华医学会血液学分会, 中国医师协会肿瘤医师考核委员会. 淋巴瘤免疫化疗HBV再激活预防和治疗中国专家共识. 临床肿瘤学杂志, 2013, 18(10):935-942.

中国临床肿瘤学会指南工作委员会. 中国临床肿瘤学会(CSCO)淋巴瘤诊疗指南2020. 北京:人民卫生出版社, 2020.

中华医学会核医学分会PET与分子影像学组. 淋巴瘤 ^{18}F-FDG PET/CT显像临床应用指南（2016版）. 中华核医学与分子影像杂志, 2016, 36(5):458-460.

中华医学会血液学分会, 中国抗癌协会淋巴瘤专业委员会, 中华医学会肝病学分会. 中国淋巴瘤合并HBV感染患者管理专家共识. 中华血液学杂志, 2013, 34(11):988-993.

中华医学会血液学分会、中国抗癌协会血液肿瘤专业委员会. 中国B细胞慢性淋巴增殖性疾病诊断专家共识（2014年版）. 中华血液学杂志, 2014, 35(4):367-370.

周智俊, 谢建兰, 韦萍, 等. 原发性乳腺淋巴瘤类型构成与预后分析. 中华病理学杂志, 2017, 46(9):618-622.

Abramson JS. Diagnosis and management of Castleman disease. J Natl Compr Canc Netw, 2019, 17(11.5):1417-1419.

Advani P, Paulus A, Ailawadhi S. Updates in prognostication and treatment of Waldenstrom's macroglobulinemia. Hematol Oncol Stem Cell Ther, 2019, 12(4):179-188.

Ajani JA, Haejin In, Sano T, et al. Stomach//Amin MB. AJCC Cancer staging manual. 8th ed. Chicago:American College of Surgeons, 2018:203-220.

Al-Hamadani M, Habermann TM, Cerhan JR, et al. Non-

Hodgkinlymphoma subtype distribution, geodemographic patterns, and survival in the US: a longitudinal analysis of the National Cancer Data Base from 1998 to 2011. Am J Hematol, 2015, 90(9):790-795.

Ansell SM, Minnema MC, Johnson P, et al. Nivolumab for relapsed/refractory diffuse large B-cell lymphoma in patients ineligible for or having failed autologous transplantation: a single-arm, phase II study. J Clin Oncol, 2019, 37(6): 481-489.

Arber DA, Orazi A, Hasserjian R, et al. The 2016 revision to the World Health Organization classification of myeloid neoplasms and acute leukemia. Blood, 2016, 127(20):2391-2405.

Arcaini L, Rossi D, Paulli M. Splenic marginal zone lymphoma: from genetics to management. Blood, 2016, 127(17):2072-2081.

Arcaini L, Vallisa D, Rattotti S, et al. Antiviral treatment in patients with indolent B-cell lymphomas associated with HCV infection: a study of the Fondazione Italiana Linfomi. Ann Oncol, 2014, 25(7):1404-1410.

Armand P, Rodig S, Melnichenko V, et al. Pembrolizumab in relapsed or refractory primary mediastinal large B-cell lymphoma. J Clin Oncol, 2019, 37(34): 3291-3299.

Arora N, Gupta A, Sadeghi N. Primary effusion lymphoma: current concepts and management. Curr Opin in Pulm Med, 2017, 23(4):365-370.

Ayyappan S, William BM. Marginal zone lymphoma: Clinicopathologic variations and approaches to therapy. Curr Oncol Rep, 2018, 20(4):33.

Barrington SF, Mikhaeel NG, Kostakoglu L, et al. Role of imaging in the staging and response assessment of lymphoma: consensus of the International Conference on Malignant Lymphomas Imaging Working Group. J Clin Oncol, 2014, 32(27):3048-3058.

Berti E, Gaulard P, Willemze R, et al. Primary cutaneous CD8+ aggressive epidermotropic cytotoxic T-cell lymphoma//Swerdlow SH, Campo E, Harris NL, et al. WHO classification of tumours of haematopoietic and lymphoid tissues. 4th ed. Lyon:IARC, 2017:399-400.

Borowitz MJ, Chan JK, Bene MC, et al. T-lymphoblastic leukaemia/lymphoma//Swerdlow SH, Campo E, Harris NL, et al. WHO classification of tumours of haematopoietic and lymphoid tissues. 4th ed. Lyon:IARC, 2017:209-213.

Borowitz MJ, Chan JK, Downing JR, et al. B-lymphoblastic leukaemia/lymphoma, not otherwise specified(NOS)// Swerdlow SH, Campo E, Harris NL, et al. WHO classification of tumours of haematopoietic and lymphoid tissues. 4th ed. Lyon:IARC, 2017:200-202.

Campo E, Stein H, Harris NL. Plasmablastic lymphoma// Swerdlow SH, Campo E, Harris NL, et al. WHO classification of tumours of haematopoietic and lymphoid tissues. 4th ed. Lyon:IARC, 2017:321-322.

Cerroni L, Sander CA, Smoller BR, et al. Mycosis fungoides//Swerdlow SH, Campo E, Harris NL, et al. WHO classification of tumours of haematopoietic and lymphoid tissues. 4th ed. Lyon:IARC, 2017:385-389.

Chan JKC, Aozasa K, Gaulard P. Diffuse large B-cell lymphoma associated with chronic inflammation// Swerdlow SH, Campo E, Harris NL, et al. WHO classification of tumours of haematopoietic and lymphoid tissues. 4th ed. Lyon:IARC, 2017:309-311.

Chan JKC, Burke JS, Ferry JA, et al. Primary thyroid lymphoma//Lloyd RV, Osamura RY, Kloppel G, et al. WHO classification of tumours of endocrine organs. 4th ed. Lyon:IARC, 2017:137-138.

Chan JKC, Quintanilla-Martinez L, Ferry JA. Extranodal NK/T-cell lymphoma, nasal type//Swerdlow SH, Campo E, Harris NL, et al. WHO classification of tumours of haematopoietic and lymphoid tissues. 4th ed. Lyon:IARC, 2017:368-371.

Cheson BD, Fisher RI, Barrington SF, et al. Recommendations for initial evaluation, staging, and response assessment of Hodgkin and non-Hodgkin lymphoma: the Lugano classification. J Clin Oncol, 2014, 32(27):3059-3068.

Cook JR, Isaacson PG, Chott A, et al. Extranodal marginal zone lymphoma of mucosa-associated lymphoid tissue (MALT lymphoma)// Swerdlow SH, Campo E, Harris NL, et al. WHO classification of tumours of haematopoietic and lymphoid tissues. 4th ed. Lyon:IARC, 2017:259-262.

Copie-Bergman C, Wotherspoon AC, Capella C, et al. Gela histological scoring system for post-treatment biopsies of patients with gastric MALT lymphoma is feasible and reliable in routine practice. Br J Haematol, 2012, 160(1):47-52.

Cortelazzo S, Ferreri A, Hoelzer D. Lymphoblastic lymphoma. Crit Rev Oncol Hematol, 2017, 113(5):304-317.

Damasco F, Akilov OE. Rare cutaneous T-cell lymphomas. Hematol Oncol Clin North Am, 2019, 33(1):135-148.

Del Gobbo A, Fiori S, Ercoli G, et al. Primary soft tissue lymphomas: description of seven cases and review of the literature. Pathol Oncol Res, 2017, 23(2):281-286.

Ding W, LaPlant BR, Call TG, et al. Pembrolizumab in patients with CLL and Richter transformation or with relapsed CLL. Blood, 2017, 129(26):3419-3427.

Dispenzieri A. POEMS syndrome: 2017 update on diagnosis, risk stratification, and management. Am J Hematol, 2017, 92(8):814-829.

Dogan A, Gaulard P, Jaffe ES, et al. Angioimmunoblastic T-cell lymphoma and other nodal lymphomas of T follicular helper cell origin//Swerdlow SH, Campo E, Harris NL, et al. WHO classification of tumours of haematopoietic and lymphoid tissues. 4th ed. Lyon:IARC, 2017:407-412.

Doren EL, Miranda RN, Selber JC, et al. U.S. Epidemiology of breast implant-associated anaplastic large cell lymphoma. Plast Reconstr Surg, 2017, 139(5):1042-1050.

EI-Fattah MA. Clinical characteristics and survival outcome of primary effusion lymphoma: a review of 105 patients. Hematol Oncol, 2017, 35(4): 878-883.

Falini B, Lamant-Rochaix L, Campo E, et al. Anaplastic large cell lymphoma, ALK-positive//Swerdlow SH, Campo E, Harris NL, et al. WHO classification of tumours of haematopoietic and lymphoid tissues. 4th ed. Lyon:IARC, 2017:413-418.

Ferreri AJ, Blay JY, Reni M, et al. Prognostic scoring system for primary CNS lymphomas: the International Extranodal Lymphoma Study Group experience. J Clin Oncol, 2003, 21(2):266-272.

Ferry JA. Haematolymphoid tumours//Moch H, Humphrey PA, Ulbright TM, et al. WHO classification of tumours of the urinary system and male genital organs. 4th ed. Lyon:IARC, 2016:240-244.

Foss FM, Girardi M. Mycosis fungoides and sezary syndrome. Hematol Oncol Clin North Am, 2017, 31(2):297-315.

Gaulard P, Berti E, Willemze R, et al. Primary cutaneous CD4+ small/medium T-cell lymphoproliferative disorder//Swerdlow SH, Campo E, Harris NL, et al. WHO classification of tumours of haematopoietic and lymphoid tissues. 4th ed. Lyon:IARC, 2017:401-402.

Gaulard P, Berti E, Willemze R, et al. Primary cutaneous gamma delta T-cell lymphoma//Swerdlow SH, Campo E, Harris NL, et al. WHO classification of tumours of haematopoietic and lymphoid tissues. 4th ed. Lyon:IARC, 2017:397-399.

Gaulard P, Harris NL, Pileri SA, et al. Primary mediastinal(thymic) large B-cell lymphoma//Swerdlow SH, Campo E, Harris NL, et al. WHO classification of tumours of haematopoietic and lymphoid tissues. 4th ed. Lyon:IARC, 2017:314-316.

Gaulard P, Jaffe ES, Krenacs L, et al. hepatosplenic T-cell lymphoma//Swerdlow SH, Campo E, Harris NL, et al. WHO classification of tumours of haematopoietic and lymphoid tissues. 4th ed. Lyon:IARC, 2017:381-382.

Gaulard P, Swerdlow SH, Harris NL, et al. EBV-positive mucocutaneous ulcer//Swerdlow SH, Campo E, Harris NL, et al. WHO classification of tumours of haematopoietic and lymphoid tissues. 4th ed. Lyon:IARC, 2017:307-308.

Harris NL, Arber DA, Campo E, et al. Introduction to the WHO classification of tumours of haematopoietic and lymphoid tissues//Swerdlow SH, Campo E, Harris NL, et al. WHO classification of tumours of haematopoietic and lymphoid tissues. 4th ed. Lyon:IARC, 2017:10-12.

Harris NL, Jaffe ES. Lymphoid and haematopoietic tumours//Lakhani SR, Ellis IO, Schnitt SJ, et al. WHO classification of tumours of the breast. 4th ed. Lyon:IARC, 2012:156-160.

Heegaard S, Chevez-Barrios P, White Valerie A, et al. Ocular adnexal lymphoma//Amin MB. AJCC Cancer staging manual. 8th ed. Chicago:American College of Surgeons, 2018:857-862.

illomze R, Paulli M, Kadin ME, et al. Primary cutaneous CD30-positive T-cell lymphoproliferative disorders//Swerdlow SH, Campo E, Harris NL, et al. WHO classification of tumours of haematopoietic and lymphoid tissues. 4th ed. Lyon:IARC, 2017:392-396.

Iqbal M, Reljic T, Ayala E, et al. Efficacy of allogeneic hematopoietic cell transplantation in cutaneous T cell lymphoma: results of a systematic review and meta-analysis. Biol Blood Marrow Transplant, 2020, 26(1):76-82.

Jaffe ES, Campo E, Harris NL, et al. Introduction and overview of the classification of lymphoid neoplasms//Swerdlow SH, Campo E, Harris NL, et al. WHO classification of tumours of haematopoietic and lymphoid tissues. 4th ed. Lyon:IARC, 2017:190-198.

Jaffe ES, Chott A, Ott G, et al. Intestinal T-cell lymphoma//Swerdlow SH, Campo E, Harris NL, et al. WHO classification of tumours of haematopoietic and lymphoid tissues. 4th ed. Lyon:IARC, 2017:372-377.

Jaffe ES, Gaulard P, Cerroni L. Subcutaneous panniculitis-like T-cell lymphoma//Swerdlow SH, Campo E, Harris NL, et al. WHO classification of tumours of haematopoietic and lymphoid tissues. 4th ed. Lyon:IARC, 2017:383-385.

Jeudy J, Burke AP, Frazier AA. Cardiac lymphoma. Radiol Clin N Am, 2016, 54(4):689-710.

Jing XM, Yu JR, Luo YK, et al. Clinical characteristics and prognosis of primary Waldeyer's ring and lymph node diffuse large B-cell lymphoma in the rituximab era. Leuk Res, 2017, 60(9):89-93.

Kameoka Y, Takahashi N, Itou S, et al. Analysis of

clinical characteristics and prognostic factors for angioimmunoblastic T-cell lymphoma. Int J Hematol, 2015, 101(6):536-542.

Kim YH, Willemze R, Pimpinelli N, et al. TNM classification system for primary cutaneous lymphomas other than mycosis fungoides and Sezary syndrome: a proposal of the International Society for Cutaneous Lymphomas (ISCL) and the Cutaneous Lymphoma Task Force of the European Organization of Research and Treatment of Cancer (EORTC). Blood, 2007, 110(2): 479-484.

Kligerman SJ, Auerbach A, Franks TJ, et al. Castleman disease of the thorax: clinical, radiologic, and pathologic correlation: from the radiologic pathology archives. Radiographics, 2016, 36(5):1309-1332.

Kluin PM, Deckert M, Ferry JA, et al. Primary diffuse large B-cell lymphoma of the CNS//Swerdlow SH, Campo E, Harris NL, et al. WHO classification of tumours of haematopoietic and lymphoid tissues. 4th ed. Lyon:IARC, 2017:300-302.

Kluin PM, Harris NL, Stein H, et al. High-grade B-cell lymphoma//Swerdlow SH, Campo E, Harris NL, et al. WHO classification of tumours of haematopoietic and lymphoid tissues. 4th ed. Lyon:IARC, 2017:335-341.

Kwong YL, Chan TSY, Tan D, et al. PD1 blockade with pembrolizumab is highly effective in relapsed or refractory NK/T-cell lymphoma failing l-asparaginase. Blood, 2017, 129(17):2437-2442.

Laurent C, Delas A, Gaulard P, et al. Breast implant-associated anaplastic large cell lymphoma: two distinct clinicopathological variants with different outcomes. Ann Oncol, 2016, 27(2):306-314.

Leoncini L, Campo E, Stein H, et al. Burkitt-like lymphoma with 11q aberration//Swerdlow SH, Campo E, Harris NL, et al. WHO classification of tumours of haematopoietic and lymphoid tissues. 4th ed. Lyon:IARC, 2017:334.

Leoncini L, Campo E, Stein H, et al. Primary cutaneous CD30-positive T-cell lymphoproliferative disorders//Swerdlow SH, Campo E, Harris NL, et al. WHO classification of tumours of haematopoietic and lymphoid tissues. 4th ed. Lyon:IARC, 2017:392-396.

Leoncini L, Campo E, Stein H, et al. Burkitt lymphoma//Swerdlow SH, Campo E, Harris NL, et al. WHO classification of tumours of haematopoietic and lymphoid tissues. 4th ed. Lyon:IARC, 2017:330-334.

Lesokhin AM, Ansell SM, Armand P, et al. Nivolumab in patients with relapsed or refractory hematologic malignancy: preliminary results of a phase Ib study. J Clin Oncol, 2016, 34(23):2698-2704.

Martelli M, Ferreri A, Di Rocco A, et al. Primary mediastinal large B-cell lymphoma. Crit Rev Oncol Hematol, 2017, 113(5):318-327.

Melani C, Jaffe ES, Wilson WH. Pathobiology and treatment of lymphomatoid granulomatosis, a rare EBV-driven disorder. Blood, 2020, 135(16):1344-1352.

Miranda RN, Khoury JD, Medeiros L. ALK-Positive Large B-Cell Lymphoma//Atlas of Lymph Node Pathology. Springer New York, 2013:251-255.

Morel P, Duhamel A, Gobbi P, et al. International prognostic scoring system for Waldenstrom macroglobulinemia. Blood, 2009, 113(18):4163-4170.

Nakajima S, Okada T, Yamamoto A, et al. Differentiation between primary central nervous system lymphoma and glioblastoma: a comparative study of parameters derived from dynamic susceptibility contrast-enhanced perfusion-weighted MRI. Clin Radiol, 2015, 70(12):1393-1399.

Nakamura S, Ponzoni M, Campo E, et al. ALK-positive large B-cell lympoma//Swerdlow SH, Campo E, Harris NL, et al. WHO classification of tumours of haematopoietic and lymphoid tissues. 4th ed. Lyon:IARC, 2017:319-320.

Nakamura S, Ponzoni M, Campo E, et al. Intravascular large B-cell lymphoma//Swerdlow SH, Campo E, Harris NL, et al. WHO classification of tumours of haematopoietic and lymphoid tissues. 4th ed. Lyon:IARC, 2017:317-318.

National Comprehensive Cancer Network (NCCN) clinical practice guidelines in oncology: B-cell lymphomas. V.2.2020. Available at: https://www.nccn.org/professionals/physician_gls/pdf/b-cell.pdf.

National Comprehensive Cancer Network (NCCN) clinical practice guidelines in oncology: T-cell lymphomas. V1.2020. Available at: https://www.nccn.org/professionals/physician_gls/pdf/t-cell.pdf.

National Comprehensive Cancer Network (NCCN) clinical practice guidelines in oncology: acute lymphoblastic leukemia. V1.2020. Available at: https://www.nccn.org/professionals/physician_gls/pdf/all.pdf.

National Comprehensive Cancer Network (NCCN) clinical practice guidelines in oncology: central nervous system cancers. V3.2020. Available at: https://www.nccn.org/professionals/physician_gls/f_guidelines.asp.

National Comprehensive Cancer Network (NCCN) clinical practice guidelines in oncology: primary cutaneous lymphomas. V.2.2020. Available at: https://www.nccn.org/professionals/physician_gls/pdf/primary_cutaneous.pdf.

National Comprehensive Cancer Network (NCCN) clinical practice guidelines in oncology: Waldenstrom macroglobulinemia/lymphoplasmacytic lymphoma.

V2.2020. Available at: https://www.nccn.org/professionals/ physician_gls/pdf/waldenstroms.pdf.

Nayak L, Iwamoto FM, LaCasce A, et al. PD-1 blockade with nivolumab in relapsed/refractory primary central nervous system and testicular lymphoma. Blood, 2017, 129(23):3071-3073.

Olsen EA, Whittaker S, Kim YH, et al. Clinical end points and response criteria in mycosis fungoides and Sezary syndrome: a consensus statement of the International Society for Cutaneous Lymphomas, the United States Cutaneous Lymphoma Consortium, and the Cutaneous Lymphoma Task Force of the European Organisation for Research and Treatment of Cancer. J Clin Oncol, 2011, 29(18):2598-2607.

Olszewska-Szopa M, Wrobel T. Gastrointestinal non-Hodgkin lymphomas. Adv Clin Exp Med, 2019, 28(8): 1119-1124.

Ondrejka S, Jagadeesh D. Enteropathy-associated T-cell lymphoma. Curr Hematol Malig Rep, 2016, 11(6):504-513.

Owen RG, Treon SP, Al-Katib A, et al. Clinicopathological definition of Waldenstrom's macroglobulinemia: consensus panel recommendations from the Second International Workshop on Waldenstrom's macroglobulinemia. Semin Oncol, 2003, 30(2): 110-115.

Pavlidis ET, Pavlidis TE. A review of primary thyroid lymphoma: molecular factors, diagnosis and management. J Invest Surg, 2019, 32(2):137-142.

Petrella T, Gaulard P, Berti E, et al. Primary cutaneous acral CD8+ T-cell lymphoma//Swerdlow SH, Campo E, Harris NL, et al. WHO classification of tumours of haematopoietic and lymphoid tissues. 4th ed. Lyon:IARC, 2017:400-401.

Pileri SA, Weisenburger DD, Sng I, et al. Peripheral T-cell lymphoma, NOS//Swerdlow SH, Campo E, Harris NL, et al. WHO classification of tumours of haematopoietic and lymphoid tissues. 4th ed. Lyon:IARC, 2017:403-407.

Piris MA, Isaacson PG, Swerdlow SH, et al. Splenic marginal zone lymphoma//Swerdlow SH, Campo E, Harris NL, et al. WHO classification of tumours of haematopoietic and lymphoid tissues. 4th ed. Lyon:IARC, 2017:223-225.

Pittaluga S, Wilson WH, Jaffe ES. Lymphomatoid granulomatosis//Swerdlow SH, Campo E, Harris NL, et al. WHO classification of tumours of haematopoietic and lymphoid tissues. 4th ed. Lyon:IARC, 2017:312-314.

Quintanilla-Martinez L, Ko YH, Kimura H, et al. EBV-positive T-cell and NK-cell lymphoproliferative diseases of childhood//Swerdlow SH, Campo E, Harris NL, et al. WHO classification of tumours of haematopoietic and lymphoid tissues. 4th ed. Lyon:IARC, 2017:355-363.

Raj SD, Shurafa M, Shah Z, et al. Primary and secondary breast lymphoma: clinical, pathologic, and multimodality imaging review. Radiographics, 2019, 39(3):610-625.

Rajyaguru DJ, Bhaskar C, Borgert AJ, et al. Intravascular large B-cell lymphoma in the United States (US): a population-based study using Surveillance, Epidemiology, and End Results program and National Cancer Database. Leuk Lymphoma, 2017, 58(9):1-9.

Rohatiner A, d'Amore F, Coiffier B, et al. Report on a workshop convened to discuss the pathological and staging classifications of gastrointestinal tract lymphoma. Ann Oncol, 1994, 5(5):397-400.

Said J, Cesarman E. Primary effusion lymphoma//Swerdlow SH, Campo E, Harris NL, et al. WHO classification of tumours of haematopoietic and lymphoid tissues. 4th ed. Lyon:IARC, 2017:323-324.

Saleh K, Michot JM, Camara-Clayette V, et al. Burkitt and Burkitt-Like lymphomas: a systematic review. Curr Oncol Rep, 2020, 22(4):33.

Sassone M, Ponzoni M, Ferreri A. Ocular adnexal marginal zone lymphoma: clinical presentation, pathogenesis, diagnosis, prognosis, and treatment. Best Pract Res Clin Haematol, 2017, 30(1-2):118-130.

Shbib DB, Lena S, Joachim Y. Lymphoblastic lymphoma: guidelines from the international Lymphoma Radiation Oncology Group (ILROG). Int J Radiat Oncol Biol Phys, 2018, 102(3):508-514.

Swerdlow SH, Campo E, Pileri SA, et al. The 2016 revision of the World Health Organization classification of lymphoid neoplasms. Blood, 2016, 127(20):2375-2390.

Swerdlow SH, Campo E, Seto M, et al. Mantle cell lymphoma//Swerdlow SH, Campo E, Harris NL, et al. WHO classification of tumours of haematopoietic and lymphoid tissues. 4th ed. Lyon:IARC, 2017:285-290.

Swerdlow SH, Cook JR, Sohani AR, et al. Lympho-plasmacytic lymphoma//Swerdlow SH, Campo E, Harris NL, et al. WHO classification of tumours of haematopoietic and lymphoid tissues. 4th ed. Lyon:IARC, 2017:232-235.

Teckie S, Yahalom. Primary intraocular lymphoma: treatment outcomes with ocular radiation therapy alone. Leuk Lymphoma, 2014, 55(4):795-801.

Turner SD, Lamant L, Kenner L, et al. Anaplastic large cell lymphoma in paediatric and young adult patients. Br J Haematol, 2016, 173(4):560-572.

Uldrick TS, Polizzotto MN, Yarchoan R. Recent advances in Kaposi sarcoma herpesvirus-associated multicentric Castleman disease. Curr Opin Oncol, 2020, 24(5):495-505.

Whittaker SJ, Cerroni L, Willemze R, et al. Sézary syndrome//Swerdlow SH, Campo E, Harris NL, et al.

WHO classification of tumours of haematopoietic and lymphoid tissues. 4th ed. Lyon:IARC, 2017:390-391.

Willemze R, Cerroni L, Kempf W, et al. The 2018 update of the WHO-EORTC classification for primary cutaneous lymphomas. Blood, 2019, 133(16):1703-1714.

Willemze R, Swerdlow SH, Harris NL, et al. Primary cutaneous follicle centre lymphoma//Swerdlow SH, Campo E, Harris NL, et al. WHO classification of tumours of haematopoietic and lymphoid tissues. 4th ed. Lyon:IARC, 2017:282-284.

Willemze R, Vergier B, Duncan LM, et al. Primary cutaneous diffuse large B-cell lymphoma, leg type//Swerdlow SH, Campo E, Harris NL, et al. WHO classification of tumours of haematopoietic and lymphoid tissues. 4th ed. Lyon:IARC, 2017:303-304.

Xing KH, Kahlon A, Skinnider BF, et al. Outcomes in splenic marginal zone lymphoma: analysis of 107 patients treated in British Columbia. Br J Haematol, 2015, 169(4): 520-527.

Xu H, Yao F. Primary testicular lymphoma: a SEER analysis of 1,169 cases. Oncol Lett, 2019, 17(3):3113-3124.

Yabe M, Medeiros LJ, Tang G, et al. Prognostic factors of hepatosplenic T-cell Lymphoma: clinicopathologic study of 28 cases. Am J Surg Pathol, 2016, 40(5):676-688.

Yabe M, Medeiros LJ, Wang SA, et al. Clinicopathologic, immunophenotypic, cytogenetic, and molecular features of γδ T-cell large granular lymphocytic leukemia: an analysis of 14 patients suggests biologic differences with γδ T-cell large granular lymphocytic leukemia. Am J Clin Pathol, 2015, 144(4):607-619.

Yahalom J, Illidge T, Specht L, et al. Modern radiation therapy for extranodal lymphomas: field and dose guidelines from the International Lymphoma Radiation Oncology Group. Int J Radiat Oncol Biol Phys, 2015, 92(1):11-31.

Zinzani PL, Santoro A, Gritti G, et al. Nivolumab combined with brentuximab vedotin for relapsed/refractory primary mediastinal large B-cell lymphoma: efficacy and safety from the phase II CheckMate 436 study. J Clin Oncol, 2019, 37(33): 3081-3089.

Zucca E, Arcaini L, Buske C, et al. Marginal zone lymphomas: ESMO Clinical Practice Guidelines for diagnosis, treatment and follow-up. Ann Oncol, 2020, 31(1):17-29.

第 12 章

浆细胞肿瘤

浆细胞是B淋巴细胞在抗原刺激下分化增殖而形成的终末细胞，它不再参与血液循环，而是停留在淋巴结、胸腺、脾、肠黏膜和骨髓等组织中。浆细胞特异性表达浆细胞抗原-1，而mIg、MHC Ⅱ类分子、CD19、CD20、CD21等标记消失，其主要功能是合成、贮存免疫球蛋白，参与体液免疫反应。浆细胞肿瘤和各种淋巴瘤归属于淋巴组织肿瘤（lymphoid neoplasm，见第11章第一节），其中最有代表性的是多发性骨髓瘤（multiple myeloma，MM），较为罕少见的是骨孤立性浆细胞瘤（solitary plasmacytoma of bone，SPB）、骨硬化性骨髓瘤（osteosclerotic myeloma，OSM）、骨外浆细胞瘤、POEMS综合征和原发性淀粉样变。浆细胞肿瘤在临床表现、诊断、治疗及预后等方面与恶性淋巴瘤有许多不同，本章就其罕少见者给予介绍。

第一节　骨孤立性浆细胞瘤

SPB又称骨浆细胞瘤，是由浆细胞单克隆增生导致的恶性肿瘤，临床少见，占浆细胞肿瘤的5%～10%。

【临床表现】SPB患者年龄多大于50岁，中位年龄约55岁，男女罹患率之比约为2∶1。SPB表现为孤立性骨破坏，主要发生于椎体，尤其是胸椎，其次可见于骨盆、股骨、肱骨、肋骨，颅骨受侵罕见。其临床症状多为由骨质破坏引起的疼痛、肿胀、活动受限甚至病理性骨折，椎体受累的患者还可有脊髓或神经根压迫的症状和体征。

【诊断】所有的患者都应接受下列检查：全血细胞计数、血生化（包括血钙）、血清免疫球蛋白、血/尿蛋白免疫电泳和免疫固定电泳、骨骼（包括颈胸腰椎体、骨盆、肱骨、股骨和颅骨）的影像学检查。SPB在X线和CT上的典型影像学表现为骨松质内穿凿样的溶骨性、膨胀性骨质破坏，骨皮质变薄、不完整，骨破坏区边缘可见环形壳状残存骨小梁结构，无明显骨膜反应。如瘤体穿破骨皮质后形成软组织肿块，在增强CT上则明显强化。SPB病灶在MRI上多表现为T_1WI呈等或稍低信号，T_2WI呈高信号，T_2WI抑脂序列呈高信号，无瘤旁骨髓水肿。脊椎MRI检查可以发现隐匿性病灶，包括骨病变或骨髓病变。有学者认为SPB患者必须接受椎体MRI、检查以排除MM的可能。ECT和PET可用于排查全身其他部位的病灶，有助于鉴别骨转移癌和MM。

流式细胞术和重链、轻链基因重排的分子检测能提高诊断准确性，可能在光学显微镜未见浆细胞肿瘤证据的情况下发现骨髓中的单克隆浆细胞浸润。

确诊需CT引导下对骨病变经皮穿刺活检，亦可手术开放活检。浆细胞肿瘤可依据瘤细胞的分化程度分为成熟型（分化较好）和未成熟型（分化不好）。细胞形态上最常见的为成熟或较为成熟的浆细胞，病理诊断一般不困难。

SPB的诊断标准：①由单克隆浆细胞导致的单个部位骨破坏；②骨髓穿刺细胞学和骨髓活

检正常；③影像学检查没有发现病灶之外的病变；④没有浆细胞病变引起的贫血、高钙血症或肾功能损害；⑤没有或仅有低水平（<20g/L）的血清单克隆免疫球蛋白（monoclonal immunoglobulin，M蛋白）。

【鉴别诊断】 临床和病理方面需要与SPB鉴别的情况有以下几种。

1.脊柱结核 患者可能有结核中毒症状，影像学上以累及相邻椎体终板及椎间盘、形成椎旁脓肿为特点。

2.骨巨细胞瘤 多于20～40岁患病，好发部位为股骨下端和胫骨上端。X线表现偏心膨胀性溶骨性破坏，边缘清楚，无硬化及骨膜反应，可呈单房或多房状，可见梁状骨嵴或"皂泡状"外观，一般无软组织肿块，无钙化和成骨。

3.转移癌 在溶骨缺损周围有骨密度增加，病灶穿刺涂片、活检或能找到癌细胞，多有恶性肿瘤病史。但如果原发癌已治愈多年，则原发癌病史的意义就会下降。如果没有原发癌病史而仅表现为溶骨性病变，穿刺及手术活检由于各种原因又无法进行或没有确定的结果，鉴别诊断将更为困难。

4.骨肉瘤 好发于10～30岁的儿童和青少年，X线片可表现为溶骨性及成骨性改变，边界不清，呈虫蚀样骨皮质破坏，伴明显的骨膜反应，包括Codman三角、"日射征"、葱皮样改变。

5.活动性骨髓瘤 以下情况提示本病：①IgG>30g/L或IgA>20g/L或24小时尿轻链>1g，但有少数患者低于此水平；②骨髓单克隆浆细胞>10%，或活检为浆细胞瘤；③出现骨髓瘤相关器官或组织损伤：高钙血症（>2.65mmol/L）、肾功能不全（肌酐>177μmol/L）、贫血（血红蛋白<10g/dl或较正常值低2g/dl）、溶骨性病变、高黏血症、淀粉样病变或反复感染。

6.冒烟型骨髓瘤 血清M蛋白≥30g/L和（或）骨髓浆细胞浸润≥10%，但无组织器官受损或症状。

7.反应性浆细胞增多症 多存在原发病，如慢性炎症、伤寒、系统性红斑狼疮、肝硬化、转移癌等，骨髓浆细胞≤10%且无形态异常。

8.意义未明单克隆球蛋白血症（monoclonal gammopathy of undetermined significance，MGUS） 血清M蛋白<30g/L，骨髓克隆性浆细胞<10%，没有B细胞增殖性疾病或轻链相关的淀粉样变及其他轻链、重链或免疫球蛋白相关的组织损伤。

9.原发性巨球蛋白血症 血清IgM型免疫球蛋白呈单克隆性增高，其他免疫球蛋白正常或轻度受抑制，影像学较少见骨质疏松，溶骨性病变极为罕见，骨髓中以淋巴细胞及浆细胞样淋巴细胞多见。

10.POEMS综合征 见本章第四节。

11.浆细胞白血病 外周血浆细胞≥2×10^9/L，骨髓增生大多活跃，浆细胞，包括原始、幼稚浆细胞或骨髓瘤细胞常>30%。可表现为肝、脾、淋巴结肿大，而骨损害少见。

12.其他 有些SPB不具有典型浆细胞特点，表现为少见的组织结构和细胞形态，需要鉴别的情况有：①浆母细胞型，易与浆母细胞淋巴瘤相混淆，而后者多有高增殖指数（Ki-67>90%）、发生于结外部位、免疫缺陷病史及EB病毒编码RNA（Epstein-Barr encoded RNAs，EBER）原位杂交阳性的特征；②小淋巴细胞型，需与小B淋巴细胞性淋巴瘤相鉴别；③间变型，需要与间变性大细胞淋巴瘤、低分化癌相鉴别；④少数情况下浆细胞肿瘤组织中可出现淀粉样变及钙化、骨化，应注意与骨组织发生的肿瘤相鉴别；⑤透明细胞或印戒细胞型，需与肾透明细胞癌或消化道的印戒细胞癌骨转移相鉴别。

【治疗】 如能得到明确诊断，首选放疗。手术、化疗等酌情考虑。

1.放疗 SPB对放疗高度敏感，因此为治疗首选。MRI可以准确地显示骨和软组织受侵犯的范围，根据MRI所显示的肿瘤侵犯范围来确定GTV有非常好的局控率。CTV应包括MRI可见的肿瘤病灶并外放至少2cm，对于较小的骨骼，如颈椎，CTV应包含整个受累椎体，上下再外放一个椎体；对于较大的骨骼，CTV并不一定要包括整个受累骨，否则可能会使得正常组织受到不必要的照射。推荐肿瘤直径≤5cm时，40Gy/20f，>5cm时50Gy/25f。复发患者，如距放疗时间＞2年仍可考虑再次放疗。

2.手术 兼有诊断和治疗价值。仅用作治疗的适应证包括：①脊柱压缩骨折或濒临骨折，脊柱明显不稳定；②神经功能受损，尤其是损害重、进展快者；③放疗无效。可使用Cybulski脊柱转移瘤不稳定标准来评估脊柱稳定性：①前柱和中柱破坏，椎体高度压缩≥50%；②≥2个相邻节段压缩骨折；③累及中柱和后柱（骨折块可能移位）；④进行了椎板切除减压却忽略了已经存在的前柱和中柱破坏。有4条中任1条即属脊柱不稳定。不稳定进展定义为：在随访中影像学显示压缩骨折及脊柱畸形进一步加重。

3.化疗 在SPB治疗中的作用有限，多用于放疗失败的患者。大多数回顾性分析显示化疗联合放疗并未延长SPB患者的生存期及进展为MM的年限。对于肿瘤直径＞5cm者联合化疗（方案同MM），或可提高局控率。

4.双膦酸盐治疗 没有证据表明双膦酸盐能预防SPB向MM进展。

【预后及随访】SPB的5年生存率可达83%～96%，35%的患者可存活10年以上，10%的患者出现局部复发，或另发生一个孤立性浆细胞瘤。55%最终转变为MM或MGUS（中位时间2～3年），这也是SPB患者的主要死亡原因。进展为MM的危险因素包括：放疗1年后仍存在的M蛋白、中轴骨受累、年龄＞55岁、病灶直径＞5cm、肿瘤分化差、β₂微球蛋白水平升高、肿瘤高度血管生成。放疗剂量是否与MM发病风险有关尚不明确。

SPB患者治疗结束后应每3～6个月检查1次血常规、肌酐、血钙、血清游离轻链、血清免疫球蛋白定量、血清蛋白免疫电泳/免疫固定、24小时尿蛋白、尿蛋白电泳/免疫固定，有临床指征时查乳酸脱氢酶、β₂微球蛋白、骨髓穿刺、骨髓活检、MRI、CT或PET，但除非有可测量的软组织成分，否则放疗后的残留骨病灶在影像学上是不可评价的。

治疗前如果有M蛋白水平升高，治疗有效时M蛋白通常最初下降很快，接近下限临界值时下降缓慢，少数患者甚至历时数年时间才消失。治疗后M蛋白消失意味着治愈的可能性很大，但M蛋白持续存在及其水平高低并不是立即启动再次治疗的指征，密切随访至有新发的单个或多发溶骨性骨破坏出现，或者骨髓中的浆细胞比例≥10%，再按照MM治疗不迟。

（宋 耕）

第二节　骨硬化性骨髓瘤

OSM常是POEMS综合征的一部分，WHO造血和淋巴组织肿瘤分类2017年第4版将两者视为同义词。但临床上本病确有独立存在，故予简要介绍。

【发病率】OSM发病率很低，占MM的0.5%～2%。

【发病机制】发生骨质硬化的可能原因包括破骨细胞活化因子分泌减少、血小板衍化生长因子刺激成骨细胞活性、骨髓瘤细胞产生网状纤维及骨皮质受侵后发生的骨膜反应。

【临床表现】与MM相比，OSM发病年龄相对年轻，中位年龄在45～50岁。男性多见，男女罹患率之比约为3：1。骨痛、贫血、高钙血症、肾功能损害的发生率均较低，有报道上述症状发生率分别为44%、53%、8%和33%，骨硬化性病变常累及脊柱、骨盆、肋骨或长骨，CT及X线片上表现高密度灶，多表现为单纯硬化性改变，或硬化与溶骨性病变并存，例如溶骨性破坏区周围有硬化边缘。绝大多数患者表现为孤立性或局限性的硬化性骨病变，广泛、弥漫性骨硬化性病变者少见。OSM患者血液中的血管内皮生长因子（vascular endothelial growth factor，VEGF）通常显著升高。

【诊断】诊断的前提是没有POEMS的其他表现，除外冒烟型多发性骨髓瘤（smoldering multiple myeloma，SMM）等成骨性疾病。OSM

通常不符合典型的骨髓瘤诊断标准，其骨髓浆细胞比例多<5%～10%，血M蛋白<3.5g/dl，24小时尿本周蛋白<1g，确诊有赖于组织活检或细胞学证实为浆细胞瘤。骨穿标本的轻链免疫组化或流式细胞检查发现有轻链限制性浆细胞也有助本病诊断。

【鉴别诊断】需与硬化性骨病相鉴别的疾病见本章第四节。OSM、POEMS综合征、多中心型Castleman病（multicentric Castleman's disease，MCD）及MCD相关POEMS综合征在临床上极易混淆，鉴别要点见表12-1。

表12-1　OSM、POEMS综合征和MCD的鉴别

	OSM	POEMS	MCD 相关 POEMS	MCD
多发性周围神经病变	++	必需	必需	-
单克隆浆细胞异常增生	必需	必需	+	-
硬化性骨病	必需	必需	+	-
皮肤改变	-	必需	++	++
视盘水肿		必需	必需	
血管外容量过负荷*	-	必需	必需	+
内分泌病变	-	必需	必需	-

续表

	OSM	POEMS	MCD 相关 POEMS	MCD
多部位淋巴结肿大	±	+	+++	必需
脏器肿大	±	必需	++	++
体重下降＞10%	±	+++	+++	+++
疲劳	++	++	+++	+++
发热/盗汗	-	+	+++	+++
多克隆高丙种球蛋白血症	-	-	+++	必需
血小板增多症	-	+++	++	+
贫血	++	±	+++	+++
血VEGF升高	+	必需	+	+
自身免疫性疾病	-	-	++	++
限制性肺病	-	++	+	+
肾脏病变	++	±	+	+
血栓形成	-	+	+	+

注：*. 周围性水肿、腹水、胸腔积液等

【治疗及预后】治疗方案及随访流程均可参考POEMS综合征。OSM多为惰性病程，预后好于MM，中位生存期可达10年以上。

（宋　耕）

第三节　骨外浆细胞瘤

骨外浆细胞瘤（extraosseous plasmacytoma）是指原发于骨骼及骨髓之外的浆细胞瘤，与髓外浆细胞瘤（extramedullary plasmacytoma，EMP）是同义词，两者的ICD-O编码均为9734/3。

【发病率】发病率约为0.1/10万，约占浆细胞肿瘤的1%。成人多发，中位年龄55岁，男女之比约为3∶1。

【发病机制】病因不明。因其好发于上呼吸道黏膜，有研究认为与慢性吸入性刺激和病毒感染有关。

【临床表现】80%～90%的骨外浆细胞瘤发生于头颈部，最常见的发病部位依次为鼻腔、鼻旁窦、口咽、喉咽、口腔。其次可见于胃肠道（约占10%），以小肠居多，随后是胃、结肠和食管。皮肤是骨外浆细胞瘤的第三好发部位，以躯干和腹部的皮肤多见。此外，还有其他脏器，如肺、胰腺、肝、乳腺、睾丸、膀胱、尿道、宫颈、卵巢、甲状腺、眼眶、齿龈、肾上腺、脑等受累的报道。本病无特异性临床表现，症状和体征取决于肿瘤所在部位。

【诊断】检查参照SPB，但其血或尿中M蛋白的检出率低于SPB，约为25%，由于本病进展为MM的风险较低，不要求进行骨的全面检查。

骨外浆细胞瘤无特异的影像学表现。CT平扫大多呈等密度病变，边界较清楚，有时可累及周边的骨质表现为骨质破坏，但骨质硬化改变较少见，增强后多呈均匀的中度至明显强化。MRI上T_1WI多呈等稍低信号、T_2WI呈等或稍高信号的椭圆形或分叶状病变。有些病灶内含血管丰富的疏松间质结构。

组织形态学特点类似于骨内浆细胞瘤，确诊应符合以下标准：①由单克隆浆细胞导致的单个骨外部位病变，有或无区域淋巴结及远处转移；②骨髓活检无单克隆浆细胞，或单克隆浆细胞<10%（通常经流式细胞术检测）；③骨检查正常（肿瘤直接侵犯导致的骨质破坏除外）；④没有浆细胞病变引起的贫血、高钙血症或肾功能损害。

骨外浆细胞瘤临床可分为3期：Ⅰ期，局限于原发部位；Ⅱ期，累及周边组织及区域淋巴结；Ⅲ期，发生远处转移。

【鉴别诊断】需同相应部位的占位性病变相鉴别，见本章第四节。病理有时易与黏膜相关组织结外淋巴瘤、淋巴浆细胞性淋巴瘤和浆母细胞淋巴瘤相混淆。

【治疗】同SPB一样，骨外浆细胞瘤对放疗高度敏感，治疗上首选放疗。病灶直径≤5cm时，照射40Gy/20f，当肿瘤直径>5cm时可考虑照射50Gy/25f。

骨外浆细胞瘤主要发生在头颈部，有报道10%~40%的患者会发生颈淋巴结转移，但对于颈部淋巴结是否需预防照射有争议。考虑到颈部淋巴结预防性放疗带来的不良反应（尤其是口腔干燥、软组织纤维化），以及没有预防性放疗者的高局控率、将来若发生淋巴结转移再行挽救性放疗的效果也较好，没有颈淋巴结转移或受侵犯，放疗只需包括原发灶。如果有颈淋巴结和（或）韦氏环受累，则照射相应部位。

绝大多数头颈部骨外浆细胞瘤都难以进行根治性手术。但对位于腮腺、甲状腺及颈淋巴结的病灶，如病变局限、可保证足够的安全切缘，可考虑首选手术再辅以放疗。放疗不敏感、放疗后残留或复发的病变也可考虑手术切除。头颈部以外的病变，由于其病例数过少，更无确切证据显示放疗和手术孰优孰劣。

辅助化疗对总生存、进展为MM的概率及延迟进展为MM的时间的作用尚不明确，但对于高危复发风险患者，如肿瘤直径>5cm、肿瘤分化程度差或浆母细胞型，以及放疗无反应、难治及复发性肿瘤，可参照MM的方案进行化疗。

沙利度胺及来那度胺治疗骨外浆细胞瘤有成功的病例报道。

【预后】放疗的局部控制率可达80%~100%，至少2/3的患者可生存10年以上。肿瘤直径>5cm、放疗后M蛋白持续存在、肿瘤分化程度差、临床分期晚是主要的预后不良因素。骨外浆细胞瘤进展为MM的风险<30%，明显低于SPB，其进展为MM的中位时间同SPB相似，一般发生在诊断后的2~3年。有骨髓浸润者3年内进展为MM的风险约20%，高于无浸润者。骨外浆细胞瘤进展为MM后，5年生存率仍可达到90%。相比于其他部位的骨外浆细胞瘤，头颈部骨外浆细胞瘤患者的5年总生存率更高。

【随访】参照SPB，见本章第一节。在最初的3个月随访之后，软组织和头颈部骨外浆细胞瘤患者的随访间隔时间可以延长。

（宋 耕）

第四节　POEMS综合征

本病是一种以浆细胞增生为主的多系统疾病，1956年、1968年由Crow和Fukase相继描述，1984年Nakanish将其命名为Crow-Fukase综合征。其特征是多发性神经病变（Polyneuropathy，P）、脏器肿大（Organomegaly，O）、内分泌病变（Endocrinopathy，E）、M蛋白（Monoclonal immunoglobulin，M）和皮肤改变（Skin changes，S），Bardwick取其首字母合并称为POEMS综合征。由于其骨病变多为骨硬化性改变，组织形态类似于MCD，2017年第4版WHO造血和淋巴组织肿瘤分类仍将POEMS综合征、OSM、MCD视为同义词。Takatsuki综合征，浆细胞失调、水肿、色素沉着综合征（plasma cell dyscrasia, edema, pigmentation, PEP syndrome）也曾用于描述本病，现已少用。

【流行病学】POEMS综合征发病率约为

0.3/10万，见于15～80岁患者，中位年龄50岁。男性发病稍多于女性（1.4：1）。

【发病机制】一般认为，POEMS综合征中小量恶性浆细胞克隆引起血液中VEGF水平明显升高，从而增加血管通透性，促进血管内皮细胞增生和新生血管形成，血管外容量超负荷，引起骨骼病变、神经内膜水肿。然而，单独使用VEGF抑制剂贝伐珠单抗治疗本病效果并不理想，提示VEGF可能不是POEMS发病机制的起始因素。

促炎症因子如白介素（IL）-12、IL-1b、IL-6及肿瘤坏死因子、碱性成纤维细胞生长因子、肝细胞生长因子等在POEMS中也常有过度分泌，它们可导致许多的下游多系统效应，引起周围神经脱髓鞘病变、皮肤损害和神经性水肿。神经内膜下的免疫球蛋白沉积和神经髓鞘上的M蛋白沉积，亦与POEMS综合征的发病相关。

约45%的POEMS综合征患者存在14q32易位，25%的患者有13q14缺失，其意义尚不明确。

总体而言，本病的发病原因尚未完全清楚，甚至是否为肿瘤性疾病还有争议，因为绝大多数POEMS患者在初诊时并无典型恶性肿瘤的证据。表述不一的定义如"病因和发病机制不清的、罕见的多系统疾病""潜在浆细胞肿瘤（underlying plasma cell neoplasm）的伴瘤综合征""浆细胞肿瘤相关的伴瘤综合征""多系统自身炎症性疾病（multisystem autoinflammatory disease）"，均可见于最新的权威文献，可见本病之复杂。

【临床表现】除中枢神经系统外，POEMS综合征可累及全身各系统，见表12-2。

表12-2　POEMS综合征的临床表现

症状	发生率（%）
多发性周围神经病变	100
脏器肿大	45～85
肝大	24～78
脾大	22～70
淋巴结肿大	26～74
Castleman病	11～25

续表

症状	发生率（%）
内分泌病变	67～84
性腺轴异常	55～89
肾上腺轴异常	16～33
催乳素升高	5～20
男乳发育	12～18
糖尿病	3～36
甲状腺功能减退症	9～67
单克隆浆细胞增生异常	100
M蛋白（血清蛋白电泳）	24～54
皮肤改变	68～89
色素沉着	46～93
手足发绀	19
血管瘤/毛细血管扩张	9～35
多毛症	26～74
皮肤粗糙	5～43
视盘水肿	29～64
血管外容量过负荷	29～87
周围性水肿	24～89
腹水	7～54
胸腔积液	3～43
心包积液	1～64
骨病变	27～97
血小板增多症	54～88
红细胞增多症	12～19
杵状指	5～49
弥散功能下降	＞15
肺动脉高压	36
体重下降＞10%	37
疲劳	31

1.多发性周围神经病变　所有的患者都会出现，是诊断POEMS综合征的首个条件。早期多表现为肢体远端麻木、刺痛和发凉等感觉异常，下肢受累出现的时间比上肢更早，手和足的远端无力通常出现在感觉异常之后。随着病情演变，感觉异常和运动障碍对称性、上行性进展，运动症状较感觉症状更为突出，从难以上楼、站立困难直至坐轮椅或卧床不起。体检、电生理及腓肠肌神经活检可能会发现远端肌肉萎缩和不同

程度的节段性脱髓鞘和（或）轴索变性。

2.脏器肿大　多表现为肝、脾及淋巴结肿大，常同时发生。相比于深部淋巴结，浅表淋巴结肿大更常见。肝大一般无特异病理表现，淋巴结组织可表现为Castleman病或反应性增生的病理改变。

3.内分泌异常　常同时累及多个内分泌腺体，疾病早期即可出现，少数在病程中被观察到。其中，性功能障碍最常见，甲状腺功能减退或亢进、糖尿病、肾上腺皮质功能减退、男性乳腺发育、泌乳素分泌增多、女性过早闭经、钙磷代谢异常等有可能发生。仅糖尿病和甲状腺疾病不足以作为本病内分泌异常的证据，因为这两种情况在成年人很常见。相反，亚临床肾上腺功能不全可能被忽视而易出现肾上腺危象。

4.M蛋白　血或尿M蛋白升高是本病第二个必备特征，多为IgG或IgA型，IgA升高（中位10g/L）的比例多于IgG，2个克隆同时存在并不罕见，但＞95%的病例都会受到λ轻链限制。部分患者用常规蛋白电泳法检测阴性，灵敏度更高的免疫固定电泳可提高检出率。

5.皮肤损害　可表现为以下1种或多种损害：局部或弥漫性皮肤色素沉着、多毛、多汗、皮肤粗糙、硬皮病样改变、皮肤潮红、新出现的血管瘤、白甲、杵状指，皮肤活检多表现为炎性浸润、纤维化或非特异性改变。

6.血管外容量过负荷　最常见表现为外周水肿，胸腔积液、腹水、心包积液、单独或合并存在并不少见。

7.视盘水肿　可能与血管外容量过负荷有关。

8.骨病变　通常见于骨盆、胸椎和腰椎以及肋骨，其他骨也可发生。大多为成骨性，少数为有硬化边缘的溶骨性或混合性病变，单纯溶骨性病变很少。骨相关疼痛一般不严重，病理性骨折少见，也很少高钙血症。各种影像学检查对明确病变范围和数目十分重要：①X线片能显示骨质破坏和新骨形成，可作为基本检查，但对锁骨、肩胛骨、脊柱和颅底等解剖较复杂、组织重叠较多的部位显示有一定难度。②ECT敏感性较高，发现骨病变早于X线片，在颅骨和长骨更有

优势。但其特异性差，一些骨的炎症、外伤、退变等均可出现阳性结果。③CT是评价POEMS综合征骨病变的常规检查手段，更易发现位于椎体和骨盆、直径＜10mm的骨病灶。联合使用CT及ECT，86%的患者可发现骨病变。④MRI难以直观显示成骨性改变，评价POEMS综合征骨病变的价值有限。⑤由于成骨性病灶中代谢活性相对较低，PET可能导致假阴性，PET-CT可降低PET对^{18}F-FDG摄取阴性肿瘤的漏诊率。

9.肺部及心脏病变　肺部病变可表现为肺动脉高压、神经肌肉呼吸功能受损和一氧化碳扩散能力受损，心脏病变可表现为心脏扩大、心律失常、心包积液、心力衰竭。肺功能、心脏超声、心电图应酌情检查。

10.肾病　更有可能发生在同时患有Castleman病的患者。

11.血小板增多症/红细胞增多症　可为全血细胞计数发现。患者有可能并发血管栓塞甚至卒中，多发生在疾病后期，出血罕见。

12.骨髓及病理检查　骨髓检查可见单克隆浆细胞的局灶性浸润，浆细胞的比例通常小于5%，在弥散性疾病患者中可大于50%。可观察到淋巴细胞聚集，并且在大多数病例中被浆细胞包围，这是POEMS综合征较特征性表现。1/3的患者在髂嵴活检中没有克隆浆细胞。骨的病理检查通常以骨小梁纤维化和骨硬化改变为特征，但并非诊断POEMS所必需。

13.血清或血浆VEGF　多有升高，其临床意义见后述。

【诊断】POEMS综合征中首字母代表的病变并不都是诊断所必需，也未能涵盖本病的全部特征。由视盘水肿（papilledema，P）、血管外容量过负荷（extravascular volume overload，E）、硬化性骨病变（sclerotic bone lesions，S）、血小板增多症/红细胞增多症（thrombocytosis/erythrocytosis，T）4个病征首字母组成的PEST表现亦常见于本病。VEGF水平升高、肺功能测试异常，也是诊断依据。

最早的POEMS综合征的诊断标准由Dispenzier在2003年提出（表12-3），满足2条主要标准及任意1条次要标准即可诊断。在此基础

上，2007标准将多发性周围神经病变、单克隆浆细胞增生异常上升为必备主要标准，将硬化性骨病、Castleman病和血VEGF作为其他主要标准，满足2条必备主要标准、任意1条其他主要标准和1条次要标准方能诊断本病（表12-3）。2019更新中未再提出新的标准。

表12-3　POEMS综合征诊断标准

	2003 诊断标准	2007 诊断标准
（必备）主要标准	1. 多发性周围神经病变 2. 单克隆浆细胞增生异常	1. 多发性周围神经病变 2. 单克隆浆细胞增生异常
（其他）主要标准		1. 硬化性骨病 2. Castleman 病 3. 血 VEGF 升高
次要标准	1. 硬化性骨病 2. Castleman 病 3. 脏器肿大 4. 血管外容量过负荷 5. 内分泌病变 6. 皮肤改变 7. 视盘水肿	1. 脏器肿大 2. 血管外容量过负荷 3. 内分泌病变 4. 皮肤改变 5. 视盘水肿 6. 血小板增多

【风险分层】低血清白蛋白、年龄>50岁、血管外容量过负荷、肺动脉高压、肾小球滤过率<30 ml/（min·1.73m²）（体表面积）为高风险患者。

【鉴别诊断】POEMS综合征临床表现多样，疾病初期不易确诊，发病至确诊的中位时间为18个月（3～123个月）。就肿瘤专业而言，经常要与之鉴别的情况有以下几种。

（一）淋巴结肿大的鉴别

1.多中心性Castleman病　也称血管滤泡性淋巴结增生，是一种罕见的淋巴增殖性疾病，诊断要点是仅有淋巴结肿大。本病与POEMS综合征存在着交集，11%～30%的POEMS综合征患者的淋巴结活检病理为Castleman病或类似于Castleman病的组织学类型。如果POEMS综合征和Castleman病的诊断都成立，应按照POEMS综合征来治疗。本病可能转化为或继发B细胞、T/NK细胞淋巴瘤，滤泡树突细胞肉瘤、原发性渗出性淋巴瘤均可伴发本病。

2.POEMS综合征的Castleman病变体（Castleman disease variant）　没有克隆性浆细胞病（plasma cell disorder，PCD），很少或没有外周神经病变，但有POEMS综合征次要诊断标准的若干表现。治疗参照POEMS综合征。

3.MCD相关POEMS综合征　见第11章第二节。

4.恶性淋巴瘤/淋巴结转移癌　需要病理检查予以确认。

（二）高丙种球蛋白血症的鉴别

1.MM　鉴别通常不难。MM年龄多较大，一般没有外周神经病变、内分泌功能障碍和脏器肿大，VEGF水平通常不高，骨病变通常为溶骨性。POEMS综合征常有红细胞/血小板增多，M蛋白中几乎均为λ轻链，κ轻链罕见，而MM常伴贫血，升高的球蛋白为单克隆。

2.华氏巨球蛋白血症　为恶性浆细胞性疾病，男性居多，发病年龄通常比POEMS综合征大。骨髓中淋巴浆细胞浸润>10%，具有非常高的IgM副蛋白。本病通常惰性，但可以转化为恶性淋巴瘤。患者可能有远端感觉神经病变、肝脾及淋巴结肿大、贫血。治疗主要是基于利妥昔单抗的免疫化疗，见第11章第三节。

（三）周围神经病变的鉴别

1.慢性炎性脱髓鞘性多发性神经病（chronic inflammatory demyelinating polyneuropathy，CIDP）　是一类由免疫介导的运动感觉周围神经病，病程呈慢性进展或缓解复发，临床表现为肌无力（以近端肌无力为主）、感觉障碍、腱反射异常、自主神经功能障碍，糖皮质激素治疗有效。CIDP无脏器肿大、皮肤及内分泌改变、浆细胞异常增生。

2.单克隆丙种球蛋白病合并周围神经病　也称为副蛋白血症周围神经病（paraproteinemic peripheralneuropathy）。原因未明的特发性周围神经病患者有10%合并单克隆丙种球蛋白病，MGUS中有29%～71%合并周围神经病。但两者均不会出现VEGF升高、骨硬化性病变及皮肤损害。

3.淀粉样变性周围神经病　病变活检不会出现 POEMS综合征的浆细胞异常增殖而是淀粉样变，VEGF不高。

（四）与硬化性骨病变鉴别的疾病

1.成骨性肿瘤　骨肉瘤、骨母细胞瘤、骨样骨瘤多为成骨性改变，前列腺癌、乳腺癌、肺癌、鼻咽癌可能有成骨性骨转移，如有原发肿瘤病史一般诊断不困难，必要时需要骨活检病理检查。

2.骨纤维异常增殖症　是一种以骨纤维变性为特点的骨骼系统疾病，好发于儿童及青年，其中的硬化型病变者可表现为分叶状膨胀性的骨质增生，骨密度均匀增加，边缘清楚（见第15章第九节）。

3.骨岛　也称骨斑、内生骨瘤，为骨松质内的骨性结节，由骨发育异常所致，呈鸟巢状。大多数为检查时偶然发现，临床有症状者少见，任何骨骼均可发生。X线表现为髓腔内圆形或卵圆形硬化影，无骨膜反应。一般无须治疗。

4.骨斑点症　又称脆弱性骨硬化、播散型凝集性骨病及点状骨。全身多数骨骼上出现广泛散播的细密斑点，一般无临床症状，大多数因其他原因做X线检查时偶然发现。本病最好发于管状骨的骨骺、干骺端等骨松质内，还可见于某些扁平骨和不规则骨内。病理见骨松质内有多个灰白色圆形或椭圆形致密小骨块。

5.动脉瘤样骨囊肿　好发于30岁以下青少年，常位于长骨干骺端和骨干或脊柱的后部，病程较长，症状为局部疼痛肿胀，X线表现偏于一侧的溶骨性病变，皮质变薄，边缘有狭窄的硬化带，其中有粗或细的不规则小梁分隔成蜂窝状，部分病例可见骨膜反应。

（五）其他

POEMS综合征患者的皮肤改变、水肿及浆膜腔积液、脏器肿大及内分泌紊乱等，可出现在周围神经损害的数月甚至数年之前或之后，有可能与肿瘤及其治疗的并发症相混淆。

【治疗】无PCD、骨受累病灶≤2个者可观察，或对受累骨行根治性放疗。有PCD和（或）骨病变数目≥3个选择系统性治疗，巨大型（>5cm）浆细胞瘤足程系统性治疗后给予局部放疗巩固，全身治疗无效的患者可挽救性放疗。手术仅用于部分孤立性骨病变患者，或切除性质不明的淋巴结病灶以明确病理诊断。

（一）放疗

可显著改善孤立性硬化性骨病相关的临床症状，水肿、肝脾大、皮肤色素沉着、血液系统病变等非神经系统症状多在放疗3～6个月后有不同程度改善，少数患者甚至可能治愈。神经系统症状要3～14个月后才有所好转，明显改善则需要更长时间。放疗剂量35～54Gy，一般45Gy。绝大多数患者将在2～3年后复发。放疗起效较慢，同时使用地塞米松（40mg/d，连续4天，每2周重复）、地塞米松+来那度胺或沙利度胺，效果更好。

（二）系统性治疗

糖皮质激素、美法仑、环磷酰胺、来那度胺、沙利度胺、硼替佐米的单药或联合用药，造血干细胞移植高剂量化疗，都可用于本病。

1.地塞米松　有效率15%左右，缓解时间短，一般不单独应用。

2.美法仑+地塞米松　美法仑$10mg/m^2$，口服，d1～4，地塞米松40mg，口服，d1～4，每4周重复。中位随访21个月后，血液学完全缓解率38.7%，部分缓解率41.9%，所有患者的神经病变症状都有改善，其中治疗3个月后有77.4%的患者症状改善，至最佳疗效时间是12个月。

3.沙利度胺±地塞米松　沙利度胺150～300mg/d，直到治疗失败或副作用不能耐受。地塞米松可参照与美法仑联合时的用法，也可4.5mg bid，d1～4，每4周重复。周围神经病变是沙利度胺的主要剂量限制性毒性，通常发生在累积剂量>50g之后，停药观察是区别POEMS综合征治疗无效还是该药副作用的主要手段。

4.来那度胺±地塞米松　来那度胺是沙利度胺衍生物，主要优点是神经毒性较轻。用法：来那度胺10mg，地塞米松40mg，d1、8、15、22；每4周重复。大多数患者在2个疗程后出现血液学和临床反应，外周神经病变的症状改善较快。有研究报道，很好的局部缓解为58%，局部缓解为37%，12个月时的PFS估计为94%。来那度胺可引起血栓，因此有静脉或动脉血栓形成、血小板增多或红细胞增多症者应谨慎使用，低分子量阿司匹林和（或）肝素或有预防作用。少数患者可能因恶心呕吐、骨髓抑制或皮肤反应而中断用药。

5.硼替佐米　用法：$1mg/m^2$，d1、4、8、11，静脉注射。与环磷酰胺和地塞米松联合使用，总体血液学应答率为76%，88%的VEGF血清水平下降＞50%，95%的周围神经病变有改善。

6.造血干细胞移植支持的高剂量美法仑化疗　59名POEMS综合征患者接受高剂量美法仑（$140\sim200mg/m^2$）化疗和自体造血干细胞移植（autologous stem cell transplantation，ASCT）治疗后，57%的患者取得血液学完全缓解，1年、2年和5年的无进展生存率分别为98%、94%和75%，5年的总生存率为94%。移植相关死亡率约为8%，主要由植入综合征引起，后者发生率最高可达50%，其主要特征包括发热、皮疹、腹泻、体重增加和呼吸道症状，多发生在干细胞输入7~15天后。治疗植入综合征需使用激素，文献报道的泼尼松起始剂量为20~1500mg/d，但最佳剂量尚不明确，一般建议每天的剂量为1~2mg/kg至500mg。造血干细胞移植治疗后病情进展一般是影像学和VEGF进展，单纯的症状进展很少见。

7.贝伐珠单抗　治疗POEMS综合征的效果仍有争议。

（三）支持治疗

为防止足下垂，POEMS综合征患者还应接受康复锻炼或使用踝部助力器；内分泌功能减退的患者可接受激素替代治疗；伴有神经痛的患者可给予三环类抗抑郁药、钙离子通道调节剂、5-羟色胺和去甲肾上腺素再摄取抑制剂等；适当的利尿能有效缓解水肿和（或）浆膜腔积液。

【疗效评价】POEMS综合征累及全身各器官，针对每个系统的损害制订疗效标准显然不现实，目前的疗效评价依据主要是血清VEGF、M蛋白和神经病变的变化。

1.血清VEGF　包括：CRV（血清VEGF完全达到正常）、PRV（基线血清VEGF＞1200 ng/L且降低＞50%）、PDV（血清VEGF＞1200 ng/L且升高＞50%），其他定义为未缓解（NRV）。但是，血清或血浆VEGF的变化并不总是与临床症状的改善相平行，血清 VEGF的下降并不一定代表临床症状的改善，也非治疗决策的依据。

2.M蛋白　POEMS综合征只有50%患者血清蛋白电泳阳性，M蛋白超过5g/L者仅占10%，血清游离轻链的异常率也只有不到15%。常规的血清蛋白电泳很难进行M蛋白定量，因此可参照淀粉样变的血液学疗效评价标准，根据游离轻链定量来评估。完全缓解：血清免疫电泳阴性、血清游离轻链水平正常、骨髓浆细胞＜5%；部分缓解：血清游离轻链较治疗前下降50%以上；疾病进展：血清游离轻链较前增加50%以上；其他均定义为疾病稳定。和VEGF一样，M蛋白的变化与受损脏器如神经病变的恢复并不平行，治疗时机仍取决于有无新发症状或原有损害有无进一步恶化。

3.神经病变　可采用总体神经病变限制性量表（total neuropathy restriction scale，ONLS）来评估神经病变，该量表包括上肢评分（0~5分）和下肢评分（0~7分），总分12分（表12-4），总分下降1分即可评价为有效。ONLS评分简单易行但有一定的主观性，有条件可辅以肌电图和神经传导速度检查。神经病变的改善相对比较缓慢，将其作为治疗目标也要慎重以免过度治疗。

表12-4　总体神经病变限制性量表

上肢（0~5分）	下肢（0~7分）
0.正常	0.正常
1.一侧或双侧上肢有轻微症状，但不影响功能（穿衣、扣扣子、拉拉链、洗练、梳头、用钥匙开锁、使用刀叉或汤勺）	1.影响行走、爬梯、跑步
2.一侧或双侧上肢残疾，影响上述功能	2.可以独立行走但步态异常
3.一侧或双侧上肢残疾，至少一项但不是所有的功能丧失	3.一侧肢体需要帮助才能行走 10m，如单个手杖、单拐或旁人在一侧搀扶

续表

上肢（0 ~ 5分）	下肢（0 ~ 7分）
4. 双侧残疾，全部功能丧失，但仍可能做有目的的运动	4. 双侧肢体都需要帮助才能行走10m，如双侧手杖、双拐、拐杖配合搀扶、助步器
5. 双侧残疾，不能做有目的的运动	5. 可以站立并在单人的帮助下行走1m，但需要轮椅才能移动10m
	6. 依赖轮椅行动
	7. 下肢不能做任何有目的的运动

【预后】POEMS综合征通常呈慢性病程，中位生存期接近14年，少数浆细胞比例高的患者可能在2年内复发。神经病变的不断恶化是POEMS综合征的常见结局和死因，直接死因多与疾病进展、肺炎、脓毒血症、卒中等有关。影响预后的因素有：①风险分层。低危和高危组5年、10年生存率分别为92% *vs* 85%，65% *vs* 42%。②骨病灶数。骨病灶＞2处者的治疗失败率明显高于骨病灶1～2处者。但"P""O""E""M""S"的数目多少与预后关系不大。③其他。杵状指、一氧化碳弥散功能受损，生存期缩短。血小板增高症及浆细胞骨髓浸润会增加脑血管意外的发生风险，合并有Castleman病的患者预后差。初诊时血清白蛋白＞3.2g/dl，初步治疗后获得完全的血液学应答、皮肤及外周神经病变较快改善者预后较好。

【随访】在完成相应的治疗计划后，每3个月随访1次，主要内容包括：ONLS评分，原有症状/体征的缓解情况、有无新发症状/体征、性激素、空腹血糖、甲状腺激素、促甲状腺激素、促肾上腺皮质激素、血清及尿的球蛋白电泳和免疫固定电泳，酌情骨髓穿刺细胞学和骨髓活检、受累骨骼的影像学检查。6个月后每年复查1次。如果VEGF升高或M蛋白转阳，则需要缩短随访间隔，密切观察有无临床复发表现。

（宋 耕）

第五节 原发性淀粉样变

淀粉样变亦称为淀粉样变性（amyloidosis），是淀粉样蛋白（amyloid）沉积于各器官的细胞外组织间隙中进而造成相应器官组织功能异常的一组疾病。根据病因和临床表现，淀粉样变可分为：①原发性淀粉样变，是一种单克隆浆细胞病，以多器官功能障碍为特征，ICD-0编码：9769/1，即浆细胞的交界性肿瘤。②淀粉样瘤变，即局限性的淀粉样变，经常需要与相应部位的良恶性肿瘤相鉴别。③继发性淀粉样变，在肿瘤专业中它有可能与肿瘤及肿瘤治疗的并发症相混淆。

【流行病学】淀粉样变罕见，发病率约为1/10万，近年有上升趋势，或与受重视程度及疾病谱变化有关。其中原发或继发的系统性淀粉样变（多个器官或部位受累）约占85%，局限性淀粉样变（单个器官或部位受累）约占15%。

【发病机制】人体内发现的淀粉样蛋白多达36种，其命名规则是在其蛋白前体的缩写字母前加大写字母"A"，如前体蛋白甲状腺素转运蛋白（transthyretin，TTR）对应的淀粉样蛋白缩写为ATTR，免疫球蛋白轻链（immunoglobulin light chain）对应的淀粉样蛋白缩写为AL，以此类推。

根据蛋白结构和组成，淀粉样变还可分为：①原发性轻链型淀粉样变（primary light chain amyloidosis，pAL）；②原发性重链型淀粉样变（primary heavv chain amyloidosis，pAH）；③继发性淀粉样变，也称淀粉样蛋白A型；④遗传性淀粉样变；⑤β_2微球蛋白型淀粉样变，主要与长期的肾透析有关。

虽然组成淀粉样物质的蛋白各异，但它们都具有共同的β折叠结构。在pAL，过多的、空间构型异常的λ轻链片段自身聚合，或与其他成分如淀粉样蛋白P物质相互作用，构成了多聚纤维丝样结构，异常沉积于病变部位。器官功能的损害程度不仅与淀粉样物质的沉积范围有关，亦与淀粉样纤维自身的毒性有关。

【临床表现】

（一）系统性淀粉样变

可进一步分为以下4种临床类型。

1.原发性淀粉样变　pAL占淀粉样变的70%~90%，其淀粉样物质具有反向β折叠结构，以λ轻链为主，λ轻链和κ轻链的比例约3：1甚至更高。患者的平均发病年龄65岁，50岁以下的不足10%。pAL有可能演变为MM，故又称之为骨髓瘤相关性淀粉样变性。pAH十分罕见，临床表现和治疗原则与pAL相近。本病属于系统性淀粉样变，病变可累及以下1个或多个器官。

（1）舌、眶周、指甲：舌体巨大，可伴发舌活动障碍和构音异常；眶周紫癜或瘀斑，系X因子缺乏和（或）淀粉样物沉积于血管壁使血管壁变脆所致；指甲萎缩脱落。

（2）心脏：淀粉样物质沉积在心脏可引起心肌病、心力衰竭、心脏瓣膜病、心律失常，心房内栓子脱落可引起体循环栓塞。超声心动图左心室肥厚而心电图却表现为肢体导联低电压、心肌内散在闪烁的颗粒状强回声，是诊断心肌淀粉样变的重要线索。心内膜活检是诊断的金标准，但很难施行。

（3）肾：典型特征是肾脏体积增大，大量蛋白尿，伴或不伴有肾功能不全。

（4）肝：主要为乏力、食欲缺乏、体质量下降，黄疸多不明显，80%左右的患者有肝大，部分患者有脾大、腹水。转氨酶正常或轻度升高，但碱性磷酸酶（alkaline phosphatase，ALP）多在正常上限1.5倍以上，反映肝脏慢性损伤的谷氨酰转肽酶明显升高。超声及CT检查可见肝脏弥漫增大，CT平扫密度不均匀减低或无异常，增强扫描延迟期不均匀强化，无受累或受累轻的部位以及新代偿增大的区域增强明显。

（5）胃肠道：可表现为上腹不适、消化不良、腹泻、便秘和消化道出血等。

（6）肌肉　可有多发性肌炎，表现为发热、肌肉疼痛，血清肌酸激酶、乳酸脱氢酶等明显升高，血清抗核抗体阳性，红细胞沉降率及C反应蛋白可能正常。

2.继发性淀粉样变（淀粉样蛋白A型）　常继发于类风湿关节炎、炎症性肠病、结核病、化脓性骨髓炎、肺曲霉菌病等，故又称为炎症相关性淀粉样变。其前体蛋白来源于血清淀粉样蛋白A（serum amyloid A，SSA），是肝细胞在促炎因子转录调控下大量合成的急性期反应蛋白。心脏、外周神经、肺、甲状腺侵犯偶见，肾脏是最常受累的器官，约95%患者有大量蛋白尿，中位24小时尿蛋白为3.9g，12%的患者超过10g。50%患者表现为肾病综合征，10%的患者在就诊时即为终末期肾病。其次是胃肠道和肝脏，胃肠道壁淀粉样沉积可诱发急性梗阻或消化道大出血。肠道受累的其他症状包括反复腹痛和慢性腹泻导致的吸收不良。治疗目标是将SAA控制在3mg/L以下。继发性淀粉样变也可能产生于MM、MALT淋巴瘤等，有报道骨髓瘤患者近15%伴有或在将来发展为pAL。

3.老年性淀粉样变　主要发生于老年人，特别是80岁以上老年男性，其沉积的淀粉样蛋白有多种来源，主要是心脏受累。

4.透析相关淀粉样变　长期（通常10~15年以上）接受透析的肾病患者可能存在淀粉样变，组织间隙中沉积的淀粉样蛋白为β_2微球蛋白，骨和肌肉是常见受累部位。

（二）局限性淀粉样变

淀粉样变仅在某一器官或部位局部沉积形成瘤样团块，称为局限性淀粉样变或淀粉瘤。它可以发生在身体的任何部位，如皮肤、软组织、鼻咽、喉、大气管、食管、胃肠道、肺、膀胱、脊柱和颅底。局限性淀粉样变也以AL淀粉样蛋白最为常见，但λ轻链和κ轻链的比例相近。本型病情发展较慢，很少血液学异常。相对常见的受侵部位可见于以下几种。

1.喉　声嘶、鼻塞、听力下降为常见主诉，喉镜可见黏膜及声带增厚和（或）向鼻咽喉腔突出的肿物。

2.气管/支气管 常表现为咳嗽、哮喘、咳血、发热。CT可见气管/支气管不同程度的局限或弥漫性增厚、钙化，内壁单发或多发结节或肿块、管腔狭窄。如有纵隔及肺门淋巴结肿大，直径多小于1cm，无融合，钙化多见。内镜可见气道黏膜肥厚、充血、水肿、隆起及管腔狭窄。

3.肺 常表现为咳嗽、咯血、呼吸困难，反复出现的阻塞性肺炎。肺淀粉样变有结节型和间质型，前者表现为肺内边界清晰的单个或多个圆形结节或肿块，多位于肺野外带，直径1~8cm，可有轻度分叶、钙化或空洞形成，可融合实变，也可表现为双肺弥漫性粟粒状小结节影。间质型表现为肺内小叶间隔增厚、网状或网结状阴影、部分可融合，有时可见钙化。

4.胃肠道 可能有腹泻、便血、梗阻、穿孔、肠套叠、肠胃积气、便秘、腹水、憩室等表现，腹泻和脂肪泻是死亡的主要原因。肠镜可见肠壁增厚、浅溃疡、薄苔、上皮增生。十二指肠是胃肠道中最常受累的部位，活检的阳性率高。

5.关节 肩、腕、膝及指间关节均可受累，关节周围可能有软组织肿胀，压痛和活动受限等，可有晨僵，50%以上患者的关节处可见皮下结节。

6.骨 病变为溶骨性，骨皮质变薄，胫腓骨等可见孤立的或多发的小囊状透光区，椎体可能压缩变扁。病理性骨折也可发生。

7.膀胱 临床表现与膀胱肿瘤相近，以肉眼血尿、膀胱刺激症为主要症状。膀胱镜检查为多发的隆起性菜花样、溃疡性病变，病灶可单发或多发甚至为弥漫性。

【诊断】早期临床表现不典型，通常在症状出现后1年左右才得以诊断。巨舌、指甲萎缩脱落、眼眶周围皮肤紫癜高度提示pAL或pAH，不明原因的疲劳、水肿、消瘦、左心肥厚和心力衰竭和肝大、外周神经功能障碍、蛋白尿、顽固性胸腔积液等，应考虑系统性淀粉样变存在的可能性。不明原因的局灶性占位性病变，均应除外局限性淀粉样变可能。

怀疑到淀粉样变时，首先应通过联合血清蛋白电泳、血/尿免疫固定电泳和血清游离轻链（free light chain difference，FLC）的检测确认是否存在单克隆Ig轻链或重链含量增高，但局灶性淀粉样变往往没有此类异常。

确诊依赖组织病理，活检部位可以选择受累器官组织或容易取得组织的部位（如皮下脂肪、骨髓、唾液腺），肝脏穿刺活检后出血的可能性较高，腹部脂肪抽吸是最简单易行的方法。病变器官活检的阳性率>95%，阳性率75%~80%，骨髓活检阳性率仅为50%~65%。活检阴性不能除外本病。

诊断pAL需同时满足以下标准：①具有受累器官相关的症状和体征；②血、尿监测到单克隆免疫球蛋白；③组织活检诊断为淀粉样变，即HE染色可见无定形粉染物质沉积，且刚果红染色阳性；④沉积物经免疫组化等证实为AL沉积；⑤除外继发性于其他淋巴浆细胞增殖性疾病AL淀粉样变，如MM。怀疑遗传性淀粉样变时可行血液标本的基因检测。

确诊后需进一步评估受累器官范围和严重程度（表12-5），还要区分病变是原发性或继发性，后者须排除病变以外的器官受累。

表12-5 主要器官受累诊断标准

脏器	受累诊断标准
肾脏	24 小时尿蛋白 > 0.5 g，主要为白蛋白尿
心脏	超声：室间隔 > 12 mm（无其他病因）或 NT-proBNP > 332 ng/L（无肾功能不全）
肝脏	肝脏总界 > 15 cm（无心功能不全时）；或 ALP 超过正常上限的 1.5 倍
周围神经	存在对称性的四肢感觉和（或）运动异常
胃肠道	需经活检证实

注：NT-proBNP：N 端前体脑钠肽；ALP：碱性磷酸酶

【鉴别诊断】鉴别诊断的主线是免疫球蛋白升高、脏器功能损害和占位性病变。

1.免疫球蛋白升高的疾病　MM、意义未明的单克隆丙种球蛋白病（monoclonal gammaopathy of undetermined significance, MGUS）、华氏巨球蛋白血症、孤立性浆细胞瘤、POEMS综合征、反应性浆细胞增多症、浆母细胞性淋巴瘤等，均可表现为免疫球蛋白升高，需首先予以排除（见第11章）。

2.其他良恶性肿瘤　局限性淀粉样变或淀粉瘤，需要与相应部位的良恶性疾病相鉴别。

3.肿瘤及肿瘤治疗的并发症　淀粉样变的受累器官可能遍及全身，其临床表现与许多肿瘤及肿瘤治疗的并发症高度重叠，鉴别并不容易。在遇到难以解释的临床现象时，应考虑到淀粉样变的可能并予以检查。

4.轻链沉积病、重链沉积病、轻链/重链沉积病　合称为单克隆免疫球蛋白沉积病，也属于浆细胞肿瘤。临床表现与系统性淀粉样变相似，但不形成淀粉样β褶片结构，不能结合刚果红，也不含淀粉样P成分。患者的年龄相对较轻（33~79岁，中位年龄56岁），无性别差异。

【治疗】文献中淀粉样变的治疗经验主要来自pAL，治疗方案与MM相近。但pAL等系统性淀粉样变患者易出现重要脏器功能不全，健康状况常明显劣于MM患者，对化疗的耐受性差，应注意适当削减治疗强度。局限性淀粉样变则首选手术、放疗、消融等局部治疗。老年性淀粉样变因患者通常大于80岁，通常以对症治疗为主。继发性淀粉样变重点在于控制原发病。

对于pAL等系统性淀粉样变，可选的治疗策略如下。

1.观察等待　受累器官未表现出功能障碍时，可严密观察。

2.积极的对症支持治疗　有吸收障碍、蛋白丢失过多、止凝血异常或重要脏器功能障碍者，应予积极的对症支持治疗，为后续的化疗打好基础。

3.化疗　多参考MM的治疗方案，常用的有以下几种。

（1）CVD方案：硼替佐米1.0mg/m^2，静脉滴注，d1、4、8、11（耐受良好可增加至1.3mg/m^2）；环磷酰胺，350mg/m^2，口服，d1、8、15；地塞米松，20mg，口服，d1、4、8、11；每4周重复，最多8个周期。该方案中地塞米松的剂量较大，需同时使用质子泵抑制剂预防胃出血。

（2）BMD方案：硼替佐米1.3mg/m^2，静脉滴注，d1、4、8、11；马法兰0.22mg/kg，口服，d1~4；地塞米松40mg，口服，d1~4；每4周重复，最多9个周期。

（3）BD方案：硼替佐米1.3mg/m^2，静脉滴注，d1、4、8、11；地塞米松40mg，口服，d1~4；每4周重复。

（4）CLD方案：环磷酰胺500mg，口服，d1、8、15；来那度胺15mg，口服，d1~21；地塞米松40mg，口服，每周1次；每4周重复，最多9个周期。来那度胺的主要不良反应为血细胞减少、疲劳、皮疹，Ⅲ级和Ⅲ级以上的不良反应发生率达50%~86%。

（5）CTD方案：环磷酰胺500mg，口服，d1、8、15；沙利度胺100mg，口服，d1~21；地塞米松40mg，口服，d1~4，d9~12；每3周重复。沙利度胺的主要不良反应是疲劳、神经毒性。对神经系统受累的患者，可选择含来那度胺的方案。

（6）LD方案：来那度胺15~25mg，口服，d1~21；每28天重复，3个周期如无血液学缓解，联合地塞米松10~20mg，口服，d1~4，d9~12，d17~20。

（7）TD方案：沙利度胺50mg/晚，1周后未见不良反应则加量至100mg/晚，以此类推，最高剂量为200mg/晚；地塞米松40mg，口服，每周1次；每4周重复。

（8）MD方案：马法兰0.22mg/kg，口服，d1~4；地塞米松40mg，口服，d1~4；每4周重复。

伊沙佐米（ixazomib）：首个口服蛋白酶体抑制剂，作用靶点和硼替佐米相同，用法见下。FDA批准其与来那度胺、地塞米松联合用于MM的二线治疗。NCCN指南也推荐其用于pAL二线治疗。

伊沙佐米+地塞米松：伊沙佐米4mg，口服，d1、8、15；地塞米松20mg，口服，d1、

8、15、22；每4周重复。

化疗后应评价疗效（表12-6），pAL的治疗不追求器官缓解（如能获得，多发生在血液学缓解的3～12个月后），获得血液学VGPR或CR后再巩固2个疗程即可，维持治疗尚无证据。如果

一种化疗方案连续3个疗程后达不到血液学PR应予更换。复发难治性pAL可以采用既往未曾使用过的治疗方案，既往治疗取得过较好缓解且疗效持续时间＞12个月的方案可以再次启用。

表12-6　原发性轻链型淀粉样变血液学疗效标准

血液学疗效	标准定义
完全缓解（CR）	血尿免疫固定电泳阴性，且血清游离轻链差值（free light chain difference，dFLC）正常
非常好的部分缓解（VGPR）	dFLC < 40mg/L
部分缓解（PR）	dFLC 下降 > 50%
疾病稳定（SD）	疗效未达到 PR 和 PD 标准
疾病进展（PD）	对于 CR 患者，新出现单克隆免疫球蛋白或者 dFLC 异常（致淀粉样变 dFLC 水平必须加倍）；对于 PR 患者，血清单克隆免疫球蛋白增加≥ 50% 并超过 5g/L，或者尿单克隆免疫球蛋白增加≥ 50% 并超过 200mg/d，或者受累 FLC 水平增加≥ 50% 并超过了 100mg/L

对于伴有严重并发症或治疗相关不良反应的患者，FLC降至基础值的10%也可以接受。

【预后】影响淀粉样变的预后因素有：①病变是系统性还是局限性。局限性淀粉样变预后良好，复发者尚可再次手术，发展为系统性淀粉样变的不足2%。②原发病变是否能得到控制。③器官受累的程度、受累器官数目，心脏受累预后恶劣，出现心力衰竭者中位生存期通常＜6个月。多脏器受累预后不良。④病变的类型，pAL生存期≥10年者5%～30%，确诊12个月内的病死率在30%～40%。pAI预后最差，一般在确诊后1～2年死亡。SAA中位生存期6～9年，不良预后因素包括血清肌酐和蛋白尿水平升高、终末期肾病。局限性淀粉样变治疗后血清SAA＜10mg/L，10年生存率可高达90%；SAA持续大于10mg/L，10年生存率约40%。ATTR诊断后中位生存时间56.8个月。⑤血清FLC水平升高。

【随访】对于完成治疗后的pAL患者，建议至少每3个月随访1次。随访内容至少要包括：血清游离轻链、尿蛋白定量、血清肌酐、ALP和肌钙蛋白、NT-proBNP；必要时复查心脏超声和MRI。其他类型的淀粉样变酌情随访。

（王年飞）

（审稿 吴 强 李 明）

参考文献

国家肾脏疾病临床医学研究中心中国系统性淀粉样变性协作组. 系统性轻链型淀粉样变性诊断和治疗指南. 中华医学杂志, 2016, 96(44):3540-3548.

马军, 方美云, 周道斌, 等. 原发性轻链型淀粉样变的诊断和治疗中国专家共识（2016年版）. 中华血液学杂志, 2016, 37(9):742-746.

孙翠云, 于士柱. 脊柱孤立性浆细胞瘤伴淀粉样变性. 中国现代神经疾病杂志, 2017, 17(1):53-56.

余春开, 宋志刚. 膀胱淀粉样变的临床病理特点、诊断及预后分析. 诊断病理学杂志, 2019, 26(8):499-502.

中华医学会神经病学分会, 中华医学会神经病学分会周围神经病协作组, 中华医学会神经病学分会肌电图与临床神经电生理学组, 等. 中国POEMS综合征周围神经病变诊治专家共识. 中华神经科杂志, 2019, 52(11):893-897.

Agrawal SR, Chaudhary P, Rajput A, et al. Pulmonary plasmacytoma with endobronchial extension: a rare presentation of solitary extramedullary plasmacytoma: a case report and brief review of literature. J Cancer Res Ther, 2015, 11(4):1026-1027.

Barzenje DA, Kolstad A, Ghanima W, et al. Long-term outcome of patients with solitary plasmacytoma treated with radiotherapy: a population-based, single-center study with median follow-up of 13.7 years. Hematol Oncol, 2018, 36(1):217-223.

Baumgart JV, Stuhlmann-Laeisz C, Hegenbart U, et al. Local vs. systemic pulmonary amyloidosis-impact on diagnostics and clinical management. Virchows Arch, 2018, 473(5):627-637.

Benson MD, Buxbaum JN, Eisenberg DS, et al. Amyloid

nomenclature 2018: recommendations by the International Society of Amyloidosis (ISA) nomenclature committee. Amyloid, 2018, 25(4):215-219.

Brown R, Ginsberg L. POEMS syndrome: clinical update. J Neurol, 2019, 266(1):268-277.

Caers J, Paiva B, Zamagni E, et al. Diagnosis, treatment, and response assessment in solitary plasmacytoma: updated recommendations from a European expert panel. J Hematol Oncol, 2018, 11(1):10-19.

Chyra KZ, Sevcikova T, Januska J, et al. Newly designed 11-gene panel reveals first case of hereditary amyloidosis captured by massive parallel sequencing. J Clin Pathol, 2018, 71(8):687-694.

de Waal EG, Leene M, Veeger N, et al. Progression of a solitary plasmacytoma to multiple myeloma. A population-based registry of the northern Netherlands. Br J Haematol, 2016, 175(4):661-667.

Dispenzieri A, Buadi F, Kumar SK, et al. Treatment of immunoglobulin light chain amyloidosis: Mayo Stratification of Myeloma and Risk-Adapted Therapy (mSMART) consensus statement. Mayo Clin Proc, 2015, 90(8):1054-1081.

Dispenzieri A. POEMS syndrome: 2019 update on diagnosis, risk-stratification, and management. Am J Hematol, 2019, 94(7):812-827.

Finsinger P, Grammatico S, Chisini M, et al. Clinical features and prognostic factors in solitary plasmacytoma. Br J Haematol, 2016, 172(4):554-560.

Glazebrook K, Guerra Bonilla FL, Johnson A, et al. Computed tomography assessment of bone lesions in patients with POEMS syndrome. Eur Radiol, 2015, 25(2):497-504.

Hazenberg BP. Amyloidosis: a clinical overview. Rheum Dis Clin North Am, 2013, 39(2):323-345.

He H, Fu W, Du J, et al. Successful treatment of newly diagnosed POEMS syndrome with reduced-dose bortezomib based regimen. Br J Haematol, 2017, 181(1):126-128.

Hoshino J, Kawada M, Imafuku A, et al. A clinical staging score to measure the severity of dialysis-related amyloidosis. Clin Exp Nephrol, 2017, 21(2):300-306.

Jaccard A. POEMS syndrome: therapeutic options. Hematol Oncol Clin North Am, 2018, 32(1):141-151.

Katodritou E, Terpos E, Symeonidis AS, et al. Clinical features, outcome, and prognostic factors for survival and evolution to multiple myeloma of solitary plasma cytomas: a report of the Greek myeloma study group in 97 patients. Am J Hematol, 2014, 89(8):803-808.

Keddie S, Lunn MP. POEMS syndrome. Curr Opin Neurol, 2018, 31(5):551-558.

Khoor A, Colby TV. Amyloidosis of the lung. Arch Pathol Lab Med, 2017, 141(2):247-254.

Kourelis TV, Kyle RA, Dingli D, et al. Presentation and outcomes of localized immunoglobulin light chain amyloidosis: the Mayo clinic experience. Mayo Clin Proc, 2017, 92(6):908-917.

Kumar S, Dispenzieri A, Lacy MQ, et al. Revised prognostic staging system for light chain amyloidosis incorporating cardiac biomarkers and serum free light chain measurements. J Clin Oncol, 2012, 30(9):989-995.

McKenna RW, Kyle RA, Kuehl WM, et al. Plasma cell neoplasms//Steven HS, Elias C, Nancy LH, et al. WHO classification of tumours of haematopoietic and lymphoid tissues. 4th ed. IARC: Lyon, 2017:241-258.

Mckenna RW, Kyle RA, Kuehl WM, et al. POEMS syndrome//Swerdlow SH, Campo E, Harris NL, et al. WHO classification of tumours of haematopoietic and lymphoid tissues. 4th ed. Lyon:IARC, 2017:256-257.

Merlini G. AL amyloidosis: from molecular mechanisms to targeted therapies. Hematology Am Soc Hematol Educ Program, 2017, 2017(1):1-12.

Misawa S, Sato Y, Katayama K, et al. Safety and efficacy of thalidomide in patients with POEMS syndrome: a multicentre, randomised, double-blind, placebo-controlled trial. Lancet Neurol, 2016, 15(11):1129-1137.

NCCN clinical practice guidelines in oncology: systemic light chain amyloidosis. V1.2021. Available at: https://www.nccn.org/professionals/physician_gls/pdf/amyloidosis.pdf.

NCCN clinical practice guidelines. multiple myeloma. Version 4. 2021. Available at: https://www.nccn.org/professionals/physician_gls/pdf/myeloma.pdf.

Nishitha T, Ahmed M, Mohammed M, et al. Solitary plasma cytoma: population-based analysis of survival trends and effect of various treatment modalities in the USA. BMC Cancer, 2017, 17(1):13-23.

Oertel M, Elsayad K, Kroeger KJ, et al. Impact of radiation dose on local control and survival in extramedullary head and neck plasma cytoma. Radiat Oncol, 2019, 14(1):63-69.

Patel D, Agarwal R, Dhooria S, et al. Amyloidosis secondary to chronic pulmonary aspergillosis: Case report and a systematic review of literature. J Mycol Med, 2019, 29(4):372-374.

Pham A, Mahindra A. Solitary plasmacytoma: a review of diagnosis and management. Curr Hematol Malig Rep, 2019, 14(2):63-69.

Rajkumar SV, Dimopoulos MA, Palumbo A, et al.

International Myeloma Working Group updated criteria for the diagnosis of multiple myeloma. Lancet Oncol, 2014, 15(12):e538-e548.

Rajkumar SV. Multiple myeloma: 2020 update on diagnosis, risk-stratification and management. Am J Hematol, 2020, 95(5):548-567.

Ryu SW, Cohen-Hallaleh V. Imaging features of extramedullary plasmacytoma. J Med Imaging Radiat Oncol, 2020, 64(1):44-51.

Stuhlmann-Laeisz C, Schonland SO, Hegenbart U, et al. AL amyloidosis with a localized B cell neoplasia. Virchows Arch, 2019, 474(3):353-363.

Swiecicki PL, Zhen DB, Mauermann ML, et al. Hereditary ATTR amyloidosis: a single-institution experience with 266 patients. Amyloid, 2015, 22(2):123-131.

Terao T, Matsue K. Osteosclerotic myeloma without features of POEMS syndrome. Int J Hematol, 2019, 110(5):517-518.

Tsang RW, Campbell BA, Goda JS, et al. Radiation therapy for solitary plasmacytoma and multiple myeloma: guidelines from the International Lymphoma Radiation Oncology Group. Int J Radiat Oncol Biol Phys, 2018, 101(4):794-808.

Venkatesulu B, Mallick S, Giridhar P, et al. Pattern of care and impact of prognostic factors on the outcome of head and neck extramedullary plasmacytoma: a systematic review and individual patient data analysis of 315 cases. Eur Arch Otorhinolaryngol, 2018, 275(2):595-606.

Wang C, Su W, Cai QQ, et al. Prognostic value of serum heavy/ light chain ratios in patients with POEMS syndrome. Eur J Haematol, 2016, 97(1):48-54.

Wechalekar AD, Gillmore JD, Hawkins PN. Systemic amyloidosis. Lancet, 2016, 387(10038):2641-2654.

Woodruff RK, Whittle JM, Malpas JS. Solitary plasmacytoma. I: Extramedullary soft tissue plasmacytoma. Cancer, 1979, 43(6):2340-2343.

Zhao H, Cai H, Wang C, et al. Prognostic value of serum vascular endothelial growth factor and hematological responses in patients with newly-diagnosed POEMS syndrome. Blood Cancer J, 2018, 8(4):37-39.

第13章

组织细胞和树突状细胞肿瘤

组织细胞（histicyte）和树突状细胞（dendritic cell）是淋巴组织中的重要组成部分。组织细胞又称巨噬细胞或单核吞噬细胞，来源于循环血液中的单核细胞，单核细胞穿过血管壁迁移到淋巴器官和其他器官中，形成不再循环于血液中的组织细胞（巨噬细胞）。树突状细胞是一类具有捕捉和递呈抗原功能，表面有许多树突状突起的细胞，包括朗格汉斯细胞（Langerhans cell，LC）、交指树突状细胞（interdigitating dendritic cell，IDC）、滤泡树突细胞（follicular dendritic cell，FDC）和纤维母细胞性网状细胞（fibroblastic reticular cell，FRC），这些细胞突变后均可产生相应的恶性肿瘤。

第一节　组织细胞肉瘤

组织细胞肉瘤（histiocytic sarcoma，HS）最早由Mathe等1970年提出，1966年Rappaport提出一类以窦内生长为主要方式的组织细胞肿瘤，命名为恶性组织细胞增生症。2016年WHO淋巴造血系统分类中将HS定义为一种形态和免疫表型与成熟组织细胞相似，即表达CD68、CD163、溶菌酶中的1种或1种以上免疫标志的恶性组织细胞增生。在IHC和分子生物学技术应用之前，组织细胞恶性肿瘤的诊断主要基于形态学，其中很多并非HS，而是高级别T或B细胞非霍奇金淋巴瘤。

【发病率】HS在淋巴结及软组织肿瘤中的发病率低于1%。各年龄段都可发生，中位发病年龄为46岁，有0～29岁及50～69岁两个高峰，男女性发病比为1.5∶1。伴发或继发于淋巴瘤的HS可在淋巴瘤后2个月～17年出现，但罕有HS后出现淋巴瘤的病例。继发于淋巴母细胞淋巴瘤/白血病的HS患者均为男性，多发生于儿童及青少年（4～27岁，平均13岁）；继发于成熟B细胞肿瘤的HS患者无性别差异，多发生于成年人（42～85岁，平均61岁）。与纵隔生殖细胞肿瘤相关的HS患者则多为年轻男性。

【发病机制】HS的发病机制尚未完全清楚，曾认为可能与病毒感染或化学致癌剂或与免疫失调有关，曾经的化疗药物及放疗或可诱发HS。有研究发现HS中有较多的BRAF V600E突变，这种突变可激活RAS/RAF通路，从而导致组织细胞的恶性转化。此外，HS常继发于淋巴造血系统恶性肿瘤之后，如滤泡性淋巴瘤、急性单核细胞白血病、毛细胞白血病、套细胞淋巴瘤、黏膜相关组织淋巴瘤、弥漫大B细胞淋巴瘤、急性淋巴细胞白血病、慢性淋巴细胞白血病、慢性粒单核细胞白血病、纵隔生殖细胞肿瘤、原发性骨髓纤维化、慢性粒细胞白血病，并与原发肿瘤有相同的分子生物学及细胞遗传学异常。

【临床表现】1/3 HS发生于结外器官，多为胃肠道、脾、软组织，其他部位如头颈部、唾液腺、肺、纵隔、乳腺、肝、胰腺、肾、子宫、中枢神经系统、骨及骨髓也可受累；1/3发生于皮肤，可表现为躯干、四肢的皮疹，孤立或多发的皮下肿物。全身症状及体征可能有发热、疲劳、盗汗、体重下降及虚弱、肠梗阻、肝脾大、全血细胞减少及溶骨性病变。脾脏HS常伴有脾大及严重的低蛋白血症和血小板减少。

【诊断】形态学上与组织细胞类似，肿瘤细胞呈弥漫浸润，有时似癌样呈巢或片分布，互不黏附。肿瘤细胞呈不规则、多形性的大细胞，胞质嗜酸性，核分裂象10～30个/HPF。背景有数量不等的反应性细胞，但肿瘤细胞吞噬红细胞、粒细胞等现象少见。免疫组化表达CD68、CD163、溶菌酶中的1种或1种以上，其中，CD163仅表达于巨噬细胞及组织细胞系肿瘤中，其特异性要高于CD68，对HS的诊断有重要意义。HS不表达B细胞、T细胞、LC和树突状细胞标志，但CD45RO和CD4可以阳性。临床体征及影像学检查可用于判断肿瘤是否局限或播散及寻找肿瘤活检病灶。

【鉴别诊断】需与其他组织细胞或树突状细胞病变相鉴别，如反应性组织细胞增多症、树突状细胞肿瘤、朗格汉斯细胞肿瘤，也需与间变性大细胞淋巴瘤及弥漫大B细胞淋巴瘤、未分化的大细胞淋巴瘤、恶性黑色素瘤、肉瘤相鉴别。

1.反应性组织细胞增多症　与HS表达相同的组织细胞相关标志物，两种疾病的鉴别取决于细胞形态特征而非免疫标记。HS表现为细胞核异型明显，而反应性组织细胞增多症的细胞核呈圆形、染色质均一。

2.树突状细胞肉瘤　与HS在形态学上容易相混淆，而且两者均表达S-100和CD68。主要鉴别点在于，树突状细胞肿瘤细胞有长的树突结构、核分裂象复杂，且S-100蛋白表达强而弥散，而CD68表达多样化，常为弱表达。

3.朗格汉斯细胞组织细胞增多症　其典型的组织学表现为细胞核表面有凹陷，呈锯齿状、折叠或分叶，染色质均一且细胞核膜薄，明显有嗜酸性粒细胞浸润，免疫组化可见CD1a、langerin/CD207表达，超微结构中可见Birbeck颗粒。

4.滤泡树突细胞肉瘤（follicular dendritic cell sarcoma，FDCS）　表现为纺锤状或卵圆形细胞增生成束状、轮辐状或漩涡状，并表达FDC的标志物CD21、CD23及CD35。

5.间变性大细胞淋巴瘤　因其易累及血窦及细胞形态多变，是非霍奇金淋巴瘤中最易与HS相混淆的疾病。表达CD30、ALK-1、T细胞抗原，或出现克隆性TCR基因重排等，支持本病的诊断。

6.弥漫大B细胞淋巴瘤　B细胞标志物的表达可用于鉴别弥漫大B细胞淋巴瘤和HS。

7.恶性黑色素瘤　与HS在形态学上相类似，且两者均表达S-100和CD68，但HS不表达黑色素瘤的标志物如HMB-45及Melan-A，而恶性黑色素瘤不表达组织细胞标志物CD163。肿瘤细胞中出现黑色素及噬黑色素细胞的聚集有助于诊断恶性黑色素瘤。

8.肉瘤　未分化的肉瘤有时会含有大量嗜酸性胞质，容易与HS相混淆。不表达细胞角蛋白片段及上皮细胞膜抗原并不能排除肉瘤的可能。而且，部分肉瘤可表达CD68。表达CD163可排除肉瘤。

【治疗】HS罕见，尚无统一的诊疗指南及大型的对照研究作为指导，亦没有疗效确切的治疗方案。一般而言，病变局限者可以手术，扩散期及复发后HS按照侵袭性淋巴瘤治疗。新辅助及辅助化疗并不能改善HS患者的OS，病变局限并不能预示HS化疗效果好。异体造血干细胞移植（allogeneic stem cell transplantation，allo-SCT）主要用于复发或确认获得CR的HS患者。放疗能有效控制局限期肿瘤，但其剂量尚无明确标准。有病例报道HS患者经过CHOP-E化疗六周期获得CR后给予累及野50Gy/25f常规分割放疗，随访3年未见复发。沙利度胺及来那度胺可用于allo-SCT后的维持治疗或移植后复发的治疗，或与化疗及自体干细胞移植联合应用。

阿仑单抗为针对CD52的人源化单克隆抗体，有个案报道其应用于COP方案化疗失败的播散期HS患者。用法：每日3mg，静脉滴注至少2小时，待阿仑单抗不良反应耐受后（不良反应≤2度），加量为每日10mg，每周第1～3天给药。

维罗非尼（vemurafenib）、达拉非尼（dabrafenib）用于有BRAF V600E突变的HS有一

定疗效。曲美替尼（trametinib）用于有*MEK1*激活突变的HS也有病例报告。

【预后】HS恶性程度高，确诊时常已属晚期，多数患者于2年内死于疾病进展，仅少数局限期的病例经过手术及放化疗的综合治疗后可有相对较长的生存期。年龄、疾病发生部位、合并症情况和接受的治疗类型可能与生存有关。在皮肤和结缔组织病变患者中，单独使用手术或联合放疗可延长OS。手术治疗对胃肠道和呼吸系统病变患者的OS也可有一些改善。然而，造血系统和网状内皮系统受累的患者，即使进行全身化疗，预后也很差。由于病例罕见，目前亦无可靠的指标可用于判断疾病预后，肿瘤大小似不影响预后，国际预后指数（IPI）是否可用于指导判断HS的预后亦需要更多的探索。

【随访】参照NCCN侵袭性淋巴瘤指南，推荐病情获得CR或控制后第1年每3个月1次，第2年每6个月1次，3年以上每年1次。随访内容包括体格检查、曾有受累部位或脏器的影像学检查、血常规、生化等。

（魏芬芬）

第二节　朗格汉斯细胞组织细胞增生症

朗格汉斯细胞组织细胞增生症（Langerhans cell histiocytosis，LCH）又称朗格汉斯组织细胞增生症、组织细胞增生症X，是以组织器官朗格汉斯组织细胞异常增殖和浸润为特征，可累及骨骼、中枢神经系统、皮肤、黏膜、肝、肺、淋巴结等部位的疾病。2017年WHO造血和淋巴组织肿瘤分类将本病分为非特指型（9751/1）、单骨性（9751/1）、多骨性（9751/1）和多系统性（9751/3）、朗格汉斯细胞肉瘤。

【发病率】LCH可发生在各年龄段和性别的人群。儿童发病率为（4～8）/100万，多在1～3岁，男女比例为（1.5～2.0）：1。成年人发病率不足儿童的1/10，男女比例相近，但年龄分布范围广，约25%的患者年龄超过43岁，还有10%的患者年龄超过55岁。

【发病机制】朗格汉斯组织细胞又称兰氏细胞，源于骨髓，胚胎期经血液移居并终身聚居在皮肤、脾、胸腺、淋巴结、口腔黏膜、食管等部位。LCH可能与免疫调节紊乱有关，是肿瘤性还是单纯反应性曾有争议。2010年Badalian-Very等首次发现50%以上LCH患儿的朗格汉斯组织细胞中存在*BRAF V600E*基因突变，为LCH是肿瘤性疾病提供了证据，WHO疾病分类已将LCH列为肿瘤性疾病，定义为炎性髓系肿瘤。

【临床表现】临床表现差异很大。轻者可无症状，仅在检查时被偶然发现。重者可多系统发病而危及生命，可伴发热、贫血和消瘦等表现。根据病变部位及范围，LCH分为3型：单系统、单病灶称为骨嗜酸性肉芽肿（eosinphilic granuloma of bone，EGB）；单系统、多病灶称为汉-薛-柯病（Hand-Schuller-Christian病，H-S-C病）；多系统、多病灶称为莱特勒-西韦病（Letterer-Siwe病，L-S病）。

1.嗜酸性肉芽肿　多见于2～5岁儿童，为单一病灶，通常为骨（尤其是颅骨、股骨、盆骨和肋骨）的溶骨性病变，少数情况下累及淋巴结、皮肤或肺。

2.汉-薛-柯病　常见于2～6岁儿童，表现为一个系统的多部位受累，最常累及骨，表现为多发性骨破坏、周围软组织肿块。颅骨浸润伴突眼、尿崩症和牙齿缺失是常见临床表现。

3.莱特勒-西韦病　一般见于3个月～3岁男童，表现为多灶、多器官的病变。肝、脾、骨髓、中枢神经系统受累病情凶险，称为危险器官（risk organs），其诊断标准见表13-1。皮肤、骨、淋巴结及垂体受累为低风险。

LCH临床表现差异极大，主要取决于患者年龄、病变部位和范围及受累器官功能异常程度等因素。

表13-1 LCH累及"危险器官"的标准

受累器官	表现
骨髓，表现 ≥ 2 项（骨髓涂片发现 CD1a 阳性细胞称为骨髓侵犯）	贫血：血红蛋白 < 100g/L，婴儿 < 90g/L（非铁缺乏等其他原因所致）
	白细胞减少：白细胞 < 4×10^9/L，非其他原因所致
	血小板减少：血小板 < 100×10^9/L，非其他原因所致
脾	锁骨中线肋下缘 > 2cm
肝，表现 ≥ 1 项	锁骨中线肋缘下 > 3cm
	LCH 组织病理学诊断
肺，表现 ≥ 1 项	CT 典型表现
	LCH 组织病理学 / 细胞学诊断

1.骨 80%的LCH患者有骨受累，好发部位为颅骨（27%）、股骨（13%）、下颌骨（11%）和盆骨（10%）。骨周软组织肿块和疼痛是最常见临床表现。颅骨受累后骨质变软，软组织肿块多局限于硬脑膜外，颅内播散罕见。颅底、眼眶、颞骨、乳突也是常见发病部位，这些患者常伴有中耳炎症状。椎体受累可见椎体扁平相邻椎间隙变窄，但脊髓压迫症并不多见。X线、CT可见溶骨性病变，很少有骨膜反应，病变区内无钙化，修复期病灶周边可有不同程度的硬化，硬化广泛时甚至可掩盖病变本身。

2.皮肤 常表现为脂溢性湿疹，多发生在婴儿。腋窝、腹股沟、外阴或肛门生殖器区域易摩擦部位出现红斑、糜烂，常被误诊为湿疹、银屑病、念珠菌感染或擦烂性红斑。指甲改变包括甲沟炎、甲剥离、角化过度、甲下淤血。仅皮肤受累的LCH可自愈，约40%患者会复发或进展为多系统病变。

3.神经内分泌系统 多累及下丘脑-垂体轴，脑实质、脑膜及脉络丛很少发生。垂体柄受累者约25%出现尿崩症，多伴有同时或异时的其他系统受累。垂体前叶受累者可表现为生长激素缺乏，但成人患者少见。促性腺激素缺乏可致月经失调、性欲下降，催乳素水平增高可引起溢乳。肾上腺皮质功能不全、甲状腺功能减退相关的症状和体征也可以出现。下丘脑受累可能有体温调节、睡眠模式紊乱，食欲增加导致严重肥胖，渴欲缺乏使尿崩症的诊断和处理更加困难。MRI及垂体-肾上腺轴激素是最有价值的检查，尽管有关的影像学异常可因治疗效果的产生或疾病的自然过程而消退，但内分泌激素的分泌很难恢复到正常。

4.肺 90%以上发生于20～40岁患者，女性多于男性，儿童少见。起病隐匿，如有症状多为慢性咳嗽、咯血、活动后气促、呼吸困难，可并发自发性气胸，部分患者可有轻到中度发热。约50%的患者有阻塞性通气功能障碍。CT表现为两肺中上叶弥漫性小结节、空洞性结节，疾病后期主要为囊性病变。中下肺和肋膈角处很少受累。支气管肺泡灌洗常显示较高的巨噬细胞计数，如CD1阳性细胞>5%，可诊断肺LCH。支气管活检作用不大，但有助于排除其他疾病。

5.造血系统 表现为一系或多系血细胞减少，也常在多系统病变后出现，好发于较小的儿童。可以是造血系统直接受累，或脾脏受累脾功能亢进后继发。

6.肝、脾 肝受累多见于婴儿多系统病变者，表现为肝大、水肿、低蛋白血症、高胆红素血症等，严重者出现肝衰竭。在成年人，肝脏受侵常伴结节性CD1a阳性细胞增生或仅淋巴细胞浸润，沿汇管区分布，可致硬化性胆管炎。单纯脾大应除外其他病因。

7.代谢异常 儿童少见。成人LCH发生碳水化合物代谢（糖尿病，糖耐量受损）和脂质代谢异常的风险较高。

8."特殊部位"病变 一般是指头颈部关键解剖位置的病变，它们可能损害形象和功能，需要局部或全身治疗。这些病变包括：①颅面骨，眶骨、颞骨、乳突、蝶骨、颧骨或筛骨；②上颌骨或鼻窦；③颅窝，特别是伴颅内软组织水肿；

④眼：眼球突出、突眼、眼眶；⑤耳：外耳炎、中耳炎、耳漏或颞骨、乳突、颞骨岩部；⑥口腔：口腔黏膜、牙龈、腭骨、上颌骨和下颌骨；⑦中枢神经系统。

9.成人LCH　患者常无症状或者仅有轻微的症状，累及部位多为骨、肺、肝、脾、淋巴结和甲状腺，常因占位病灶需要鉴别诊断时被意外发现。PET-CT对于发现潜在的病灶或有价值。

【诊断】全面体格检查应包括皮肤及可见黏膜，生长发育、听力、神经精神系统评估应予以重视。病灶部位的影像学检查酌情选择，甲状腺激素、晨尿渗透压、禁水试验、血浆渗透压、垂体-肾上腺轴激素、胰岛素样生长因子等可作为备选检查。

LCH骨髓多正常，少数可呈增生活跃或减低，但骨髓检查可排除LCH以外的其他原因。中重度贫血及血小板减少提示骨髓侵犯。肝功能异常、凝血酶原时间延长、纤维蛋白原含量和部分凝血活酶生成明显异常提示预后不良。

怀疑LCH者应争取活检，病灶内发现有组织细胞浸润即可确诊。LCH早期病变常以朗格汉斯组织细胞为主或朗格汉斯组织细胞与嗜酸性粒细胞为主。中期病变组织细胞数量增加。晚期病变纤维化明显，细胞成分减少，朗格汉斯组织细胞少见，淋巴细胞、浆细胞相对较多。朗格汉斯组织细胞表达CD1a和S-100，CD11c、HLA-DR、langerin、CD68 和LCA也有表达。LCH患者Ki-67一般较高，很多病例可见PD-L1表达。约50%的LCH存在*BRAF V600E*基因突变，肺原发LCH突变率约为28%。此外，约25%的患者会出现*MAP2K1*基因突变。

LCH的分期标准见表13-2。

表13-2　朗格汉斯细胞组织细胞增生症分期

分期	特征	
A 期	仅有骨侵犯，或骨伴首站引流淋巴结侵犯（骨淋巴结病）和（或）骨伴邻近软组织受犯	A$_1$：单一骨病灶
		A$_2$：单一骨病灶伴骨淋巴结病
		A$_3$：单一骨病灶伴邻近软组织受犯
		A$_4$：多溶骨病灶
		A$_5$：多溶骨病灶伴骨淋巴结病
		A$_6$：多溶骨病灶伴邻近软组织受犯
B 期	皮肤和（或）仅有其他黏膜鳞状上皮侵犯，或伴相关浅表淋巴结受犯	B$_1$：结节性病灶（婴儿期不伴淋巴结病变）
		B$_2$：结节性病灶（婴儿期伴淋巴结病变）
		B$_3$：多结节或弥漫性斑丘疹不伴淋巴结病变
		B$_4$：多结节或弥漫性斑丘疹伴淋巴结病变
C 期	仅有软组织和内脏受犯，排除上述情况和多系统病变。详列受累的组织，如肺、淋巴结、脑	
D 期	多系统病变伴上述任何一种联合病变，详列受累的器官或组织，如皮肤、骨、骨髓	

【鉴别诊断】LCH的系统性症状/体征需要同所有相关的内科性疾病相鉴别，以占位病变为主要表现的，需要与相应部位的良恶性疾患相鉴别。

【治疗】治疗原则取决于是单系统LCH（single system langerhans cell histiocytosis，SS-LCH）还是多系统LCH（multi-system langerhans cell system，MS-LCH）、是否存在"危险器官""特殊部位"受累。SS-LCH且无症状者可观察，MS-LCH需要包括抗生素、营养支持治疗在内的全身治疗。有垂体-肾上腺轴、代谢等异常者尚需对症治疗。

1.手术　单发骨病变可以手术，指征：①承重骨受累；②（即将发生）脊髓压迫；③无法接受的畸形；④剧烈疼痛和功能障碍。病灶<2cm者完全切除，2～5cm部分切除，>5cm不建议根治性切除。

2.化疗　有下列情况之一者应选择化疗：

①SS-LCH伴有可危及中枢神经系统的损害；②SS-LCH伴有多病灶骨损害；③SS-LCH伴有特殊部位损害（如椎体病灶伴有向椎管内扩展的软组织包块）；④MS-LCH伴/不伴"危险器官"的损害。MS-LCH与SS-LCH的一线方案有所不同：

（1）MS-LCH：①长春碱+泼尼松6周诱导方案。d1、8、15、22、29、36静脉推注VBL，每次6mg/m²。d1～29口服泼尼松，每日40mg/m²，d29后减为每日20mg/m²，d36后减为每日10mg/m²，d43停药。②长春碱+泼尼松第2个疗程方案。对于无"危险器官"受累但治疗后为"中度反应"者、有"危险器官"受累在治疗后有"反应良好"者，d43、50、57、64、71、78静脉注射长春碱，剂量同上。每周在静脉注射长春碱当天开始口服3天泼尼松，剂量同上。③维持治疗。在上述治疗后6～12周后达到无疾病活动的患者，第7～52周（总疗程的第12个月末），或在第13周到总疗程的第12个月末，每3周1次应用长春碱，方法同上；应用长春碱的每周中，口服5天泼尼松，剂量同上；6-巯基嘌呤50mg/m²，口服，qd，共12个月。

（2）SS-LCH：伴可危及中枢神经系统的损害/多病灶骨损害/特殊部位损害者，应用上述长春碱+泼尼松6周初治方案，接或不接第2疗程，然后应用上述维持治疗，但不用6-MP，总疗程12个月。不伴"危险器官"受累的可不进行全身治疗，仅手术等局部治疗，但须密切随访观察，如果病情进展则转为上述一线治疗。

（3）危险LCH解救方案：用于难治/复发伴"危险器官"受累的MS-LCH、伴有造血功能低下的MS-LCH。①克拉屈滨5mg/m²，静脉滴注，d1～5；阿糖胞苷100mg/m²，静脉滴注，d1～5；每4周重复。②氯法拉滨单药25～30mg/m²，静脉滴注，d1～5，每4周重复。

（4）非危险LCH解救方案：用于难治/复发不伴"危险器官"受累的MS-LCH。①长春新碱+阿糖胞苷+泼尼松：长春新碱1.5mg/m²，每周第1天静脉推注+阿糖胞苷100mg/m²，每周第1～4天皮下注射，第0、2、5、8、12、17、23周应用，如未达到NAD则每6周重复，直到达到

NAD；第1～4周每日口服泼尼松40mg/m²，第5～46周减为每日20mg/m²，以后逐渐减量，至第52周停用。②克拉屈滨单药5mg/m²，静脉滴注3天，d1～3，每4周重复，可应用2～6个疗程。

化疗2～3周期后应进行疗效评估，标准见表13-3。

表13-3 LCH疗效评价标准

治疗反应	评价标准
反应良好	
病灶完全消退	无活动性病灶（no active disease，NAD）
病灶退化	活动性病灶减少
反应中等	
混合反应	消退病灶与新发病灶同时存在
无变化	病灶无变化
反应不良	疾病进展

（5）造血干细胞移植配合高剂量化疗：适用于常规治疗失败的难治性MS-LCH，尤其是"危险器官"受累患者。

（6）成年人LCH的化疗：多基于儿科研究，但效果可能不佳甚至带来更多的毒副反应，治疗常选择克拉屈滨、阿糖胞苷或依托泊苷的单药治疗方案，每月1次，6～12次。肺LCH无症状者可仅予观察，有广泛性囊性病变者可酌情全身性激素治疗［泼尼松1mg/（kg·d），1个月后逐渐减量］。

3.放疗 通常仅用于成人。不可手术切除的孤立性病灶、未完整切除或切缘阳性的病灶、有压迫症状的病灶或系统性治疗无效的病灶，推荐剂量为10～20Gy。LCH对放疗敏感，局部控制率为75%～100%，完全缓解率达79%～100%。

4.其他治疗 免疫反应调节剂沙利度胺对单系统皮肤LCH有一定治疗效果，推荐剂量为100mg/d。严重、复发、难治且*BRAF V600E*基因突变阳性的成人LCH可试用威罗菲尼960mg，口服，每日2次。病灶内注入糖皮质激素有一定效果，通常用甲泼尼松龙40～160mg。双膦酸盐可用于多发性骨病灶的治疗，有疼痛者可使用非甾体镇痛药。

【预后】部分LCH病例可自发缓解，单一病

灶总生存率＞95%，2个器官累及生存率为75%，多器官累及预后较差。伴有脏器功能障碍者预后最差，1年、5年生存率分别为33%、25%。就类型而言，SS-LCH预后最好；MS-LCH如果治疗有效预后也较好，1年、3年及5年生存率分别为79%、74%和71%。LCH可复发，并引起慢性局部症状或导致器官功能障碍，约50%的患者伴有影响生活质量的后遗症。多发骨病变对预后无明显影响，但复发（30%～50%）和永久性后遗症倾向较高。*BRAF V600E*基因突变的预后价值仍有争议。除非肉瘤变，LC的异型和核分裂与预后亦无直接关系。年龄与预后关系不大，但成年患者的病情持续时间更长且易有反复。

【随访】在治疗结束后的第1年，每6周～6个月进行1次体格检查，测量身高、体重、发育状况，实验室检查包括血常规、红细胞沉降率、肝肾功能、尿渗透压等。肺或肝受累者CT予相应的影像和功能检查。骨病灶影像学检查，只限于新病灶或可疑复发。第2～5年每年检查1次。耳或乳突受累者第1、5年进行听力检测。尿崩症、其他内分泌病变、危及中枢神经系统的损害，第1年、以后5年内每2年1次脑磁共振检查。已有中枢神经系统受累者，在第1年、以后5年内每2年进行1次神经心理学测定。

妊娠是否会影响LCH进程尚不清楚，LCH对妊娠和分娩似无不利影响。

（吴秀伟）

第三节　树突状细胞肉瘤

一、滤泡树突状细胞肉瘤

滤泡树突状细胞肉瘤（follicular dendritic cell sarcoma，FDCS）又名树突网状细胞肉瘤，低度或中度恶性，有显著的复发或转移潜能，ICD-O编码9758/3。1986年Monda首次报道本病。

【发病率】FDCS占所有软组织肿瘤的0.4%，不到淋巴系统肿瘤的1%。好发于年轻人或中年人，平均年龄40～50岁，无明显性别差异，但炎性假瘤型FDCS以女性多见。FDCS的发病率可能和种族或地区相关，目前报道的病例大多来自东亚地区。

【发病机制】FDCS的病因及发病机制尚不清楚，推测有以下几种可能：10%～20%的病例合并透明血管型Castleman病，可能是滤泡树突状细胞不典型增生最终形成肿瘤；FDCS都不同程度的表达表皮生长因子受体（epidermal growth factor receptor，EGFR），或与该病的发生、发展有关；FDCS患者存在多个染色体异常，包括X、5、7、8、9和10号染色体的非平衡性易位以及21q的扩增，它们可能与FDCS相关；炎性假瘤型FDCS常伴有EB病毒的感染；40%患者存在*BRAFV600E*突变。

【临床表现】FDCS分为结内型和结外型。结内型临床上多表现为孤立无痛性淋巴结肿大，以颈部淋巴结最为常见，亦可见于纵隔、腋下、肠系膜、腹膜后和锁骨上淋巴结。30%的FDCS会出现结外病变，如口腔、扁桃体、咽、甲状腺、乳房、肝、腮腺、脾、胰腺、胃肠道、软组织、皮肤。症状及体征因发病部位及病变大小而有所不同，胃肠道病变患者可出现腹痛、肠梗阻，咽、扁桃体病变患者可有咽喉部疼痛、吞咽不适，病灶位于纵隔者可有胸闷、呼吸困难，极少患者有副肿瘤天疱疮及重症肌无力表现。B症状如发热、疲劳、盗汗及体重下降多发生在结外病变。

【诊断】肿瘤大小不等，1～20cm均有可能，切面呈结节或分叶状，可见点状坏死和出血。免疫组化：瘤细胞表达FDCS标志物CD21、CD35、CD23中的1个或多个，可同时阳性表达Vimentin、S-100、EMA、CD68和SMA，而CD1α、CK、HMB45、CD34一般呈阴性，Ki-67阳性指数为30%～40%。Clusterin、CXCL13和D2-40对于诊断FDCS有较高的敏感性和特异性，

EGFR在FDCS组织中过度表达，有一定特异性。FDCS分为两型：一型为肉瘤型，梭形细胞或卵圆形细胞呈编织状或车辐状，EBER阴性；另一型为炎性假瘤型，除了梭形细胞增生，还可见大量的淋巴细胞、浆细胞、组织细胞及泡沫细胞的浸润，通常发生于肝、脾。FDCS标志物的表达经常是弱阳性或灶性阳性，EBER阳性。

【鉴别诊断】FDCS罕见，其临床症状、体征及影像学表现不典型，误诊率达30%～58%，尤其是结外病变患者。需要与之鉴别诊断的疾病主要有以下几种。

1.指突状树突细胞肉瘤 组织形态类似于FDCS，但肿瘤细胞体积大，核有切迹或核沟，肿瘤细胞表达S-100和波形蛋白，而CD1α和Langerin阴性，CD68、溶菌酶和CD45弱阳性，p53强阳性，但不表达CD21、CD35。

2.纤维母细胞性网状细胞肿瘤 免疫组织化学波形蛋白阳性，α-SMA及结蛋白部分阳性，CD21、CD23和CD35阴性。

3.梭形细胞淋巴瘤 常见于间变性大细胞淋巴瘤，瘤细胞可呈短梭形、肉瘤样排列。但瘤细胞表达EMA、CD30、ALK，可与FDCS相鉴别。

4.恶性纤维组织细胞瘤 该肿瘤多发生在四肢和躯干软组织，虽然常有典型的席纹状结构，但瘤细胞由不同分化程度的组织细胞构成，免疫组织化学CD68和溶酶体酶呈阳性表达。

5.胃肠间质瘤 肿瘤细胞呈梭形，部分瘤细胞呈上皮样，排列呈束状、栅栏状，类似于平滑肌瘤或神经鞘瘤，其瘤细胞表达CD117、CD34、SMA、S-100，可与之鉴别。

6.朗格汉斯组织细胞肉瘤 瘤细胞虽然异型显著，但仍具有LC的特征，瘤细胞核呈肾形或马蹄形，有折叠、扭曲，可见核沟，免疫组化CD1α、S-100及Langerin（CD207）阳性表达。

7.肉芽肿病变 可见多核巨细胞及坏死，炎症背景明显，梭形上皮样细胞CD68阳性、而CD21阴性。

8.炎性假瘤 发生于肝、脾等结外FDCS易被误诊为炎性假瘤，亦需要CD21、CD23、CD35及EBER标记。

9.脑脊膜瘤 FDCS的组织呈束片状或漩涡状，细胞形态类似于脑脊膜瘤。但脑脊膜瘤主要发生于神经系统，肿瘤细胞表达EMA、Vimentin，不表达CD21、CD35。

【治疗】病灶可切除的首选病灶完整切除（R0切除）。R0切除术后是否需进行辅助放化疗尚存争议。部分学者认为FDCS是一种低度恶性肿瘤，R0切除后辅助放化疗对无病生存未见明显影响，不需要进一步治疗。但对于存在高危因素（年龄≤40岁，病灶在腹腔内，有明显细胞异型性，出现广泛坏死，肿瘤≥6cm，核分裂象≥5个/10HPF，Ki-67增殖指数高）的患者，辅助化疗可能有更好的预后。

病灶不可切除或残留的患者可采用CHOP、ECHOP等非霍奇金淋巴瘤化疗方案或针对肉瘤的化疗药物联合放疗。这些化疗方案均可取得肯定的临床疗效，但不能产生持久的抗肿瘤效应，远期生存获益不理想。

复发和（或）转移者可酌情给予放化疗。有BRAFV600E突变患者可考虑BRAF酶抑制剂维罗非尼治疗，EGFR高表达的患者可考虑EGFR抑制剂治疗。也有报道酪氨酸激酶抑制剂伊马替尼联合吉西他滨、顺铂获得完全病理缓解。据报道程序性细胞死亡1配体（PD-L1）染色在50%～80%FDCS中呈阳性，免疫检查点抑制剂在部分病例中有一定的疗效。

【预后】FDCS低或中度恶性，手术为主的综合治疗患者能取得较好的近期疗效，2年和5年DFS分别为64%和34%，2年和5年OS分别为91%和81%。但结外型特别是腹部肿瘤，复发率高达40%～50%，转移率≥20%，常见的转移性部位包括肝、肺和淋巴结，预后差。炎性假瘤型FDCS好发腹腔尤其是肝、脾，但相对惰性预后较好。有高危因素（年轻患者，病灶在腹腔内，有明显细胞异型性，出现广泛坏死，肿瘤≥6cm，核分裂象≥5个/10HPF，Ki-67增殖指数高）的患者预后差。伴有副肿瘤天疱疮的患者预后较差，多因感染而快速死亡。

【随访】FDCS生物学行为与软组织肉瘤相似，可参考该类肿瘤的随访模式。病史回顾+影像学检查，2～3年每3～6个月1次，之后2年内每

6个月1次。

（王小磊）

二、指突状树突状细胞肉瘤

指突状树状突细胞肉瘤（interdigitating dendritic cell sarcoma，IDCS）是一种免疫表型类似于指状树突细胞的梭形、卵圆形细胞增生性肿瘤。

【发病率】本病十分罕见，多见于成年人，中位发病年龄58岁，男性略多于女性。

【发病机制】尚不清楚，EB病毒感染或与本病相关，人类疱疹病毒8与疾病的关系尚不确定。造血系统及实体肿瘤患者可并发或继发IDCS，提示与免疫抑制有关。

【临床表现】与FDCS相似。

【诊断】大多数肿瘤边界清楚，呈结节状或分叶状，切面质地均匀，呈黄、白、褐色，肿瘤较大，可伴有出血和坏死。光镜下，肿瘤细胞呈卵圆形或梭形，瘤细胞胞质丰富，轻度嗜酸性，瘤细胞核较大，呈卵圆形或梭形，核仁清楚，有丝分裂指数低。瘤细胞呈巢状、束状或旋涡状排列，可出现散在的多核巨细胞。免疫表型：S-100阳性表达，CD1α、溶酶体阴性表达，不表达FDC的标记CD21和CD35。鉴别诊断见FDCS。

【治疗】IDCS尚无确切有效的治疗手段，手术切除肿瘤是首选方案，但6个月内复发率达50%。术后辅助放化疗的作用尚存争议，有学者认为对总生存无明显影响。对于无法手术的患者，化疗为主要治疗手段。全身化疗方案参见恶性淋巴瘤（如CHOP、ABVD、DHAP、EPOCH、ICE），但完全缓解率低且易复发。

【预后】IDCS是树突状细胞肉瘤中恶性度最高、进展最快的类型，多数病例在初诊时即累及多部位或多器官，总的平均生存时间10个月，多在2年内死亡。分期是影响预后最关键的因素，局限期患者1年、2年生存率分别为84.8%和68.1%，转移患者1年、2年生存率仅为38.5%和15.8%。大肿块、凝固性坏死、有丝分裂指数较

高可能是不良的预后因素。肿瘤的体积大小也影响预后，瘤体超5cm的IDCS复发概率更高。

（王小磊）

三、纤维母细胞性网状细胞肿瘤

纤维母细胞性网状细胞肿瘤（fibroblastic reticular cell tumors，FRCT）是由表达上皮角蛋白的间充质网织细胞构成的一组疾病，1984年由Turner首次报道。ICD-O编码9759/3。

【发病率】FRCT十分罕见，是树突细胞肉瘤中最少见的类型，好发于青年和成人，中位年龄61岁（13～80岁），男女性别比约1.4：1。

【临床表现】多发生于淋巴结，以颈部和纵隔淋巴结最多，除肿块以外无特殊症状。肝、脾、肺、肾、乳房、骨和软组织等也可发生，临床症状因肿瘤发生位置及大小有不同表现。

【诊断】FRCT在组织学上类似于FDCS或IDCS，但缺乏它们典型的免疫表型。瘤细胞间常见散在分布纤细的胶原纤维。瘤细胞主要表达Vim和Cytokeratin，部分病例可表达α-SAM、Desmin和CD68，而CD20、S-100、CD21、CD35阴性。

【治疗】因FRCT极为罕见，最合理的治疗模式尚不清楚。对于局限期患者主张完整的切除病灶，术后酌情进行放化疗，但更倾向于放疗，也有学者认为辅助治疗对患者的预后影响不大。对于无法切除或有转移的患者则考虑放疗联合化疗等综合治疗。

【预后】FRCT的生物学行为与预后很难判断。小样本研究显示，病灶局限的患者2年生存率为85.7%；出现远处转移的患者均在2年内死亡，中位生存时间为13个月。分期是影响预后最重要的因素，因病例数少尚未发现肿瘤大小、核分裂象、Ki-67与预后之间的关系。

（王小磊）

（审稿　冯振中　张　帆）

参考文献

Agaimy A, Michal M, Hadravsky L, et al. Follicular dendritic cell sarcoma:clinicopathologic study of 15 cases with emphasis on novel expression of MDM2, somatostatin receptor 2A, and PD-L1. Ann Diagn Pathol, 2016, 23(8):21-28.

Allen CE, Merad M, McClain KL. Langerhans-cell histiocytosis. N Engl J Med, 2018, 379(9):856-868.

Ang WW, Bundele MM, Shelat VG. Follicular dendritic cell sarcoma: rare presentation of incidental large hepatic mass. Ann Hepatobiliary Pancreat Surg, 2019,23(1):74-76.

Ansari J,Naqash AR,Munker R, et al. Histiocytic sarcoma as a secondary malignancy: pathobiology, diagnosis, and treatment. Eur J Haematol, 2016, 97(1):9-16.

Carboni F, Covello R, Bertini L, et al. Uncommon retroperitoneal tumour: follicular dendritic cell sarcoma. Acta Chir Belg, 2019, 11:1-3.

Chen HM, Shen YL, Liu M. Primary hepatic follicular dendritic cell sarcoma: A case report. World J Clin Cases, 2019,7(6):785-791.

Chen T, Gopal P. Follicular Dendritic Cell Sarcoma. Arch Pathol Lab Med, 2017, 141(4):596-599.

Choe JY, Go H, Jeon YK, et al. Inflammatory pseudotumor-like follicular dendritic cell sarcoma of the spleen: a report of six cases with increased IgG_4-positive plasma cells. Pathol Int, 2013, 63(5):245-251.

Durham BH, Diamond EL, Abdel-Wahab O. Histiocytic neoplasms in the era of personalized genomic medicine. Curr Opin Hematol, 2016, 23(4):416-425.

Farris M, Hughes RT, Lamar Z, et al. Histiocytic sarcoma associated with follicular lymphoma: evidence for dramatic response with rituximab and bendamustine alone and a review of the literature. Clin Lymphoma Myeloma Leuk, 2019, 19(1):e1-8.

Gounder MM, Solit DB, Tap WD. Trametinib in histiocytic sarcoma with an activating MAP2K1(MEK1) mutation. N Engl J Med, 2018, 378(20):1945-1947.

Harmon CM, Brown N. Langerhans cell histiocytosis: a clinicopathologic review and molecular pathogenetic update. Arch Pathol Lab Med, 2015, 139(10):1211-1214.

Héritier S, Emile JF, Barkaoui MA, et al. BRAF mutation correlates with high-risk Langerhans cell histiocytosis and increased resistance to first-line therapy. J Clin Oncol, 2016, 34(25):3023-3030.

Hu J, Dong D, Jiang Z, et al. Clinicopathological characteristics of mediastinal follicular dendritic cell sarcoma: report of three cases. J Cardiothorac Surg, 2016, 11(1):561-564.

Jain P, Milgrom SA, Patel KP, et al. Characteristics, management, and outcomes of patients with follicular dendritic cell sarcoma. Br J Haematol, 2017, 178(3):403-412.

Kobayashi M, Tojo A. Langerhans cell histiocytosis in adults: advances in pathophysiology and treatment. Cancer Sci, 2018, 109(12):3707-3713.

Kommalapati A, Tella SH, Durkin M, et al. Histiocytic sarcoma: a population-based analysis of incidence, demographic disparities, and long-term outcomes. Blood, 2018, 131(2):265-268.

Krooks J, Minkov M, Weatherall AG. Langerhans cell histiocytosis in children: history, classification, pathobiology, clinical manifestations, and prognosis. J Am Acad Dermatol, 2018, 78(6):1035-1044.

Krooks J, Minkov M, Weatherall AG. Langerhans cell histiocytosis in children: history, classification, pathobiology, clinical manifestations, and prognosis. J Am Acad Dermatol, 2018, 78(6):1035-1044.

Lee MY, Bernabe-Ramirez C, Ramirez DC, et al. Follicular dendritic cell sarcoma and its response to immune checkpoint inhibitors nivolumab and ipilimumab. BMJ Case Rep, 2020, 13(4):e234363.

Li H, Shen P, Liang Y, et al. Fibroblastic reticular cell tumor of the breast: a case report and review of the literature. Exp Ther Med, 2016, 11(2):561-564.

Ma J, Laird JH, Chau KW, et al. Langerhans cell histiocytosis in adults is associated with a high prevalence of hematologic and solid malignancies. Cancer Med, 2019, 8(1):58-66.

Monsereenusorn C, Rodriguez-Galindo C. Clinical characteristics and treatment of Langerhans cell histiocytosis. Hematol Oncol Clin North Am, 2015, 29(5):853-873.

Muhammed A, Ahmed ARH, Maysa H, et al. New insights inside the interdigitating dendritic cell sarcoma-pooled analysis and review of literature. Ann Hematol, 2019, 98(12):2641-2651.

Pang J, Mydlarz WK, Gooi Z, et al. Follicular dendritic cell sarcoma of the head and neck: case report, literature review, and pooled analysis of 97 cases. Head Neck, 2016, 38(Suppl 1):E2241-2249.

Poompuen S, Chaiyarit J, Techasatian L. Diverse cutaneous manifestation of Langerhans cell histiocytosis: a 10-year retrospective cohort study. Eur J Pediatr, 2019, 178(5):771-776.

Rassidakis GZ, Stromberg O, Xagoraris I, et al. Trametinib

and dabrafenib in histiocytic sarcoma transdifferentiated from chronic lymphocytic leukemia with a K-RAS and a unique BRAF mutation. Ann Hematol, 2020, 99(3):649-651.

Saygin C, Uzunaslan D, Ozguroglu M, et al. Dendritic cell sarcoma：a pooled analysis including 462 cases with presentation of our case series. Crit Rev Oncol Hematol, 2013, 88(2):253-271.

Vassallo R, Harari S, Tazi A. Current understanding and management of pulmonary Langerhans cell histiocytosis. Thorax, 2017, 72(10):937-945.

Weiss LM, Jaffe R, Facchetti F, et al. Langerhans cell histiocytosis//Swerdlow SH, Campo E, Harris NL, et al. WHO classification of tumours of haematopoietic and lymphoid tissues. 4th ed. Lyon:IARC, 2017:470-472.

Yan WX, Yu YX, Zhang P, et al. Follicular dendritic cell sarcoma detected in hepatogastric ligament: A case report and review of the literature. World J Clin Cases, 2019,7(1):116-121.

第14章

软组织肿瘤

软组织肿瘤有12大类50余种组织学亚型，除骨骼、淋巴造血组织和中枢神经组织肿瘤之外，所有非上皮性组织的肿瘤都归属于它。软组织肿瘤的病理类型在所有恶性肿瘤中最多，但是单个发病率很低，有可能不为临床和病理医师所熟悉，诊断和治疗常有困难。

第一节 概 述

根据组织类型，软组织肿瘤包括脂肪细胞、成纤维细胞/肌纤维母细胞、所谓的纤维组织细胞、平滑肌、骨骼肌、血管、血管周细胞、软骨-骨、外周神经、分化不确定以及未分化/未分类肉瘤。考虑到阅读习惯，外周神经肿瘤将在第17章、子宫肉瘤已在第9章介绍。

根据生物学潜能，软组织肿瘤分为4个类型（表14-1）：①良性。局部完整切除几乎可治愈，偶有复发也为非破坏性。②中间性局部侵袭性，或称交界性。此类肿瘤术后易复发，可伴局部浸润和破坏，但很少发生远处转移。③中

间性偶见转移性。肿瘤呈侵袭性生长，远处转移概率<2%。④恶性。除局限的破坏性生长和复发外，远处转移的概率为20%～100%。需要特别注意的是，不能简单地从字面上理解软组织肿瘤的良恶性，例如，肌上皮癌多半只是中间性偶有转移，上皮样血管内皮瘤（epithelioid hemangioendothelioma，EHE）却是恶性。此外，软组织肿瘤的分化常不能确定，有的组织类型则对良恶性未加任何区分，例如血管周细胞性肿瘤。因此，临床医师对于不熟悉的肿瘤，应该查找病理学分类并咨询病理等相关专家。

表14-1 软组织肿瘤组织学分类（WHO，2013）

组织类型	良恶性	疾病名称
脂肪细胞	良性	脂肪瘤（8850/0），脂肪瘤病（8850/0），神经脂肪瘤病（8850/0），脂肪母细胞瘤/脂肪母细胞瘤病（8881/0），血管脂肪瘤（8861/0），平滑肌脂肪瘤（8890/0），软骨样脂肪瘤（8862/0），肾外血管平滑肌脂肪瘤（8860/0），肾上腺外髓性脂肪瘤（8870/0），梭形细胞/多形性脂肪瘤（8857/0），冬眠瘤（8880/0）
	中间性#	非典型脂肪瘤性肿瘤（8850/1）/高分化脂肪肉瘤（8850/3）
	恶性	去分化脂肪肉瘤（8858/3），黏液样脂肪肉瘤（8852/3），多形性脂肪肉瘤（8854/3），脂肪肉瘤（非特指类型）（8850/3）
成纤维细胞/肌纤维母细胞	良性	结节性筋膜炎（8828/0），增生性筋膜炎（8828/0），增生性肌炎（8828/0），骨化性肌炎，肢端纤维-骨性假瘤，缺血性筋膜炎，弹性纤维瘤（8820/0），婴儿纤维性错构瘤，颈纤维瘤病，幼年性透明性纤维瘤病，包涵体纤维瘤病，腱鞘纤维瘤（8813/0），促纤维组织增生性纤维母细胞瘤（8810/0），乳腺型肌纤维母细胞瘤（8825/0），钙化性腱膜纤维瘤（8816/0），血管肌纤维母细胞瘤（8826/0），富细胞血管纤维瘤（9160/0），项型纤维瘤（8810/0），Gardner纤维瘤（8810/0），钙化性纤维性肿瘤（8817/0）

组织类型	良恶性	疾病名称
	中间性[#]	掌 / 跖纤维瘤病（8813/0），韧带样型纤维瘤病（8821/1），脂肪纤维瘤病（8851/1），巨细胞纤维母细胞瘤（8834/1）
	中间性[*]	隆突性皮肤纤维肉瘤（8832/1），纤维肉瘤样隆突性皮肤纤维肉瘤（8832/3），色素性隆突性皮肤纤维肉瘤（8833/1），孤立性纤维性肿瘤（8815/1），恶性孤立性纤维性肿瘤（8815/3），炎性肌纤维母细胞性肿瘤（8825/1），低度恶性肌纤维母细胞肉瘤（8825/3），黏液样炎纤维母细胞肉瘤 / 非典型性黏液样炎性纤维母细胞肿瘤（8811/1），婴儿型纤维肉瘤（8814/3）
	恶性	成人型纤维肉瘤（8810/3），黏液样纤维肉瘤（8811/3），低度恶性纤维黏液样肉瘤（8840/3），硬化性上皮样纤维肉瘤（8840/3）
所谓的纤维组织细胞	良性	腱鞘巨细胞肿瘤 [局限型（9252/0），弥漫型（9252/1），恶性（9252/3）]，深部良性纤维组织细胞瘤（8831/0）
	中间性[*]	丛状纤维组织细胞肿瘤（8835/1），软组织巨细胞瘤（9251/1）
平滑肌	良性	深部平滑肌瘤（8890/0）
	恶性	平滑肌肉瘤（8890/3）
血管周细胞		血管球瘤及其变异型（8711/0），血管球瘤病（8711/1），恶性血管球瘤（8711/3），肌周皮细胞瘤（8824/0），肌纤维瘤（8824/0），肌纤维瘤病（8824/1），血管平滑肌瘤（8824/0）
骨骼肌	良性	横纹肌瘤（8900/0）[成人型（8904/0），胎儿型（8903/0），生殖器型（8905/0）]
	恶性	胚胎性横纹肌肉瘤（葡萄状、间变性）（8910/3），腺泡状横纹肌肉瘤（实性、间变性）（8920/3），多形性横纹肌肉瘤（8901/3），梭形细胞 / 硬化性横纹肌肉瘤（8912/3）
血管	良性	血管瘤（9120/0）[滑膜、静脉性（9122/0）、动静脉性（9123/0）、肌内（9132/0）]，上皮样血管瘤（9125/0），血管瘤病，淋巴管瘤（9170/0）
	中间性[#]	卡波西型血管内皮细胞瘤（9130/1）
	中间性[*]	网状血管内皮瘤（9136/1），乳头状淋巴管内皮瘤（9135/1），混合性血管内皮瘤（9136/1），假肌源性血管内皮瘤（9136/1），卡波西肉瘤（9140/3）
	恶性	上皮样血管内皮瘤（9133/3），软组织血管肉瘤（9120/3）
软骨 - 骨		软组织软骨瘤（9220/0），骨外间叶性软骨肉瘤（9240/3），骨外骨肉瘤（9180/3）
间质瘤		良性胃肠间质瘤（8936/0），胃肠间质瘤（恶性潜能未定）（8936/1），恶性胃肠间质瘤（8936/3）
外周神经	良性	神经鞘瘤（9560/0），色素性神经鞘瘤（9560/1），神经纤维瘤（9540/0），丛状神经纤维瘤（9550/0），神经束膜瘤（9571/0），恶性神经束膜瘤（9571/3），颗粒细胞瘤（9580/0），皮肤神经鞘黏液瘤（9562/0），孤立性局限性神经瘤（9570/0），异位性脑膜瘤（9530/0），鼻神经胶质异位（nasal glial heterotopia），良性蝾螈瘤，混杂性神经鞘肿瘤（9563/0）
	恶性	恶性外周神经鞘膜瘤（9540/3），上皮样恶性外周神经鞘膜瘤（9542/3），恶性蝾螈瘤（9561/3），恶性颗粒细胞瘤（9580/3），外胚叶间叶瘤（8921/3）
分化不确定	良性	肢端纤维黏液瘤（8811/0），肌内黏液瘤（包括富细胞型）（8840/0），关节旁黏液瘤（8840/0），深部（"侵袭性"）血管黏液瘤（8841/0），多形性玻璃样变血管扩张性肿瘤（8802/1），异位错构瘤性胸腺瘤（8587/0）
	中间性[#]	含铁血黄素沉着性纤维组织细胞脂肪瘤性肿瘤（8811/1）
	中间性[*]	非典型纤维黄色瘤（8830/1），血管瘤样纤维组织细胞瘤（8836/1），骨化性纤维黏液样肿瘤 [良性（8842/1）、恶性（8842/3）]，混合瘤 [非特指类型（8840/0）、恶性（8840/3）]，肌上皮瘤（8982/0），肌上皮癌（8982/3），磷酸盐尿性间叶组织肿瘤 [良性（8990/0）、恶性（8990/3）]
	恶性	滑膜肉瘤 [非特指类型（9040/3），梭形细胞型（9041/3），双相型（9043/3）]，上皮样肉瘤（8804/3），腺泡状软组织肉瘤（9581/3），软组织透明细胞肉瘤（9044/3），骨外黏液样软骨肉瘤（9231/3），骨外尤文肿瘤（9364/3），恶性间叶瘤，促纤维组织增生性小圆细胞肿瘤（8806/3），肾外横纹肌样瘤（8963/3），具有血管周上皮样细胞分化的肿瘤 [非特指类型：良性（8714/0）、恶性（8714/3）]，血管内膜肉瘤（9137/3）

组织类型	良恶性	疾病名称
未分化 / 未分类肉瘤		未分化梭形细胞肉瘤（8801/3），未分化多形性肉瘤（8802/3），未分化圆形细胞肉瘤（8803/3），未分化上皮样肉瘤（8804/3），未分化肉瘤（非特指类型）（8805/3）

注：中间性 #. 局部侵袭性；中间性 *. 偶有转移；括号内数字为 ICD-O 编码

对软组织肿瘤的认识在不断深入，2013年WHO骨和软组织肿瘤第4版对其分类做了不少重要的调整，将原归属于消化系统的胃肠间质瘤（gastrointestinal stromal tumors，GISTs）、原归属于皮肤肿瘤的隆突性皮肤纤维肉瘤（dermatofibrosarcoma protuberans，DFSP）及巨细胞纤维母细胞瘤（giant cell fibroblastoma，GCF）归类为软组织肿瘤，纤维肉瘤型DFSP定义为恶性，DFSP仍是中间性（局部有侵袭性）。将恶性纤维组织细胞肿瘤归入未分化未分类肉瘤，巨细胞血管纤维瘤归入孤立性纤维性细胞肿瘤，肌纤维瘤和肌纤维瘤病归入血管周细胞肿瘤，删除血管外皮瘤。胸膜外孤立性纤维性肿瘤单独命名。

【发病率】软组织肿瘤中，良性肿瘤远多于恶性。恶性约占所有成人恶性肿瘤1%，占小儿恶性肿瘤的15%。大部分软组织肿瘤的发病率随年龄增长逐渐增加，15岁左右发病率为（1～2）/10万，49岁左右接近6/10万，80岁左右高达20/10万。在全部的软组织肉瘤（soft tissue sarcomas，STS）中，相对多见的依次是未分化多形性肉瘤（undifferentiated pleomorphic sarcoma，UPS）、脂肪肉瘤、平滑肌肉瘤（leiomyosarcoma，LMS）、滑膜肉瘤（synovial sarcoma，SS）和恶性外周神经鞘瘤。

软组织肿瘤的好发部位，各家意见不一。最常出现在下肢（40.5%），其余依次是胸部或躯干（17.5%），上肢（16.6%），腹膜后（13.3%），其他内脏器官（8.0%），头颈部（4.0%）。

【临床表现】四肢、躯干及头颈部的软组织肿瘤，与发生在中枢神经系统、胸腹腔及腹膜后的，在临床表现上有很大的差异，分期原则也不同。前者常可以从肿瘤部位、大小、形态、质地、生长速度、活动度、疼痛、皮肤温度等方面获得有用的诊断线索，后者通常因肿瘤引起的压迫症状或因其他原因接受检查时被影像学检查所发现。下列因素对软组织肿瘤的鉴别诊断有帮助。

1.病史　病变部位有创伤史、介入治疗史要分别考虑血肿、骨化性肌炎、血管损伤的可能性。有恶性肿瘤病史及放疗史的患者，要考虑到肿瘤软组织转移或放疗诱发肉瘤样变的可能。

2.年龄　某些软组织肿瘤有其对应的好发年龄。横纹肌肉瘤（rhabdomyosarcoma，RMS）好发于儿童，SS好发于中青年人，多形性横纹肌肉瘤、UPS、脂肪肉瘤、恶性外周神经鞘瘤和LMS多见于中老年人，婴幼儿极为罕见。

3.肿瘤部位　不同组织类型的软组织肿瘤，好发部位不同。脂肪瘤常见于全身皮下有脂肪组织的部位，也可发生在肌间或肌间隙中，而脂肪肉瘤主要发生于四肢近端和腹膜后。弹性纤维瘤常为双侧，几乎总是沿肩胛骨内下缘发生，位于背阔肌和菱形肌深部。血管瘤主要发生于皮肤和皮下组织，血管肉瘤（angiosarcoma，AS）主要发生于头颈、面部、乳房、大腿深部肌肉。SS多发于膝关节周围，上皮样肉瘤多数发生在上肢，腺泡状软组织肉瘤（alveolar soft part sarcoma，ASPS）多发生于下肢，胚胎性横纹肌肉瘤多发生于头颈部，LMS 60%发生在内脏器官，以子宫和泌尿生殖系统最为常见。恶性外周神经鞘瘤多沿四肢神经分布，少见于腹膜后和纵隔。

4.肿瘤大小、形态、质地　>5cm、持续增长的肿块恶性可能性大。四肢近端和腹膜后的肿瘤往往较大，而四肢远端及颈部的肿瘤往往较小。良性肿瘤体积通常较小，包膜完整或相对完整，质地、颜色和结构与相应的正常组织近似，很少有出血，坏死和囊性变。而肉瘤体积较大，无包膜或假包膜，呈浸润性生长较多，切面灰白鱼肉样或脑髓样，常伴有出血、坏死、囊性变。恶性纤维组织细胞瘤（malignant fibrous histiocytomas，MFH）和纤维肉瘤多成球状或结节形，质硬，边界较为清楚，弥漫性淋巴管瘤为片状皮下组织增厚边界不清，脂肪肉瘤一般为球形扁圆形或分叶状，体积往往较大。

5.肿瘤生长速度和活动度　良性肿瘤呈膨胀性缓慢生长，基本上不侵犯其周围组织，质地相对柔软，可能有一定的活动度。恶性肿瘤则相反。

6.肿瘤部位皮肤温度　良性肿瘤生长较缓慢，表面皮肤温度多正常。儿童及青少年的RMS、尤文肉瘤等生长迅速，病变区域的温度可能较高。

7.压迫症状　除非肿瘤巨大，浅表软组织肿瘤通常没有疼痛和明显不适。深部肿瘤可能有对应部位的压迫症状。

8.转移部位　腹部的软组织肿瘤更容易转移到肝脏和腹膜，其他软组织肿瘤经常转移到肺。四肢黏液样脂肪肉瘤易腹腔转移，需要常规进行腹部影像学检查。ASPS、透明细胞肉瘤（clear cell sarcoma，CCS）和AS易出现头面部转移，头颅MRI可作为常规检查。STS区域淋巴结的转移率不足4%，如发生则预后恶劣。有所例外的是CCS、上皮样肉瘤、AS和胚胎型横纹肌肉瘤（embryonal rhabdomyosarcoma，ERMS），它们的淋巴结转移发生率可能超过10%，未分化肉瘤也有较高的区域淋巴结转移率。

9.并发症　胸腔积液、腹水在软组织肿瘤很少见，如果发生多半与恶性间皮瘤（见第5章第二节、第7章第四节）有关。偶然颈部、腋窝、胸背部的STS穿过胸壁向胸腔内生长累及胸膜，或软组织肿瘤肺转移，也可产生胸腔积液。除非是病情到了终末期，软组织肿瘤一般没有贫血和（或）血小板减少，如有多半与血管源性肉瘤有关。

【辅助检查】包括实验室检查和影像学检查。

实验室检查对软组织肿瘤的诊断和鉴别诊断作用有限。肿瘤标志物在软组织肿瘤中一般正常，否则要考虑其他类型的肿瘤。

影像学检查可显示软组织肿瘤的部位、大小、范围、形态、内部结构及周边情况，它可能获得两种结果：①具有较典型的临床和影像特征，可被明确诊断者约为25%；②不具有明确的临床和影像特征，但检查能缩小鉴别诊断的范围。一般，边界不清、肿瘤跨越肌包膜、周围脂肪间隙浸润、侵犯骨等邻近组织结构、包绕邻近血管神经、瘤周水肿、局部淋巴结肿大、肿块内液化坏死、肿块较大（>5cm）、形态不规则、信号不均等提示恶性。表现为囊性肿瘤者，囊壁边界清晰、薄而均匀，不强化或均匀强化，良性可能性极大，反之则提示恶性可能。但最终诊断经常还是需要病理确认。

超声可判断肿物是囊性还是实性，还可提供肿物血流情况，当肿物为囊性且血供不丰富时，良性肿瘤可能性大。X线片对四肢长骨的病变有较好的应用价值，对骨的钙化、骨化尤其有用。MRI能多参数多断面成像，软组织对比度高于CT，显示浅表软组织及神经系统病变明显优于其他影像学检查，但它对钙化、骨化组织的显示较X线片及CT敏感性低。核素扫描对骨病变敏感度高，但特异性较差。除非是为了排除转移或其他部位潜在的病灶，PET-CT通常不作为软组织肿瘤的常规检查。

【诊断】软组织肿瘤的确立诊断包括活检、组织学诊断、免疫组化、细胞和分子遗传学检查、TNM分期和Enneking分期。

1.活检：>5cm、持续达4～6周或进行性增大的软组织肿块，均应进行活检。而小的、长时间不变的表浅病变可酌情观察，腹膜后/腹腔内肿瘤如果有手术切除指征，术前活检并非必须。活检方式包括经皮空芯针活检（core needle biopsy，CNB）、切除活检、切取活检。由于软组织肿瘤的异质性，一次CNB有时难以获得准确的分级信息，可能需要多点多次活检。切取活检用于CNB不能明确诊断的病例。经皮细针穿刺活检（fine needle aspiration，FNA）提供的组织不足以进行病理学诊断和分类，故仅用于肿瘤复发转移可疑时的确认。软组织肿瘤术前甚至术中冰冻切片都不能确定诊断的情况并不少见，故应慎重对待。截肢或半骨盆切除等重大手术之前，必须有组织学病理的明确诊断。

2.组织学诊断：基于组织切片显微镜检查的形态学诊断依然是肉瘤诊断的"金标准"。病理报告应根据WHO的软组织肿瘤组织学分类（表14-1）和FNCLCC分级系统来描述，肿瘤大小、部位、深度、坏死、有丝分裂程度或Ki-67、脉管癌栓、淋巴结状态和肿瘤切缘的情况均应说明。术前化疗或放疗的标本还应描述对治疗的反应情况。标本应当保存和冷冻，因为随着诊断和治疗技术的发展，它们可能会被重新检查。

3.软组织肿瘤的病理学分级是影响预后的重要因素，但分级标准还存在不少争议。2002版法国癌症中心联盟肉瘤组（the French Ferderation of Cancer Centers Sarcoma Group）制定的FNCLCC分级法（表14-2）对肿瘤分化、核分裂象和坏死程度这3个参数进行相应评分，相加计算总分进行分级，总分2～3分为G_1（高分化）；4～5分为G_2（中分化）；6～8分为G_3（差分化）。

表14-2 FNCLCC组织学分级标准

肿瘤分化程度	肿瘤组织坏死	核分裂象（有丝分裂指数）
1分：G_1（高分化[#]）	0分：无	1分：< 10 个 /10 HPF
2分：G_2（中分化[@]）	1分：< 50%	2分：10 ~ 19 个 /10 HPF
3分：G_3（差分化或未分化[*]）	2分：≥ 50%	3分：≥ 20 个 /10 HPF

注：#.高分化：肉瘤与正常成人间叶组织极为相似；@.中分化：肉瘤的组织学类型明确；*.差分化或未分化：胚胎样和未分化肉瘤、类型可疑的肉瘤、滑膜肉瘤、软组织骨肉瘤、尤文肉瘤/软组织原发性神经外胚层瘤

美国国家癌症研究所（National Cancer Institute，NCI）的NCI分级依据肿瘤的组织学类型、部位和坏死程度，同样是三分级法。一般认为，NCI分级所要求的坏死量分析容易受对坏死组织和非坏死组织取材偏好的影响，不适用于对穿刺活检标本进行评估。而FNCLCC分级的定义更准确，可重复性高，预后判断价值也稍优于NCI分级。

（1）免疫组化：软组织肿瘤经常需要在组织形态学基础上使用免疫组化辅助诊断。选择其适当的组合运用于病理检查，需要病理专家的学识和经验。常用的免疫组化标志物有50余种（表14-3），理解其含义对临床医师很有帮助。

表14-3 软组织肿瘤常用免疫组化标志物

	常用免疫组化标志物[#]
软组织肿瘤	ALK、BerEP4、Brachyury、calponin、Calretinin、CAM5，2、Cathepsin K、CD163、CD21、CD23、CD31、CD34、CD35、CD56、CD68、**CD99**、CDIa、CEA、CgA、CK（AE1/AE3）、CK5/6、claudin-1、D2-40、*desmin*、*EMA*、ERG、FLI1、GLUT-1、HBME-1、h-caldesmon、HMB-5、langerin、Melan-A、MiTF、MOC-31、MyoD1、myogenin、NF、NSE、PAX8、PNL2、*S-100*、*SMA*、SOX10、Syn、TFE3、VEGFR-3、WT1、Ⅳ型胶原、Ki-67
小圆细胞软组织肿瘤	CK（AE1/AE3）、S-100、HMB-45、CD45、desmin、CD99、CD34、actin
梭形细胞软组织肿瘤	CK（AE1/AE3）、S-100、desmin、actin、h-caldesmon、myogenin、CD34、ALK、CD117、MUC4、ß-catenin
上皮样软组织肿瘤	CK（AE1/AE3）、S-100、HMB-45、CD34、SMARCB1、myogenin、actin、CD31、ALK、CD117、MUC4

注：#.黑色斜体字为使用频率最高的免疫组化标志物

（2）遗传学检查：STS的分子遗传学改变类型众多，但不外乎基因突变、染色体易位及重排、基因扩增或缺失三类，详见NCCN等有关指南或共识。原位荧光杂交（FISH）或多聚合酶链式反应（PCR）是常用的检测方法，这些检查有助于进一步明确和补充形态学诊断，并为治疗及预后提供线索。但遗传学检查通常需要复杂的操作，敏感性和特异性也并不总是绝对，其检测结果需与临床及病理特征相结合才能得出较准确的结论。

【TNM分期】所有的STS，区域淋巴结转移只分为N_0和N_1，远处转移只有M_0和M_1，分化程度影响分期，但原发肿瘤T的定义因部位而异。仅

四肢躯干的STS有完整的TNM分期（表14-4），这种分期也适合于乳腺肉瘤和腹膜后STS。

表14-4　躯干、肢体、乳腺及腹膜后软组织肉瘤TNM分期

期别	T	N	M	G	T、N、M、G简明定义
ⅠA	T_1	N_0	M_0	G_1, G_X	T_1：肿瘤最大径≤5 cm
ⅠB	$T_{2\sim4}$	N_0	M_0	G_1, G_X	T_2：5 cm<肿瘤最大径≤10 cm
Ⅱ	T_1	N_0	M_0	G_2, G_3	T_3：10 cm<肿瘤最大径≤15 cm
ⅢA	T_2	N_0	M_0	G_2, G_3	T_4：肿瘤最大径>15 cm
ⅢB	$T_{3\sim4}$	N_0	M_0	G_2, G_3	N_1：区域淋巴结有转移 M_1：有远处转移
Ⅳ	任何T	N_1	M_0	任何G	G_1：FNCLCC分级2～3分
	任何T	任何N	M_1	任何G	G_2：FNCLCC分级4～5分 G_3：FNCLCC分级6～8分

头颈部及胸腹脏器的STS各有自己的T分期，N、M、G的定义与躯干和肢体STS相同，但均没有分期的建议（表14-5）。

表14-5　头颈部、胸腹脏器软组织肉瘤分期系统

头颈部	胸腹脏器
T_X：原发肿瘤无法评估 T_1：肿瘤≤2 cm T_2：2 cm<肿瘤≤4 cm T_3：肿瘤>4 cm T_4：肿瘤侵犯邻近结构 T_{4a}：侵犯眼眶、颅底部、中央区脏器，累及面骨或翼状肌 T_{4b}：侵犯脑实质、经动脉鞘、椎前肌，或通过神经周围扩散累及	T_X：原发肿瘤无法评估 T_1：肿瘤局限于器官 T_2：肿瘤侵犯器官外组织 T_{2a}：肿瘤侵犯浆膜或脏层腹膜 T_{2b}：肿瘤侵犯至浆膜外（肠系膜外） T_3：肿瘤侵犯另一器官 T_4：多灶性侵犯 T_{4a}：多灶性（2处） T_{4b}：多灶性（3～5处） T_{4c}：多灶性（>5处）

在各种诊断手段中，包括组织学诊断、免疫组化、遗传学检查在内的病理检查是最接近正确诊断的方法。然而，送检材料的代表性、诊断标准的不统一、肿瘤形态和组织结构的相似性与复杂性、诊断的主观性和疾病特征尚未被充分了解、病情的不同阶段等因素，都可能造成病理诊断误差。软组织肿瘤种类繁多，组织学类型往往不易界定，即便是专门从事软组织肿瘤诊断的病理学专家，在肿瘤分级、分型上完全一致的可能性仅有60%～75%。有研究对东部肿瘤协作组（Eastern Cooperative Oncology Group，ECOG）肉瘤临床试验的424例STS患者的病理材料进行复查，10%的病例被认为不是肉瘤，确是肉瘤但组织学亚型诊断有争议的高达18%。

【Enneking外科分期】主要根据肿瘤恶性度及有无转移，肿瘤限于间室内还是侵犯间室外来决定分期（表14-6），由Enneking等提出。间室包括骨组织、筋膜、滑膜组织和骨膜，是分界骨和软组织肿瘤生长范围的天然屏障，长骨间室为骨皮质和关节软骨，关节间室为关节囊和关节软骨，软组织间室是大筋膜间隔和肌腱的起止点。没有突破这种天然屏障的肿瘤即是间室内肿瘤，否则即为间室外肿瘤。后者往往侵袭性强，疗效较差。这种划分简洁明了，对四肢病变尤其适用，是确定手术切除范围的重要标志。但它没有将肿瘤类型、大小和深度分别作为独立参数，对于种类繁多的软组织肿瘤来说太过简单。

表14-6　Enneking外科分期系统

期别	恶性度/转移	肿瘤侵犯
Ⅰ期	低度恶性无转移	ⅠA期，间室内；ⅠB，间室外
Ⅱ期	高度恶性无转移	ⅡA期，间室内；ⅡB间室外
Ⅲ期	有转移，无论恶性程度	ⅢA期，间室内；ⅢB间室外

【鉴别诊断】软组织肿瘤的鉴别诊断取决于其所在部位，基本的鉴别要点见表14-7。

表14-7　软组织肿瘤的鉴别要点

鉴别要点	良性	恶性
大小	< 5cm[#]	> 5cm[#]
部位	浅筋膜内	深筋膜深层
触诊	软，可移动，无压痛	硬，固定，压痛
症状	无痛或间断性疼痛	逐渐增强的持续性疼痛
生长速度	间歇或静止	持续增大

注：#.肿瘤直径<5cm的界限对判断四肢、躯干软组织肿瘤良恶性有帮助，但对腹腔、腹膜后肿瘤价值有限，因为该部位有较大的间隙、病灶隐匿，只有在瘤体较大时才可能被发现。如被偶然查出，即使肿块不大，也难以定性

发生在四肢、躯干的软组织肿块，常需要与以下疾病相鉴别。

1.脂肪瘤　多发生在上肢和（或）躯干，常表现为一或多个无症状的生长缓慢的圆形或饼状物，质地软。在最初生长一段时间后，大小几乎不再增加。MRI显示为具有皮下脂肪组织特征的肿块，具有比脂肪肉瘤更为均一的密度。

2.纤维瘤　由分化良好的皮下结缔组织构成，瘤体生长缓慢，当肿瘤发展至一定程度后一般不再增长，一般无其他症状。肿物表面皮温正常，可触知皮下光滑活动之圆形肿物，无压痛，边界清楚，质地偏硬。

3.结节性筋膜炎　是一种发生于深浅筋膜的纤维母细胞结节状增生的良性病变，好发于四肢，以前臂屈侧为最多见，其次是大腿、上臂，结节通常有疼痛，受压时明显。体积一般<2cm³，很少>5cm³。病程较短，肿块多在1个月内自动消退，切除术后复发率<1%。复发多在3个月内，复发者更易误诊。结节性筋膜炎在病理学上需与MFH、纤维瘤、纤维肉瘤等相鉴别。

4.骨化性肌炎　常累及肢体较大的肌群，有外伤和（或）外伤后按摩史。急性期为受累肌群的出血、血肿，MRI表现为"羽毛状"粗糙的肌纤维和（或）类圆形、不规则形低信号（T_1WI）、高信号（T_2WI）血肿区。亚急性期（3～8周）肌肉水肿消退，血肿局限，缩小，边缘清晰。慢性期（几个月后）可出现受累组织内部骨化。

5.脂肪坏死　常局限在皮下软组织或骨性突起区域，约25%有外伤史。MRI T_1WI呈低信号，T_2WI呈高信号。

6.转移性肿瘤　需要病理确认。肿瘤软组织转移发生率不高，但可能性总是存在。仅有软组织转移无法确定原发灶来源的情况也时有发生。

7.结核性病变　有时难以与STS相鉴别，尤其是发生于髂腰肌或髋关节部位，由于肿块壁厚，脓液少，常误诊为STS。但结核性脓肿短时间内增大较快，可能有肺结核病史。

8.其他非肿瘤性病变　肌肉的正常变异、肌肉拉伤、血肿、软组织感染、原发性肿瘤钙质沉着症、淀粉样病变、囊性病变等，有可能与软组织肿瘤相混淆。

9.腹膜后/腹腔等深部的软组织肿瘤　由于缺少症状和体征难以及时发现，加上形态和组织来源的多样性，术前正确诊断十分困难。在没有病理证实之前，相应部位的良、恶性肿瘤均需要除外。

【治疗原则】深部脏器与浅表软组织肿瘤的处理原则不尽相同。

1.深部脏器软组织肿瘤　腹膜后及腹腔软组织肿瘤常紧邻周围重要的神经、血管和骨组织等，根治性切除术较少使用，最常用的手术方式是广泛切除，其原则是将肿瘤及肿瘤的活检通道及周围1cm的正常组织完整切除。对紧邻重要血管神经的部位，允许边缘切除。如果仅有淋巴结转移，可以进行根治性淋巴结清扫术。术后切缘阳性的患者，酌情再次手术切除，前提是手术不会带来明显的功能障碍。局限在一个器官且可切除的异时性转移灶，可酌情手术切除。但对一个极易复发的病例，并不主张在术后几个月或6个月内再行积极的手术切除。待出现出血、梗阻等并发症时再姑息手术，可能更有利于患者生活质量的维持。

腹膜后及腹腔软组织肿瘤辅助放疗是否能延长生存时间尚缺乏有力证据，回顾性研究显示，术后放疗不能改善总生存，但能延长无病生存期。

复发、转移的腹膜后及腹腔软组织肿瘤的治疗方法与下文将要述及的四肢、躯干及头颈部STS相同。

2.四肢、躯干及头颈部　四肢、躯干及头颈部良性软组织肿瘤大多能通过手术治愈或仅予观

察。STS的治疗原则主要取决于期别。

Ⅰ期：手术是主要治疗方式。≤5cm的病灶，切缘>1cm或深筋膜完整，术后局部复发的可能性很小，不再需要其他治疗。切缘≤1cm时，可考虑术后放疗或再次手术。

Ⅱ、Ⅲ期：结合患者的健康状况、年龄、肿瘤的部位、组织学分型综合考虑。可切除者手术联合放疗±化疗或单纯手术（肿瘤较小可以广泛切除者）。高级别、>10cm的STS，或SS、黏液样/圆细胞脂肪肉瘤，>5cm，肿瘤可切除和潜在可切除，由于复发和转移风险较高，可考虑术前系统性治疗、放疗来降低肿瘤的分期。对化疗敏感者，如尤文肉瘤、RMS更有新辅助化疗的指征。如果肉眼肿瘤残留或镜下切缘阳性，只要不会带来明显的功能障碍，需再行手术切除，以获得阴性切缘。对软组织切缘小或邻近骨、重要血管神经的镜下切缘阳性者，行术后辅助放疗。术前放疗或放化疗者，术后仅单纯辅助化疗。仅术前化疗者，可术后放疗±化疗。如果病灶<5cm，且切缘阴性的低度恶性者，术后无须辅助治疗。

大血管动脉、腔静脉和（或）髂血管侵犯，腹膜种植，椎体和（或）脊髓侵犯，通常难以完整切除。不可切除肿瘤先进行术前放疗±系统性治疗，治疗后肿瘤能够切除再行手术，术后治疗同Ⅱ～Ⅲ期可切除肿瘤。术前治疗后肿瘤仍不可切除，但肿瘤得到局部控制，且患者没有症状，可以继续观察；如果有明显症状，则直接进行姑息性治疗，包括化疗等系统性治疗、放疗、姑息手术及支持治疗。

仅有单个器官转移、转移病灶较局限或者区域淋巴结转移者，按照Ⅱ期或Ⅲ期肿瘤进行处理。寡转移如果能够切除，手术则是首选。广泛转移无症状者，可以密切观察，尤其是当患者的无病间隔时间很长或转移瘤的体积较小时（例如<1cm的肺转移结节），也可以根据肿瘤对治疗的敏感性进行姑息性放疗、系统性治疗或姑息性手术，消融治疗（如射频消融、冷冻治疗）、栓塞治疗等局部治疗可酌情选择。

局部复发的处理原则与原发病灶的处理相同。非典型脂肪瘤/分化良好的脂肪肉瘤，再切除后即使切缘局灶阳性，仍可以观察不做进一步

处理。

复发伴转移者多只能姑息或支持治疗，处理强度需要根据患者意愿、夹杂症、并发症、肿瘤自然史及预期疗效等确定。

【治疗方法】

1.手术　肿瘤如需手术治疗，术式视肿瘤所在部位而定，遵循最大限度切除肿瘤、最少组织损伤的原则，术中要行冷冻切片病理检查，以判断肿瘤的性质和切缘。切缘距病变通常要≥1～3cm（视部位而定），方能保证安全减少复发的可能性。即便如此，局部复发仍有可能。预期要术后放疗者，应在手术野或其他相关结构的四周放置手术夹以作标记。四肢STS手术治疗的标准方式有间室切除、广泛切除或截肢。

既往认为肢体肉瘤截肢术的适应证为：肿块范围广泛，累及皮肤、大血管或神经，广泛骨骼侵犯需整块切除，术前治疗失败或辅助放疗后肿瘤复发。但2012年后的国外指南删除了上述指征，更加强调充分的沟通和患者意愿，或在肿瘤整块切除后即会导致患肢无功能的情况下才考虑截肢。

2.放疗　放疗是软组织肿瘤的重要治疗手段，可在术前、术中或术后进行，γ刀、X刀、射波刀、TOMO以及质子和重粒子照射均可酌情使用，立体定向放疗用于脊髓侵犯、神经根受压等疗效优于普通直线加速器。

（1）术前放疗的适应证：高度恶性（Ⅱ期或Ⅲ期）、肿块直径>10cm（黏液样/圆细胞脂肪肉瘤，SS>5cm）；能手术切除的但可能影响术后功能的Ⅱ或Ⅲ期；不能手术切除的STS。推荐常规剂量为50Gy（50～65Gy，部分肿瘤可到70Gy），1.8～2.0Gy。化疗敏感肿瘤可同步放、化疗。术前放疗后需间隔3～6周手术，以减少伤口的并发症。

（2）术中放疗：切缘阳性或切缘邻近肿瘤时，有条件的治疗中心可行术中近距离照射，即在瘤体切除后即刻予以10～16Gy照射肿瘤床。

（3）术后放疗的适应证：肿瘤位置表浅、体积小、低级别、手术已达到安全外科边界者，不推荐术后辅助放疗。肿瘤>5cm，切缘阳性或切缘距肿瘤过近。可选择外照射放疗或近距离

放疗。外照射放疗启动时间应在手术切口愈合（3～8周）后，间隔时间过长有可能发生远期纤维化及恶性细胞增殖。放疗靶区包括手术切缘横向外延1cm，径向2～3cm，每次2Gy，总剂量50Gy。已行术前放疗但术后切缘阳性者可追加16～18Gy（镜下切缘阳性）或20～26Gy（肉眼切缘阳性）。腹膜后/腹腔区域放疗受限于胃肠、泌尿系统的耐受剂量，剂量通常为45～50Gy。

一般认为，术前和术后放疗的局部控制率没有差别。术前放疗的优点是肿瘤容积更小、降低手术过程中肿瘤种植的风险，缺点是有可能影响伤口愈合，尤其是下肢。

（4）姑息性放疗：目的在于缓解局部症状，提高生活质量，试图提高剂量以完全控制局部肿瘤的努力并非总是必要。

多发性骨转移可使用内放射治疗。

3.化疗　STS的化疗效果总体不佳，但有例外，尤文肉瘤/原始神经外胚层肿瘤、胚胎型及多形性横纹肌肉瘤、其他小圆细胞恶性肿瘤便对化疗敏感，可考虑新辅助化疗，尤其是在肿瘤体积较大，与周围重要血管神经关系密切或需要保肢者。高级别、深部、直径≥5cm、手术未达到安全外科边界或局部复发二次切除后的患者，可行术后辅助化疗。姑息化疗只能使敏感肿瘤获益。

蒽环类抗生素、环磷酰胺、异环磷酰胺、达卡巴嗪、长春新碱、长春瑞滨、依托泊苷、铂类药物、拓扑替康、吉西他滨、紫杉醇、多西他赛、替莫唑胺、大剂量甲氨蝶呤等单药或联合可用于辅助治疗、姑息治疗，只是多药联合是否优于单药化疗多无定论，但可以预期治疗反应率高于单药。近年上市的曲贝替定（trabectedin）是海洋来源的烷化剂，用法：1.5mg/m²，静脉滴注，d1，每3周重复，直至疾病进展或毒性不能接受。艾瑞布林（eribulin）也是海洋来源的抗微管药物，用法：1.4mg/m²，静脉注射，d1、8，每3周重复。在一项晚期LMS和脂肪肉瘤患者对比艾瑞布林与达卡巴嗪疗效的Ⅲ期试验中，无进展生存期无明显差异（均2.6个月），但艾瑞布林可显著改善2个月的中位总生存（13.5个月 vs 11.5个月）。

有研究显示，马法兰联合TNF-α肢体隔离灌注（isolated limb perfusion，ILP）化疗较马法兰单药静脉化疗在有效率和保肢率上更有优势，并被推荐运用于局部进展期高度恶性肿瘤。ILP是将患肢血液循环和体循环隔离，区域肢体加热（组织温度38～40℃），化疗药物被泵入动脉。已报道的药物多为高剂量TNF-α（3～4mg），马法兰（1.0～1.5mg/kg或10～13mg/L）。

不能手术、局部进展和远处转移的患者，没有证据表明高剂量化疗加生长因子支持或者自体造血干细胞移植优于常规化疗。

4.血管生成抑制剂　文献中报道的可用于不能手术、复发或转移性STS的药物众多，尽管其作用机制和适应证稍有不同（表14-8），但均是持续应用到治疗失败或副作用不能承受。其共同特点是：客观有效率不高，维持有效的时间不长，或可有限地延长PFS甚至OS，最常见不良反应有食欲缺乏、肝功能损伤、蛋白尿、心律失常、高血压、声嘶、外周神经病变、甲状腺功能减退和疲劳。

表14-8　血管生成抑制剂在软组织肉瘤中的应用

药物	通常用法
阿帕替尼	250～500mg，qd，28天为1个周期，餐后半小时服用
阿昔替尼	5mg，bid，与食物同服或空腹给药
安罗替尼	12mg，qd，d1～14，21天为1个周期，早餐前口服
呋喹替尼	5mg，qd，d1～21，28天为1个周期，与食物同服或空腹给药
卡博替尼	140mg，qd，餐前至少1小时或餐后至少2小时口服
仑伐替尼	8mg（体重＜60kg），qd；12mg（体重≥60kg），qd
培唑帕尼	800mg，qd，餐前至少1小时或餐后至少2小时口服
瑞格非尼	160mg，qd，d1～21，28天为1个周期，低脂早餐后整片吞服
沙利度胺	50～200mg/d，连续服用
舒尼替尼	50mg，qd，d1～28，42天为1个周期
西地尼布	30mg，qd，口服
索拉非尼	400mg，bid，空腹或伴低脂、中脂饮食服用
贝伐珠单抗	5～15mg/kg，静脉滴注，每3周给药1次
重组人血管内皮抑制素	7.5mg/m²，静脉滴注，连续14天为1个疗程

间变性淋巴瘤激酶（anaplastic lymphoma

kinase，ALK）抑制剂　克唑替尼、色瑞替尼对ALK易位的炎性肌纤维母细胞瘤（inflammatory myofibmblastic tumor，IMT）有效并被NCCN指南推荐。

细胞周期蛋白依赖性激酶（cyclin-dependent kinases，CDK）抑制剂　CDK-4/6抑制剂帕博西尼（palbociclib），有报道在针对扩增型、分化良好或去分化脂肪肉瘤患者的治疗中，可获得较好的客观肿瘤缓解和PFS。

mTOR抑制剂　依维莫司、替司罗莫司±血管生成抑制剂对不能手术、复发或转移性STS可能有一定效果。

免疫检查点抑制剂有MSI-H/dMMR的肿瘤，可使用免疫治疗。帕博利珠单抗（pembrolizumab）治疗UPS，客观缓解率ORR达40%，CR达10%，缓解时间超过13个月。纳武单抗单药对UPS效果差，联合伊匹单抗ORR达18.2%。免疫检查点抑制剂联合放疗可能是一种有前途的治疗方案。

【预后】浅表部位良性的软组织肿瘤预后良好。影响STS预后的因素有：①肿瘤大小，较大的肿瘤预后更差。②完全的手术切除且切缘阴性预后较好，不完全切除和不能切除的患者预后相同。③肿瘤深度：表浅肿瘤（真皮和皮下组织）好于深部肿瘤（肌间/肌肉）。④组织学类型及分级：Ⅰ级通常可被手术治愈；Ⅱ级易复发，有可能发生转移，此间通常有较长的生存期；Ⅲ级多生长快速，最终导致患者死亡。⑤DNA倍体：异倍体肿瘤有更高的细胞增殖率，但是作为一个独立的预后因素，其作用有待确认。⑥细胞增殖指数：Ki-67高的预后差。⑦肿瘤部位：浅表肿瘤对健康威胁较小。腹膜后及腹腔软组织肿瘤能达到完全手术切除者不多，局部复发和肿瘤进展仍是致死的重要原因。但是某些腹膜后及腹腔低度恶性软组织肿瘤可在对症支持治疗下数年不进展。生长在脑等重要部位的肿瘤可能有手术上的困难，即使良性也可危及生命。⑧转移部位：肝转移的预后明显恶劣。⑨复发转移距离首次治疗的时间：术后或术后不久即复发转移的，预后较差。⑩年龄及健康状态：一般，同一类型肿瘤，年轻、健康状况好的患者预后优于年龄大、健康状况差的患者。

【随访】软组织肿瘤是异质性明显的一类肿瘤，交界性及恶性软组织肿瘤均需要随访。术后第1次MRI最好在3～6个月，此时手术引起的水肿已吸收。术区T_1WI及T_2WI上均呈低信号多半是术后瘢痕，T_2WI上广泛高信号但无新的肿块，多半是肉芽组织或放疗后改变。如发现新的肿块，T_2WI上呈高信号，可能是肿瘤复发或术后血肿、囊性变，应行增强检查。血肿及囊肿一般没有强化表现，有增强者需考虑肿瘤复发，应进一步行活检病理检查。

随访内容及时间因部位、病期、病理类型而异。

1.头颈部、四肢、躯干STS　Ⅰ～Ⅲ期R0切除的低级别肿瘤：术后2～3年，体检和病史回顾，每3～6个月1次，胸部影像学检查每6～12个月1次。再往后前述内容每年1次。到10年后复发的可能性很小，可酌情延长随访时间。未能做到R0切除或高级别的肿瘤，可根据局部复发风险对原发部位及好发转移部位选择相应的影像学检查。但体检就能确定的病变部位，可不需要影像学检查。

2.腹膜后/腹腔STS　R0切除的低级别肉瘤，体检及影像学检查（胸部/腹部/盆腔CT）术后2～3年每3～6个月1次，之后每年1次。高级别肉瘤，术后2～3年每3～6个月体检及影像学检查（胸部/腹部/盆腔CT）1次，此后2年内每6个月1次，之后每年1次。高级别、体积大的肿瘤复发转移风险较高，尤其是手术后3年内，需要密切随访。

同时性转移的Ⅳ期STS，无论原发和（或）转移病灶是否可切除，均需根据复发风险定期对原发及可能的转移部位酌情安排检查。仅为排除肺及纵隔转移的胸部CT通常无须增强扫描，PET-CT可酌情使用。

（赵文英）

第二节 成纤维细胞/肌纤维母细胞肿瘤

成纤维细胞/肌纤维母细胞肿瘤包括各种纤维瘤及纤维肉瘤，形态上属于梭形细胞肿瘤。肿瘤如混有其他成分，则可成为纤维肌瘤、纤维腺瘤、纤维脂肪瘤等。纤维瘤病即硬纤维瘤或韧带样瘤。它们的发病机制尚不清楚，但可肯定肉瘤一般不是从良性软组织肿瘤恶变而来。

成纤维细胞/肌纤维母细胞肿瘤最常发生在皮肤、浅表或深部软组织，见表14-9。发生在胸部、卵巢、肾脏、乳房等处的孤立性纤维瘤罕见但诊断困难，经常需要与所在部位的其他病理类型的肿瘤进行鉴别诊断。发生在骨的纤维组织及纤维组织细胞肿瘤不多见，包括良性及恶性骨纤维组织细胞瘤、骨纤维肉瘤、骨纤维结构不良、纤维性骨皮质缺损及非骨化性纤维瘤、骨硬纤维瘤和骨膜硬纤维瘤等。神经纤维瘤归属神经源性肿瘤，见第17章第二节。

根据成纤维细胞/肌纤维母细胞肿瘤的生物学行为，可分为良性、恶性、中间型的纤维瘤病和纤维组织细胞性肿瘤（interphyletic fibromatosis and fibrous histiocytoma），对应的肿瘤级别分别是Ⅰ级、Ⅲ级和Ⅱ级。中间型可再分为局部侵袭性和偶有转移两类，容易复发却从不转移的纤维瘤病等，属于局部侵袭性。复发率很高偶有转移的DFSP等，属于偶有转移性。有些表现为占位性病变的纤维源性疾病如筋膜炎、增生性肌炎、瘢痕纤维瘤和弹性纤维瘤等，尽管只是纤维组织的反应性增生变性而非真性肿瘤，一般也置于纤维源性肿瘤项下描述（表14-9）。

表14-9 发生在软组织的纤维组织及纤维组织细胞肿瘤

纤维组织肿瘤	纤维组织细胞肿瘤
良性（Ⅰ级）： 纤维瘤，瘢痕瘤（瘢痕疙瘩），结节性筋膜炎，增生性肌炎，增生性筋膜炎，弹性纤维瘤，婴儿纤维性错构瘤，孤立性及多发性肌纤维母细胞瘤样增生，胸锁乳突肌内瘤样纤维组织增生（斜颈），钙化性筋膜纤维瘤（幼年性筋膜纤维瘤），伴透明变性的瘤样纤维组织增生	良性（Ⅰ级）： 皮肤纤维组织细胞瘤，深部纤维组织细胞瘤，幼年性黄色肉芽肿，网织组织细胞瘤，黄色瘤
瘤样纤维组织增生（Ⅱ级）： 表浅性瘤样纤维组织增生（掌跖部瘤样纤维组织增生，婴儿型指部纤维瘤病或瘤样纤维组织增生）；深部瘤样纤维组织增生（腹壁瘤样纤维组织增生，腹外瘤样纤维组织增生，腹内及肠系膜瘤样纤维组织增生，婴儿型瘤样纤维组织增生）	中间型（交界性，Ⅱ级）： 非典型性纤维组织细胞瘤，皮肤隆突性纤维肉瘤，巨细胞性纤维母细胞瘤，丛状纤维组织细胞瘤，血管瘤样纤维组织细胞瘤，婴儿型纤维肉瘤
恶性（Ⅲ级）： 纤维肉瘤（成人型，先天性或婴儿型）	恶性（Ⅲ级）： 恶性纤维组织细胞瘤

成纤维细胞/肌纤维母细胞肿瘤是一类异质性明显的疾病，其中的筋膜炎、血管肌纤维母细胞瘤（angiomyofibroblastoma，AMF）、血管纤维瘤、纤维母细胞/肌纤维母细胞性肿瘤、硬纤维瘤（侵袭性纤维瘤病）、骨促结缔组织增生性纤维瘤、良性及MFH、放疗后纤维肉瘤，多发性钙化性纤维性肿瘤、骨纤维发育不良（骨纤维异常增殖症），在临床工作中有重要意义。

（赵文英）

一、结节性筋膜炎

结节性筋膜炎由Knowalar于1955年首先以"假肉瘤性纤维瘤病"报道，文献中曾使用的同义词还有假肉瘤性筋膜炎、增生性筋膜炎、浸润性筋膜炎、软组织假肉瘤病变和嗜酸性筋膜炎等，WHO软组织和骨肿瘤分类2013年第4版将其定义为纤维母细胞和肌纤维母细胞增生为主的良性肿瘤，编码为8828/0。

【发病率】结节性筋膜炎占所有良性软

组织肿瘤的11.3%，可发生于任何年龄，85%的患者在50岁以下，最常见于20～40岁青壮年，老年人和儿童少见，无明显性别差异。常见部位依次是上肢尤其是前臂（48%）、躯干（20%）、头颈部（17%）和下肢（17%），极少见于内脏。

【发病机制】尚不清楚。因其具有自限性的特点，部分学者认为其本质上是一种反应或炎症。创伤与感染可能是原因之一，但仅10%～15%的病例有相关病史。近年发现90%的结节性筋膜炎存在USP6基因位点的重排，60%～70%的结节性筋膜炎有t（17；22）（p13；q13）MYH9-USP6染色体易位，它们或与NF的发病有关。

【临床表现】结节性筋膜炎有两个重要的不同于一般软组织肿瘤的特点：①起病迅速，自发病到就诊的时间通常在1～2个月。②病灶不大，大多数直径≤2cm，罕有大于5cm者，多为单发。血管内筋膜炎的生长可能较慢，但通常也不超过2cm。颅骨筋膜炎生长迅速，可能会比通常的结节性筋膜炎大一些。结节性筋膜炎有皮下型、筋膜型和肌内型号，皮下型（最常见）和筋膜型（沿筋膜伸入脂肪小叶间隔）多为无意中发现，表现为无痛性质地偏韧的结节，不伴有红肿；肌内型发生于肌肉，很少见，病灶逐渐变大可出现酸胀感及疼痛。

结节性筋膜炎通常发生于筋膜表面并延伸至皮下，与皮肤无粘连，可活动。偶尔也发生在肌肉组织，出现在真皮非常罕见。血管内筋膜炎位于皮下，通常发生在中小型血管，主要是静脉，但偶尔也发生在动脉。颅骨筋膜炎可累及颅骨外板和头皮相邻的软组织，并可通过颅骨内板向下延伸至脑膜。

【诊断】结节性筋膜炎通常位于体表，体检容易发现。超声、CT多表现为界限较清楚的软组织占位。MRI：T_1WI呈等低信号，T_2WI呈混杂高信号，增强扫描呈均匀或不均匀中/重度强化。部分病灶可出现"反靶征"，即表现为T_2WI外周低信号、中央高信号，增强后出现环状强化。

病理将结节性筋膜炎分为黏液型、细胞型和纤维型。①黏液型：为病变早期，病理显示黏液基质很明显，肌纤维母细胞呈卵圆形或梭形，炎症细胞较少。②细胞型：为病变中期，病理显示肌纤维母细胞、炎症细胞丰富，黏液基质少，肌纤维母细胞有核分裂象。③纤维型：病变后期，肌纤维母细胞较丰富呈长梭形，胶原带明显，可有透明变性，炎症细胞、黏液基质少。以上3型的区分是相对的，常同时存在，且组织学亚型与预后无关。免疫组化显示梭形细胞表达Vimentin、α-SMA、MSA，不表达AEl/AE3、CD34、S-100、desmin。USP6基因重排检测敏感性和特异性分别为86%和100%，可借以区别本病和其他纤维细胞肿瘤。

【鉴别诊断】结节性筋膜炎病理形态与软组织肿瘤相似，且部分呈浸润性生长，有可能被诊断为肉瘤或其他软组织肿瘤。

1.纤维肉瘤 病程较长，瘤体积较大。细胞丰富、排列紧密，呈鱼骨样或"人"字形排列，核深染、异型性明显，SMA阴性。

2.MFH 多发生于50岁以上，肿块体积较大，常＞3cm，并呈多结节状，肿瘤不表达SMA和MSA。

3.脂肪肉瘤 瘤体普遍较大，多发生于深部软组织，能找到不同程度的脂肪母细胞，并具有一定的异型性。免疫组化S-100染色呈阳性反应有助于鉴别。

4.梭形细胞肌上皮瘤 无席纹状结构及黏液背景，核分裂象罕见。肿瘤细胞表达上皮性标记CK和肌上皮标记如S-100。

5.纤维瘤病 纤细梭形肿瘤细胞呈浸润性生长，核分裂象罕见，间质内有均匀一致的胶原纤维，少见红细胞外渗及炎症细胞浸润。

本病尚需要与恶性周围神经鞘瘤、LMS、黏液样脂肪肉瘤（myxoid liposarcoma，MLS）、皮肤纤维瘤、神经纤维瘤或神经鞘瘤、黄色纤维瘤相鉴别。

【治疗】结节性筋膜炎是一种良性病变，完整的手术切除即可，术后复发率约1%，复发的患者可再次手术切除。类固醇激素病灶内注射可能有效，尤其适合头颈部美容要求较高的部位。有些病灶不治疗，或初次手术时未能完全切除，肿瘤也可能会在几个月内自行消退。

（王小磊）

二、韧带样型纤维瘤病/侵袭性纤维瘤病

韧带样型纤维瘤病（desmoid-type fibromatosis）也称硬纤维瘤、硬性纤维瘤（desmoid tumor），1832年Mac Farlane首先报道本病，1838年由Muller首次命名。纤维瘤病分为侵袭性纤维瘤病（aggressive fibromatosis，AF，ICD-O编码8821/1）和腹部（肠系膜）纤维瘤病（ICD-O 编码8822/1），发生在骨编码为8823/1的韧带样型纤维瘤（desmoplastic fibroma）被翻译成骨促结缔组织增生性纤维瘤。

韧带样型纤维瘤病来源于深部结缔组织及其被覆的筋膜或腱膜，2002年WHO软组织和骨肿瘤的病理学遗传学分类将其定义为发生于深部软组织的克隆性纤维母细胞增生，是具有浸润性生长、局部复发倾向但不具有转移能力的低级别肉瘤。临床文献中被广泛使用的名词是硬纤维瘤、AF和韧带样型纤维瘤，下文均采用硬纤维瘤的称谓。

【发病率】每年每百万人中3～4人发病，占所有肿瘤的0.03%，占全部软组织肿瘤的3%，但国内的流行病学资料尚缺乏。本病多发生在10～40岁，但任何年龄均可发生。女性高于男性，但在儿童，女性：男性的比例为1.2：1，并没有明显的性别差别。

【发病机制】本病病因尚未明确，现有的认识是与下列因素有关。

1.基因突变　Wnt信号通路中腺瘤性结肠息肉病（adenomatous polyposis coli，APC）基因突变失活，或编码β-连环素（β-catenin）的CTNNBl基因突变，导致β-连环素蛋白异常高表达，是AF发生的主要机制。Wnt信号通路异常，触发环氧化酶-2（cyclooxygenase-2，COX-2）介导激活血小板衍生的生长因子受体（platelet-derived growth factor recepor，PDGFR）及其配体表达增加也参与AF的发生。本病还可能有遗传学基础，染色体异常如8三体和（或）20三体

与本病的发生相关，在散发性的AF病中有1/3的患者有8三体。1/3的Gardner综合征（硬纤维瘤伴有多发性息肉病、骨瘤和皮肤囊肿）和4%～20%的家族性腺瘤性息肉病（familial adenomatous polyposis，FAP）患者会合并纤维瘤病，发病率远高于一般人群。

2.内分泌因素　硬纤维瘤经常发生于妊娠期及妊娠后妇女，妊娠对腹壁的损伤及雌激素水平的升高可能与肿瘤的发生有关。

3.创伤　对发病可能同样有促进作用。30%的AF病患者有外伤史，FAP及Gardner综合征患者常在手术部位出现本病。

【临床表现】"desmoid"来源于希腊语"desmos"，意思是"像肌腱一样硬"，它形象地描述了本病的基本特征。硬纤维瘤有婴幼儿型和成人型，多为单发，约5%为多发，儿童好发于四肢，成人好发于躯干。根据位置分为3种类型：腹壁型，约占25%；腹内型多发生在肠系膜，约占15%；腹外型，占50%～60%。它们的大体和组织学形态相似但复发潜能不同。硬纤维瘤的临床表现及预后有明显的异质性，从无明显症状的浅表瘢痕增生、瘢痕疙瘩、纤维瘤病，到深部脏器的AF都可发生。本病虽不具备转移能力，且50%以上的肿瘤为惰性过程，但其局部侵袭性的生长方式可能导致广泛的病变。内脏的硬纤维瘤通常是侵袭性的，可造成器官压迫、梗阻进而引起死亡，其生物学行为及对机体的影响与纤维肉瘤并无明显区别。

腹壁型硬纤维瘤位于腹壁深部软组织，通常瘤体不大，生长缓慢，质坚韧如橡皮，表面光滑，边界清楚，形状不规则或呈椭圆形，其长径与受累肌纤维方向一致，纵向较固定，而横向稍能移动，皮肤正常，多无淋巴结肿大。肿瘤的大小与病程长短有关，直径多在数厘米，患者多无明显自觉症状或稍有不适感。少数延误治疗者，肿瘤向四周呈片状浸润生长，造成大片腹壁僵硬。

腹内型硬纤维瘤好发于肠系膜、后腹膜及盆腔，或大网膜、胃结肠韧带，多因腹部不适或轻微疼痛就诊被偶然查出，更多则是在出现邻近器官压迫、梗阻症状时才被发现，如肠梗阻、输

尿管梗阻、腹痛和（或）腰痛等，少数患者以无症状腹部肿物为主诉。肿块的体积明显大于腹壁型肿块，原因很可能与发现较晚，生长时间长有关。位于肠系膜的病变可表现为胃肠道出血或继发肠穿孔，FAP及Gardner综合征患者的硬纤维瘤多发生在腹膜后。在没有病理依据的情况下，本型诊断十分困难。

腹外型硬纤维瘤可发生在全身任一部位，四肢、腹股沟、胸壁、肩胛带（shoulder girdle）相对多见，乳房、纵隔、头颈部、膀胱阴囊等泌尿系统甚至颅内硬纤维瘤均有报道。主要症状为病变部位深在的缓慢生长的无痛性肿瘤，质硬韧，界线不清。部分患者因肿瘤浸润或包绕附近神经而出现受累部位放射痛或刺痛、麻木感、感觉迟钝、活动受限等。据报道，本型多见于儿童，成人少见。

胸壁硬纤维瘤极为罕见，它可发生在胸腔任何部位，但通常见于肩胛带区域，肿瘤巨大（初诊时通常＞10cm）而症状不明显是其特征，晚期可能有呼吸困难、局部脏器及神经血管受压表现，与胸腔内各种占位病变不易鉴别。

头颈部硬纤维瘤如缺少临床经验，则很容易与转移癌相混淆。

乳房硬纤维瘤约占乳腺肿瘤的0.2%，易误诊为乳腺癌。乳房假体置入的患者有可能发生本病。

硬纤维瘤可发生于任何骨骼，其中长骨发生率最高。其主要表现为溶骨性改变，需要与骨巨细胞瘤、骨纤维异常增殖症、骨转移等相鉴别。

相对于硬纤维瘤，软纤维瘤（soft fibroma）多表现为单个口袋状肿物，根部较细成蒂状，触之柔软无弹性，正常皮色。本病常见于中老年，好发于颈、腋窝、腹股沟等皱褶处，小手术即可将其治愈。

【诊断】除了常规体检和实验室检查之外，MRI、CT、PET或PET-CT均可酌情使用，但影像学检查难以确认肿瘤的良恶性和组织类型。本病术前误诊率高，凡诊断不明的软组织肿块，均应想到硬纤维瘤/AF的可能，确诊需要手术或粗针活检病理检查。FAP、Gardner综合征患者要进行结肠镜检查。

MRI由于其良好的组织对比、多角度成像和没有放射损伤等优势，是包括硬纤维瘤在内的软组织肿瘤的首选检查。硬纤维瘤的MRI表现与瘤内胶原纤维与梭形细胞比例及间质血管多寡有关，具有以下特点：①多呈T_1WI等信号T_2WI稍高信号，瘤内常出现形态多样的低信号影，尤其在T_2WI上；②腹壁型及腹外型常呈现与肌群纵轴平行以及沿肌间隙蔓延的生长方式，被称为"肌肉及其筋膜间隙塑形征"；③肿瘤多呈不均匀明显强化，周围肌肉内可见与之联系的肌束样强化，这与AF向肌肉浸润时仍以肌束膜受累为主而肌束仍保持完整有关；④多无包膜影，大病灶可有不连续假包膜，罕见囊变/坏死，周围肌肉无水肿或轻度水肿。DWI结合常规MRI能更好地显示病灶范围，有助于病灶边界的精准划定，利于提高手术效率和降低术中反复操作的风险，随访中也可利用DWI监测肿瘤生长。

CT平扫呈等或稍高密度，三期增强扫描呈现从轻度到中度或明显的渐进性不均匀的强化方式，多无钙化、囊变、坏死，偶可侵蚀邻近骨质。在显示病灶向周围组织浸润、判断疗效及术后复发等方面CT不如MRI，但在显示骨质结构破坏、肠系膜硬纤维瘤与肠管关系等方面优于MRI。

病理诊断：大体形态因部位不同而大小不一，直径多为5～10cm。肿瘤病变界线不清，质硬，切割时有砂砾感。切面灰白色，有光泽，部分区域似梁状结构的瘢痕组织。镜下所有病变均以一致性纤细的梭形细胞增生为特征，周围有胶原性间质和数量不等的血管。肿瘤细胞表达Vimentin、SMA和MSA，不表达Desmin、CK和S-100。部分病例（尤其是FAP患者并发纤维瘤）β-Catenin核阳性。染色体8三倍体和（或）20三倍体核型的细胞数量一般不超过30%，FAP患者并发的纤维瘤病中发现有*APC*基因的失活，散发病例中约85%的病例发现*β-catenin*基因突变。

【分期】硬纤维瘤尚无公认分期标准，Church等的建议可供参考（表14-10）。

表14-10　硬纤维瘤分期

分期	定义
Ⅰ期	无症状，肿瘤最大径≤10 cm，不生长
Ⅱ期	有轻微症状，肿瘤最大径≤10 cm，不生长
Ⅲ期	中度症状或肠道或尿路梗阻，或肿瘤最大径≥10～20cm或缓慢生长
Ⅳ期	有严重症状或者肿瘤最大径＞20 cm或生长迅速

【鉴别诊断】经常需要鉴别的肿瘤有以下几种。

1.黄色纤维瘤　位于真皮层及皮下，多见于躯干、上臂近端。因伴有内出血、故可见褐黄色素，呈深咖啡色。直径一般在1cm以内，如增大应疑有纤维肉瘤变。本病肿块质硬，边界不清呈浸润感，易误为恶性。其诊治见本章第二节"炎性肌纤维母细胞性肿瘤"部分。

2.结节性筋膜炎　部分硬纤维瘤病例间质有弥漫性黏液变，细胞形态也可表现为筋膜炎样，需要与结节性筋膜炎相鉴别，尤其是发生在肠系膜和盆腔的病变。结节性筋膜炎多见于青壮年，20～40岁最常见。全身任何部位均可发病，但以上肢尤其是前臂最多见，其次是躯干、胸壁和背部。肿块多＜3cm，通常为单发，与皮肤无粘连，可活动，病灶短时间内迅速增大为本病特征。

其他需要鉴别的疾病见表14-11，腹外或腹内硬纤维瘤还经常要与所在部位的原发肿瘤或转移癌相鉴别。

表14-11　需要与硬纤维瘤/侵袭性纤维瘤病相鉴别的疾病

疾病	疾病
表皮样囊肿	Gardner 综合征
皮下囊肿	家族性腺瘤性息肉病
瘢痕疙瘩	结肠腺瘤性息肉病
纤维瘤	纤维肉瘤
神经纤维瘤	隆突型皮肤纤维肉瘤
骨化性纤维瘤	恶性纤维组织细胞瘤
骨化性肌炎	恶性淋巴瘤
颅骨骨瘤	平滑肌肉瘤
结节性筋膜炎	乳腺癌
黄色纤维瘤	胃肠间质瘤及腹盆腔肿瘤
腹膜后纤维化	肺及胸腔肿瘤
	甲状腺肿瘤

【治疗】硬纤维瘤的治疗策略是根据部位和病情的阶段及肿瘤是否可安全切除，选择观察等待、手术、放疗、非甾体抗炎镇痛药（nonsteroidal anti-inflammatory drug，NSAID）、内分泌治疗、干扰素、化疗、分子靶向治疗药物及它们的不同组合。

1.观察等待（watch and wait）　肿瘤不大、没有症状、所在部位不因肿瘤增大影响手术或功能，可观察等待，病情进展再予手术、放疗或全身治疗不迟。观察等待的治疗策略同样可应用于术后复发患者。复发的肿瘤如果加速进展，大多数发生在观察期的头2年，其余的都发生在头5年。

2.手术　腹壁及腹外型硬纤维瘤切除范围应该包括肿瘤周围3～5cm的正常皮肤，肌肉、肌腱等组织及其深面一定的正常组织。如肿瘤侵及骨膜或腹膜，应一并切除。腹腔内硬纤维瘤经常很难手术完整切除甚至根本无法切除，勉强为之术后仍易复发。大面积切除病变往往会因为切除部分小肠，导致肠缺血、粘连或者梗阻、形成窦道等。有报道，在减瘤术后肿瘤迅速进展，或与手术激发某种生长因子促进肿瘤生长有关。因此，美国结直肠外科医师协会建议对大的、生长缓慢的、侵犯肠系膜或血管及邻近器官的硬纤维瘤，应给予非手术治疗而不是手术。为了保证切缘干净而进行威胁患者生命的手术并不提倡。四肢的硬纤维瘤即使无法手术，也不可以截肢。当然，对于有压迫症状的患者，谨慎的减瘤手术仍可选择。

3.术后处理　R0切除（没有镜下残留），观察；R1切除（有镜下残留），观察或酌情再手术；R2切除（有肉眼残留），精确放疗或全身治疗或观察。术后复发或病情进展，治疗原则同R2切除。冷冻消融（cryoablation）对复发不能手术的腹外硬纤维瘤可能有用。

4.放疗　辅助放疗或根治性放疗均可酌情考虑，适应证包括：①病灶不能切除；②避免截肢；③巨大残存肿瘤；④术后病理肿瘤边缘阳性或可疑。但放疗一般用于四肢、躯干浅表部位及头颈部硬纤维瘤，腹膜后及腹内硬纤维瘤除非出于姑息治疗目的不做放疗。处于生长期的儿童进行放疗应考虑对骨骺生长的抑制，但许多学者认为不能牺牲放疗剂量来避免骨骼畸形，因为后者可以通过手术进行矫正。

根治性精确放疗的剂量通常为50～60Gy，一般56Gy，2Gy/f。放疗效果原发肿瘤好于复发肿瘤，前者的肿瘤局部全控为13.6%～17%，部分缓解和稳定为51%～77.3%，局部未控和（或）复发为18.5%～32%。

术后辅助放疗曾经不被推荐，因为早先的几项大规模临床研究都没有证实其能够延长无复发生存。但Nuyttens等回顾性分析780例患者，时间从1983年到1998年，治疗方式为单纯手术、单纯放疗和手术+放疗。局部控制率：单纯手术，手术切缘阴性者为73%，手术切缘阳性为41%；放疗+手术，分别为94%、75%；单纯放疗为78%。说明无论切缘阳性与否，辅助放疗能提高局控率，单行放疗的效果不逊于手术。

5.术前新辅助放疗　NCCN软组织肿瘤的指南建议，如准备行带皮瓣手术，术前放疗50Gy；术后对皮瓣区（此为高复发风险区域）补充放疗，R0切除者10～16Gy，R1切除者16～18Gy，R2切除者20～26Gy。

6.全身治疗　包括NSAID、激素、INF、化疗药物或分子靶向治疗药物。局部手术和放疗失败后，首先考虑NSAID。如果NSAID失败，且各项检查证实肿瘤进展速度不快，还可使用他莫昔芬等内分泌治疗药物或干扰素。如果肿瘤进一步进展，再考虑化疗或分子靶向治疗药物。

7.NSAID　NSAID的作用机制还不清楚，可能是NSAID有抑制COX-2的作用，进而阻断Wnt途径（APC或CTNNB1），激活PDGFRα、PDGFRβ。最常使用的是舒林酸300mg/d，可以单用或与他莫昔芬联合应用。疗效常出现在用药数月后，可维持作用时间24个月。

8.他莫昔芬　小样本研究表明，他莫昔芬120mg/d。有效率接近50%，服药后肿瘤缩小进程缓慢，个别病例在停药后数年肿块还在缩小，维持有效的时间在数月至数年不等。其作用机制还不清楚，有研究证明腹外硬纤维瘤不表达ER-α，却基本都表达ER-β，他莫昔芬可能通过拮抗ER-β起作用，其同类药物托瑞米芬也能有效实现术后疾病稳定。

9.干扰素-α　干扰素能抑制纤维胶原增殖。有报道干扰素-α治疗9例硬纤维瘤，4例有效（2例治愈），其余5例肿瘤稳定，最长随访时间53个月。

10.化疗　甲氨蝶呤、长春碱、长春瑞滨、表柔比星、氮烯咪胺、环磷酰胺、依托泊苷、顺铂等单药或联合用药对本病有一定效果。化疗的持续时间尚未统一，多数资料建议持续最少1年。四肢的硬纤维瘤局部肢体灌注（isolated limb perfusion）化疗或可提高疗效。

11.分子靶向治疗药物　伊马替尼能抑制c-Kit、PDGFR等受体型酪氨酸激酶活性，从而起到抗肿瘤作用。但目前多认为，c-kit、PDGFRα、CTNNBI或APC突变与TKI治疗效果尚无明确关联。索拉非尼对本病也有一定效果。

【预后】硬纤维瘤术后复发率高达70%，复发时间多在术后1个月～1年，可长至10年以上。多次复发后可致病变累及范围更加广泛，侵犯重要器官而危及生命。影响复发的因素主要有肿瘤位置、大小与期别、年龄和切缘。①部位：四肢的复发率高于头颈和躯干，分别为56%、33%、32%。腹壁硬纤维瘤PFS明显高于四肢，10年无进展生存率分别为88%、62%。伴有FAP的腹内AF患者预后差，病死率高达11%，Gardner综合征伴发的硬纤维瘤亦然。②肿瘤大小与期别：≤5cm和>5cm没有明显差别，但有学者认为，肿瘤直径>4cm是影响预后的因素。腹内硬纤维瘤术后Ⅰ、Ⅱ、Ⅲ、Ⅳ期5年生存率分别为95%、100%、89%、76%。有重度疼痛需要麻醉性镇痛药的Ⅳ期患者、肿瘤直径>10cm者，5年生存率仅53%。③年龄：≤30岁的复发率为46%，>30岁为28%。儿童高于成人（80% *vs* 38%）。④切缘：一般认为是最重要的预后因素，阴性与阳性的复发率分别为27%、54%。但最近有研究表明，R0与R1切除对复发并无明显差别，肿瘤切缘阳性不一定复发，阴性也不能保证不复发。有5%～10%的病例有肿瘤自发消失的可能。

基因突变状态有可能影响预后。散发性硬纤维瘤患者85%有CTNNB1基因突变，其中41A、45F、45P突变频率分别为59%、33%、8%。45F复发风险最高，45F、41A、无突变患者手术完全切除后的5年无进展生存率分别为23%、57%、68%。Ki-67高与复发或呈正相关。

【随访】体检及必要时的影像学检查，头3年每6个月1次，3~6年每12个月1次，此后每2年1次。随访中的影像学检查以MRI为宜，PET或PET-CT也可用于随访，特别是深部脏器的硬纤维瘤怀疑有复发可能时。

硬纤维瘤可能是FAP、Gardner综合征的组成部分，推荐对患者及其直系亲属行家族史评估及遗传学检查。治疗后妊娠和分娩并不增加复发风险。

（赵文英）

三、纤维组织细胞瘤

纤维组织细胞瘤（fibrous histiocytomas，FH）有良恶性之分，MFH已改名为UPS。良性或交界性FH如下。

1.深在性良性纤维组织细胞瘤（deep benign fibrous histiocytoma） 十分罕见，在纤维组织性肿瘤不到1%。发病多在25岁以上，男性多见。肿瘤通常见于下肢和头颈部，少数发生在肌肉、肠系膜、气管和肾。下肢和头颈部的肿瘤大多位于皮下，界线清楚，生长缓慢，患者大多没有不适，就诊时肿瘤直径常大于4cm。大体病理可见假包膜，肿瘤内可有出血。本病手术切除效果良好，但有复发可能，特别是切除不彻底或位于内脏器官的肿瘤。

2.丛状纤维组织细胞瘤（plexiform fibrohistiocytic tumors，PFHT） ICD-O编码8835/1。PFHT通常见于儿童、青少年和年轻人，就诊时平均年龄约14.5岁，女性多于男性。约2/3的病例发生在上肢，1/3发生在下肢，头颈部及骨罕见。肿瘤位于真皮或皮下，体积不大但界线不很清楚，在数月或数年内逐渐增大，少数延伸至深部软组织。患者多无明显不适。镜下可见丛状分布的细胞性结节，主要成分包括单核、多核组织细胞和增生的纤维母细胞，瘤细胞形态温和，核分裂少见。本病需要局部扩大切除术，术后局部复发率较高（40%），少数患者有区域淋巴结和（或）远处转移，故应定期随访。

3.血管瘤样纤维组织细胞瘤（angiomatoid fibrous histiocytoma，AFH） 十分罕见，约占软组织肿瘤的0.3%。AFH多发生在儿童和年轻人，常见部位是四肢，其次为躯干和头颈部，肘前窝、腋窝、腹股沟区、锁骨上窝、颈前和颈后部等有淋巴结存在的部位尤其好发。硬腭、纵隔、外阴、后腹膜、卵巢和肺的AFH也有报道。四肢等浅表部位的肿瘤位于真皮深部和皮下，生长缓慢、界线清楚、质地偏硬，表面皮肤正常，一般无疼痛。就诊时肿瘤直径多在2cm，但有大到12cm的报道。个别患者可能有发热、贫血和体重减轻，因此临床上要与恶性淋巴瘤、淋巴结转移癌等相鉴别。大体病理外观类似淋巴结组织，切面常为多结节性，有充满血液的囊腔，偶尔类似血管瘤和淋巴结内出血性囊肿。镜下肿瘤边界清楚，多数伴有厚的纤维性包膜，约80%以上肿瘤包膜内有淋巴细胞浸润甚至伴淋巴滤泡形成，肿瘤细胞形态似纤维组织细胞或树突细胞，核分裂象一般/10个/HPF<5，有时可见病理性核分裂象。病理方面要与血肿、血管瘤、淋巴结转移和其他类型的软组织肿瘤等相鉴别。本病有一定的术后复发率（2%~11%），向周边组织浸润、位于头颈部或深部肌肉内、核分裂象多或有病理性核分裂象的肿瘤，局部复发率较高。少数患者有局部淋巴结转移（<1%），但一般不危及生命。本病生物学行为总体惰性，ICD-O编码8836/1，完整手术切除预后良好。

4.骨的良性纤维组织细胞瘤（benign fibrous histiocytoma，BFH） 见于文献的多为个案报道，由于病理诊断中与非骨化性纤维瘤（non-ossifying fibroma，NOF）无法区别，2013年第4版WHO骨与软组织肿瘤分类将NOF与BFH并列，写为benign fibrous histiocytoma of bone/non-ossifying fibroma。本病2/3发生在20岁以上（6~74岁），女性稍多。好发部位为股骨和胫骨，其次是髂骨和其他盆骨。患者大多以病变部位疼痛就诊，有少数患者是在检查中被偶然发现。X线片及CT表现为边界清楚、单房或多房骨质溶解破坏的透亮缺损，密度较均匀，骨皮质变薄和膨胀，内可见骨性分隔，边缘多可见厚薄不等的硬化。除少数发生的病理性骨折外，一般没有骨膜反应。而NOF的病灶边界清楚，有整齐的蛋壳样骨质硬化带，是其与BFH的重要区别。本病还要与骨巨细胞瘤相鉴别（见第15章第四节）。治疗方面刮除/切除术即可，但侵袭性高于NOF，个别患者可能有术后复发。

（王小磊）

四、促纤维组织增生性小圆细胞肿瘤

促纤维组织增生性小圆细胞肿瘤（desmoplastic small round cell tumor，DSRCT）是源于间叶细胞（mesenchymal cell）的STS，由Gerald和Rosai于1989年首次系统描述。1992年，Sawyer等证实了DSRCT相对特征性的染色体易位t（11；22）（p13；q12）。2020年第5版WHO《软组织和骨肿瘤分类》中将骨与软组织尤文肉瘤和未分化小圆细胞肿瘤单独描述，增加了具有EWSR1-非ETS融合的圆形细胞肉瘤、CIC重排的肉瘤和具有BCOR基因改变的肉瘤。

【流行病学】DSRCT极为罕见，发病率为（0.2～0.5）/100万，发病高峰在10～30岁，中位年龄22岁，幼儿及50岁以上患者少见。本病好发于男性，男女之比为4∶1。DSRCT有亲腹膜和鞘膜的特性，所以90%的DSRCT原发于腹盆腔。头皮、颅后窝、眼、筛窦、舌根、肺、胸膜、胰腺、肾、卵巢、睾丸、阴囊、手等部位亦有报道。

【发病机制】DSRCT可以同时表达上皮、间叶及神经源性标志物，多数学者认为其起源于间皮或具有多向分化潜能的间叶祖细胞。DSCRT的分子标志是尤文肉瘤和WT（Wilms tumor，WT，威尔姆肿瘤，肾母细胞瘤）1基因融合，ES-WT1基因易位。ES基因位于22q12，WT1基因位于11p13，t（11；22）（p13；q12）易位使ES基因的N-末端结构域和WT1的C-末端结合域融合，导致异常转录因子的表达进而参与DSRCT的发病。

【临床表现】发生于腹盆腔的DSRCT，症状和体征与肿瘤压迫有关。①消化系统症状：最常见，如腹痛、腹胀、腹水、恶心、呕吐、厌食、便秘及大便性状改变等，部分患者以肠梗阻为首发表现。②泌尿系统症状：膀胱排空障碍、尿频、尿急、输尿管/肾积水、肾区叩痛等。尽管腹部肿瘤通常很大，但肠梗阻的症状很少见。腹盆腔外的DSRCT，临床表现与所在部位有关。睾丸渐进性肿大伴疼痛、勃起功能障碍、脊柱侧弯、慢性鼻窦炎等非特异性症状，均有可能发生。

DSRCT恶性程度高，初诊时90%有腹腔内转移伴或不伴腹水，50%患者有腹腔外转移。肝是最常见转移部位，其他远处转移包括胸腔积液、纵隔及锁骨上淋巴结肿大、肺、骨转移等。DSRCT可表现为脐部肿块，是肿瘤局部侵犯或转移的表现。

【诊断】血清AFP、CEA、CA19-9等常用肿瘤标志物多正常。发生于腹盆腔内的DSRCT，CA125大多有升高，但对诊断无特殊帮助。

腹盆腔的DSRCT，肿瘤通常位于网膜、系膜、横膈、盆腔，但腹膜后罕见占位病灶。CT可见腹盆腔或腹膜后单发或多发、分叶、无明显器官来源的软组织肿块，通常是多个小的及1个特别大的病灶（可≥10cm），多发性肿块具有鉴别诊断意义，但若因其他手术意外发现的可能只有一个肿瘤且病灶不大。肿瘤边界通常清晰、中心区域有不同程度的低密度改变，部分病灶可有斑点状钙化，可见腹膜呈局限性或弥漫性增厚和（或）腹水。增强扫描可见肿瘤均有不同程度的增强。磁共振T_1WI肿瘤多呈中等信号，中心可有密度不均的增强信号提示组织坏死；T_2WI多呈高信号，提示可能存在肿瘤内出血。超声检查肿瘤多呈边界清晰的低回声影像。PET-CT除非用于寻找其他部位的病灶，对诊断帮助不大。

细针穿刺活检及胸、腹水脱落细胞学有可能做出肿瘤的定性诊断，确诊有赖于病理检查。大体标本可见肿瘤体积较大，多数为分叶状，表面光滑，附着或借蒂附着于腹膜等。切面呈灰白色，质偏韧，可有黏液、出血或坏死。镜下可见肿瘤细胞呈圆形、卵圆形或梭形，通常聚集成团块状、条索状或巢状，团巢之间隔有十分丰富的硬化性纤维结缔组织间质，中心常有坏死或囊性变。免疫组化瘤细胞常呈多向分化，细胞角蛋白（cytokeratin）、上皮膜抗原（epithelial membrane antigen，EMA）、结蛋白（desmin）、波形蛋白（vimentin）、神经元特异性烯醇化酶（neuron-specific enolase，NSE）阳性。Cytokeratin呈胞质弥漫弱阳性，EMA呈胞膜阳性，Desmin多为核旁点状阳性，Vimentin呈弥漫强阳性，NSE呈灶性弥漫胞质型弱阳性。Ki-67指数一般较低。尤文肉瘤家族肿瘤标志物CD99在多达23%的DSRCT病例呈阳性。RT-PCR和FISH可检测到EWS-WT1基因融合，是更具特异性的诊断依据。

【鉴别诊断】病理检查方面，所有表现为小圆细胞的肿瘤，如原始神经外胚层肿瘤、腹膜间皮瘤、淋巴母细胞型淋巴瘤、Burkitt淋巴瘤、尤文肉瘤、胚胎性横纹肌肉瘤、SS、子宫内膜间质肉瘤、神经母细胞瘤、肾母细胞瘤、小细胞癌、神经内分泌癌、Merkel细胞癌、小细胞间皮瘤及分化差的转移癌，均需要与本病相鉴别。

临床方面需要鉴别的疾病与肿瘤所在部位有关，在腹盆腔DSRCT则有：①腹膜间皮瘤，病灶较小但更为弥漫，腹水更为常见。②GISTs，临床及影像学表现与DSRCT相似，但肿瘤通常没有分叶，与胃肠有关而与腹膜无关。③恶性淋巴瘤，病灶一般为等密度。神经母细胞瘤，多发生于婴幼儿，常位于脊柱旁，多单发，较大时可推挤邻近组织和器官，尿中儿茶酚胺及其代谢产物明显增高，而DSRCT无明显生化异常。④肾母细胞瘤，患者年龄通常小于10岁。

【治疗】发生于腹盆腔的DSRCT通常难以根治性切除，如果肿瘤没有远处转移，手术目标在于最大限度地实现肿瘤减积。

DSRCT对化疗敏感，无论手术与否，在控制毒副作用的前提下，化疗强度应尽可能提高。常使用的化疗药物有烷化剂和蒽环类药物，顺铂、卡铂、拓扑替康、替莫唑胺、长春瑞滨和伊立替康可酌情选择。P6方案（第1～3、6周期使用环磷酰胺+多柔比星+长春新碱，第4、5、7周期使用异环磷酰胺+依托泊苷）最常使用。

全腹盆腔放疗、累及野放疗可用于肿瘤的减症治疗，一般30Gy/15f。调强放疗（intensity-modulated radiation therapy，IMRT）可明显降低并发症特别是胃肠道和血液学毒性。

DSRCT最显著的特征之一是患者大多为男性，1/3患者的肿瘤表达雄激素受体，因此比卡鲁胺等抗雄激素治疗有一定效果。

免疫治疗、靶向治疗、高剂量化疗配合自体/异体造血干细胞移植的效果尚在探索之中。

【预后】DSRCT预后恶劣，诊断后中位生存14～38个月，5年生存率5%左右。

（杨育才）

五、项型纤维瘤

项型纤维瘤（nuchal-type fibroma，NTF）也称项纤维瘤，是一种罕见的累及真皮及皮下组织的良性玻璃样变纤维母细胞增生性疾病，由Enzinger 和Weiss在1988年首次报道，2013年WHO软组织和骨肿瘤分类将其归为纤维母细胞/肌纤维母细胞肿瘤。

【流行病学】NTF罕见，见于文献的多为个例报道。本病好发于中年男性，发病年龄高峰在30～50岁，平均年龄40岁。少部分NTF可能是Gardner综合征的表现之一。

【临床表现】表现为局限性、无痛性、活动度较差的皮下肿块，其上的皮肤正常。肿瘤好发于颈项后部，也可发生于其他部位，如上背部、面部、臀部、躯干及四肢等。肿瘤直径平均为3.5cm，文献中有16.5cm×15.0cm×6.5cm的报道。病变多是孤立的，如累及多个部位或是生长在不常见部位要考虑Gardner相关纤维瘤的可能性。

【诊断】MRI对本病的帮助最大，T_1WI呈低信号，T_2WI、T_2 SPAIR序列呈明显低信号，信号较均匀，深部混杂皮下脂肪高信号，无坏死、囊变及出血表现。

大体病理：病灶多呈灰白色或黄色，质韧，纤维脂肪性的肿块，无包膜，边界不清。镜检：肿瘤由不规则排列的胶原纤维组成，成纤维细胞稀疏分散。胶原束包裹附件结构、脂肪组织和周围神经纤维是其重要的组织学特征，细胞异型性及异常核分裂象不明显。免疫组化：病变组织通常CD34和CD99阳性，Vimentin、β-catenin、Cyclin D1可阳性，Actin和Desmin阴性。

【鉴别诊断】NTF要与韧带样型纤维瘤病、硬化性纤维瘤病、Gardner纤维瘤相鉴别。其他需要鉴别的疾病有以下几种。

1.淋巴结核　多见于儿童和青少年。肿大的淋巴结融合成块尚未形成脓肿、抗生素及抗结核治疗效果不明显时，有可能与本病混淆。肺结核病史可作为线索但帮助不大，细针穿刺细胞学检查不能明确诊断的情况时有发生，最终的诊断可能需要经验性治疗及随访。

2.反应性淋巴滤泡增生　多见于儿童和青少年，其表现有时与NTF相似。本病还易与滤泡性淋巴瘤相混淆，增生的淋巴细胞是单克隆性抑或多克隆性是鉴别两者的重要依据，有些病例也需要长时间的随访才能明确诊断。

3.巨大淋巴结增生（giant lymph node hyperplasia）　又称血管滤泡性淋巴结增生、Castleman淋巴结增生症或Castleman病，可发生于任何年龄，见第11章第二节。

4.血管免疫母细胞性淋巴结病（angioimmunoblastic lymphadenopathy）　多发生于中老年人，全身淋巴结肿大、肝脾大为其基本特征，通常有发热、贫血、体重减轻、皮疹等全身表现，并有可能演变为恶性淋巴瘤。

5.胶原纤维瘤　是一种良性软组织肿瘤，男性多发，虽然筋膜受累常见，约20%的病理累及肌肉，但是病变过程主要影响皮下组织。

6.梭形细胞脂肪瘤/多形性脂肪瘤　占脂肪源性肿瘤的1.5%，男女比例为4∶1，多发生在中老年人。颈项部最常见，肿瘤为孤立性，生长缓慢，直径多在3～4cm。本病为良性肿瘤，完整切除可获治愈。

7.颗粒细胞瘤　是一种具有雪旺细胞分化的软组织肿瘤，表现为黏膜下或皮下缓慢性生长的孤立性结节，多为良性，偶有恶性。可发生于任何部位，但以头颈部多见。女男比例为2∶1，主要见于中老年人。

8.低度恶性纤维黏液样肉瘤（low-grade fibromyxoid sarcoma，LGFMS）　见后述。

9.淋巴结转移癌　淋巴结转移癌融合成块伴有感染或坏死时，质地及大小可能类似本病，病史有助于诊断。

【治疗】NTF是良性病变，通常能被手术治愈，局部复发者可再次切除。

（吴婧婧）

六、孤立性纤维瘤

孤立性纤维瘤（solitary fibrous tumor，SFT）又称孤立性纤维性肿瘤，是一种独立的间叶组织来源的中间性（交界性）梭形细胞肿瘤，由血管周围未分化的间充质干细胞分化而来，并有向纤维母细胞、肌纤维母细胞、血管内皮细胞、外皮细胞分化的特性。1870年Wagner首先报道本病，1931年Klemperer和Rabin将其列为一种独立的病变，1942年Stout及Murray将SFT定义为起源于血管间质细胞的血管外皮细胞瘤（hemmangiopericyoma，HPC），此后曾和HPC、血管周细胞瘤为同义词。由于HPC和SFT具有相似的组织学特征和免疫表现，分子遗传学上都有12q13倒置、NAB2和STAT6基因融合，因此2013年第4版WHO软组织与骨肿瘤分类中取消了SFT的称谓，将其归入纤维母细胞/肌纤维母细胞性肿瘤。但在2016年版WHO中枢神经系统肿瘤分类中仍将SFT作为一个独立的疾病，并与HPC合称为SFT/HPC。

【流行病学】SFT主要发生在50～70岁中老年人，但任何年龄均可发病，性别差异不明显。SFT以胸部（胸膜、纵隔或肺）相对多见，中枢神经系统、口腔、乳房、腹部（包括腹膜腔、腹膜后软组织或盆腔）、鼻咽、眼眶、乳房、肝、肾、胰腺、甲状腺等胸膜外器官亦有报道。

【临床表现】肿瘤多为无痛性、膨胀性生长，早期几无症状，常在体检或其他原因就诊时被发现。如肿瘤体积达到一定程度（直径从1cm到20cm不等，平均11.5cm）或侵及重要功能区，会有相应部位的压迫症状。

1.胸部SFT　约80%来自脏胸膜，20%来自壁胸膜、纵隔和肺偶见。因就诊时肿瘤多已巨大，区别确切的起源常有困难，且它们的诊断和治疗并无差别，故临床上常统称为胸部SFT。其临床表现无特异性，可能因其他原因被偶然发现。如果有症状，主诉多为胸痛、咳嗽、呼吸困难。肿瘤大小、分叶与肿瘤的良恶性无关。肿瘤多为孤立性，CT所见与病变大小相关，病变较小时多为圆形或卵圆形肿块，密度均匀，边界清晰，与胸膜宽基底相连并向胸腔内突起，伴随征象少；病变较大者（直径常大于9cm）密度不均或伴有坏死，边界不清，有周围组织受侵犯的征象，但相应部位的肋骨多无明显异常。肿瘤内一般无钙化。由于病变血供丰富，增强扫描可见"地图样"不均匀中度以上强化和"匍样血管"。MRI的T₁WI多呈等信号，增强后明显强化。T₂WI上信号变化多样，表现为稍高和低混杂信号改变。DWI上呈等信号或混杂低信号。少数患者有可能出现胸腔积液。若肿块生长迅速、病变大于10cm、侵犯邻近组织或远处出现转移灶时应考虑恶性的可能。胸膜来源的SFT通常无纵隔及肺门肿大淋巴结，这对明确病变部位或有帮助。

诊断：胸部SFT首先除外肺癌，其他需要鉴别的疾病有以下几种。①胸膜间皮瘤：胸膜结节多发，或弥漫增厚，增强后均匀或不均匀强化。常伴有胸腔积液，可以发现肿大淋巴结。②神经源性肿瘤：多见于后纵隔，肿瘤主体贴近脊柱旁，与邻近肋骨及椎体相交处可见压迫性骨质吸收所致的凹陷切迹，常伴有邻近椎间隙增宽及椎间孔扩大。③肺SFT：极为罕见，多表现为肺内孤立性单发结节或肿块，边界清楚，易误诊为肺部其他良性肿瘤如肺错构瘤、肺炎性假瘤等。④部分患者可因肿瘤细胞分泌产物引起副肿瘤综合征，如Doege-Potter综合征（主要表现顽固性低血糖）、杵状指、甲状腺功能减退等。低血糖的原因尚不清楚，可能与肿瘤产生胰岛素样生长因子、压迫自主神经、肿瘤细胞耗糖增加、抑制糖异生等有关。本病如能完全手术切除可以治愈。肿瘤有蒂、病变局限、细胞核边界清楚、核分裂象不活跃提示预后良好。约10%的患者死于胸腔内广泛播散。

2. 中枢神经系统SFT 1996年Cameiro等首次报道本病。在原发性中枢神经系统肿瘤，SFT不到1%。患者年龄多为20～60岁，无性别差异。病灶65%在幕上，10%在脊髓，其余位于幕下。个别病例同时累及幕上及幕下。文献报道中的肿瘤位置多见于脑膜、脑室系统，以脑膜最常见，一般不累及脑实质。发生于脑室内时，可沿脑室生长。肿瘤直径为1.3～8.9cm，平均4.4cm，肿瘤大小与恶性度不相关。临床表现无特异性，可表现为头痛、视力下降、抽搐、精神症状或肢体麻木无力等。如瘤体巨大，可出现脑室受压或梗阻性脑积水。约1/4患者可伴有低血糖、杵状指等副肿瘤综合征。

影像学上几乎均与脑膜相关，术前多诊断为脑膜瘤。MRI可见明显的"脑膜尾征"，肿瘤呈轻度分叶状，大多为单发，边界清楚，T₁WI多呈等信号，T₂WI为高或混杂信号，增强后病灶明显均匀或不均匀强化。病灶中心密度/信号不均匀或明显不均匀强化，提示恶变可能。免疫组化通常表达CD34、CD99、Bcl-2、EMA和Actin，但不表达Desmin、CK和S-100。中枢神经系统恶性SFT的诊断标准：①细胞生长活跃，密集分布；②细胞丰富且中度以上异型，并有坏死；③核分裂象34个/10HPF；④瘤体＞10cm和（或）边缘浸润性生长。如能诊断SFT而CD34表达阴性，也提示高级别肿瘤。检测到激素受体ER和PR阳性表达提示肿瘤易复发。

除中枢神经系统的常见肿瘤外，本病首先要与脑膜瘤尤其是纤维型脑膜瘤相鉴别，影像学两者极为相似，组织病理检查相互误诊亦有可能。

3. 后腹膜和盆腔SFT 病灶可生长至很大，常因腹部不适或周围脏器受压而被发现，由于肿瘤可分泌胰岛素样生长因子Ⅱ，部分患者会反复发作低血糖。CT表现为圆形或分叶状的软组织肿块，密度不均，内可有坏死，增强扫描早期呈明显强化，门脉期呈持续性强化，肿块内及周边可见粗大血管穿行、包绕，周围组织呈受压表现。需与其他STS、卵巢癌、转移癌、Castleman病及GISTs等疾病相鉴别，肿瘤较大而压迫肝及肾时，甚至可能难以判断肿瘤是否来源于肝肾。

4. 卵巢SFT 在卵巢性索间质肿瘤中相对常见。临床表现为腹痛、腰痛，少数患者有月经紊乱或绝经后阴道流血，就诊时可能有盆腔包块、胸腹腔积液等症状和体征，部分患者在体检或因其他疾病手术时被偶然发现。如有盆腔包块，平均直径10cm左右，瘤体光滑、活动、质地硬，可随患者体位变化而发生扭转。近50%患者有腹水或（和）胸腔积液。

超声检查对本病帮助较大，据报告肿块定位正确率可达93.3%，定性符合率为 86.7%。CA125等肿瘤标志物等检查主要是排除卵巢癌等恶性肿瘤。

本病需要与卵巢纤维肉瘤、黏液瘤、泡膜细胞瘤、纤维上皮瘤、腺纤维瘤相鉴别。

5.乳腺SFT　1923年由Nichols首次报道。本病占所有原发性乳腺病变的0.2%，可发生在乳腺实质，但通常起源于胸肌筋膜并蔓延至乳腺。发病年龄多在16～75岁，平均35岁。病程可长达30年。临床表现为单侧可触及的无痛性肿块，与周围组织分界不清，体检、钼靶和超声检查与乳腺癌难以区分。病理检查肿瘤由梭形纤维母细胞或肌纤维母细胞构成，异型不明显，瘤组织呈指突状浸润生长，但不破坏小叶结构。免疫组化：瘤细胞 Vimentin和SMA阳性，Actin可局灶阳性，80%的病例 β-catenin染色细胞核呈阳性，ER通常阴性或偶有弱表达。

乳腺SFT须与反应性梭形细胞结节、梭形细胞癌、叶状肿瘤、纤维肉瘤相区别，确诊有赖于病理检查。

6.其他部位SFT　发生在肝、胰腺和泌尿系统（膀胱、前列腺、精囊、肾）的SFT极为罕见，需要与相应部位的各类占位性病变相鉴别，确诊有赖于病理检查。

【诊断】确诊有赖于病理诊断。肿块通常有包膜，可呈分叶状，切面灰白或黄白，质地坚韧。良性SFT镜下可见大量梭形的类似成纤维细胞的细胞，呈束状、编织状、波纹状排列，并有丰富的胶原纤维和多量的瘢痕形成。SFT分为3级，Ⅰ级，良性，有丰富的胶原，细胞密度相对低；Ⅱ级，具有较多的细胞，较少的胶原，可见肥胖的细胞和"鹿角"状分支血管；Ⅲ级，更多表现为间变型血管外皮细胞瘤的特点。Ⅱ级和 Ⅲ级易复发并可发生转移。也有学者认为，有以下特点的SFI具有恶性潜能：①瘤细胞密度增加；②核分裂象≥4个/10HPF（<2个/10HPF为良性）；③肿瘤直径≥10cm；④核异型性或多形性十分明显；⑤浸润周围组织或有出血、坏死，形态上类似MFH。良恶性SFT有相同的免疫组化特征：Vimentin、STAT6、CD34、CD99、Bcl-2阳性，Des、CK、EMA等阴性。

【鉴别诊断】SFT多发生在内脏器官，相应部位的肿瘤在诊断明确之前，都需要考虑本病的存在。就病理诊断而言，本病需要与神经源性肿瘤、间质瘤、畸胎瘤、MFH、LMS、纤维肉瘤、SS、肉瘤样癌等相鉴别。

【治疗】手术为基本的治疗方式，不同部位SFT的疗效：①胸部SFT如能完整切除预后良好，复发和（或）转移仅为10%～15%。10年生存率可高达97.5%，无瘤生存率可达90.8%。肿瘤有蒂、病变局限、细胞核边界清楚、核分裂象不活跃提示预后良好。约10%的患者死于胸腔内广泛播散。②中枢神经系统SFT预后较差，肿瘤全切除的患者复发率为20%，平均复发时间是33.5个月；部分切除的复发率为77.8%，平均复发时间为15个月。SFT Ⅰ级彻底切除后是否需要辅助治疗有不同意见。Ⅱ级及Ⅲ级术后复发风险高达70%，无论手术是否彻底，都需要术后放疗。有20%的患者发生骨、肺和肝等颅外转移，肝转移最为常见。③腹盆腔的SFT预后也较好，胸腔积液、腹水可在肿瘤切除后自然消退。④乳腺SFT治疗首选扩大切除术，手术切缘阴性者无须其他辅助治疗。近1/3患者可出现术后局部复发。

【预后】绝大多数SFT为良性，少数具有侵袭性行为，位于深部的病灶较发病于肢体者更易有恶性倾向。影响SFT生存的主要是肿瘤分期及手术的彻底性，如有复发、转移，多发生在术后2年内。肿瘤大小并非主要因素，局部复发仍可手术。由于残留肿瘤发展较慢，也可定期观察特别是在年龄大等预期寿命不长的患者。无法手术或远处转移者可考虑姑息放化疗。

（闵旭红）

七、婴幼儿纤维瘤病

婴幼儿纤维瘤病（infantile fibromatosis，IFM）是一组罕见的纤维瘤病，以1～2岁多见，男性略多于女性，8岁以后几乎不再发病。IFM包括以下几种。

1.颈纤维瘤病（fibromatosis colli，FC） 又称婴儿胸锁乳突肌假瘤，本质是纤维组织增生性浸润。病变累及胸锁乳突肌下1/3，多在出生后2～4周发现，单侧多见（75%）。可伴有先天性骨骼异常，如斜头畸形、脊柱侧弯、面部不对称、髋关节发育不良等。

2.婴幼儿指（趾）纤维瘤病（infantile digital fibromatosis，IDF） 又称包涵体纤维瘤病，好发于0～3岁婴幼儿，80%病例在出生后1年内发病，无性别差异。病变主要累及指（趾）。

3.婴幼儿肌纤维瘤病（infantile myofibromatosis，IMF） 是婴儿期最常见的良性纤维瘤，绝大部分发生在2岁以前，且60%～80%为先天性患者。病变常发生在皮肤、软组织或骨，单发或多发，可伴有内脏的受累并出现相应症状与体征，后者预后较差。IMF具有浸润性生长的特点，术后易复发。

4.脂肪纤维瘤病（lipofibromatosis，LFM） 几乎都发生在儿童（0～14岁），中位年龄为1岁，男女比例大致为2∶1。病变好发于手、足部，其次为头颈部、躯干和大腿。

5.幼年性透明变性纤维瘤病（juvenile hyaline fibromatosis，JHF） 初发年龄从出生到6岁，男性略多于女性，50%有家族史。通常表现为头颈部等处大量的皮肤结节及多发的软组织团块，症状随着年龄的增长而逐渐加重，可伴有关节挛缩、牙龈增生和溶骨性骨损害。

IMF大多数情况下会在1～2年自发消退，外科手术应尽量避免。不能自行消退或引起畸形及功能障碍的病变可局部手术切除。累及内脏的肌纤维瘤病有较高的病死率。

（赵文英　何连君）

八、弹性纤维瘤

弹性纤维瘤（elastofibroma dorsi，EFD） 源于成纤维细胞或肌成纤维细胞，有学者认为本病属于慢性损伤，是纤维组织变性和反应性增生，也有认为与染色体异常有关。

弹性纤维瘤通常见于老年人，90%以上发生在肩胛下区前锯肌、背阔肌及菱形肌的深部，部分与邻近的肋骨及肋间韧带粘连，分界不清或清楚。多为单侧病变。也可以发生于胸前壁或侧壁、五官、四肢、腹部。

CT及MRI可见肿块密度稍低于邻近的肌肉组织，邻近组织结构可能受压但肩胛骨和肋骨正常。MRI T_1WI 上呈稍低信号，T_2WI 上呈稍高信号，肿块内有脂肪组织的密度或信号，是较为特征的表现。确诊依赖于病理检查，手术可以治愈本病。

（赵文英　何连君）

九、炎性肌纤维母细胞性肿瘤

炎性肌纤维母细胞性肿瘤（inflammatory myofibroblastic tumors，IMTs）是由肌纤维母细胞和纤维母细胞梭形细胞组成，伴有浆细胞、淋巴细胞和（或）嗜酸性粒细胞的炎性浸润的间叶性肿瘤，曾被称为炎性假瘤（inflammatory pseudotumor，IPT）、浆细胞肉芽肿、纤维黄色肉芽肿、纤维黄色瘤、黄色肉芽肿、黄色纤维瘤、炎性纤维肉瘤、肌纤维母细胞瘤和纤维组织细胞瘤。2013年WHO软组织肿瘤分类将IMTs归为纤维母细胞/肌纤维母细胞肿瘤、中间性、少数可转移类（ICD-O编码8825/1）。

【流行病学】常见于儿童和青壮年，发病年龄4～76岁，中位年龄43.5岁。男性与女性的比例文献中有不同描述。本病罕见，见诸于文献的多为个案报道，发病率缺少准确统计。

【发病机制】IMTs最初被认为是炎症或创伤后的异常或过度反应性改变，导致肌纤维母细胞显著增生形成肿瘤性病变。有文献报道在腹腔IMTs中检测到EB病毒、Ⅷ型疱疹病毒或放线菌。因病变中常见大量炎性细胞浸润，故曾称之为IPT。新近的研究表明，发生在儿童和青少年的IMTs大多有*ALK*克隆性基因重排，ALK蛋白异常表达。上皮样型IMTs常有*RANBP2-ALK*基因融合。部分病例尚可发现2号染色体长臂和9号染色体短臂的易位。

【临床表现】本病可发生于身体任何部位，肺、鼻腔、鼻窦、眼眶、喉、扁桃体、咽旁间隙、口腔、腮腺、甲状腺、纵隔、泌尿生殖道、肝脏、胰腺、胃、胆道系统、膀胱、皮肤、骨和中枢神经系统等均有报道，但以肠系膜、大网膜、腹膜后更为常见，最早报道的2例IMTs即发生于肺。IMTs起病隐匿，局部的症状及体征取决于肿瘤所在部位，与肿瘤的局部压迫有关。头颈部和膀胱的IMTs肿瘤直径多<2cm，肠系膜、腹膜后、纵隔和肝脏等处的IMTs体积多在5～10cm，少数可达20cm。20%的病例有全身性表现如发热、体重减轻、红细胞沉降率增快、贫血、多克隆高丙球蛋白血症等。这些表现在病灶切除后可消失，再次出现提示肿瘤复发。局部淋巴结及远处转移偶有发生。

CT平扫多表现为单发低密度占位病灶，少数可为等或稍高密度影。肿瘤界线清楚或不清楚，其形态可为葫芦状、三角形、棒状、类圆形或椭圆形。MRI平扫T_1WI上肿瘤多为略低或等信号，信号欠均匀；T_2WI上肿瘤可呈等或略高信号。CT与MRI增强表现为动脉期呈轻度至中度强化、门脉期进一步强化及延迟强化。但超声、CT、MRI、PET-CT等影像学检查仅能明确肿瘤大小、部位、与周围脏器的关系及有无远处转移，明确肿瘤的性质很难。

【诊断】IMTs的确诊需要病理。大体为实性结节状或分叶状肿块，质地坚韧，常无明显包膜，一般无出血、坏死及囊性变。颜色灰白或黄褐，时呈黏液样外观，或混杂灶性脂肪及灰白色纤维条索的编织状外观。切面呈灰白色或灰黄色漩涡状，可伴有黏液样变性、灶性出血和坏死等，少数可伴有钙化。镜下可见分化的肌纤维母细胞性梭形细胞伴有大量浆细胞、淋巴细胞和（或）嗜酸性粒细胞浸润。免疫组化Vim通常强阳性，ALK阳性率可达89%，SMA、MSA阳性，S-100、Myoglobin、CD34、CD117阴性。

【鉴别诊断】IMTs术前诊断困难，要同所在部位所有的良、恶性肿瘤相鉴别。即使在手术中，因肿物与周围组织粘连，常误认为恶性肿瘤。病理方面本病常需要与以下肿瘤相鉴别。

1.胃肠道（外）间质瘤　细胞异型性比IMTs更明显，CD117和（或）CD34及Dog-1（discovered on GIST-1）在胃肠道（外）间质瘤中呈阳性，ALK阴性。而在IMTs中，这些标志物均为阴性，ALK大多阳性。

2.胃肠道炎性纤维性息肉　体积较小，且多位于黏膜浅表，或呈息肉状，或为溃疡性病变。背景常呈黏液样，含有较多增生的血管，炎症细胞成分较杂，以嗜酸性粒细胞多见。

3.硬化性肠系膜炎/后腹膜盆腔炎/纵隔炎　多见于老年人。病变界线不清，附近常带有正常的组织。硬化比较明显。

4.其他　本病还要与硬纤维瘤、神经鞘瘤或神经纤维瘤、MFH、低级别肌纤维母细胞肉瘤、LMS、RMS、多形性黏液性肉瘤、梭形细胞癌、结外树突状细胞肉瘤、结节性筋膜炎等相鉴别，分别见本书有关章节。

【治疗】手术切除是最为有效的治疗方法。复发转移病例可试用非甾体抗炎药、类固醇激素及长春瑞滨、足叶乙苷、顺铂/卡铂、表柔比星、异环磷酰胺等为基础的化疗方案疗效不确切。有报道，用激素（泼尼松，1mg/kg，qd，之后每3天减量10mg至10mg/d维持3个月）治疗侵犯范围较广的眶外IMTs，随访6年肿瘤无明显生长。术后辅助放疗的效果同样不肯定，但肿瘤复发所引起的局部压迫症状可试用放疗。

部分IMTs表达ALK，ALK抑制剂克唑替尼等用于复发转移的IMTs或有效果。

【预后】完全手术切除者预后良好，但部分病例有局部复发或转移可能，复发率23%～37%，转移率<5%。影响预后的因素有：①部位，肠系膜、腹膜后和鼻旁窦等部位的有更高的复发和（或）转移倾向；②肿瘤大小及生长方式，肿瘤直径>8cm，多结节、浸润性生长影响完全切除；③病理亚型，上皮样型IMT（epithelioid inflammatory myofibroblastic tumor，

EIMT）有高度侵袭性，细胞异型明显、神经节样细胞、表达P53、异倍体核型、ALK阴性表达易有不良预后。

【随访】本病有复发倾向和转移可能，术后应酌情定期随访，特别是对有高危因素者，随访内容及频度见本章第一节。

（张从军）

十、纤维肉瘤

纤维肉瘤（fibrosarcoma）起源于成纤维母细胞，由于诊断和认识水平的提高，MFH、恶性外周神经鞘瘤、SS等已经从纤维肉瘤里划分出去，故真性的纤维肉瘤并不多见。

【临床表现】纤维肉瘤有成人型和婴儿型两种类型，两者在预后上有很大差别。本文若非特指，均是针对成人型纤维肉瘤（adult fibrosarcoma）而言。

成人型纤维肉瘤主要见于中年人，但任何年龄均可发病，男性相对多见。本病可发生在身体任何部位，大腿与膝部的深层软组织最为多见，其次是躯干与四肢远端。临床表现为孤立性硬实肿物，生长较缓慢，病程从数周到20年不等，平均3年左右。患者一般无明显疼痛，多在肿瘤生长加速时就诊。若部位较浅，肿瘤可向表面隆起，可与皮肤粘连，甚至破溃形成溃疡；若位置较深，则可与骨皮质粘连，并可包围骨组织，引起骨膜及骨皮质增厚。肿瘤若伸入骨内生长可达髓腔，若发生转移最常见于肺、肝和骨骼。MRI可见软组织肿块在T_1WI呈低信号，T_2WI呈高信号，病灶信号不均匀，增强扫描更为明显。发生于四肢的肿瘤，可沿神经血管束向近侧扩展，MRI能显示病变走向。CT表现为圆形或分叶状软组织肿块，边界清或不清，密度不均匀，伴或不伴邻近骨皮质溶骨性破坏，钙化少见。

相对常见的纤维肉瘤如下。

1.黏液样纤维肉瘤（myxofibrosarcoma，MFS） 见本章第十一节。

2.硬化性上皮样纤维肉瘤（sclerosing epithelioid fibrosarcoma，SEF） 发病中位年龄45岁，男性略多于女性。肿瘤多位于四肢深部软组织，下肢更多见，头颈部或骨亦可发生。肿块呈结节状或分叶状，直径2～15cm，平均7cm。切面呈灰白色，质地坚韧或有弹性，部分病例可伴有囊性变及钙化，但坏死不常见。病程可从数月至数年，1/3病例可见肿块迅速增大并伴有疼痛。生物学行为中度恶性，完整切除后局部复发率53%，可发生肺、胸膜、胸壁、骨或脑等远处转移。

3.低度恶性肌纤维母细胞性肉瘤（low-grade myofibroblastic sarcoma） 常见于30～70岁成年人，男性多见。病变好发于头颈部，如舌、腭、牙龈、副鼻窦、下颌骨和颅底，其次见于四肢、胸壁、腋下、腹股沟和腹、盆腔、腮腺、乳腺、阴囊和胫骨偶见。肿瘤通常位于深部软组织特别是肌肉组织内，部分可位于筋膜旁和皮下组织，多表现为局部区域无痛性肿胀或增大的肿块，边界不清，质地坚硬，切面呈灰白色、纤维样，直径1.4～17cm，中位数4cm。需要与之鉴别的肿瘤有纤维瘤病、纤维肉瘤、炎性纤维肉瘤、IMTs、LMS。术后局部复发率为20%～75%，少数病例可发生肺转移。

4.SEF 成年人多见，无性别差异。肿瘤细胞类似上皮细胞，间质充满胶原纤维，1995年Meis-Kindblom等首次报道。多表现为局部包块，生长较缓慢，部分患者会出现近期肿块生长明显增大并伴有疼痛。肿瘤大多位于下肢和臀部深部软组织，也见于躯干、上肢及头颈部。边界清晰且规则，分叶状或结节状，直径1～25cm，平均为8.3cm。本病复发率、转移率及死亡率分别为48%、60%和35%。

5.肝纤维肉瘤 症状体征与肝其他占位病变相似，术前确诊十分困难。肿瘤生长迅速，瘤腔内可有大量坏死液化。AFP、CEA阴性，影像学检查表现为边界清楚、巨大的肝占位。本病可表现为肝脾囊性病变，如肝脓肿、肝囊肿或囊性病变、肝包虫病等。伴感染者可有发热、炎症指标升高，肝功能异常。确诊有赖于病理检查。肝纤维肉瘤预后较差，血行播散多见于肺，淋巴结转移可发生在腹膜后、纵隔或肠系膜根部。如能手术，2年存活率接近60%，复发转移者化疗和放疗效果不佳。

6.DFSP和IMTs/炎性纤维肉瘤 见本章第十节和第一节。

7.婴儿型纤维肉瘤（infantile fibrosarcoma，IFS） 又称先天型纤维肉瘤（congenital fibrosarcoma，CFS），Stout于1962年首次报道。CFS多发生于2岁以下的婴幼儿，50.9%出现在出生后3个月内，38%为出生即有，中位年龄为3个月。组织形态上，CFS与成人型纤维肉瘤相近，WHO定义5岁以下的纤维肉瘤为CFS，但CFS有较为特殊的染色体移位t（12；15）（p13；q25），导致ETV6-NTRK3基因融合。发病部位以四肢远端最常见，上肢多于下肢，背部、头皮、小肠及肠系膜、腹膜后及肺等内脏器官偶见，中轴部位的病变更具侵袭性。肿瘤常呈类圆形并突出于皮肤，体积较大，生长较快，质韧。MRI结合血管造影可见肿瘤内部有丰富的新生血管，由病灶周围向中心生长。增强扫描时动脉期肿块呈明显环形强化，逐渐向中心填充，强化后消退也快，即所谓的"快进快出"。IFS内如果有出血，可引起消耗性凝血障碍。本病需要与血管瘤及RMS相鉴别。血管瘤体积较小，常呈斑块状，带分叶，质地较柔软，影像学检查有延迟强化。RMS恶性度较高，形态较IFS更不规则，预后差，较早发生远处转移。但若能完全切除预后良好，文献报道5年存活率＞90%。本病虽然组织学形态为恶性，但除局部易复发外甚少转移，死亡率明显低于成人，生物学行为比成人型更惰性，故被认为是一种独立疾病。CFS的预后与发生部位有关，位于四肢远端的远处转移率及死亡率低于中轴线者，分别为8% vs 26%、5% vs 10%。CFS对化疗较敏感，长春新碱的有效率为71%。

【诊断】病理检查：肿块呈圆形或分叶状，瘤质硬或软，大小3～10cm，周围可有假包膜。切面呈鱼肉状，较大的肿瘤可见出血、坏死、囊变。镜下可见相对均匀一致的梭形纤维母细胞样瘤细胞，其间有多少不等的胶原纤维及网状纤维。分化好的瘤细胞更似纤维母细胞，瘤细胞与胶原纤维呈束状排列，束间交叉成"人"字，众多"人"字叠加一处便呈所谓"鱼骨样"结构。分化较差者细胞密集，多呈圆形或椭圆形，瘤细胞异型性明显且核分裂象较多，排列无一定方向或略呈束状排列。免疫组化：瘤细胞缺乏特异标志物，但波形蛋白、Ⅰ型胶原、平滑肌标记、组织细胞标记或基膜成分阳性，CD34、S-100、SMA和肌丝蛋白染色阴性。

【鉴别诊断】纤维肉瘤类型众多，形态上经常与其他类型的肿瘤尤其是黏液样肉瘤相混淆。单相纤维型SS与纤维肉瘤极其相似，不同的是瘤细胞具有双向分化特点，而纤维肉瘤则无此特征。其他需要与纤维肉瘤鉴别的肿瘤见表14-12。

表14-12 需要与纤维肉瘤鉴别的疾病

恶性纤维组织细胞瘤	硬化型淋巴瘤
黏液炎性纤维母细胞肉瘤	透明细胞肉瘤
滑膜肉瘤	恶性黑色素瘤
恶性神经鞘瘤	上皮样血管肉瘤
平滑肌肉瘤	黏液样神经纤维瘤
肌内黏液瘤	梭形细胞脂肪瘤
横纹肌肉瘤	原始黏液性间叶肿瘤
韧带状纤维瘤	结节性筋膜炎
黏液样脂肪肉瘤	骨化性纤维黏液样肿

【治疗】治疗参见本章第一节。

【随访】除低度恶性肌纤维母细胞性肉瘤外，成人型纤维肉瘤预后较差，5年生存率约39%，故术后需要密切随访。通常每6～12个月1次，病灶所在部位的MRI是基本的随访手段，肿瘤标志物帮助不大，X线检查可酌情应用。

（赵文英　叶海主）

第三节 平滑肌肉瘤

LMS是起源于平滑肌的恶性间叶细胞肿瘤，其治疗效果与部位、病理类型密切有关。

【流行病学】STS约占全部恶性肿瘤的0.7%，其中10%左右为LMS。LMS多见于中老年人，5%的患者<40岁。男女发病率总体上无明显差异。根据发生部位，可将LMS分为：①浅表性平滑肌肉瘤（superficial leiomyosarcoma，S-LMS），即真皮和皮下LMS；②深部软组织平滑肌肉瘤，最常见部位在腹膜后，其次是下肢尤其是大腿的深部软组织，全身各脏器均可发生；③血管平滑肌肉瘤，以下腔静脉和下肢大静脉最常见。约2/3的腹膜后LMS和3/4的腔静脉LMS发生于女性，肢体深部软组织和其他大血管的LMS多见于男性。

【临床表现】症状、体征及临床过程因肿瘤所处部位而异，影像学诊断的一般原则见本章概述。

1.S-LMS 又称皮肤平滑肌肉瘤，好发于四肢近端、躯干，其次是头颈、外生殖区等。真皮型常表现单个无痛性结节，表面光滑或疣状、鳞屑状，个别有溃疡形成。初期生长缓慢，可误诊为鳞癌、基底细胞癌、纤维瘤和化脓性肉芽肿等。皮下型体积比真皮平滑肌肉瘤大，边界尚清楚，被覆表皮色泽多正常并可被推动。真皮型术后有可能局部复发但转移罕见，皮下型相对易远处转移，但两者预后均明显好于其他部位的LMS。

2.深部软组织平滑肌肉瘤 一般生长缓慢，四肢深部软组织LMS的临床表现与其他类型的软组织肿瘤相同。腹膜后平滑肌肉瘤通常位于肾周或肾旁后间隙，直径多在10cm以上但血管侵犯少见。约9%的病例在初诊时已有远处转移。

3.子宫平滑肌肉瘤（uterine leiomyosarcoma，uLMS） 是子宫肉瘤的最常见类型，发病率为（0.3～0.4）/10万，发病多在40岁之后，见第9章第二节。

4.十二指肠平滑肌肉瘤 通常发生于十二指肠降部，球部罕见。肿瘤多腔外生长而形成巨大软组织肿块，但较少造成十二指肠梗阻。本病恶性程度较低，病史多在1年以上，期间常有无痛性上消化道出血。内镜下病变对侧肠黏膜多保持完整。最需要鉴别诊断的是小肠间质瘤。

5.血管平滑肌肉瘤 多发生在下腔静脉，累及肝上下腔静脉可有布-加综合征，累及下腔静脉中部可致肾功能不全，肾下静脉受累可导致下肢水肿。1/5病例初诊时已有远处转移，下腔静脉中部及肾下静脉的肿瘤容易局部切除。

6.骨平滑肌肉瘤 非常罕见，绝大部分发生在膝关节周围，颅面骨为第二好发部位。最常见症状为疼痛，病理性骨折及溶骨性破坏可见于1/5的初诊病例，50%患者在5年内发生肺转移。

【诊断】确诊有赖于病理检查，经典型、多形性/去分化、黏液样LMS的预后有较大差别。除uLMS外，其他部位的LMS无专门的TNM分期。

经典型LMS多为分化较好的Ⅰ～Ⅱ级。大体为肉质感肿物，灰色、白色或褐色，边界尚清楚，可有一定的漩涡状结构。较大的病变常有出血、坏死或囊性变。镜下可见界线清楚的梭形细胞束交织排列，细胞丰富，可有纤维化、黏液变或玻璃样变。免疫组化瘤细胞表达Vimentin、MSA、α-SMA、h-caldesmon、Desmin，不表达CD68、CD34、CD117（代表c-Kit突变）、CD99、Bcl-2、S-100、HMB45、CK及EMA。Ki-67增殖指数与肿瘤的恶性程度有关。

多形性平滑肌肉瘤（pleomorphic leiomyosarcoma，P-LMS）/去分化平滑肌肉瘤（dedifferentiated leiomyosarcoma，D-LMS）是LMS的少见亚型，分别占LMS的8.6%和1.4%，生物学行为高度恶性。仅凭光镜观察很难将两者完全区分开，鉴别需依赖于免疫组化检查。P-LMS中多形性肉瘤成分仍具有程度不等的平滑肌分化，且表达肌源性标志物。D-LMS中多形性/未分化肉瘤成分缺少明显的平滑肌分化，且不表达肌源性标志物。两者的预后均较经典型差。

黏液样平滑肌肉瘤（myxoid leiomyosarcoma，M-LMS）也是LMS的一个特殊亚型，肿瘤生长缓慢因而体积较大，有报道大至45cm者，切面显著的胶冻样是本病特征。发生在子宫的可有广泛的盆腔播散而类似腹膜假黏液瘤。与其他类型的LMS相比，本病预后较好，5年生存率高达70%以上。

【鉴别诊断】临床需要与相应部位的各种良恶性肿瘤相鉴别。病理方面，高分化LMS需与平滑肌瘤、平滑肌瘤病、纤维瘤/纤维瘤病区别。中分化LMS要与纤维肉瘤、低度恶性肌纤维母细胞性肉瘤、恶性外周神经鞘瘤、孤立性纤维性肿瘤等相鉴别，见本书有关章节。

1.平滑肌瘤（leiomyoma） 细胞密度小，无明显异型，核分裂象<1个/50HPF。>5个/50HPF提示LMS。深部软组织平滑肌瘤非常罕见，发生在腹膜后或腹盆腔的基本只见于中青年女性。平滑肌瘤完全切除常可治愈，少数患者可局部复发需要再次手术，但基本不会发生远处转移。

2.平滑肌瘤病（leiomyomatosis） 有弥漫性平滑肌瘤病（ICD-O编码8890/1）和静脉内平滑肌瘤病（ICD-O编码8890/1），诊断有赖于病理检查。

3.纤维瘤/纤维瘤病 免疫组化不表达平滑肌标记，见本章第二节。

4.其他 子宫间质肿瘤，有低级别和高级别两种类型，前者预后较好。子宫内膜肉瘤，高度恶性，肿瘤缺乏特异性分化并且不具有类似子宫内膜间质的组织学表现，多数病例在子宫切除后3年内死于肿瘤的扩散（见第9章第二节）。良性

转移性平滑肌瘤（ICD-O编码8898/1），见第21章第十七节。

【治疗】治疗原则见本章概述。LMS放疗的作用有限，对化疗也不敏感。年轻和其他复发风险高的患者，可考虑辅助化疗。多柔比星、表柔比星、脂质体多柔比星、异环磷酰胺、氮烯咪胺以及含蒽环类为主的联合方案是转移性STS常用的姑息化疗方案，有效者持续时间6个月左右。曲贝替定、艾瑞布林、血管生成抑制剂可用于二线或三线患者，帕唑帕尼客观反应率6%，与安慰剂组相比，无进展生存期可延长3个月。安罗替尼、瑞格非尼等疗效与帕唑帕尼相近。

芳香化酶抑制剂、选择性雌激素受体调节剂、孕激素和促性腺激素释放激素类似物可用于uLMS的术后辅助治疗或姑息治疗，见本章概述。

【预后】LMS可发生局部复发和远处转移，时间可在术后几年乃至更长，但淋巴结转移罕见。影响LMS预后的因素有：①部位，S-LMS的预后明显好于深部LMS；②病期，LMS整体5年生存率为15%～25%，Ⅰ、Ⅱ期为40%～70%。肿瘤大小与分期有关，直径<5cm预后较好；③浸润深度，S-LMS局限于真皮、皮下者预后较好，累及筋膜和肌肉的预后较差；④肿瘤分化，P-LMS/D-LMS预后明显差于经典型LMS；⑤肿瘤分级，3级预后差；⑥切缘，肿瘤切除不彻底或环周切缘/深切缘阳性预后差；⑦年龄，老年人较年轻人差。

【随访】见本章概述。

（陈婷婷）

第四节　横纹肌肉瘤

RMS是起源于肌干细胞或多能间叶干细胞的高度恶性的软组织肿瘤，有胚胎型（包括葡萄簇状和间变性）、腺泡型（包括实体型和间变性）、多形性和梭形细胞/硬化性4种亚型。本病在成人罕见，诊治经验多来自18岁以下的儿童及青春期RMS。

【发病率】成人RMS约90%为多形性横纹肌肉瘤（pleomorphic rhabdomyosarcoma，PRMS）或间变型横纹肌肉瘤（anaplastic rhabdomyosarcoma，ARMS），多发生在40～60岁，占所有RMS的40%左右，占成人STS的2%～5%。ERMS和腺泡型横纹肌肉瘤（alveolar rhabdomyosarcoma，ARMS）多发生于儿童和青少年，有2岁以内及青春期两个好发年龄段。

RMS占儿童肿瘤的6.5%左右，是继神经母细胞瘤、肾母细胞瘤第三常见的儿童实体肿瘤，其中ERMS、ARMS、葡萄簇状细胞型（botryoid cell）分别占2/3、1/4、1/10。

【发病机制】部分ARMS中存在染色体易位t（2；13）（q35；q14）或t（1；13）（q36；q14），进而分别形成融合基因 *PAX3-FKHR*和*PAX7-FKHR*，*PAX3-FKHR*融合蛋白与预后不良相关。新近发现，ARMS存在ALK蛋白表达和*ALK*基因扩增，且与更高的转移倾向有关，提示相应的分子靶向治疗药物或可用于此类肿瘤的治疗。

【临床表现】RMS可发生于身体任何部位，最常见部位为头颈部、泌尿生殖系统和四肢等。临床表现不典型，根据肿瘤组织侵犯部位不同而表现各异。头颈部RMS可表现为眼球突出、眼球固定、眶周出血、斜视、鼻塞、鼻腔或外耳道脓血性分泌物、脑神经麻痹等；泌尿生殖系统RMS可表现为血尿、尿路梗阻和无痛性的阴囊肿块等；肿瘤如发生在胸腹盆腔，就诊时肿瘤可能已经很大并包绕大血管，难以完全切除；四肢RMS多表现为肢体局部肿胀。RMS诊断时约25%发生远处转移，最常见部位是肺（40%～45%）、骨髓（20%～30%）和骨（10%）。

【诊断】肿瘤原发于或转移至眼眶、中耳、鼻腔、鼻窦、鼻咽、颞下窝、翼腭、咽旁区等脑脊膜旁区域，应做脑脊液检查。CT多表现为等密度、低密度或混杂密度肿块，病灶边界一般欠清晰，部分可见包膜，增强后呈轻中度延迟强化。MRI能更好地显示原发灶的部位、范围及与周围软组织的关系，尤其适用于眶周、脑膜旁及

脊柱旁区域的肿瘤。肿瘤多表现为T_1WI等或稍低信号，T_2WI不均匀的高信号，部分肿瘤内可见出血坏死，增强扫描后病灶边界明显，瘤内明显不均匀强化，呈环形或葡萄样强化。PET-CT扫描有助于初始分期和随访。血、尿常规及生化检查或可发现贫血、全血细胞减少、乳酸脱氢酶增高和凝血功能障碍。

1.病理检查　肿瘤无明显包膜，边界不清，灰白色或红色，呈鱼肉样，质软，部分可见出血坏死区域。镜下可见原始的小蓝圆细胞及不同比例的横纹肌母细胞，免疫组化波形蛋白（vimentin）、结蛋白（desmin）、肌红蛋白（myoglobin）、抗肌动蛋白单克隆抗体（HHF-35）、肌细胞生成素（myogenin/myf-4）和生肌调节因子（myoD1）等阳性表达。

2.分期　RMS有治疗前TNM临床分期，但最新的第8版TNM分期手册并未将其收纳。在这个分期中，肿瘤部位占有重要位置，预后好的部位包括眼眶、头颈部（非脑膜旁）、胆道、泌尿道（除外肾脏，前列腺和膀胱），其他包括邻近脑膜旁的肿瘤都是预后不好的部位，鼻咽/鼻腔、鼻旁窦、咽旁、颞下窝、中耳/乳突、翼（突）腭均邻近脑膜旁。T只有T_1（肿瘤局限于原发解剖部位）和T_2（肿瘤超出原发解剖部位侵犯邻近器官或组织），均不影响任何分期。肿瘤大小只在预后不良部位以5cm分界影响Ⅱ期的规定，但不影响其他期别。区域淋巴结转移为N_1（表14-13）。15%～20%的RMS发生于泌尿生殖系统，其中膀胱/前列腺 RMS占RMS的5%左右。膀胱/前列腺RMS的分期系统较为复杂，需要时可查阅相关指南。

表14-13　横纹肌肉瘤TNM治疗前临床分期

分期	原发肿瘤部位	T 分期	肿瘤大小（cm）	N 分期	M 分期
Ⅰ期	预后好部位	T_1 或 T_2	任何大小	N_0 或 N_1 或 N_x	M
Ⅱ期	预后不良部位	T_1 或 T_2	≤ 5	N_0 或 N_x	M_0
Ⅲ期	预后不良部位	T_1 或 T_2	任何大小	N_1	M_0
Ⅳ期	任何部位	T_1 或 T_2	任何大小	N_0 或 N_1 或 N_x	M_1

国际横纹肌肉瘤协作组分期（IRS）适合于术后使用（表14-14）。

表14-14 横纹肌肉瘤IRS分期

分期	定义
Ⅰ期	局限性病变，肉眼所见肿瘤可完全切除，无区域淋巴结转移
ⅠA期	肿瘤局限于原发肌肉或器官内
ⅠB期	肿瘤浸润至原发肌肉或器官外的邻近组织，但无区域淋巴结转移
Ⅱ期	肉眼所见肿瘤可完全切除，肿瘤已有局部浸润或区域淋巴结转移
ⅡA期	肉眼所见肿瘤完全切除，镜下有残留，区域淋巴结无转移
ⅡB期	肉眼所见肿瘤完全切除，镜下无残留，区域淋巴结转移
ⅡC期	肉眼所见肿瘤完全切除，镜下有残留，区域淋巴结转移
Ⅲ期	肿瘤不能完整切除或仅做活检取样，有肉眼残留
ⅢA期	仅做活检取样
ⅢB期	肿瘤大部分切除，但有肉眼残留
Ⅳ期	已发生远处转移

依据病理亚型、术后病理分期和术前TNM分期，将胚胎型的危险度分为低危、中危、高危（表14-15）。

表14-15 横纹肌肉瘤危险度分组

危险组	病理亚型	TNM 分期	IRS 分组
低危	胚胎型	Ⅰ期	Ⅰ～Ⅲ期
低危	胚胎型	Ⅱ～Ⅲ	Ⅰ～Ⅱ期
中危	胚胎型、多形型	Ⅱ～Ⅲ	Ⅲ期
中危	腺泡型、多形型	Ⅰ～Ⅲ期	Ⅰ～Ⅲ期
高危	胚胎型、多形型、腺泡型	Ⅳ期	Ⅳ期
中枢侵犯*	胚胎型、多形型、腺泡型	Ⅲ～Ⅳ期	Ⅲ～Ⅳ期

注：*.同时伴有颅内转移扩散、脑脊液阳性、颅底侵犯或者脑神经麻痹中任意一项

【鉴别诊断】经常需要与之鉴别的有尤文肉瘤、神经母细胞瘤、淋巴瘤、朗格汉斯细胞组织细胞增生症、软骨肉瘤、嗜酸肉芽肿、原始神经外胚层肿瘤、其他STS如纤维肉瘤、LMS、恶性外周神经鞘瘤、骨肉瘤、SS等，见本书有关章节。

【治疗】首选手术。RMS对化疗敏感，所有患者都需要接受化疗，强度和时间根据危险度及病期而定。除手术完整切除无镜下残留的胚胎型

RMS，其他患者也都需要术后辅助放疗。手术、放疗、化疗的综合应用，方能得到最大获益。

手术应争取完整的肿瘤切除，否则可先用化疗4～8个疗程±放疗，肿瘤缩小后再行手术。第一次手术仅做肿瘤部分切除者遵循相同的原则。

放疗取决于肿瘤的类型、期别和手术的彻底性（表14-16），子宫和宫颈肿瘤已完全切除且局部淋巴结阴性的患儿可不做放疗。放疗时间：非颌面部或颅脑区域的肿瘤已经完全切除者，可于术后1周内放疗；伴颅底侵犯有明显压迫症状需要紧急放疗者，可于化疗前放疗。颌面部和泌尿生殖系统，放疗可在化疗第13周后开始，转移瘤灶可延迟到化疗第25周。

表14-16 横纹肌肉瘤的放疗剂量（Gy）

分期及亚型	放疗剂量
IRS Ⅰ 期，胚胎型	0
IRS Ⅰ 期，腺泡型	36
IRS Ⅱ A 期	36
IRS Ⅱ B 期、ⅡC 期（淋巴结区域）	41.4
IRS Ⅲ 期（仅眼眶）	45
IRS Ⅲ 期（其他部位）	50.4
二次活检阴性	36
二次活检阳性	41
肉眼残留或较大肿瘤	50.4

化疗：辅助化疗一般在术后7天内开始，低中高危组的化疗方案强度不同：①低危组，VAC方案（长春新碱+放线菌素D+环磷酰胺）；VA方案（长春新碱+放线菌素D）。②中危组，VAC方案；VI方案（长春新碱+伊立替康）。③高危组，VAC方案；VI方案；VDC（长春新碱+多柔比星+环磷酰胺）/IE（异环磷酰胺+依托泊苷）方案。如与放疗同步进行，化疗剂量减为半量。各种方案总疗程不超过10次，完全缓解后4～6个疗程可停止化疗。复发转移者除上述方案外，本章第一节所述系统性治疗药物也可考虑。

【预后】RMS预后与以下因素有关。①年龄：1～9岁预后较好。儿童RMS的5年生存率可达63%～79%。成人RMS总体预后差，中位生存期21～40个月，5年生存率20%～40%。②肿瘤原发部位：眼眶、头颈部（脑膜旁除外）、睾丸、

外阴、阴道、子宫和胆道等部位预后较好。<12月龄的膀胱/前列腺RMS患儿与1～9岁患儿的5年无病生存率分别为67%及81%。局限性的5年无瘤存活率约为75%，5年生存率为84%。88%的复发发生在治疗结束后的3年以内，其中原位复发占60%，区域淋巴结复发占9%，远处转移占25%。膀胱/前列腺RMS的6年无瘤生存率为77%，总体生存率为82%，70%以上患儿经综合治疗可保留膀胱，但由于局部放疗的影响，膀胱功能正常者不足40%。③肿瘤大小：肿瘤直径>5cm者转移率高，预后差。④远处或区域淋巴结转移预后差。⑤手术：完整切除且无镜下残留者预后较好。⑥病理类型：腺泡型预后差于胚胎型。⑦伴随PAX7基因异位的RMS预后较好，而伴PAX3基因异位者预后差。⑧危险度：低中危患者预后优于高危患者。

【随访】体检、血常规、血生化、血压、胸部X线片及原发灶的影像学检查，第1年每隔3个月，第2～3年每隔4个月，第4年每隔6个月，第5～10年每年1次。10年后每年复诊或电话随访患儿结婚生育、第二肿瘤状况等。

（杨　瑜）

第五节　脂肪肉瘤

脂肪肉瘤包括中间性的非典型性脂肪瘤性肿瘤/高分化脂肪肉瘤，恶性的去分化脂肪肉瘤、MLS和多形性脂肪肉瘤。

【流行病学】脂肪肉瘤约占所有STS的20%，居STS第二位，高发年龄为40～60岁，男性略多于女性。部位以腘窝和大腿内侧最多，其次为腹膜后，肾周、肠系膜区、肩部、精索、咽、眼眶、膀胱、胃、纵隔、肺等部位偶有病例报道。

【临床表现】不同类型的脂肪肉瘤临床进程有差别。位于四肢或体表的脂肪肉瘤获取组织标本不难，诊断较为容易。腹膜后脂肪肉瘤由于部位的特殊，诊断和处理都有困难。

1.非典型性脂肪瘤性肿瘤/高分化脂肪肉瘤　是脂肪肉瘤中最常见亚型，占脂肪肉瘤的40%～45%，10岁之前极少见。本病低度恶性，早期发展缓慢，呈局部浸润性生长，至就诊时肿块多已较大，但很少区域淋巴结及远处转移。CT平扫示肿瘤组织密度与脂肪相似，并可见不规则间隔的增厚，MRI可见在短T_1短T_2脂肪信号内出现不规则增厚的低信号间隔。增强扫描间隔有强化，有时病灶内同时可见云絮状和条索状强化灶。病理大体检查为分叶状肿物，界限清楚，切面为黄色至白色。镜下由相对成熟的增生的脂肪组织构成，与良性脂肪瘤相比，细胞大小有显著性差异。脂肪细胞核有局灶异型性及核深染有助于诊断。高分化脂肪肉瘤和非典型脂肪瘤性肿瘤是同义词，肿瘤位置浅表可彻底切除的使用非典型脂肪瘤性肿瘤诊断。腹膜后和纵隔等部位常使用高分化脂肪肉瘤的诊断，因为这些部位通常难以获得安全切缘，即使没有去分化或转移，局部复发乃至最终无法控制不可避免。因此，重要的预后因素是肿瘤部位、肿瘤是否可完整切除。发生在四肢或浅表部位的，完全切除后肿瘤专项死亡率约为11%。

2.黏液样脂肪肉瘤　肿块位置深，好发于中年人的大腿和腘窝。预后和高分化脂肪肉瘤相近。

3.去分化脂肪肉瘤　肿瘤生长速度较快，CT增强扫描可见STS部分随其不同的组织学成分呈不均质强化，MRI在T_2WI常高于骨骼肌信号。病理大体检查多为大的多结节性黄色肿物，其中有散在的、灰褐色的非脂肪性区域，组织学可见脂肪肉瘤向非脂肪性肉瘤如肌性或骨/软骨肉瘤的移行，去分化部分常有坏死。本病恶性度较高，首次术后局部复发率达20%，复发病例有1/3在3年内发生远处转移，二次术后复发率44%左右。肿瘤专项死亡率21%～50%。

4.多形性脂肪肉瘤　肿物质硬、影像学表现为质地不均的软组织肿块，CT扫描呈骨骼肌密度，其内坏死灶增强扫描不强化，MRI在T₂WI表现为略高的混杂信号。大体检查常为多结节状，切面白色至黄色。镜下肿瘤由多形性梭形肿瘤细胞和束状排列的梭形、较小的圆形细胞构成，其中混杂有多核巨细胞和多形性多空泡脂肪母细胞。预后与去分化脂肪肉瘤相近，转移率为30%～50%，总体5年生存率25%～60%。转移主要发生在肺和胸膜。中心位置、肿瘤深度、大小和有丝分裂指数与预后较差有关。

5.腹膜后脂肪肉瘤　全部恶性肿瘤中，腹膜后脂肪肉瘤占不到1%。但在腹膜后STS中，脂肪肉瘤约占45%。患者一般无明显的症状，大部分为体检或因全面检查所发现。若有症状也无特异性，如腹部膨隆、腹痛、腹胀、食欲缺乏，此时肿瘤多已巨大，周围脏器已受侵犯或挤压，失去根治手术机会者并不少见。CT或MRI检查时，高分化脂肪肉瘤因基本为脂肪成分而表现为脂肪密度，因血供不丰富而强化不明显。去分化脂肪肉瘤则为软组织密度，强化明显。除非是要排除其他部位可能存在的肿瘤，PET-CT多无必要。对于影像学检查基本可以明确诊断且有手术指征的肿瘤，可以直接进行手术。确诊需要排除可能发生在腹膜后及腹腔的各种非上皮源性、体积可能很大的肿瘤，如畸胎瘤、恶性淋巴瘤、GISTs和其他各种类型的软组织肿瘤等。

【治疗】手术是治疗本病唯一的有效手段，放疗、化疗、分子靶向治疗及免疫治疗的作用有限。不能完整切除的腹膜后肿瘤，如果体积巨大压迫周围脏器，可行部分切除术。如无切除指征则应果断放弃，盲目大范围切除和或联合脏器切除有可能达不到治疗目的甚至损害患者生活质量。由于肿瘤毗邻对放疗敏感的器官，难以达到根治所需要的放疗剂量，因此放疗通常只用于姑息治疗减轻症状。

术后局部复发的肿瘤常生长缓慢、一般情况良好的患者可以密切观察，如手术则遵循与原发肿瘤相同的原则。生长迅速（肿瘤增大≥1cm/月）、一般情况差的不主张行再次手术，可考虑射频、微波、氩氦刀或核素粒子置入等姑息治疗。帕唑帕尼一般不用于本病。

【预后】病理类型、肿瘤分级、手术切缘、年龄均和预后有关。高分化脂肪肉瘤和单纯MLS远处转移可能性较小预后较好，圆形细胞、去分化和多形性脂肪肉瘤专项死亡率达21%～50%。去分化脂肪肉瘤首次术后的局部复发率达20%，30%的复发病例3年内发生转移，而二次术后的复发率达44%左右。大多数患者的直接死因多与局部复发有关，复发后生长速度快的肿瘤和生长速度慢的相比，中位生存时间21个月 *vs* 100个月。

【随访】术后第1个月时进行基线检查，前3年内每3个月随访2次，3年以上者每6个月随访2次；姑息性治疗患者，每6～8周1次。随访内容包括病史、体检、血液检查、腹盆超声、胸腹盆增强CT或MRI检查，依病情及治疗方式而异，必要时还应进行头颅MRI、骨扫描及PET-CT检查。

（陈婷婷）

第六节　血管周细胞瘤

血管周细胞瘤（pericytic tumours, perivascular tumours）包含球细胞瘤及其变形（glomus tumour and variants）、肌周细胞瘤（myopericytom，MPC）、血管平滑肌瘤。此类疾病大多良性，但术前诊断十分困难，经常要与所在部位的占位性疾病相鉴别。

【发病率】文献中多为个案报道。

【发病机制】"周细胞"的概念由Zimmer-mann首先提出，最初认为其与微动脉、毛细血管和微静脉的血管平滑肌细胞相延续，新近的研究证明周细胞具有多潜能，能够转变成脂肪细胞、吞噬细胞和平滑肌细胞。1942年Stout首先报道血管周细胞瘤，英文名称为hemangiopericytoma（HPC），1992年Dictor提出"肌周细胞"的概念，认为其介于血管外皮细胞和平滑肌细胞之间，又具有肌纤维母细胞的许多特点。随后的研究显示，HPC可能不是一种独立的疾病，许多并非来源于血管周细胞的肿瘤中都可见到HPC样的血管生长样式。2013年最新一版的WHO 软组织和骨肿瘤对血管周细胞瘤的分类见表14-17。其病因不明，可能与外伤、病毒感染及*PDGFR-β*突变等因素有关。

表14-17　血管周细胞瘤的分类

肿瘤名称	ICD 编码
血管球瘤及其变形（glomus tumour and variants）	8711/0
血管球瘤病（glomangiomalosis）	8711/1
恶性血管球瘤（malignant glomus tumour）	8711/3
肌周细胞瘤（myopericytom）	8824/0
肌纤维瘤（myofibroma）	8824/0
肌纤维瘤病（myofibromaiosis）	8824/1
血管平滑肌瘤（angioleiomyoma）	8894/0

【临床表现】

1.血管球瘤（glomus tumor，GT）/血管球瘤病/恶性血管球瘤　血管球由小动静脉之间的短路形成，在肢体末梢较多。GT是由与正常血管球小体中的平滑肌细胞很类似的细胞构成，年轻女性较多见，好发于甲床和肢端皮下组织，表现为红蓝色的结节，在寒冷和触碰时多有明显的疼痛。约10%的病例表现为多发性病变，称为血管球瘤病。发生于深部脏器的GT无特异性症状。胃GT好发于胃窦，CT表现为边界清楚的软组织密度病灶，明显强化；超声内镜下病灶多为黏膜下的低回声灶，影像学上不易与其他胃黏膜下肿瘤，如GISTs、淋巴瘤和平滑肌瘤相鉴别。肝脏GT的CT平扫呈低密度病灶，增强扫描以周边环状及中央分隔强化为主，病灶中央可见小结节状强化，部分病灶延迟后无充填征象，强化方式类似于血管瘤、AS和肝内胆管细胞癌。骨GT多见于指骨，其次为椎体，影像学表现为溶骨性改变，可见硬化边缘，需与骨血管瘤、动脉瘤样骨囊肿、骨转移癌、结核等相鉴别。GT在镜下表现为肿瘤细胞呈簇状而非同心圆样排列于血管周围，根据球细胞、血管和平滑肌所占的比例，可进一步分为实体性球瘤、球血管瘤和球血管平滑肌瘤3个亚型。恶性GT罕见，在GT及其变形中所占比例不到1%，诊断标准为：①直径>2cm，位置深在；②不典型核分裂象>5个/50 HPF；③细胞有显著异型性。

2.MPC　MPC多见于中年患者，男性相对多见。病灶多位于皮下组织，也可发生于皮肤和肌肉内，以下肢多见，尤其在肢体末端，其次为上肢、头颈部，躯干部少见。一般表现为无痛性、缓慢生长的皮下结节，位于皮肤的病灶可呈红色或紫色硬结性斑块或结节，病史可长达10年以上，多为患者无意中发现。成人多为孤立性病灶，青少年有时可见多发病灶，但多发生在一个解剖区域内。本病也可发生在鼻腔、鼻窦、肝、肺、胸膜、椎管、肾、结肠等器官，多在检查时意外发现或因病灶较大产生压迫症状而就诊。

3.肌纤维瘤/肌纤维瘤病　肌纤维瘤为肌样细胞在薄壁血管周围形成的良性孤立性肿瘤，多发病灶者则称为肌纤维瘤病，后者为交界性肿瘤，偶可向肉瘤转化。肌纤维瘤各年龄段均可发病，但新生儿和婴幼儿更多见，多发病于头颈部、躯干和四肢的皮肤及皮下组织，表现为皮肤表面血管瘤样肿物或皮下的无痛性包块。肌纤维瘤病更易累及深部脏器。镜下见病灶周边区的梭形肿瘤细胞成结节状或束状排列，中央区的原始间叶细胞呈团片状或围绕分支状血管分布。

4.血管平滑肌瘤　英文同义词有angiomyoma、vascular leiomyoma，常发生在成年女性，病灶多位于体表软组织，下肢最多见，表现为皮下界线清楚、可推动的结节，多伴有疼痛，内脏器官发病者罕见。超声多表现为边缘光滑的实性低回声，亦可有偏囊性或混合回声，较大肿块内可见丰富的血流信号。病理表现为瘤体内有多数大小不同的裂隙样厚壁血管与管周平滑肌束交织在一起，与MPC在形态上有一定的交叉。浅表病变者需与血管瘤、结节性筋膜炎、神经源性肿瘤等相鉴别。肝脏血管平滑肌瘤的CT显示为较低密度病灶，动脉期不规则强化，静脉器持续强化，延迟期仍有轻度强化，术前易误诊为原发性肝癌。颅内血管平滑肌瘤在CT及MRI上可表现为与硬脑膜关系紧密，增强扫描后明显均匀强化，局部可现"脑膜尾征"，需与脑膜瘤相鉴别。

【诊断】各种影像学检查均难以独立诊断血

管周细胞瘤，确诊需要穿刺活检或手术切除后组织病理学检查。

【鉴别诊断】 主要体现的病理诊断方面，需要鉴别的肿瘤众多。

1.SFT 见本章第二节。

2.上皮样血管瘤（epithelioid hemangioma，EH） 也称为伴有嗜酸细胞的血管淋巴组织增生、伴有嗜酸细胞反应和淋巴滤泡形成的结节性血管母细胞性增生、伴有嗜酸细胞的皮下血管母细胞性淋巴组织增生和炎症性血管瘤样结节，是一种由管腔形成良好但经常不成熟的血管构成的良性血管肿瘤，但也有观点认为系反应性病变。EH好发于20～50岁的患者，女性更多见。最常见发病部位为头部，其次为四肢末端，多表现为皮下肿物，有时伴有疼痛，一般为单发病灶，少数情况下也可表现为相邻部位的多个病变。部分患者有外周血嗜酸性粒细胞增多，但一般无IgE升高。镜下特征为增生的上皮样血管伴多少不等的嗜酸性粒细胞和淋巴组织增生。EH生物学行为惰性，少数呈自限性，治疗上首选手术切除，但部分患者会复发。有针对多发性骨和软组织病变进行放化疗的报道，但效果并不理想。

3.EHE 也称为血管球样肿瘤和黏液样血管母细胞瘤病，生物学行为介于血管瘤和普通型（高级别）AS之间。除小儿外，其他任何年龄段均可发病，中年患者多见，男女发病率比约为2:3。EHE临床表现为肢体浅表或深部器官的肿物，有时会有血栓性静脉炎的表现。超声表现为低回声或混合回声的病灶；CT多表现为低密度灶，有时可见钙化灶，增强扫描有延迟强化表现。MRI检查T₁WI呈低信号，T₂WI呈稍高信号。EHE在肝脏可表现为孤立性或多发的占位，需与肝转移癌、胆管细胞癌、肝血管瘤、真菌感染等相鉴别。确诊有赖于病理，镜下见上皮样内皮细胞排列成巢状或短条索状，形成以血管为中心的肿瘤，周边有黏液玻璃样间质。治疗首选手术，对于不能根治性切除的患者，放疗有一定效果，EHE对化疗不敏感。

4.硬化性肺泡细胞瘤 以往曾被称为硬化性血管瘤，目前认为它并不是血管源性，而是源于呼吸道上皮细胞，肿瘤细胞表面表达TTF-1，见第5章第四节。

5.血管纤维瘤 主要包括鼻咽血管纤维瘤和富于细胞性血管纤维瘤。①鼻咽血管纤维瘤主要见于男性青少年，女性罕见。临床表现与鼻咽癌相似，MRI表现为T₁WI为等或略高信号，T₂WI呈高信号或以高信号为主的混杂信号，增强扫描病灶明显强化。CT上病灶密度与周围软组织相近，可显示周边骨质受压和吸收破坏的情况，明显强化。鼻咽镜可见表面光滑、圆形、椭圆形或呈分叶状的淡红色或紫红色肿物，表明有明显的血管纹。结合影像学及鼻咽镜所见基本可诊断，由于有大出血风险，禁忌活检。肿瘤由胶原纤维及多核成纤维细胞组成，其间含有丰富的扩张性、管壁厚薄不一的血管。治疗上以手术为主，可配合术前栓塞。局部侵犯范围较广、无法切除者或术后残留者可行放疗，DT（40～46）Gy/（20～23）f，放疗后肿瘤消退的时间长短不一，1个月至数年均有报道，放疗的复发率为9%～15%。肿瘤的发病可能与激素有关，有报道氟他胺或有一定效果。②富于细胞性血管纤维瘤好发于50～70岁患者，男女比例无明显差异，病灶主要位于女性外阴区和男性腹股沟、阴囊区的浅表软组织，少数位于盆腔、后腹膜等处。临床多表现为生长缓慢的无痛性肿块，超声见实性或不均质回声，可见血流信号；MRI见长T₁、长T₂信号影，边界清晰，明显强化。术前有时会误诊为巴氏腺囊肿、平滑肌瘤或脂肪瘤。镜下由梭形细胞、厚壁血管和胶原性间质组成。治疗上完整手术切除可治愈。

6.软组织血管纤维瘤 与鼻咽血管纤维瘤和富于细胞性血管纤维瘤的成分有相似之处，但形态学上完全不同于上述肿瘤。中位发病年龄为50岁，男女发病率比为0.8:1，病灶主要位于四肢，其次为躯干、头颈部，盆腔、后腹膜及内脏器官罕见发病。临床多表现为缓慢生长的无痛性肿块。组织学上表现为在黏液样、纤维黏液样或胶原性基质中分布的形态相对一致的梭形纤维母细胞样细胞和丰富的薄壁分支样小血管。本病属于良性肿瘤但有复发倾向，治疗上以完整手术切除为主，复发者可再次手术。

7.AMF和侵袭性血管黏液瘤（aggressive angiomyxoma，AAM）　均属来源于纤维母细胞/肌纤维母细胞的软组织肿瘤。AMF基本上发病于育龄期女性，少数为绝经后女性，男性患者罕见。病灶主要位于会阴部皮下组织，其次为阴道，少数位于盆腔，男性主要见于阴囊或腹股沟区。临床表现为缓慢生长的无痛性肿块，患者多因发现体表的肿物就诊。超声下AMF呈界限清晰、中等回声的实性包块，病灶中可见血流信号；CT见软组织密度影，不均匀强化。镜下表现为圆形或梭形的肿瘤细胞集中分布于薄壁、呈海绵状扩张的小血管周围，有丰富的疏松水肿性间质；部分病例免疫组化表达ER或PR。AMF为良性肿瘤，治疗上完整切除即可，但有报道1例外阴AMF复发后恶变为肉瘤。AAM在发病年龄、病程、病理组织学及免疫组化方面都与AMF相似，但多发生于深部组织（如腹盆腔，故也称为深部血管黏液瘤）、瘤体常较大（直径＞5cm）、与周边组织分界不清、多呈浸润性生长，有学者认为AMF可能属该谱系肿瘤的良性阶段，AAM属交界性或低度恶性阶段。由于肿瘤常隐蔽在深部软组织内，因此有时即便肿瘤生长得很大，但对肠道、尿道和阴道的压迫症状尚不明显。由于AAM含有大量黏液，故在CT上表现为低密度，可伴有囊性坏死，T_1WI以低信号为主，T_2WI呈高信号；"分层漩涡征"是AAM在CT和MRI上相对特征性表现。组织病理表现为梭形或星形的肿瘤细胞，间质为大量黏液，薄壁或厚壁血管。治疗上首选手术，虽然其复发风险较高，但是扩大切除或局部完整切除的复发率并无明显差异，因此手术范围更趋于保守，复发患者再次手术仍有较好的疗效，对于不适合手术者也可放疗。由于部分病例表达ER或PR，因此促性腺激素释放激素也有一定效果。

8.血管母细胞瘤（hemangioblastoma，HB）　又称血管网织细胞瘤，好发于小脑和脊髓，较少发生于脑干、幕上或颅外，占脑肿瘤的1%～2%，在颅后窝肿瘤中的发病率中仅次于髓母细胞瘤和星形细胞瘤。发病年龄以30～50岁居多，男性略多于女性。大多数HB为散发性，少数作为家族遗传性疾病Von Hippel-Lindau综合征

（VHL综合征）的表现之一，后者更易出现多发的HB病灶。患者多因头痛、呕吐等高颅内压症状而就诊。影像学上病变可呈囊实性、实性或囊性，以前者居多，典型者呈巨大囊实性病变伴附壁结节的"大囊小结节"改变。MRI表现为囊性部分在T_1WI呈低信号，T_2WI呈高信号，增强扫描不强化，病变实性部分及囊壁在T_1WI呈等或稍低信号，T_2WI呈等或稍高信号，增强扫描附壁结节显著强化，囊壁多不强化；瘤周水肿一般不明显。需要鉴别的疾病包括：①脑膜瘤，HB邻近脑膜生长时，增强MRI可见线样强化的脑膜而被误诊为脑膜瘤。②髓母细胞瘤，囊实性病灶为主，但好发于青少年，瘤周水肿明显。③毛细胞性星形细胞瘤，影像学上以囊中结节为特征，但多见于青少年，壁结节通常较大，信号多不均匀且强化程度不如HB明显。④室管膜瘤，多发于青少年，常位于第四脑室，但其强化程度不及HB，肿瘤常伴有钙化及坏死。⑤转移瘤，有原发肿瘤病史，病灶多位于皮髓质交界处，常多发，瘤周水肿明显。VHL综合征可同时发生颅内HB和肾透明细胞癌，易诊断为肾透明细胞癌脑转移。HB可表现为生长和静止两种状态交替出现，多生长缓慢，WHO分级为Ⅰ级。有症状的HB应尽早手术，无症状的可随访观察，如随访期间发现肿瘤加速生长则应手术。肿瘤无法切除或术后残留者可行放疗，DT（50～56）Gy/（25～28）f。发生于肾的HB罕见，可行保留肾单位的完整肿瘤切除，但其在临床表现上与肾癌极难鉴别，以致术前多误诊为肾癌而行根治性肾切除。

9.血管平滑肌脂肪瘤（angiomyolipoma，AML）　是由血管、平滑肌和脂肪组织构成的良性肿瘤，与淋巴管平滑肌瘤病、透明细胞瘤和透明细胞肌黑色素细胞瘤同属于血管周上皮样细胞肿瘤家族。发生在肾和肝的AML常有诊断上的困难。

10.肾血管平滑肌脂肪瘤　AML是肾最常见的良性肿瘤，可单侧或双侧发病，也可以作为结节性硬化症在肾的表现。多发病于成年人，女性多见。典型症状与肾癌相似，可表现为腰痛和血尿，但多数患者是经体检意外发现。根据肿瘤

内血管、平滑肌和脂肪组织的构成比例不同，超声可表现为高回声、低回声或混合回声。CT显示为含脂肪密度的软组织病灶，增强扫描脂肪成分不强化，软组织成分可明显强化，但强化的程度多低于正常肾实质，与正常肾实质分界清楚。AML与肾癌在CT上的鉴别：①AML含脂肪成分；②AML呈持续均匀强化，而肾癌多呈不均匀强化，中心可见坏死区，可伴有腹膜后淋巴结转移、肾静脉及下腔静脉瘤栓形成；③AML可出现"劈裂征"和"杯口征"，而肾癌很少出现；④AML发生钙化罕见，而肾癌中出现率约10%。影像学上脂肪组织的显示是诊断AML的关键，但当AML病灶内脂肪成分少、肿瘤出血掩盖脂肪成分、肿瘤体积过小因容积效应而影响CT测量病灶的真实密度时，会增加诊断的困难，易误诊为肾癌。MRI对脂肪成分显示更为敏感，T_2WI脂肪抑制序列上呈明显低信号，而肾透明细胞癌通常在T_2WI上呈不均匀的高信号，有一定的鉴别价值，但乳头状肾细胞癌、嫌色细胞癌和集合管癌在T_2WI上也可以表现为均匀或不均匀的低信号。手术是主要治疗手段，病灶直径<4cm者，因发生出血的风险小，如无症状则可密切随访；而病灶直径>4cm或有症状者应手术治疗，多采取保留肾单位的肿瘤局部剜除术；不适合手术者也可考虑选择性血管栓塞或射频消融治疗。有学者认为，病灶直径>4cm若无症状同样可以随访监测。依维莫司可治疗不能手术的结节性硬化症相关的肾AML，服用该药12周、24周和48周时，病灶长径缩小>50%的比例分别为56.5%、78.3%和80%，缩小>30%的比例分别为82.6%、100%和100%。

11.肝血管平滑肌脂肪瘤　常见于成年女性，大多数患者为体检发现，少数患者有腹痛、食欲缺乏、乏力等症状。肝AML多表现为单发病灶，肝右叶相对多见，AFP正常。同肾AML一样，肝AML的影像学诊断最可靠的证据是在瘤内发现脂肪成分，根据脂肪、血管和平滑肌成分不同，肝AML在CT上可分为4型：混合型、脂肪型（脂肪成分>70%）、肌瘤型（脂肪成分<10%）和血管瘤型（脂肪成分极低），混合型最常见，脂肪型其次。对于乏脂肪的肝

AML，影像学上有时难以与原发性肝癌、肝转移癌、肝血管瘤、肝局灶性结节增生、肝腺瘤和脂肪肉瘤相鉴别，以致不少患者术前诊断肝癌或其他肝脏良性肿瘤。肝EAML相比于肾EAML，更多地表现良性生物学行为。尚无明确的恶性肝EAML诊断标准，肿瘤性坏死、核分裂象>1个/50HPF、瘤栓、肿瘤直径≥10cm、多发病灶、肿瘤侵犯汇管区、肿瘤中出现瘤巨细胞可能提示具有恶性生物学行为。对于肿瘤直径<2cm且无迅速生长趋势者，可以进行影像学随访，对于直径>4cm、有明显症状、随访期间生长速度较快或难以与其他恶性肿瘤相鉴别者应手术切除。少数肝EAML术后可出现复发和肝、肺、骨的转移，有报道术后复发的中位时间为42.5个月，因此肝EAML术后需定期复查。术后辅助放化疗能否获益目前尚不确定，不适合手术者也可考虑射频消融和介入治疗。

12.肾上皮样血管平滑肌脂肪瘤（epithelioid angiomyolipoma，EAML）　既往被归为肾AML的上皮样亚型，最新的肾肿瘤病理学分类中将其与经典的AML分开，单独分类于肾肿瘤中。EAML以含有大量单核或多核的上皮样细胞为特征（上皮样细胞成分的比例至少在80%以上），可见核异型性和核分裂象增多，具有恶性潜能。肾EAML缺乏脂肪成分，影像学表现与肾癌类似，部分病例还可出现下腔静脉瘤栓或侵及肾周组织，术前易被误诊。多数EAML呈良性生物学行为，治疗以手术为主，手术方式同AML，但由于其有恶性潜能，术后需密切随访。恶性肾EAML的诊断标准尚有争议，以下特点提示恶性可能：①异型上皮成分大于70%；②核分裂象>2个/10 HPF；③出现病理性核分裂象；④肿瘤性坏死。如术中冷冻见细胞异型性明显不能排除恶性，可考虑改行根治性肾切除术。对于恶性者是否需辅助放化疗目前尚无定论。

13.血管脂肪瘤　是由脂肪细胞和薄壁小血管构成的良性肿瘤。常见于20岁左右的年轻人，男性相对多见，儿童和50岁以上的患者罕见，约5%的患者有家族发病倾向。前臂是最常见的发病部位，其次为躯干和上臂。临床表现为单个或多发性皮下结节，多者可达数百个，生长缓慢或

增大到一定程度时即停止生长。常有触痛，可能与肿瘤内毛细血管腔内形成纤维素性血栓有关。超声显示病灶位于皮下脂肪层内，内为高回声，病灶内可见血流信号，以外周部为著。镜下脂肪细胞和血管的相对比例不固定，富于血管的病变需与AS相鉴别。发病于肝、结肠、肾、胃、鞍区及椎管内的血管脂肪瘤需与含少量脂肪成分的肝癌、结肠癌、肾AML、胃黏膜下的肿瘤、脑膜瘤和椎管内神经源性肿瘤相鉴别。治疗上首选手术，完整切除后不会复发。对位于重要解剖部位、无法完整切除者可考虑联合放疗，但也有报道对于颅内及椎管内血管脂肪瘤行大部肿瘤切除者，随访1～31个月均未见残留病灶生长，因此对于无症状者可以观察随访。

14.AS　是发生于血管内皮细胞或向血管内皮细胞方向分化的间叶细胞的恶性肿瘤，包括来源于血管内皮细胞的AS和来源于淋巴管内皮细胞的淋巴管肉瘤，由于尚无可靠的形态学和分子生物学指标来区分二者，故统称为AS。AS占软组织肿瘤的1%～2%，大多数表现为皮肤或浅表软组织肿瘤，深部软组织或脏器的AS少见。皮肤及浅表软组织AS主要发生于老年男性的头颈部，尤其是头皮，表现为边界不清的红斑，与瘀斑相似，或呈软组织肿块，病灶可以长得很大，常伴有破溃、出血和感染。深部AS发病高峰年龄在60～70岁，其余各年龄段也可发病，但儿童罕见，病灶主要位于四肢深部肌肉内，还可见于腹腔、乳腺和躯干。表现为逐渐增大的肿块，并伴有相应的症状，部分患者有止凝血功能异常和贫血（卡-梅现象，见本章第七节）。弥漫性出血是大多数肿瘤的特征性大体表现，镜下的细胞形态从梭形细胞至上皮样细胞不等，因此AS既可表现为纤维肉瘤或卡波西肉瘤的形态，也可类似于未分化癌。治疗上以手术为主，不适合手术者可放疗。手术+放疗+化疗的综合治疗可带来生存获益，联合治疗和单独治疗的5年局部控制率分别为20%和11%，总生存率分别为46%和16%，放疗剂量应≥50Gy。AS常用的化疗药物包括蒽环类药物、异环磷酰胺、达卡巴嗪、顺铂、紫杉类药物、吉西他滨等。血管生成抑制剂用于复发、转移或不能手术者或有一定效果。

AS恶性度高，手术患者中40%～70%的患者会出现复发、转移，发生的中位时间约在术后10个月，常见转移部位为肺、肝、骨和淋巴结。老年人、肿瘤直径＞5cm、术后残留、肿瘤分化差和Ki-67指数高为预后不良因素。

15.脾脏血管肉瘤　脾恶性肿瘤中AS仅次于脾淋巴瘤，多发生于中老年人，男性居多。可表现为左上腹痛和发热，部分患者因脾破裂就诊。CT表现为脾大，脾内单发、多发或弥漫性的高低密度混杂的病灶，增强扫描多呈边缘明显或中度强化，少数也可表现为结节状强化，需与血管瘤和淋巴瘤鉴别。脾AS预后差，即便行手术切除及辅助放化疗，多数患者也会在术后1年内死于肝脏或其他脏器的转移。

16.肝脏血管肉瘤　约占肝恶性肿瘤的2%，好发年龄段为50～70岁，男女比例为（3～5.5）∶1，临床多表现为腹痛、食欲缺乏及发热，易发生肺、骨及淋巴结转移。大体分型包括巨块型、单发结节型、弥漫结节型和混合型，国内以单发巨块型报道居多。CT平扫多表现为不均匀低密度影，有时病灶内可见由出血引起的"岛屿状"高密度影，增强扫描表现病灶边缘明显环状或结节状强化，逐渐向中心充填，延迟期病灶大部分强化，病灶中心可见小片状坏死低密度区，需与肝血管瘤、肝癌及肝转移癌相鉴别。治疗上首选手术切除或肝移植术，辅助化疗或有助于延长生存期。肝AS预后差，绝大多数患者在发现时已属晚期，可手术者不到20%，多数患者在6个月内死于肝衰竭、腹腔出血或DIC。

17.乳腺血管肉瘤　发病率约为乳腺恶性肿瘤的0.05%，好发于30～40岁女性，其中妊娠期及哺乳期妇女发病率高于正常人群，但目前尚无明确证据表明乳腺AS存在激素依赖性。随着保乳术的广泛开展，放疗后诱发乳腺AS的报道也逐渐增多。临床表现为短期内迅速增大的肿块，以乳腺外上象限相对多见，直径可达10cm以上，中位直径约5cm，肿块表面皮肤可呈紫蓝色，也可表现为弥漫性全乳肿大或皮下淤血。乳腺AS易发生血行转移，还可有脾、卵巢及皮肤等少见部位转移。影像学上乳腺AS需与乳腺癌及乳腺叶状肿瘤相鉴别，钼靶摄片表现与乳腺癌相似；在MRI的T_1WI上，病灶内的囊性含血液区可表现为点状或片状高信号，为乳腺AS相对特征性的表现。乳腺AS治疗上多选择全乳切除术或局部广泛切除术，由于淋巴结转移少见，除非怀疑有腋下淋巴结转移，否则一般不行腋窝淋巴结清扫。辅助放化疗能否获益有争议。文献报道的复发率最高可达67%，多在术后1年内出现，复发者仍可再次切除辅以放疗。乳腺AS的预后要好于脾AS和肝AS，5年生存率可达40%。

18.AFH　既往又称为血管瘤样恶性纤维组织细胞瘤，被认为是MFH的一个亚型，后将其归为分化不确定的中间型软组织肿瘤，可能为血管内皮、组织细胞或淋巴结内肌样细胞来源，占软组织肿瘤的0.3%。本病常见于儿童或青少年，男女发病率无明显差异，主要发生于真皮深部和皮下组织，最常见发病部位是四肢，其次为躯干和头颈部，60%的病变发生在淋巴结存在的部位，如肘前窝、腋窝、腹股沟区、锁骨上和颈部。临床表现为缓慢生长的肿物，一般无疼痛，有时肿块表面皮肤有色素沉着。细针穿刺可抽出血性液体，容易误诊为血肿或血管瘤。AFH偶见于内脏器官，发病平均年龄要高于四肢及躯干病变者，发病年龄约35岁，发热、贫血和体重减轻的全身症状也更常见于内脏病变者。后腹膜AFH需与神经源性肿瘤、淋巴瘤、转移癌相鉴别；肺AFH需与肺结核、肺癌相鉴别；颅内AFH需与血管畸形和脑膜瘤相鉴别；骨AFH需与成骨性病变相鉴别。AFH镜下主要特征为嗜酸性粒细胞、组织细胞样细胞和肌样细胞结节状增生、假血管瘤样腔隙、厚的纤维性假包膜和包膜周围淋巴浆细胞浸润，免疫组化多表达Vimentin、Desmin和SMA，常见的基因突变包括*EWSR1-CREB1*、*EWSR1-ATF1*或*FUS-ATF1*融合基因。病理学上需与动脉瘤样纤维组织细胞瘤、卡波西肉瘤、EH、EHE

相鉴别。肺AFH免疫组化可ALK阳性，当其以梭形细胞为主时，易误诊为肺IMT。AFH总体生物学行为呈惰性，但具有恶性潜能，治疗方案首选局部扩大切除术，如呈浸润性生长或切除不彻底者，术后可辅以放疗。文献报道的局部复发率为2%～15%，多见于头颈部及深部肌肉病变者。AFH转移率<5%，绝大多数为区域淋巴结转移，如可手术仍有治愈可能，发生肝、肺、脑转移而致死的病例很少见，有报道患者发生远处转移后仍可存活10年以上。

19.血管周上皮样细胞肿瘤（perivascular epithelioid cell neoplasm，PEComa）　包括肺淋巴管平滑肌瘤病、透明细胞瘤及两者的混合型、肝镰状韧带/圆韧带透明细胞肌黑色素细胞性肿瘤和其他部位罕见的透明细胞肿瘤，常见于中年女性，可发生于任何部位，术前难以确诊。本病恶性潜能未定，具备下列指标中的两项或以上者可诊断为恶性：①肿瘤直径>5cm；②浸润性生长；③高级别核分级；④高细胞密度；⑤核分裂象>1个/50HPF；⑥存在坏死；⑦血管浸润。治疗主要是手术切除，大多预后良好，但发生远处转移的PEComa预后差。

【治疗】血管周细胞瘤大多良性，由于术前诊断困难，手术兼有诊断和治疗价值。GT良性者通过手术完整切除即可治愈，恶性者术后可参考STS治疗方案给予辅助化疗及放疗。

【预后】因部位和病理类型而定。肌纤维瘤及肌纤维瘤病有一部分会在1～2年自发消退，未自行消退或引起并发症的病变可手术治愈。但广泛累及内脏或骨的肌纤维瘤病患者通常预后不良，术后辅助放化疗的效果尚不确定。

（宋　耕）

第七节　深部脏器血管瘤/血管畸形

血管瘤/血管畸形具有肿瘤和畸形的双重特征，毛细血管瘤、草莓样血管瘤属于典型的血管瘤。血管畸形则是由于先天性血管过度发育或分化异常所致，葡萄酒色斑、毛细血管畸形（常被习惯性地称为毛细血管瘤）、海绵状血管瘤、蔓状血管瘤和混合性血管瘤等属于这一类。

根据国际血管瘤和脉管畸形研究会对血管瘤/血管畸形的分类，血管瘤有良性、局部侵袭性或交界性、恶性三大类，但临床诊断中的血管瘤习惯上被认为是良性。2013版软组织和骨肿瘤分类中，介绍了静脉血管瘤（venous haemangioma，ICD编码为9122/0）、动静脉畸形（arteriovenous malformation/haemangioma，AVMH，ICD编码为9123/0）、淋巴血管瘤（lymphangioma）和血管瘤病（angiomatosis）。本节遵循临床惯例，只介绍良性血管瘤。

【流行病学】深部脏器血管瘤/血管畸形可发生在身体的任何部位，由于罕见，见于文献的均为病例报告，发病率统计并不准确。

【发病机制】血管瘤和血管畸形有不同的发病机制和病理特征，临床表现也有较大区别，见表14-18。

表14-18　血管瘤和血管畸形的区别

	血管瘤	血管畸形
发病机制	促血管生成因子水平增高、生长抑制因子水平降低	先天发育异常，血管生成或抑制因子正常
病理特征	内皮细胞增生和细胞密度增高	胚胎发育异常，内皮细胞正常
代表性疾病	婴儿血管瘤、草莓样血管瘤、毛细血管瘤	葡萄酒色斑、毛细血管畸形、海绵状血管瘤、蔓状血管瘤
临床特点	新生儿婴幼儿多见，多发生在表浅部位，容易诊治，可自行消退	成人多见，多见于深部部位，诊治常有困难，一般不会自行消退
卡梅现象	概率较低	概率较高

血管瘤的典型代表是婴儿血管瘤，其自然病程可分为增生期（1岁以内）、稳定期（1岁左右）和消退期。增生期血管瘤表现为功能活跃的内皮细胞增生，肥大细胞是正常组织的30～40倍；消退期的血管瘤内皮细胞较少。完全消退者有散在的薄壁血管，肥大细胞数降至正常，易与静脉畸形相混淆。血管瘤的发病机制尚不清楚，一般认为与促血管生成因子水平增高、生长抑制因子水平降低，增殖细胞核抗原、Ⅳ型胶原酶、碱性成纤维细胞生长因子和血管内皮生长因子过表达有关。

血管畸形是由先天发育异常所致，包括毛细血管畸形（发生在皮肤黏膜的称为葡萄酒色斑，常被误称为毛细血管瘤）、静脉畸形即海绵状血管瘤、动脉畸形、动静脉畸形和动静脉瘘，如把淋巴管畸形包括在内则称之为脉管畸形。

【临床表现】浅表和深部脏器的血管瘤/血管畸形有较大不同。

1. 浅表血管瘤/血管畸形

（1）毛细血管瘤：由扩张和增生的毛细血管网构成，发生在浅表部位的称草莓状血管瘤，最常见于婴幼儿而被命名为婴儿血管瘤，可自发消退。发生在深部脏器的称为增殖性血管瘤，由于其占位效应而易与相应部位的良恶性病变相混淆。

（2）毛细血管畸形：发生在浅表部位的称为葡萄酒色斑或鲜红斑痣，俗称"红胎记"，系因先天性的真皮层毛细血管过多伴扩张所致，多数出生时即表现为明显的粉红色、平坦的、界线清的斑块，随着年龄的增长颜色加深变红、变紫。值得注意的是，有些伴肿瘤遗传综合征可能与毛细血管畸形相关联。深部毛细血管畸形与毛细血管瘤有可能没有被严格区分。

（3）海绵状血管瘤：属于静脉畸形，一般由小静脉和脂肪组织构成，病理检查可见扩大的血管腔和衬有内皮细胞的血窦，窦腔内充满静脉血。穿刺易于抽得血液且可凝固。

（4）混合型血管瘤：由毛细血管瘤、海绵状血管瘤等两种或更多类型的血管瘤组成，如果伴血管变性和（或）肿瘤被纤维及脂肪组织替代，诊断常有困难。

（5）蔓状血管瘤：由畸形扩张的动脉与静脉吻合而成，故也被称为动静脉畸形或动静脉瘘，约占所有血管瘤的1.5%。肿瘤没有血管内皮细胞增生，外观曲张、蜿蜒，盘曲如肠襻状，没有包膜也没有明显边界。肿瘤自出生时即已存在，侵袭性缓慢生长，随年龄增长而扩大。本病有局限型和弥漫型，前者治疗相对容易，后者可侵及邻近肌肉、血管、神经及骨骼等深部组织，诊断治疗均有困难，易复发和出血，可致残甚至危及生命。

（6）血管瘤病：是由发育良好的血管弥漫性增殖所形成的良性肿瘤，病变连续但累及范围大，可垂直扩展到皮肤、皮下组织，或累及深层的肌肉组织。

（7）硬化性血管瘤（sclerosing hemangioma）：是一种纤维化明显有较多玻璃样变和瘢痕组织的血管瘤，主要发生在肝和脾（见下述），纵隔等部位亦有报道。肺硬化性血管瘤目前被认为是源于原始呼吸道上皮而非血管，且有低度恶性潜能，不宜作为血管瘤对待。

2.深部脏器血管瘤/血管畸形

（1）脑血管瘤：好发于20～30岁，在16岁以上成年人群中的年检出率估计为0.56/10万，海绵状血管瘤和毛细血管瘤为主要的类型。海绵状血管瘤的女性发病率明显高于男性，约为5:1，病变主要位于幕上，占70%～80%。患者多因颅内出血、头痛、癫痫和局灶性神经功能缺损（focal neurological deficit，FND）等症状就诊，也有在检查中被偶然发现的。CT平扫呈等或稍高密度，增强后轻中度强化；MRI上信号混杂，可有出血及囊变信号，可见流空效应，瘤周水肿信号一般较明显，瘤体实性部分明显强化。需要鉴别的疾病有：①动静脉畸形。通常没有瘤体，无强化的肿块。②脑脓肿。由囊壁和囊液组成。部分毛细血管瘤病例囊变明显，囊壁可明显强化，但无强化的囊液。③星形细胞瘤。尤其是毛细胞型星形细胞瘤，MRI常见囊内分隔，囊壁厚薄不均，囊壁及囊结节呈不均匀强化，强化程度一般低于毛细血管瘤，周围无流空血管影。④转移瘤。多有原发肿瘤病史，颅内病灶常为多发，瘤周水肿及占位效应明显。⑤其他的颅内肿瘤。如脑膜瘤、颅咽管瘤和表现为出血或钙化的少突胶质细胞瘤。脑血管瘤无症状者可以观察，尤其是位于功能区、深部或脑干的血管瘤；有症状且易切除者争取手术；位于手术高危功能区的血管瘤，考虑放射外科治疗。

（2）颅骨血管瘤：最常见于颅盖骨，顺序依次为额骨、颞骨和顶骨，颅底骨较少见。大多数为单发。通常没有症状，如病变破坏颅骨外板刺激骨膜可表现为疼痛性包块。CT可见类圆形、边缘规则的肿块，大多向颅骨外板生长，颅骨内板多完整。MRI扫描T_1WI可呈稍低或等信号，T_2WI多呈不均匀稍高信号。手术兼有明确诊断和治疗的作用。

（3）椎体及长骨血管瘤：椎体血管瘤占所有脊柱肿瘤的2%～3%，部位依次为胸椎、腰椎、颈椎、骶椎，以海绵状血管瘤多见，多在检查时偶然发现，有症状就诊的0.9%～1.2%。血管瘤可向周围膨胀，蔓延至椎弓根、椎板、棘突等附件区，造成相应部位的椎体压迫症状与体征。影像学检查可见椎体一侧或整个椎体受累，X线表现为囊性缺损，可分为垂直型（多见于脊柱，呈"栅栏状"）和日光型（多见于扁平骨）。CT可见骨松质呈粗大网眼状改变，残留骨小梁增粗，矢状面或冠状面重建时呈栅栏状改变，骨皮质常完整，瘤周硬化边一般不明显，侵犯椎体时一般不会导致椎间隙狭窄；MRI表现为T_1WI混杂低信号，T_2WI不均匀的高信号；CT和MRI增强扫描均呈明显的递进式强化。需鉴别的疾病包括：①孤立性或多发性骨髓瘤。见第12章第一节。②骨纤维异常增殖症。多发病于20岁之前，病灶处的正常骨组织被纤维组织和发育不良的网状骨骨小梁所取代。③骨质疏松。多见于老年女性，好发于胸腰椎椎体、桡骨远端及股骨上端，椎体病变者一般见于多个椎体，易发生压缩性骨折。当骨量缺失到一定程度时，X线可以发现骨透亮度增加、骨小梁减少及骨结构模糊。④骨肉瘤。青少年多见，骨质破坏明显，可有软组织肿块。血管瘤偶有骨皮质破坏，但并无骨膜反应及软组织肿块。⑤骨转移癌。多有原发肿瘤病史，以溶骨性骨质破坏为主，少数也可表现为成骨性转移，侵犯椎体者常累及椎弓根。⑥骨嗜酸性肉芽肿。好发于20岁以下的青少年，颅骨、脊柱和长骨常见，可伴有血嗜酸性粒细胞增多。CT呈单囊或多囊状溶骨性破坏，常伴有软组织肿块，修复期病变周边可有不同程度的硬化。⑦脊柱结核。表现为溶骨性破坏、骨桥形成及椎体融合，相邻椎间隙变窄或消失，椎旁占位。椎体血管瘤除手术治疗外，椎体经皮椎体成形术也有较好的效果。

（4）椎管内血管瘤：十分罕见，约50%发生于胸髓，40%见于颈髓，80%为单发病灶。75%病灶发生于髓内，也可同时位于髓内与髓外硬膜内。如有临床表现，多为脊髓受压相关的症状与体征。典型的MRI表现为病灶在矢状位大多呈纺锤形（梭形和长椭圆形），冠状位及轴位显呈伪足样生长。T_1WI呈等信号，T_2WI呈稍高或高信号，增强后明显强化，有时可见流空的供血动脉及引流静脉。本病需要与脊膜瘤、神经鞘瘤、神经胶质瘤、星形细胞瘤、室管膜细胞瘤、转移癌等相鉴别，最终诊断需病理检查。手术是目前治疗的最佳方法。

（5）长骨血管瘤：发生率远低于其他骨，通常系毛细血管瘤，X线片显示病灶多呈局限性泡沫样改变。

（6）肌内血管瘤（intramuscular hemangioma）：发生在四肢及躯干深层软组织中，约占所有血管瘤的 1%。下肢最多，上肢次之，基本发生在青少年。MRI检查T_1WI呈以等或稍高信号为主的混杂信号，T_2WI以高信号为主，有时可见肿瘤组织呈"章鱼足样"深入肌间隙中。肌内血管瘤的症状缺乏特异性，需要与脂肪瘤、纤维瘤、神经源性肿瘤，以及脂肪肉瘤、MFH等相鉴别，最终诊断需要病理检查。本病局部复发率可达30%，应行局部扩大切除。

（7）肝脏血管瘤：在内脏血管瘤中最多见，也是最常见的肝脏良性肿瘤，普通人群肝血管瘤的发病率为0.4%～20%。肝脏血管瘤主要是海绵状血管瘤，硬化性血管瘤和毛细血管瘤等也有一定比例，通常生长缓慢，多为体检时无意中发现。肝功能和肿瘤标志物检查一般无异常。根据瘤体直径大小，肝血管瘤可分为3级：小血管瘤，<5cm；大血管瘤，5～9.9cm；巨大血管瘤，≥10cm。小血管瘤超声可见呈中等回声或部分强回声的占位病变，密度均匀，边界清晰，多数可见网络样结构。大血管瘤则表现为边界清晰、内部回声杂乱、强弱不均。CT增强较大结节者早期周边环状增强，造影剂逐渐向病灶中心

充填，而较小病灶呈现整体增强，至增强晚期所有病灶均呈高增强，增强强度高于肝实质。MRI平扫呈均匀的T_1WI稍低信号，T_2WI及脂肪抑制序列稍高信号，增强后明显均匀强化，延迟期仍有强化。部分肝脏海绵状血管瘤影像学上可呈以下不典型表现：①离心性强化，系病灶周围存在大量纤维成分所致。②液平面、分隔或中心不强化，系病灶内坏死、出血或存在纤维组织所致，中心不强化者有时难以与原发性肝癌和胆管细胞癌鉴别。巨大血管瘤有可能误诊为原发性肝癌，不典型的原发性肝癌也可误诊为血管瘤。肝窦毛细血管瘤中飘动的血管与包虫病的包囊也较为相似。肝脏血管瘤自发破裂者少见，无论瘤体大小，无症状或轻度症状的血管瘤可以观察，有明显症状特别是瘤体直径>10cm、不能排除恶性肿瘤、瘤体破裂或伴有大流量动静脉瘘及凝血功能障碍者应予手术。

（8）肝脏硬化性血管瘤：是肝脏血管瘤的一种类型，系因肝脏血管瘤退变而形成瘢痕性占位病变，也称为肝透明血管瘤。组织形态学可见病灶内大范围纤维组织，间质内见玻璃样变性和局灶性梗死，血管腔明显闭塞。影像学检查病灶较大，边缘多较清楚，可见浅分叶。因血供减少或无明显血供，CT或MRI扫描强化不明显或不典型，如动脉期不强化、门静脉期边缘轻度强化、延迟期大部分病灶退为低密度，则与胆管细胞癌、硬化型肝癌、纤维板层型肝癌及乏血供的肝转移癌不易鉴别。

（9）肾毛细血管瘤：最常见于中青年人，男女发病率无差异。肿瘤以海绵状血管瘤多见，体积较小，常为单侧、单发，肾盏和肾盂最常受累，可能有血尿和腰背疼痛。肾皮质、肾被膜很少发生。CT平扫表现为稍低密度影，病灶内密度不均匀，增强扫描于各期呈不均匀强化。MRI表现为T_1WI稍低信号，T_2WI脂肪抑制序列呈高信号，内可见网状信号影，增强扫描随时间延长病灶强化范围及强化程度逐步增强。本病术前诊断困难，需与肾癌及乏脂肪成分的AML相鉴别。

（10）肾上腺血管瘤：多为体检时偶然发现，少许患者因肿块较大、产生压迫症状或肿瘤

自发出血而就诊，平均发病年龄约60岁，女性稍多见。肿瘤多数无内分泌功能，影像学易误诊为肾上腺腺瘤或转移癌。

（11）小肠血管瘤：多发病于空肠，通常发生于黏膜下血管，少数发生于浆膜下者可累及邻近的肠系膜。患者多因消化道出血、肠套叠或肠梗阻就诊。钡剂造影可见边缘光滑的充盈缺损；胶囊内镜及仿真肠镜见肿瘤呈息肉样凸出于肠腔内，需与发生于黏膜下的其他肠道肿瘤相鉴别；肠系膜上动脉造影可见肿瘤显影；CT平扫价值不大，增强扫描动脉期呈斑点状强化，静脉期强化较明显，但当病灶较小时仍不易与强化的肠壁区分。发病于浆膜下、累及肠系膜的血管瘤，需与腹腔的占位性病变，如肠系膜纤维瘤、淋巴管瘤、转移癌、恶性淋巴瘤、GISTs等相鉴别。确诊本病多在探查术后。

（12）气管内血管瘤：男性多见，发病年龄多为40～80岁。以咯血为主要症状，可有呼吸困难、阻塞性肺炎等表现，有感染可伴痰血。纤支镜及胸部CT血管三维重建检查多能提供有价值的诊断线索。治疗主要采用纤支镜引导下的介入治疗。位于气管后壁、基底部较宽的病灶，纤支镜治疗有导致穿孔、出血的风险，需外科手术。

（13）纵隔血管瘤：约占全部纵隔肿瘤的0.5%，其中90%以上为海绵状血管瘤和毛细血管瘤。患者多为10岁以内的儿童，但可发生于任何年龄，无性别差异。部位2/3发生在前上纵隔，1/3发生在后纵隔，极少见于中纵隔。一般没有症状，如出现则与其他纵隔肿瘤相似，X线或CT检查通常为边界较清楚的类圆形或分叶状纵隔肿块，极少数与周围结构分界不清。肿块内静脉石影提示本病，但此征并不多见。MRI检查T_1WI的信号强度与肌肉相近，T_1WI明显高于肌肉，且增强后表现为边缘强化的异质性肿块，有时可在强化病灶内发现强化更明显的结节，为纵隔血管瘤的相对特异性表现。本病需与胸腺瘤、神经源性肿瘤、巨大淋巴结增生症、畸胎瘤等纵隔肿瘤相鉴别，但术前能明确诊断者不多。

（14）肺毛细血管瘤病（pulmonary capillary hemangiomatosis，PCH）：发病率约为4/100万。发病年龄2～70岁，平均30岁，无性别差异。PCH是肺动脉高压的主要原因之一，如有症状多表现为活动后气促。影像学表现为双肺弥漫性磨玻璃密度结节，部分患者还可有血性胸腔积液。本病需与支气管肺泡癌、肺转移癌、癌性淋巴管炎、矽肺、尘肺、粟粒样肺结核、肉芽肿、真菌感染、肺淋巴管平滑肌瘤病等疾病相鉴别。确诊有赖于组织病理。

（15）肺硬化性血管瘤：女性是男性的5倍，发病年龄13～76（中位46）岁。由于是良性病变，一般无转移（见第5章第四节）。

（16）脾窦岸细胞血管瘤（littoral cell angioma，LCA）：是一种极罕见的特发于脾脏的血管源性肿瘤，其组织起源为脾脏红髓的内皮细胞，即窦岸细胞。Falk等1991年首次报道。多见于成人，偶发于儿童，无性别差异。LCA可有腹痛、腹胀、脾大等非特异症状，偶有脾功能亢进。部分患者系在体检时偶被发现。B超检查可见脾内多发或单发高回声结节，边界清楚。CT动脉期及静脉期多无明显强化，MRI在T_1WI、T_2WI均表现为低信号，与血管瘤内含铁血黄素沉积导致顺磁性效应有关。本病需要与脾血管瘤、脾错构瘤、脾血管肉瘤、脾淋巴瘤、脾转移瘤、淋巴瘤或白血病脾受累等相鉴别，确诊需要病理检查。约有1/3的LCA患者同时存在胃肠道肿瘤、恶性淋巴瘤、骨髓增生异常综合征。无临床表现且诊断没有太多怀疑的LCA可观察，手术多能治愈本病，但少数病例可能转化为脾窦岸细胞血管内皮瘤或AS。

（17）脾血管瘤：多为海绵状血管瘤，临床表现与LCA相近，超声及增强CT表现类似肝血管瘤。脾组织较脆弱，有可能发生自发性或在外力性脾血管瘤出血。无症状的脾血管瘤可以观察，有下列情况之一者考虑手术：①肿瘤直径>10cm，位于脾包膜下，或凸出脾包膜，有破裂可能者；②伴有凝血功能障碍；③肿瘤近期增大迅速，或不能除为其他恶性病变；④患者心理压力大。

（18）脾硬化性血管瘤样结节性转化：见本章第十一节。

（19）卡-梅现象：巨大血管瘤合并严重血小板减少、微血管病性溶血性贫血、继发性纤维蛋白原降低和消耗性凝血功能障碍被称为卡-梅现象（Kasabach-Merritt phenomenon，KMP）或卡-梅综合征（Kasabach-Merritt syndrome，KMS），卡波西样血管内皮细胞瘤（Kaposiform hemangioendothelioma，KHE）、丛状血管瘤（tufted angioma，TA）、其他的晚期恶性肿瘤特别是胃癌也可引起本病（表14-19）。卡-梅现象提示预后恶劣，需要积极治疗。

表14-19　可能合并血小板数量或凝血异常的血管性病变

疾病	临床表现
丛状血管瘤/卡波西样血管内皮瘤	严重而持续的血小板减少合并严重低纤维蛋白原血症，消耗性凝血和高 D-二聚体浓度（Kasabach-Merritt 现象）
快速消退型先天性血管瘤	一过性轻中度血小板减少，伴或不伴消耗性凝血和高 D-二聚体浓度
静脉畸形/淋巴管 - 静脉畸形	慢性局限性肌间凝血伴 D-二聚体浓度升高，伴或不伴低纤维蛋白原血症，伴或不伴中度血小板减少（如手术治疗，可能进展为 DIC）
淋巴管畸形	慢性局限性肌间凝血伴高 D-二聚体浓度，伴或不伴轻中度血小板减少（考虑为卡波西样淋巴管瘤病，如手术治疗，可能进展为 DIC）
多发性淋巴管内皮瘤病合并血小板减少/皮肤内脏血管瘤病合并血小板减少	持续性、波动性、中重度血小板减少伴胃肠道出血或肺出血
卡波西样淋巴管瘤病	轻中度血小板减少，伴或不伴低纤维蛋白原血症和 D-二聚体浓度升高

【诊断】发生在浅表部位的血管瘤/血管畸形通常诊断不难，深部脏器的血管瘤/血管畸形需要影像学检查，彩色多普勒超声检查能有效地区别淋巴管畸形和静脉畸形，可方便地引导病灶穿刺。选择性血管造影对大血管畸形的检查最有效。

静脉石是血管瘤和血管畸形较特异的 X 线表现，约在25%的病例中出现，对诊断有较大意义。X线片、CT可用于确定病灶内的钙化灶、静脉石及骨质的变化

CT、MRA和DSA均能显示肿物大小、边界、供血动脉、引流静脉及与周围组织的关系。MRI典型影像学特征是在 T_1 加权像为等信号或低信号，增强时可见不均匀的强化；T_2 加权像表现为明显的高信号，在抑脂像中，更能清晰地显示病灶。

相比于毛细血管瘤和海绵状血管瘤，蔓状血管瘤为高流量血管畸形，彩色多普勒超声对于二者有一定的鉴别价值，CT有时可见增粗的供血动脉、畸形血管团和粗大扭曲的回流静脉。与毛细血管瘤不同，海绵状血管瘤及蔓状血管瘤在MRI上更常见较大范围的流空效应。

对于血供丰富而怀疑血管源性肿瘤者，穿刺活检应慎重进行，以免出现大出血。血供十分丰富的非血管肿瘤也可能抽到血液，不能简单地以此断定就是血管性疾病。

实验室检查：出凝血相关指标的检查对于卡-梅现象的诊断十分重要。

【鉴别诊断】在病理学上，单纯的血管瘤及单一管腔的畸形容易诊断，而复合型的血管畸形却很难鉴别。

在病例不太典型的情况下，血管瘤/血管畸形需要病理与局部侵袭性或交界性血管瘤及恶性血管瘤相鉴别。此外，皮肤血管瘤还要与皮下出血结节及绒癌转移结节相鉴别，血管瘤有钙化时应与错构瘤鉴别。

【治疗】诊断明确没有症状的血管瘤/血管畸形可以随访观察，诊断不明、位于重要脏器影响功能的应给予积极干预，治疗方法因其类型、位置、大小、范围、年龄而异，手术及各种形式的局部治疗常是基本的选择。对于可能引起威胁生命的并发症，还应酌情给予如下治疗。

1. β受体阻滞药　普萘洛尔能降低NO释放，使血管收缩、诱导血管内皮细胞凋亡，在婴儿血管瘤为首选治疗。用法：起始剂量为 1.0mg/（kg·d），分2次口服。如无副作用，1天后改为1.5～2mg/（kg·d）。服药后可每4～8周复查一次，若瘤体基本消退，可在1个月内逐渐减量至停药，但疗程通常会超过1年。复查过程中如出现心肌损害、喘息、睡眠障碍、腹

泻、低血糖等情况，应对症治疗。表浅的血管瘤还可使用普萘洛尔软膏外涂，每日2～4次，通常在用药2～3个月时见到效果。对成人血管瘤，普萘洛尔疗效不确切。

2.咪喹莫特（明欣利迪软膏）　是一种免疫调节剂，适合于身体隐蔽部位的中、小型血管瘤的治疗。

3.糖皮质激素　用于不适合于普萘洛尔者。用法：泼尼松，1～5mg/（kg·d）（总量≤50mg），隔日早晨1次顿服，至第9周减量1/2，第10周10mg/d；第11周5mg/d，第12周停服。如需继续，可间隔4～6周重复1个疗程。较高剂量的甲泼尼龙［1.6mg/（kg·d）］静脉应用可用于危及生命的血管瘤。

4.干扰素-α2b　适于治疗增殖期及有卡-梅现象的血管瘤，初始剂量10^6U/m^2，皮下注射，qd，1个月后逐步加量至3×10^6U/m^2，疗程2～12个月，需监测有无神经系统、血液系统不良反应和肝功能损害。

5.平阳霉素　可用于上述治疗效果不佳者。用法：平阳霉素8mg用1%普鲁卡因或2%利多卡因稀释，可配合地塞米松（5mg/1ml），瘤体内注射，10天左右注射1次。博来霉素也可使用，但总剂量不应超过400mg。

6.放射性核素　常用^{90}Sr敷贴，适用于增殖期血管瘤。

7.雷帕霉素　0.1mg/kg，或0.8mg/m^2，分2次口服，可作为二线治疗。

8.长春新碱　适用于一般治疗无效者，用法：1～2mg/m^2（10 kg以下儿童0.05mg/kg），静注，1次/周。起效时间一般为2～4周，平均治疗时间为6个月。本药尚可与糖皮质激素或环磷酰胺联合治疗。VAC方案（长春新碱+更生霉素+环磷酰胺）也可使用：长春新碱，1.5mg/m^2，d1；放线菌素D，500mg/m^2，d1～4；环磷酰胺，300mg/m^2，d1～3。每4周重复。

9.介入栓塞或射频消融治疗　用于不适合手术或药物治疗无效者。常用的栓塞剂包括碘油、聚乙烯醇（PVA）颗粒、无水乙醇等。无水乙醇单次剂量应<0.2ml/kg，聚桂醇单次剂量不超过8ml。蔓状血管瘤由于血供丰富，介入栓塞治疗更为合适。肝血管瘤为肝动脉和门静脉供血，仅行肝动脉栓塞是难以使之机化缩小，且有可能引发胆管的严重缺血损害，射频消融治疗或是较好的选择之一。

10.放疗　不适合手术的血管瘤/血管畸形可考虑放疗。脑血管瘤采用立体放射外科治疗，剂量一般为12～18Gy。有报道椎体血管瘤放疗，中位剂量40Gy，症状改善率87%，但病灶影像学改变不明显。还有报道22例肝血管瘤患者接受放疗，剂量30～35Gy，治疗1年后8例病灶消失，其余14例病灶缩小。处于生长发育期的儿童，放疗需要慎重。

【预后】血管瘤/血管畸形的预后主要取决于部位及肿瘤的类型。尽管其绝大多数在肿瘤完整切除后可获治愈，未完全切除者亦可长期无进展生存，但位于中枢神经系统、椎管等重要部位者，因手术难以彻底，易复发和出血，有可能影响功能甚至生命。弥漫型蔓状血管瘤、伴有卡-梅现象的血管瘤/血管畸形，治疗也较为困难。

【随访】少数血管瘤有转变为AS的可能，应注意酌情安排影像学随访。

（宋　耕）

第八节　卡波西肉瘤

卡波西肉瘤（Kaposi sarcoma，KS）是一种血管增生性疾病，又称皮肤多发性特发性出血性肉瘤，1872年匈牙利皮肤病专家Kaposi最先报道本病。

【发病率】非洲地方型KS主要发生在儿童和青少年，男女比例为3∶1。免疫抑制治疗相关的KS（immunosuppressive treatment-related Kaposi sarcoma）即医源型KS，发生率比一般人群高150～200倍。经典型卡波西肉瘤（classic Kaposi sarcoma，CKS）罕见，常见于中老年患者，平均发病年龄为50～70岁，男女发病比例为（10～15）：1。

【发病机制】一般认为，KS与人疱疹病毒8型（human herpes virus-8，HHV-8）感染有关。患者的肿瘤组织、淋巴系统、外周血单核细胞、唾液和精液中几乎均可检测到HHV-8，因之该病毒也称为KS相关的疱疹病毒（KS-associated herpesvirus，KSHV）。KSHV主要是水平传播，血液传播罕见。

KSHV本身增殖力较低，多数处于潜伏状态。宿主免疫功能受损时，潜伏感染的病毒被激活，环状 DNA变为线形DNA，其编码的各种基因同源物如潜伏期相关核抗原（latency-associated nuclear antigen，LANA）病毒蛋白、周期素蛋白D等，可逃避宿主免疫监测引发KS。但并非所有感染HHV-8的患者都会出现KS，提示KS的发病还存在其他因素，如遗传基因多态性、环境因素等。

【临床表现】KS临床表现复杂多样，同型或不同型之间既相互联系又有不同程度的差别，从经典型、医源型、非洲地方型到AIDS相关型，其临床表现、生物学行为似乎表现出连续的、由轻到重的演变过程。因而有学者提出把KS分为两组：①真正型KS，包括CKS、非洲地方型KS。②诱发型KS，包括医源型KS和AIDS相关型KS。前者遗传因素可能在发病中起主要作用，后者则可看作是严重免疫紊乱的天然模型。

1.经典型KS　皮损好发于单侧或双侧下肢远端和（或）前臂等处，尤其以足踝和足底多见。皮损初起时为单个或多个无症状的红色、紫色、棕色的斑片、斑块或结节样。在疾病的早期阶段，这些皮损可能自发缓解消退，仅留下萎缩和色素沉着性印迹。但随着病情进展，皮损终将缓慢扩大及播散，严重者可见中心坏死并伴出血性溃疡、患肢静脉淤血和淋巴管水肿甚至需要截肢的坏疽。少数患者有邻近骨骼受侵，表现为骨皮质侵蚀、骨囊肿和骨质疏松。

除皮肤损害外，口腔黏膜（特别是在软腭）、眼结膜、外阴亦偶有受累。本病尚可发生于耳廓和外耳道，可误诊为皮肤挫伤、痣或扁平苔藓。如果发生在内脏器官，胃肠道是最常受累

的脏器，肺、心脏、肝脏、肾上腺及腹腔淋巴结亦有报道。内脏受损多无症状，常因其他原因接受检查而被发现。约33%的CKS患者伴发二原恶性肿瘤，以非霍奇金淋巴瘤最为常见。

CKS相对惰性，病程可长达10～15年甚至更久。依据病情的不同阶段，可将其分为4期：①斑状结节期，皮损局限在远端肢体；②浸润期，皮损广泛分部在远端肢体；③生长旺盛期，皮损有溃烂；④播散期，肿瘤范围扩大至肢体以外的皮肤或其他器官。

2.非洲地方型KS　临床表现较CKS严重，皮肤肿块可呈菜花样生长并侵犯周围结构甚至骨质，淋巴结受侵和内脏器官受侵常见，预后很差，3年内病死率100%。

3.医源型KS　也称免疫抑制治疗相关的KS，多见于器官移植患者，化疗或其他免疫抑制治疗的患者尤其是老年患者中也可发生。病灶通常局限在躯干和头面部皮肤，多为斑片和轻度浸润的斑块，结节小而少。器官移植者平均发病时间为术后16个月，一些患者在免疫抑制治疗减量或改变后可观察到KS消退。

4.AIDS相关型KS　初诊时14%有内脏侵犯，8%无皮肤受损仅有内脏侵犯，27%存在局限性或少于5处皮损；63%存在皮肤广泛分布数目众多的皮损，其中61%的患者在首诊时即有淋巴结肿大，29%的患者存在不明原因的发热或体重减轻。大部分患者最终会发展为播散性疾病并死于机会性感染。KS伴胸膜侵犯通常发生在疾病晚期，为预后不良信号，是这类患者死亡直接原因之一。

5.同性恋相关KS　在未感染AIDS的同性恋患者中也会发生KS，表现为惰性的四肢及生殖器皮肤病变，但也可累及全身皮肤。提示KS的发生可能与男同性恋的特殊性行为方式有关。

【诊断】全面体检包括口腔黏膜检查，粪便隐血、胸腹部影像学及内镜检查，可评估疾病累及范围。CD4细胞计数和人类免疫缺陷病毒（HIV）病毒载量对分期和预后有帮助。

确诊需要活检及组织病理学检查。各种类型KS均表现为梭形细胞增生，裂隙样腔隙结构，红细胞外渗，含铁血黄素沉积及慢性炎细胞浸

润。但在病情的不同阶段，组织学特征各有特点："斑片"期真皮上层可见薄壁的血管腔隙，伴淋巴细胞、浆细胞及巨噬细胞等单个核细胞的散在浸润。"斑块"期血管腔隙数量增加，炎症细胞浸润更加致密，血管增生区域周围梭形细胞束状聚集。"结节"期可见边界清楚的结节，这些结节含大的梭形内皮细胞束，并伴更少而更致密的血管裂隙。单个核细胞浸润不再明显，梭形细胞间可见少量渗出的红细胞和巨噬细胞。

KS的病理形态复杂多样，可表现为间变、毛细血管扩张、淋巴管瘤样、海绵状血管瘤样、化脓性肉芽肿样、血管内、大疱、瘀斑、角化、微结节、肾小球样、实性、瘢痕疙瘩、结缔组织增生、KS伴肌样结节，KS伴肉芽肿样

结节及色素性KS，病理诊断中易与许多肿瘤和非肿瘤疾病相混淆。KS免疫组化表现为CD31、CD34、FLI-1、factor Ⅷ、肌动蛋白、血管假性血友病因子、VEGFR-3、D2-40阳性。LANA对确定KS有帮助，但要除外Castleman病、原发性渗出性淋巴瘤。PCR检测KSHV-DNA的敏感度86%～100%。

国立卫生研究院美国国立卫生研究院AIDS临床试验组（AIDS Clinical Trial Group，ACTG）结合肿瘤范围、免疫状态和全身性疾病严重程度，将AIDS相关型KS患者分为低风险和高风险预后组（表14-20），并且制订了相应的疗效评价标准（表14-21）。

表14-20 AIDS相关型KS的风险评估

	低风险 满足以下所有标准	高风险 满足以下任何一条标准
肿瘤范围	病变局限于皮肤和（或）淋巴结和（或）口腔微小病变#	存在肿瘤相关的水肿及溃疡
		口腔广泛病变
		胃肠道受侵
		其他内脏受侵
免疫状态	CD4 细胞 ≥ 200 /μl	CD4 细胞 < 200 /μl
全身性疾病严重程度	既往无机会性感染或口腔鹅口疮史	既往有机会性感染和（或）鹅口疮病史
	无 B 症状*	有 B 症状
	KPS ≥ 70 分	其他 HIV 相关疾病（神经病变或是淋巴瘤），KPS < 70 分

注：#.非结节状的局限于上腭的 KS 病变
*.不明原因发热、盗汗，体重减轻> 10%，持续超过 2 周的腹泻

表14-21 AIDS相关KS疗效评价标准

疗效	评价标准
完全缓解	所有 KS 病灶消失且无新增病灶，至少持续 4 周。原病灶部位残留扁平皮损伴色素沉着需行活检证实；既往病变累及内脏需重复内镜检查证实
临床完全缓解	所有 KS 病变消失且无新增病灶，至少持续 4 周，但未经活检或内镜重复检查证实
部分缓解	可测量皮损数目减少> 50%；或皮损面积缩小> 50%
稳定	肿瘤有缩小，但达不到部分缓解标准
进展	出现以下任何一种情况：病变面积增大> 25%；出现新发病灶；原平整区域变凸起> 25%；新出现 KS 相关水肿或症状加重

【鉴别诊断】KS通常首诊于皮肤科，肿瘤专业如涉及本病，通常是在已患其他恶性肿瘤或占位性病变伴有皮肤损害需要鉴别诊断者，此时KS的确认或排除并不容易。组织学表现或临床

与KS相似经常需要鉴别的情况有以下几种。

1.肿瘤并发症 晚期肿瘤患者的皮肤损害，尤其是出血样皮疹，可能与KS类似。肿瘤、抗肿瘤治疗及年老体弱，本身就能引发KS。但由

于KS早期阶段病理诊断的困难和临床的认识不足，造成漏诊或误诊并非罕见。

2.梭形细胞血管瘤　好发于20~40岁青年人，多发生于四肢远端及躯干，一般是单发，少数为多发。

3.EHE　成年人多见，可发生于浅表和深部软组织，也可发生于实质性脏器内。一般为单发、孤立性病灶，1/3~1/2的肿瘤与较小的静脉关系密切，极少数可直接起自于大的静脉或动脉。

4.卡波西样血管内皮瘤　好发于婴幼儿和儿童。

5.AS　发于老年人，多发生于头颈部，特别是头皮。

6.纤维肉瘤　好发于30~60岁的成年人，多发生于四肢，通常系单发。

7.AFH　好发于儿童和青少年，多发生于四肢，通常系单发。

8.假性KS或肢端血管性皮炎　是一种四肢的先天性动静畸形，但组织学上一般见不到狭窄的血管裂隙。

9.淋巴管肉瘤　本病多发生于女性乳腺癌手术治疗后，皮损为蓝色或红色结节组织，病理检查为许多增生内皮的管腔，周围有淋巴细胞的灶性浸润，真皮内可有红细胞溢出。

10.其他　本病尚需要与化脓性肉芽肿、含铁血黄素性血管瘤、微静脉血管瘤、TA、黑色素细胞痣、黑色素瘤、Stewart-Treves综合征、动静脉畸形、严重淤积性皮炎和杆菌性血管瘤病、盘状红斑狼疮等相鉴别。

【治疗】不同类型的KS治疗模式有所差别。医源性KS停止免疫抑制治疗，一些病灶即可缓解，且疗效能维持一段时间，但抑制免疫排斥和保护免疫功能之间需要慎重平衡，通常是将环孢素A更换为免疫抑制力较弱的药物，如西罗莫司1mg/d。AIDS相关型KS的抗病毒治疗须由专科医师执行。

CKS主要依据其是局限期（低风险）抑或广泛期（高风险）选择治疗方案，其治疗原则同样适用于医源性或AIDS相关型KS。

1.局限期CKS　局限期CKS多呈惰性过程，放疗、电化学治疗、手术、局部药物治疗就能获得较好的效果。

（1）放疗：适用于单发病灶或局限性病变。常使用6~9MeV的电子束放疗，治疗范围应包括皮损周围1~3cm的正常皮肤，每次2Gy，5次/周，照射总剂量30~50Gy。CKS对放疗敏感，较低剂量放疗就可达到很好的疾病控制目的。

（2）电化学治疗：高强度电脉冲治疗局部皮损联合博来霉素或顺铂静脉用药可作为局限期CKS患者的标准治疗。有报道静脉注射博来霉素15 000U/m²，8~28分钟后给予电脉冲治疗，73.6%的患者1个疗程后即获得疗效，剩余的患者在2~3个疗程后获得疗效，中位的有效持续时间为16个月。

（3）手术治疗：治疗价值有限，通常是由于诊断需要或出于美观目的。因肿瘤向周围浸润的范围通常明显大于临床肉眼所见，术后易出现局部复发，周边正常皮肤也会受到伤害。

（4）局部用药：有报道，直径0.3~0.8cm的结节，瘤体内注射长春碱注射每次0.1mg有较好效果。但这种治疗不适合病变广泛者，且复发率较高，注射部位疼痛、溃疡有可能发生。5%咪喹莫特软膏、0.1%维A酸外涂等亦可用于局部治疗。

2.广泛期CKS

（1）放疗：用于控制局部病变或姑息性治疗，原则与局限期相同。

（2）干扰素：干扰素-2a，3 MU，皮下注射，每日1次或隔日1次。有效率为30%~40%。干扰素起效较慢，可能要6个月甚至更长时间，因此不推荐用于病情进展迅速的患者。影响干扰素疗效的因素有疾病状态、既往或现存的机会性感染、CD4淋巴细胞计数<200/μl。

（3）血管内皮生长抑制剂：可在下列药物中选择。①沙利度胺100~200mg/d，最大剂量可至1000mg/d，通常在1个月后见效。②贝伐珠单抗15mg/kg，d1、d8，静脉滴注，每3周重复1次。

（4）化疗：长春碱4~8mg，每周1次，静脉滴注。初治CKS 90%有效且缓解时间较长。聚乙二醇脂质体多柔比星，20mg/m^2，每3周1次，总体反应率为71%，中位无进展生存时间为30个月。紫杉醇（175mg/m^2，每3周1次）、多西紫杉醇（60mg/m^2，每3周1次）、吉西他滨（1.2g，d1、d8，每3周1次）均可选择。

【预后】最主要的影响因素是病变类型。CKS呈惰性表现，患者通常死于其他疾病而非肿瘤。医源型KS患者在停止免疫抑制治疗后肿瘤或可消退。AIDS相关型KS患者病灶侵犯淋巴结或内脏时会可导致患者在数周至2年死亡。HHV-8的DNA拷贝数高可能与患者的预后不良相关。

【随访】除AIDS相关型KS外，建议在初始治疗有效后根据患者的状态每3～6个月随访1次，随访内容包括体检（包括皮肤、黏膜、淋巴结）、肺部和胃肠道检查（胸部X线或CT、粪便隐血、超声、内镜）。CKS可伴发第二位原发恶性肿瘤，随访过程中需注意监测。AIDS相关型KS患者，随访的间隔主要依照AIDS疾病治疗需要，通常每3个月1次。

（焦　洋）

第九节　间质瘤

一、胃肠间质瘤

GISTs是一组发生在胃肠道的原始间叶组织肿瘤，由于其源于胃肠道肌间神经丛的"起搏"细胞-Cajal间质细胞，故又名胃肠道起搏细胞瘤。

【发病率】GISTs发病率较低，国外报道为（1～2）/10万，占胃肠道恶性肿瘤的1%～3%，但却是胃肠道最常见的间叶源性肿瘤。平均发病年龄60岁，但所有年龄均可发病，男女发病率无明显差异。GISTs可发生于胃肠道的任何部位，以胃（56%）和小肠（32%）最常见，直肠（6%）少见，另有小部分起源于食管（<1%）、结肠和阑尾（1%～2%）。起源难以确定的约占9%，多发生在大网膜或肠系膜。GISTs的部位还与年龄有关，儿童几乎只见于胃。

GISTs的发病率可能被低估，有报道在胃癌、食管癌标本中，偶然发现的GISTs高达10%。

【发病机制】致癌驱动基因*c-kit*、血小板源性生长因子受体α（platelet-derived growth factor receptor alpha，PDGFRα）、*NF1*、*BRAF*突变，是发生GISTs的主要原因。

80%的GISTs有*c-kit*基因突变。突变最常见于外显子11（57%～71%），可见于所有部位的GISTs。其次是外显子9（10%～18%），仅见于小肠间质瘤。外显子13、17较少见（1%～4%）。CD117是*c-kit*基因编码的Ⅲ型酪氨酸激酶生长因子受体，属于免疫球蛋白的超家族成员，约95%的GISTs表达CD117。它既是诊断GISTs的可靠标志也是伊马替尼治疗效果的预测因子。

5%～10%的GISTs存在*PDGFRα*基因突变，常见于胃间质瘤，伊马替尼治疗有效，但*PDGFRα D842V*突变例外，后者是耐药突变类型。*PDGFRα*与*c-kit*突变不会同时出现。

10%～15%的GISTs没有*c-kit*或*PDGFRα*突变，过去称其为野生型GISTs，仅小部分可从伊马替尼治疗中获益。新近的研究发现，这一部分肿瘤大多有琥珀酸脱氢酶（succinodehydrogenase，SDH）亚基基因（subunit genes）*SDHB*、*SDHC*或*SDHD*失功能突变或甲基化，免疫组化染色SDHB蛋白失表达，即所谓SDHB缺陷型（SDHB-deficient）GISTs，成人GISTs约5%、儿童GISTs约85%和大多数遗传相关的GISTs与之有关。

少数野生型GISTs可观察到*ETV6-NTRK3*融合基因、*BRAF*、*NF1*、*K/N-RAS*及*PIK3CA*等基因突变及细胞遗传学变化。

【临床表现】GISTs的临床表现取决于肿瘤部位、大小和生长方式，肿瘤可小于1cm，大至30cm。最常见的症状是腹部隐痛不适，其次是腹部包块、胃肠道出血和不明原因的贫血，病程可短至数天长至数年。发生于食管者可出现吞咽困难，位于小肠者偶可表现为肠梗阻，位于结直肠者可表现为便血、排便困难，侵及膀胱和（或）膀胱直肠凹时可出现尿频、排尿不畅和坠胀感。其他症状有腹胀、乏力、恶心呕吐、食欲缺乏、腹泻等。不少患者是由于其他原因被偶然发现的。与此相反，少数患者可因肿瘤破裂、胃肠梗阻或阑尾炎样疼痛而急诊手术。约20%患者就医时已有转移，常见的远处转移部位是肝（28%）、其次是肠系膜和网膜（30%）、淋巴结、肺、骨转移少见，分别为4.7%、7%、2.3%。与SDHB缺陷型相关的间质瘤通常发生在胃，年轻人居多，肿瘤生长缓慢，但易发生淋巴结或远处转移，通常对伊马替尼耐药，扩大手术或重复手术无法改善患者生存。

GISTs尽管常有腹腔和（或）肝内巨大肿块，明显疼痛却不常见，更多表现为腹部不适或进食后腹部饱胀。伊马替尼等治疗有效者，上述症状会很快消除，以后即使治疗失败时也很少有中重度疼痛，因此应注意麻醉性镇痛药的过度使用。

GISTs还可以和消化系统恶性上皮性肿瘤合并存在，此时GIST病灶一般较小多无特异症状，术前确诊几乎无可能，多在术后病理检查时偶然发现。

【诊断】影像学检查用以确定肿瘤的存在并可做出初步诊断，确诊有赖于病理及分子遗传学检查。

1.影像学检查 GISTs多为黏膜下生长，很少浸润到胃肠道壁内，钡剂造影检查难以发现病变。如肿瘤巨大可表现为腔内不同程度的局部黏膜隆起、变平、充盈缺损。肿瘤通常被假包膜包裹，多推挤而不是侵犯周围器官。CT是GISTs首选的影像学检查手段，有助于判断肿瘤与周围组织器官之间的关系、手术切除的可能性以及有无转移征象，亦可用于治疗后疗效评价。MRI发现病灶和鉴别诊断方面的效率与CT相仿，但

对判断肝转移或评估特定位置（如直肠等）的GISTs具有优势。PET-CT能早期预测靶向治疗的疗效，有报道伊马替尼治疗24小时后就可观察到^{18}F-FDG摄取值的变化，但由于其可及性很少被用作疗效评价的手段。

2.穿刺活检及内镜活检 GISTs瘤体质地较脆，不适当的术前活检可致肿瘤种植播散和出血，加之多数GISTs能完整切除，只在下列情况下考虑穿刺活检：初诊疑似GISTs，需术前明确性质（如排除淋巴瘤）；需要联合多脏器切除；肿瘤已播散难以手术，计划伊马替尼等新靶点药物治疗。活检可以是经皮穿刺、经直肠前壁穿刺及腹腔镜活检。如需内镜活检，由于GISTs大多起源于固有肌层，普通内镜活检率低，超声内镜可提供黏膜下病变各种有价值的信息，如肿瘤大小、肿瘤壁层来源、回声、血供及肿瘤边缘形态等。超声内镜引导下细针穿刺（endoscopic ultrasonography-guided fine needle aspiration，EUS-FNA）具有较高的敏感性和准确性，与手术标本的免疫组化染色表达一致性大于90%。NCCN指南推荐对直径小于2.0cm的局限性GISTs首选EUS-FNA。

3.实验室检查 包括血常规、肝肾功能、电解质等，这些检查对GISTs的诊断帮助不大，但可发现GISTs的并发症，如贫血、肝功能损害等，治疗过程中则可用于方案的制订和毒副作用的监测。

4.病理诊断 肿瘤大体呈浅棕、粉红或棕褐色，出血和囊性变化是较大肿瘤的典型特征。依据瘤细胞形态可将GISTs分为梭形细胞型（70%）、上皮样细胞型（20%）和混合型。但这些形态并非GISTs所特有，需要结合CD117、DOG1、CD34才能确诊：组织学形态符合GISTs且CD117和DOG1阳性，即可诊断为GISTs。CD117阴性或弱阳性、DOG1阳性，高度提示GISTs，需检测是否存在PDGFRα基因突变（特别是D842V突变）。CD117阳性、DOG1阴性需排除其他CD117阳性的肿瘤。无c-kit或PDGFRα基因突变者，应加行SDHB标记，表达缺失者应考虑SDHB缺陷型GISTs，无缺失者应考虑其他野生型GISTs或非GIST的可能。DOG1被认为

是一种GISTs敏感和特异的标志物，表达率也在95%以上。CD34在70%的GISTs阳性表达，故也有辅助诊断价值。

5.危险度分级　在第4版WHO肿瘤组织学分类中，GISTs分为良性（ICD-O编码8936/0）、恶性潜能未定（ICD-O编码8936/1）和恶性（ICD-O编码8936/3）并置于软组织和骨肿瘤分册中介绍。危险度分级多采用美国国立卫生研究院（NIH）2008改良分级方案，其主要参数是原发部位、肿瘤大小、核分裂象（有丝分裂）/50HPF，据此可将GISTs分为极低危、低危、中危、高危4组：①极低危。任何部位肿瘤，直径≤2cm且核分裂象≤5个/50HPF。②低危。任何部位肿瘤，直径2.1～5.0cm且核分裂象≤5个/50HPF。③中危。原发于胃的肿瘤，直径2.1～5.0cm，核分裂象6～10个/50HPF；或任何部位，直径<2.0cm，核分裂象6～10个/50HPF；或原发于胃的肿瘤，直径5.1～10.0cm，核分裂象≤5个/50HPF。④高危。肿瘤破裂，或肿瘤直径>10.0cm，或核分裂象>10个/50HPF，无论部位和肿瘤大小均为高危。以下情况也可诊断为高危肿瘤：直径>5.0cm且核分裂象>5个/50HPF；肿瘤直径2.1～5.0cm，核分裂象>5个/50HPF，原发部位不是胃；肿瘤直径5.1～10.0cm，核分裂象≤5个/50HPF，原发部位不是胃。然而，上述标准许多具有主观性，不仅核分裂象、细胞丰富度、细胞异型性等在不同病理医生之间可重复性不高，囊性变的GISTs手术切除后也难以准确测量其肿瘤大小。临床和病理对具体病例的危险度或预后评估也有不一致的情形，需综合临床、影像和病理等各方面进行综合分析和判断。

6.Ki-67等检测　Ki-67系细胞核内与细胞分裂增殖相关的蛋白抗原，编码基因位于第10号染色体，表达于细胞增殖周期中除G_0期以外的其他各增殖期，可作为判断GISTs恶性程度和预后的重要指标。一般Ki-67指数越高，预后越差。血管和神经浸润、肌层浸润、肿瘤侵犯深度、异型性、肿瘤性坏死等对判断GISTs的生物学行为也有一定的价值。

7.TNM分期　多采用美国癌症联合委员会（American Joint Committee on Cancer，AJCC）第8版分期系统（表14-22），胃间质瘤分期标准适用于网膜原发孤立性间质瘤，小肠间质瘤的分期标准适用于食管、结直肠、肠系膜和腹膜。各部位间质瘤的T分期标准相同，T_1：肿瘤最大径≤2cm；T_2：肿瘤最大径>2cm而≤5cm；T_3：肿瘤最大径>5cm而≤10cm；T_4：肿瘤最大径>10cm。核分裂象对分期的影响高于T分期，尤其是在小肠间质瘤等部位。核分裂象≤5个/50HPF为低，核分裂象>5个/50HPF为高。GISTs很少发生区域淋巴结转移，如有定义为N_1，分期为Ⅳ期。如果临床或病理未对淋巴结状况进行评估应视为N_0，而非N_x或pNX。该分期没有考虑到基因突变，也不适用于儿童GISTs、遗传相关的GISTs。

表14-22　胃肠间质瘤TNM分期

T、N、M			胃和网膜		小肠、食管、结直肠	
T	N	M	核分裂	分期	核分裂	分期
$T_{1～2}$	N_0	M_0	低	ⅠA	低	Ⅰ
T_3	N_0	M_0	低	ⅠB	低	Ⅱ
T_1	N_0	M_0	高	Ⅱ	高	ⅢA
T_2	N_0	M_0	高	Ⅱ	低（T_4）	ⅢA
T_4	N_0	M_0	低	Ⅱ	高（T_2）	ⅢB
T_3	N_0	M_0	高	ⅢA	高	ⅢB
T_4	N_0	M_0	高	ⅢB	高	ⅢB
任何T	N_1	M_0	任何	Ⅳ	任何	Ⅳ
任何T	任何N	M_1	任何	Ⅳ	任何	Ⅳ

8.基因突变检测　如检测，位点至少应包括c-kit基因外显子9、11、13、17和PDGFRα基因外显子12、18，继发耐药增加检测c-kit基因的外显子14、18，推荐采用聚合酶链反应扩增-直接测序的方法。

【鉴别诊断】GISTs通常起病缓慢，症状隐袭，有可能在相当长的时间被没有经验的医师误诊为消化性溃疡、消化不良、盆腔炎症、非特异性贫血，甚至有可能被误诊为单纯性肥胖。GISTs如果被发现有占位病灶，基本上都在消化道、腹盆腔或肝脏，倘因各种原因无法获得组织标本，即需要与相应部位各种良恶性疾病相鉴别。

有些情况下，即使有合适的组织标本，也难与副神经节瘤、恶性间叶性肿瘤、软组织透明细胞肉瘤（软组织恶性黑色素瘤）、恶性血管周上皮细胞肿瘤区别，可能需要多个病理中心会诊和临床医师的独立判断。

具有梭形细胞形态的GISTs须与胃肠道其他梭形细胞肿瘤相鉴别，包括平滑肌肿瘤、神经鞘肿瘤（尤其是良性神经鞘瘤）、炎性纤维样息肉、IMTs和腹腔内纤维瘤病（硬纤维瘤）及遗传相关的GISTs。

1.平滑肌肿瘤　包括很少见的良性胃肠平滑肌瘤（leiomyoma）和恶性胃肠平滑肌肉瘤（leiomyosarcoma）。平滑肌瘤由稀疏的梭形细胞组成，多边界清楚，无明显异型性，核分裂象罕见。增生的Caja1间质细胞多为散在分布的分枝状细胞，免疫组化弥漫性表达SMA，散在表达CD117、DOG1，一般不表达CD34。

2.神经鞘瘤（Schwannoma）　瘤细胞梭形，核两端尖、呈波浪状，间质胶原丰富，几乎无栅栏状排列，瘤细胞质膜呈层状排列。免疫组化S-100、GFAP、CD117、CD34、SMA、MSA、desmin阴性。特征性改变为肿瘤周围有丰富的淋巴细胞聚集，称之为淋巴样袖带，这在GISTs中罕见，可帮助鉴别。

3.炎性纤维样息肉（inflammatory fibroid polyps）　瘤细胞呈梭形，围绕血管形成经典型"洋葱皮样"改变，部分区呈交织状或束状排列，间质内小血管丰富，背景中有较多嗜酸性粒细胞浸润。免疫组化CD34表达强阳性，但CD117、DOG1、S-100阴性。

4.IMTs及硬纤维瘤　见本章第二节。

5.家族性GISTs　是一种常染色体显性遗传性疾病，一个家系中至少有两位或两位以上成员患有GISTs，患者常有皮肤色素沉着症、色素性荨麻疹、吞咽困难或肥大细胞增多症，间质瘤发生在胃肠道的多个部位。外周血白细胞检测出与病变组织相同的c-kit或PDGFRα突变是确诊的重要依据。

6.神经纤维瘤病型GISTs　与散发性GISTs相比，肿瘤多发、小肠多见、缺乏c-kit和PDGFRα基因突变、对伊马替尼无效。

7.Carney三联征（Carney triad）相关性GISTs　无家族遗传性，表现为GISTs、肺软骨瘤和肾上腺外副神经节瘤，具备两种肿瘤即可诊断。其他可伴发的肿瘤包括嗜铬细胞瘤、肾上腺腺瘤及食管平滑肌瘤。基因检测无c-kit和PDGFRα突变。治疗以手术为主，可伴淋巴结转移，但生存期较长，其预后主要与GISTs的风险度分级相关。

8.Carney-Stratakis综合征相关性GISTs　多见于年轻女性，为常染色体显性遗传性疾病。包括GISTs和副神经节瘤，由SDHB、SDHC或SDHD的失活突变所致。一些特征与Carney三联征相重叠，间质瘤多发生在胃，缺乏c-kit和PDGFRα突变，淋巴结转移及肝转移多见，但病程发展缓慢。

【治疗】手术是治疗GISTs的基本手段，不能手术、复发或转移性肿瘤主要依靠药物治疗。

1.观察　≤2cm的间质瘤又无症状、超声内镜没有边界不规整、溃疡、强回声等高危因素，患者预期生存期有限，或同时存在的其他恶性肿瘤对健康的威胁远超间质瘤，均可观察。其间定期内镜或影像学随访，时间间隔6～12个月。不能规律随访或治疗意愿强烈的患者可选择内镜下切除。胃食管结合部、直肠的间质瘤恶性程度高，且增大后涉及保留贲门、肛门功能问题，应及早手术切除。

2.手术　术式取决于肿瘤所在部位和大小，基本原则为完整切除肿瘤，保证切缘阴性。GISTs很少发生淋巴结转移，不推荐常规淋巴结清扫，但若术中存在淋巴结病理性肿大应予切除。位于胃前壁、胃大弯侧2～5cm的无胃外受侵和腹腔转移的GISTs可考虑腹腔镜手术。术中发现质脆、易破溃或出血的GISTs，应立即行开腹手术，以保证治疗的彻底性。>5cm的肿瘤常规不推荐行腹腔镜手术，因为肿瘤破裂风险大，尤其位于食管胃结合部、幽门及胃窦等特殊部位的GISTs。临界可切除或手术风险大、术后影响器官功能的，以及某些特殊部位如贲门、食管、低位直肠等，可先行伊马替尼治疗。

3.复发转移性肿瘤的手术　GISTs高危患者术后复发转移率高达55%～90%，以肝及腹腔多见，伊马替尼治疗后如能R0切除可以再次手术。GISTs伴肝转移者，估计术后剩余肝脏体积足够，或为了减轻压迫症状，也可酌情手术。

4.药物治疗 主要是酪氨酸激酶抑制剂（tyrosine kinase inhibition，TKI）和血管生成抑制剂。

（1）伊马替尼：是一种选择性的受体TKI，通过与ATP竞争性结合酪氨酸激酶催化部位的核苷酸结合位点，使激酶不能发挥催化活性，干扰其信号转导过程从而发挥抗肿瘤作用。对于不能手术、局部复发和（或）转移的GISTs，当具有c-kit外显子11突变时，伊马替尼可使83%～89%的肿瘤退缩或稳定，中位生存期可达51～57个月，生存5年以上的也不鲜见。用法：400mg，口服，qd。c-kit外显子9突变者可提高剂量至600～800mg/d，约50%的患者可从中获益。没有c-kit突变者也可试用，ORR约45%。治疗模式有：①术前辅助治疗。可在达到最大治疗反应后（通常6～12个月）进行手术。术前1～2周停药，术后只要胃肠道功能恢复且能耐受，应尽快恢复药物治疗。②术后辅助治疗。不推荐用于低危患者，中危患者中胃来源的GISTs辅助治疗1年，非胃来源及高危患者辅助治疗至少3年。EORTC-62024：NCT00103168随机研究表明，局限性、中危或高危GISTs患者在R0/R1切除后接受2年辅助伊马替尼治疗与仅观察相比，无复发生存3年后分别为84% vs 66%，5年后分别为69% vs 63%。③不能手术、复发或转移后的治疗。本药起效较为迅速（有报道可在1周内），在有明显肿瘤负荷的患者，最能被患者感知的症状改善有腹胀、排便困难缓解，恢复正常进食，体力增加直至正常工作。如伊马替尼治疗有效，应持续用药，直至疾病进展或出现不能耐受的毒性。耐药可分为原发性或继发性，前者表现为在治疗的最初6个月内肿瘤进展，可能与c-kit外显子9突变、野生型及$PDGFR\alpha$的$D842V$突变等有关。继发耐药为治疗有效6个月后出现肿瘤进展，可提高伊马替尼剂量至600～800mg/d。如增加剂量后仍进展或不能耐受者，可改用后线药物。

伊马替尼治疗GISTs时副作用明显轻于治疗慢性髓细胞白血病。常见不良反应有水肿、消化道反应、腹泻、中性粒细胞减少、肌肉痉挛、疲乏和皮疹等，大多数不良反应为轻至中度，对症处理即可改善或恢复正常。严重的副作用（如发热性中性粒细胞减少、肝功能异常、肺毒性、消化道出血）很少，停药及对症处理后通常会得到改善，仍能从100mg起逐步增加剂量。治疗过程可能观察到局灶性瘀点瘀斑，但血小板减少罕见。贫血多半有肿瘤进展的背景，单纯与药物相关的罕见。与细胞毒药物明显不同的是，长期服药者毒副反应生率及严重程度大多并不增加，即没有剂量累积毒性。

（2）达沙替尼（dasatinib）：系BCR-ABL和SRC家族激酶的抑制剂，同时也对c-kit、$PDGFRs$和$PDGFR\alpha$ $D842V$突变具有抑制作用。一线治疗42例转移性GISTs的多中心Ⅱ期临床试验的长期随访结果表明，4周时肿瘤缓解率74%，中位PFS为13.6个月，随访48个月时74%患者生存。其中，c-kit外显子11突变肿瘤缓解率80%，野生型GISTs缓解率71%。用法：70mg，口服，每日2次。3～4级不良反应主要发生在胃肠道或肺［主要是胸腔积液和（或）呼吸困难］。

（3）舒尼替尼：是一种血管生成抑制剂，能选择性抑制酪氨酸激酶受体、VEGFR、PDGFR、干细胞生长因子受体、fma样酪氨酸激酶、集落刺激因子等。主要用于伊马替尼治疗失败或不能耐受的患者，对c-kit外显子9突变者疗效更好。推荐剂量37.5mg/d，连续服用至病情再次进展。也可以50mg/d，连用4周休息2周，每6周为1个周期。37.5mg/d可能获得更少的副作用和更好的疗效。其主要毒副作用包括手足皮肤反应、恶心、腹泻、口腔黏膜炎、牙痛、乏力、粒细胞减少、血小板减少、高血压及甲状腺功能减退等。多数毒副作用通过支持对症治疗或暂时停药可以获得缓解或消除，但是少数严重者需要停用。

（4）瑞格非尼（regorafenib）：是一种口服的多靶点TKI，通过抑制血管生成发挥抗肿瘤作用，2013年获FDA批准用于伊马替尼和舒尼替尼治疗均进展的转移或不可切除GISTs的三线治疗。瑞格非尼对继发性c-kit外显子17突变者疗效较好，用法：160mg/d，d1～21，每4周重复。

Ⅲ期临床试验显示，在伊马替尼和（或）舒尼替尼治疗失败的患者中，与安慰剂相比，瑞格非尼能够延长平均无进展生存3.9个月。主要不良反应为高血压、手足皮肤反应、皮疹、腹泻和乏力等。

（5）阿伐替尼（avapritinib，BLU-285）：可用于c-kit和PDGFRα突变，包括PDGFRα的D842V突变和其他耐药突变的GISTs。2020年FDA批准其用于PDGFRα外显子18（包括D842V）突变的不可切除或转移性GISTs。用法：300mg/d，空腹口服，连续服用。I期多中心临床试验的研究数据显示：在既往接受过四线或四线以上治疗的GISTs患者中，阿伐替尼的客观缓解率为22%，中位缓解持续时间为10.2个月；对于PDGFRα外显子18突变的GISTs患者，ORR为86%。不良反应多为1～2级，主要包括恶心（63%）、疲乏（58%）、贫血（49%）、眼眶周围水肿（42%）、腹泻（40%）、呕吐（40%）、食欲缺乏（38%）、流泪增多（33%）、外周水肿（33%）和记忆障碍（29%）。

（6）瑞派替尼（ripretinib，DCC-2618）：能抑制c-kit和PDGFRα中的活化环突变，使其变为非活性构象，2019年FDA以快速审批方式用于治疗伊马替尼、舒尼替尼和瑞格非尼失败的GISTs。用法150mg/d，连续服用。Ⅲ期临床试验表明，与安慰剂相比，疾病进展或死亡风险降低85%，中位PFS为6.3个月 vs 1.0个月，中位OS为15.1个月 vs 6.6个月。瑞派替尼总体耐受性良好，发生率≥5%的3～4级不良反应为贫血、腹痛和高血压。

（7）马赛替尼（masitinib）：是一种高选择性口服TKI，可抑制c-kit和PDGFRα受体。44例伊马替尼失败或不能耐受的晚期GISTs，1:1分别接受马赛替尼［12mg/（kg·d），口服］或舒尼替尼，中位PFS与舒尼替尼组相比无明显改善（3.7个月 vs 1.9个月），但中位OS明显延长（29.8个月 vs 17.4个月）。马赛替尼严重不良事件明显较少（52% vs 91%），主要不良反应为恶心、呕吐、腹泻、水肿、皮疹、疲乏、贫血等。

（8）依维莫司（everolimus）：系mTOR抑制剂。一项Ⅰ～Ⅱ期临床试验评估了依维莫司联合伊马替尼对伊马替尼耐药GISTs的疗效和安全性：仅伊马替尼耐药组（28例）和伊马替尼及其他TKI耐药组（47例），均予依维莫司2.5mg/d+伊马替尼600mg/d治疗。结果显示：两组4个月PFS率分别为17%和37%，中位PFS分别为1.9个月和3.5个月，中位OS分别为14.9个月和10.7个月，病情稳定分别为36%和43%。NCCN指南也将依维莫司联合TKI作为伊马替尼耐药的GISTs治疗的选择之一。依维莫司常见不良反应为口腔疼痛、肝功能损害、腹泻、恶心、疲乏。

（9）拉罗替尼（larotrectinib，LOXO-101）：是一种口服的小分子、高选择性NTRK激酶抑制剂。2018年11月27日FDA批准其用于治疗携带NTRK基因融合的局部晚期或转移性实体瘤的成人和儿童患者。推荐剂量：成人及体表面积≥1m²的儿童100mg，每日2次；＜1m²的儿童100mg/m²，每日2次，持续口服，直到病情进展或出现不能耐受的不良反应。一项汇总分析评估了拉罗替尼的疗效：55例具有NTRK基因融合的转移性实体瘤患者中，拉罗替尼治疗后的总缓解率为75%，其中就包括存在ETV6-NTRK3融合基因的GISTs。拉罗替尼主要不良反应（多为1～2级）包括贫血（11%）、谷丙转氨酶或谷草转氨酶升高（7%）、体重增加（7%）、中性粒细胞减少（7%）。

（10）其他药物：伊马替尼和舒尼替尼耐药后，作用于Bcr-Abl的尼洛替尼（nilotinib）、其他血管生成抑制剂索拉非尼（sorafenib）和帕唑帕尼（pazopanib）也有一定效果，表现为肿瘤部分缓解（10%左右）或稳定。

疗效评价：评价手段主要为CT。伊马替尼治疗GISTs有效时可能不表现为肿瘤体积缩小，而是肿瘤坏死、囊性变，故以Choi疗效评价标准为宜：完全缓解（CR），所有可测量病灶和不可测量病灶消失；部分缓解（PR），所有可测量病灶最长径之和缩小≥10%，和（或）CT值（HU）下降≥15%，无新病灶，非可测病灶无明显进展；疾病稳定（SD），不符合CR、PR或PD，肿瘤相关症状无加重；疾病进展（PD），可测量病灶最长径之和增加≥10%，出现新病灶，瘤内新生结节或已存在的瘤内结节体积增加。Choi标准的核心是在评价PR时引进了CT值的概念，但在临床实践中CT值很难把握，使其可靠性受到质疑。至少有研究认为，伊马替尼治疗进展后舒尼替尼或瑞格非尼的疗效评估，RECIST标准、WHO标准可能更加可靠。

5.化疗及放疗　GISTs对化疗不敏感，参照其他肉瘤的化疗方案可试用于分子靶向治疗药物治疗失败的患者，但有效的可能性不会超过10%。放疗对GISTs的效果差但并非普遍抗拒，可以选择性地用于系统治疗无效者，借以缓解症状。

6.免疫检查点抑制剂　治疗GISTs的效果不佳。

【预后】约85%的GISTs患者可以实现完全切除，R0切除的5年无复发生存率63%，不完全切除的5年生存率<10%。能手术的患者中，至少50%有术后复发和（或）转移，高危GISTs术后复发的中位时间约2年。其他影响疗效的因素有：①肿瘤部位、核分裂象、肿瘤大小。胃间质瘤预后优于小肠，直肠间质瘤即使<2cm预后也是最差。胃间质瘤≤2cm，不论核分裂象高低基本为良性。胃以外的间质瘤，核分裂象高通常预后较差但不恒定，低的肿瘤也可能发生转移，而高的肿瘤可能不发生转移（表14-23）。②c-KIT、PDGFRα突变及其类型。与预后无明显相关，但可预测分子靶向治疗药物的疗效。伊马替尼治疗c-kit外显子11突变者客观反应率90%，外显子9突变者50%，野生型45%；舒尼替尼的疗效在外显子9突变优于外显子11突变，外显子13、14突变者疗效优于外显子17、18突变；瑞格非尼治疗继发性c-kit外显子17突变者疗效较好；SDH缺陷型GISTs，伊马替尼治疗很难获益，舒尼替尼却可能有效；PDGFRα D842V和D816V、NF1、BRAF突变可能对伊马替尼、舒尼替尼与瑞格非尼治疗原发性耐药，阿伐替尼、瑞派替尼却有较好疗效。③转移灶。仅存在肝转移与同时存在其他部位转移者相比，预后较好。④性别。女性对标准剂量伊马替尼的疗效优于男性。⑤Ki-67。临床意义与核分裂象相近。

表14-23　肿瘤直径、核分裂象、部位与转移可能性

肿瘤直径	核分裂象	转移可能性	
		胃间质瘤	胃以外间质瘤
≤2cm	≤5个/50HPF	0	0
	>5个/50HPF	0	50%～54%
>2cm，≤5cm	≤5个/50HPF	1.9%	1.9%～8.5%
	>5个/50HPF	16%	50%～73%
>5cm，≤10cm	≤5个/50HPF	3.6%	24%
	>5个/50HPF	55%	85%
>10cm	≤5个/50HPF	12%	34%～52%
	>5个/50HPF	86%	71%～90%

【随访】GISTs的复发转移基本上发生在腹腔，故推荐腹、盆腔CT或MRI扫描作为常规随访项目：中、高危患者术后每3个月1次，持续3年。然后每6个月1次，直至5年。5年后每年随访一次；低危患者应每6个月1次，持续5年；极低危患者通常不需要常规随访。GISTs极少有肺及骨转移，每年1次胸部X线检查即可，有相关症状时行ECT骨扫描。肿瘤标志物对本病的监测没有帮助，超声一般不用做GISTs的随访。

接受其他分子靶向治疗药物治疗的患者，应针对相应副作用定期或酌情检查。

其他部位的肿瘤可能与GISTs同时或先后出现，可选择对健康威胁最大者优先处理。尚未见到伊马替尼等分子靶向治疗药物与细胞毒药物之间有何伍用禁忌的报道，如GISTs和并存肿瘤都需要治疗，两类药物同时使用至少没有安全上的问题。

（高文君）

二、胃肠道外间质瘤

胃肠道外间质瘤（extragastrointestinal stromal tumors，EGISTs）指病理、免疫组化表型及分子生物学特征与GISTs相同但发病在胃肠道外的软组织肿瘤，其临床表现、鉴别诊断及预后不同于GISTs。

【流行病学】EGISTs十分罕见，为GISTs的5%～10%，占腹腔软组织肿瘤的4%～7%，多见

于中老年男性，男女之比约为1.36∶1，45～65岁为其好发高峰，平均为58岁。

【发生机制】 EGISTs同样有CD117、CD34的阳性表达或*c-kit*、*PDGFRα*基因突变，这可能与Cajal间质细胞（interstitial cells of cajal，ICCs）或ICCs 的前体细胞也存在于胃肠道之外有关。另有学者认为肿瘤可能起源于胃肠道外的多能间充质干细胞（mesenchymal stem cell），它可以分化、发育成多种间叶组织包括ICC。

【流行病学】 EGISTs最常发生于肠系膜（54.8%）、网膜（23.1%）、腹膜后（20.2%），女性生殖系统（1.9%）。发生于胰腺、前列腺、精囊、膀胱、阑尾系膜、骨盆、腹壁尤其是腹股沟、胆囊、肝、胸膜、心包膜的偶有报道。

【临床表现】 腹腔间隙较大，该部位的EGISTs诊断时常体积更大，消化道出血及贫血少见。其他部位及转移性EGISTs主要表现相应为部位压迫、侵犯所致的局部症状和体征。

【诊断】 病理、免疫组化表型及分子生物学特征与GISTs相同。

【鉴别诊断】 鉴别诊断的要点在部位。腹盆腔内EGISTs往往表现为巨大占位，贴近胃肠道或腹腔内其他脏器，因此有部分EGISTs实为GIST侵犯或转移至邻近部位，术中应特别注意肿瘤与胃肠道组织有无粘连，病理应注意肿瘤假包膜处有无肠壁固有肌层组织，以除外任何可能的GISTs。所有的EGISTs都要与各种STS相鉴别。

【治疗】 EGISTs的治疗原则同GISTs。

【预后】 腹盆腔EGISTs发现时往往肿瘤较大，病期较晚，预后更差，但有学者认为肿瘤大小并非影响患者预后的主要因素，网膜EGISTs预后优于肠系膜EGISTs。其他部位的EGISTs似更具侵袭性，但对其生物学行为还知之甚少。

【随访】 与GISTs相同。

（马　强）

第十节　隆突性皮肤纤维肉瘤

DFSP是真皮和皮下的交界性或低度恶性肿瘤，高局部复发率低转移潜能是其基本特征。1893年Taglor第一次描述该肿瘤的形态，1924年Darier和Ferrand将其定义为"进展性和复发性真皮纤维瘤"，1925年Hoffman正式命名本病并沿用至今。

【流行病学】 DFSP十分罕见，约占所有恶性肿瘤的0.1%，STS的1%左右，但却是最常见的皮肤肉瘤。据报道，欧美国家年发病率为（4.2～4.5）/100万，可发生于任何年龄，但最常见于30～50岁，儿童病例约占6%。美国监测、流行病学和结果（Surveillance, Epidemiology and End Results，SEER）数据库纳入9300例DFSP患者的数据显示，女性发病率稍高于男性（约为男性的1.13倍）。我国的发病率可能更高些，男性较女性稍多。

【发病机制】 DFSP源于皮肤的成纤维细胞或组织细胞抑或两者，可发生于健康皮肤或既往有外伤、手术、烧伤、放疗等创伤史的部位。90%以上的DFSP有17号染色体和22号染色体转位，形成环状染色体r（17；22），使血小板源性生长因子β亚基（platelet-derived growth factor subunit β，PDGFB）基因与$α_1$型胶原纤维（collagen type 1 alpha，COL1A1）基因融合。COL1A1基因为胶原Ⅰ型蛋白$α_1$链，主要编码Ⅰ型胶原，PDGFB基因为血小板源性生长因子β链，是一种酪氨酸激酶，具有生长因子的作用，受负反馈抑制。染色体易位使PDGFB失去抑制，过度表达，使Ras-MAPK和PI3K-AKT-mTOR信号通路处于持续激活状态，最终使肿瘤细胞持续增殖。近年研究发现，DFSP还存在COL6A3-PDGFD融合基因、EMILIN2-PDGFD融合基因，细胞程序性死亡-配体1（programmed cell death-ligand 1，PD-L1）在DFSP的转移灶中检测阳性，而在原发灶中检测阴性。

【临床表现】DFSP早期表现为局限性隆起性硬化斑块，呈红色或青紫色（有描述为蓝紫色），继而发生结节，一般为单发但可呈分叶状。肿瘤直径与就诊早晚有关，通常为0.5~5cm。质地韧实，表面稍有光泽，与表面皮肤或皮下组织粘连。病程短则数月，长则数十年。如任其发展，表面皮肤常可萎缩变薄甚至凹陷，可见毛细血管扩张，易破溃。病种中一般无自觉症状，少数患者有局部轻微不适。

DFSP可发生于身体任何部位，最常见于躯干（约37%），胸腹部多于背部；其次是四肢（上肢和肩部约17%，下肢和臀部约14%），近端多发，手、足等很少受累；再次为头面及颈部（约11%）。国内报道躯干部比例更高，四肢比例更低。

MRI是所有皮肤及浅表软组织肿瘤检查的首选，可以较为准确地显示肿瘤的形态、大小和与周边组织的关系，但确诊需要病理检查。

【诊断】隆起于皮肤的无痛性皮下质硬肿块要考虑到DFSP并予切取活检或空芯针活检，活检结果不确定或临床仍然存在怀疑，需要再次活检。深度不够或取样不充分是DFSP误诊漏诊的重要原因。

DFSP多数为单结节，瘤体大小不一，质地韧实，与表皮常紧密粘连，表皮可萎缩或溃破。切面灰白，有光泽，无包膜，边缘尚清。镜下肿瘤无包膜，位于真皮内。瘤细胞呈纺锤状，大小形态较为一致，排列呈编席样或车辐状，异型性低，核分裂象很少超过 5 个/10HPF。免疫组化Vimentin、CD34呈强而弥漫阳性反应（阳性率>90%），EMA 阳性，S-100 蛋白、肌动蛋白及VⅢa因子阴性，CD117基本上阴性。PDGFB蛋白在90%以上的病例阳性表达，而在非DFSP间叶细胞肿瘤中约98%不表达，联合CD34、Atg5（一种自噬标志物）和PDGFB检测对于DFSP诊断可能更精准。载脂蛋白D和巢蛋白在DFSP中也呈高表达，后者与肿瘤的浸润深度和大小相关，提示更差的预后。

根据病理所见，DFSP分为6种亚型。①普通型/经典型（Classic DFSP，ICD-O：8832/1）：其形态表现及免疫组化见上述。②黏液型（myxoid DFSP）：除普通型/经典型的特点外，尚见大片的黏液变性区存在，车辐状结构不明显甚至消失，但间质中的血管网明显，黏液变区瘤细胞CD34表达弱或不表达，多见于复发病例，在DFSP亚型中最多见。③纤维肉瘤型（fibrosarcomatous dermatofibrosarcoma protuberans，DFSP-FS，ICD-O：8832/3）：在普通型/经典型的基础上部分区域见有纤维肉瘤样区，肉瘤变的肿瘤细胞呈低分化，异型性和核分裂象增加，排列成鱼骨状或束状，有丝分裂活跃（>5个/10 HPF）。CD34表达减弱或为阴性，p53为阳性和CD34免疫染色阴性。近期一项研究NGS检测到DFSP-FS存在新的*MAP3K7CL-ERG*融合基因。此型可在原发性或复发性DFSP中见到，但以后者多见。④色素型（pigmented dermatofibrosarcoma protuberans，ICD-O：8833/1）：在普通型/经典型的背景下，肿瘤深部有散在分布的黑色素细胞，阳性表达 S-100。此类型较为少见，主要发生在黑种人，生物学行为同普通型/经典型。⑤萎缩型：表现为皮肤萎缩或硬化斑，镜下常为真皮浅层稀疏的梭形细胞增生，没有编织状排列，易被误诊为炎性皮肤病或良性纤维肿瘤。⑥其他更少见的类型：如硬化型、肌样型（Myoid DFSP）、颗粒细胞型及巨细胞纤维母细胞瘤型（ICD-O编码8834/1），后者几乎都发生在20岁之前，有学者认为该型是DFSP的幼年型。

复发特别是多次复发的DFSP常为分散的多个结节，质地较软，切面的部分区域呈黏液样，瘤细胞核分裂明显活跃，瘤细胞多形性增加，可出现巨细胞。

DFSP具有典型的分子遗传学特征，即t（17；22）（q22；q13）染色体相互易位和由此而产生的环状染色体r（17；22）。目前DFSP的诊断并不需要分子病理学证实，但检测染色体易位对鉴别非典型或转移性DFSP有价值。

DFSP采用四肢和躯干STS的TNM分期，见本章概述。

【鉴别诊断】DFSP早期病变的症状与体征均不典型，与常见的皮肤肿物及其对应的良恶性病变很难区别，易被误诊为良性肿瘤而仅在门诊做一般性的局部手术切除。在病理方面，DFSP的细胞形态与其他软组织肿瘤并无截然不同，免疫组化中相对特异的CD34在6%～10%的病例中阴性表达，Ⅷa因子阳性表达15%～25%，也有可能导致判读上的错误。经常需要与DFSP鉴别的情况如下。

1.皮肤纤维瘤　是成纤维细胞或组织细胞灶性增生引致的一种真皮内的良性肿瘤，故又称组织细胞瘤。可发生于任何年龄，但中青年多见。病变好发于四肢伸侧特别是下肢、肘上方，其次是躯干两侧和肩背部，其他部位亦可发生。表现为皮内圆形或卵圆形丘疹或结节，一般为单发，直径多在1cm左右，偶或更大。结节隆起偏硬，基底可推动，但与表皮相连。表面的皮肤光滑或粗糙，色泽深浅不一，可为正常肤色，亦可为黄褐色、黑褐色或淡红色，侧压时结节中央呈微小凹窝。皮损变化缓慢持久存在，亦可数年后自行消退。通常无自觉症状，偶或有轻度疼痛感。受外伤后可发生溃疡。镜下瘤细胞也呈梭形，并可有漩涡状、车辐状或束状排列等与DFSP类似的组织结构，但CD34阴性或局灶弱阳性、CD68和Ⅷa阳性、SMA阴性。

2.皮肤平滑肌瘤　主要表现为疼痛性的单发或多发性肿块。好发于颈面四肢侧面及会阴部等，肿瘤生长缓慢，直径由数毫米至数厘米不等，与皮肤粘连，但基底可被推动。瘤组织主要由分化好的大片增生的平滑肌细胞和平滑肌束组成。平滑肌束呈粉红色，细胞核呈梭形棒状、两端圆钝，细胞质丰富、红染。皮肤平滑肌瘤分为3型。①单发性血管平滑肌瘤：此型最常见，约占皮肤平滑肌瘤的80%以上，有包膜，发生于血管壁的平滑肌，由分化好的平滑肌细胞和大量丰富的厚壁小血管组成，并且血管壁和肿瘤的平滑肌之间有移行。②单发性肉膜性平滑肌瘤：即发生于阴囊、乳头、乳晕或大阴唇皮下肉膜肌的平滑肌瘤。③多发性皮肤平滑肌瘤：起源于立毛肌，肉眼见大范围的多发性皮疹，有的融合成片，由于平滑肌痉挛常导致剧痛。

3.神经纤维瘤、神经鞘瘤　多数是单发，也可以是数个瘤体沿神经干生长，多见于腋窝、肘侧和颊部等部位。瘤体开始时为硬结，逐渐增大，表面光滑，与皮肤不粘连，质地坚硬。当肿瘤挤压神经本身时，可产生神经支配区域自发痛、麻木、触痛、感觉过敏或迟钝等症状。镜下瘤细胞也为梭形，并且可呈CD34阳性。但是神经纤维瘤的瘤细胞呈波浪状、细胞核弯曲，瘤组织可形成触觉小体样结构，S-100蛋白通常阳性表达。

4.非典型纤维黄瘤（atypical fibroxanthoma）　肿瘤结节一般小于1cm，坚实，表面常糜烂或结痂，主要发生于头颈部。本病可能有遗传背景，是与MFH相关的低度恶性肿瘤。二者组织学上相似，但非典型性纤维黄瘤体积较小，位置较浅，预后较好。

5.其他　结节性筋膜炎、韧带样纤维瘤、纤维肉瘤、SS、胃肠道外间质瘤、BFH、未分化多形肉瘤（MFH）、黏液型脂肪肉瘤，见本书有关章节。DFSP还有可能被误诊为表皮样囊肿、皮脂腺囊肿、脂肪瘤、血管瘤、乳头状瘤、瘢痕疙瘩等。

【治疗】手术是治愈DFSP的唯一手段，局限性病灶行手术切除。复发患者除再次手术切除外，既往未接受过放疗者可行放疗。无法切除、放疗失败或远处转移者，可使用伊马替尼，酌情考虑化疗等。

1.手术　DFSP一般没有包膜，肿瘤组织可沿着纤维间隔、脂肪小叶呈分支伪足状向周围浸润生长，实际生长范围较肉眼所见要大，初次手术务必要达到安全切缘。常用术式包括：①局部扩大切除（wide local excision，WLE），切除边缘宽度至少要距肿瘤2cm，深度至肌肉封套筋膜或骨膜。②Mohs显微外科手术（Mohs micrographic surgery，MMS）和环周及深部切缘全面评估（complete circumferential and peripheral deeep margin assissment，CCPDMA），有结果表明该式术的复发率远低于WLE，见第14章第一节。③保守性再切除（conservative re-excision，CRE），旨在尽可能避免创伤过大的外科重建。④若皮肤重建不可避免，推荐行补片皮片移植术（split thickness skin grafting，STSG）。

2.放疗　DFSP对放疗敏感，对手术切缘是否充分不确定、肿块巨大或位置所限无法手术、复发和转移性DFSP可考虑根治性或姑息性放疗。放射剂量：切缘不确定或切缘阳性，50～60Gy；切缘阳性或肉眼可见的肿瘤：66Gy。分割均为2Gy/f，放射野应超过手术切缘3～5cm。辅助放疗的主要风险是诱发照射部位肿瘤，已达到扩大切除、切缘阴性的患者，不推荐术后辅助放疗。

3.分子靶向治疗　TKI伊马替尼治疗DFSP有效的报道首次发表于2002年，FDA于2006年批准伊马替尼用于不可切除、复发转移性DFSP的治疗。由于DFSP的CD117基本阴性，CD117检测不是伊马替尼使用的先决条件。一项纳入9项研究、152例不可切除或不能耐受手术的DFSP患者使用伊马替尼的荟萃分析显示，CR 5.2%，PR 55.2%，SD 27.6%，剂量400mg/d和800mg/d在疗效上没有明显区别。伊马替尼的治疗时间借鉴GISTs的经验，即持续用药直至疾病进展。对于一些无法切除的病例，可用伊马替尼行新辅助治疗，有效者等肿瘤缩小到可安全切除时手术，该药的高峰效应通常是在用药后5～6个月。复发风险高的DFSP，术后辅助治疗尚缺少研究。无COL1A1-PDGFB融合基因的DFSP患者对伊马替尼疗效不佳，建议治疗前检测该基因。耐药患者可以考虑使用血管生成抑制剂如舒尼替尼、索拉非尼、帕唑帕尼等。

4.化疗　DFSP对化疗不大敏感，可试用于多发转移其他治疗无效的患者。经常使用的药物有蒽环类抗生素、异环磷酰胺、顺铂、吉西他滨、达卡巴嗪等单药或联合用药。

5.免疫治疗　部分DFSP检测到PD-L1，免疫检查点抑制剂或可试用于其他治疗失败的DFSP。

【预后】DFSP如能正确诊断和治疗，预后大多良好，5年、10年、15年肿瘤生存率可分别达99%、98.6%、98.4%。但本病局部复发率可达10%～60%，通常发生在初次术后3年内，且恶性程度随复发次数逐步增加。远处转移2%～5%，最常转移的部位是肺，偶有肝、脑、骨或淋巴结转移。影响预后的因素有：①病理类型。DFSP恶性度介于皮肤纤维瘤和MFH之间，90%左右是低级别病变，一般没有转移，局部复发也较少见。有肉瘤样变即FS-DFSP占DFSP的10%左右，具有更强的侵袭性，更易向周围及基底部浸润，局部复发率和转移率分别高达58%和15%。②手术切缘阳性或深度/宽度不够，复发可能性较大并在多次复发后最终远处转移。③部位。头颈部肿瘤预后更差，可能由于难以做到安全切缘有关。④有丝分裂率及纤维肉瘤所占比例能否作为DFSP预后因素尚不明确，但NCCN指南推荐病理报告中需包含这两项。

【随访】本病有复发倾向和转移可能，术后应每6～12个月体检1次，持续5年。随访过程中如发现可疑皮损者应予活检。因远处转移罕见，常规行CT等影像学检查没有必要，有症状或体征时再进行也不迟。

（何义富）

第十一节　其他软组织肿瘤

一、黏液样软组织肿瘤

黏液样软组织肿瘤也称黏液性软组织肿瘤，是指细胞外有大量黏液基质的一大类异质性肿瘤，起源上它们可能是脂肪组织、纤维母细胞、肌纤维母细胞、纤维组织细胞、横纹肌、平滑肌或神经源性组织（表14-24）。在最新版的WHO肿瘤病理学和遗传学分类中，神经源性黏液样软组织肿瘤置于神经系统肿瘤中介绍，但此类肿瘤具备黏液样软组织肿瘤的共同特征，故仍被视为黏液样软组织肿瘤。有些黏液样肿瘤位于肌内但不能确定其组织来源，称为起源未定的黏液样软组织肿瘤。

表14-24　黏液样软组织肿瘤

组织来源	代表性肿瘤	ICD 编码
脂肪组织	黏液样脂肪肉瘤（myxoid liposarcoma）	8852/3
纤维母细胞、肌纤维母细胞和纤维组织细胞	黏液样炎性纤维母细胞肉瘤（myxoinflammatory fibroblastic sarcoma）	8811/1
	低度恶性纤维黏液样肉瘤（low grade fibromyxoid sarcoma）	8840/3
	黏液样纤维肉瘤（myxofibrosarcoma）	8811/3
	指（趾）纤维黏液瘤（acral fibromyxoma）	8811/0
	黏液样皮肤纤维瘤（myxoid dermatofibroma）	8832/0
横纹肌和平滑肌	葡萄状横纹肌肉瘤（botryoid rhabdomyosarcoma）	8910/3
神经鞘膜肿瘤	神经束膜瘤（perineurioma）	9571/0
	黏液样神经纤维瘤（myxoid neurofibroma）	9540/0
	真皮神经鞘黏液瘤（dermal nerve sheath myxoma）	9562/0
起源未定性	肌内黏液瘤（intramuscular myxoma）	8840/0
	关节旁黏液瘤（juxta-articular myxoma）	8840/0
	血管肌纤维母细胞瘤（angiomyofibroblasloma）	8826/0
	副脊索瘤（parachordoma）	9373/1
	骨化性纤维黏液样肿瘤（ossifying fibromyxoid tumour）	8842/0
	骨外黏液样软骨肉瘤（extraskeletal myxoid chondrosarcoma）	9231/3
	深部侵袭性血管黏液瘤（deep aggressive angiomyxoma）	8841/0

黏液样软组织肿瘤均具有如下特征：①肿瘤内黏液样区域一般≥50%，它是瘤细胞分化成熟的一个特征，故多为良性或中间性，只有少数为恶性。有部分黏液样变或者黏液样成分但黏液样区域<50%的，不能称为黏液样软组织肿瘤。②病理诊断较其他细胞形态的软组织肿瘤更困难，有时良恶性都难区分，各种性质的误诊有可能发生。③肿瘤内黏液基质、肿瘤细胞、毛细血管及胶原纤维的比例决定了肿瘤的质地、性质、CT密度、MRI 信号及强化方式。④临床表现及治疗原则与其他软组织肿瘤相似，见本章概述。

黏液样软组织肿瘤的确诊有赖于病理诊断，CT和MRI能准确地显示肿瘤的部位、大小、范围、形态、内部结构及周边情况，为手术治疗及术后评估提供可靠依据。黏液基质比例高的肿瘤，细胞外富含黏液样基质，质地软，在超声上表现为无回声或低回声，CT平扫表现为低密度，类似囊肿或坏死，MRI为低信号、T_2WI明显高信号。在CT增强或MR增强扫描中，富含黏液基质的区域动脉期一般轻度强化或不强化，静脉期和延时期则呈渐进性的不均匀强化。肿瘤细胞比例高的肿瘤，质地较硬，肿瘤细胞密集区CT平扫为等密度，MRI为T_1WI等信号，增强扫描强化也相对显著。恶性程度高的较大肿瘤内可

出血、坏死囊变，出血区CT呈高密度、MRI的T_1WI呈高信号、T_2WI呈低信号，有时还可以看到液平面。此外，可观察到数量及长度不等、均匀或不均匀、完整或不完整的分隔。

确定黏液样软组织肿瘤及其恶性度，对其预后及占位性病变的鉴别诊断有重要意义。相对常见的黏液样软组织肿瘤简介如下。

1.MLS　脂肪肉瘤中有30%～50%为黏液样性脂肪肉瘤，多见于中老年人，高发年龄为40～50岁，无性别倾向。肿瘤好发于下肢（75%），尤其是大腿内侧的肌肉内，但全身各部位均可发生，部分病例可多部位同时起病。影像学上肿瘤组织密度接近或略高于水的密度，其内见分隔，CT值10～30HU。MRI表现为T_1WI信号比脂肪低，T_2WI信号比脂肪高，抑脂序列看不到脂肪成分，增强扫描病灶呈网状、片状延迟强化，以肿瘤内的分隔强化最明显。病理检查肿瘤大体边界清楚，多结节状，切面黏液样。镜下由3种成分构成：①原始间叶细胞到各分化阶段的脂肪母细胞；②大量纤细、多分支、丛状的毛细血管网；③黏液样基质。一般细胞异型性不大、核分裂象不易见到。分子遗传学存在t（12；16）（q13；p11）基因易位、DDIT3基因重排，可以作为确诊依据。本病需与肌内

黏液瘤、AAM相鉴别。MLS对放疗较敏感，术后辅助放疗可能降低局部复发风险。本病有局部复发倾向，复发率为13%～33%，转移风险为11%～38%，10年生存率55%～86%。预后因素包括组织学分级、肿瘤大小及坏死程度等。与其他类型脂肪肉瘤相比，MLS易转移到腹膜后、对侧肢体、腋窝、骨等不寻常的部位，从而可能导致较差的预后。

2.黏液样炎性纤维母细胞肉瘤（myxoin-flammatory fibroblastic sarcoma，MIFS） 1998年由Montgomery等首次提出，2002年WHO正式命名。MIFS好发于成人，高峰年龄为30～50岁，男女性无明显差异。好发于四肢远端，2/3累及手和腕部，1/3累及足和踝部。也有报道发生于肢体近端如前臂、上臂和大腿。临床上表现为局部缓慢生长的无痛性肿块，部分患者有外伤史。肿瘤呈多结节生长，具有黏液样基质。肿瘤细胞由椭圆、梭形和上皮细胞样细胞组成，部分类似Reed-Sternberg细胞，间质含有不等量炎症细胞和病毒样细胞。免疫组化Vimentin弥漫阳性，部分病例表达CD68、CD34以及CK，遗传学特点：t（1；10）与（p22-31；q24-25）易位，伴3号和13号染色体缺失。鉴别诊断包括腱鞘囊肿、腱鞘滑膜炎、指端纤维骨性假性肿瘤、IMTs、软组织弥散性关节外巨细胞肿瘤、增生性筋膜炎、霍奇金淋巴瘤、炎性恶性纤维组织细胞瘤、黏液纤维肉瘤、上皮样细胞肉瘤、LGFMS、黏液样软骨肉瘤等。治疗主要为手术完整切除，复发病例可采取扩大切除±放疗。本病生物学行为中度恶性，术后局部复发率20%～70%，淋巴结及远处转移罕见。

3.LGFMS Evans于1987年首先报道，1993年正式命名，2002年WHO软组织肿瘤分类将其定位一个独立的类型。肿瘤好发于中青年人，但任何年龄都可能发病，成年男女性发病率相当。5岁以上儿童患者占13%～19%，男孩发病率稍高。肿块多位于四肢，以大腿和腹股沟区多见，其次可见于躯干，主要见于筋膜下、肌肉等深部软组织，就诊时肿物多较大，甚至以肺部转移灶为首发症状。上颌骨、下颌骨、鼻腔、颅内、乙状结肠、肾脏及乳腺等部位均有报道。CT呈稍低密度肿块，边界清楚，内部密度不均，部分病变可见钙化。MRI表现缺乏特异性。镜下肿瘤细胞由分化较好的梭形细胞组成，核分裂象很少见。瘤细胞表达Vimentin，个别表达α-SMA。细胞密度、多形性和核分裂象增加提示肿瘤复发转移的风险增加。LGFMS可能有t（7；16）（q33；p11）、t（11；16）（p11；p11）的易位，形成FUS-CREB3L2或FUS-CREB3L1融合基因。本病需与MFS、黏液样神经纤维瘤（myxoid neurofibromas，MN）等相鉴别（表14-25）。治疗参见本章第一节，术后放疗的有效性仍存在争议。术后5年复发和转移率分别为10%和5%，更长期的随访局部复发率高达75%，最常见转移部位是肺、胸膜、胸壁（占50%以上），其他部位包括心包膜、骨、肝等，组织学特征与临床生物学行为无确切相关性。

表14-25　低度恶性纤维黏液样肉瘤与黏液样纤维肉瘤的鉴别

	低度恶性纤维黏液样肉瘤	黏液样纤维肉瘤
年龄	中青年	老年人
深度	骨骼肌	皮下
间质	纤维和黏液交替	广泛黏液性
异型性	无或少	较明显
转移	可达50%	较少见

4.MFS 来源于纤维母细胞，以梭形细胞异型增殖和黏液样基质为特征。MFS曾被称为黏液样恶性纤维组织细胞瘤、黏液肉瘤，Angervall等1977年首次报道。2013年版WHO软组织肿瘤分类把MFS归于纤维母细胞/肌纤维母细胞性肿瘤分类。发病年龄多在60～80岁，是老年患者中最常见的肉瘤之一，男性稍多于女性，20岁以下罕见。80%位于肢体，男性居多。12%位于躯干，8%位于头颈部、腹膜后和胸腔等内脏器官。浅表的肿瘤多为结节状，并常与表皮平行，生长缓慢，无痛感或有局部轻微胀痛，2/3以上的患者肿瘤直径＞5cm。根据肿瘤内黏液样区域所占比例、瘤细胞丰富程度、瘤细胞异型性和核分裂象，分为低度恶性、中度恶性和高度恶性。低度恶性MFS以膨胀性生长为主，一般不突破包膜，

与周围组织界限清晰。高度恶性MFS有侵袭性，包膜不完整，肿瘤突破肌膜深入周围间隙，与周围组织界限不清。MRI检查，高度或中度恶性在T_1WI压脂增强有强化的"尾征"，是肿瘤向周围间隙浸润所致，低度恶性MFS一般没有"尾征"。镜下肿瘤组织呈结节状生长，有不完全性纤维间隔，瘤细胞表达Vimentin、部分Actin，不表达组织细胞性标志物。中度恶性可见浸润性生长，高度恶性者存在大量核分裂象。术后总体5年生存率60%～70%，局部复发率50%～60%，低度恶性完整切除术后局部复发率低，肿块＞5cm或肿瘤出现坏死时复发转移风险较高（38%～60%），复发后恶性程度进一步增加。中度恶性转移风险为25%～30%。高度恶性术后复发率可达70%，转移率50%，致死率35.7%。上皮样亚型等高度恶性的MFS复发率可达70%，肺和腹膜转移率50%，致死率35.7%。

5.肌肉内黏液瘤（intramuscular myxoma，IMM） 好发于40～70岁女性，多见于大腿、肩部、臀部和上肢的肌肉间隙内，MRI表现为界线清楚的肿块，形态多较规整，大部分在T_1WI上信号低于骨骼肌。因肿瘤内主要为黏液成分，缺少胶原纤维，故T_2WI呈明显高信号，也可呈混杂信号，且增强后不强化。

6.指（趾）纤维黏液瘤 Fetsch等2001首次报道，又称浅表性肢端纤维黏液瘤（superficial acral fibromyxoma，SAF）。约70%的患者发病在40岁以上（4～86岁），男女比例为2∶1。好发于手指和足趾特别是邻近甲床的部位，偶有发生于手掌、小腿、大腿后部、足跟的报道。临床常表现为手指或足趾上孤立的、缓慢生长的孤立性实性肿块或结节，约40%的患者伴有疼痛，部分会导致指甲畸形，少部分病变局部可出现出血、感染及皮肤溃疡，部分患者伴有病变部位外伤病史。X线可显示密度与邻近软组织相似的肿块，无钙化、骨侵犯，无骨膜反应。超声可提示结节状、低回声、不均质肿块，有血管分布和坏死区。本病需要与黏液型神经纤维瘤、浅表性血管黏液瘤、黏液样皮肤纤维瘤、肢端炎症纤维母细胞性肉瘤相鉴别，确诊需要病理检查。AF为良性肿瘤，治疗上以手术完整切除为主。

20%～25%患者术后复发，目前尚未见区域淋巴结及远处转移的相关报道。

7.黏液样皮肤纤维瘤（myxoid dermatofibroma，MD） 是皮肤纤维瘤的罕见亚型之一，由Silverman和Brustein 1996年首次报道。多见于中年女性，好发于手、足部，尤其指、趾，临床表现与皮肤纤维瘤类似。鉴别诊断包括肢端浅表性纤维黏液瘤、浅表血管黏液瘤、富于细胞性指（趾）纤维瘤、MN、黏液样隆起型皮肤纤维肉瘤和低度恶性MFS。本病为良性疾病，完整切除即可治愈。

8.RMS 临床表现、治疗及预后见本章第三节。

9.神经束膜瘤（perineurioma） 1978年Lazarus和Trombetta首次报道，是一种由神经束膜细胞单一成分组成的少见的良性肿瘤。可见于各年龄段，成人好发，男女发病率相似，好发于四肢、躯干软组织，但任何部位均可发生。临床表现为缓慢生长的无痛性肿块，术前病程往往长达数年以上，若发生于深部脏器、腹腔较大的肿块可能导致局部压迫症状。CT肿块较周围软组织密度稍低，部分病例存在肿块钙化，无囊变、间隔表现。磁共振表现为梭形膨大的软组织肿块，T_1较骨骼肌低信号，T_2呈高信号，增强后强化明显。本病需与LGFMS、混杂性神经鞘瘤/神经束膜瘤、孤立性纤维性肿瘤、腱鞘纤维瘤、腱鞘巨细胞瘤等相鉴别。神经束膜瘤系良性肿瘤，手术完整切除大多预后良好。个别复发病例有复发与转移，可能与肿瘤的生物学潜能有关。

10.MN 是一种良性肿瘤，多发性神经纤维瘤是神经纤维瘤病1型的特征，见第17章第二节。

11.真皮神经鞘黏液瘤（dermal nerve sheath myxoma，DNSM） 病变主要位于真皮和皮下组织，发病年龄8～84岁，中位36岁，男女发病率为1∶1.5。85%以上的病变发生于四肢末端，手指是最常见发病部位，约占36%。其他好发部位包括膝关节、小腿、踝、足、臀部、手掌、枕部、背部等。镜下肿瘤边界清楚，呈多结节性，结节内含有大量黏液样基质，瘤细胞密度低。本病需要与MN、MFS、皮肤黏液瘤相鉴别。手术完整切除即可治愈，极少数病例可能复发。

12.肌内黏液瘤（intramuscular myxoma，IM） 常见于50～70岁人群，其中2/3患者为女性。年轻人很少发生，罕见于少年及儿童。肿瘤常位于大腿、肩部、臀部和上肢的大肌群内。X线检查可无阳性征象，CT表现为囊样均匀低密度灶，增强扫描通常无强化。MRI可见边界清楚的囊性肿块，T_1WI呈均匀信号，T_2WI呈显著高信号，病灶周围可见脂肪环，邻近肌肉水肿，Gd-DTPA增强后表现为较均匀的轻中度强化本病如合并单发或多发骨纤维异常增生，即Mazabraud综合征，患者可能有*GNAS1*基因突变。需要鉴别诊断的有MN、神经鞘黏液瘤、结节性筋膜炎、MLS、葡萄簇肉瘤、黏液样恶性组织细胞瘤。本病单纯手术切除即可治愈，极少数复发病例再次切除仍可治愈。

13.关节旁黏液瘤（juxta-articular myxoma，JAM） 发病中位年龄43岁，16岁之前基本不会发生，男性明显多于女性。病变主要位于大关节附近，80%以上的病变位于膝关节旁，其次好发于肩关节、肘关节、腕关节、踝关节、臀部，有肿胀或肿块的患者，可能会有局部疼痛或压痛，症状持续时间从几周到几年不等。X线检查示，软组织肿块具有与IM相似的影像学表现，为边界清晰、类圆形或椭圆形肿块，CT平扫为低密度，MRI表现为T_1WI低信号为主，T_2WI及T_2抑制高信号为主，增强后中度至显著不均匀强化。组织病理：瘤组织中细胞成分为梭形及肥胖的成纤维细胞样细胞，散在于丰富的黏液基质中。有些区域可富于细胞，但一般无核分裂象。瘤组织中可有脂肪组织裹入，也可有灶性出血及含铁血黄素沉着有时富于细胞，富于小血管，可继发出血、纤维细胞增生。本病需要与IM、腱鞘囊肿、MLS、黏液样恶性纤维组织细胞瘤、骨外黏液样软骨肉瘤（extraskeletal myxoid chondrosarcoma，EMC）相鉴别。治疗以局部手术切除为主，术后需定期进行影像学检查及体检。约1/3的病例术后复发，少数多次复发。复发后应再次积极切除，不主张放疗。

14.AMF Flether等1992年首次报道。好发于中青年女性，男女比例约为1∶6，年龄多在39～60岁。好发于女性外阴、阴道、会阴及宫颈等部位组织，少数可发生于男性阴囊、腹股沟、精索，肝脏、纵隔、四肢远端及足部偶有发生等。临床表现为呈无痛性、缓慢生长的肿块，病程几周至10余年不等，肿瘤往往大小不等、边界清楚，质地较韧。发生于盆腔、腹膜腔的肿瘤因位置隐蔽，发现时肿瘤体积可以很大。超声显示界线清楚的不均匀、低回声肿物，血流信号较丰富。CT多提示局限性、不均匀的低密度肿物，增强可显示不同程度的环形强化，邻近血管可有受压表现。磁共振表现为T_2加权图像不均匀高信号，T_1加权图像低信号，增强后明显强化。本病需与AAM、浅表性血管黏液瘤相鉴别。AMF系良性肿瘤，局部切除后即可治愈。罕见局部复发的病例可能与肉瘤转化有关。

15.副脊索瘤（parachordoma） 是组织来源不明的、罕见的、低度恶性软组织肿瘤。Laskowski 1955年首先以"外周性脊索瘤（chordomaperiphericum）"报道此病，1977年Dabska详细描述此病并命名为副脊索瘤。WHO软组织肿瘤分类第4版将副脊索瘤归属于肌上皮瘤/肌上皮癌/混合瘤。该病非常罕见，文献中多为病例报道。好发年龄为20～40岁（7～69岁），男性略多于女性。多见于四肢远端，头颈部、躯干、盆腔、颅骨、鼻腔软组织、肩背部、胸壁、腹膜后软组织、阴囊及女性外阴、气管内等亦有发生。临床常表现为大小不等的无痛性、缓慢生长的肿块，肿块较大时可能局部压迫症状。X线可显示邻近骨质受压位移，骨皮质轻度破坏，CT表现为均质或稍不均匀的软组织肿块，无钙化，增强后强化明显。MRI表现为T_1加权图像显示肿瘤低信号，T_2加权图像呈高信号，增强后病灶强化明显。本病需要与脊索瘤（见第15章第六节）、EMC、脊索样肉瘤、骨化性纤维黏液样肿瘤、MLS等相鉴别。副脊索瘤以手术切除为主，术后局部复发率高达20%，但转移很少见。

16.骨化性纤维黏液样肿瘤（ossifying fibromyxoid tumor，OFMT） Enzingerd等于1989年首先报道，中、老年多见，儿童和婴幼儿也有报道，平均发病年龄47岁，男性略多于女性。2/3患者病变发生于四肢，其次为躯干、头颈部、纵隔、腹膜、乳腺偶有报道。本病发展缓慢，病程1~20年，平均4年。X线或CT显示皮下或软组织内卵圆形肿块，蛋壳状、"车辐"状骨化密度影，边界清且光滑，厚度不均。MRI显示壳外假包膜呈T_1WI略高信号，T_2WI高信号，PDW-SPAIR高信号。肿瘤内成分复杂，T_1WI等、低信号，T_2WI及PDW-SPAIR呈高、等、低混杂信号，一般无肌间隔受侵，骨质侵犯及骨膜反应少见。病理：肿瘤边界清楚，存在假包膜，质地实性、较硬，肿瘤表面可形成钙化，存在囊性变和局灶出血区。瘤周形成厚包膜，其中有小梁状骨组织形成，亦可向肿瘤中央生长。不典型性和恶性骨化性纤维黏液样肿瘤富于细胞，瘤细胞核轻到中度异性，核分裂象>2个/50HPF提示较强侵袭性和转移潜能。免疫组化：OFMT通常表达S-100、Vimentin、Desmin，亦可能表达Leu-7、NSE、GFAP和α-SMA。本病需排除EMC、软组织骨肉瘤、软骨样汗腺瘤、脊索瘤或副脊索瘤、神经鞘瘤和神经鞘黏液瘤。术后复发率约27%，通常发生于术后10~20年甚至更久。组织形态学不典型或具有恶性表型者可能具有远处转移风险。

17.骨外黏液样软骨肉瘤（extraskeletal myxoid chondrosarcoma，EMC）　是骨外软骨肉瘤的一种类型，发生在软组织也称脊索样肉瘤，Enzinger等1972年首次报道。发病年龄多在35岁以上，儿童和青少年少见，平均年龄50岁，男性多于女性。2/3肿瘤发生于四肢深部，特别是大腿和腘窝，20%发生于躯干，全身各部位均有病例报道。CT显示肿块以稍低密度囊性成分为主，少许点线状钙化和散在线样等密度分隔，边界尚清，一般不累及邻近骨质，增强后呈轻度边缘强化，囊性成分不强化。MRI示T_1WI呈低信号，T_2WI呈不均匀高信号，内见网格状低信号，DWI呈高信号，增强扫描后呈不均匀分隔状及环状明显强化。病理检查与骨黏液样软骨肉瘤相似，肿瘤界限清楚，可有假包膜，瘤体直径1.5~15cm，肿瘤主要侵及骨骼肌、肌腱，极少累及皮肤及骨。本病需与脊索瘤、黏液瘤、黏液脂肪肉瘤相鉴别。EMC侵袭性较高，局部复发率

37%~48%，50%的患者有肺和（或）其他部位的转移，但转移后长期生存者仍不少见。年高、肿瘤体积大和近端肿瘤是不良预后因素。

18.深部"侵袭性"血管黏液瘤（deep "aggressive" angiomyxoma，AAM）　Steeper等于1983年首次报道，年龄30~70岁，高峰年龄为40~50岁，无青春期前发病报道。男性发病罕见，男女比例1:6。肿瘤好发于盆前及会阴部软组织，患者通常无不适症状，或者有隐约的不适、坠胀感、压迫感、隐痛及性交不适，部分患者可自己扪及肿瘤。肿瘤体积较大，直径2~60cm，平均直径12.7cm，病变与邻近组织边界清楚，周围结构呈受压及推挤改变，但一般不会导致盆腔器官功能障碍。超声检查表现为低回声或囊性无回声肿块，内部无明显血流型号，CT显示瘤体与肌组织相比呈等或略低密度。MRI平扫T_1WI显示瘤体相对于肌组织呈等信号，T_2WI瘤体大部分呈高信号，增强扫描肿瘤不均强化，静脉期或延迟期不均匀强化，83%的患者在增强扫描之后会出现漩涡或分层状改变更加明显，此表现具有一定的诊断意义。镜下黏液背景上可见星芒状、波浪状的短梭形细胞、深染，无核仁与核分裂象。免疫组化表达Vimentin、Desmin、SMA、ER和PR。本病需要与浅表性血管黏液瘤、IM相鉴别。治疗首选R0完整切除，术后局部复发率35%~72%，但多次复发并不多见。如术后复发风险高或有生育要求时，可考虑密切观察。有报道复发病例促性腺激素释放激素（GnRH）激动剂有助于缩小肿瘤体积和提高肿瘤完整切除率、延长疾病复发。

（马　强）

二、腺泡状软组织肉瘤

腺泡状软组织肉瘤（ASPS）是一种罕见的软组织肿瘤，Christopherson 1952年首次报道。其组织来源学说众多，2013年版WHO软组织肿瘤分类中，仍然将其划分为不能确定分化的恶性肿瘤。ASPS可能在较长的时间内没有症状和体征，发生远处转移后仍能生存数年的情况并不少

见，因此在肿瘤尤其是原发灶不明转移癌的鉴别诊断中需要予以考虑。

【发病率】ASPS发病率低，仅占全部STS的0.5%～1.0%。可发生于任何年龄，但以15～35岁最常见，50岁以上者极为罕见。国外文献中女性显著高于男性，但在国内的报道中仅为女性略多于男性。全身任何部位都可发病，发生于大腿和臀部者约占2/3，且多见于成人，儿童则多见于头颈部。

【发病机制】部分胚胎型RMS存在11号染色体杂合缺失。部分腺泡型存在染色体易位t（2；13）（q35；q14）或t（1；13）（q36；q14）。这两种易位分别形成了相应的融合基因 PAX 3 FKHR 和 PAX 7 FKHR。其中，PAX 3-FKHR融合蛋白与预后不良相关。ASPS的发生机制可能与t（x；17）（p11.2；q25）染色体易位有关，这种异位导致Xp11.2上的转录因子E3（transcription factor E3，TFE3）基因与17q25上的 ASPSCR1（alveolar soft part sarcoma critical region 1）基因发生融合，导致TFE3-ASPSCR1融合蛋白异常表达，促进血管生成、细胞增殖、转移及肌源性分化相关的基因上调。PEComa及TFE3基因融合肾细胞癌等都好发于年轻患者，并且与ASPS有相似的组织形态学表现，提示TFE3基因及其编码的蛋白在这类肿瘤的发生中有重要作用。

【临床表现】ASPS以膨胀式生长为主，肿瘤对周围组织、器官的影响主要是推挤效应，因而相当时间内没有疼痛和功能受限的主诉。自发现肿块到就诊的时间为1～72个月，中位时间8个月，就诊时肿块的直径可达6～10cm。肿瘤如血供丰富且发生在浅表者可触及搏动。如肿瘤发生于眶内则早期即出现突眼症状。ASPS早期即可发生血道转移，并且可能是首发的临床表现。最常见的转移部位是肺（＞90%），其次是骨（26%）、脑（11%）等。与其他软组织肿瘤类似，ASPS转移至淋巴结者罕见。

【诊断】影像学在ASPS的诊断中有重要作用。超声可发现边界较清楚、血流丰富的实质不均质团块。X线可发现有无骨质破坏及肺转移相关信息。CT所见缺乏特异性，多表现为软组织肿块，增强后明显不均匀性强化。由于肿瘤血供丰富，肿瘤血管内血流相对缓慢，MRI可观察到流空信号，T_1WI与邻近的肌肉对比呈现相对高信号，是ASPS的较具特征性的影像学征象。数字减影血管造影（digital subtraction angiography，DSA）、CT血管造影（CT angiography，CTA）、MR血管造影（MR angiography，MRA）可以显示肿瘤周围供瘤动脉及引流静脉，也是有价值的诊断线索。

ASPS确诊有赖于病理检查。肿瘤多无包膜或有假包膜，界线清楚，呈不规则的结节状。发生在四肢深部及内脏器官的，瘤体一般较大，平均直径6～10cm。儿童ASPS多发生于头颈部，直径一般较小。肿瘤切面呈灰白或灰黄色，质地软、脆、易碎，瘤体及其表面肌肉等组织肿胀明显，血供丰富，坏死和出血常见，尤其是较大的肿瘤，有时可见囊腔形成。光镜下ASPS最具特征性的表现是"器官样"或"腺泡状"结构，低倍镜下观察较清楚。瘤细胞排列成实性巢和（或）腺泡状结构，细胞巢中央可出现变性或坏死，细胞间缺乏黏附性，结构松散，形成常见的假腺泡模式，由此得名"腺泡状"肉瘤。巢与巢之间为毛细血管网，瘤细胞紧靠血管排列，网织纤维染色可明显勾划出巢样或腺泡样排列的瘤细胞团及清晰的窦样血管腔。有少数病例，肿瘤组织呈索状，巢状结构不明显或完全缺如，由大颗粒细胞巢组成，血管腔隙不明显，这种类型的ASPS常见于儿童，预后较好。瘤细胞呈上皮样，含有丰富的嗜酸性胞质。核常偏位，圆形或卵圆形，含有1～2个明显的核仁，核分裂象少见，核异型不明显。细胞内常含有杆状或棒状结晶体，经淀粉酶消化后PAS染色可显示。

免疫组化：肿瘤细胞胞质内MyoD1蛋白强阳性，约1/4病例神经源性标志物S-100或 NSE阳性，结蛋白、SMA、CD68也有一定程度的表达，Syn、CgA、NF、CK、EMA等上皮源性蛋白呈阴性。

分子遗传学检查：80%～100%的ASPS可检测到TFE3基因重排，但TFE3在颗粒细胞瘤、高级别黏液纤维肉瘤、恶性外周神经鞘膜肿瘤、脊索瘤、肾上腺皮质癌、尿路上皮癌、胆管癌、肾细胞癌和PEComa也有较高的阳性表达。

【鉴别诊断】需要与ASPS相鉴别的肿瘤有原发的软组织肿瘤如腺泡状横纹肌肉瘤、CCS、PEComa、副节瘤、颗粒细胞瘤、SS、纤维肉瘤等，转移癌如透明细胞肾细胞癌、肝细胞肝癌、肾上腺皮质腺癌、恶性黑色素瘤等。在影像学上，本病还有可能要与动静脉畸形、肌肉内血管瘤相鉴别。

1.腺泡状横纹肌肉瘤　15～20岁最常见，多发生于四肢，尤其是前臂、股骨，其次为头颈、躯干及会阴。肿瘤生长迅速。

2.CCS　好发于青壮年四肢远端，尤其是足及踝部。可见邻近骨质破坏，T_1WI多为均匀高信号，一般没有瘤内及瘤周流空血管征象。

3.PEComa　见本章第六节。

4.副节瘤　主要发生在中老年人，见第19章第五节。

5.颗粒细胞瘤　以中老年人多见，舌及四肢表浅组织多见。

6.SS　主要发生于年轻人，其中90%发生于50岁之前，15～35岁最常见。SS是儿童第二常见STS，仅次于RMS。肿瘤与滑膜无关，<5%起源于关节或关节囊内，80%以上起源于四肢深部软组织，尤其多见于膝部周围，常为关节和腱鞘附近。约1/3具有局灶性肿瘤性钙化，MRI示T_2WI信号混杂。

7.纤维肉瘤　见本章第二节。

8.Xp11.2易位肾细胞癌　见第8章第二节。

【治疗】ASPS发病率低，尚没有标准化的治疗指南，有关建议主要来自于回顾性研究的数据分析。

ASPS的治疗主要包括手术切除及转移性疾病的系统治疗。肿瘤完整切除后依旧存在转移风险。ASPS大多血供丰富，术中出血量可能较大，故术前应做好备血等充分准备。如肿块巨大，术前可先行肿瘤血管介入造影及供瘤血管栓塞，术中尽量避免瘤内操作。

放疗在ASPS的治疗中作用尚不明确。辅助性放疗能提高局部控制率，但对于生存率的影响有限。术前照射增加术后伤口并发症及延迟愈合，不宜常规采用。对于复发转移者，放疗有一定价值。

ASPS对于化疗亦不敏感，术前化疗完全/部分缓解率<10%。在姑息化疗中，仅有3%的患者对多柔比星为基础的化疗有反应。常用的化疗方案见本章第一节。

ASPS血供丰富，血管生成抑制剂具有一定疗效。①舒尼替尼：NCCN指南推荐用于转移性ASPS的一线治疗，有报道在46例ASPS患者接受舒尼替尼治疗后19例获得PR，24例SD。②西地尼布：共86例ASPS患者接受西地尼布，治疗后20例PR，46例SD。③帕唑帕尼：29例可评估的患者，其中13例是其他血管生成抑制剂治疗失败者，1例CR，7例PR，19例SD。中位随访19个月，PFS平均13.6个月。④安罗替尼：ASPS的疾病控制率为78.6%（11/14），中位PFS为12.4个月。

免疫检查点抑制剂有PD-L1抑制剂治疗ASPS的有效报道。

【预后】肿瘤完整切除后很少复发，但常发生远处转移，患者常死于肺、脑及骨转移。影响预后的因素主要有：①有无转移。初治时无转移者5年生存率为71%，有转移者仅20%。但ASPS转移后的中位生存期仍有40个月左右，明显好于许多其他的恶性肿瘤。②年龄。年龄越小无转移中位生存时间越长，0～9岁患者为8.2年，肿瘤发生在头颈部的儿童，5年生存率接近100%，而非颈部肿瘤、年龄>30岁者仅为4.3年。③期别。5年和10年生存率Ⅱ期明显高于Ⅲ期，分别为79.5% vs 23.4%，52.2% vs 20.9%。④原发灶部位。头颈部、四肢及内脏器官的疗效递减。⑤Enneking外科分期。安全切缘与局部复发明显相关，多次复发或不能完整切除者预后差。

随访的时间间隔和内容参见本章第一节。

（黄　琦）

三、透明细胞肉瘤

CCS最早由Enzinger在1965年报道。

【流行病学】CCS罕见，约占STS的1%。可见于任何年龄，但好发年龄30～40岁。女性略多于男性。

【发病机制】CCS曾被认为是起源于滑膜，由于光镜下可见肿瘤细胞内有黑色素颗粒，免疫组化黑色素相关抗原（HMB45）及S-100蛋白染色大多阳性，CCS曾与软组织恶性黑色素瘤为同义词。近年的研究发现，CCS有特征性的染色体改变，即t（12；22）（q13-14；q12-13），或者合并有8号染色体的三倍体或四倍体，从而导致 *EWSR1-ATF1* 基因融合。93.8%的CCS有 *EWSR1* 重排，*EWSR1-ATF1* 融合占68.8%，*EWSR1/CREB1* 融合占6.3%，而这些染色体改变从未见于皮肤黑色素瘤。目前倾向于认为，CCS是由胚胎形成过程中迷走于肌腱和肌筋膜中的神经脊细胞发展而来。

【临床表现】多发生在四肢远端，绝大多数病例发生在下肢，尤以足、踝、膝最为多见。偶发生于口腔、头颈区、颅内、椎旁区、腹壁、阴茎、肾、小肠及结肠等部位。病灶通常为缓慢生长逐渐增大的软组织包块，常与肌腱或筋膜紧密相连，但很少侵及其上覆盖的皮肤和其下的骨骼。质地硬，为1～15cm。病初多无症状，如出现不同程度的疼痛病程多已有数月到数年。体检可能发现局部肿胀或肿块，少数患者出现皮肤溃疡。CCS区域淋巴结转移率高达33%～53%，远高于一般STS的2%～3%。远处转移最常见的部位为肺，发生率为44%～53%，其次为肝和骨。

【诊断】影像学表现类似良性肿瘤，单纯X线检查无法确诊。MRI在T_1WI呈等高信号，T_2WI呈稍高或高信号，增强后明显强化，其内可见坏死和分隔。大体病理肿瘤边界清晰，质硬，卵圆形，直径一般为2～7cm。切面呈灰白色，可见出血、坏死或囊变区。镜下瘤细胞呈多边形，排列成束状或巢状，其间为致密的纤维结缔组织，胞质透亮，细胞核呈圆形，可见明显的嗜伊红色或嗜双色性核仁，核分裂象少。免疫组化：HMB-45和S-100蛋白几乎都是阳性，约80%阳性表达 Melan-A及MITF，CD99、波形蛋白、细胞角蛋白、上皮膜抗原、癌胚抗原、结蛋白和平滑肌肌动蛋白通常为阴性。分子遗传学检查可见特异性 *EWSR1-ATF1* 、*EWSR1/CREB1* 融合性基因，*BRAF* 、*NRAS* 基因突变很少见。

【鉴别诊断】本病需要与SS、ASPS、PEComa、纤维肉瘤、恶性周围神经鞘瘤相鉴别。

CCS与恶性黑色素瘤均好发于四肢，病理和免疫组化特征可能相似，但在临床上并不难以鉴别：CCS病变表面的皮肤多无异常，而恶性黑色素瘤往往累及表皮。

CCS若表现为皮肤溃疡，需要同上皮样肉瘤相鉴别。后者主要位于上肢且较表浅，瘤组织常见中心性坏死，表达 CK 及 EMA，很少表达 S-100、HMB-45。

【治疗】局限性肿瘤首选根治性切除，预防性淋巴结清扫及前哨淋巴结活检的意义尚不确定。术后切缘阴性的患者，辅助化疗及放疗不能降低局部复发及远处转移，也不能提高生存率。术后切缘阳性患者，放疗能降低局部复发。复发转移或肿瘤不能完全切除者的治疗见本章概述。

【预后】CCS进展缓慢，5年、10年、20年生存率分别为67%、33%、10%，用5年生存率可能高估本病的长期存活。

CCS切除后易复发，局部复发率为50%～84%，中位局部复发时间28～38个月，有病例出现在诊断后10年以上。影响预后的因素有：①肿瘤大小及肿瘤坏死，5年生存率<5cm的为70%，>5cm的仅为15%。有肿瘤坏死的为67%，没有坏死的接近90%。②区域淋巴结转移及术后局部复发。③部位，发生在胃肠道者预后恶劣，容易在早期就发生区域淋巴结、腹膜、肝转移。④与其他STS不同，病理分级对CCS的预后意义不大。

【随访】见本章概述。

（李孝鹏）

四、滑膜肉瘤

滑膜肉瘤（SS）是一种临床少见的不能确定分化来源的软组织恶性肿瘤，根据病理特征可分为非特殊型、梭形细胞型、双相型。

【流行病学】SS发病率为1.4/100万，约占原发性软组织恶性肿瘤的15%，可发生在任何年龄，50%以上的患者是青少年和青壮年，58%的病例发生在10～40岁，77%发生在50岁之前，无明显性别差异。

【发病机制】以t（X；18）（p11.2-q11.2）染色体易位为特征，即X染色体的SSX和18号染色体的SYT基因融合形成SYT-SSX，从而通过Wnt/β-catenin、PcG和ERK等信号通路促进肿瘤发生。TGF-β1、Smad、Snail和Slug通过EMT途径也参与SS的发生发展。

【临床表现】SS好发于四肢大关节附近的深部软组织，下肢尤为多见，但全身任何部位均可发病。多表现为局部缓慢生长的类圆形或不规则形软组织包块，边界清楚，局部皮肤温度多正常。病灶较小且表浅者，有一定活动度，肿块位于软组织深部且较大者活动度差。随着肿块体积增大（多在直径3～10cm），可出现相应部位的压迫症状。初诊时，约10%的患者合并远处转移，以多发肺转移最常见。区域淋巴结少见侵犯。

【诊断】根据临床症状、影像学检查，对疾病做出初步诊断，最终需要组织病理结合免疫组化、分子遗传学检测明确诊断。

CT平扫可见肿块呈等或稍低密度，瘤体大小影响影像学所见，<5cm的肿瘤瘤体密度或信号较均匀，较大时坏死、囊性变区密度更低，新鲜出血呈高密度。20%～30%的SS可见"边缘性钙化"，可作为诊断依据之一。CT增强扫描多为不均匀明显强化和渐进性强化。MRI在T_1WI呈等或稍低信号，出血呈高信号。T_2WI呈高、稍高、等低混杂信号，与病灶内易发生囊变、不同时期出血及纤维间隔混杂存在有关。邻近关节的肿瘤可沿腱鞘、肌腱及肌间隙蔓延生长，对其形成包裹或侵犯，部分可引起骨质破坏。

病理大体呈结节状或不规则形，浸润性生长，切面灰黄色或鱼肉样，可见囊性出血及坏死。镜下形态：①非特殊型（ICD编码9040/3），肿瘤实质是低分化上皮细胞，细胞体积大，胞质少、不规则，呈嗜酸性，细胞核呈深染圆形，核仁明显。②梭形细胞型（ICD编码9041/3）：肿瘤实质是梭形细胞，弥漫排列成大片状，细胞间嗜酸性胶原间质很少。③双相型

（ICD编码9043/3）：肿瘤实质包含梭形细胞和上皮细胞，两者数目相当，呈索条状排列。免疫组化：SMA、Desmin、CD34、CD117阴性，CK、BCL2、CD99、TLE1、β-Catenin、EMA、Vim阳性，S-100可能阳性。分子遗传学：约90%的患者SYT-SSX融合基因表达阳性，其中SYT-SSX1阳性率为61%，SYT-SSX2阳性率为37%，为SS分子遗传学的特征性表现，也是确诊的重要依据。

【鉴别诊断】病理方面经常需要鉴别的有：

1.恶性周围神经鞘瘤 好发于中青年，男性多见，肿块多位于肢体或头颈部，约2/3患者由神经纤维瘤或神经鞘瘤恶变形成，镜下形态：细胞紧密排列，呈螺旋、栅栏状，部分可见坏死及血管周围细胞增多，免疫组化：S-100阳性，几乎不表达SOX10、p16。

2.纤维肉瘤 好发于中老年，平均发病年龄50岁，儿童罕见，男性多见，肿块多位于四肢、躯干深部软组织，镜下形态：梭形细胞呈束状交织排列，核分裂多见，上皮性标志物阴性。

3.其他软组织肿瘤 本病尚需要与RMS、UPS、侵袭性纤维瘤相鉴别。

【治疗】手术根治性切除是最重要治疗手段，切缘阴性能提高肿瘤局部控制率，降低远处转移率，但头颈部及邻近重要脏器的SS，保证切缘阴性很困难。化疗在高危（病理3级、深部、瘤体直径>5cm）或者转移性SS中的作用肯定，接受多柔比星+异环磷酰胺方案新辅助化疗的SS患者，客观缓解率达55.2%，疾病稳定率达97%。首选方案是多柔比星+异环磷酰胺，二线可考虑多西他赛+吉西他滨。培唑帕尼、瑞格非尼、安罗替尼等小分子TKI可尝试应用。免疫治疗在SS中效果不佳。

放疗能降低局部复发率，提高5年疾病特异性生存率。对于R0切除患者，尤其是年龄<30岁且肿瘤≤5cm患者，不推荐术后放疗，R1/R2切除的患者，术后瘤床均应接受放射治疗。采用缩野照射技术，第一程靶区范围包括瘤床及手术瘢痕周围外放至少5cm，照射剂量45～50Gy/25f，第二程靶区范围包括瘤床及手术瘢痕周围外放2cm，照射剂量（10～20）Gy/（5～10）f。

【预后】SS预后较好，若能彻底切除，中位生存时间6.2年，中位无事件生存5.8年，3年和5年无事件生存率分别为81.9%和80.7%，3年和5年总生存率分别为97.2%和90.7%。手术切缘、是否存在远处转移是最重要的预后因素。肿瘤＞5cm、R1/R2切除、位于躯干及头颈部位、男性、单相型、合并远处转移者预后较差。位于四肢、＜5cm、高分化、双相型、无基因组拷贝数变化、术后接受辅助放化疗者预后略好。＜1cm的微小SS预后很好。儿童和青少年（年龄＜19岁）5年和10年疾病特异性生存率分别为83%和75%，成人为62%和52%。具有SS18/SSX2融合基因的肿瘤预后较好，此种变异大多见于单相性SS。存在横纹肌样细胞或坏死＞50%者预后差，中位生存期33个月。广泛钙化者预后较好，5年存活率83%，10年存活率66%。

中位局部复发时间9.1个月，局部复发率24%。术后2年左右易发生肿瘤转移，以肺转移最多见。初诊时合并远处转移的患者，中位生存期为2.8年。合并多脏器转移者，总生存期＜2年。肺部寡转移，且接受手术切除者，预后较其他部位转移好。

【随访】术后每3～6个月进行病史问诊和体格检查，每6～12个月进行胸部影像学检查，持续2～3年。以后每年1次随访至10年。肿瘤位于四肢、中轴骨，首选MRI平扫及增强扫描；对于腹部病变，可以选择CT、MRI平扫联合增强扫描。

（李孝鹏）

五、未分化多形性肉瘤/恶性纤维组织细胞瘤

UPS原称为MFH，是一组由高度多形性的瘤细胞呈车辐状或席纹状排列的软组织肿瘤，1963年Ozzello最早以MFH的名称报道。

【流行病学】UPS罕见，总体发病率为（1～2）/10万，占成人肉瘤的不到5%。发病年龄多在40岁以上，最常见于50～70岁，偶见于儿童和青少年。男性发病率略高于女性。

【发病机制】UPS最初的名称是MFH，并被分为5种组织学亚型：车辐状多形性MFH、黏液样MFH、巨细胞性MFH、炎性MFH和血管瘤样MFH。后来发现MFH不能准确全面地描述该类肉瘤的临床病理学特征，尤其是席纹状多形性亚型。2002年WHO骨与软组织肿瘤分类第3版对MFH重新定义，将其简化为3种类型，即多形性恶性纤维组织细胞瘤/未分化高级别多形性肉瘤（pleomorphic malignant fibrous histiocytoma/undifferentiated high grade pleomorphic sarcoma）、巨细胞恶性纤维组织细胞瘤/伴有巨细胞的未分化多形性肉瘤（giant cell malignant fibrous histiocytoma/undifferentiated pleomorphic sarcoma with giant cell）、炎症性恶性纤维组织细胞瘤/伴有明显炎症反应的未分化多形性肉瘤（inflammatory malignant fibrous histiocytoma/undifferentiated pleomorphc sarcoma with prominenl inflammation），ICD-O 编码均为8830/3。黏液样亚型则归为黏液纤维肉瘤，血管瘤样亚型归类在分化不确定的软组织肿瘤中。2013年WHO骨与软组织肿瘤分类第4版放弃使用MFH，代之以UPS，MFH则作为UPS的同义词。

UPS是一组无明确分化方向的多形性异质性肉瘤，发病机制不明。新的分类方法可能反映了病理诊断的进步，曾被认为占STS 10%～35%的MFH或UPS，经严格评估后只占成人肉瘤的不到5%。但这种新的病理分类对临床的指导意义并不大，MFH和UPS仍在文献中并行沿用。

【临床表现】本病主要发生在四肢软组织，其次是骨，但腹膜后、头颈部及全身各部位均可发病。

1.软组织UPS　大多数病变位于深部（筋膜下方）软组织，少数位于皮肤或皮下。发生于下肢约67.3%，尤以大腿根部多见。上肢约24.1%，躯干约8.6%。病变多表现为迅速增大的无痛性软组织包块，其大小和生长部位有一定关系，皮下病变经常＜5cm，腹膜后病变经常＞20cm，平均直径为8.8cm。MRI可见病灶呈分叶状、梭形或类圆形，T_1WI呈低、等信号，其中坏死囊变区域信号更低，而出血区呈高信号；T_2WI呈高等低混

杂信号，瘤体内可见低信号纤维分隔，增强后实性部分明显不均匀强化。如观察到纤维分隔征，则高度提示恶性肿瘤。约5%患者在就诊时已有转移，诊断后5年内出现全身转移约38%，以肺转移最多见。

2.骨UPS　多见于下肢长骨，股骨最多见（30%~45%），其后是胫骨、肱骨，均好发于干骺部，但可能会扩展到骺部，不常见于骨干。躯干骨中则以骨盆常见。病灶通常单发，病变部位疼痛和肿胀为常见的主诉、体征，至就诊的时间平均为7~9个月，少数可能长达数年。骨UPS以溶骨性病变为主，但可有硬化区域，皮质常受累，常伴有软组织侵犯，可伴有病理性骨折，骨膜反应不常见。有时病灶突破骨皮质形成明显的软组织肿块，肿块密度不均匀，其内可见斑点、斑片状钙化。个别患者可能以病理性骨折为首发症状，发生于脊柱的可经神经孔侵犯椎管内脊髓。本病高度恶性，大多于诊断的2年内发生肺或（和）淋巴结、骨、肝等转移，并最终死于扩散性疾病。

3.炎症性恶性纤维组织细胞瘤/伴有明显炎症反应的未分化多形性肉瘤　是一种临床表现独特的肉瘤。发病年龄多在40岁以上，最常见的发病部位是腹膜后，但也可见于腹腔内或其他部位的深部软组织。肿瘤生长迅速，可产生大量细胞因子，刺激骨髓细胞增殖，出现白细胞增多、类白血病反应及发热、盗汗、体重下降等全身症状。各种临床表现在原发肿瘤控制后可消除，复发后又会再次出现。

【诊断】UPS长径多大于5cm，CT、MRI的检出率几乎达到100%，实验室检查对本病帮助不大。影像学诊断敏感性高但特异性差，确诊需要病理。UPS大体呈孤立状或分叶状，切面呈鱼肉状，常见出血、坏死及囊变。镜检：由梭形细胞和多形性细胞交织而成，呈明显的核多形性，间变性细胞散在分布，可伴有多少不等的炎症细胞或泡沫样组织细胞等成分，间质不同程度纤维化。巨细胞型有大量的破骨样巨细胞，炎症型由黄色瘤细胞、泡沫细胞和罕见的巨细胞席纹状排列而成，可见大量中性粒细胞浸润。免疫组化除波形蛋白（VIM）弥漫强阳性提示间叶组织来源

外，无其他任何特征性的标记可确诊本病。

【鉴别诊断】UPS细胞成分复杂，多形性和异型性明显、组织结构多样，以至其病理诊断实际上是一种排除性诊断，需要上皮、肌肉、神经、恶性黑色素瘤、恶性淋巴瘤等相应的标志物均阴性，排除形态学相似的恶性肿瘤，如去分化脂肪肉瘤、P-LMS、PRMS、恶性外周神经鞘瘤、恶性黑色素瘤、以梭形细胞为主的淋巴瘤、骨肉瘤、Ewing肉瘤及各种未分化转移癌等之后方可确诊。

【治疗】见本章概述。手术是获得根治的唯一有效手段。术前放疗与术后放疗效果相当，主要用于手术难以切除的肿瘤。术后放疗可降低局部复发率，尤其是对切缘不净者，但对提高总生存率影响不大。放疗剂量通常为（50~66）Gy/（25~33）f。新辅助化疗在直径>10cm、四肢UPS有可能提高无复发生存率及总生存率。辅助化疗在UPS中的作用有争议，尤其是手术切缘阴性及接受术后局部放疗的患者。但对于发生于四肢、肿块>10cm，病理Ⅲ级，辅助化疗可能有益。晚期或复发者一线治疗以蒽环类药物为主，紫杉类药物等可在二线尝试，分子靶向治疗及免疫治疗等也可考虑。

【预后】软组织UPS中位生存期约10.1年，5年无病生存率60%，5年和10年总生存率分别为60%~77%、48%。中位复发时间为12.1个月，中位局部复发时间为8.4个月，中位远处转移时间为13.3个月。影响预后的因素有肿瘤大小、浸润深度、淋巴结阳性、肿瘤分级、手术切缘、无转移间期、肿瘤是初发还是复发。部位对预后有影响，位于腹腔、腹膜后的UPS预后差于四肢。但头颈部UPS意见相左，有学者认为其更靠近关键性结构，手术完整切除的难度较大，因此预后差，死因往往由于局部病灶的进展而不是远处转移。也有学者认为，与躯干和四肢相比，头颈部UPS位置表浅，诊断时往往体积较小，级别较低，预后可能较好。年龄、性别及组织学分型与预后生存并没有明显的相关性。

骨UPS的预后因素与软组织UPS相似，脊柱的UPS 1年、2年、5年总生存率分别为90.91%、52.27%、8.29%，年龄>55岁、ECOG评分>3

分，次全切除或分段切除者预后差。四肢骨UPS 2年、5年生存率为85.7%和71.4%，术后可发生远处转移，但是少见局部复发。是否伴有病理性骨折也影响预后。

【随访】见本章概述。

（李孝鹏）

六、脾硬化性血管瘤样结节性转化

脾硬化性血管瘤样结节性转化（sclerosing angiomatoid nodular transformation，SANT）是脾脏的良性血管病变，主要特征为多发的血管瘤样结节，1993年由Krishnan等最先描述，当时称之为"脾索状毛细血管瘤"，后来Krishnan等根据免疫组化研究将其纳入脾错构瘤的亚型，第9版《外科病理学》将其称为"多结节性血管瘤"。2004年Martel等根据病理学形态及免疫组化表型特征，正式将其命名为SANT。

【发病率】SNAT十分罕见，国内有报道占同期手术切除脾肿瘤的4.23%。各年龄段均可发病，平均发病年龄50岁左右，30～60岁占多数。女性好发，男女比例约为1：（1.3～2）。

【发病机制】SANT是新生病变还是脾各种良性疾病的最终转归，是增生性病变还是肿瘤性病变尚有争议，目前的研究倾向于是前者。可能的机制有：①SANT与脾转移性腺癌时红髓对间质过度性纤维增生反应所产生的结节性转化极其相似，推测两者可能具有相同的发生机制；②类似于修复过程中肉芽组织的炎性结缔组织结节的产生和纤维组织沉积；③部分SANT病例血清IgG_4明显升高，SANT组织中的浆细胞阳性表达IgG_4，且有的病例阳性细胞高达>50个/HPF，据此认为该病可能是IgG_4相关性疾病。

【临床表现】许多患者为体检无意发现。非特异的症状或体征包括脾大、上腹部或左上腹部隐痛或不适、左上腹肿块、后背痛、贫血、发热、食欲缺乏、恶心、红细胞沉降率增快、C反应蛋白升高、多克隆γ球蛋白血症、血清IgG_4水平升高、白细胞增多或减少、血小板减少等。

【诊断】SANT的占位病灶多为单发，CT平扫多表现为低密度肿块，边界清楚，偶有小钙化灶。在MRI上，T_1WI多呈低信号或呈高低混杂信号，T_2WI呈低信号或高低混杂信号，高信号可能为出血，低信号反映了纤维瘢痕组织和含铁血黄素沉积。单发、边界清楚、无包膜、无囊变坏死、常有延迟强化、T_2WI病灶内"星芒状"或"放射状"低信号、"辐轮状"强化，是SANT的CT和MRI的特点。超声多表现为边界清楚的不均质低回声肿块，偶有钙化，有时瘤内也可显示"辐轮状"回声，多普勒彩色血流图可见肿块周边少量血流信号。

SANT的病理学特征为纤维硬化的脾脏间质内见多发的血管瘤样结节分布。肿块大小多在3～17cm，病变突出脾外，边界清楚，无包膜和坏死，与周围脾分界清楚。切面呈多发独立或融合性结节，红褐色或灰白色。病灶内的细胞形态温和，分裂象罕见，有些血管周围及纤维基质内的细胞胞质内还可发现含铁血黄素。结节内血管腔隙的内皮细胞根据免疫表型可分为3种类型：①类似于脾窦的窦性腔隙，CD34（－）、CD31（＋）、CD8（＋）；②类似于脾索的毛细血管，CD34（＋）、CD31（＋）、CD8（－）；③小静脉，CD34（－）、CD31（＋）、CD8（－）。血管腔隙周围及结节间的基质细胞的VIM、SMA、Actin、CD3、CD20、CD8、CD68、TiA-1及S-100呈簇状或灶状阳性表达，而CD30、Desmin以及滤泡树突细胞标志物——CD21、CD23、CD35及CNA42均呈阴性表达。

【鉴别诊断】SANT需要与脾良恶性肿瘤、肿瘤样病变如IPT、错构瘤、LCA、海绵状血管瘤、AS、转移癌等鉴别。有或怀疑有癌症存在的患者，发现脾脏占位时更应注意除外本病。

IPT出现凝固性坏死以及错构瘤出现囊变、脂肪和钙化时，影像学能将两者与SANT做出排他性鉴别。LCA常多发，无钙化，延迟强化较均匀，可有明显的铁质沉着而导致T_1WI和T_2WI均呈低信号，这些可能是LCA与SANT较有价值的鉴别点。海绵状血管瘤与SANT的T_2WI信号比较相对较高，典型的海绵状血管瘤动脉期呈现病灶边缘区小结节状及血池样明显强化，门静脉期及延迟期强化向中央推进呈等密度/信号均匀充填，而SANT少见此种强化方式。AS密度混杂，可有大块钙化、坏死以及明显出血，周围结构可能受侵。

【治疗】手术包括腹腔镜下脾脏切除术是SANT的根治方法。对于无临床症候而且影像学具备典型良性特征的病例，也可选择影像学引导下穿刺活检确诊后随访观察。如果临床高度怀疑IgG₄相关性疾病，穿刺活检病理确诊为SANT且免疫组化IgG₄高表达的情况下，可尝试采用类固醇药物治疗。

【预后】SANT是一种仅见于脾脏的良性病变，预后良好，脾脏切除即可治愈，尚未见关于该病复发和转移的报道。

（张　禹　胡　勇）
（审稿　张　梅　张　帆）

参考文献

白月霞, 马阳阳, 冯佳燕, 等. 儿童腺泡状横纹肌肉瘤的临床病理学特征及预后. 中华病理学杂志, 2019, 48(9):710-714.

陈兴明, 高志强, 姜鸿, 等. 原发于眶外的头颈部炎性肌纤维母细胞瘤14例临床分析. 中华耳鼻咽喉头颈外科杂志, 2013, 48(4):307-310.

程静, 涂频, 王建军, 等. 腺泡状软组织肉瘤48例临床病理分析. 中华病理学杂志, 2016, 45(1):16-19.

丁大领, 孙剑瑞, 王树凯, 等. 中枢神经系统孤立性纤维瘤的显微外科手术治疗. 中华显微外科杂志, 2018, 41(2):109-111.

丁华, 汪亮亮, 许晓琳, 等. 真皮神经鞘黏液瘤和Neurothekeoma的临床病理学对比研究. 中华病理学杂志, 2016, 45(11):755-761.

董景五 主译. 疾病和有关健康问题的国际统计分类第十次修订本（第一卷）. 第2版. 北京:人民卫生出版社, 2011:921-944.

付尧, 管文燕, 武海燕, 等. 肌纤维瘤/肌纤维瘤病九例临床病理学分析. 中华病理学杂志, 2018, 47(1):45-50.

高君, 范瑞芳, 杨家印, 等. 肝血管瘤射频消融治疗(国内)专家共识. 临床肝胆病杂志, 2017, 33(9):1638-1645.

耿小平. 肝血管瘤与精准外科诊疗. 中国普外基础与临床杂志, 2016, 23(2):137-139.

韩安家, 阎晓初, 王坚. 软组织肿瘤病理诊断免疫组化指标选择专家共识(2015). 临床与实验病理学杂志, 2015,

33(11):1201-1204.

韩守云, 夏火生, 张玉海, 等. 放射治疗肝海绵状血管瘤22例报告. 中华肿瘤防治杂志, 2013, 20(1):72-74.

何志嵩, 张晓春, 周利群, 等. 肾血管平滑肌脂肪瘤的诊断与治疗(附72例报告). 中华泌尿外科杂志, 2002, 23(3):135-137.

侯登峰, 卜献民, 苏洋, 等. 肝胆胰系统炎性肌纤维母细胞瘤三例报告. 中华医学杂志, 2017, 97(42):3334-3337.

黄爱红, 孙凯, 张敏. Carney三联征临床病理分析1例. 诊断病理学杂志, 2019, 26(8):544-545.

蒋彬, 祁付珍, 徐建波, 等. 脾脏硬化性血管瘤样结节性转化的诊治. 中华普通外科杂志, 2019, 34(5):451-452.

李恒, 钟文, 黄亮亮, 等. 中枢神经系统血管母细胞瘤74例临床病理学分析. 诊断病理学杂志, 2018, 25(8):552-555.

李克雷, 姚伟, 秦中平, 等. Kasabach-Merritt现象诊断与治疗中国专家共识. 中国口腔颌面外科杂志, 2019, 17(2):97-105.

李敏, 吴秀伟, 张明军. 软组织肿瘤//陈振东, 王雅杰, 唐金海, 等. 肿瘤综合治疗学. 合肥:安徽科学技术出版社, 2015:471-493.

李晓玲, 付伟伟, 张声, 等. 中枢神经系统孤立性纤维性肿瘤/血管外皮瘤71例临床病理分析. 中华病理学杂志, 2017, 46(7):465-470.

林鹤, 李静, 王国庆, 等. 头皮血管肉瘤16例临床病理及治疗预后分析. 中华皮肤科杂志, 2016, 49(3):203-206.

林晓曦. 血管瘤和脉管畸形的研究现状与思考(2018). 中国美容整形外科杂志, 2018, 29(12):705-710.

刘佳勇, 樊征夫, 李舒, 等. 盐酸安罗替尼胶囊治疗晚期软组织肉瘤Ⅱb期多中心临床试验的单中心数据分析. 中国肿瘤临床, 2018, 45(20):1066-1070.

刘彤华. 软组织未分化肉瘤//刘彤华. 诊断病理学. 第4版. 北京:人民卫生出版社, 2018:321-322.

刘巍峰, 郝林, 王涛, 等. 腺泡状软组织肉瘤外科治疗的预后分析. 中华骨科杂志, 2015, 35(2):148-157.

刘新丽, 杨聪颖, 陈昊. 胃血管球瘤的临床病理学特征. 中华病理学杂志, 2018, 47(7):544-545.

陆立, 王德娟, 汪中扬, 等. 高危原发前列腺胃肠道外间质瘤诊疗体会及文献复习. 中华腔镜泌尿外科杂志(电子版), 2019, 13(5):345-349.

罗彬杰, 闫哲, 贾占奎, 等. 12例肾上腺海绵状血管瘤临床资料分析. 中华泌尿外科杂志, 2018, 39(2):146-147.

罗荣奎, 赵婧, 谭云山, 等. 肝脏血管平滑肌脂肪瘤182例临床病理特征及预后分析. 中华病理学杂志, 2016, 45(3):165-169.

吕春艳, 孙瑞梅, 张丽林, 等. 24例原发性血管肉瘤的临床病理特点及疗效分析. 临床肿瘤学杂志, 2016, 21(11):1027-1030.

毛家玺, 滕飞, 袁航, 等. 409例肝上皮样血管平滑肌脂肪瘤汇总分析. 中华肝胆外科杂志, 2018, 24(10):659-663.

钱立庭, 刘新帆, 李晔雄, 等. 59例脊椎血管瘤放射治疗疗效分析. 中华放射肿瘤学杂志, 2004, 13(2):96-98.

任洪伟, 安维民, 刘渊, 等. 肝脏上皮样血管内皮瘤MRI表现分析. 肝脏, 2018, 23(2):121-124.

石红鹏, 王振强, 范志远, 等. 胃肠道外与十二指肠胃肠间质瘤的临床特征及预后的分析比较. 中华胃肠外科杂志, 2019, 22(9):856-860.

孙蒙, 刘尽国, 刘绮颖, 等. 多形性平滑肌肉瘤和去分化平滑肌肉瘤的临床病理学分析. 中华病理学杂志, 2017, 47(2):87-93.

唐丽华, 刘绮颖, 喻林, 等. 梭形细胞脂肪瘤/多形性脂肪瘤65例临床病理学分析. 中华病理学杂志, 2018, 47(4):263-268.

王佳玉, 王臻, 牛晓辉, 等. 肢体软组织肉瘤临床诊疗专家共识. 临床肿瘤学杂志, 2014(7):633-636.

王小磊, 王盈, 张明军. 胃肠间质瘤//陈振东, 王雅杰, 唐金海, 等. 肿瘤综合治疗学. 合肥:安徽科学技术出版社, 2015:167-176.

谢乐, 毛荣军, 杨克菲, 等. 丛状纤维组织细胞瘤3例临床病理分析. 临床与实验病理学杂志, 2018, 34(9):1039-1041.

徐缓, 王欢, 张秀辉, 等. 肝脏上皮样血管平滑肌脂肪瘤25例临床病理分析. 中华病理学杂志, 2014, 43(10):685-689.

许晓琳, 刘尽国, 孙蒙, 等. 软组织血管纤维瘤24例临床病理学观察. 中华病理学杂志, 2018, 47(8):616-621.

尹丹丹, 张云香, 韩桂燕, 等. 脾硬化性血管瘤样结节性转化临床病理观察. 诊断病理学杂志, 2020, 27(1):28-31.

张帆, 焦南林, 张伟, 等. 肠系膜上皮样型炎性肌纤维母细胞瘤1例并文献复习. 临床与实验病理学杂志, 2016, 32(2):175-179.

张荣君, 黄海建, 柳秋月, 等. 血管瘤样纤维组织细胞瘤10例临床病理及分子病理学研究. 诊断病理学杂志, 2018, 25(1):28-36.

张鑫鑫, 徐立斌, 许宋锋, 等. 四肢和躯干Ⅱ～Ⅲ期未分化高级别多形性肉瘤的治疗及预后影响因素分析. 中华肿瘤杂志, 2019, 41(2):140-145.

张禹, 姚选军, 黄曼, 等. 脾脏硬化性血管瘤样结节性转化的CT与MRI表现(附2例报告及文献复习). 临床放射学杂志, 2010, 29(5):687-690.

赵勤华, 吴文汇, 宫素岗, 等. 肺静脉闭塞病及肺毛细血管瘤病的临床和影像学特点. 中华结核和呼吸杂志, 2018, 41(1):41-46.

中国抗癌协会肉瘤专业委员会, 中国临床肿瘤学会. 软组织肉瘤诊治中国专家共识(2015年版). 中华肿瘤杂志, 2016, 38(4):310-320.

中国抗癌协会小儿肿瘤专业委员会, 中华医学会儿科学分会血液学组, 中华医学会小儿外科学分会肿瘤组. 中国儿童及青少年横纹肌肉瘤诊疗建议. 中华儿科杂志,

2017, 55(10):724-728.

中国临床肿瘤学会胃肠间质瘤专家委员会. 中国胃肠间质瘤诊断治疗共识(2017年版). 肿瘤综合治疗电子杂志, 2018, 4(1):31-43.

中国临床肿瘤学会指南工作委员会. 软组织肉瘤诊疗指南. 北京:人民卫生出版社, 2019.

中国研究型医院学会腹膜后与盆底疾病专业委员会. 腹膜后脂肪肉瘤诊断和治疗专家共识(2016). 中国微创外科杂志, 2016, 16(12):1057-1061.

中国医师协会外科医师分会胃肠道间质瘤诊疗专业委员会, 中华医学会外科学分会胃肠外科学组. 胃肠间质瘤规范化外科治疗中国专家共识(2018版). 中国实用外科杂志, 2018, 38(9):965-973.

中国医师协会外科医师分会胃肠道间质瘤诊疗专业委员会. 酪氨酸激酶抑制剂治疗胃肠间质瘤不良反应及处理共识. 中华胃肠外科杂志, 2019, 22(9):801-806.

中国医师学会骨肿瘤专业委员会, 中国骨肿瘤研究协作组. 抗血管生成酪氨酸激酶抑制剂治疗骨与软组织肉瘤的药物安全管理共识. 中国肿瘤临床, 2020, 47(4):163-171.

中华医学会核医学分会转移性骨肿瘤治疗工作委员会. 氯化锶89Sr治疗转移性骨肿瘤专家共识(2017年版). 中华核医学与分子影像学杂志, 2018, 38(6):412-415.

中华医学会外科学分会外科手术学学组, 中国抗癌协会肉瘤专业委员会, 中国医疗保健国际交流促进会软组织肿瘤分会, 等. 原发性腹膜后软组织肉瘤诊治中国专家共识(2019版). 中国实用外科杂志, 2019, 39(6):526-532.

中华医学会小儿外科学分会泌尿学组. 膀胱/前列腺横纹肌肉瘤专家共识. 临床小儿外科杂志, 2019, 18(11):902-905.

中华医学会整形外科分会血管瘤和脉管畸形学组. 血管瘤和脉管畸形诊断和治疗指南(2016版). 组织工程与重建外科杂志, 2016, 12(2):63-97.

邹运, 陈辉, 林晓曦. ISSVA血管瘤和脉管畸形新分类(2018版). 中国美容整形外科杂志, 2018, 29(12):711-713.

Akers A, Al-Shahi Salman R, Awad IA, et al. Synopsis of guidelines for the clinical management of cerebral cavernous malformations: consensus recommendations based on systematic literature review by the AnNoma Alliance Scientific Advisory Board Clinical Experts Panel. Neurosurgery, 2017, 80(5):665-680.

Allen A, Ahn C, Sangüeza OP. Dermatofibrosarcoma protuberans. Dermatol Clin, 2019, 37(4):483-488.

Almagharbi SA, Fayoumi YA, Abdel-Meguid TA, et al. Extragastrointestinal stromal tumor of prostate. Urol Ann, 2018, 10(4):416-419.

Amer KM, Thomson JE, Congiusta D, et al. Epidemiology, incidence, and survival of rhabdomyosarcoma subtypes:

SEER and ICES database analysis. J Orthop Res, 2019, 37(10):2226-2230.

Antonescu CR, Brems H, Legius E, et al. Neurofibroma// Fletcher CD, Bridge JA, Hogendoorn PC, et al. WHO classification of tumors of soft tissue and bone. 4th ed. Lyon:IARC, 2013:174-176.

Antonescu CR, Ladanyi M. Myxoid liposarcoma//Fletcher CD, Bridge JA, Hogendoorn PC, et al. WHO classification of tumors of soft tissue and bone. 4th ed. Lyon:IARC, 2013:39-41.

Antonescu CR, Rossi S. Angiomatoid fibrous histiocytoma// Fletcher CD, Bridge JA, Hogendoorn PCW, et al. WHO classification of tumours of soft tissue and bone. 4th Ed. Lyon:IARC, 2013:204-205.

Antonescu CR. Clear cell sarcoma of soft tissue//Fletcher CD, Bridge JA, Hogendoorn PC, et al. WHO classification of tumours of soft tissue and bone. Lyon:IARC, 2013:221-222.

Attanoos RL, Pugh MR. The diagnosis of pleural tumors other than mesothelioma. Arch Pathol Lab Med, 2018, 142(8):902-913.

Auten M, Kim AS, Bradley KT, et al. Human herpesvirus 8-related diseases: histopathologic diagnosis and disease mechanisms. Semin Diagn Pathol, 2017, 34(4):371-376.

Babu S, Nash R, Shenoy R, et al. Nodular fasciitis of the masseter. BMJ Case Rep, 2015, 2015:337-339.

Bakiratharajan D, Rekhi B. Ossifying fibromyxoid tumor: an update. Arch Pathol Lab Med, 2016, 140(4):371-375.

Ban LK, Tseng AH, Huang SH, et al. Low-grade fibromyxoid sarcoma of the external anal sphincter: a case report. World J Surg Oncol, 2017, 15(1):109-113.

Baranov E, Hornick JL. Soft tissue special issue: fibroblastic and myofibroblastic neoplasms of the head and neck. Head Neck Pathol, 2020, 14(1):43-58.

Beham A. Lymphangioma// Fletcher CD, Bridge JA, Hogendoorn PC, et al. WHO classification of tumours of soft tissue and bone. Lyon:IARC, 2013:144.

Bergamaschi L, Bertulli R, Casanova M, et al. Rhabdomyosarcoma in adults: analysis of treatment modalities in a prospective single-center series. Med Oncol, 2019, 36(7):59.

Bhatt MD, Nambudiri VE. Cutaneous Sarcomas. Hematol Oncol Clin North Am, 2019, 33(1):87-101.

Bompas E, Campion L, Italiano A, et al. Outcome of 449 adult patients with rhabdomyosarcoma: an observational ambispective nationwide study. Cancer Med, 2018, 7(8):4023-4035.

Bouhajja L, Rammeh SA, Sayari S, et al. Angiomyofi -

broblastoma of the spermatic cord: a case report. Pathologica, 2017, 109(4):368-370.

Broski SM, Littrell LA, Howe BM, et al. Extraneural perineurioma: CT and MRI imaging characteristics. Skeletal Radiol, 2019, 49(1):109-114.

Calonje JE. Haemangiomas//Fletcher CD, Bridge JA, Hogendoorn PC, et al. WHO classification of tumours of soft tissue and bon. Lyon:IARC, 2013:138-140.

Carvalho SD, Pissaloux D, Crombé A, et al. Pleomorphic sarcomas: the State of the art. Surg Pathol Clin, 2019, 12(1):63-105.

Casali PG, Abecassis N, Aro HT, et al. Soft tissue and visceral sarcomas: ESMO-EURACAN clinical practice guidelines for diagnosis, treatment and follow-up. Ann Oncol, 2018, 29(Suppl 4):iv268-269.

Casali PG, Abecassis N, Bauer S, et al. Gastrointestinal stromal tumours: ESMO-EURACAN clinical practice guidelines for diagnosis, treatment and follow-up. Ann Oncol, 2018, 29(Suppl 4):iv68-78.

Casanova M, Brennan B, Alaggio R, et al. Inflammatory myofibroblastic tumor: the experience of the European pediatric Soft Tissue Sarcoma Study Group (EpSSG). Eur J Cancer, 2020, 127(1):123-129.

Cheah AL, Zou Y, Lanigan C, et al. ALK expression in angiomatoid fibrous histiocytoma: a potential diagnostic pitfall. Am J Surg Pathol, 2019, 43(1):93-101.

Chediak Al, Mukherji D, Temraz S, et al. Primary synovial sarcoma of the kidney: a case report of complete pathological response at a Lebanese tertiary care center. BMC Urol, 2018, 18(1):40.

Chen ZG, Zheng JW, Zhang L, et al. A survey on clinical use of propranolol for infantile hemangiomas in mainland China. Int J Clin Exp Med, 2015, 8(2):2138-2146.

Chi Y, Fang Z, Hong XN, et al. Safety and efficacy of anlotinib, a multikinase angiogenesis inhibitor, in patients with refractory metastatic soft-tissue sarcoma. Clin Cancer Res, 2018, 24(21):5233-5238.

Choi H. Response evaluation of gastrointestinal stromal tumors . Oncologist, 2008, 13(Suppl 2):4-7.

Ciocon D. Murphy-Chutorian B, Routt E, Vinelli G, et al. A Systematic review of the treatment of superficial leiomyosarcoma with Mohs micrographic surgery. Dermatol Surg, 2019, 45(12):1437-1441.

Coffin CM, Fletcher JA. Inflammatory myofibroblastic tumour//Fletcher CD, Bridge JA, Hogendoorn PC, et al. WHO classification of soft tissue and bone. 4th ed. Lyon:IARC, 2013:83-84.

Coffin CM, Sorensen PH. Infantile fibrosarcoma//Fletcher

CD, Bridge JA, Hogendoorn PC, et al. WHO classification of tumors of soft tissue and bone. 4th ed. Lyon:IARC, 2013:89-90.

Coindre JM, Pedeutour F. Pleomorphic liposarcoma//Fletcher CD, Bridge JA, Hogendoorn PC, et al. WHO classification of tumors of soft tissue and bone. 4th ed. Lyon:IARC Press, 2013:42-43.

Curtiss P, Strazzulla LC, Friedman-Kien AE. An update on Kaposi's sarcoma: epidemiology, pathogenesis and treatment. Dermatol Ther, 2016, 6(4):465-470.

Dalton BG, Thomas PG, Sharp NE, et al. Inflammatory myofibroblastic tumors in children. J Pediatr Surg, 2016, 51(4):541-544.

Dang AT, Dang PDD. Dermatofibrosarcoma protuberans: prognosis and epidemiology analysis of the surveillance, Epidemiology, and End Results Database from 1973-2014. Int J Radiat Oncol, 2019, 105(1):3880.

Darrow DH, Greene AK, Mancini AJ, et al. Diagnosis and management of infantile hemangioma. Pediatrics, 2015, 136(4):e1060-1104.

Dei Tos AP, Marino-Enriquez A, Pedeutour F, et al. Dedifferentiated liposarcoma//Fletcher CD, Bridge JA, Hogendoorn PC, et al. WHO classification of tumors of soft tissue and bone. 4th ed. Lyon:IARC Press, 2013:37-38.

Dei Tos AP, Pedeuour F. Atypical lipomatous tumour// Fletcher CD, Bridge JA, Hogendoorn PC, et al. WHO classification of tumors of soft tissue and bone. 4th ed. Lyon:IARC Press, 2013:33-36.

DeMatteo RP, Maki RG, Agulnik Mark, et al. Gastrointestinal stromal tumor//Amin MB. AJCC cancer staging manual. 8th ed. Chicago:American College of Surgeons, 2018:523-529.

Den Hollander D, Van der Graaf WTA, Desar IME, et al. Predictive factors for toxicity and survival of second-line sunitinib in advanced gastrointestinal stromal tumours (GIST). Acta Oncol, 2019, 58(11):1648-1654.

Deveci MA, Özbarlas HS, Erdoğan KE, et al. Elastofibroma dorsi: clinical evaluation of 61 cases and review of the literature. Acta Orthop Traumatol Turc, 2017, 51(1):7-11.

Di Monta G, Caracò C, Benedetto L, et al. Electrochemotherapy as "new standard of care" treatment for cutaneous Kaposi's sarcoma. Eur J Surg Oncol, 2014, 40(1):61-66.

Dickson BC, Chung CT, Hurlbut DJ, et al. Genetic diversity in alveolar soft part sarcoma: a subset contain variant fusion genes, highlighting broader molecular kinship with other MiT family tumors.Genes Chromosomes Cancer, 2019, 59(8):23-29.

Dogan ÖY, Oksuz DÇ, Atalar B,et al. Long-term results of extremity soft tissue sarcomas limb-sparing surgery and radiotherapy. Acta Ortop Bras, 2019, 27(4):207-211.

Donzel M, Zidane-Marinnes M, Paindavoine S, et al. Clear cell sarcoma of the soft palate mimicking unclassified melanoma. Pathology, 2019, 51(3):331-334.

Dornbos D, Kim HJ, Butman JA, et al. Review of the neurological implications of von Hippel-Lindau Disease. JAMA Neurol, 2018, 75(5):620-627.

Drilon A, Laetsch TW, Kummar S, et al. Efficacy of larotrectinib in TRK fusion-positive cancers in adults and children. N Engl J Med, 2018, 378(8):731-739.

Dürr HR, Rauh J, Baur-Melnyk A, et al. Myxoid liposarcoma: local relapse and metastatic pattern in 43 patients. BMC Cancer, 2018, 18(5):304.

Eastley N, McCulloch T, Esler C, et al. Extra-abdominal desmoid fibromatosis: a review of management, current guidance and unanswered questions. Eur J Surg Oncol, 2016, 42(7):1071-1083.

Enneking WF. Musculoskeletal tumor staging: 1988 update. Cancer Treat Res, 1989, 44(1):39-49.

Falkenhorst J, Hamacher R, Bauer S. New therapeutic agents in gastrointestinal stromal tumours. Curr Opin Oncol, 2019, 31(4):322-328.

Fanburg-Smith JC. Plexiform fibrohistiocytic tumour// Fletcher CD, Bridge JA, Hogendoorn PC, et al. WHO classification of tumours of soft tissue and bone. 4th Ed. Lyon:IARC, 2013:105.

Ferrari A, De Salvo GL, Brennan B, et al. Synovial sarcoma in children and adolescents: the European Pediatric Soft Tissue Sarcoma Study Group prospective trial(EpSSG NRSTS 2005). Ann Oncol, 2015, 26(3):567-572.

Fetsch JF, Bridge JA. Deep ("aggressive") angiomyxoma// Fletcher CD, Bridge JA, Hogendoorn PC, et al. WHO classification of tumors of soft tissue and bone. 4th ed. Lyon:IARC, 2013:198-199.

Fetsch JF, Dry SM. Dermal nerve sheath myxoma//Fletcher CD, Bridge JA, Hogendoorn PC, et al. WHO classification of tumors of soft tissue and bone. 4th ed. Lyon:IARC, 2013:179-180.

Fetsch JF. Acral fibromyxoma//Fletcher CD, Bridge JA, Hogendoorn PC, et al. WHO classification of tumors of soft tissue and bone. 4th ed. Lyon:IARC, 2013:194.

Fiore M, MacNeill A, Gronchi A, et al. Desmoid-type fibromatosis: evolving treatment standards. Surg Oncol Clin N Am, 2016, 25(4):803-826.

Fletcher CD, Gleason BC. Deep benign fibrous histiocytoma//Fletcher CD, Bridge JA, Hogendoorn PC, et al. WHO classification of tumours of soft tissue and bone. 4th Ed. Lyon:IARC, 2013:104.

Fletcher CD, Antonescu CR, Heim S, et al. Myoepithelioma/ myoepithelial carcinoma/mixed tumour//Fletcher CD, Bridge JA, Hogendoorn PC, et al. WHO classification of tumors of soft tissue and bone. 4th ed. Lyon:IARC, 2013:208-209.

Fletcher CD, Bridge JA, Hogendoorn PC, et al. Myxofibrosarcoma//Mentzel T, Hogendoorn PC, Huang HY. WHO classification of tumors of soft tissue and bone. 4th ed. Lyon:IARC, 2013:93-95.

Fletcher CD, Bridge JA. Hogendoorn PC, et al. myxoinflammatory fibroblastic sarcoma//Meis JM, Kindblom LG, Mertens F. WHO classification of tumors of soft tissue and bone. 4th ed. Lyon:IARC, 2013:87-89.

Fletcher CD, Chibon F, Mertens F, et al. Undifferentiated/ unclassified sarcomas//Fletcher CD, Bridge JA, Hogendoorn PC, et al. WHO classification of tumors of soft tissue and bone. 4th ed. Lyon:IARC, 2013:236-238.

Fletcher CD, Gronchi A. Tumours of soft tissue: introduction//Fletcher CD, Bridge JA, Hogendoom PCW, et al. WHO classification of tumours of soft tissue and bone. 4th ed. Lyon:IARC, 2013:14-18.

Fletcher CD. Angiomyofibroblasloma//Fletcher CD, Bridge JA, Hogendoorn PC, et al. WHO classification of tumors of soft tissue and bone. 4th ed. Lyon:IARC, 2013:64-65.

Flores RJ, Harrison DJ, Federman NC, et al. Alveolar soft part sarcoma in children and young adults: a report of 69 cases. Pediatr Blood Cancer, 2018, 65(5):e26953.

Folpe AL, Brems H, Legius E. Glomus tumours//Fletcher CD, Bridge JA, Hogendoorn PC, et al. WHO classification of tumours of soft tissue and bone. Lyon:IARC, 2013:116-117.

Folpe AL, Hornick JL, Mertens F. Low-grade fibromyxoid sarcoma// Fletcher CD, Bridge JA, Hogendoorn PC, et al. WHO classification of tumors of soft tissue and bone. 4th ed. Lyon:IARC, 2013:95-96.

Folpe AL. Adult fibrosarcoma//Fletcher CD, Bridge JA, Hogendoorn PC, et al. WHO classification of tumours of soft tissue and bone. 4th Ed. Lyon:IARC, 2013:91-92.

Folpe AL. Fibrosarcoma: a review and update. Histopathology, 2014, 64(1):12-25.

Ganeshan D, Amini B, Nikolaidis P, et al. Current update on desmoid fibromatosis. J Comput Assist Tomogr, 2019, 43(1):29-38.

Gervais MK, Burtenshaw SM, Maxwell J, et al. Clinical outcomes in breast angiosarcoma patients: a rare tumor with unique challenges. J Surg Oncol, 2017, 116(8):1056-

1061.

Goldblum JR, Fletcher JA. Desmoid-type fibromatosis// Fletcher CD, Bridge JA, Hogendoorn PC, et al. WHO classification of tumors of soft tissue and bone. 4th ed. Lyon:IARC, 2013:72-73.

Gonzaga MI, Grant L, Curtin C, et al. The epidemiology and survivorship of clear cell sarcoma: a National Cancer Database (NCDB) review. J Cancer Res Clin Oncol, 2018, 144(9):1711-1716.

Gooch C, Gaballah AH, Nelson J, et al. Sclerosing angiomatoid nodular transformation of the spleen: a case report of thrombocytopenia and a hypervascular splenic mass. Radiol Case Rep, 2018, 14(4):521-525.

Gounder MM, Thomas DM, Tap WD. Locally aggressive connective tissue tumors. J Clin Oncol, 2018, 36(2):202-209.

Hatanaka KC, Takakuwa E, Hatanaka Y, et al. Desmoplastic small round cell tumor of the parotid gland-report of a rare case and a review of the literature. Diagn pathol, 2019, 14(1):43.

Hauben E, Cleton-Jansen AM. Desmoplastic fibroma of bone//Fletcher CD, Bridge JA, Hogendoorn PC, et al. WHO classification of tumors of soft tissue and bone. 4th ed. Lyon:IARC, 2013:298.

Hayes-Jordan A, LaQuaglia MP, Modak S. Management of desmoplastic small round cell tumor. Semin Pediatric Surg, 2016, 25(5):299-304.

Heinrich M, Jones R, von Mehren M, et al. Clinical activity of avapritinib in ≥ fourth-line (4L+) and PDGFRA Exon 18 gastrointestinal stromal tumors (GIST). J Clin Oncol, 2020, 38(Suppl 4):826.

Hisaoka M, Quade B. Angioleiomyoma//Fletcher CD, Bridge JA, Hogendoorn PC, et al. WHO classification of tumours of soft tissue and bone. Lyon:IARC, 2013:120-121.

Hisaoka M, Nishio . Elastofibroma//Fletcher CD, Bridge JA, Hogendoorn PC, et al. WHO classification of tumors of soft tissue and bone. 4th ed. Lyon:IARC, 2013:53-54.

Honoré C, Delhorme J B, Nassif E, et al. Can we cure patients with abdominal desmoplastic small round cell tumor? Results of a retrospective multicentric study on 100 patients. Surg Oncol, 2019, 29(6):107-112.

Hornick JL, Fletcher CD, Fletcher JA. Perineurioma// Fletcher CD, Bridge JA, Hogendoorn PC, et al. Bridge JA. WHO classification of tumors of soft tissue and bone. 4th ed. Lyon:IARC, 2013:176-178.

Hornick JL. Subclassification of pleomorphic sarcomas: how and why should we care?. Ann Diagn Pathol, 2018, 37(11):118-124.

Hung YP, Fletcher CD. Myopericytomatosis: clinico-pathologic analysis of 11 cases with molecular identification of recurrent PDGFRB alterations in myopericytomatosis and myopericytoma. Am J Surg Pathol, 2017, 41(8):1034-1044.

Ito T, Uchi H, Nakahara T, et al. Cutaneous angiosarcoma of the head and face: a single-center analysis of treatment outcomes in 43 patients in Japan. J Cancer Res Clin Oncol, 2016, 142(6):1387-1394.

Iwasaki T, Yamamoto H, Oda Y. Current update on the molecular biology of cutaneous sarcoma: dermatofibrosarcoma protuberans.Curr Treat Options Oncol, 2019, 20(4):29.

Kallen ME, Hornick JL. The 2020 WHO classification: What's new in soft tissue tumour pathology?.Am J Surg Pathol,2021,45(1):e1-e23.

Kasper B, Baumgarten C, Garcia J, et al. An update on the management of sporadic desmoid-type fibromatosis: a european consensus initiative between sarcoma patients euronet (SPAEN) and european organization for research and treatment of cancer (EORTC)/soft tissue and bone sarcoma group (STBSG). Ann Oncol, 2017, 28(10):2399-2408.

Kawai A, Araki N, Sugiura H, et al. Trabectedin monotherapy after standard chemotherapy versus best supportive care in patients with advanced, translocation-related sarcoma: a randomised, open-label, phase 2 study. Lancet Oncol, 2015, 16:406-416.

Kazlouskaya V, Lai YC, Khachemoune A. Leiomyosarcoma of the skin: review of the literature with an emphasis on prognosis and management. Int J Dermatol, 2020, 59(2):165-172.

Keraliya AR, Tirumani SH, Shinagare AB, et al. Solitary fibrous tumors: 2016 imaging update. Radiol Clin North Am, 2016, 54(3):565-579.

Khurana A, Mei L, Faber AC, et al. Paragangliomas in Carney-Stratakis Syndrome. Horm Metab Res, 2019, 51(7):437-442.

Knight JA, Hunt KN, Carter . Nodular fasciitis of the breast in an elderly woman. Radiol Case Rep, 2017, 12(4):642-644.

Koyama R, Minagawa N, Maeda Y, et al. A sclerosing angiomatoid nodular transformation (SANT) mimicking a metachronous splenic metastasis from endometrioid cancer and ovarian cancer. Int J Surg Case Rep, 2019, 65(11):292-295.

Kuruva SP, Bala S, Konatam ML, et al. Clinicopathological features, treatment and survival outcomes of synovial sarcoma. South Asian J Cancer, 2018, 7(4):270-272.

Lazar A, Evans HL, Oliveira AM. Nodular fasciitis// Fletcher CD, Bridge JA, Hogendoorn PCW, et al. WHO classification of tumours of soft tissue and bone. 4th ed. Lyon:IARC, 2013:46-47.

Lazar AJ, Mahar A. Dermatofibrosarcoma protuberans and variants//Elder DE, Massi D, Scolyer RA, et al. WHO classification of skin tumours. 4th ed. Lyon:IARC, 2018:304-306.

Liao Z, Li F, Zhang C, et al. Phase Ⅱ trial of VEGFR2 inhibitor apatinib for metastatic sarcoma: focus on efficacy and safety. Exp Mol Med, 2019, 51(3):1-11

Llombart B, Serra C, Requena C, et al. Guidelines for diagnosis and treatment of cutaneous sarcomas: dermatofibrosarcoma protuberans. Actas Dermosifiliogr, 2018, 109(10):868-877.

Lucas DR, Stenman G. Extraskeletal myxoid chondrosarcoma//Fletcher CD, Bridge JA, Hogendoorn PC, et al. WHO classification of tumors of soft tissue and bone. 4th ed. Lyon:IARC, 2013:223-224.

Lyou Y, Barber E, Mehta R, et al. Radiation-associated angiosarcoma of the breast: a case report and literature review. Case Rep Oncol, 2018, 11(1):216-220.

Magro G. Differential diagnosis of benign spindle cell lesions. Surg Pathol Clin, 2018, 11(1):91-121.

Meis JM, Kindblom LG, Mertens F. Myxoinflammatory fibroblastic sarcoma//Fletcher CD, Bridge JA, Hogendoorn PC, et al. WHO classification of tumors of soft tissue and bone. 4th ed. Lyon:IARC, 2013:87-88.

Meis-kindblom JM, Bergh P, Gunterberg B, et al. Extraskeletal myxoid chondrosarcoma: a reappraisal of its morphologic spectrum and prognostic factors based on 117 case. Am J Surg Pathol, 2019, 23:635-650.

Mentzel T, Bridge JA. Myopericytoma, including myofibroma//Fletcher CD, Bridge JA, Hogendoorn PC, et al. WHO classification of tumours of soft tissue and bone. Lyon:IARC, 2013:118-120.

Mentzel T, Hogendoorn PC, Huang HY. Myxofibrosarcoma// Fletcher CD, Bridge JA, Hogendoorn PC, et al. WHO classification of tumors of soft tissue and bone. 4th ed. Lyon:IARC, 2013:93-94.

Mentzel T, Knuutila S, Lamovec . Kaposi Sarcoma//Fletcher CD, Bridge JA, Hogendoorn PC, et al. World Health Organization classification of tumours of soft tissue and bone. 4th ed, Lyon:IARC, 2013:151-152.

Mentzel T. Low-grade myofibroblastic sarcoma//Fletcher CD, Bridge JA, Hogendoorn PC, et al. WHO classification of tumours of soft tissue and bone. 4th Ed. Lyon:IARC,

2013: 85-86.

Michal M. Nuchal-type fibroma//Fletcher CD, Bridge JA, Hogendoorn PC, et al. WHO classification of tumours of soft tissue and bone. Lyon:IARC, 2013:67.

Miettinen MM, Corless CL, Debiec-Rychter M, et al. Gastrointestinal stromal tumours//Fletcher CD, Bridge JA, Hogendoorn PC, et al. WHO classification of tumours of soft tissue and bone. 4th Ed. Lyon:IARC, 2013:164-167.

Miettinen MM, Kawashima H, Weiss SW. Ossifying fibromyxoid tumor//Fletcher CD, Bridge JA, Hogendoorn PC, et al. WHO classification of tumors of soft tissue and bone. 4th ed. Lyon:IARC, 2013:206-208.

Miettinen MM, Ouade B. Leiomyoma of deep soft tissue//Fletcher CD, Bridge JA, Hogendoorn PC, et al. WHO classification of tumors of soft tissue and bone. 4th ed. Lyon:IARC, 2013:109-111.

Miyagawa T, Kadono T, Kimura T, et al. Pazopanib induced a partial response in a patient with metastatic fibrosarcomatous dermatofibrosarcoma protuberans without genetic translocations resistant to mesna, doxorubicin, ifosfamide and dacarbazine chemotherapy and gemcitabine-docetaxel chemotherapy. J Dermatol, 2017, 44(3):e21-22.

Momeni-Boroujeni A, Chiang S. Uterine mesenchymal tumours: recent advances. Histopathology, 2020, 76(1):64-75.

Morani AC, Bathala TK, Surabhi VR, et al. Desmoplastic small round cell tumor: imaging pattern of disease at presentation. Am J Roentgenol, 2019, 212(3):W45-W54.

Nahhas AF, Scarbrough CA, Trotter S. A review of the global guidelines on surgical margins for nonmelanoma skin cancers. J Clin Aesthet Dermatol, 2017, 10(4):37-46.

Nakamura T, Matsumine A, Kawai A, et al.The clinical outcome of pazopanib treatment in Japanese patients with relapsed soft tissue sarcoma: a Japanese Musculoskeletal Oncology Group (JMOG) study. Cancer, 2016, 122(9):1408-1416.

Nancy MB, Robert JM, Philip CG, et al. Propranolol *vs* prednisolone for symptomatic proliferating infantile hemangiomas: a randomized clinical trial. JAMA Otolaryngol Head Neck Surg, 2014, 140(4):323-330.

Navarrete-Dechent C, Mori S, Barker CA, et al. Imatinib treatment for locally advanced or metastatic dermatofibrosarcoma protuberans: a systematic review. JAMA Dermatol, 2019, 155(3):361-369.

NCCN clinical practice guidelines in oncology. Dermatofibrosarcoma protuberans. V1.2020. Available at:https://www.nccn.org/professionals/physician_gls/pdf/dfsp.pdf

NCCN clinical practice guidelines in oncology. Soft tissue sarcoma. V2.2020. Available at:https://www.nccn.org/professionals/physician_gls/pdf/sarcoma.pdf.

Nielsen GP, Hogendoorn PC. Intramuscular myxoma//Fletcher CD, Bridge JA, Hogendoorn PC, et al. WHO classification of tumors of soft tissue and bone. 4th ed. Lyon:IARC, 2013:195-196.

Nielsen GP, Kyriakos M. Non-ossifying fibroma/benign fibrous histiocytoma of bone//Fletcher CD, Bridge JA, Hogendoorn PCW, et al. WHO classification of tumours of soft tissue and bone. 4th Ed. Lyon:IARC, 2013: 302-304.

Nielsen GP,Hogendoorn PC. Juxta-articular myxoma//Fletcher CD, Bridge JA. Hogendoorn PC, et al. WHO classification of tumors of soft tissue and bone. 4th ed. Lyon:IARC, 2013:197-198.

Nomura R, Tokumura H, Katayose Y, et al. Sclerosing angiomatoid nodular transformation of the spleen: lessons from a rare case and review of the literature. Intern Med, 2019, 58(10):1433-1441.

O'Sullivan B, Maki RG, Agulnik M,et al. Soft tissue sarcoma of the head and neck//Amin MB. AJCC cancer staging manual. 8th ed. Chicago:American College of Surgeons, 2018:499-505.

Paoluzzi L, Maki RG. Diagnosis, prognosis, and treatment of alveolar soft-part sarcoma: a review. JAMA Oncol, 2019, 5(2):254-260.

Parab TM, DeRogatis MJ, Boaz AM, et al. Gastrointestinal stromal tumors: a comprehensive review. J Gastrointest Oncol, 2019, 10(1):144-154.

Parham DM, Barr FG. botryoid rhabdomyosarcoma//Fletcher CD, Bridge JA, Hogendoorn PC, et al. WHO classification of tumors of soft tissue and bone. 4th ed. Lyon:IARC, 2013:127-129.

Penel N, Chibon F, Salas S. Adult desmoid tumors: biology, management and ongoing trials. Curr Opin Oncol, 2017, 29(4):268-274.

Pollock RE, Maki RG, Baldini EH, et al. Soft tissue sarcoma of the retroperitoneum//Amin MB. AJCC cancer staging manual. 8th ed. Chicago:American College of Surgeons, 2018:531-537.

Raut CP, Maki RG, Baldini EH, et al. Soft tissue sarcoma of the abdomen and thoracic visceral organs//Amin MB. AJCC cancer staging manual. 8th ed. Chicago:American College of Surgeons, 2018:517-521.

Reha J, Katz SC. Dermatofibrosarcoma protuberans. Surg Clin North Am, 2016, 96(5):1031-1046.

Roland CL, Wang WL, Lazar AJ, et al. Myxofibrosarcoma. Surg Oncol Clin N Am, 2016, 25(4):775-788.

Ronchi A, Cozzolino I, Zito Marino F, et al. Extrapleural solitary fibrous tumor: a distinct entity from pleural solitary fibrous tumor. An update on clinical, molecular and diagnostic features. Ann Diagn Pathol, 2018, 34(6):142-150.

Sargar KM, Sheybani EF, Shenoy A, et al. Pediatric fibroblastic and myofibroblastic tumors: a pictorial review. Radiographics, 2016, 36(4):1195-1214.

Sawaya JL, Khachemoune A. Superficial acral fibromyxoma. Int J Dermatol, 2015, 54(5):499-508.

Scheer M, Vokuhl C, Blank B, et al. Desmoplastic small round cell tumors: multimodality treatment and new risk factors. Cancer med, 2019, 8(2):527-542.

Schneider JW, Dittmer DP. Diagnosis and treatment of Kaposi sarcoma. Am J Clin Dermatol, 2017, 18(4):529-539.

Schneider N, Fisher C, Thway K. Ossifying fibromyxoid tumor: morphology, genetics, and differential diagnosis. Ann Diagn Pathol. 2016, 20(2):52‐58.

Snow H, Davies E, Strauss DC, et al. Conservative re-excision is a safe and simple alternative to radical resection in revision surgery for dermatofibrosarcoma Protuberans. Ann Surg Oncol, 2020, 27(3):919-923.

Søreide K, Sandvik OM, Søreide JA, et al. Global epidemiology of gastrointestinal stromal tumours (GIST): a systematic review of population-based cohort studies. Cancer Epidemiol, 2016, 40(2):39-46.

Starita N, Di Monta G, Cerasuolo A, et al. Effect of electrochemotherapy on human herpesvirus 8 kinetics in classic Kaposi sarcoma. Infect Agent Cancer, 2017, 12(6):35.

Stout AP, Murray MR. Hemangiopericytoma: a vascular tumor featuring Zimmerman's pericytes. Ann Surg, 1942, 116(1):26-33.

Suurmeijer AJ, de Bruijn D, Geurts van Kessel A, et al. Synovial sarcoma//Fletcher CD, Bridge JA, Hogendoom PC, et al. WHO Classification of Tumours of soft tissue and bone. 4th ed. Lyon:IARC, 2013:213-215.

Theilen TM, Soerensen J, Bochennek K, et al. Crizotinib in ALK+ inflammatory myofibroblastic tumors-current experience and future perspectives. Pediatr Blood Cancer, 2018, 65(4):e26920.

Trofymenko O, Bordeaux JS, Zeitouni NC. Survival in patients with primary dermatofibrosarcoma protuberans: National Cancer Database analysis. J Am Acad Dermatol, 2018, 78(6):1125-1134.

Wada R, Arai H, Kure S, et al. "Wild type" GIST: clinicopathological features and clinical practice. Pathol Int, 2016, 66(8):431-437.

Wang H, Jacobson A, Harmon DC, et al. Prognostic factors in alveolar soft part sarcoma: a SEER analysis. J Surg Oncol, 2016, 113(5):581-586.

Weiss SW. Angiomatosis//Fletcher CD, Bridge JA, Hogendoorn PC, et al. WHO classification of tumours of soft tissue and bone. Lyon:IARC, 2013:143.

Widemann BC, Italiano A. Biology and management of undifferentiated pleomorphic sarcoma, myxofibrosarcoma, and malignant peripheral nerve sheath tumors: state of the art and perspectives. J Clin Oncol, 2018, 36(2):160-167.

Yoon SS, Maki RG, Asare EA, et al. Soft tissue sarcoma of the trunk and extremities//Amin MB. AJCC cancer staging manual. 8th ed. Chicago:American College of Surgeons, 2018:507-515.

Zabramski JM, Kalani MY, Filippidis AS, et al. Propranolol treatment of cavernous malformations with symptomatic hemorrhage. World Neurosurg, 2016, 88(4):631-639.

第15章

骨肿瘤

第一节　概　述

原发性骨肿瘤可来源于软骨、骨、纤维组织、血管组织、脂肪组织、脊索组织等，在WHO骨与软组织肿瘤病理和遗传学分类2013年第4版中，骨肿瘤有12大类，此外还有与骨相关的肿瘤综合征（表15-1）。其中，纤维源性肿瘤没有良性，造血系统肿瘤只有恶性，脊索样肿瘤、肌源性肿瘤、脂肪源性肿瘤没有中间性，未明确性质的肿瘤只有良性。和软组织肿瘤一样，字面上理解骨肿瘤的良恶性有可能出错，如上皮样血管瘤属于中间性，上皮样血管内皮瘤则属于恶性。

表15-1　骨肿瘤组织学分类（WHO，2013）

组织类型	良恶性	疾病名称
软骨源性肿瘤	良性	骨软骨瘤，软骨瘤（内生软骨瘤、骨膜软骨瘤），骨软骨黏液瘤*，甲下外生性骨疣*，奇异性骨旁骨软骨瘤样增生*，滑膜软骨瘤病
	中间性#	软骨黏液样纤维瘤，非典型软骨样肿瘤*/软骨肉瘤（Ⅰ级）
	中间性*	软骨母细胞瘤
	恶性	软骨肉瘤（Ⅱ级，Ⅲ级），去分化软骨肉瘤，间叶性软骨肉瘤，透明细胞软骨肉瘤
骨源性肿瘤	良性	骨瘤*，骨样骨瘤
	中间性#	骨母细胞瘤
	恶性	低级别中心型骨肉瘤，普通型骨肉瘤（成软骨型骨肉瘤、成纤维型骨肉瘤、成骨型骨肉瘤），毛细血管扩张型骨肉瘤，小细胞骨肉瘤，继发性骨肉瘤，骨旁骨肉瘤，骨膜骨肉瘤，高级别表面骨肉瘤
纤维源性肿瘤	中间性#	（骨的）促结缔组织增生性纤维瘤
	恶性	（骨的）纤维肉瘤
纤维组织细胞性肿瘤	良性	（骨的）良性纤维组织细胞瘤/非骨化性纤维瘤
	恶性	（骨的）恶性纤维组织细胞瘤/非骨化性纤维瘤
造血系统肿瘤	恶性	浆细胞骨髓瘤，（骨的）孤立性浆细胞瘤*，（骨的）原发性非霍奇金淋巴瘤
富于巨细胞的破骨细胞肿瘤	良性	小骨的巨细胞病变*
	中间性#*	（骨的）巨细胞肿瘤
	恶性	骨巨细胞瘤内的恶性
脊索样肿瘤	良性	良性脊索样细胞瘤*
	恶性	脊索瘤

续表

组织类型	良恶性	疾病名称
血管源性肿瘤	良性	血管瘤
	中间性 #*	上皮样血管瘤★
	恶性	上皮样血管内皮瘤★，血管肉瘤
肌源性肿瘤	良性	（骨的）平滑肌瘤
	恶性	（骨的）平滑肌肉瘤
脂肪源性肿瘤	良性	脂肪瘤
	恶性	脂肪肉瘤
未明确性质的肿瘤	良性	单纯性骨囊肿，纤维结构不良（纤维异常增殖症），骨性纤维结构不良，软骨间叶性错构瘤，Rosai-Dorfman 病
	中间性 #	动脉瘤样骨囊肿，朗格汉斯细胞组织细胞增多症（单骨型、成骨型），Erdheim-Chester 病
杂类肿瘤		尤文肉瘤，釉质瘤，（骨的）未分化高级别多形性肉瘤
肿瘤综合征		Bechwith-Wiedemann 综合征，家族性巨颌症，内生软骨瘤病，Li-Fraumeni 综合征，McCune-Albright 综合征，多发性骨软骨瘤，神经纤维瘤病1型，视网膜母细胞瘤综合征，Rothmund-Thomson 综合征，Werner 综合征

注：★.2013 版新增肿瘤；#.中间性（局部侵袭性），有局部复发可能，一般不发生远处转移；*.中间性（偶见转移性），低度恶性倾向，偶可发生转移

【流行病学】骨肿瘤十分罕见，在所有肿瘤中占比不到0.2%，恶性骨肿瘤更少，良恶性之比约为2.08：1。但原发性恶性骨肿瘤好发于儿童和青少年，是儿童中第六大常见肿瘤，在青少年和年轻成人中是仅次于白血病和淋巴瘤的第三大常见肿瘤。良性骨肿瘤大多没有症状而是被偶然发现，有学者估计其发病率可能为原发性恶性骨肿瘤的100倍以上。

骨良性肿瘤和肿瘤样病变中，骨软骨瘤最常见，其次为软骨瘤及骨巨细胞瘤（giant cell tumour of bone，GCTB）。恶性肿瘤中骨肉瘤（35%）、软骨肉瘤（30%）和尤文肉瘤（Ewing sarcoma，ES）（16%）相对常见。高级别未分化多形性肉瘤、纤维肉瘤、脊索瘤罕见，占所有原发恶性骨肿瘤的1%～5%。

在全部骨肿瘤中，原发于脊柱的肿瘤也只占5%左右，但其死亡率、致残率却是最高。

【发病机制】骨肿瘤的发病机制和病因仍不明确。现有的研究结果表明，ES可能与EWS和ETS基因家族间的基因重组有关，t（11；22）染色体易位产生的*EWS-FLI1*融合基因是大多数患者中存在的细胞遗传学异常。Li-Fraumeni综合征的*p53*基因突变、视网膜母细胞瘤蛋白肿瘤抑制因子通路失活均与骨肉瘤有关。放射因素诱发骨肉瘤偶有发生。

【临床表现】骨肿瘤多表现为局部疼痛、肿胀（肿块）和活动受限，开始多较轻微，以夜间痛为主，呈间歇性，后逐渐加重，亦有以病理性骨折为首发症状。患者年龄、肿瘤生长速度、疼痛性质、肿瘤发生的部位、影像学表现（病灶的数目、边缘、钙化及骨膜反应）等，都对骨肿瘤的诊断有重要帮助。

1.年龄　某些肿瘤好发于特定年龄组，如GCTB多数发生于骺板愈合之后，20岁之前很少发生。单纯性骨囊肿通常在骨成熟前，几乎只发生于长骨。动脉瘤样骨囊肿多见于20岁之前，朗格汉斯组织细胞增生症多见于10岁前，原发性骨肉瘤好发于青少年，软骨肉瘤常见于中老年人。ES主要发生在儿童和年轻人中。脊索瘤多见于男性，发病高峰在50～60岁。骨髓瘤及转移癌一般发生于40～50岁以后。有指南建议，有骨破坏者，<40岁的要首先考虑骨原发病变，≥40岁的要首先除外转移癌，男性要首先除外前列腺癌，女性要首先除外乳腺癌。

2.生长速度及疼痛性质　肿块如果迅速增大或疼痛性质变化，应警惕恶变的可能。不少骨

病变的临床过程显示为良性至多为中间性（局部侵袭性），但病理形态和细胞遗传学特征符合肿瘤的一般特征，这类疾病包括单纯性骨囊肿、动脉瘤样骨囊肿、纤维结构不良、骨性纤维结构不良、朗格汉斯细胞组织细胞增生症等，它们在骨肿瘤的鉴别诊断中很重要。

3.发生部位　GCTB好发于长骨关节且紧靠关节面的部位，软骨母细胞瘤好发于长骨骨骺，骨肉瘤好发于长骨干骺端，ES好发于骨干，骨髓瘤多发生于红髓部位之中轴骨，单纯性骨囊肿位于长骨中心位置。动脉瘤样骨囊肿、软骨黏液瘤、非骨化性纤维瘤（nonossifying fibmma，NOF）、巨细胞瘤多偏心生长。

4.病灶数目　骨肿瘤一般为单发。如果是多发，则良性或中间性者多见于骨软骨瘤、内生软骨瘤、纤维异常增殖症、朗格汉斯组织细胞增生症及血管瘤病等，而恶性者多见于骨髓瘤、转移癌。

5.病灶边缘　生长慢的良性肿瘤多局限于骨内，边缘锐利，常有薄的硬化边，很少有周围软组织肿块，如骨囊肿、NOF等。如果边缘为渐宽的逐渐过渡到正常骨的硬化带，应考虑骨的炎性改变。生长稍快的良性肿瘤边缘清楚但无硬化带，如巨细胞瘤、动脉瘤样骨囊肿。恶性骨肿瘤可向骨外延伸，边缘多不清呈虫蚀状或渗透状。但边界清楚与否并非判断肿瘤良恶性的可靠依据，因为有的恶性肿瘤也有假包膜形成而边界清晰，而血管瘤等良性肿瘤也可能呈浸润性生长且无包膜。

6.钙化及骨膜反应　X线为成骨的肿瘤，良性可表现为有规则性和结构性的骨小梁，恶性可表现为无结构的绒毛、棉团和云絮状高密度影。软骨来源可出现软骨钙化，表现为爆米花、点状、弧状或小环状钙化。良性骨肿瘤一般无骨膜反应，或骨膜反应呈连续性且较光整，如骨样瘤、软骨母细胞瘤，非肿瘤性病变如骨髓炎、朗格汉斯细胞组织细胞增生症等。恶性骨肿瘤的骨膜反应常呈多层状、放射状或三角状，但颅骨血管瘤、慢性严重贫血时的颅骨也可见到。骨膜三角是增生的骨膜被快速生长的病变组织破坏、中断后形成的图像，如能除外急性骨髓炎等快速发展的非肿瘤性病变，高度提示肿瘤恶性且进展迅速。

7.成骨及溶骨性病变　CT和X线片上可将骨病灶分为成骨性、溶骨性、混合性三大类。成骨性病变以良性或中间性肿瘤如骨岛、骨样骨瘤、骨母细胞瘤居多，如果为恶性则多半是骨肉瘤、前列腺癌骨转移，骨母细胞瘤及钙盐沉积症也可表现为成骨性病变。其他肿瘤的骨转移以溶骨性和（或）混合性骨病变多见，单纯的成骨性病变罕见。溶骨性病灶还可见于骨皮样囊肿、骨内脂肪瘤、骨纤维结构不良、巨细胞瘤、骨囊肿、痛风等，这些疾病大多起病隐匿，易误诊为转移性骨肿瘤。高密度的肿瘤骨分化相对较好，较低密度者分化较差。

【诊断】在详细的病史问诊和体检基础上，酌情选择以下检查。

1.实验室检查　除常规检查项目外，需行血的酸性磷酸酶、碱性磷酸酶（alkaline phosphatase，ALP）、乳酸脱氢酶（lactate dehydrogenase，LDH）检查。ES可有白细胞增多及血沉加快，血清LDH活性增高，白细胞可高达（10～30）×10⁹/L，尤其是肿块内组织坏死、出血后。肿瘤标志物在骨肿瘤一般没有异常，如果前列腺特异性抗原（prostate specific antigen，PSA）、AFP、β-HCG、M-蛋白、CA125明显升高，提示可能有相应肿瘤的骨转移。如果没有病史或病理资料，其他的肿瘤标志物对确定肿瘤来源通常帮助不大。

2.X线片　对骨肿瘤诊断有重要价值，除胸片可证实或除外肺转移外，X线检查可显示骨病灶侵犯范围、特征及变化，对骨膜反应、骨肿瘤钙化、瘤骨及骨折等有较高的特异性。但X线的敏感性较低，只有病灶直径≥1～2cm，局部脱钙量达30%～50%时，X线才能发现骨小梁的破坏性病变。发生在老年人的骨盆骨肿瘤可能因为骨质疏松使骨髓的破坏较难显示。

3.CT　可以更好地显示骨质破坏及软组织肿块的情况，鉴别钙化增多是由于肿瘤边缘修复还是肿瘤本身的钙化。对发生在骨盆的骨肿瘤，明显优于X线片。CT增强扫描有助于显示骨肿瘤的血供情况，还可以显示病灶与周围血管、组织的关系。但CT观察骨的整体变化不如X线，对空间的分辨率亦不足，且可出现假阳性结果。

4.MRI 成像方法主要有反映水质子变化的弥散加权成像（diffusion weighted imaging，DWI）、反映毛细血管的灌注加权成像（perffusion weighted imaging，PWI）、波谱成像（MR spectroscopy，MRS）等。MRI诊断骨关节病的价值优于且早于CT，软组织的分辨率高于CT。对于骨髓腔内的骨肿瘤病灶有很高的灵敏度，能准确显示病灶累及的范围及周围软组织病变情况，较核素骨显像更为敏感。对于骨膜反应的显示，MRI较X线片、CT检查都显示得更早，范围更清晰。但是，MRI对骨皮质显示不佳，无法观察骨皮质的完整性及肿瘤对皮质的侵犯程度，对钙化及瘤骨显示不如 X 线片及CT。尽管骨肿瘤的信号强度不同反映了组织成分的差异，但有可能与低信号的纤维成分、钙化、含铁血黄素难以区别。

5.核素扫描 包括^{99m}Tcm-亚甲基二膦酸盐（methylene diphosphonate，MDP）为基础的全身平面骨显像（骨扫描，ECT）、可使用各种核素的SPECT显像、^{18}F脱氧葡萄糖（^{18}F-fluorodeoxyglucose，^{18}F-FDG）为基础的PET或PET-CT显像。核素扫描能比X线片、CT提前3~6个月做出诊断，但骨骼外伤、感染、关节炎、退行性变等良性疾病亦出现代谢增高，故而其假阳性率较X线及CT高。成骨性或骨代谢不高的肿瘤，核素扫描可能出现假阴性，而^{18}F-FDG核素显像较难估计高生理性摄取部位附近的骨（如颅骨）转移。脊柱病灶，特别是椎骨受累的误诊率超过10%。PET-CT由于CT的帮助，可以提高骨病灶的检出率。核素扫描阳性病变，通常需要X线片、CT或MRI进一步确认，必要时选择浅表、对患者影响最小、又能明确诊断的病灶行活检。PET-CT可明确有无其他部位的肿瘤或查找原发病灶。

6.骨活检 骨肿瘤明确诊断多依赖于病理组织学检查，CT或MRI导引下经皮骨穿刺活检尤其适合病灶性质不明、手术指征不强的患者。穿刺活检的成功率与穿刺点的选择、选用器械、操作者技术水平和病理医师对标本的处理能力等诸多

因素有关，有经验的骨活检准确率可达90%，成骨性病灶的成功率低于溶骨性病灶。活检大多可在局部麻醉下实施，恶性病变（特别是转移灶）产生的操作疼痛小于良性病变。经皮骨穿刺活检几乎无并发症，但椎体的穿刺活检由于部位结构复杂，需要慎重。细针穿刺骨活检适用于溶骨性或破坏性为主的骨病变，成骨性病变如有骨膜及骨旁软组织受累，也可选用。

7.病理诊断 除常规的组织形态学及免疫组化检查外，分子病理学检测有助于诊断和鉴别诊断，但后者的重要性在骨肿瘤中逊于软组织肿瘤。与肿瘤良恶性及预后相关的基因突变有：①*SAS*基因，扩增提示肿瘤出现高度恶化趋势。②*MDM2*基因，扩增在骨肿瘤中与p53失活同时存在，多见于复发和转移的骨肉瘤。③*c-myc*基因，在恶性肿瘤中高表达，尤其是在有转移倾向且迅速进展的骨肉瘤。④*ras*基因，在骨肉瘤、软骨肉瘤、GCTB中表达。⑤*c-fos*基因，过表达预示肿瘤增殖、转移较快。

美国癌症联合会（American Joint Committee on Cancer，AJCC）最新的第8版TNM分期中（2016），四肢骨、躯干骨、颅骨和面骨有完整的TNM分期，其中代表肿瘤大小的T对分期影响不大且没有T_4，$T_{1\sim3}N_0G_1$都是Ⅰ期；N分期里只有N_0和N_1而没有N_X，因为骨肿瘤罕有淋巴结转移；组织学分级G不仅代表恶性程度，且显著影响TNM/AJCC分期（表15-2），无论肿瘤大小，G_3至少已是Ⅱ期。脊椎骨和骨盆骨只有T分期（表15-3）。骨肿瘤的TNM/AJCC分期不包括原发性恶性淋巴瘤及多发性骨髓瘤。

Enneking手术分期系统（surgical staging system，SSS） 是骨肿瘤的另一种分期方法，对良性肿瘤同样适用。分期依据是分级（G）、局部浸润（T）和是否存在区域性或远处转移，其中良性肿瘤用数字1、2、3表示，分别代表潜隐性、活跃性和侵袭性。恶性肿瘤用罗马数字Ⅰ、Ⅱ、Ⅲ表示，Ⅰ为低度恶性，Ⅱ为高度恶性，Ⅲ表示存在区域或远处转移。肿瘤侵袭范围以A和B表示，A为间室内，B为间室外。间室内是指肿瘤限制在包膜内，或突破包膜，但仍限制在解剖间室内，即限制在肿瘤扩展的自然

屏障内。间室外指肿瘤穿透间室进入屏障外。自然屏障包括骨皮质、关节软骨、关节囊、腱鞘、主要筋膜间室、韧带的止点与附着点。分期系统能为术前制订治疗方案和术后疗效评判提供客观标准，目前仍在临床上广泛使用，可作为TNM/AJCC分期系统的补充（表15-4）。

表15-2 四肢骨、躯干骨、颅骨和面骨肿瘤TNM/AJCC分期系统

T	N	M	G	期别	T、N、M、G 简明定义
T_1	N_0	M_0	G_1 或 G_X	I A	T_1: 肿瘤最大径 ≤ 8 cm
$T_{2\sim3}$	N_0	M_0	G_1 或 G_X	I B	T_2: 肿瘤最大径 > 8 cm
T_1	N_0	M_0	G_2 或 G_3	II A	T_3: 原发骨出现多个非连续性肿瘤
T_2	N_0	M_0	G_2 或 G_3	II B	N_1: 区域淋巴结有转移
T_3	N_0	M_0	G_2 或 G_3	III	M_1: 有远处转移 M_{1a}: 肺转移
任何 T	N_0	M_{1a}	任何 G	IV A	M_{1b}: 其他部位转移 G_X: 分级无法评估
任何 T	N_1	任何 M	任何 G	IV B	G_1: 高分化 - 低度恶性（低级） G_2: 中度分化 - 低度恶性（低级）
任何 T	任何 N	M_{1b}	任何 G	IV B	G_3: 分化差 - 高度恶性（高级） G_4: 未分化 - 高度恶性（高级）

表15-3 脊椎骨和骨盆骨的T分期（2016）

脊椎骨	骨盆骨
T_1: 肿瘤局限于 1 个椎骨段或 2 个相邻的椎骨段	T_1: 肿瘤局限于一个骨盆段且无骨外侵犯
T_2: 肿瘤局限于 3 个相邻的椎骨段	T_2: 肿瘤局限于一个骨盆段并有骨外侵犯或是局限于两个骨盆段而无骨外侵犯
T_3: 肿瘤局限于 4 个或更多相邻的椎骨段，或任何不相邻的椎骨段	T_3: 肿瘤跨越 2 个骨盆段并有骨外侵犯
T_4: 扩展到椎管或大血管	T_4: 肿瘤跨越 3 个骨盆段或穿过骶髂关节
T_{4a}: 扩展到椎管	T_{4a}: 肿瘤累及骶髂关节并扩展至骶神经孔内侧
T_{4b}: 有大体血管受侵或大血管内瘤栓的证据	T_{4b}: 肿瘤包绕髂外血管或盆腔大血管中存在肉眼可见的瘤栓

注：以肿瘤最大径为标准，骨盆骨肿瘤的 T_1、T_2、T_3 均可再分为 A（≤ 8 cm）、B（> 8 cm）两个亚组

表15-4 骨肿瘤Enneking手术分期系统

类型	分期	分级	部位	转移	组合	性质
良性	1	G_0	T_0	M_0	$G_0T_0M_0$	潜隐性
	2	G_0	T_0	M_0	$G_0T_0M_0$	活跃性
	3	G_0	T_{1-2}	M_{0-1}	$G_0T_{1\sim2}M_{0\sim1}$	侵袭性
恶性	IA	G_1	T_1	M_0	$G_1T_1M_0$	低度恶性，间室内，无转移
	IB	G_1	T_2	M_0	$G_1T_2M_0$	低度恶性，间室外，无转移
	IIA	G_2	T_1	M_0	$G_2T_1M_0$	高度恶性，间室内，无转移
	IIB	G_2	T_2	M_0	$G_2T_2M_0$	高度恶性，间室外，无转移
	IIIA	G_{1-2}	T_1	M_1	$G_{1\sim2}T_1M_1$	低、高度恶性，间室内，有转移
	IIIB	G_{1-2}	T_2	M_1	$G_{1\sim2}T_2M_1$	低、高度恶性，间室外，有转移

【鉴别诊断】骨肿瘤类型众多（表15-5），形态多变，良恶性肿瘤、转移癌甚或非肿瘤性疾病经常有相同或相近的影像学及临床表现，病理与X线片均典型的病例仅占骨肿瘤的2/3。有时临床与影像学很典型，但穿刺标本中细胞间变程度不高，无法做出明确的病理诊断，成骨为主的肿瘤和低度恶性的肿瘤尤其困难，各家病理医师对同一块组织甚至同一切片有不同解释的情况并不少见。在这些情况下，可能需要病理、影像学及临床医师共同会诊方能最大限度地接近正确的诊断。

在骨的恶性病变中，骨转移癌为原发恶性骨肿瘤的35～40倍。70%～80%的癌症最终会发生骨转移，发生率仅次于肺和肝，原发病灶80%以上来自乳腺癌、前列腺癌、肺癌、甲状腺癌和肾癌（表15-5），但几乎所有的肿瘤都有可能发生骨转移。胃癌和结直肠癌不常出现骨转移，但由于其基数大，骨转移时常能够见到。

表15-5　常见肿瘤骨转移的发生率和预后

来源	转移发生率（%）	中位生存期（月）	5年生存率（%）
多发性骨髓瘤	95～100	20	10
乳腺癌	65～75	24	20
前列腺癌	65～75	40	15
肺癌	30～40	<6	<5
肾癌	20～25	6	10
甲状腺癌	60	48	40
恶性黑色素瘤	15～45	<6	<5

骨转移癌可发生于任何年龄，以中老年多见。部位多在脊柱、骨盆和长骨干骺端，病灶可为单发或多发，以后者多见。骨转移癌可无不适仅在检查中被发现，文献报道22.6%～30.0%的病例缺少恶性肿瘤病史。如有症状多表现为疼痛、病理性骨折、脊柱不稳、脊髓或神经根压迫、骨髓抑制。高钙血症在我国的发生率远低于欧美。负重时和休息时均存在的持续性疼痛是肿瘤生长活跃的标志，并不代表骨的连续性破坏。负重时加重而休息时缓解的疼痛是病变威胁到骨的完整性、导致承重能力有所降低的标志。

由于ECT、CT、MRI、PET-CT的广泛应用，骨转移的诊断通常并不十分困难。但在特殊的情况下，诊断需要慎重。骨转移经常需要与原发骨肿瘤甚至非肿瘤病变相鉴别的情况有以下几种。

1.无肿瘤病史而怀疑骨转移癌。最好能够活检以明确病理诊断，如确诊为转移癌，应在病理结果及有意义肿瘤标志物的指导下寻找原发肿瘤。但这种努力并非总能成功，一定时间里找不到原发病灶者并非少见。如果是小圆细胞肿瘤，需要考虑到少见的骨原发肿瘤，因为ES、原始神经外胚层肿瘤、恶性淋巴瘤及骨髓瘤，均属小圆细胞肿瘤。如果是差分化癌，全身检查未能发现原发病灶，骨原发肿瘤或有可能。

2.有近期恶性肿瘤病史，全身多处骨质破坏，基本可考虑为转移癌。但要警惕系二发癌所致甚或骨病灶并非肿瘤如少见的感染性疾病、骨质疏松症的可能性。

3.有近期恶性肿瘤病史，仅有单发骨病灶。

如果是成骨性的，患者年龄较大又是男性，前列腺癌是首先要排除的肿瘤。但在前列腺活检不能证实，PSA正常或稍高于正常的背景下，或患者年轻，软骨母细胞瘤、钙盐沉着症及骨岛等需要除外。如果病灶是溶骨性的，需考虑痛风、骨表皮样囊肿、骨内脂肪瘤、骨纤维结构不良和纤维不良、肢端溶骨症（Morwan综合征）、慢性滑膜炎、巨细胞瘤、骨囊肿。这些疾病往往发病隐袭，病程长，症状相对轻微而且不典型，易被误诊为骨转移或骨肿瘤。

4.有远期肿瘤病史，特别是在肿瘤已长时间消失或控制的情况下，骨病灶的定性更要慎重。有文献报道，在长期存活的恶性肿瘤患者中，约15%的新发骨病灶可能与恶性肿瘤无关或是其他新发的肿瘤。甲状腺癌、乳腺癌、前列腺癌、神经内分泌肿瘤甚至酪氨酸激酶抑制剂敏感的非小细胞肺癌、胃肠间质瘤等，骨病灶可在长期生存后出现，其原发灶可能源于先前的肿瘤，也可能是新发肿瘤所致。

5.骨和其他部位的占位病灶同时出现，良恶性较长时间内都难以确定。有青年患者左侧肱骨及第3腰椎成骨性病灶、肺内多发占位，初诊为肺癌骨转移，最终的结果却是软骨母细胞瘤伴肺结核。此时选择对症处理、姑息治疗抑或观察等待，需要根据患者的症状、体征、健康状况、预期生存而定。

在骨肿瘤的鉴别诊断中，还要特别要注意除外骨结核、少见的真菌感染。骨结核基本发生于中轴骨，多累及其关节，骨转移癌可发生于任一部位。患者可能有中毒症状，而骨转移很少有全身表现。核素扫描时骨结核放射性摄取较低且分布均匀，骨的原发或继发肿瘤则相反。最终的诊断可能需要活检病理检查。少数情况下，真菌感染致锁骨上淋巴结肿大、肺及骨同时出现病灶，可能被误诊为肿瘤。

【治疗原则】手术为主的综合治疗是目前公认的治疗骨肿瘤的方法，辅以放化疗可提高部分骨肿瘤的保肢率、生存率及生活质量。

手术应在根治肿瘤的前提下尽可能保全功能，达到组织学手术切缘阴性。依据Enneking外科分期的手术方案见表15-6、表15-7。

表15-6 良性骨肿瘤手术方案

分期	分级	部位	转移	治疗要求
1	G_0	T_0	M_0	囊内手术
2	G_0	T_0	M_0	边缘或囊内手术 + 有效辅助治疗
3	G_0	$T_{0\sim1}$	$M_{0\sim1}$	广泛或边缘手术 + 有效辅助治疗

表15-7 恶性骨肿瘤手术方案

分期	分级	部位	转移	可选择的手术
I A	G_1	T_1	M_0	广泛性切除
I B	G_1	T_2	M_0	广泛性切除
II A	G_2	T_1	M_0	根治性切除或广泛切除 + 有效辅助治疗
II B	G_2	T_2	M_0	根治性切除
III A	$G_{1\sim2}$	T_1	M_1	根治性切除原发灶，手术处理转移灶或姑息治疗
III B	$G_{1\sim2}$	T_2	M_1	根治性切除原发灶，手术处理转移灶或姑息治疗

调强适形放疗（intensity modulated RT，IMRT）、质子束、碳离子束或其他重离子束放疗、SRS等均可用于骨肿瘤。预期难以达到R_0切除者，考虑19.8～50.4Gy术前放疗，术后追加放疗到累积剂量70Gy；术前没有放疗仅为R_1切除者，术后放疗70Gy；术前没有放疗仅为R_2切除者，术后放疗72～78Gy；不能手术切除者，放疗剂量≥70Gy。姑息放疗可用于肿瘤所致症状/体征的缓解。

化疗可用于敏感的恶性骨肿瘤，如骨肉瘤、ES和其他高度恶性的骨肿瘤。主要化疗药物包括烷化剂、抗代谢药、抗生素和铂类。术前新辅助化疗有助于缩小肿瘤，为保肢创造条件。对初始治疗有很好反应者，酌情术后化疗。化疗对软骨肉瘤大多不敏感。

复发转移或不能手术切除的骨肿瘤，如为微卫星高度不稳定（microsatellite instability hign，MSI-H）/错配修复缺陷（defective mismatch repair，dMMR），可使用免疫检查点抑制剂。帕唑帕尼等分子靶向治疗药物也可用于某些化疗失败的肿瘤。

【预后】所有类型的原发性骨肿瘤的5年生存率为66.6%。诊断时已有转移的ES和骨肉瘤，部分患者仍有治愈可能。虽然LDH作为ES、LDH和ALP作为骨肉瘤的初始评估指标，但它们仅能监测疗效而非独立的预后因素。

【随访】依据肿瘤的恶性程度而定：①低度恶性且局限的骨肿瘤，每6～12个月1次随访，持续2年，后酌情每年1次。随访的内容除体检外，病灶部位的X线摄片、MRI或CT酌情选择；II期、III期或间室外肿瘤，随访间隔缩短至3～6个月1次，持续5年，后每年1次，至少10年。②高度恶性的骨肿瘤治疗结束后需要终身随访，随访内容可酌情增加LDH等实验室检查。③中间性骨肿瘤的随访可参照低度恶性，但强度和频度应该酌情降低。

（门　琼）

第二节　骨肉瘤

骨肉瘤起源于间叶组织，有10个类型（表15-1），其中普通型骨肉瘤（coventional osteosarcoma）有成软骨型、成纤维型，成骨型3种，骨肉瘤诊治原则主要基于此型。低度恶性骨肉瘤、骨旁骨肉瘤、高度恶性骨肉瘤的诊治与普通型骨肉瘤相近，仅在治疗强度和预后上有所区别。骨外骨肉瘤（extraskeletal osteosarcoma，EOS，ESOS）在本章第八节有专门介绍。

【流行病学】骨肉瘤好发于10～30岁（中位年龄20岁），其总体发病率虽然很低，却是儿童和青少年最常见的恶性肿瘤。本病如发生在65岁以上，常有派杰病病史（见第21章第九节）。

【发病机制】许多骨肉瘤患者存在遗传易感性，尤其是儿童。成人骨肉瘤通常是继发性肿瘤，多来自Paget骨病或一些其他良性骨病变的肉瘤性转化。美国60岁以上骨肉瘤病例中50%为继发性，但亚洲原发性骨肉瘤比例较高。大多数骨肉瘤的核型复杂且不平衡，常发生 3q、

13q、17p和18q杂合性而使抑癌基因缺失，其中13q是视网膜母细胞瘤基因（*RB1*）的位点，17p是*TP53*基因的位点，18q与派杰病中的骨肉瘤有关。

【临床表现】病灶局部间歇性疼痛、肿胀是最常见的早期症状。10%～20%的患者初诊时即有转移，肺是最常见的转移部位，其次是其他部位的骨。不同类型的骨肉瘤在临床表现上不尽相同。

1.普通型骨肉瘤　发生在髓内（中心型），也称经典型骨肉瘤，以产生类骨质或不成熟骨的高度恶性梭形细胞为特征，占全部骨肉瘤的80%。肿瘤的好发部位是股骨远端、胫骨近端和肱骨近端。此型还有小细胞型、血管扩张型、多病灶型、MFH亚型等变异型，其生物学行为与普通型相似。

2.低级别中心型骨肉瘤　又称分化好的髓内骨肉瘤、低级别髓内骨肉瘤、低级别骨内型骨肉瘤，占全部骨肉瘤的1%～2%。发病部位与普通型骨肉瘤类似，但预后明显好于普通型骨肉瘤，5年和10年存活率分别为90%和85%，但可局部复发，并可转化为高度恶性的低分化肉瘤。

3.皮质旁骨肉瘤　又称骨旁骨肉瘤，累及皮质旁或皮质表面，约占全部骨肉瘤的5%。本病常见于年龄较大者，好发部位为股骨远端后方，恶性度低，发生转移的时间晚于普通型骨肉瘤，但有24%～43%可能转变为高级别肉瘤。

4.骨膜骨肉瘤　也属于骨旁病变，最常累及股骨，其次是胫骨，严重程度介于骨旁和普通型骨肉瘤之间。这一型的其他变种包括继发于派杰病或射线照射后的骨肉瘤。

5.高级别表面骨肉瘤　十分罕见，占骨表面骨肉瘤的10%，预后较恶劣。

6.高度恶性未分化多形性肉瘤　好发于四肢骨，特别之处是可能发生局部淋巴结转移，预后恶劣。

7.脊柱骨肉瘤　占所有骨肉瘤3%左右，多发生在胸腰椎，也可见于颈椎。其疗效及预后显著差于发生在四肢的骨肉瘤。

8.颅面骨肉瘤　好发于较年长患者，最常见的原发部位为下颌骨和上颌骨，病程相对惰性，局部复发较远处转移更常见。

【诊断】除病史和体检外，常规进行的有病变部位及胸部的影像学检查，血清LDH和ALP检查。切开活检、粗针或针吸穿刺活检酌情使用。

X线片是最方便、实用和经济的影像学手段。经典型骨肉瘤表现为溶骨性和（或）成骨性改变，边界不清，呈虫蚀状，骨皮质破坏。肿瘤可侵入软组织，出现骨外生长的软组织阴影，基质多伴有钙化和明显的骨膜反应，包括Codman三角、"日射征""葱皮样"改变、骨膜增厚。CT可以更清晰地显示肿瘤骨病变的范围、软组织受侵袭情况，以及肿瘤与主要血管的关系。MRI可观察软组织侵袭范围及肿瘤髓腔内浸润范围，对于制订手术方案至关重要。由于骨肉瘤有转移到其他骨及发生跳跃性转移的可能，故而ECT在判断有无其他部位骨转移有重要意义。血管造影检查对了解肿瘤的血供情况及软组织浸润范围有帮助。PET-CT主要用于排除或证实其他部位的肿瘤病灶，检查时应包括四肢在内。

骨肉瘤的确诊依赖于病理的证实。一般可通过CT或MRI引导下的穿刺活检明确诊断。若穿刺活检无法明确，则应进行手术活检。在活检时应妥善固定患骨，或采取适当的措施以防止病理性骨折发生。活检的位置对保肢手术非常重要，应在最终行手术治疗的诊治中心进行。

【鉴别诊断】当肿瘤恶性程度高、分化差且无肿瘤样骨样组织，即便病理检查也难以与分化差的纤维肉瘤和恶性纤维组织细胞瘤、恶性度高的软骨肉瘤相区别，此时需结合患者年龄、临床表现及影像学特征来进一步判断。经常需要与骨肉瘤鉴别的良性疾病有以下几种：

1.骨痂和骨纤维结构不良　骨痂形成一般有外伤史，且影像学无典型Codman三角、"日射征""葱皮样"改变。骨纤维结构不良是髓内良性的纤维-骨性病变，可累及单骨或多骨。儿童和成人均可发生，大多为20岁以下，无性别差异。但女性以长骨病变多见，男性以肋骨和颅骨为好发部位。典型的X线表现为髓腔内正常骨质被磨玻璃样物质替代，局部膨胀，边界清楚，可以有硬化缘，皮质变薄，但无骨质破坏，无骨膜反应，其恶变率0.4%～1%。股骨上端病变，如骨肉瘤、恶性纤维组织细胞瘤、GCTB等，有时影像学表现容易诊断为骨纤维结构不良，此时应行骨活检确诊，且取材要充分、准确。

2.单纯性骨囊肿　病灶位于髓内，60%位于肱骨近端干骺端，30%位于股骨近端干骺端，也可见于跟骨和髂骨近骶髂关节处。囊肿多为单房，其内充盈着血清或血清-血液样液体。患者多以骨折就诊，X线片表现为肱骨近端或股骨近端干骺端地图形骨破坏，边界清楚，中心性，边缘有硬化。

3.动脉瘤样骨囊肿　长骨最常见于股骨远端、胫骨近端和远端，短管状骨常见于手足骨和跗骨。20%～30%位于脊柱，发生于椎弓根，向前侵犯椎体。病变处往往有骨折片掉落（落叶征），骨皮质膨胀、变薄。囊壁有许多骨脊，无骨膜反应。CT能更清楚显示以上特征，MRI在T_1和T_2像均显示为囊性。

4.骨韧带样瘤（骨纤维瘤病）　该病变可在骨间浸润性生长，与低度恶性骨肉瘤组织学形态相似。

5.纤维组织细胞瘤　发病年龄与低度恶性骨肉瘤相近，病变的周边可能会出现少量反应性骨，有可能引起误诊。

【治疗原则】肿瘤病理类型、级别及病期是治疗的主要依据，全身健康状况、预期生存及治疗意愿也需要考虑。低级别骨肉瘤（包括髓内型和表面型，不含去分化骨膜外肉瘤），行扩大切除术，保证其手术切缘达到肿瘤阴性。术后病理如为高级别骨肉瘤，需行术后辅助化疗；术后病理仍为低级别骨肉瘤，定期随访。

1.骨膜骨肉瘤　处理模式同低级别软骨肉瘤，新辅助化疗是否能还改善这一类型的预后还有争议且倾向于否定。

2.骨旁骨肉瘤　考虑术前化疗，然后行扩大切除术。

3.高级别骨肉瘤　肿瘤同时侵犯骨髓内及表面者，新辅助化疗可提高无瘤生存率和总生存率。化疗后通过X线胸片、病灶局部X线检查

（酌情考虑PET及骨扫描）进行重新分期。对再分期后不能切除的肿瘤行放疗联合化疗。对于再分期后可以切除的肿瘤行扩大切除术。如新辅助化疗的反应性好，无论切缘阳性与否术后继续化疗±放疗；如术后切缘阳性但新辅助化疗的反应性差，可更换新的化疗方案配合放疗。

4.复发转移　化疗方案取决于手术距复发/转移的时间，短于1年者更换新的全身治疗方案，长于1年者仍可考虑原一线方案化疗。有指征者考虑扩大切除术或截肢术甚至转移灶切除，如果不能再接受手术考虑局部放疗。

初诊时就有转移（primary metastatic osteosarcoma）的骨肉瘤预后好于治疗后发生转移者（relapsed osteosarcoma），处理应该更为积极。初诊时数目不多并且没有侵犯胸膜的肺转移灶，手术若能将转移灶完全切除，其远期疗效与没有转移的骨肉瘤差别不大。

术前化疗效果不佳或治疗后发生转移者，尽管可更换全身治疗方案但效果有限，患者终究要转向最佳支持治疗。

【治疗方法】手术是治愈骨肿瘤的唯一方法，化疗及放疗可作为其重要补充。

1.手术　骨肉瘤具体手术方案应根据术前化疗的效果和外科分期而定，能在安全的外科边界内完整切除病灶是保肢手术适应证之一。有时为获得手术切缘阴性，必须进行截肢。

骨肉瘤的好发部位是股骨远端、胫骨近端和肱骨近端，故最常施行的是上述3个部位的瘤段切除术。截骨平面的确定，在MRI广泛应用于骨肉瘤的诊治以前，一般根据X线片确定肿瘤在髓内的侵袭范围，并在此范围外至少5cm处作为截骨平面，术中通过对截骨端的肉眼观察和快速病理确定截骨的安全范围，但由于X线片所确定的肿瘤髓内侵袭范围明显小于肿瘤的实际范围，术中肉眼观察更不可能发现肿瘤的显微浸润，因此即使超出5cm也不能保证安全的截骨平面。MRI无论是在横向还是在纵向上均可准确地确定肿瘤的浸润范围，并可较好地发现肿瘤对骨骺及关节的侵犯。与STIR相比，T_1WI更接近于组织学检查结果。故而，有学者建议，截骨平面根据MRI确定的最大范围外延1.5cm即可，以利于被保留

肢体的功能恢复。

保肢术已是肢体及骨盆骨肉瘤治疗的主要术式，其适应证为：①骨骼发育基本成熟，年龄最好＞15岁；②Enneking外科分期ⅡA，ⅡB期患者如果化疗反应良好也可适当考虑，但应从严掌握；③无主要血管神经累及、无病理性骨折和局部感染、无弥漫性皮肤浸润，但有学者认为化疗反应好的有病理骨折的四肢骨肉瘤可考虑保肢；④能在肿瘤外完整切除肿瘤；⑤保肢重建后的功能预计优于安装假肢；⑥保肢术后的局部复发率和生存率估计不高于截肢；⑦患者及其家属有强烈保肢愿望，心理和经济上均有能力承担。

ⅡB期尤其是化疗不敏感的，以及Ⅲ期不伴有肺外转移的骨肉瘤，可以截肢，其指征基本是保肢术的反向指标。其优点是最大限度地切除原发病灶，手术操作简单，术后可尽快施行化疗和其他辅助治疗。缺点是患者丧失肢体，心理打击大，如果截肢平面过高无法安装假肢，患者肢体将丧失功能。

2.化疗及其他系统性治疗　一般原则见本章概述。如为新辅助化疗，临床表现、肢体周径变化能大致预估疗效好坏，影像学可提供进一步的证据，但最重要的还是组织病理学评估。后者以术后标本中肿瘤细胞的构成和坏死情况作为评价依据，即Huvos评级系统（表15-8）。这种评估工作量大且受主观因素影响较多，国内尚未普遍采用。

表15-8　Huvos化疗后病理反应评级系统

肿瘤坏死率	判断标准
Ⅰ级	几乎未见化疗所致的肿瘤坏死
Ⅱ级	稍微有效，肿瘤组织坏死率＞50%，尚存有肿瘤活组织
Ⅲ级	部分有效，肿瘤组织坏死率＞90%，部分切片可见残留肿瘤活组织
Ⅳ级	完全有效，所有组织切片未见肿瘤活组织

在这个评级系统中，Ⅲ～Ⅳ级为化疗反应佳，远期预后好，术后化疗可采用与术前相同的方案，总的用药时间为8～12个月（12～18个周期）。Ⅰ～Ⅱ级者化疗反应差，远期预后差，术后化疗需要改变原先的方案或加用放疗。与此类

似，初次手术1年内发生远处转移的病例，也要考虑更换化疗方案，对于术后1年以上发生的远处转移可沿用原化疗方案和药物。

3.放疗　骨肉瘤对放疗不太敏感，一般不作为常规治疗。但下述情况可考虑：患者拒绝手术；缺乏良好的手术条件（如病变位于颅底）；病灶大体切缘或镜下切缘阳性；手术切缘的宽度不足或组织学类型提示化学治疗效果差；原发灶位于术后复发风险高的区域，包括头颈部、脊柱、骨盆；存在病理性骨折且局部复发的风险高；姑息性放疗。

放疗剂量：①R_1、R_2切除者，病变部位55Gy，然后以9～13Gy推量照射镜下残留病变或大体残留病变（高危部位总剂量达到64～68Gy）。②无手术指征的病灶，总剂量取决于正常组织的耐受性，通常60～70Gy。③有条件者，寡转移灶可使用SRS。

多发性骨转移可使用内放射治疗。

【预后】经典型骨肉瘤的5年无瘤生存率可达60%～70%，影响预后的主要因素有：①病理类型。低级别骨肉瘤（包括髓内型和表面型）预后好，普通型骨肉瘤次之，高级别骨肉瘤最差。②肿瘤部位。发生于脊柱、骨盆等中轴骨部位的骨肉瘤预后明显差于肢体骨肉瘤。③肿瘤大小。直径≥8cm者预后差。④年龄。中老年人预后差。⑤化疗。特别是新辅助化疗的效果，肿瘤坏死率达到Ⅲ～Ⅳ级者预后好，仅Ⅰ～Ⅱ级者预后差。⑥手术的切除边界是否足够。⑦是否转移、转移灶数目、部位以及是否可切除显著影响预后。初诊时转移灶限于单侧、病灶≤2个且可切除者的预后与无转移者无差别，也优于治疗后发生转移者（总体治愈率25% vs 10%～20%）。治疗后发生的远处转移，间隔时间长者预后较好。⑧≥2次的复发预后明显差，复发后的平均生存期＜1年。⑨初诊时ALP、LDH高水平有可能影响预后，高体质指数（body mass index，BMI）者总生存率可能低于正常BMI者。

【随访】治疗完成后每3个月随访1次，共1～2年，第3年每4个月随访1次，第4～5年每6个月随访1次，此后每年1次。随访的内容包括体检、胸部影像学检查、全血细胞计数、病灶局部

影像学检查、PET和（或）骨扫描。每次随访均需酌情重新评价肿瘤分期。

骨肉瘤多见于年轻人，生育相关的问题应予重视，应给予患者必要的咨询。

（孙　彤）

第三节　软骨肉瘤

软骨肉瘤（chondrosarcoma）起源于软骨细胞或间胚叶组织。按照解剖部位可分为中央型和周围型。中央型即原发性软骨肉瘤，发生于此前外观正常的软骨。周围型即继发性软骨肉瘤，由先前存在的良性软骨病变如软骨瘤或由骨软骨瘤的软骨部分发展而来。

【流行病学】软骨肉瘤约占全部原发恶性骨肿瘤的9.2%，年发病率约1/20万，在原发性恶性骨肿瘤中，软骨肉瘤占20%～27%，继骨髓瘤和骨肉瘤之后居第三位。

软骨肉瘤可发生在任何年龄，以40～70岁（平均50岁）最为多见，男性略多于女性（55% vs 45%）。好发于扁平骨，最常见于中轴骨的骨盆（31%）、四肢长骨中的股骨（21%）和肩胛区（13%）。

普通型（经典型）软骨肉瘤占所有软骨肉瘤的85%，包括原发性软骨肉瘤和继发性软骨肉瘤两大类，其中90%为低至中分级，肿瘤生长缓慢，发生转移的可能性较小。其他特殊亚型包括去分化型、透明细胞型、黏液型、皮质旁（骨膜）型、间叶型软骨肉瘤及恶性软骨母细胞瘤，占所有软骨肉瘤的10%～15%。

【发病机制】绝大部分透明细胞型、去分化型及间叶型软骨肉瘤中存在视网膜母细胞瘤（retinoblastoma，Rb）基因突变。遗传性多发骨软骨瘤病、Ollier病（多发性内生软骨瘤病）和Maffucci综合征（Maffucci's syndrome，MS；内生软骨瘤病伴软组织血管瘤）经常会恶变为继发性软骨肉瘤，约50%的软骨肉瘤和几乎所有的Ollier病、MS患者存在异柠檬酸脱氢酶（isocitrate dehydrogenase，IDH）突变。

软骨肉瘤来源于此前正常的软骨为原发性，表现为中心性病灶。来源或发生于之前存在的良性软骨病变如内生软骨瘤、骨软骨瘤为继发性，多系周围性病灶，通常恶性程度低。单发性或多发性软骨瘤恶变率约为5%，从初次诊断到发生恶变的平均时间为9.8年，位于骨盆、髋部和肩胛带的骨软骨瘤尤其容易恶变。

【临床表现】软骨肉瘤的主要症状为疼痛与肿胀，然而出现疼痛时肿瘤往往已较大。低度恶性的X线表现为肿瘤体积小、生长缓慢、边界清楚、逐渐增加的病灶内钙化和硬化性边缘。恶性度高的则表现为体积大、生长迅速、边界不清，逐渐减少的病灶内钙化，骨皮质有扇形侵蚀或反应性增厚或变薄并向外膨胀，以及软组织内肿块。CT和MRI对判断肿瘤在髓腔内生长的范围明显优于X线，髓内占位长短径之比越大，边界越不清楚，骨皮质的改变越明显，恶性度越高。

不同类型的影像学和临床表现有所不同。①普通型：X线片上表现为皮质破坏和髓质骨小梁丢失，以及钙化和骨破坏。周围型连续的X线片检查可显示骨软骨瘤或内生软骨瘤有缓慢增大。骨骼成熟后，在原先的病变处出现＞2cm的软骨"帽"时，应怀疑病变向肉瘤转化。但周围型肿瘤通常为低度恶性，很少转移。②透明细胞型：属于低度恶性软骨肉瘤，好发于长骨骨骺段而不是干骺端或扁平骨，X线类似软骨母细胞瘤。③黏液型：是一类中高度恶性的软骨肉瘤，常见于髋关节周围，临床少见。④去分化型：好发于股骨上端、肱骨、胫骨、肋骨、骨盆和肩胛骨等部位，多见于中老年人，男性略高于女性。患者可能有或无低度恶性软骨肉瘤病史。除普通型软骨肉瘤的影像学表现外，还有病理性骨折、巨大软组织肿块、双相肿瘤改变（分叶状钙化病灶和巨大的低密度软组织肿块即去分化部分）等特征。

本病也可发生于软组织，即骨外软骨肉瘤，约占软骨肉瘤的10%。组织学上多为黏液型，偶有间叶型和去分化型，其分子病理学特征主要是t（9；22）（q22；q11-12）或t（9；17）（q22；q11）染色体易位，分别生成融合基因*EWS-CHN*（*EWSR1-NR4A3*）或*RBP56-CHN*（*TAF2N-NR4A3*）。本病好发于中年男性，多发生于大腿，其他依次为小腿、膝、臀、肩、踝、手足、腹股沟及前臂、上臂、肘等。常表现为缓慢生长的无痛性肿块，就诊时肿块多明显增大并可能有疼痛，其间病史短可数月，长可数年。X线片上软组织肿块伴团状、斑点状或环状钙化是本病较为典型的特征。骨外软骨肉瘤需与软组织软骨瘤、软骨黏液样纤维瘤、黏液样脂肪瘤、骨旁骨肉瘤、脊索瘤、恶性血管外皮瘤及骨化性肌炎（myositis ossificans，MO）等疾病鉴别。治疗以手术切除为主。

【诊断】软骨肉瘤无特殊肿瘤标志物，典型软骨肉瘤多能通过影像学得到诊断，但低度恶性软骨肉瘤有时在病理诊断上也存在困难。

在普通型软骨肉瘤中，根据软骨细胞丰富程度和异形性、双核细胞和核分裂象多少以及黏液变性程度分为：Ⅰ级，较小圆形细胞核，偶见双核，未见核分裂，富含透明软骨基质。Ⅱ级，细胞增殖程度较高，而软骨样基质较少，存在核分裂，但很分散。软骨细胞核增大，存在小泡或浓染。Ⅲ级，细胞增殖程度更高，具有细胞核多形性，很容易发现核分裂，软骨样基质少见或缺如。

透明细胞型软骨肉瘤主要由透明细胞或嗜酸性磨玻璃样的细胞构成，而瘤细胞间的软骨基质相对稀少。去分化型软骨肉瘤既有分化好的高分化软骨肉瘤或交界软骨病损，也有一或多种分化差的肿瘤，如纤维肉瘤、恶性纤维组织细胞瘤、骨肉瘤、平滑肌肉瘤、未分化肉瘤或横纹肌肉瘤。

【鉴别诊断】良性和恶性软骨肿瘤的分布与部位有关，发生于骨膜（骨膜软骨瘤）、滑膜（滑膜软骨瘤病）、指趾跖掌短管状骨的内生性软骨瘤和多发性软骨瘤（包括Oilier病、Maffuccis综合征）为一类，手足小管状骨的软骨性肿瘤很少有恶性，少数恶性基本上也是Ⅰ～Ⅱ级。Oilier病有30%可恶变为肉瘤，多半是高分化

型。长骨和扁骨的内生性软骨瘤为另一类，恶性比例高，尤其是胸骨、髂骨和颅面部的软骨性肿瘤，良性很少。

软骨肉瘤最重要的是要与内生性软骨瘤鉴别。后者以膨胀性生长为主，在CT或MRI中表现为椭圆形、边界清楚的占位。长骨的肿块长短径之比一般不超过1.5∶1，骨皮质改变不明显。病理检查在区分内生性软骨瘤和高分化软骨肉瘤上有困难，因为单凭病理上软骨细胞丰富和轻-中度异型不足以诊断软骨肉瘤，且在不同解剖部位良恶性诊断的标准存有差异，而影像学上骨皮质浸润性破坏或骨外软组织浸润足以提示恶性。

非典型软骨样肿瘤（atypical cartilaginous tumour，ACT）分化良好，往往被误诊为内生软骨瘤。它和软骨肉瘤（Ⅰ级）同属于交界性肿瘤，确诊有赖于病理和临床相结合。

软骨肉瘤还需要与动脉瘤样骨囊肿、骨肉瘤和转移癌相鉴别。

【治疗】

1.手术　视肿瘤部位、病理类型、分化程度而定。

（1）低度恶性（Ⅰ级）或间室内软骨肉瘤，可切除的病灶建议广泛切除或囊内切除，不可切除的应考虑放疗。出现局部复发的，如果可切除，可行二期行扩大完整切除。对于切缘阳性，可再次手术获得阴性边界或考虑放疗。对于切缘阴性的，继续观察。复发病灶不可切除者考虑放疗。

（2）高度恶性（Ⅱ～Ⅲ级）、透明细胞型、间室外软骨肉瘤，行足够广泛且边缘阴性的切除手术，不可切除的考虑放疗，局部复发者参照上述治疗，远处转移者选择全身治疗。

（3）肿瘤较大或累及中轴骨如骨盆/脊柱的软骨肉瘤，任何病理分级，首选切缘阴性的广泛切除。

（4）去分化型软骨肉瘤治疗参照骨肉瘤。尽管有报道顺铂、多柔比星的辅助化疗可提高患者的生存率，但没有足够的循证医学证据。如果患者预期生存期不长，部位在股骨上端、肱骨、胫骨、骨盆和肩胛骨，根治手术很可能以严重损害功能和生活质量为代价，是否值得应慎重考量。

（5）间叶性软骨肉瘤的治疗参照 ES（见本章第五节）。

2.放疗 多数软骨肉瘤对放射线抵抗，放疗可用于：①颅底病灶，术后放疗或不可切除病灶放疗，＞70Gy；②颅外病灶，考虑术后放疗，尤其针对存在肿瘤细胞或切缘阳性的高度恶性/去分化/间叶亚型，60～70Gy；③不可切除病灶，＞70Gy。

3.化疗及系统性治疗 化疗对软骨肉瘤不是很有效，客观反应率分别为：间叶型软骨肉瘤31%，去分化型软骨肉瘤20.5%，普通型软骨肉瘤11.5%，透明细胞型软骨肉瘤0。其他的系统性治疗见本章概述。

【预后】软骨肉瘤的10年和30年无病生存率总体均为72.8%。影响预后的主要因素包括：①肿瘤类型，5年生存率分别为透明细胞型100%、皮质旁型93%、黏液型71%、间叶型48%、去分化型0～18%。普通型软骨肉瘤约20%患者出现局部复发，14%的患者出现远处转移，复发可发生在术后2个月～15年（平均2.6年），转移可发生在术后4个月～17年。外生性软骨肉瘤预后优于内生性软骨肉瘤。②部位，周围型或继发软骨肉瘤通常为低度恶性，很少转移。骨盆/骶骨软骨肉瘤患者的局部复发率18%～45%，10年生存率51%～88%，脊柱软骨肉瘤的5年生存率33%～71%。就骨盆部位而言，发生在髂骨翼但未累及骶髂关节的软骨肉瘤预后最好，髋臼周围软骨肉瘤预后不良。

③肿瘤级别，Ⅰ级、Ⅱ级、Ⅲ级的10年生存率分别为83%～95%、64%～86%、29%～55%，转移风险分别为1%、10%～15%、32%～70%。2013年WHO骨与软组织肿瘤分类已将Ⅰ级软骨肉瘤归入非典型软骨肿瘤（atypical cartilaginous tumor/grade Ⅰ chondrosarcomas，ACT/CS1），ICD-O编码9220/1。④肿瘤大小及远处转移，肿瘤≥8cm、有远处转移预后差。⑤肿瘤切除不充分预后不良。⑥年龄和性别，年龄大的患者预后通常较差，女性通常预后较好。

【随访】低度恶性或间室内软骨肉瘤，最初两年，每6～12个月1次，之后改为每年1次至少10年，因为普通型软骨肉瘤的迟发转移和复发大多发生在手术之后5年。高度恶性（Ⅱ～Ⅲ级）、透明细胞型、间室外软骨肉瘤，前5年每3～6个月1次，之后每年1次。随访内容包括体检、原发病灶及肺的影像学检查、病变部位的功能恢复情况。

随访过程中如发现局限于骨内的局部复发，可行扩大切除术，如术后切缘阳性考虑放疗，阴性则进入随访观察；如病灶不可切除考虑放疗±系统治疗。高度恶性软骨肉瘤，病变在骨膜外，如果为局部复发且病灶可以切除，行扩大切除术。如果出现全身广泛转移，可行试验性化疗，有条件者可行姑息手术。

（刘美琴）

第四节　骨巨细胞瘤

GCTB由Cooper于1818年首先描述，在最新的2013年版WHO骨肿瘤分类被归为富于巨细胞的破骨细胞肿瘤，属于中间性骨肿瘤（局部侵袭性、偶见转移性，ICD-O编码9250/1），恶性GCTB则命名为"骨巨细胞瘤内的恶性"（ICD-O编码9250/3）。

【发病率】GCTB占原发骨肿瘤的4%～8%，占所有良性骨肿瘤的15%～20%，亚洲人发病率较高。本病多发生于骨骺线闭合以后，以

20～40岁多见，男女比例为1∶1.6。病灶多为单发，股骨远端、胫骨近端、桡骨远端和肱骨近端最为多见，也见于骨盆、脊柱及骶骨等。多中心骨巨细胞瘤（multicentric giant cell tumor of bone，MGCTB）十分罕见，在GCTB中的比例不足1%。

【发病机制】GCTB来源于骨髓中未分化的间充质细胞，肿瘤组织由单核的基质细胞与多核巨细胞构成，其表型、功能与破骨细胞相

似。在GCTB瘤细胞中可检测到染色体畸变、原癌基因激活及抑癌基因失活等与肿瘤发生密切相关的多种变异。GCTB内的基质细胞高表达核转录因子κB受体活化因子配体（receptor activator of nuclear factor kappa-B ligand，RANKL），导致 *H3F3A* 基因突变。超过90%的GCTB可发现此类突变，针对RANKL的地诺单抗治疗GCTB效果确切。

【临床表现】好发于股骨远端和胫骨近端，主要表现为局部肿胀伴疼痛，初期多为隐痛、酸胀感，后转为持续性疼痛。局部可形成包块，压之有乒乓球样感觉，表面皮肤温度可能较高。如发生在关节周围，可伴有关节积液及滑膜炎，也可导致局部关节活动受限。约12%的患者初诊时即有病理性骨折。发生在骶骨的肿瘤还有可能压迫直肠造成排便困难，椎骨的肿瘤可能表现出脊髓压迫症状。

当疼痛由间歇性转为持续性，肿块迅速增大，高度提示肿瘤恶变。GCTB最常见的转移部位为肺，发生率为1%～6%，转移多发生在局部侵袭性强及复发的患者。与其他肿瘤肺转移明显不同的是，GCTB肺转移不会直接导致患者死亡，仅少数GCTB发生真正的恶性转化。

【诊断】根据病史和体检，选择相应的影像学检查。除非是为了排除甲状旁腺功能亢进性棕色瘤，否则钙、磷等实验室检查对诊断没有意义。

X线的典型表现为溶骨性、偏心性、囊性病变，病灶呈膨胀性生长，骨皮质变薄呈肥皂泡样改变甚至完全中断，邻近可能有形态不规则的软组织肿块，但无骨膜反应。一些侵袭性强的病变可穿破骨皮质致病理学骨折。CT能更清晰地显示GCTB的骨质破坏范围、位置及程度。MRI软组织分辨率高，对瘤组织内的出血、病变与周围组织及血管的关系显示清楚，可以帮助手术方案的制订及术后关节功能恢复的评估。血管造影可见肿瘤血管丰富，常有动静脉瘘形成。

根据影像学特征，GCTB可分为3级。Ⅰ级：静止期，病灶边界清晰，四周有硬化带环绕，皮质完整或略微变薄但不变形，约占5%；Ⅱ级：活跃期，病灶边缘相对清晰，无骨硬化，皮质骨变薄与膨胀，约占65%；Ⅲ级：侵袭期，肿瘤边界不清，有骨皮质穿破、软组织侵袭，约占30%。

骨扫描或PET-CT旨在除外或确诊骨的多发病变，了解有无其他部位的肿瘤。胸部X线片或CT有助于排除肺转移。

活检可酌情进行，影像学基本可以诊断切除没有困难者，可以直接手术后行病理检查。如果影像学诊断没有把握手术又有难度，应尽可能在治疗开始前活检明确诊断。

GCTB瘤组织血供丰富，瘤组织呈红褐色，肿瘤无包膜，质软易碎，内部可见纤维化、囊变出血，可见黄色的含铁血黄素物质沉积。镜下可见多核巨细胞均匀散布于大量圆形、椭圆形、肥硕的短梭形单核间质细胞中，是本病区别于其他骨肿瘤的主要依据。针对 *H3F3A* 突变位点G34W的单克隆抗体进行免疫组化染色，可用于鉴别GCTB与其他病变。95%～100%的长骨GCTB阳性表达，但在GCTB少见的部位（手足的小骨骼和椎骨）表达频率较低（分别为56%和0～42%）。GCTB在病理学上也可分为3级：Ⅰ级，良性；Ⅱ级，生长活跃；Ⅲ级，恶性。

GCTB多为单发病灶，MGCTB罕见，病变侵犯到附近骨骼的不属于多中心GCTB。诊断MGCTB需要肿瘤出现在两个及两个以上的不同部位，前后要有较长的间隔时间（多在10年以上）。恶性GCTB分为原发与继发两种类型，前者是初诊时即为恶性，占GCTB的1%～3%。后者可以是GCTB恶变而来，或是放疗诱发，占GCTB的3%～10%，其中肺转移2%～6%。

【鉴别诊断】软骨母细胞瘤、甲状旁腺功能亢进症骨病、动脉瘤样骨囊肿、孤立性骨囊肿、巨细胞修复性肉芽肿、嗜酸性肉芽肿、富于巨细胞的骨肉瘤、高度恶性的中心性骨肉瘤、骨转移癌等，与本病有相似的放射学特征和表现，应注意鉴别。

1.软骨母细胞瘤 是一种良性成软骨肿瘤，也称钙化巨细胞瘤，骨骺软骨瘤性巨细胞瘤。本病罕见，在所有骨肿瘤中占比不到1%，初诊年龄在10～25岁，男性多发。高于75%的病变发生在长骨，部位依次是股骨两端、胫骨和肱骨近端的骺部和干骺偏骺部、距骨、跟骨和髌骨，绝大多数只累及单一骨，多骨或多部位受累罕见。病灶一般3～6cm，融骨性病变，居中位或偏心，边界清楚，可能有薄的硬化缘，可累及骺与干骺部，但一般不会超过病变骨的50%范围。骨膨胀或骨膜反应少见，约1/3患者有基质钙化。如有症状，通常是局部轻度疼痛，有时持续数年。个别患者可能有关节积液，特别是在膝关节周围。软骨母细胞瘤可能发生于颅骨和颞骨，患者多在40～50岁，可表现为听力下降、耳鸣和（或）眩晕。本病的临床和影像学表现类似巨细胞瘤，但后者年龄＞20岁，病灶一般没有硬化性边缘。发生在长骨的软骨母细胞瘤，80%～90%可通过手术治愈，复发率＞20%，局部复发多在2年之内。颞骨肿瘤复发率可达50%。软骨母细胞瘤偶可发生肺转移，但转移灶生长缓慢或多年不增长，手术切除效果良好，尽管发生转移的危险因素并不明确。

2.甲状旁腺功能亢进症骨病 多见于成年人或老年人，除骨病变外往往还有其他多系统异常，如肝、肾结石等，血钙、ALP高。鉴别诊断中如能考虑到，诊断一般不难。

3.动脉瘤样骨囊肿 一般发生于20岁以下的青少年。多有外伤史，好发于长骨干骺端和骨干，椎骨、扁平骨也可发生，如有症状多为局部疼痛肿胀活动受限。病灶单发且为溶骨性，边缘有狭窄的硬化带。病变通常较大位于骨旁呈气球样膨胀，瘤内有均匀泡沫状透亮区，可能抽到血性液体。表浅的囊肿可被触诊，局部温度较高，可有搏动感，大的动脉瘤样骨囊肿可闻及杂音。本病纤维组织间隔明显，很少伴有软组织肿块。

4.孤立性骨囊肿 好发于青少年，男女比例为3：1。病灶多出现在肱骨和股骨的骨干及干骺端，也可出现在任何骨。多无症状或有疲劳后隐痛，约2/3的患者因病理性骨折就诊。病灶为单腔椭圆形透亮区，腔内可抽出草黄色液体。浅表部位的骨囊肿，可扪及骨性隆起，局部可有或无压痛。骨破坏区长轴与骨干一致，轻度膨胀，肿瘤周围常见骨硬化环，骨皮质有不同程度的膨胀变薄，囊内很少见典型皂泡改变。

5.巨细胞修复性肉芽肿 又称巨细胞肉芽肿，是十分罕见的交界性肿瘤。本病多发生在10～20岁青少年，好发于颌骨。病灶为孤立性，经常呈蜂窝状或皂泡状外观，周界清晰，骨密质变薄。镜下多核巨细胞体积小，核通常少于15个，一般没有核异型性，而GCTB的多核巨细胞内有常有50个以上的核。

6.嗜酸肉芽肿 是朗格汉斯细胞组织细胞增生症的一种形式，以前称为组织细胞增多症X，见第13章第二节。

7.转移癌 怀疑或已有恶性肿瘤的患者，检查中可能无意发现到GCTB样单发病灶，需酌情活检以明确诊断。

与骨肉瘤的鉴别见本章第二节，发生于骶骨的GCTB需与脊索瘤鉴别，见本章第六节。

【治疗】手术、放疗、地诺单抗是主要治疗模式。

1.手术 术式主要有病灶广泛切除或病灶内刮除。刮除术的局部复发率高于广泛切除术（12%～65% vs 0～12%），但后者有更多的并发症。因此，Ⅰ～Ⅱ级肿瘤多采用刮除术，辅以高速磨钻、苯酚、液氮冷冻、氯化锌、过氧化氢等局部处理是否能降低局部复发仍有争议。Ⅲ级或刮除术难以进行的肿瘤，宜采用广泛切除术。掌、指（趾）骨的骨巨细胞瘤如果手术困难，可考虑截指（趾）。

2.放疗 GCTB对放疗敏感。术后切缘阳性，或由于各种原因不能手术，可用放疗±手术。单纯放疗的5年局部控制率为85%，总体生存率为94%。直径大于8.5cm的肿瘤、局部复发，疗效会降低。放疗适应证：肿瘤巨大或处于重要部位切除困难；肿瘤进展；其他治疗失败。放疗范围应超过病变边缘1～2cm，放疗剂量（45～50）Gy/（5～6）周，过高的剂量可能会造成神经系统损伤。位于中线的较大骶骨GCTB，勉强手术很可能会牺牲骶神经，从而导致永久性大小便失禁，尤其适合切除中线一侧的较小骶骨肿瘤配合术后放疗，脊柱GCTB也可遵循同样的原则。放疗有诱发肿瘤恶变的风险，对于年轻的患者需要慎重。

3.全身治疗 ①地诺单抗（denosumab）。是完全人源化的RANKL的单抗，对多核巨细胞及单核梭形基质细胞的破骨吸收有控制作用。术前用药可降低手术难度，减少术中出血。囊内刮除术后6个月内用药可降低局部复发率。以巨细胞减少90%或靶病灶影像学25周无进展为有效标准，有效率为86%。305例无法切除或手术会造成严重并发症的成人或青少年患者，治疗平均3个月以后，187例病变可测量患者中有47例肿瘤缩小。在平均20个月的观察期后，仅3例出现肿瘤再生长。地诺单抗用法：每次120mg，皮下注射，每28天1次，第1个月的第8天和第15天各加用1剂负荷剂量。以后每4周1次。常见的不良事件有肢体痛、背痛或头痛，长期使用可能有颌骨骨质坏死，轻度周围神经病变、低磷血症及非典型股骨骨折。地诺单抗在恶性GCTB中的疗效尚不确定。②干扰素或长效干扰素。现有的国内外指南和共识均未明确指出其具体用法，文献中报道的用法为干扰素α 300万U，每日1次或900万U，1周3次。如有效可持续两年或以上。③化疗。GCTB通常为良性，其他疗法效果良好，一般不用化疗。若是真正恶性的GCTB，治疗方法参见本章第一节。

4.动脉栓塞　可用于皮质破坏明显或关节受累的肢体巨大GCTB及较大的骨盆、脊柱（骶骨）GCTB。连续多次栓塞供瘤血管，可减轻疼痛，缩小肿瘤体积。

5.局部复发　多数并不致命，病灶可以切除者再次手术，但再次手术可能有更多的并发症如大段骨缺失及关节功能受损。无法切除者接受全身治疗，然后再进行评估可否手术。

6.转移　就诊时已发生转移或治疗后发生的转移，参照局部复发的处理原则。GCTB肺转移瘤的组织学通常为良性，恶变率约为10%，这与其他恶性肿瘤肺转移有明显不同。如有手术指征，肺转移灶楔形切除或单纯瘤块摘除常取得较好的预后。

【预后】影响预后的因素有：①术式。是影响复发的最重要的因素，刮除术后长骨40%～60%复发，手部病变高达85%。复发多发生在术后1～3年，5～6年后很少见。②部位。骶骨GCTB术后复发率高于四肢，骨盆GCTB未行广泛切除的局部复发率约43%。③年龄。在只接受局部放疗的患者中，局部复发率、无病生存率、总体生存率均是年轻优于老年人。④恶性GCTB预后不佳，术后5年生存率约50%。⑤其他。肿瘤>4cm、放疗剂量<40Gy、复发、初诊时即有病理性骨折，均可能与不良预后相关。

【随访】GCTB大多可通过手术治愈，但有一定的局部复发和远处转移风险，个别的可在治疗后相当长的时间（18～25年）转变为骨肉瘤，故需治疗后3个月，然后每6个月1次，持续2～3年，之后每年1次，至少5年。随访内容包括体检、酌情选用的X线、MRI±CT和胸部CT。

（许苗苗）

第五节　骨尤文肉瘤

ES是少见的恶性程度极高的骨肿瘤，最初由Ewing在1921年首先报道。骨尤文肉瘤（Ewing's sarcoma of bone，ESB）、骨外尤文肉瘤（extraosseous Ewing's sarcoma，EOE）、外周神经上皮瘤（peripheral neuroepithelioma，PN）、外周原始神经外胚层肿瘤（peripheral primitive neuroectodermal tumor，pPNET）和胸壁PNET等（Askin's tumor）同属于尤文肿瘤家族，它们的诊治策略相近。

【流行病学】ESB的好发年龄为10～25岁，在此年龄之上者极为罕见。男女比例为1.5：1。

【发病机制】85%的ES有染色体22q12的EWS基因（EWSR1）与染色体11号的ETS基因家族的FLI1即t（11；22）（q24；q12），小部分与ETS基因家族的ERG、ETV1、ETV4和FEV基因融合。在罕见的病例中，FUS替换EWS导致融合基因转录本没有的EWS重排t（16；21）（p11；q24）或t（2；16）（q35；p11）。ES组织来源尚不清楚。

【临床表现】ESB好发部位为骨盆（26%）、

股骨（20%）、肋骨（10%）、胫骨（10%）、腓骨（8%）、脊椎（6%）、肱骨（6%）、肩胛骨（4%）、足骨（3%）和颅骨（2%）等。与其他骨肉瘤不同，发病时患者可出现发热、体重减轻和疲劳。ES恶性度高，初诊时即有近20%出现转移。

EOE最常见的临床症状是生长迅速的深部肿块，其次是出血。少有直接侵犯骨质，且无明显钙化，如发生在椎管内、神经旁，肿块会引起相关神经支配的肢体无力、麻木感、甚至放射痛。

【诊断】ES高度恶性，初始检查即应包括原发部位、脊柱、骨盆的 MRI±CT、胸部 CT、骨扫描、LDH，酌情选择骨髓活检。有条件时可使用PET-CT、分子遗传学检查。

ESB的影像学主要表现为溶骨性破坏，在四肢长骨可观察到"洋葱皮"骨膜反应。LDH对本病有预后意义。ESB常有白细胞升高，相关的血液学和骨髓检查不应忽视。

确诊需要病理检查。细胞表面糖蛋白 MIC2（CD99）在ES高表达，可用于ES和PNET等小圆细胞肿瘤的鉴别诊断。ES约 85%是染色体22q12 的EWS基因（EWSR1）与11号染色体上的FLI1融合形成EWS-FLI1，即t（11；22）（q24；q12），5%～10%的病例为EWS与ETS家族的其他成员ERG、ETV1、ETV4或FEV融合。

ESB的TNM分期同骨肉瘤。

【鉴别诊断】需要与ESB鉴别的疾病有：①非典型骨髓炎。多有不当抗生素应用史，X线片可见骨干皮质增厚、软组织肿胀，MRI可见髓腔信号异常。②硬化性骨髓炎。也属于非典型骨髓炎，以骨皮质硬化增厚为特征，骨干梭形变粗，骨密度（bone mineral density，BMD）增高，MRI有时可见髓腔信号异常。③病理诊断方面。ES需要与表现为小圆细胞的各类肿瘤相鉴别（见第21章第一节），与横纹肌肉瘤、淋巴肉瘤、神经母细胞瘤有时难以区别。

【治疗】手术、放疗可提高局部控制率，手术+放疗优于单独手术或单独放疗，但对生存率及无事件生存率均没有明显影响。化疗在ES的治疗中处于核心位置。无论期别，所有ES的初始治疗都需要12～24周的化疗，首选方案是VAC（长春新碱、多柔比星、环磷酰胺）与IE（异环磷酰胺、依托泊苷）交替使用，如果初诊时已有转移，需根据转移灶缓解情况延长化疗周期。初步的治疗后应进行疗效评估和再分期，有效者转向手术±放疗，然后再接受28～49周的辅助化疗。

1.化疗　术前化疗可降低肿瘤分期，增加完整切除的概率。术后辅助化疗可提高无复发生存期和总生存期，姑息化疗有助于改善症状提高生活质量。常用的辅助化疗方案有VACD方案（长春新碱、放线菌素 D、环磷酰胺和多柔比星）、VAC方案（长春新碱、多柔比星和环磷酰胺）、IE方案（异环磷酰胺和依托泊苷）、VIDE方案（长春新碱、异环磷酰胺、多柔比星和依托泊苷），或VACD方案与IE方案交叉应用、VAC方案与IE方案交叉应用。多西他赛联合吉西他滨、拓扑替康或伊立替康联合环磷酰胺或替莫唑胺或顺铂可用于复发难治性ES。尽管ES对化疗敏感，高剂量化疗/干细胞移植的效果尚有争议。

2.放疗　ES对放疗敏感，30～40Gy即能使肿瘤迅速缩小，局部疼痛减轻或消失。放射范围要视肿瘤所在位置而定，注意周围组织和器官的耐受性。但单纯放疗远期疗效很差，高剂量照射并不能减低肿瘤局部复发，相反副作用明显增加，尤其是放疗部位发生第二肉瘤的危险增加。根据治疗目标，放疗模式有根治性放疗、术后放疗、姑息性放疗、半胸照射及全肺照射。术前放疗＋化疗，用于潜在可切除的肿瘤。放疗剂量36～45Gy，靶区GTV＋外扩2cm。术后放疗在术后 60 天内开始，R_0切除但组织学应答反应差者也需考虑放疗。若联合化疗，放疗开始时间不迟于VAC/IE 方案化疗后第 12 周或 VIDE 方案化疗后第 18 周。胸壁原发灶及广泛性同侧胸膜受侵者考虑半胸照射，15～20Gy（1.5Gy/f）后对原发部位行缩野照射（最终剂量取决于切缘）。肺转移灶在化疗和（或）转移灶切除术完成后行全肺照射，<14岁者15Gy（1.5Gy/f），>14岁者18Gy。

3.初始治疗后重新分期及相应处理　MRI和胸部影像学为基本检查，PET和（或）骨扫描酌情选择。根据检查结果：①新辅助化疗有效，肿瘤未出现远处转移，扩大切除术，手术原则参考骨肉瘤。术后如切缘阳性，放疗后序贯化疗或放化疗同步。切缘阴性化疗。包括辅助化疗，化疗疗程为期36周。②新辅助化疗反应差或肿瘤进展，肿瘤未出现远处转移：放疗和（或）手术治疗或姑息性治疗。③有些病例（如足肿瘤）可考虑截肢。

对于复发及转移，治疗后不久发生的可试用新的化疗方案，酌情放疗。治疗后较长时间（＞半年）发生的，使用原先有效的方案。如果条件允许，可考虑放疗和（或）手术。各种治疗失败或身体状况差的患者，酌情转向临床研究、姑息治疗或最佳支持治疗。

【预后】影响ESB预后的因素有：①年龄、性别和预后无密切关系。②部位及大小。原发病变位于肢体远端、肿瘤直径<8cm者预后较好，脊柱、骶骨、盆骨肿瘤及瘤体较大者预后差。骨盆EOE恶性程度高，易出现广泛骨转移，预后不佳。③有无转移及期别。初诊时即有转移是最重要的不良预后因素，但仅有肺转移相对于骨转移或肺骨均有转移者有更好的生存趋势。脑、肝、脾等不常见部位的转移预后更差。Ⅲ期ES的5年生存率不足20%，平均存活时间两年。④复发。术后到首次复发的间隔时间越长（≥2年）预后越好，复发的ES的5年生存率只有13%。⑤化疗效果，不敏感者预后较差。⑥初诊时血清LDH水平，升高者预后差。

【随访】每2～3个月1次，内容包括体检、全血细胞计数、血清LDH、胸部和局部病灶的影像检查，原先结果异常的项目也要复查。随访间隔可在2年后酌情延长，5年后为每年1次。

（胡宇博）

第六节　脊索瘤

脊索瘤（chordoma）是一种罕见的骨肿瘤，1857年Virchow最早报道本病，1894年Ribbrt首次提出其起源于胚胎发育残留的脊索组织，并以"脊索瘤"命名此疾病。在早先的疾病分类中，脊索瘤曾被认为是良性肿瘤，但本病治疗后几乎都会复发，且有1/3～1/2的患者发生转移，现若非特指即被视为恶性肿瘤。良性脊索细胞瘤（benign notochordal celltumor，BNCT）极为罕见，临床过程及疾病性质与脊索瘤完全不同，见后述。

【发病率】欧美人群中脊索瘤发病率约为0.084/10万，占所有骨原发恶性肿瘤的1%～4%。脊索瘤好发于骶尾部，占50%～60%。颅底占25%～30%，5%发生在脊椎其他部位。本病大多发生在30岁以后，最多见于50～60岁，20岁以前发病不到1%，男女比例为1.8∶1。斜坡脊索瘤患者的发病年龄比骶尾部的年轻10～15岁，后者多发生在50～70岁。

【发病机制】脊索起自颅底，止于骶尾部，胎儿3个月时即已开始退化并消失，仅在椎间盘内有残留并形成髓核。脊索瘤多发于脊柱两端，提示脊索瘤可能源于脊索遗迹。新近的研究表明，脊索瘤存在染色体缺失与变异，主要发生在lq36及7q33。

【临床表现】脊索瘤好发于颅底斜坡和脊椎骶尾部，临床表现与肿瘤部位有关。

1.颅内脊索瘤　位于硬膜外，斜坡、颅底、鞍部、鞍旁均可能受侵。长时间的持续性全头钝痛是最常见主诉，还可能出现间歇性复视、视力下降、吞咽困难、发音困难等，病灶位于鞍区可引起全身内分泌改变。如果肿瘤发生在鼻咽壁近处，可表现为类似鼻咽癌的症状与体征，发生在颅底的肿瘤可引起交通性脑积水。如肿瘤向桥小脑角发展，则出现听觉障碍、耳鸣、眩晕。

2.骶部脊索瘤　是该部位最常见的恶性肿瘤。本病病程常在3年以上，早期没有症状，中晚期可产生马尾神经压迫症状，患者常以腰骶部持续隐痛就诊，疼痛可放射至臀部、会阴或下肢，坐位加重。肿瘤较大压迫膀胱或直肠或因神经功能损伤时，会出现排便异常，直肠指检常可扪及骶前肿块。

3.胸腰椎脊索瘤　主要位于椎体，可累及附件，但仅发生于附件罕见。可伴椎间孔扩大，呈哑铃状生长。部分病例骨质破坏可能不明显，而以硬膜外、椎管内肿块为主并表现为相应的脊髓受压症状。颈部脊索瘤能引起呼吸道梗阻或吞咽困难，可表现为口咽部肿块。

【诊断】 根据病史和体检，相应的X线片、CT和MRI等影像学检查能明确病变部位及其与周围结构的关系，确诊有赖于病理检查。

1.X线片 多数病变为囊状膨胀性、溶骨性，骨壳间断、菲薄。

2.CT 表现为位于颅底或骶尾部溶骨性或膨胀性骨质破坏，少数可见反应性骨硬化，骨破坏区被软组织肿块代替，肿块与正常骨分界不清，病灶内可见破坏残存的骨碎片及斑片状钙化灶，增强扫描瘤体为不均匀强化。CT显示钙化及小的骨质破坏较MRI敏感。

3.MRI 是脊索瘤的最佳检查手段。T_1加权像瘤体常表现为低至中等稍高信号，T_2加权像呈高信号，可见分叶状特征。增强扫描肿瘤呈中等度强化，形态不规则，有时可见显著不均质"蜂房样""颗粒样"强化。除病变部位外，全椎体MRI检查有助于排除可能存在的脊柱病灶。

4.PET-CT和（或）骨扫描 可酌情选择。

5.术前活检 粗针或细针经背部（避免经直肠）穿刺活检对于骶部脊索瘤一般容易施行，但对颅底肿瘤常有困难。

6.病理 肿瘤外观灰褐色或蓝白色，半透明胶冻状，有假包膜，界线较清。光镜下细胞呈团片样或条索状分布，小叶间为厚薄不一、含薄壁血管的纤维性间隔，背景多为黏液样间质。瘤细胞呈星芒状或液滴状，或为中间型，片状分布，或条索状、散在分布，瘤组织内可伴钙化、骨化或软骨岛。免疫组化：几乎所有瘤细胞呈CK、EMA、Vimentin阳性，大多数肿瘤S-100阳性，CEA、Actin、Des阴性表达。Brachyury是脊索组织分化过程中重要的转录因子，可用于脊索瘤的鉴别诊断。脊索瘤在病理上原先分为经典型（普通型），占总数80%～85%，其特点为缺乏软骨和间质成分；软骨型，占5%～15%，具有脊索瘤的组织学特征和软骨成分；去分化型（间质型），占5%左右，具有高度恶性多形性梭形细胞软组织肉瘤的特征，且临床病程呈侵袭性。2013年WHO软组织和骨肿瘤病理学第4版将肉瘤样脊索瘤（sarcomatoid chordoma）列为第4种亚型，其特征是有肉瘤样成分。这一版还增加了BNCT。

【鉴别诊断】 本病需与以下疾病相鉴别。

1.听神经瘤、垂体瘤 见第18章第一节。

2.鼻咽癌 鼻咽癌与颅内脊索瘤的临床表现有时相似。MRI增强扫描在两者均为T_1WI低信号和明显强化，但T_2WI在脊索瘤为显著高信号。确诊需要病理学检查。

3.颅咽管瘤 系鞍区第二常见的良性肿瘤，分为囊肿型和实质型。影像学表现与脊索瘤有颇多相似之处，但颅咽管瘤对周围骨质多为压迫性改变，极少引起溶骨性骨质破坏。

4.脊索瘤样脑膜瘤（chordoid meningioma，CM） 是脑膜瘤的一种亚型，占脑膜瘤的0.5%～1.0%，多发生于中年女性，部位多在幕上，脑室内、颈静脉孔、眼眶、肺部等也可发生。病理可见脑膜瘤中夹杂脊索瘤的成分，EMA、Vimentin阳性，CK、S-100阴性。

5.脊索瘤样胶质瘤（chordoid glioma） 可见胶质分化，几乎全部发生于第三脑室和下丘脑，瘤细胞GFAP、Vimentin、CD34阳性。

6.副脊索瘤（parachordoma） 是一种罕见的软组织肿瘤，被认为起源于肌上皮细胞。本病常见于成人，平均年龄35岁，10岁以下儿童占20%左右。副脊索瘤与脊索瘤组织学及生物学特征相似，两者的鉴别要点为：①组织起源。副脊索瘤中无脊索残余的存在，脊索瘤可能相反。②发病部位。脊索瘤只发生于中轴骨，而副脊索瘤多位于四肢，上肢比下肢更多见，也可发生在头颈部和躯干。肿瘤多呈无痛性缓慢生长。副脊索瘤绝大部分是良性肿瘤，但少数可局部复发、转移甚至导致死亡。

7.BNCT 又称巨大脊索样残余（giant notochordal rest）、脊索样错构瘤（notochordal hamartoma）或颅内蝶枕脊索瘤，2002年Yamaguchi等首次描述。本病多位于中轴骨两端即骶尾部和颅底，大部分由影像学检查而意外发现，有所谓的"十无"特征：影像学无显著的膨胀性病变、无软组织肿胀、无钙化现象，镜下无分叶状结构、无纤维性间隔、无黏液样基质背景、无密集的血管、无坏死现象、无明显细胞异型性和无核分裂。免疫表型与脊索瘤一样，S-100、EMA及CK可阳性。病理方面需要与肾透明细胞癌、组织细胞或脂肪源性肿瘤相鉴别。BNCT几乎不会转变成脊索瘤，但二者可以共存而形成杂交瘤。

8.巨细胞瘤 在骶骨肿瘤中仅次于脊索瘤而居第二位。特征性表现是膨胀性偏心性的骨质破坏，常见"皂泡征"。

9.转移癌 在没有原发灶或原发肿瘤已控制多年的情况下，脊索瘤有可能要与溶骨性转移癌区别。一般，转移癌的骨破坏呈虫蚀状、筛孔状、融冰状，骨破坏区无膨胀性、粗大骨嵴、边缘硬化等。少数去分化脊索瘤还需与肉瘤相鉴别。

【治疗】 脊索瘤的治疗方法包括手术、放疗、射频消融、药物治疗等。

1.手术 为主要且首选的治疗方法。颅底脊索瘤可用内镜经鼻或口腔手术，完全切除率目前已达80%。如果全切除有困难，姑息性手术也有明确诊断、解除肿瘤压迫，缩小肿瘤体积为后续放疗创造条件的价值。复发的肿瘤可以再手术。切除的彻底程度分为：R_0，显微镜下瘤周组织内无肿瘤，范围≥1mm；R_1，仅显微镜下可见瘤周有肿瘤残留，范围<1mm，但肉眼观察无肿瘤残留；R_2，肉眼可见术区内肿瘤成块残留或散在残留。骶骨和脊柱脊索瘤选择广泛切除术±放疗，原则与颅底脊索瘤相同。

2.放疗 脊索瘤术后均应进行辅助放疗，切缘阳性、瘤腔外有较大肿瘤残留、不能手术考虑根治性或姑息性放疗。放射野通常为肿瘤边缘外放0.5～1cm，剂量一般为1.8～2Gy/f，总剂量55～66Gy，过高剂量并不能进一步降低局部复发率，但美国国家综合癌症网（National Comprehensive Cancer Network，NCCN）仍建议，最终靶区剂量在骶骨或脊柱为70Gy（针对R_1切除）和72～78Gy（针对R_2切除），在颅底>70Gy。IMRT、立体定向放疗外科（stereotactic radiosurgery，SRS）、分次立体定向放疗（fractionated stereotactic radiotherapy，FSRT）或质子和碳离子的粒子束放疗，效果优于常规放疗。影响放疗效果的因素有：①瘤容积>75ml；②瘤体坏死>10%；③颈椎同时受累；④性别。

3.射频消融 主要用于肿瘤的姑息治疗。单电极治疗范围直径仅为0.9～1.3cm，故通常需要多点布针、多次消融，或采用多电级射频消融。

4.化疗 对经典型、软骨型脊索瘤不敏感，但对去分化型及肉瘤样脊索瘤仍有一定应用价值，常用的药物主要是铂类及蒽环类抗生素。复发进展后的脊索瘤多为试验性化疗。

5.靶向治疗 应用于不能手术、复发及转移的病例。伊马替尼（400mg，每日1次，口服）能使70%的患者疾病稳定，根据RECIST标准（完全缓解＋部分缓解＋疾病稳定≥6个月）确定的临床获益率为64%，中位无进展生存期达9个月。伊马替尼联合顺铂或西罗莫司对于少部分既往伊马替尼治疗耐药的患者也可能有效。厄洛替尼和拉帕替尼等EGFR抑制剂对于伊马替尼耐药的晚期脊索瘤患者可能有用。其他靶向治疗药物见第14章概述。

【预后】 脊索瘤的预后相对较好，中位生存期6.29年，5年、10年和20年生存率分别为67.6%、39.9%和13.1%。影响预后的因素：①手术的彻底性，完整切除者预后良好。颅底脊索瘤若能做到R_0切除，5年无复发生存率>50%，10年生存率高达50%左右。②肿瘤类型，经典型、软骨样型预后好于去分化型，后者常在诊断后6～12个月死亡。③肿瘤转移与否，30%～40%的脊索瘤患者可发生转移，转移多在肿瘤局部复发后出现，转移部位好发于肺、骨和淋巴结等部位。④性别、年龄和部位，男性预后差于女性，年轻者预后相对较好，骶尾部好于颅底部。

【随访】 体检、原发和（或）高风险部位的MRI检查，6个月1次，持续5年。此后改为每年1次，有学者认为应至术后15年。肺部及腹盆腔的CT可酌情选择。

（芦东徽）

第七节　骨样骨瘤

骨样骨瘤（osteoid osteoma，OO）为良性成骨性肿瘤，Jaffe于1935年首先报道。骨样骨瘤的诊断和处理不难，但表现为成骨性病变的骨转移癌和交界性骨肿瘤，鉴别诊断中有可能会涉及本病。

【流行病学】骨样骨瘤约占全部骨肿瘤的3%，占良性骨肿瘤的11%。好发于10～30岁，男性多见，男女比例为2：1～3：1。

【发病机制】病因仍不明确，曾被认为与炎症、血管损伤有关，现在已确定为肿瘤性病变。

【临床表现】本病多发于四肢长骨，胫骨和股骨最为常见，约占50%。脊柱部位次之，占10%～20%，如发生多位于胸腰椎，颈椎及骶椎少见。其他部位包括关节腔也可发生。

疼痛是最突出的临床表现，可出现在影像学病变前。初期为间歇性疼痛，性质常为钝痛或刺痛，夜间加重，水杨酸等非甾体抗炎镇痛药常可缓解。后期疼痛加重，呈持续性，可伴有局部软组织肿胀或压痛，镇痛药可能不再有效。疼痛不一定限于患区，也可放射至附近关节。

其他临床表现可能与年龄、部位有关，在骨未成熟时可以出现肌肉萎缩、骨骼畸形；骨样骨瘤位于脊柱骨则可能出现斜颈、脊柱僵硬、脊柱侧弯，位于关节内则可出现关节局部压痛、滑膜肿胀、活动受限等症状。

病灶直径通常≤2cm，X线检查可见类圆形低密度区，周围包绕不同程度的骨质增生带，即典型的"牛眼征"。CT可清楚地显示脊椎、骨盆、关节的病变。MRI可显示瘤巢周围水肿、软组织肿胀及关节积液，有助于显示肿瘤的成熟程度和邻近受累组织的关系。瘤巢在T_1WI上呈低信号或中等信号，T_2WI在瘤巢发展的不同时期可表现为低、中或高信号。周围反应明显的骨样骨瘤有可能被误诊为恶性病变。由于瘤巢和反应区均摄取放射性核素，骨扫描的核素浓集范围可能明显超过X线所示瘤巢范围。

【病理检查】长骨病变多在皮质内，短骨病变多在骨松质中，脊柱病变常位于椎弓或小关节突，椎体受侵罕见。肿瘤呈圆形或椭圆形，直径一般在1cm以内，很少超过2cm，与周围骨质有清楚的边界，可见反应性硬化。当骨样组织较多时，肿瘤为棕红色，夹杂白色或黄色斑点，质地为颗粒状或沙砾状；当骨小梁密集时，呈红白色，质地坚硬。镜下可见瘤巢中有不同成熟阶段的骨质、丰富的血管结缔组织基质、骨样组织及新生骨小梁。病变常被硬化缘包围，没有核的异型，没有侵袭特征。

【鉴别诊断】骨样骨瘤需与以下疾病鉴别。

1. 单发性内生软骨瘤　为圆形密度减低区，周围仅有薄层硬化，无骨样骨瘤的特殊性疼痛。

2. 应力性骨折（stress fracture）　骨折X线透亮影通常表现为线状，与骨皮质垂直或成角走行。

3. 硬化性骨髓炎　多为双侧骨皮质对称性增厚硬化，表面光滑，一般无脓肿和死骨，无透亮的"瘤巢"。疼痛呈间歇性，服用水杨酸类药物无效。

4. 骨皮质脓肿　有较明显的红肿热痛等炎性表现和反复发作的病史，无规律性疼痛。骨膜新生骨较少，破坏区不规整，内无钙化，可见线状窦道从脓肿向外延伸至最近的生长板。脓肿为无血供的脓腔，注射造影剂后不强化。

5. 骨母细胞瘤　也属于成骨性肿瘤并好发于附件，组织病理学表现与骨样骨瘤难以区别。但骨样骨瘤可行非手术治疗，病情不会恶变。而骨母细胞瘤具有局部侵袭性，部分可复发，一旦确诊需积极治疗。影像学上肿瘤边界不清、骨皮质不完整或肿瘤突破间室侵入椎管、病变内部出现液平面或继发动脉瘤样骨囊肿，或病灶变大较快，提示骨母细胞瘤可能。骨样骨瘤向骨母细胞瘤转化亦有报道。

6. 动脉瘤样骨囊肿　多位长骨干骺端及脊椎骨附件。大小不一，薄壳间软组织膨出，与周围骨质分界清晰。发生在骨内为中心型，在骨外分偏心型和骨旁型。

7. 内生骨疣　亦称骨斑（bovespot）或骨

岛，为骨松质内骨发育异常，表现为边缘清楚的致密影，存在于完全正常的骨质之内，呈骨岛状，一般无症状，无须治疗。

8.骨恶性肿瘤　在全面检查中偶然发现的成骨性病变，如怀疑骨转移癌和交界性骨肿瘤，无论有无肿瘤病史，均需要需要除外本病。

【治疗】包括手术、消融和内科治疗。

手术治疗原则是彻底清除瘤巢及周围的反应性硬化骨。可以选择刮除术或整块切除术，后者复发率较低，但是术后病理性骨折的风险增加。

无水乙醇注射、激光热凝、射频消融均可酌情选用。

症状较轻或手术较困难、术后可能发生严重并发症的患者，可口服水杨酸盐对症治疗。本病可在6～15年中不治自愈，但阿司匹林等非甾体消炎镇痛药可使病程缩短到2～3年。

【预后】骨样骨瘤可以自发消退，随访酌情安排。

（杨育才）

第八节　骨外骨肉瘤

骨外骨肉瘤（extraskeletal osteosar coma）又称软组织骨肉瘤，是发生于软组织内与骨无关但能形成骨样基质、骨和软骨样物的高度恶性间叶性肿瘤。Wilson于1941年最先报道本病。

【流行病学】EOS罕见，仅占软组织肉瘤的1.2%，骨肉瘤的3.7%～4.6%，见于文献的基本上是病例报告或综述。与骨肉瘤好发于青少年不同，EOS多发于中老年人，男性稍多于女性［（1.6～1.9）∶1］，平均年龄54.6岁，40岁以下罕见。

【发病机制】EOS的发病机制尚不明确，可能的原因有：①在胚胎发育时有中胚叶成分残留，而后形成骨质并发生骨肉瘤。②化生。纤维母细胞受到外来或内在因素的刺激，引起局部骨化生，使骨母细胞或软骨母细胞变为骨肉瘤。③局部外伤和放疗。有报道10%～15%的EOS发病部位有创伤史，2.4%～5.5%的患者曾有局部放疗史。④由软组织病（如MO或是恶性纤维组织病变）演变而来。

【临床表现】大部分EOS位于深部软组织，发生于真皮和皮下组织等表浅部位者<10%。本病最常累及四肢，下肢占46.6%，以大腿和臀部最多见；上肢占20.5%。除此之外，肩胛带、躯干和腹膜后相对常见，但身体任何部位均可发病。

本病起病隐匿，病程长短不一，从几周到20余年都有可能。相对浅表的肿瘤因发现早可在较小的时候被发现，腹腔、盆腔等部位肿瘤因难以发现就诊时体积较大。浅表的肿块多在肌肉与筋膜之间，硬度根据肿瘤组织内所含骨组织的多少而不同。随着肿块的增大，可挤压或侵及邻近组织，表现为肿胀、疼痛、压痛、神经压迫症状及邻近关节的活动受限，位于腹腔、盆腔等处的肿块可能压迫或阻塞相应脏器。

EOS局部复发和与远处转移很常见，多发生在诊断后的3年。最常见转移部位是肺（80%～88%），类似于成骨肉瘤，其他转移部位包括软组织、骨（8%～19%）、淋巴结（4%～29%）、肝（8%～17%）、腹膜和肾上腺（<5%），偶见于皮肤。

【诊断】

1.X线片　多用于四肢软组织肿瘤的检查。常表现为边界尚清楚的软组织肿块影，内有点状或片状钙化，钙化或类骨基质形成约占病灶的50%。

2.超声　主要用于深部脏器占位病变的检查，或在超声引导下行肿块穿刺活检。

3.CT　对深部脏器占位病变的检查尤其有用，可显示肿瘤与附近正常组织器官的关系，可观察到肿瘤有假包膜、瘤内骨或钙化性病变。

4.MRI　对四肢及浅表肿瘤尤有帮助。T_1WI上呈低、中等混杂信号，T_2WI上呈不均匀等、高信号，增强扫描可有明显的强化，坏死囊变区若含较多蛋白，则在T_1WI和T_2WI上均呈高信号。

MRI对鉴别肿块软组织成分、确定边界及与周围组织的关系优于X线及CT，对钙化和瘤骨的显示逊于CT和X线片。

5.核素扫描　ECT可能发现EOS中的骨性成分和其他部位的骨转移，PET-CT一般不作为常规检查手段。

6.病理检查　是确诊的最重要依据。EOS大部分为孤立性分叶状肿瘤，大小为1~50cm，平均8~10cm。肿瘤常有假包膜，质软硬不均，切面呈灰白、淡黄或灰红色，常有钙化或骨化，中央常伴有出血、坏死及囊性变。组织学及免疫表型与骨肉瘤相似，表现为高度恶性梭形细胞，伴有不等量的肿瘤类骨质或软骨组织。依据肿瘤内主要成分，可将EOS分为6种不同类型。①骨母细胞型：含有丰富的骨质和类骨质，呈花边样或大片状分布。②纤维母细胞型：含有特征性的梭形细胞，伴有局部少量的骨质和类骨质，其纤维成分多呈"鱼骨样"排列，与纤维肉瘤相似。③恶性纤维组织细胞瘤样型：为纤维母细胞型的亚型，梭形细胞呈车辐状排列，骨质和软骨排列呈树枝样杂乱，围以恶性的骨母细胞。④软骨母细胞型：瘤组织中多为软骨肉瘤样结构，也可见到软骨内化骨过程，具有异形梭形肿瘤细胞。⑤毛细血管扩张型：无论大体还是镜下均可见囊样扩张的空腔，内充血液，之间可有间隔，此型完全缺乏骨质，仅有少量类骨质分布在囊壁或间隔。⑥小（圆）细胞型：具有特征性的片状小细胞并伴有少量类骨质形成。无论什么类型，诊断EOS需符合以下条件：发生于软组织而不附着于骨或骨膜（但可继发性累及骨膜、骨皮质或髓腔）；具有一致的骨肉瘤图像；肿瘤内有骨样和（或）软骨样基质。

【分级、分期】EOS分级可参见软组织肉瘤FNCLCC组织学与病理学分级法，分期参见软组织肉瘤TNM分期系统。

【鉴别诊断】发生于四肢及浅表部位的EOS诊断不难。发生于腹膜后及内脏器官者，术前诊断几无可能，病理检查难以确定的病例时有所见，肩胛带、躯干的诊断难度介于两者之间。经常需要与之鉴别的肿瘤有以下几种。

1.MO　同样是软组织内伴有骨化的包块。当MO的纤维母细胞及骨母细胞增生活跃伴有核分裂象时，与软组织骨肉瘤鉴别困难。患者多有外伤史，受伤后肿块迅速增大，伴疼痛。但随后肿块停止增大，疼痛减轻或消失。X线表现为边界清楚的钙化影，组织学有特征性的三带结构，即含有最不成熟的骨质及大量纤维母细胞的中心带、中等成熟的类骨组织和外周成熟的骨质带。而EOS类骨小梁排列紊乱，无分带结构。EOS与MO相比细胞的异型性更为显著。EOS可见肿瘤性骨样组织而MO没有。

2.恶性间叶瘤　由2种及2种以上有明确分化倾向的间叶组织细胞组成的肿瘤，可含有纤维肉瘤、脂肪肉瘤、横纹肌肉瘤、骨肉瘤、软骨肉瘤、平滑肌肉瘤及原始未分化肉瘤。可见出血、坏死、囊变及钙化。

3.皮质旁骨肉瘤　瘤组织分化程度较高，异型性不明显，预后较好。有成熟的骨小梁，与骨关系密切，常围绕骨干生长。X线片显示皮质外有一基宽分叶、密度高的阴影，基部与皮质间有一线状透亮阴影。

4.脂肪肉瘤伴骨化　最常发生于下肢（如腘窝和大腿内侧）、腹膜后、肾周、肠系膜区及肩部。脂肪肉瘤密度常不均匀，脂肪成分和软组织肿块交错分布，分隔广泛，伴弧形钙化，实质与间隔成分可强化，边缘模糊，周围脂肪间隙呈条索状浸润。病理检查脂肪肉瘤中可以查见脂肪母细胞，骨化并非肿瘤性成骨，无恶性特征。

5.恶性外周神经鞘瘤　一般与神经干关系密切，细胞排列疏密不均，有的区域呈波浪状或栅栏状。免疫组化标记瘤细胞通常S-100阳性，Leu7及MBP也可呈阳性。

6.恶性纤维组织细胞瘤　组织形态与恶性纤维组织细胞瘤样型EOS相似，但骨质及软骨成分分化良好，属化生性质，没有恶性的骨母细胞和杂乱的骨质和软骨排列。

7.尤文肉瘤/原始神经外胚层肿瘤　小圆细胞型EOS病理形态上类似尤文肉瘤/原始神经外胚层肿瘤，但其好发于青少年，肿瘤内无骨样组织，免疫组化Vim、CD99及神经标志物均为阳性，而EOS为Vim、OC和OCT阳性，肿瘤内有骨样组织。

8.恶性淋巴瘤　小圆细胞型 EOS有时也可与恶性淋巴瘤尤其是B细胞性淋巴瘤相混淆，但后者同样没有骨样组织及骨质，免疫组织化学LCA、B细胞标志物阳性。

9.其他肿瘤　EOS还应与滑膜肉瘤、纤维肉瘤、脂肪肉瘤和恶性黑色素瘤相鉴别，这些肿瘤中化生的骨组织只占一小部分，且没有恶性特征。骨肉瘤软组织转移很少见，如发生多位于头皮、脊柱、骨盆等中轴部位。

【治疗】

1.手术和放疗　EOS恶性度高，截肢或超大范围的手术不能提高患者的生存时间或生存率，反而会严重降低生活质量，目前保肢术或根据病变发展部位、范围的广泛切除术和根治术已成为首选。单纯放疗不能治愈本病，但姑息或减症放疗常有较好效果。

2.化疗　由于EOS的高度恶性，不能手术的患者可以考虑新辅助化疗，术后蒽环类抗生素、异环磷酰胺、顺铂、氮烯咪胺被认为是EOS化疗最有效的药物，单药有效率在15%～20%。近期欧洲学者一项研究结果显示，在接受辅助化疗和新辅助化疗患者中，采用包含蒽环类抗生素、异环磷酰胺、顺铂的化疗方案，可以提高患者的生存率。德国的研究表明，接受辅助化疗的患者长期无病生存率为56%，未接受化疗患者的长期无病生存率则为47%。高温（38～39℃）动脉灌注化疗有可能使肢体EOS局部获得更高的血药浓度，并结合高温增加血管内皮的渗透性，从而发挥对原发灶的最大杀灭作用。

3.分子靶向治疗　见第14章概述。

【预后】肿瘤大小、部位、病理分型及分级等影响EOS的预后。肿块直径>5cm的，5年内病死率为87.5%，<5cm的为12.5%。发生于四肢者预后优于躯干，躯干优于腹部、盆腔、内脏等器官。以成软骨细胞为主者，较成骨细胞为主者预后好。低Ki-67指数、高分化提示有较好预后。治疗方面预后不良因素包括首次手术能否达到有效安全边缘、切缘是否阳性、术后有无接受化疗。其他预后不良因素还包括肿瘤复发或转移发生的时间、转移病灶的数量等。

【随访】EOS的5年生存率约为37%。多数患者在初诊后2～4年因肿瘤远处转移而死亡，转移后的中位生存期即缩短为8个月。因此EOS需要比一般的软组织肉瘤有更密切的随访，随访项目除了询问病史及相关体格检查以外，胸、腹、盆腔肿瘤首选CT和（或）超声；四肢、躯干、脊柱和中枢系统肿瘤首选MRI，排除全身骨转移首选ECT。

（孟　琳）

第九节　其他骨肿瘤

一、骨促结缔组织增生性纤维瘤

骨促结缔组织增生性纤维瘤（desmoplastic fibroma of bone，DFB），又称为骨的韧带样纤维瘤、成纤维细胞性纤维瘤、硬纤维瘤、胶原纤维瘤、侵袭性纤维瘤病、硬化纤维瘤，是一种十分罕见的骨肿瘤，Jaffe最早于1958年报道。

【发病率】本病发病率很低，占良性骨肿瘤的0.1%～0.3%。Inwards等总结了20 000例骨肿瘤，DFB有18例。国内王明华等统计2042例骨肿瘤及瘤样病变中仅有12例，DFB占0.59%。

【发病机制】一般认为，DFB与软组织硬纤维瘤具有相似的发病机制，可能与外伤、内分泌因素、基因突变有关或由多因素交互作用共同导致，编码β-连环蛋白的CTNNB1基因和腺瘤样结肠息肉基因突变被认为是本病主要的发病机制。DFB、软组织硬纤维瘤及骨纤维结构不良均有8号染色体三体畸形和20号染色体畸变，偶有DFB发生于纤维结构不良基础上的报道，提示这三种疾病有相同的遗传学基础。但是，也有学者发现一组DFB的β-连环蛋白表达均为阴性，这与软组织硬纤维瘤的情况有明显差异，提示β-

连环蛋白路径似乎不是DFB形成的主要因素。此外，Tandonl等报道一例结节性硬化的患者发生下颌骨DF，推测DFB或许是这种侵犯多系统、多器官的常染色体显性基因遗传病的表征之一，肿瘤抑制基因TSC1和TSC2是该病的致病基因。Domencio等的研究表明，除了类似于硬纤维瘤位于染色体11q13-800 kb端粒的断裂点外，DFB细胞基因的变化还与在染色体11q13上的w230 kb缺失有关，它涉及RBM14、RBM4、RBM4B、SPTBN2和Cllorf80基因片段，这些基因片段与micro-RNA介导的基因调节、pre-mRNA加工过程中剪接位点的选择、转录抑制因子和核受体共激活因子的编码有关，从而可能会影响肿瘤抑制作用。上述遗传学改变尚未见于软组织的硬纤维瘤，提示DFB和软组织硬纤维瘤的发生机制或许并不相同。

【临床表现】本病好发于青少年，可见于任何年龄，平均发病年龄为23岁，70%～80%发生于30岁以内，仅6%发生于50岁以上。性别倾向尚不清楚。

本病最常见于下颌骨（22%），其次是股骨（15%）、骨盆（13%）、桡骨（12%）和胫骨（9%）。通常表现为患处间歇性疼痛，活动时加剧；有时以无痛性肿块就诊，此时病灶多已突破骨皮质；邻近关节的肿瘤可导致关节功能障碍；约12%的病例因病理性骨折就诊；偶有因其他不适被意外发现的情况。部分病例ALP轻度升高。

【诊断】DFB首选X线检查，累及骨外、形成软组织肿块、需要术前精准评估病灶范围时应联合使用MRI检查。

X线表现多种多样，多位于干骺端，病变长轴与骨干平行，多表现为溶骨膨胀性改变，突破骨皮质可有骨膜反应，常见骨嵴，罕见钙化。X线片示9%～15%的病例合并病理性骨折，分为4种类型：囊样型、溶骨型、小梁型、骨旁型，也有学者将DFB直观地分为中央型和边缘型。囊样型多发生在长骨，良性特征明显，骨皮质膨胀，边缘可见硬化，病灶内可见粗大紊乱残存骨嵴，一般无软组织肿块形成，此型最常见。溶骨型则无特定发病部位，骨质破坏区边界不清，可

见骨膜反应，侵及周围组织时可形成软组织肿块，与恶性肿瘤的溶骨性骨质破坏相似。骨旁型以骨皮质边缘性压迫性侵蚀为特征，常见软组织肿块影。小梁型罕见，其在溶骨型的基础上出现大量根须状肿瘤性骨小梁伸入软组织内，该表现虽具有一定的特征，但与骨肉瘤的放射状骨膜增生及针状瘤骨影像表现近似，易误诊为高分化骨肉瘤。

CT征象无特异性，但其较X线更为清晰地显示瘤内结构、骨皮质受侵和邻近组织变化，多呈现为以软组织密度为主的溶骨性骨质破坏，边缘可有完整或不完整的硬化，也可无硬化，骨皮质可变薄或中断，其内可见点状钙化及骨皮质内缘的骨嵴，无死骨。

MRI表现与软组织硬纤维瘤类似，各型的信号基本一致，病灶边界较为清晰，T_1WI呈较均匀的中等信号，T_2WI呈以等、低信号为主的混杂信号影，增强扫描呈不均匀强化。小梁型可见软组织内点条状和根须状的低信号瘤骨，这一特点再结合信号特征和X线表现，此型或可作出定性诊断，但此型极少见。有学者认为肿瘤内T_2WI低信号、瘤内广泛囊变、骨皮质破坏和软组织受侵是DFB的MRI特征性表现。

DFB一般难以通过影像学确诊，最终需要依靠手术或粗针活检病理检查。大体标本呈白色或灰白色，坚韧、有弹性，瘤内一般无钙化或骨化组织。镜下可见病变由梭形的纤维母细胞或肌纤维母细胞构成，呈编织状排列，可见丰富的胶原纤维，有程度不等的玻璃样变。细胞分化良好，没有或仅有轻度的细胞不典型性和多形性，少见核分裂象，缺乏新骨形成，但可见残存的成熟骨组织碎片及分布于纤维中的骨小梁成分。免疫组化通常表现为SMA、Vimentin、BCL阳性表达，Desmin、β-catenin阴性表达。

【鉴别诊断】本病发病隐匿，临床表现无特异性。经常需要与之鉴别的良性或交界性肿瘤有NOF、骨化性纤维瘤、骨巨细胞瘤、骨纤维结构不良和成釉细胞瘤，恶性肿瘤有骨纤维肉瘤、骨肉瘤、恶性淋巴瘤、平滑肌肉瘤和ES，见本书有关章节。

【治疗】DFB首选手术治疗，根据肿瘤所在

部位、累及范围、切除的安全性、对肢体功能的影响综合评估后选择手术策略。当手术治疗会引起机体重要功能障碍或难以完全切除时，放疗 ± 化疗也是有效的治疗方式。

1.手术 手术方式包括病灶内刮除术、肿瘤切除术（瘤内切除、节段截除术、截肢术）、扩大切除术，锁骨、肋骨、腓骨等可牺牲骨及对功能影响小的可切除骨应该可广泛性切除。对于突破骨皮质并形成软组织肿块的病例，选择广泛切除并进行相应的解剖和功能重建；对于不伴有软组织肿块的邻关节DFB和骨盆DFB是否进行广泛切除后关节置换和功能重建，需要慎重抉择，因为重建后肢体功能活动会受影响；对于范围较小的病灶及广泛切除后造成肢体功能障碍明显的病例宜首选病灶内手术；对于多次复发或恶变的病例根据具体情况视风险-获益决定是否采取创伤更大的手术。

2.放疗 ①无法手术切除或难以完全切除者；②患者拒绝截肢；③术后复发者。

3.系统性治疗 见第14章概述。

【预后】DFB的预后与手术方式密切相关，单纯刮除术复发率高，广泛及扩大切除术的复发率相对较低，复发中位时间约2.7年。学者认为，DFB不会出现转移，但有术后10年在原发部位恶变为骨肉瘤的个别报道。

【随访】参照本章概述。

（张 禹）

二、泛发性骨皮质增厚症

泛发性骨皮质增厚症（hyperostosis corticalis generalisata）又称骨内膜性骨增生症（endosteum hyperostosis）或Van Buchem病（Van Buchem disease，VBD），是一种罕见的颅骨及管状骨骨干硬化性病变，可累及全身性骨骼。1955年首先由Van Buchem以"家族性泛发性皮质增生症"的病名报道。

【发病率】本病极为罕见，暂无确切发病率统计，成人及儿童均有散在发病，男女发病无差异。

【临床表现】本病是一种常染色体隐性遗传性疾病，临床上多无症状，常在检查其他疾病时偶尔发现。主要临床特征是下颌骨增大和颅骨骨质增生，少数可因颅骨骨质增生使神经骨管狭窄而导致面神经麻痹、视力下降和听力下降，甚至有颅内压增高的症状。部分患者终身都有渐进性骨皮质增生和ALP升高，即典型的VBD；部分患者在20岁时骨皮质增生终止，ALP恢复正常，称为Worth病（Worth disease）。本病偶可累及全身性骨骼。

【诊断】X线为诊断本病的基本手段，表现为全身骨骼对称性致密硬化，主要累及颅骨、下颌骨、锁骨、肋骨和管状骨干。颅骨内外板均增厚，致颅盖增厚硬化，板障狭窄甚至可消失。颅外板表面可不规整或有骨疣状凸起，下颌骨增大致密。管状骨骨干皮质增厚，髓腔变窄，骨干周径较少增大，干骺端一般不受影响。脊椎硬化较轻微，附件较明显。

血清ALP升高，血钙、血磷水平多正常，血清中硬骨素显著降低。有文献报道了15例Van Buehem病患者中有14例可检测到硬骨素的降低，血清1型前胶原氨基端肽（procollagen type 1 amino-terminal propeptide，P1NP）水平在成人患者中显著升高但随年龄增长而逐渐下降；BMD在所有患者中均显著升高。

病理上并无特征性的表现，可见过量的新生骨形成，致密骨由成熟的板层骨构成，哈氏管变窄，成骨过程活跃，骨髓正常。

【鉴别诊断】本病易误诊漏诊，需与肿瘤性成骨性病变以及其他良性骨硬化疾病相鉴别。

1.成骨性肿瘤病变 X线表现为成骨性病变的肿瘤中，良性者多有规则性和结构性的骨小梁，无骨膜反应或骨膜反应呈连续性且较光整，如骨样骨瘤；恶性者多表现为无结构的绒毛、棉团和云絮状高密度影，骨膜反应呈多层状、放射状或三角状骨膜反应。

（1）骨样骨瘤：为良性成骨性疾病，最常见部位为股骨小粗隆、肱骨近端内侧皮质、胫骨远端1/3，也可见于脊柱的附件，发病率依次为腰椎、颈椎、胸椎。以胫、股骨最多见，很少见于扁平骨、髓腔内和骨松质，可发生于骨皮质和骨松质。典型的X线表现为由致密骨包绕的小病灶，大多数直径小于1cm，中央呈致密度较小的透射线区，可有不同程度的钙化。

（2）骨母细胞瘤：青年多见，多见于脊柱、股骨和胫骨，肱骨少见（见第20章第二节）。

（3）骨肉瘤：好发于儿童及青少年，好发于长管状骨的干骺端。X线可见溶骨性和（或）成骨性改变，边界不清，呈虫蚀状，骨皮质破坏。肿瘤可侵入软组织，出现骨外生长的软组织阴影，基质多伴有钙化和明显的骨膜反应，包括Codman三角、日射征、"葱皮样"改变、骨膜增厚。

（4）成骨性骨转移瘤：如有原发肿瘤病史诊断一般不困难。部位多在脊柱、骨盆和长骨干骺端，可单发或多发，多表现为疼痛、病理性骨折、脊髓或神经根压迫。

2.良性骨硬化性疾病

（1）骨岛：也称骨斑、骨生骨瘤、内生骨瘤，为松质骨内的骨性结节，由骨发育异常所致，呈鸟巢状。多在查体时偶然发现，临床有症状者少见。病灶多位于股骨、髂骨或者椎体的骨松质内，但任何骨骼均可发生。X线表现为髓腔内圆形或卵圆形硬化影，无骨膜反应。

（2）石骨症：又名大理石骨病（marble bone disease）或 Albers-Schonberg病，同为罕见遗传性骨骼疾病。石骨症从较小骨骼到四肢骨骼均可出现BMD对称性增高，所有骨骼都可受累，但很少累及颅盖骨和下颌骨。管状骨改变主要累及骨骺及干骺端，而骨皮质较少累及，椎体有"夹心饼干征"，髂骨亦有"同心弧状"改变，还有"骨中骨"等特征性改变。血钙、血磷、血清ALP水平正常。

（3）氟骨症：是长期摄入过量氟化物引起氟中毒并累及骨组织的一种慢性侵袭性全身性骨病，可发生于任何年龄。虽然所有骨骼均可受累但最常见于中轴骨，可出现骨膜反应和广泛的韧带钙化，特别是在骶脊和骶骨粗隆韧带。最具特点的是牙齿斑釉。CT可见脊柱呈"竹节样"改变，以胸及上腰段明显。

（4）进行性骨干发育异常：又称Camuratic-

Engelmann病或对称性硬化性厚骨症，为常染色体显性遗传病。受累骨以股骨最多见，其次为胫骨、肱骨和腓骨，随病情发展也可波及颅骨、骨盆和脊柱等。长骨皮质增厚始于骨干中部并向周围进展，导致纺锤样改变，与正常骨之间过度相对突然，其他受累骨较少见硬化。典型临床特征包括走路不稳、鸭步状蹒跚步态、肌肉萎缩和营养不良。通常在4～12岁被诊断。

（5）硬化性骨发育不良：为常染色体隐性遗传病，儿童早期发病，表现为身材矮小，牙齿畸形，异常骨变脆和偶发的神经症状。颅骨、肋骨、锁骨和管状骨类似石骨症硬化，但不同的是出现扁椎骨和膨大干骺端间的透亮区。

【治疗】本病无法治愈，但临床多无症状，不需特殊处理，手术目的在于减轻颅内高压和矫正骨变形，有报道乙酰唑胺、泼尼松可使部分患者的症状缓解。

【预后】预后良好，临床病程多在成年后趋于稳定。目前报道的最大年龄患者为82岁。

（陈婷婷）

三、骨纤维异常增殖症

骨纤维异常增殖症（fibrous dysplasia，FD）是一组多发于儿童的先天性、非遗传性疾病，亦称骨纤维发育不良。1938年由Lichtentein首先报道，1942年由Lichtentein与Jaffe共同命名为FD。

【发病率】FD的实际发病率很难统计，一项对小型封闭社区的调查估计发病率为1∶30 000。有文献报道FD的发生率占良性骨肿瘤的5%～10%，女性比男性发病率稍高。FD可发生在任何年龄，多在3～15岁开始出现症状。

【发病机制】FD的发病机制尚不明确，有如下几种学说：①骨发育异常。发病可能与骨祖细胞向成骨转化障碍有密切关系，在其病变组织中，成骨细胞与纤维样细胞移行，与骨膜关系较密切，且具成骨作用。②基因突变。FD是由激活型G蛋白α亚基（Gsα）基因突变引起以及由此造成的cAMP等传导效应因子的活性改变所致。鸟苷酸结合蛋白α刺激活性多肽（guanine nucleotide binding protein alpha stimulating activity polypeptide，GNASl）是Gsα激活型编码基因。GNASl基因突变早于胚胎时期发生，其发生时间以及突变时细胞的大小、位置决定了FD的病变范围和程度。③局部外伤。FD属于骨内起源的纤维性病损性疾病，其发病原因多与骨骼局部外伤有关，常存在骨损伤后组织修复反应过程中的骨形成障碍。

【临床表现】FD以骨痛、病理性骨折、骨骼畸形为主要临床表现，可发生于全身任何骨骼，多发于长骨、颅骨、肋骨及下颌骨。临床上分为单骨型（monostotic fibrous dysplasia，MFD）和多骨型（polyostotic fibrous dysplaisa，PFD）。若多骨型同时并发皮肤色素沉着（牛奶-咖啡斑）和内分泌功能亢进，则称为McCune-Abrigllt综合征（McCune-Abrigllt syndrome，MAS），见后述。Mazabraud综合征以FD骨骼损害合并肌肉内黏液瘤为特征，更是罕见。

FD幼年即可发病，但病变发展缓慢，往往至儿童、青少年期才出现临床症状，成年后可自限性停止，也可缓慢进展。其临床症状与骨病损大小、位置及发展有密切关系，大多数早期患者可无任何症状、体征，仅仅体检时偶然发现。该病有3种类型。①MFD：FD中70%～80%是这种类型，最常见于肋骨（28%）、股骨（23%）、胫骨或颅面骨（10%～25%）、肱骨和椎骨。患者在10～30岁可能会出现疼痛或病理性骨折。②PFD：占FD的20%～30%，病变最长发生于股骨（91%），其他依次是胫骨（81%）、骨盆（78%）、肋骨、头骨和面骨（50%）、上肢、腰椎、锁骨和颈椎。此类型可能发生在单侧或双侧肢体。如果有症状，多表现为受累肢体疼痛，或是自发性骨折。PFD的患者中，约85%发生病理型骨折。当病灶影响肢体时，约70%的患者因承重骨受力增多、弯曲而有不同程度的腿长差异。病变发生于股骨头和股骨近端时曲度明显增加，可发生镰刀状变形，造成严重的髋内翻畸形，称为"牧羊杖畸形"（shepherd's-crook deformity or hockey sitck deformitys），是该病的特征。③另外有2%～3%的FD患者可能为MAS。

【诊断】FD病变组织富含血管，活检易引起出血，所以静息状态或无症状的病变活检并不是必需的检查。通常，病史、临床检查及典型的影像学检查足以确诊。

X 线对本病有重要诊断价值，可分3型。①硬化型：表现为局灶或广泛性的骨膨胀增粗，伴密度增高。②囊样型：表现为单房或多房状的膨胀性透亮区，膨胀性区域周围硬化面清晰，骨皮质变薄。③混合型：同时具备以上两种表现。

CT和MRI可见病变骨膨胀性增大、BMD增高或信号减低、均匀或不均匀，病变向骨生长方向延伸，与正常骨组织间无明确的分界，无骨膜反应和软组织肿块影。取决于病变中异常增生纤维组织、骨样组织和新生骨小梁结构所占的比例，分为3种类型。①磨玻璃样：表现为骨膨胀性增粗，正常的骨结构被密度不均的无小梁结构取代，呈磨玻璃样改变，伴有边界清晰、大小不等的囊样低密度影和（或）不规则钙化影。②结节硬化型：相对均匀一致的密度增高影，病变区内可见散在的颗粒状低密度影。③囊样型：单囊或多囊状低密度影，外围骨皮质变薄或增厚。往往同一患者可合并有3种表现，以1种为主。

MRI不能准确地显示骨皮质的改变，但可以观察病灶周围的骨髓腔及软组织情况。FD的T_1WI多表现为均匀低信号，但T_2WI信号是可以变化的。病灶区域有大量骨小梁，则T_2WI呈低信号；病灶坏死液化，则T_1WI呈低信号T_2WI呈高信号；病灶内的钙化、骨化、硬化性反应骨在T1WI、T_2WI上均呈低信号，增强扫描也无强化。如MRI增强扫描呈不同程度强化，表明病灶中血供较丰富。

放射性核素扫描表现为与受累骨骼直径相一致的放射性浓集灶，并能够发现更多无症状的病灶。

病理检查肉眼可见病变区骨组织膨隆、粗糙，较正常骨质松软，色黄白，切割时有沙砾感，可有出血及囊性变。光镜可见病变区由纤维组织及骨组织构成。纤维组织由分化较好、呈梭形的成纤维细胞构成，排列致密或呈漩涡状，其间可见少量骨组织和未成熟的骨小梁。未成熟的骨小梁形态不一，呈C、O、V等字母状，粗细不等，排列无方向性。骨小梁周围可见散在成骨细胞，但一般无成排的成骨细胞。

【鉴别诊断】由于本病本身形态的多样性，某些不典型病灶的诊断仍有相当难度，可能与之相鉴别的有：①骨囊肿。以股骨和肱骨颈多见，多位于骨干中心，很少呈偏心性生长，为所有囊性病变中BMD最低者，囊内无钙化、骨化影，与正常骨质分界清楚。常合并病理性骨折。②骨巨细胞瘤。多见于骨骺愈合后的青壮年，好发于长骨骨端，为偏心性膨胀性生长，有完整的包壳，透亮区呈皂泡样改变，与FD的沿骨干侧生长不同，且病变较FD局限。CT增强扫描病变软组织区域有明显强化。③骨样骨瘤。具有明显疼痛，以"瘤巢"为其特征，范围一般不超过2cm，在瘤巢周围有显著性骨质增生。④单发内生软骨瘤。好发于手足短管骨，先始于髓部，并逐渐移向骨干，边界清晰，囊变区内可见环状、斑点状钙化影，无磨玻璃样改变；范围局限且较小。⑤NOF。多在近于骺端，常单发，偏心性生长，成多囊分叶状透亮区，周围有较厚的硬化层，无骨化和磨玻璃样改变，无新生骨形成。⑥孤立性/多发性骨髓瘤、转移癌。

【治疗】观察等待、手术、双膦酸盐药物治疗均可酌情选择。

1.手术 有进行性畸形、病理性骨折或骨折倾向的FD患者推荐手术治疗。病灶剔除术后可能复发，而多次复发是导致多骨病变及恶变的诱因之一。对于颅面部的FD，完全切除加重建术是唯一被认可的术式。PFD多发生于承重骨，可采用骨膜外切除治疗，对肿物较大的病例采取节段性切除后结构重建。

2.药物治疗 ①双膦酸盐，可紧密吸附于骨表面的羟基磷灰石，通过抑制破骨细胞功能及促进破骨细胞凋亡以抑制骨质破坏。静脉注射帕米膦酸钠及口服阿仑膦酸钠均可选择。②钙、维生素D、磷的补充治疗对于增强骨质矿化、预防继发性甲状旁腺功能亢进症尤其重要。

【预后】FD是良性、先天性疾病，通常不会危及生命。本病恶变率非常低（0.4%~4%）且主要发生在PFD特别是MAS患者中。当出现非外伤性骨痛加剧或异常影像学改变，特别是骨矿化时应警惕恶变可能。恶变后常见的组织学类型为骨肉瘤、纤维肉瘤或软骨肉瘤。有学者报道放疗可诱发恶变，还可使正常骨和其他良性骨肿瘤恶变率增加近400倍，故本病禁忌放疗。

（刘　铭）

四、色素沉着绒毛结节性滑膜炎

色素沉着绒毛结节性滑膜炎（pigmented villonodular synovitis，PVNS）是一种罕见的软组织肿瘤，1865年Simon报道本病的局限型病变，1909年Moser报道本病的弥漫型病变，1941年Jaffe将其统一命名为PVNS。WHO软组织和骨肿瘤分类2013年第4版将本病归属于所谓的纤维组织细胞性肿瘤，并指出它和弥漫型腱鞘巨细胞瘤（tenosynovial giant cell tumour，diffuse type）是同义词，ICD编码为9252/1。恶性弥漫型腱鞘巨细胞瘤则编码为9252/3。

【流行病学】有滑膜组织的部位均可发病，膝关节发病率占本病的70%以上。主要发生在30~40岁青壮年，无明显性别差异。美国年发病率约为1.8/100万。

【发病机制】PVNS的发生机制尚不明确。局部炎症反应、血肿、创伤、感染可能与本病相关。新近的研究多认为，染色体1p11-13畸变可影响编码集落刺激因子-1基因高表达，导致大量巨噬细胞聚集在病变部位继而产生炎性过程。PVNS大多是良性疾病，但有恶性病例。

【临床表现】PVNS多起病隐匿，可能有局部创伤史。最常见的症状是疼痛、关节活动受限、局部软组织肿块、关节响音和关节交锁。如果侵入相邻骨组织，关节功能可受影响。病变最多发生于膝关节，也可以发生于髋关节、踝关节、肩关节及肘关节及椎体。通常为单关节发病，有时累及多关节。病程一般较长，症状呈进行性发展。

PVNS有局限型（局部滑膜受累）和弥漫型（1个关节间室或关节内全部滑膜受累）两种，其病理学特征相似，但临床表现、生物学行为、治疗及预后明显不同。前者较少见，常表现为膝关节肿胀和（或）膝关节绞索。后者较常见，病灶可向周围浸润性生长，可因大量积液和滑膜增生而浮髌征阳性，关节腔抽吸液呈暗红色或铁锈色液体。

【诊断】影像学可作出初步诊断。X线片及CT可见关节软组织肿胀，关节周围呈圆形、卵圆形或不规则的边界清楚的软组织密度肿块影，软骨下骨囊肿，软骨下边缘骨质侵蚀伴有边缘清晰的硬化环，但没有钙化。无明显异常的也不少见。但X线片的敏感性不及CT。MRI对关节滑膜增厚、软组织结节、关节腔积液显示敏感，特别是对其中色素沉着结节具有特征性信号，即滑膜结节的特异性长T_1、短T_2表现。超声也可帮助PVNS的诊断，骨关节造影及骨扫描价值有限。

明确诊断需要病理检查。本病镜下均包含绒毛、含铁血黄素沉着及单核滑膜细胞构成的肿瘤性结节三种形态学改变，此外还可见泡沫细胞、淋巴细胞浆细胞浸润。免疫组化Clusterin、CD163、CD68、KP-1、Mac387、PGM-1、Vimentin阳性，部分细胞Desmin和MSA阳性，Ki-67增殖指数在15%左右。细胞核分裂增多，核大、有核仁提示恶性。

【鉴别诊断】经常需要与本病鉴别的有以下几种。

1.类风湿关节炎　通常是四肢小关节梭形肿胀，关节内不形成结节或团块，没有含铁血黄素沉着，自身免疫相关的实验室检查多有异常。

2.关节结核　以承重大关节处最为好发，骨质边缘有局限性骨质破坏并可出现死骨，一般无骨质疏松征象，因不含铁血黄素沉着也无MRI的T_1及T_2低信号。肺或肠结核病史，低热、盗汗、消瘦等结核中毒症状，关节脓肿和窦道形成，有助于诊断本病。

3.滑膜血管瘤　病变占位效应明显，关节间隙增宽，关节软骨破坏不明显，增强扫描病灶呈均匀的明显强化。

4.滑膜肉瘤　常发生于大关节，生长迅速，恶性程度高，侵袭性强；有明显的软组织肿块，肿块内可有钙化，骨质破坏呈溶骨性，有骨膜反应。术后病理可以确诊。

【治疗】手术是PVNS主要的治疗手段，局限型PVNS多能通过手术治愈，弥漫型PVNS术后复发率较高，少数病例可能恶变。

术后放疗能减少弥漫性PVNS的复发，一般于术后6~8周开始，每次剂量约2Gy，总照射剂量16～50Gy，20Gy通常就能有效，过高的剂量可能产生更多的并发症如纤维化、关节僵硬、骨折、诱发恶变。

弥漫型PVNS对化疗不敏感，血管生成抑制剂及免疫治疗的效果有待研究。

【预后和随访】复发危险的因素是阳性切缘，其他参数影响不大。据估计关节内病变的复发率为18%～46%，关节外病变的复发率为33%～50%，多次复发也有可能。恶性PVNS有可能发生远处转移特别是肺转移。因此，术后需要酌情定期随访。

（许苗苗）

五、McCune-Albright综合征

McCune-Albright综合征（McCune-Albright syndrome，MAS）最早由McCune（1936）和Albright（1937）描述。其典型特征是多骨发性FD、皮肤色素沉着（牛奶-咖啡斑）和内分泌功能亢进三联征。

【流行病学】发病率为1/1 000 000～1/100 000。本病呈散发性，无遗传倾向，各种族人群均可患病，但白种人相对多见。多于幼儿时发病，也有新生儿发病的报道。男女发病率并无显著差异，性早熟等症状在女性中更常见。

【发病机制】目前认为，位于20q13上的GNAS1（鸟嘌呤核苷结合蛋白）基因突变导致G蛋白结构与功能异常是MAS的发病基础。胚胎形成过程中，单个细胞GNAS基因编码鸟嘌呤核苷酸结合蛋白（G蛋白）α亚基区域发生突变，使细胞内cAMP堆积，刺激病灶周围的破骨细胞骨吸收，同时导致cAMP依赖性受体（如ACTH、TSH、LH、FSH受体等）被激活，在内分泌腺组织中发生自律性激素过多分泌，进而作用于靶器官而使靶细胞功能增强。发生于卵巢细胞可致卵巢持续活化，雌激素自律性分泌过多导致性早

熟；发生于骨骼组织会引起前成骨细胞增殖而成骨细胞成熟障碍，从而产生过多的结构不良的纤维骨质；发生于皮肤时表现为黑色素分泌增多出现皮肤色素沉着。

【临床表现】典型的MAS以骨多发性FD（见上述）、皮肤色素沉着、内分泌功能亢进三联征为特征。MAS具有典型三联征的占24%，二联征占33%，单一表现占40%。皮肤色素沉着通常是本病的最初表现，表现为边缘不规则的大片状色素沉着斑，不突出皮肤，呈不对称性分布。典型的色素斑称咖啡-牛奶斑，发生在身体任何部位，常见于骨骼病变的同侧，一般不超过躯体中线，多见于颈背部、口唇、腰背臀部和大腿等处。多在出生时即有，面积可随年龄增长或日晒加重、变深。

MAS多伴有内分泌异常，以外周性性早熟（假性性早熟）最常见，系由于卵巢自主分泌雌激素所致，表现为不规律的周期性阴道出血，第二性征提前发育，如乳腺发育、阴唇肥大、出现阴毛等。月经来潮早但无排卵，患儿血LH和FSH呈抑制状态并对LHRH激发实验无反应，E2水平正常或升高。男性很少见，如发病可表现为巨睾症、睾丸微石症，成年后可出现巨人症、肢端肥大症等。

本病可能累及甲状腺、甲状旁腺、脑垂体、肾上腺。有33%～38%的MAS病例表现为甲状腺功能亢进，可导致骨龄加速、骨质疏松、多血质等其他代谢异常，T_3升高、TSH降低，而T_4可正常。20%～25%出现生长激素过度分泌，通常同时出现催乳素过度分泌，可使头面部骨病损加重，导致视听功能障碍。9%表现为肾上腺皮质功能亢进，可在新生儿期出现库欣综合征，有的可自然缓解，也有的因病情严重而死亡。

其他较少见的表现：成纤维细胞因子23（FGF23）能加速MAS患者肾小管对磷酸盐的滤过，导致不同程度的低磷酸盐血症，出现佝偻病体征。严重的新生儿黄疸见于伴有库欣综合征的新生儿，但可随年龄增长而减轻。心脏的异常通常表现为心脏扩大、心动过速、心搏骤停；胃食管反流在儿童时期通常较重，成年后有所减轻；可能出现胃肠道息肉、胰腺炎和导管内乳头状黏液性肿瘤；肝腺瘤亦有报道；肌内黏液瘤，通常为偶然发现。

【诊断】MAS诊断标准为：骨多发性FD，加上至少一种典型的内分泌功能亢进，和（或）特异性皮肤色素沉着。典型的三联征者很易确诊，对于不典型病例（3种临床表现只有2种甚至1种），检测20号染色体长臂区，编码G蛋白α亚基基因突变可有助诊断。

【鉴别诊断】不典型的MAS诊断有一定难度，需与下列疾病相鉴别。

1. 中枢性性早熟 可根据LHRH试验中LH及促卵泡激素（FSH）反应，以及有无典型的三联征鉴别，中枢性性早熟症LHRH试验LH反应高于FSH反应。卵泡液基因诊断可以发现MAS的Gsα基因突变。

2. 多发性神经纤维瘤病Ⅰ型（neurofibromatosis type 1，NF1） 为17号染色体长臂11.2区缺失所致的显性遗传病，累及骨骼，常合并有皮肤咖啡斑，但边缘较 MAS 的色斑规则。NF1往往伴有神经症状，小儿常见颅内肿瘤如神经纤维瘤、眼胶质瘤等，且没有性早熟的特征。

3. 肿瘤性疾病 在没有典型三联征时，本病有可能要与各种原发或继发骨肿瘤性疾病相鉴别。

【治疗】到目前为止，MAS并无根治方法，主要是对症处理。

1. 骨FD 治疗见上述。

2. 外周性性早熟 抑制性发育为其治疗原则，可使用环丙孕酮（70～100mg/d），以及雌激素受体拮抗剂如三苯氧胺（20mg/d）。婴幼儿期若发现卵巢囊肿，不宜轻易切除，因为有自愈的可能。

3. 甲状腺病变 针对甲状腺功能亢进的药物治疗易复发，应手术或放射性碘治疗。

4. 生长激素过多 奥曲肽等生长抑素类似物可以治疗垂体生长激素过高。部分患儿需奥曲肽联合生长激素受体拮抗剂培维索孟（pegvisomant）。若两药连用仍不能控制，需手术治疗，但手术治疗MAS合并垂体腺瘤风险较大，最好延迟到成年早期。

5. 低磷血症 可用双膦酸盐和维生素D

治疗。

6.库欣综合征 通常使用美替拉酮（metyrapone）治疗。伴库欣综合征的患儿常有胆汁淤积性肝炎，肝毒性药物如酮康唑应避免使用。

7.皮肤色素沉着 无不适者可不治疗。红宝石激光器能祛除色素沉着，但需更多证据来证实其推广应用。

【预后】MAS的生存和生活质量取决于受累病变骨的部位和程度及内分泌异常的程度。颅面部FD如累及上、下颌骨可致上呼吸道阻塞。脊柱FD可能导致脊髓压迫。外周性性早熟并非必然进行性加重，保持长期监护和恰当处理，部分患儿成人后可获生育能力。

【随访】MAS是一系列临床症候群，并非单一病种，需多科室共同定期、动态随访。性早熟及生长激素过多的患儿需长期观察生长速度及其他临床特征，而服用奥曲肽治疗生长激素过多的患儿需预防胆囊疾病。5岁以下的患儿及超声发现甲状腺形态异常而甲状腺功能正常的患者需长期监测甲状腺功能。低磷血症患者需规律监测血清磷水平。库欣综合征病史的患者有可能发展为肾上腺皮质功能不全，应长期监测其肾上腺皮质功能。

MAS患者发生恶性肿瘤特别是软骨肉瘤的可能性高于一般人群，必要时应予相应检查。

（吴晓维）

六、Maffucci综合征

本病又称软骨营养障碍-血管瘤综合征、伴多发性血管瘤的软骨发育不良，1881年由Angelo Maria Maffucci首先报道。WHO 2013年软组织和骨肿瘤分类第4版将MS和Ollier病归纳为内生软骨瘤病（enchondromatosis），但在临床上，两个病仍分别见诸于文献。

【发病率】MS发病率不足1/100万，多见于女性，无种族及地域差异。

【发病机制】其发病机制尚不明确，推测可能是先天性中胚层异位生长，使软骨细胞增殖、分化受限制，进而导致软骨生长紊乱而形成软骨瘤。最近研究发现，77%的MS患者有*IDH1*或*IDH2*突变，但非遗传性疾病。本病尚有编码甲状旁腺激素和甲状旁腺激素释放蛋白的基因突变，但意义尚不明确。

【临床表现】平均发病年龄为4～5岁，25%患者在出生时或出生后1年内发病，45%在6岁前发病，78%在青春前期发病。大多数MS患者在刚出生时并无症状，幼年期先出现血管瘤，10多岁时开始出现骨关节畸形。

软骨瘤大多数累及指、趾短骨或四肢长骨，累及短骨则呈典型内生软骨瘤样表现，病变局部粗大变形；长骨病变好发于干骺端，早期为干骺端的轻微膨胀，随着骨骼发育，出现短缩、畸形。一般骨骼畸形在青春期趋于稳定，但少数患者骨骼发育停止后畸形仍可加重，无疼痛为其特点，可继发病理性骨折，轻微外伤后即可出现。此外，肋骨、颅骨也可受累。

并发的血管瘤常为浅表软组织蓝色或暗红色肿物，多处于肢体远端皮下或肌肉，可表现为海绵状血管瘤、静脉扩张或淋巴管扩张-淋巴血管瘤。2006年，国际脉管性疾病研究学会将其列为静脉畸形亚类。另外，少数患者伴色素改变，如白癜风和牛奶咖啡斑。此外，黏膜、内脏如软脑膜、咽喉、舌、气管及肠道等处也可受累。胃肠道受累可导致出血和贫血，多为隐匿性小细胞性贫血。病变在上呼吸道可引起呼吸困难。

骨骼和血管病变均可继发恶变，且在同一患者可以有多处同时发生恶变，发生率为15%～50%，受累骨的数量与其恶变率无相关性。恶变以软骨肉瘤最常见，表现为恶变的软骨瘤迅速增大，局部疼痛、严重变形、功能障碍。血管瘤恶变的可能性较低，一旦发生恶变，更具侵袭性，危害更大。此外，骨病变恶变为纤维肉瘤，血管病变恶变为淋巴肉瘤亦有报道。

【诊断】主要根据临床表现及影像学检查，必要时病理检查证实。

病变部位多位于管状骨的干骺端，X线片呈膨胀性骨质破坏，累及部位的阴影内见沙砾样小钙化点是其特征性改变。骨皮质变薄，多有硬化带，伴有软组织肿胀、骨骼畸形及关节间隙改变。如果病灶内出现静脉石则可被X线片显示。

MRI主要在于显示病灶内部的非钙化软骨，表现为与透明软骨信号相似的T_1WI低信号、T_2WI高信号，与病理所示组织结构一致。此外，MRI还可用于估计病灶范围及周围有无软组织肿块，进一步提供软骨瘤的生物学行为。MRI在显示血管瘤上具优势，在T_1WI及T_2WI呈边界清楚的低信号及明显高信号，内部可见扭曲的管状结构，小的血管瘤均匀强化，较大的病灶增强后边缘结节状强化并逐渐向病灶内扩散填充。

血管造影可直接显示肿瘤的供血血管和引流血管，表现为肿瘤染色及相关血管显影。

镜下可见软骨细胞丰富，细胞有明显的不典型性，可出现较多双核细胞，基质也可呈黏液样变性。但软骨瘤的边界清楚，无在骨髓腔内或向周围软组织浸润性生长的组织学证据。血管瘤常为海绵状血管瘤，少数为毛细血管瘤，也有报道为梭形细胞血管瘤、血管内皮瘤及血管肉瘤的病例，免疫组化可见有CD34、CD31、FⅧ、S-100蛋白、波形蛋白等表达。

【鉴别诊断】需要与卡波西肉瘤、Ollier病等疾病相鉴别。

1.卡波西肉瘤　又称多发性特发性出血性肉瘤，有时其皮肤损害在肉眼及镜下与本病相似，两者鉴别要点见表15-9和第14章第八节。

表15–9　Maffucci综合征与卡波西肉瘤的鉴别要点

	Maffucci 综合征	卡波西肉瘤
年龄	青少年	30 ～ 40 岁或老年男性
地区、种族	无	非洲、新疆少数民族
相关病因	胚胎发育异常	病毒感染及免疫缺陷
好发部位	皮肤、内脏	皮肤、内脏很少
病变性质	良性或恶变	恶性肿瘤
皮肤损害	边界清楚	边界不清楚
病变特点	海绵状血管瘤、毛细血管瘤或两者混合性内生性软骨瘤	梭形细胞增生有异型性，内皮细胞增大并突向管腔，血管为锯齿状裂隙，红细胞小灶性外溢和含铁血黄素沉积
HIV 感染	阴性	可阳性

2.Ollier病　Ollier病与MS的影像所见相近，最大的差别是本病有软组织血管瘤，但有些血管病变并不发生于皮肤等浅表部位，这时需要详细的体格检查及影像学检查以寻找血管瘤的证据。

此外，MS还需与Klippel-Trenaunay综合征（单侧皮肤血管瘤伴有软组织及骨过度生长的局部区域巨人症）、Gorham综合征（大块骨溶解）和Kast综合征（软骨瘤伴皮肤色素改变）等相鉴别。MS恶变需要与骨肉瘤、血管肉瘤、骨转移癌等相鉴别。

【治疗】本病无特异治疗方法，无临床症状或并发症时不需处理，只要密切随访即可。对某些骨畸形可考虑刮除术、骨移植术、植骨术。血管病变可采取手术、硬化剂注射治疗。发生恶变者，及时切除也可减少复发或远处转移。

【预后及随访】见本章第一节。如肿瘤增大或出现疼痛，应及时进行活检。同时也要监测骨以外的肿瘤尤其是脑及腹部的肿瘤。

（彭　翔）

七、Ollier病

Ollier病是多发性内生软骨瘤病（multiple enchondromatosis）的一种，1899年由法国医师奥勒（Ollier）首先描述。Ollier病合并有血管瘤的称为MS（见上述）。

【发病率】发病率约为1/10万，真实的病例应高于此数，因为许多骨骼微小畸形可能未被发现。

【发病机制】本病是一种少见的非遗传性

中胚层发育不良疾病，发生于皮质或骨膜下者称为外生软骨瘤，发生于骨髓腔者称为内生软骨瘤。病病因尚未明确，或与异常增生的软骨细胞相关，*IDH1*和（或）*IDH2*基因突变、PTH（甲状旁腺激素）受体基因突变可能参与了本病的发生。

【临床表现】发病多在10岁之下，男性多于女性。由于本病发展缓慢，病程常达数年或10余年，明显的症状和体征常至20岁左右才表现出来，30岁达到高峰。病灶多发生在单侧肢体，即使双侧受累，也明显以一侧更为严重。患者多因可触及的肿块而就诊，但很少有疼痛。手部或足部的短管状骨多发肿瘤可以造成病残，长管状骨的软骨骨化障碍可导致骨骺板不能正常生长，肢体可以出现短缩、弯曲，如前臂向尺侧弯曲畸形，下肢膝外翻。此后肿瘤可以停止生长，仅少数患者短期内或在2～3年中生长加速。本病也可发生在颅底，患者通常没有症状，仅在其他原因接受检查时被发现。

多发性内生软骨瘤病（病变≥3处）多见于儿童，可发生恶性变，恶变率为5%～25%。

【诊断】主要根据临床表现及影像学检查，必要时病理检查证实。

X线片可见病灶范围相对广泛，但其中心一般位于管状骨的干骺端。病灶中央呈囊状膨胀性透明区或地图状骨质破坏，边缘主要表现为骨质硬化，也有边缘不清。肿块常呈分叶状，病变周围骨质常显示弧形受压或膨胀变形，病变也可侵犯骨髓腔但不压迫邻近的骨皮质。50%以上的病变有程度不等的钙化，为点状、条状、斑块状、环状，其中环状钙化具有特征性。骨囊状破坏、边缘硬化及破坏区内钙化为本病的典型征象。CT能清楚地显示病灶内的钙化、分叶状髓腔内病变、类圆形或膨胀性骨质破坏。如周围有软组织肿块，提示病灶已恶变为软骨肉瘤。此外，病理骨折也应警惕恶变的可能。

内生软骨瘤内含有透明软骨基质，形成了独特的MRI表现。在T_2WI上内生软骨瘤呈分叶状的高信号，这反映了透明软骨内水含量与黏多糖成分的比值较高。在T_1WI上，内生软骨瘤表现为分叶状的骨髓内病变，其信号与骨骼肌相近。

【鉴别诊断】本病需要与下列疾病相鉴别。

1.单纯性多发性内生软骨瘤　病灶范围较小数目较少，通常没有骨畸形。

2.软骨肉瘤　Oilier病肉瘤变的细胞形态与高分化软骨肉瘤很难区别，诊断的主要依据是肿瘤的生长方式，即明确的髓内浸润、骨皮质浸润，骨外软组织浸润的影像。与Oilier病肉瘤变相比，普通的软骨肉瘤多见于40～60岁男性，肿瘤几乎都是孤立性单骨受累，部位多在盆三角（髂骨、骶骨和股骨上端）和肩三角（肩胛骨、肱骨上端和锁骨）区域，其次是胸肋骨。而Oilier病肉瘤变年龄要小20岁左右，部位多在四肢长骨和手足部短管状骨，可以是多个部位同时或先后发生。

3.软骨黏液纤维瘤　通常位于下肢长管状骨，病灶长轴与骨干平行，偏心性椭圆形骨质破坏内有粗糙的梁状间隔，很少有钙化。

4.骨囊肿　多数在长管状骨的干骺端，呈圆形或椭圆形骨质透亮区，内无结构，一般无钙化，常合并有病理性骨折。

5.骨梗死　发生于干骺端，边界清楚，边缘呈匍行状。患骨无膨胀，边界相对欠清，而长骨内生软骨瘤常有硬化缘。骨梗死产生的钙化一般从外周到中央。骨梗死在T_1WI上有高信号的脂肪，在T_2WI上缺少高信号的软骨。如有酗酒、滥用激素、胰腺炎、深海潜水职业史等更倾向于骨梗死。

6.软骨母细胞瘤　与长骨内生软骨瘤一样，其内可见钙化，周边见硬化环。但肿瘤多位于干骺愈合前的骨骺，发生于关节面下的可突破骨端进入关节，单纯位于干骺端而不累及骺板的极少见。长骨内生软骨瘤病变多位于干骺端并向骨干方向发展。

7.骨转移癌　见本章概述。

【治疗】本病40岁后病灶可能自行缩小甚至完全消失，无症状者可以采取非手术治疗或不予治疗。有症状的病灶可以刮除病灶并植骨，明显的肢体畸形可以做截骨纠正。本病有可能恶变为高分化软骨肉瘤，基本上为周围型，发展为去分化软骨肉瘤罕见。前者及时手术预后良好，因此观察和酌情安排的随访仍十分必要。

（方仁杏）
（审稿　李　明　冯振中）

参考文献

《软组织和骨肿瘤分子病理学检测专家共识(2019年版)》编写专家委员会. 软组织和骨肿瘤分子病理学检测专家共识(2019年版). 中华病理学杂志, 2019, 48(7):505-509.

白吉伟, 王帅, 沈宓, 等. 脊索瘤全球专家共识(颅底部分)的解读与探讨. 中华神经外科杂志, 2015, 31(11):1173-1175.

孙彤, 闫敏. 骨肿瘤//陈振东, 王雅杰, 唐金海, 等. 肿瘤综合治疗学. 合肥:安徽科学技术出版社, 2015:494-512.

王明华, 夏贤良, 苏咏元. 2042例骨肿瘤及瘤样病变的统计比较与分析. 中华骨科杂志, 1989, 9(1):2-7.

张立华, 袁慧书, 姜亮, 等.脊柱骨样骨瘤和骨母细胞瘤影像表现评价及鉴别.中国临床医学影像杂志,2018,29(11):822-825.

中国临床肿瘤学会（CSCO）骨肉瘤专家委员会、中国抗癌协会肉瘤专业委员会.经典型骨肉瘤临床诊疗专家共识. 临床肿瘤学杂志, 2012, 17(10):931-933.

中国医师协会骨科医师分会骨肿瘤专业委员会. 骨巨细胞瘤临床循证诊疗指南. 中华骨与关节外科杂志, 2018, 11(4):276-287.

中国医师协会骨科医师分会骨肿瘤专业委员会. 骨肉瘤临床循证诊疗指南. 中华骨与关节外科杂志, 2018, 11(4):288-301.

中国医师协会骨科医师分会骨肿瘤专业委员会.软骨肉瘤临床循证诊疗指南. 中华骨与关节外科杂志, 2018, 11(4):302-311.

中华医学会骨科学分会骨肿瘤学组. 四肢骨肉瘤保肢治疗指南. 中华骨科杂志, 2019, 39(1):1-8.

中华医学会核医学分会转移性骨肿瘤治疗工作委员会. 氯化锶^{89}Sr治疗转移性骨肿瘤专家共识(2017年版). 中华核医学与分子影像学杂志, 2018, 38(6):412-415.

Amer KM, Munn M, Congiusta D, et al. Survival and prognosis of chondrosarcoma subtypes: SEER Database Analysis. J Orthop Res, 2020.

Athanasou NA, Bansal M, Forsyth R, et al. Giant cell tumour of bone//Fletcher CD, Bridge JA, Hogendoorn PC, et al. WHO classification of tumors of soft tissue and boneM. 4th ed. Lyon:IARC, 2013:321-324.

Bovee JV, Alman BA. Enchondromatosis: ollier disease and Maffucci syndrome//Fletcher CD, Bridge JA, Hogendoorn PC, et al. WHO classification of tumors of soft tissue and

boneM. 4th ed. Lyon:IARC, 2013:376-378.

Boyce AM, Collins MT. Fibrous dysplasia/McCune-Albright syndrome: a rare, mosaic disease of Gαs activation. Endocr Rev, 2020, 41(2):345-370.

Burke AB, Collins MT, Boyce AM. Fibrous dysplasia of bone: craniofacial and dental implications. Oral Dis, 2017, 23(6):697-708.

Candas F, Yildizhan A, Gorur R. Different appearance of Ollier disease: enchondromatosis of the ribs. ANZ J Surg, 2017, 87(12):E305-306.

de Saint Aubain, Somerhausen N, van de Rijn M. Tenosynovial giant cell tumour, diffuse type//Fletcher CD, Bridge JA, Hogendoorn PC, et al. WHO classification of tumours of soft tissue and boneM. Lyon:IARC, 2013:102-103.

Ding C, Chen W, Liu F, et al. Skull base chondrosarcoma caused by Ollier disease: a case report and literature review. World Neurosurg, 2019, 127(7):103-108.

El Abiad JM, Robbins SM, Cohen B, et al. Natural history of Ollier disease and Maffucci syndrome: patient survey and review of clinical literature. Am J Med Genet A, 2020, 182(5):1093-1103.

Elston JB, Payne WG. Maffucci syndrome. Eplasty, 2014, 25(14):ic11.

Evans S, Ramasamy A, Jeys L, et al. Desmoplastic fibroma of bone: a rare bone tumour. J Bone Oncol, 2014, 3(3-4):77-79.

Flanagan AM, Yamaguchi T. Benign notochordal cell tumour//Fletcher CD, Bridge JA, Hogendoorn PC, et al. WHO classification of tumors of soft tissue and boneM. 4th ed. Lyon:IARC, 2013:326-327.

Flanagan AM, Yamaguchi T. Chordoma//Fletcher CD, Bridge JA, Hogendoorn PC, et al. WHO classification of tumors of soft tissue and boneM. 4th ed. Lyon:IARC, 2013:328-329.

Grimer RJ, Hogendoorn PC, Vanel D. Tumours of bone: introduction//Fletcher CD, Bridge JA, Hogendoom PC, et a1. WHO classification of tumours of soft tissue and bone. 4th ed. Lyon:IARC, 2013:244-247.

Hakim DN, Pelly T, Kulendran M, et al. Benign tumours of the bone: A review. J Bone Oncol, 2015, 4(2):37-41.

Heng M, Gupta A, Chung PW, et al. The role of chemotherapy and radiotherapy in localized extraskeletal osteosarcoma. Eur J Cancer, 2020, 125(1):130-141.

Hindi N, Casali PG, Morosi C, et al. Imatinib in advanced chordoma:A retrospective case series analysis. Eur J Cancer, 2015, 51:2609-2614.

Hogendoorn PC, Bovee JV, Nielsen GP. Chondrosarcoma

(grades Ⅰ-Ⅲ), including primary and secondary variants and periosteal chondrosarcoma//Fletcher CD, Bridge JA, Hogendoorn PC, et al. WHO classification of tumors of soft tissue and boneM. 4th ed. Lyon:IARC, 2013:264-268.

Hou JW. McCune-Albright syndrome: diagnosis and clinical course in eleven patients. Pediatr Neonatol, 2018, 59(4):418-420.

Inwards C, Squire . Low-grade central osteosarcom//Fletcher CD, Bridge JA, Hogendoorn PC, et al. WHO classification of tumors of soft tissue and bone. 4th ed. Lyon:IARC, 2013:281-282.

Jaffe HL. "OSTEOID-OSTEOMA": a benign osteoblastic tumor composed of osteoid and atypical bone. Arch Surg, 1935, 31(5):709-728.

Javaid MK, Boyce A, Appelman-Dijkstra N, et al. Best practice management guidelines for fibrous dysplasia/McCune-Albright syndrome: a consensus statement from the FD/MAS international consortium. Orphanet J Rare Dis, 2019, 14(1):139.

Kano H, Niranjan A, Lunsford LD. Radiosurgery for chordoma and chondrosarcoma. Prog Neurol Surg, 2019, 34(5):207-214.

Karami M, Soleimani M, Shiari R. Pigmented villonodular synovitis in pediatric population: review of literature and a case report. Pediatr Rheumatol Online J, 2018, 16(1):6.

Karpik M, Reszeć . Low grade chondrosarcoma-epidemiology, diagnosis, treatment. Ortop Traumatol Rehabil, 2018, 20(1):65-70.

Kirkorian AY, Grossberg AL, Püttgen KB. Genetic basis for vascular anomalies. Semin Cutan Med Surg, 2016, 35(3):128-136.

Kneisl JS, Rosenberg AE, Anderson PM, et al. Bone//Amin MB. AJCC cancer staging manualM. 8th ed. Chicago:American College of Surgeons, 2018:471-486.

Kumar A, Jain VK, Bharadwaj M, et al. Ollier Disease: pathogenesis, diagnosis, and management. Orthopedics, 2015, 38(6):e497-506.

Lazar A, Mertens F. Parosteal osteosarcoma//Fletcher CD, Bridge JA, Hogendoorn PC, et al. WHO classification of tumors of soft tissue and boneM. 4th ed. Lyon:IARC, 2013:292-293.

Lichtenstein L, Jaffe H. Fibrous dysplasia of bone: a condition affecting one, several or many bones, the graver cases of which may present abnormal pig-mentation of skin, premature sexual development, hyperthyroidism or still other extra skeletal abnormalities. Arch Pathol, 1942, 33:777-816.

Longhi A, Bielack SS, Grimer R, et al. Extraskeletal osteosarcoma: a European Musculoskeletal Oncology Society study on 266 patients. Eur J Cancer, 2017, 74(3):9-16.

Montag AG, Squire . Periosteal osteosarcom//Fletcher CD, Bridge JA, Hogendoorn PC, et al. WHO classification of tumors of soft tissue and boneM. 4th ed. Lyon:IARC, 2013:294-295.

Montgomery C, Couch C, Emory CL, et al. Giant cell tumor of bone: review of current literature, evaluation, and treatment options. J Knee Surg, 2019, 32(4):331-336.

Munksgaard PS, Salkus G, Iyer VV, et al. Mazabraud's syndrome: case report with literature review. Acta Radiol Short Rep, 2013, 2(4):204.

Muratori F, Totti F, Cuomo P, et al. Multimodal treatment in pelvic Ewing sarcoma: a prognostic factor analysis. Surg Technol Int, 2019, 15(34):489-496.

NCCN clinical practice guidelines in oncolgy. Bone cancer. V1. 2020. Available at:http://www.nccn.org/professionals/physician_gls/pdf/bone.pdf.

Nystrom LM, Reimer NB, Reith JD, et al. The treatment and outcomes of extraskeletal osteosarcoma: institutional experience and review of the literature. Iowa Orthop J, 2016, 36:98-103.

Quraishi NA, Boriani S, Sabou S, et al. A multicenter cohort study of spinal osteoid osteomas: results of surgical treatment and analysis of local recurrence. Spine J, 2017, 17(3):401-408.

Rickel K, Fang F, Tao . Molecular genetics of osteosarcoma. Bone, 2017, 102:69-79.

Ronchi L, Buwenge M, Cortesi A, et al. Whole lung irradiation in patients with osteosarcoma and Ewing sarcoma. Anticancer Res, 2018, 38(9):4977-4985.

Rosenberg AE, Cleton-Jansen AM, de Pinieux G, et al. Conventional osteosarcoma//Fletcher CD, Bridge JA, Hogendoorn PC, et al. WHO classification of tumors of soft tissue and boneM. 4th ed. Lyon:IARC, 2013:282-288.

Rosenberg AE. Extraskeletal osteosarcoma//Fletcher CD, Bridge JA, Hogendoorn PC, et al. WHO classification of tumors of soft tissue and boneM. 4th ed. Lyon:IARC, 2013:161-162.

Rutkowski P, Ferrari S, Grimer RJ, et al. Surgical downstaging in an open-label phase Ⅱ trial of denosumab in patients with giant cell tumor of bone. Ann Surg Oncol, 2015, 22(9):2860-2868.

Sbaraglia M, Righi A, Gambarotti M, et al. Ewing sarcoma and Ewing-like tumors. Virchows Arch, 2020, 476(1):109-119.

Siegal GP, Bianco P, Dal Cin P. Fibrous dysplasia//Fletcher

CD, Bridge JA, Hogendoorn PC, et al. WHO classification of tumors of soft tissue and boneM. 4th ed. Lyon:IARC, 2013:352-353.

Sobti A, Agrawal P, Agarwala S, et al. Giant Cell Tumor of bone- an overview. Arch Bone Jt Surg, 2016, 4(1):2-9.

Sorensen PH, et al. Ewing sarcoma//Fletcher CD, Bridge JA, Hogendoorn PC, et al. WHO classification of tumors of soft tissue and boneM. 4th ed. Lyon:IARC, 2013:306-309.

Tsao YP, Tsai CY, Chen WS. Maffucci Syndrome. J Rheumatol, 2015, 42(12):2434-2435.

van Buchem FS, Hadders HN, Ubbens R. An uncommon familial systemic disease of the skeleton: hyperostosis corticalis generalisata familiaris. Acta radiol, 1955, 44(2):109-120.

Verspoor FG, van der Geest IC, Vegt E, et al. Pigmented villonodular synovitis: current concepts about diagnosis and management. Future Oncol, 2013, 9(10):1515-1531.

Whelan JS, Davis LE. Osteosarcoma, chondrosarcoma, and chordoma. J Clin Oncol, 2018, 36(2):188-193.

Wilson H. Extraskeletal ossifying tumors. Ann Surg, 1941, 113(1):95-112.

Zhang Y, Rosenberg AE. Bone-Forming Tumors. Surg Pathol Clin, 2017, 10(3):513-535.

第 16 章

皮肤肿瘤

第一节 麦克尔细胞癌

麦克尔细胞癌（Merkel cell carcinoma，MCC）是一种呈上皮和神经内分泌分化、侵袭性强、死亡率高的皮肤恶性肿瘤，1972年Toker首次以"皮肤小梁癌"报道本病，文献中曾称之为皮肤神经内分泌癌、皮肤原发性小细胞癌及皮肤APUD瘤（APUDoma）。

【**发病率**】MCC十分罕见，发病与年龄正相关。美国每10万人口中，40岁以下接近0，40～44岁、60～64岁和≥85岁3个年龄组的发病率分别为0.1%、1.0%和9.8%，诊断时的平均年龄为75岁。国外文献中男性与女性的比率为2∶1，但国内有报道女性占59%。本病好发于高加索人，黑种人几乎无发生。接受器官移植、艾滋病毒感染、多发性骨髓瘤、慢性淋巴细胞白血病和B细胞恶性肿瘤等免疫缺陷患者，发病年龄偏小，发病率更高。同时，MCC患者并发涎腺、胆道肿瘤、非霍奇金淋巴瘤的概率明显增加。

【**发病机制**】MCC可能起源于麦克尔细胞，也有学者认为是来自未成熟的全能干细胞在恶性转化过程中获得神经内分泌特征。紫外线照射、麦克尔细胞多瘤病毒（Merkel cell polyoma virus，MCPyV）感染是公认的致病因素，但前者在非白种人中似乎不太重要。

MCC患者近80%有MCPyV感染，据此可将MCC分为病毒阳性型和病毒阴性型。整合到人类基因组中的MCPyV编码两种癌蛋白——大肿瘤（LT）抗原和小肿瘤（ST）抗原，它们可在MCC中持续表达，并通过多种机制参与肿瘤的发生。MCPyV阴性MCC的致癌机制尚不完全清楚，可能与致癌因素累积导致TP53和视网膜母细胞瘤（retinoblastoma，RB）等抑癌基因体细胞突变有关。表观遗传学改变如DNA甲基化和microRNAs，也可导致癌基因异常表达和活性。

【**临床表现**】MCC的皮损多为孤立性、无痛性、半球形结节或硬结样斑块，红色、紫色或肉色，常在数周或数月内快速生长，但罕见溃疡和结痂。病灶多位于阳光暴露的部位，头颈部、四肢约占80%，躯干11%，其他部位9%，黏膜表面极其罕见。其临床特征可以用AEIOU来概括：无症状/无压痛（asymptomatic/lack of tenderness，A）、生长迅速（expanding rapidly，E）、免疫抑制（immune suppression，I）、年龄超过50岁（older than 50 years，O）、暴露于紫外线的皮肤/皮肤白皙（UV-exposed/fair skin，U）。初诊时65%的患者仅有局部皮肤病变，直径多<2cm。26%有区域淋巴结转移，8%已有远处转移，3.6%的患者仅有转移病灶但找不到原发肿瘤。最常转移的部位包括区域外淋巴结、肺、肝、脑和骨。

【**诊断**】镜下表现为小蓝圆细胞肿瘤，细胞大小一致，细胞核圆形至卵圆形，核仁不明显，核分裂象多见，染色质呈粉状，胞质很少，部分病例见坏死。肿瘤以真皮为中心，常累及皮下脂肪，偶尔肿瘤细胞可完全局限于表皮。部分肿瘤表现为小细胞型或小梁型，少数病例有鳞状、腺状、外分泌、肉瘤样和黑细胞分化。MCC兼有上皮和神经内分泌成分，上皮标志物CK20表达率为75%～100%，神经内分泌标志物如CgA、

Syn、CD56或NSE也有很高的表达，AE1/3角蛋白、MCPyV T抗原（CM2B4）也可用于诊断，它们的联合应用可使大多数MCC得到明确诊断。

在确诊MCC的同时，包括皮肤和淋巴结在内的全面体检和健康状况评分、除外局部或（和）远处转移所需要的影像学检查都应完成。PET-CT有助于分期和引导活检。对于可疑的病变，应通过皮肤镜或切除活检获得组织标本。

初始检查中应包括血清MCPyV癌蛋白抗体检测，它对于疾病诊断和监测疗效均有帮助。抗体阴性者可能有较高的复发风险，阳性者治疗后滴度持续上升也是复发的早期指标。

MCC有独立的TNM分期（表16-1）中，其N需要病理证实，远处转移则分为M1a、b、c。

表16-1　MCC的TNM分期

分期	T	N	M	T、N、M概要
I	T_1	N_0	M_0	T_1：肿瘤最大直径≤2cm
ⅡA	$T_{2\sim3}$	N_0	M_0	T_2：2cm<肿瘤最大直径≤5cm T_3：肿瘤最大直径>5cm
ⅡB	T_4	N_0	M_0	T_4：肿瘤侵犯筋膜、肌肉、软骨或骨
ⅢA	$T_{1\sim4}$	pN_{1a}	M_0	N_{1a}：临床未发现淋巴结转移，前哨淋巴结活检或淋巴结切除术后证实有微小转移
	T_0	pN_{1b}	M_0	N_{1b}：临床和（或）影像学发现淋巴结转移，且被淋巴结切除术或针吸活检证实 N_2：移行转移（in-transit metastasis），无淋巴结转移
ⅢB	$T_{1\sim4}$	$pN_{1b\sim3}$	M_0	N_3：移行转移，有淋巴结转移 M_{1a}：转移至远处皮肤、皮下组织或淋巴结
Ⅳ	$T_{0\sim4}$	任何N	M_1	M_{1b}：转移至肺 M_{1c}：转移至其他内脏器官

【鉴别诊断】MCC的临床表现及组织学表现均无特异性，临床上要与皮肤囊肿、脂肪瘤、化脓性肉芽肿、汗腺瘤、汗孔瘤、汗孔癌、汗腺癌、大汗腺癌、棘皮瘤相鉴别。病理方面要鉴别的有：原发于皮肤的基底细胞癌（Basal cell carcinoma，BCC）、鳞状细胞癌（squamous cell carcinoma，SCC）、角化棘皮瘤、恶性黑色素瘤、恶性淋巴瘤；转移到皮肤的小细胞肺癌（small cell lung cancer，SCLC）、神经母细胞瘤、原始性神经外胚层肿瘤及神经内分泌癌。当病理报告使用不确定的用语提出诊断意见时，医师要结合临床谨慎诊治。

1.化脓性肉芽肿（pyogenic granuloma）　为良性病变。好发于儿童和青少年，男性多见。可发生于皮肤的任何部位，表现为表面光滑的丘疹或息肉，容易出血，可出现溃疡。病变常迅速增大，于数周达到最大体积，之后收缩被纤维组织取代，数月后消失。患者可能有局部创伤史或手术切除史。

2.棘皮瘤（acanthomas）　除角化棘皮瘤（keratoacanthoma）外，表皮松解型棘皮瘤、棘层松解型棘皮瘤、黑色棘皮瘤、透明细胞棘皮瘤、大细胞棘皮瘤、疣状角化不良瘤均是表皮细胞良性肿瘤，临床表现为扁平或隆起的丘疹或结节，肉色、褐色或黑色依据类型而有不同，直径多小于1cm，单发、多发或播散，一般没有明显不适。黑色棘皮瘤也称"良性非痣性黑素上皮瘤"，由角质形成细胞和树枝状黑色素细胞组成，不含黑色素痣细胞。角化棘皮瘤在第3版WHO皮肤肿瘤分类中被定义为鳞状细胞增生性肿瘤，ICD-O编码8071/1。在最近的第4版中被定义为皮肤鳞癌的一个类型，ICD-O编码8071/3。本病多发生在老年人，儿童及青少年罕见。病变多发生在面部、手臂、手背和下肢，通常为孤立性，圆弧状，粉红或肉色，直径1~2cm，中央为充满角质栓的火山口状凹陷。角化棘皮瘤可自发消退，也可在1~2个月快速生长到5~20cm，并侵犯邻近组织或骨并发生转移。位于面部中央及甲下者侵袭性较高。

3.汗腺瘤（hidradenoma）　为良性病变。好发于头皮，亦可见于肢体、躯干等部位。临床表现为孤立的肿物，边界清楚，生长缓慢，表面皮色、淡红色或因瘤体内出血而呈淡蓝色，少数可因摩擦或外伤形成溃疡，通常无自觉症状或仅有轻微疼痛。本病同样有许多组织学亚型，例如汗孔样汗腺瘤（poroid hidradenoma）是一种由密集汗孔样细胞构成，并伴显著导管分化的杂合性病变。

4.汗孔瘤（poroma）　是一种向终末汗腺导管分化的良性附属器肿瘤，身体任何部位皮肤均可发生，主要发生于掌跖，其次是头面部。大多见于中年人，无性别差异。皮损常单发，少数为多发。临床表现为生长缓慢的皮肤半球形丘疹、结节或斑块，呈暗红色、正常肤色或灰黑色，直径常＜1cm。肿物隆起于皮面，表面光滑，部分可呈疣状，受压或搔抓可发生破溃。

5.汗孔癌（porocarcinoma）　是与汗腺导管有关的恶性肿瘤，也称小汗腺癌。本病极罕见，约占皮肤肿瘤的0.01%，好发于60～80岁。发生在小腿、臀部、足部约占50%，其余可发生在手、上肢及头面部。临床表现与汗孔瘤相似，确诊需要病理，治疗以手术为主。

6.大汗腺癌（apocrine carcinoma）　常见于腋窝，也可见于乳头、眼睑、外耳道及女性外阴等部位，平均发病年龄57.9岁，20岁以下没有病例报道。大汗腺癌常表现为单发或多发的结节及囊性斑块，生长缓慢，一般无明显自觉症状，偶可表现为溃疡性斑块。很多病例在诊断前病变已经存在10年以上，甚至长达30年，就诊时肿瘤直径在1.5～8cm。大汗腺癌病理诊断不难，但在临床怀疑大汗腺样乳腺癌皮肤转移或源于腋窝的乳腺大汗腺癌时，病理很难做出鉴别。本病生物学行为惰性，虽有复发（30%）或区域淋巴结转移（50%），但死于本病者很少。

7.汗腺癌（hidradenocarcinoma）　女性多见，平均发病年龄为50岁，可发生在全身皮肤的任一部位。临床表现为生长缓慢的孤立性皮下结节，皮色或略呈淡红色，病灶大时可呈菜花状，诊断有赖于病理检查。本病可发生广泛转移而致死亡。

8.BCC　临床表现与MCC相近，病理不难诊断。本病生物学行为惰性，远处转移者不足0.01%。冷冻、局部咪喹莫特和5-氟尿嘧啶及光动力疗法可用于原位癌，其他期别的需要手术和（或）放疗。

9.鲍温病（Bowens disease）/皮肤鳞癌　鲍温病即皮肤鳞癌原位癌（squamous cell carcinoma in situ），ICD-O编码8070/2。皮肤鳞癌多在50岁以上发病，男多于女，多见于头面部和四肢。通常为边界清楚、形状不规则的暗红色、褐色或灰褐色斑块，发病缓慢，表面可有破溃和结痂。组织病理一般能做出明确诊断，治疗参见MCC。

10.小圆细胞肿瘤　皮肤恶性黑色素瘤（cutaneous malignant melanoma，CMM）、原发性皮肤T细胞淋巴瘤和B细胞淋巴瘤、尤文肉瘤、原始神经外胚层肿瘤以及SCLC、神经母细胞瘤、神经内分泌癌、低分化鳞癌皮肤转移，均可表现为小圆细胞肿瘤，它们在组织形态上有时与MCC十分相似，需要免疫组化才能做出鉴别，见表16-2。

表16-2　麦克尔细胞癌免疫组化鉴别诊断

肿瘤	CK20	CK7	NSE	NFP	S100	LCA	CD99	TTF1
麦克尔细胞癌	+	-	+	+	-	-	细胞质阳性但很少	－
SCLC	-	+	+	+/-			细胞质阳性但很少	+
淋巴瘤	-	-	-	-	-	+	-	-
原始神经外胚层肿瘤				很少阳性			膜阳性	
小细胞恶性黑色素瘤	-	-	+	-	+		-	-

注：CK20=cytokeratin 20，细胞角蛋白20；CK7=cytokeratin 7，细胞角蛋白7；NSE=neuron-specific enolase，神经元特异性烯醇化酶；NFP=neurofilament protein，神经丝蛋白；S100=S100 protein，S100蛋白；LCA=leucocyte common antigen，白细胞共同抗原；CD99=cluster-of-differentiation antigen 99，分化抗原（决定）簇99；TTF1=thyroid transcription factor 1，甲状腺转录因子

【治疗】治疗取决于病期和健康状况。局限性和区域性肿瘤首选手术±放疗，因健康状况不能手术的可行根治性放疗。复发/转移性肿瘤可放疗±免疫治疗±化疗，或免疫治疗±化疗。

1.前哨淋巴结活检（sentinel node biopsy，SLNB）　体检未发现淋巴结肿大的患者中有1/3可能SLNB阳性。有淋巴结转移证据者，初始治疗时应进行淋巴结清扫。

2.观察　肿瘤<1cm，手术切缘及SLNB阴性且无其他危险因素的患者，可以只行临床观察。需注意的是头颈部MCC淋巴结引流路径复杂，SLNB假阴性的风险较高。

3.手术　局限性MCC（无区域淋巴结及远处转移，Ⅰ期和Ⅱ期）采用局部肿块切除术，区域淋巴结转移的Ⅲ期MCC采用肿块扩大切除+淋巴结切除。术式一般为Mohs显微手术，切除范围应延至肿块外1～3cm。手术及病理都应注意彻底的环周切缘和深切缘评估（CCPDMA）。

4.放疗　在MCC的治疗中有重要作用：①术后辅助放疗。旨在提高局部控制率，有可能改善Ⅰ、Ⅱ期患者的总生存。辅助放疗适合于有下列任一因素者：肿瘤>1cm，切缘阳性或切缘过近，位于头颈部，淋巴管浸润，未行SLNB或SLNB可能不准确，多发淋巴结转移和（或）存在结外浸润，伴有免疫抑制性疾病。若手术或SLNB证实淋巴结阴性，仅放疗原发部位，淋巴结阳性尚需包括区域淋巴结。放疗剂量在肿瘤局部和区域淋巴结有所不同，肿瘤切缘阴性50～56Gy，镜下切缘阳性56～60Gy，肉眼切缘阳性或原发肿瘤不可切除者60～66Gy；腋窝或腹股沟淋巴结转移50～54Gy，头颈部淋巴结50～60Gy；临床证实的淋巴结转移60～66Gy，临床阴性但未进行SLNB或淋巴结切除术存有亚临床转移可能的淋巴结46～50Gy。放射线可使用电子束，剂量分割均为2Gy/f。肿瘤局部的照射范围包括原发灶周边5cm区域，适当使用的组织填充物有助于保证皮肤得到足够剂量。术后辅助放疗应尽早开始，否则有可能影响疗效。②根治性放疗。因健康原因不能行根治性手术、患者拒绝手术或手术将导致显著并发症者，可行根治性放疗。MCC放疗的局控率可达到75%～100%。③姑息放疗。原发灶可以用常规剂量或采用3～8Gy/f，其他部位与一般的肿瘤转移相同。

5.免疫治疗　免疫检查点抑制剂是否可用于高危患者的辅助治疗仍在探索。但对复发或转移性MCC的疗效已得到公认，有条件的患者可作为首选推荐。PD-1抑制剂派姆单抗（pembrolizumab）Ⅱ期临床研究证明，转移或复发MCC既往未接受化疗的患者，ORR56%，其中CR24%。中位PFS为16.8个月，中位OS尚未达到。纳武单抗（Nivolumab）对以往未接受过治疗的患者ORR71%，接受过治疗者63%。PD-L1抑制剂阿维单抗（avelumab）对以往至少一线化疗过的患者，ORR33%，CR11%。疗效持续6个月以上93%，持续1年以上74%，持续2年以上67%。2年PFS和OS分别为26%和36%。之前未接受系统治疗的患者，ORR62%。这三个药物的亚组分析均表明，MCPyV阳性或阴性与疗效无关，PD-L1阳性者的疗效或优于阴性者但没有统计学差异。

6.化疗　MCC对化疗敏感，反应率为53%～76%，但有效持续的时间短，中位无进展生存期3～8个月，90%的患者在10个月时出现进展。多数研究证明，术后单独化疗或化疗配合放疗均没能改善总生存期，所以NCCN等不推荐常规辅助化疗。但对于有选择的高危患者，或因各种原因不能接受免疫治疗者，可以考虑含铂方案方案辅助化疗4个疗程。挽救性化疗没有争议，常用的有顺铂±依托泊苷（EP方案）、卡铂±依托泊苷、环磷酰胺+多柔比星（或表柔比星、吡柔比星）+长春新碱（CAV方案）。

【预后】MCC高度恶性，预后差于CMM。可手术MCC的复发率为25%～50%，复发的中位时间为8～9个月，约90%发生在2年内，1年死亡率为22%。影响预后的因素如下。①病期。5年生存率分别为：Ⅰ期60%～79%，Ⅱ期47%～58%，Ⅲ期26%～42%，Ⅳ期约18%。SLNB阳性者50%～62%，阴性者60%～80%。②年龄及性别。>70岁，男性预后差。③部位。头颈部差于其他部位。④组织病理学和免疫学因素。分裂象>10个/HPF，细胞小、血管淋巴管浸润以及CD44阳性、伴有免疫缺陷性疾病，都是预后差的因素。MCPyV抗体阴性者，复发的风险明显高于阳性者。在局限性肿瘤，p63表达可能是独立的预后指标。

【随访】MCC的随访除体检外，超声、MRI、CT、PET-CT酌情选用，MCPyV抗体如有可能应纳入检查内容，肿瘤标志物的帮助不大。筛查频率前3年每3~6个月1次，之后每6~12个月1次。对于局部或者区域性的复发，可酌情再次手术或放疗。对于弥漫性的复发，治疗同转移性MCC。

（张从军）

第二节　增生性外毛根鞘肿瘤

增生性外毛根鞘肿瘤（proliferating trichilemmal/tricholemmal tumor，PTT）是一种罕见的显示有相似毛囊峡部外毛根鞘分化的囊实性低度恶性肿瘤，ICD编码8103/1。1966年Wilson-Jones以"增生性表皮样囊肿"首先系统报道本病，在此前后的文献中曾用过的名称有头皮毛发肿瘤（pilar tumor of the scalp）、增生性外毛根鞘囊性癌（proliferating tricholemmal cystic carcinoma）、增生性毛发囊肿（proliferating pilar cyst）、增生性毛囊囊性肿瘤（proliferating follicular-cystic neoplasm）、增生性毛发肿瘤（proliferating pilar tumor）等。

【发病机制】PTT很可能起源于外毛根鞘囊肿，囊壁上皮局灶增生，外伤或炎症或为诱发因素，一些病例可能与人乳头瘤病毒感染有关。

【临床表现】PTT明显好发于女性，男女之比1：（5~6），年龄分布在18~97岁（平均约65岁），多数为60岁以上。90%以上发生在头皮，其次为面部和颈后部（项部），少见于躯干和四肢，鼻、眼睑、内眦、唇、悬雍垂、颅底、肩、背、前臂、肘、腕、手背、手指、胫、足背、胸部、乳房、腹部、腹股沟、臀部、阴囊、阴茎、阴阜、外阴等部位偶有报道。病变通常单发，偶为多发，表现为皮下结节或高出皮面的丘疹、斑块、菜花状或蕈样肿块，少数可呈疣状、痣样或囊肿。肿瘤缓慢生长，多数为数年至10年时间，可以长达数10年。病情后期可有糜烂、溃疡、出血、结痂，肿瘤表面溃烂伴感染后常有坏死物质流出并有恶臭味。受就诊时间的影响，肿瘤直径0.2~25cm，平均3.7cm。极少数PTT会有复发（3.7%）、局部淋巴结或远处转移（1.2%）。

本病可在表皮痣或皮脂腺痣基础上发生，可并发或伴发皮脂腺癌，脂囊瘤患者也可同时并发PTT。

【诊断】老年人尤其是女性，头皮、面部或颈部缓慢生长的肿块，特别是皮损表面出现糜烂、溃疡，要考虑到PTT可能。肿瘤短期内增长迅速，非头皮部位、直径大于5cm、浸润性生长等临床表现也提示PTT。

皮肤镜检查可见树枝状的血管、白色有光泽的区域和多种黄色背景。超声可显示头皮或四肢皮下软组织内边界清楚的低回声病变、内部钙化，囊肿后壁回声增强。MRI可见皮下实性或囊性肿块，评估软组织浸润和硬膜受累情况。

确诊有赖病理检查。肿瘤主体部分位于真皮，呈浅褐色至粉红色实性肿块，中央变性、出血、坏死。组织学上可表现为外毛根鞘囊肿的特点，鳞状细胞增生形成大小不等的小叶，相互连接或融合。如果小叶边界不清，向周围呈浸润性生长，间质中见浸润性的巢团、梁索，瘤细胞显著异型，核多形、核分裂活跃及病理性核分裂象，可能与SCC难以区分。高分裂指数、DNA非整倍体、不典型核分裂象、细胞和结构异型、坏死、浸润性边缘、侵犯和转移等提示恶性度高。

【鉴别诊断】本病易误诊为外毛根鞘囊肿、外毛根鞘瘤、外毛根鞘癌、多发性脂囊瘤、寻常疣、肉芽肿、脂溢性角化病、角质囊肿、表皮囊肿、皮脂腺囊肿、圆柱瘤、皮肤SCC、BCC、鲍温病、卡波西肉瘤、血管肉瘤、恶性透明细胞汗腺瘤、恶性黑色素瘤等，需要结合临床和病理检查做出鉴别诊断。

1.外毛根鞘囊肿　临床表现与PTT相似，但组织病理学上囊壁上皮不增生，无PTT的分叶状结构。

2.外毛根鞘瘤　是毛囊漏斗部的良性增生性病变，常见于成年人面部，无性别差异。病变多为为孤立性无症状结节，直径3～8mm，表面可呈可呈疣状和角化病样增生，也可呈半球形。本病与多发性外毛根鞘瘤均为良性肿瘤，ICD编码均为8102/0。

3.多发性外毛根鞘瘤　又称Cowden综合征，为常染色体显性遗传，多发生于20～40岁。其特征性改变是出现多发性错构瘤，有面部多发性结节、口腔纤维瘤及手掌点状凹陷。Cowden综合征患者易发生乳腺癌和甲状腺癌。

4.外毛根鞘癌　与PTT在临床和病理方面多有重叠，但肿瘤体积多小于PTT。本病ICD编码8102/3，虽为恶性但很少有复发转移。

5.皮肤SCC　病理组织学上，本病缺乏PTT的多小叶结构及毛囊外根鞘分化，表皮型角化过

程为逐渐性，形成同心圆层状角化物（角珠），癌巢周边细胞不呈栅栏状排列，无嗜酸性基膜，针对毛型角蛋白的单克隆抗体AE13和AE14阴性、CD34阴性。PTT则为无颗粒层的外毛根鞘型骤然角化，角化物致密、均质、无定形而非板层状，AE13、AE14、CD34阳性。

6.KID综合征　表现为角膜炎（keratitis）、鱼鳞病（ichthyosis）、耳聋（deafness）三联征，可并发PTT，且恶性PTT可发生于年轻患者。

【治疗】手术为首先治疗。恶性PTT宜作局部广泛切除，推荐采用Mohs显微外科手术，尤其是在后者。不能完全切除的肿瘤考虑放疗。

【预后及随访】PTT大多预后良好，但少数可复发或转移，故需要酌情随访。

（陈荣明　魏芬芬）

第三节　肉芽肿性皮肤松弛症

肉芽肿性皮肤松弛症（granulomatous slack skin，GSS）目前被认为是一种特殊类型的皮肤T细胞淋巴瘤，1973年Convit等以慢性进行性萎缩性皮肤硬皮病首先报道本病，1978年Ackerman在总结多例病理资料基础上将其命名为GSS，2005年WHO-EORTC将其划归为蕈样真菌病的特殊变异型。国内最先由陈明华等于1999年报道。

【流行病学】GSS十分罕见，约占皮肤非霍奇淋巴瘤的1%。国外文献确诊时发病年龄14～69岁，男性平均42岁，女性平均29岁，男女比例为2.9∶1。国内报道的最小年龄仅3岁，平均29.5岁，小于国外的37岁，男女之比为3.33∶1。

【临床表现】在WHO淋巴瘤分类中，GSS是蕈样肉芽肿（mycosis fungoides，MF）三种变异型之一，另外两个是亲毛囊性MF、派杰样网状细胞增生症。

GSS以渐进性局限性红斑、松弛的皮肤肿块为特征表现。初期多表现位于腋窝、腹股沟、腰部等皮肤褶皱处的斑丘疹、结节、局限性鳞屑

斑，或淡红色、紫红色斑片样皮损。皮损偶可仅累及腹部、下肢、上肢等非皮肤褶皱部位，亦有泛发全身的报道。患者通常无自觉症状，或可轻微瘙痒甚至剧痒。

在皮损出现后数年至十年或更长时间，病变部位因弹性纤维破坏或消失而渐出现皮肤松弛、弹性降低、起皱、萎缩，进而在此基础上逐渐形成浸润性或隆起性肿块，可悬垂与体表，典型者可呈"悬垂样"或"吊钟状"。肿块的表面亦可发生不同程度的溃疡，若伴感染可出现脓性分泌物。病变通常仅限于皮肤，几无全身症状，但偶有淋巴结、脾脏，甚至支气管黏膜下受累的报道。

【诊断】在松弛的皮肤肿块出现之前，GSS难以诊断。松弛的皮肤肿块出现之后，只要能对本病有所认识，自然会考虑病理组织学检查。其特点为：①真皮内非干酪性肉芽肿性结节；②肉芽肿性结节由淋巴样细胞、组织细胞、多核巨细胞组成，淋巴样细胞呈脑回状，细胞核染色深；③弹性纤维破碎或缺失；④浸润细胞多表达CD3、CD4，不表达CD8，多核巨细胞表达

CD14和CD68；⑤TCR基因重排多为γ基因单克隆增生。

【分期】GSS参照皮肤T细胞淋巴瘤分期，见第11章。

【鉴别诊断】需要鉴别的疾病主要如下。

1.肉芽肿性蕈样肉芽肿（granulomatous mycosis fungoides，GMF） 和GSS同为肉芽肿型皮肤T细胞淋巴瘤，但GMF无特定的发病部位、无皮肤松弛下垂，很少累及皮下组织，但皮肤外器官受累常见。组织病理上GMF的巨细胞核较少，弹性纤维减少不明显。

2.皮肤炎性肉芽肿 GSS因病变中大量的肉芽肿成分及较少的不典型淋巴细胞，易误诊为皮肤炎性肉芽肿，但后者无不典型的脑回样细胞，肉芽肿内多核巨细胞胞体小，核的数目少，无横纹肌组织及弹性纤维的破坏，且临床表现上，无典型的皮肤松弛表现。

3.获得性皮肤松弛症 本病分为3型：①炎症后弹性纤维溶解和皮肤松弛（Marshall综合征），表现为荨麻疹样或环状排列的红色丘疹，并伴有弹性纤维破坏、皮肤松弛。②全身性获得性皮肤松弛症，多为全身皮肤松弛，常同时累及肺和心血管，该病可原发或继发于荨麻疹、系统性红斑狼疮、淋巴瘤等疾病。③局限性皮肤松弛症，可继发于梅毒、结节病等。

4.皮肤Rosai-Dorfman病 初期皮损GSS临床相似，但组织病理学无嗜弹性纤维现象，无异型T淋巴细胞浸润。

5.皮肤淋巴细胞浸润症（lymphocytic infiltration of the skin，LIS） 又称为Jessner-Kanof综合征或Jessner皮肤淋巴细胞浸润症，系皮肤淋巴网状组织的一种炎性反应性疾病。好发于面部，特别是颊部、鼻部和眼睑，主要表现为紫红色或黄红色丘疹、结节和浸润性斑块，皮疹可持续数周、数月、甚至数年，可自发性缓解/加剧交替出现。组织学通常无肉芽肿性改变，无异型T淋巴细胞。

6.皮肤结节病 仅皮肤受累的结节病很少见。皮损与早期GSS较难区别，但肉芽肿结节中多核巨细胞无吞噬弹性纤维和淋巴细胞现象，无明显异型淋巴细胞。

7.淋巴瘤样肉芽肿 归类为EB病毒相关的大B细胞淋巴瘤，该病主要累及肺脏，亦可侵犯神经系统、肝、脾，表浅淋巴结，皮肤是肺外最常受累部位。病理检查可见组织血管炎性、血管坏死性病变和肉芽肿反应。

8.其他恶性淋巴瘤 本病还需要与皮下脂膜炎样T细胞淋巴瘤、非特指型外周T细胞淋巴瘤、皮肤边缘区B细胞淋巴瘤、滤泡中心性淋巴瘤、大B细胞淋巴瘤、原发性皮肤间变性（CD30+）大细胞性淋巴瘤等相鉴别。

【治疗】通常GSS本身不影响生存，治疗策略倾向于温和，更为激进的治疗并不带来明显生存优势，反而可能有较多的毒副作用。

ⅠA期、ⅠB期病变主要为针对皮肤病变进行直接局部治疗，包括局部的糖皮质激素类药物、补骨脂素联合紫外线A（PUVA），窄谱紫外线B（UVB）和局部使用的细胞毒药物如氮芥、卡莫司汀等。窄谱UVB限于斑片病灶或比较表浅的斑块病灶。ⅡB期可加用局部放疗，常用电子线照射，总剂量24～36Gy。更为广泛浸润的斑块病变及肿块性病灶，或局部治疗失败的病变，可考虑干扰素α或维A酸类（包括倍沙罗汀）或局部放疗。

全身化疗一般用在进展期或难治性GSS，可选药物包括吉西他滨、脂质体多柔比星等。多药联合化疗仅用于有淋巴结或内脏受累者（Ⅳ期）或皮肤局部治疗、免疫调节治疗或单药化疗失败者。可选药物包括环磷酰胺、多柔比星、依托泊苷、长春新碱等，另外地尼白介素-毒素复合物、组蛋白去乙酰酶抑制剂伏立诺司他和罗米达辛、阿仑单抗、木妥昔单抗、同种异基因干细胞移植等也可酌情选用，见第11章。

【预后及随访】GSS多数发展缓慢，预后良好。但20%～50%的患者在疾病过程中会伴发其他类型淋巴瘤如霍奇金病、非霍奇金淋巴瘤、经典的MF、急性白血病或朗格汉斯组织细胞增生症，个别病例中还发现GSS向侵袭性淋巴瘤转化的现象，因此需要长期密切随访。

（马 强）

（审稿 张 帆 冯振中）

参考文献

巴伟，杨怡，王文娟，等. 良性及恶性增生性外毛根鞘囊肿的临床病理分析. 临床皮肤科杂志，2016，45（4）：308-311.

陈荣明，蚁国铮. 外毛根鞘癌5例临床病理特征及文献复习. 诊断病理学杂志，2008，15（6）：462-466.

Ahn HJ,Kang IH,Shin EJ,et al. A case of malignant proliferating trichilemmal tumor on the lower extremity. J Am Acad Dermatol, 2017,76(6)Supplement 1:AB6.

Bichakjian CK, Nghiem P, Johnson T, et al. Merkel cell carcinoma//Amin MB. AJCC Cancer staging manualM. 8th ed. Chicago: American College of Surgeons, 2018:549-562.

Emge DA, Cardones AR. Updates on Merkel Cell Carcinoma. Dermatol Clin, 2019, 37(4):489-503.

Franz T, Johanna E, Chalid A, et al. European Organisation for Research and Treatment of Cancer consensus recommendations for the treatment of mycosis fungoides/Sézary syndrome-Update 2017.Eur J Cancer, 2017, 77(5): 57-74.

Gangar P, Venkatarajan S. Granulomatous lymphoproliferative disorders: Granulomatous slack skin and lymphomatoid granulomatosis. Dermatol Clin. 2015, 33(3):489-496.

Gao SJ, Decker RH. Contemporary topics in radiation medicine: Skin cancer. Hematol Oncol Clin North Am, 2020, 34(1):189-203.

Kazakov DV,Argenyi ZB, Brenn T, et al. Porocarcinoma//Elder DE, Massi D, Scolyer RA et al. WHO classification of skin tumoursM. 4th ed. Lyon: IARC. 2018:159-160.

Miyachi H, Togawa Y, Yamamoto Y, et al. Proliferating trichilemmal tumour: a comparison of dermoscopic, ultrasonographic and histopathological features. Eur J Dermatol.2016,26(4):400-402.

Murphy GF, Beer TW, Cerio R, et al. Squamous cell carcinoma//Elder DE, Massi D, Scolyer RA et al. WHO classification of skin tumoursM. 4th ed. Lyon: IARC. 2018:35-45.

NCCN clinical practice guidelines in oncology. Merkel cell carcinoma. 2020 V1. Available at: https://www.nccn.org/professionals/physician_gls/pdf/mcc.pdf.

Nghiem P, Bhatia S, Lipson EJ, et al. Durable tumor regression and overall survival in patients with advanced Merkel cell carcinoma receiving pembrolizumab as first-line therapy. J Clin Oncol, 2019, 37:693-702.

Pulitzer MP, Beer TW, Cerio R et al. Squamous cell carcinoma in situ (Bowen disease)//Elder DE, Massi D, Scolyer RA et al. WHO classification of skin tumoursM. 4th ed. Lyon: IARC. 2018: 46-47.

Requena L, Crowson AN, Kaddu S, et al. Proliferating trichilemmal tumour//Elder DE, Massi D, Scolyer RA et al. WHO classification of skin tumoursM. 4th ed. Lyon: IARC. 2018:196-197.

Specht L, Dabaja B, Illidge T,et al. Modern radiation therapy for primary cutaneous lymphomas:field and dose guidelines from the International Lymphoma Radiation Oncology Group. Int J Radiat Oncol Biol Phys,2015,92(1):32-39.

Tai P, Nghiem PT, Park SY. Pathogenesis, clinical features, and diagnosis of Merkel cell (neuroendocrine) carcinoma. available at https://www.uptodate.com/contents/pathogenesis-clinical-features-and-diagnosis-of-merkel-cell-neuroendocrine-carcinoma/print?search=Merke

Varallo-Nunez A, Ho MY, Varikatt W. Granulomatous slack skin: a case report. Pathology,2016,48(1):89-91.

第 17 章

神经系统肿瘤

本章介绍颅咽管瘤（craniopharyngioma）、神经纤维瘤病和良恶性神经鞘肿瘤。颅咽管瘤属于鞍区肿瘤，在WHO中枢神经系统肿瘤分类、内分泌系统肿瘤分类中均有介绍。神经鞘肿瘤也称神经鞘膜肿瘤，有源于神经鞘细胞的神经鞘瘤（neurilemmoma）、神经纤维瘤（neurofibroma）和神经纤维瘤病（neurofibromatosis），在2006年第3版WHO肿瘤分类中归属于神经系统肿瘤，但在2013年第4版中归属于软组织肿瘤。

第一节　颅咽管瘤

颅咽管瘤发生于鞍区，1857年德国病理学家von Zenker首先报道。本病通常认为是良性肿瘤，但ICD-O编码是9350/1，即交界性或未确定生物学行为的肿瘤，治疗后有一定的局部复发率。原发或继发恶性颅咽管瘤也偶有报道。

【发病率】颅咽管瘤占颅内肿瘤的2%～5%，年发病率0.5～2.5/100万，有5～15岁及50岁左右两个发病高峰，无明显性别差异。在儿童，颅咽管瘤是第二常见的颅内肿瘤，占鞍区肿瘤的54%。

颅咽管瘤有造釉细胞型（adamantinomatous craniopharyngioma，ACP）和乳头型（papillary craniopharyngioma，PCP）两种病理亚型，ICD-O编码分别为9351/1和9352/1。ACP多发于5～14岁儿童，PCP几乎总是发生在成年人，50～70岁多见。ACP较PCP多见。

【发病机制】颅咽管瘤可能源于胚胎时期残留的拉特克囊（Ratheke pouch）上皮细胞或腺垂体结节部垂体细胞化生的鳞状上皮细胞，后者绝大多数发生在成年人。

近年研究表明，ACP和PCP具有完全不同的基因突变。几乎所有的ACP均存在Wnt通路中CTNNB1基因（编码β-catenin）的突变，90%的PCP存在BRAF V600E突变，而且两种突变一般不会同时出现。

BRAF是一种编码丝氨酸/苏氨酸激酶的原癌基因，当BRAF第15号外显子的第1799位碱基发生胸腺嘧啶-腺嘌呤的错义突变时（1799T＞A），可导致第600位密码子对应的缬氨酸被谷氨酸替代，继而持续激活丝裂原活化蛋白激酶（mitogen-activated protein kinase，MAPK）/细胞外信号调节激酶（extracellular signal-regulated kinase，ERK）信号通路，影响细胞分裂分化，导致PCP发生。Wnt通路的异常则与ACP的发生有关。

【临床表现】颅咽管瘤局限于鞍上的＜20%，局限于鞍内的约5%，其余的可向鞍旁、鞍内或鞍后间隙各个方向生长。症状和体征反映了肿瘤与视交叉、下丘脑-垂体轴和脑室系统的接近程度：①在成年颅咽管患者中，视力障碍包括双颞侧偏盲，同侧偏盲以及单侧甚至双侧全盲是最常见的症状，62%～84%的患者出现视力和视野改变。②肿瘤向上生长进入下丘脑区有可能影响所有内分泌调节功能，侵犯垂体柄则可能阻断下丘脑与神经垂体的联系。52%～87%的患者出现内分泌紊乱，以儿童居多。发生紊乱的激素包括生长激素（约占75%）、黄体生成素/卵泡刺激素（约占40%）、促肾上腺皮质激素（约占75%），促甲状腺激素（约占25%）。约17%的患儿和30%的成年患者出现尿崩症。③如果肿瘤影响脑室系统，可致脑积水并产生颅内压增高的症状。④部分患者有意识障碍和性格改变，可能与内分泌紊乱有关。

影像学上肿瘤呈类圆形或分叶状，可为囊性、实性、囊实性。囊性肿瘤多见，在MRI的T_2WI多为高信号，部分为低信号（有角蛋白或钙盐结晶），T_1WI因其成分不同而表现为低信号（含正铁血红蛋白）或高信号（其他蛋白含量高），T_2WI序列病灶可见斑点状、条片状低信号，呈"椒盐征"改变；FLAIR序列呈高信号，DWI序列呈低信号。增强扫描可出现细点状无强化灶，呈"网格状强化。CT多为低密度影，平扫呈等或稍高密度，60%～80%的颅咽管瘤可见鞍上区钙化，蝶鞍旁囊性钙化病变高度提示颅咽管瘤。

实验室检查对了解垂体-靶腺轴异常和各种对症处理十分重要，见第18章。

【诊断】术前诊断主要依靠CT、MRI、眼科和实验室检查，但确诊有赖于病理。

大体病理检查示肿瘤呈囊性或部分囊性、实性或囊实性，界限清楚，表面光滑，不规则小叶状或小结节状，与附近脑和血管结构紧密相连。ACP常发生钙化，囊壁富含胆固醇、棕黄色"机油样"液体和少许碎屑，镜下可见含条索状、桥状多层鳞状上皮结构，周边细胞呈栅栏状排列，并可见致密"湿角化物"。PCP则罕见钙化，无"机油样"成分，可见片状鳞状上皮，不形成栅栏状结构，无湿角化物、钙化和胆固醇沉积。免疫组化示颅咽管瘤表达角蛋白、P-糖蛋白、生长抑素受体和雌激素受体。恶性颅咽管瘤肿瘤细胞密集，有明显异型性，核大、深染，核质比增高，核分裂象增多，可见坏死，呈浸润性生长，病理类型多为鳞癌，少见的有牙源性影细胞癌、肌上皮型癌、造釉细胞型癌、柱状细胞型癌、肉瘤样变等。

【鉴别诊断】本病需要与垂体腺瘤、鞍区生殖细胞瘤、鞍结节脑膜瘤、视路胶质瘤（optic pathway glioma，OPG）、脊索瘤、毛细胞型星形细胞瘤、黄色肉芽肿、转移癌等相鉴别，见本书有关章节。十分罕见的恶性颅咽管瘤包括原发性恶性颅咽管瘤和颅咽管瘤恶性转化，发生恶性转化者多有局部放疗史。

【治疗】根据肿瘤部位、大小、临床症状和是否囊性变等情况选择观察等待、手术、放疗、囊内治疗、化疗和靶向治疗、对症支持治疗。

1.观察等待　适用于无症状但影像学诊断为颅咽管瘤的成年患者。有报道85例成年人为主的颅咽管瘤患者中，11例患者仅观察随访，其中5例随访了15年未接受任何治疗。

2.手术　颅咽管瘤的手术切除率已达到90%，死亡率下降至5%以下。手术方式包括肿瘤全切术、部分切除术、分流术及囊液引流术，手术入路取决于肿瘤的大小、特性、生长方向和与脑室系统的关系等，可采用翼点入路、经额下入路、额底半球间入路经终板入路和蝶窦入路等。内镜经鼻入路手术创伤小疗效更好，应用日趋成熟。

3.复发后的手术　初次手术和（或）放疗可引起肿瘤与周围血管、下丘脑等重要结构广泛粘连，肿瘤全切除率<25%，严重并发症的发生率高达10%～25%。可能存在的下丘脑-垂体功能障碍，也增加了手术风险。因此需要慎重选择。

4.外放射与立体定向外科治疗　对于次全切除或难以手术的复发颅咽管瘤，放疗可有效控制肿瘤，延缓复发。有报道次全切除加放疗的 5 年复发率可降至20%，疗效与完全切除相似。放疗适应证主要包括：①术后残留或复发的小体积实体肿瘤。②较大的囊性病变经立体定向囊内穿刺抽吸后体积缩小者，且不伴有脑积水并与视交叉有一定距离。③特别适合鞍内、鞍旁或位置较低的肿瘤。放疗剂量：分次照射，1.6～1.8Gy/f，总剂最50～55Gy；单次照射，≥10Gy，因有损伤周围神经结构的风险，不适用靠近视神经及视神经交叉的颅咽管瘤。普通外放射治疗容易引起肿瘤周围正常脑组织如视神经损害与垂体功能低下，只适合肿瘤较小者。立体定向放射外科

（stereotactic radiosurgery， SRS）治疗包括三维适形放射治疗、调强适形放射治疗、图像引导放射治疗、γ刀、X刀和质子刀等，以γ刀最为常用。

5.囊内治疗　约90%的颅咽管瘤有囊性变，且囊性成分占据大部分肿瘤体积。根据这一特点，囊内治疗是又一重要治疗措施。囊内注射的药物有博来霉素和IFN-α，以后者最为常用。注射药物之前应尽可能去除瘤腔内液体。IFN-α的用法是：每次300万U，3次/周（d1、d3、d5），4周为1个周期。是否进行下一个周期治疗，根据疗效和副作用而定。不能手术的囊性颅咽管瘤，穿刺抽吸囊液后放置Ommaya囊结合^{32}P、^{90}Y、^{198}Au等内放射治疗，有效率可达80%以上，5年生存率可达80%。

6.靶向治疗　有报道 *BRAF V600E* 抑制剂达拉菲尼（dabrafenib，150mg，每日2次）联合MEK抑制剂曲美替尼（trametinib，2mg/d），对放疗抗拒并有相应靶点突变的复发性颅咽管瘤显示有效。

7.系统化疗　文献中几乎无报道。

8.激素替代治疗　颅咽管瘤术后生命质量常因下丘脑、垂体等重要结构的损害而受到严重影响，出现一种或多种内分泌功能紊乱如生长激素（GH）、卵泡刺激素（FSH）、黄体生成素（LH）、促肾上腺皮质激素（ACTH）、促甲状腺激素（TSH）缺乏，认知及行为变化、渴感消失、中枢性尿崩症引起的多饮多尿及继发的水电解质紊乱等，均需要内分泌及神经外科专业医师酌情给予长期适量的激素替代治疗（见第18章）。

【预后】颅咽管瘤通常被视为低级别恶性肿瘤但总体疗效较好，术后5年及10年生存率分别为90%和80%以上。影响生命的主要因素是局部复发，肿瘤全切除后随访10年的复发率为10%～40%。易复发的主要因素包括：①肿瘤直径>5cm。②手术切除不完全。部分切除后的肿瘤如不放疗，70%～90%会复发。③组织学类型。ACP比PCP更易侵及脑组织，但如能手术完全切除，预后并无明显差异。④年龄，儿童颅咽管瘤预后差于成人，可能与治疗的并发症有关。>53岁者预后也较差。⑤生长激素高表达也可能影响预后。本病可在初始治疗后1.5～55年（平均8.7年）发生恶性转化，恶变后绝大多数生存时间不足1年，中位生存期6个月。

【随访】大多数患者可能有下丘脑、垂体功能减退，因此需要定期随访：术后2周、1个月、3个月、6个月及1年各1次，1年以后每年随访1次（必要时增加随访频率）。内容包括内分泌激素、电解质、肝肾功能、鞍区MRI、骨龄（儿童）或骨密度（成人）、体质指数及生活质量评估。

颅咽管瘤如复发大多在初始治疗后5年内，故随访应至少持续5年。随访期间如出现乏力、精神萎靡、嗜睡、食欲缺乏、癫痫发作、尿量明显增多或减少等症状，应及时请专科医师诊视。

（王星星）

第二节　神经纤维瘤病

神经纤维瘤是由施万细胞、神经束膜样细胞和纤维母细胞构成的良性肿瘤，常发生在周围神经、脑神经或交感神经，以身体浅表部位多见，诊断多无困难。当神经纤维瘤多发或伴发全身其他系统疾病时，称为神经纤维瘤病（neurofibromatosis，NF），诊治均相当棘手。NF分为：①神经纤维瘤病Ⅰ型（neurofibromatosis type Ⅰ，NFⅠ），占神经纤维瘤病的90%；②神经纤维瘤病Ⅱ型（neurofibromatosis type Ⅱ，NFⅡ），即双侧前庭神经纤维瘤病或听神经瘤病；③神经鞘瘤病（schwannomatosis，SCH），临床表现与NFⅡ相近，但没有双侧听神经瘤。

一、神经纤维瘤病Ⅰ型

NFⅠ为常染色体显性遗传病，由von Recklinghausen于1982年首次描述，故又称冯雷克林霍增病（von Recklinghausen disease）、von Recklinghausen神经纤维瘤病或外周神经纤维瘤病。

【发病率】NFⅠ是最常见的人类单基因遗传病，每2500～4 000个活产婴儿中可能有1例，患病率为3/10万。本病约1/3病例发生在13岁以前，但可见于任何年龄。男性多于女性，散发病例和有家族遗传史的患者各占50%，后者母系遗传占68.6%，父系遗传占31.4%。

【发病机制】NFⅠ与NFⅠ基因有关，它属于抑癌基因，主要功能区为三磷酸鸟苷激活蛋白相关区域，编码一个由2818个氨基酸组成的神经纤维瘤蛋白，可使RAS原癌基因失活，从而负性调控周围神经鞘膜细胞的分裂增殖。如果NFⅠ基因发生缺失、插入或变异，可致神经纤维瘤蛋白不能产生，RAS活性增高，最终导致神经和皮肤的细胞增生和肿瘤生长，引起一系列的神经皮肤病变。

【临床表现】本病具有以下特征性的表现：咖啡牛奶斑（café-au-lait macules）、腋下和腹股沟雀斑等皮肤色素异常、视神经胶质瘤（optic pathway glioma，OPG）、神经纤维瘤病或SCH和其他星形细胞瘤、虹膜错构瘤及各种骨病变。

1.咖啡牛奶斑　是NFⅠ第一常见体征，为不高出皮面边界清楚的卵圆形皮肤色素斑，呈咖啡色、暗褐色或淡棕色，可见于身体各部位。大小多在5mm（婴儿）至30mm（成人）之间，随生长发育同步扩大，有报道可至20cm。它在出生时或在婴儿早期就能观察到，3岁前几乎所有患儿都会出现，在成人期可停止生长，甚至可以减少。咖啡牛奶斑可见于15%的正常人，也可见于其他疾病，但若≥6个则高度提示NFⅠ。

2.雀斑　是NFⅠ第二常见体征，多在3～5岁时出现，见于2/3的患者，外观与面部雀斑相似，面积比咖啡牛奶斑小。通常发生在腋窝和（或）腹股沟等无或少阳光照射的区域，也即Crowe征。领口、口唇周围或女性乳房下区域也可见到。

3.虹膜错构瘤　又称Lisch结节，为高出于虹膜表面的粟粒状、棕黄色圆形小结节，实质是色素性错构瘤。Lisch结节也是NFⅠ的一种特异

表现，<6岁者检出率不足10%，成人检出率>90%，但对视力无影响。

4.肿瘤　患者发生良性、交界性和恶性肿瘤的频率明显高于一般人群，发生恶性肿瘤的概率为10%～20%。最常见的良性肿瘤是各部位的神经纤维瘤或NF。①皮肤神经纤维瘤病：通常为神经末梢有关的皮肤和（或）皮下肿瘤，分布于躯干、面部和（或）四肢皮肤，为芝麻、绿豆至柑橘大小的粉红色肿物，质软而有弹性，数目自数个至数千不等，无症状或偶有轻微不适，但可能影响患者的外貌和形象。②皮肤PNF：见于神经干及其分支，病变区域的神经干扭曲、增生过长，伴有结缔组织及神经组织增生。体检可见皮下边界不清的单个肿块，有时很像绳状包块，可累及身体的大片区域，可造成面颈部和肢体弥漫性肥大，压迫相邻结构，造成毁容甚至危及生命。③内脏神经纤维瘤：常累及腹壁、腰骶丛和盆腔，偶见于胸腔及纵隔，主要为PNF或间质瘤，症状和体征与相应部位的肿瘤压迫有关。④脊髓神经纤维瘤、常多发并沿神经走行，可以发生在脊髓的任何水平，表现出相应节段的脊髓或神经根受压。交界性或恶性肿瘤主要有：①OPG，可发生在视神经和（或）视交叉。发生在儿童和青少年者，90%在20岁前、75%在10岁前被诊断，多为低级别星形细胞肿瘤。病灶呈灰色，常形成囊肿，相对局限，生长缓慢并可多年静止，单侧视力下降并非常见主诉，可能与发病时年龄较小有关。OPG累及下丘脑可出现内分泌异常（主要是性早熟）。成人OPG多为高级别胶质瘤，可有快速进行性视力丧失并有肿瘤侵犯邻近脑组织的表现。②弥漫性星形细胞瘤（WHOⅡ级），好发于幕上，可表现为记忆力及认知障碍、癫痫发作、肢体无力等。本病通常影响20～40岁年轻人，肿瘤发展缓慢，但有进展为间变性星形细胞瘤（WHOⅢ级）直至胶质母细胞瘤（WHOⅣ级）的潜能，表浅部位的肿瘤恶变可能性更大。恶变时肿物迅速增大，常伴有局部疼痛及麻木。③胶质母细胞瘤，成人多见，多发生在大脑半球，病情进展迅速，半数患者存活不到1年，高龄是最显著的不良预后因素。④恶性外周神经鞘瘤（malignant peripheral nerve sheath tumor，MPNST）。肾母细胞瘤、胃肠间质瘤、神经内分泌肿瘤、神经外胚层肿瘤、嗜铬细胞瘤、十二指肠类癌、横纹肌肉瘤和儿童慢性髓细胞性白血病也可能伴发于NF1。两种或两种以上的肿瘤出现强烈提示NFⅠ。

5.骨骼病变 少数患者出生时即出现骨骼发育异常，更多是肿瘤生长过程中压迫骨骼引起骨折和骨关节、脊柱的畸形，可表现为蝶骨翼发育不良等颅骨改变，骨皮质缺损（多见于脊柱），脊柱侧弯、弯曲、骨囊性变（多见于长骨干骺端），长骨（特别是胫骨）皮质变薄，关节脱位和假关节，发生率约为50%。

6.血管疾病 血管病变在NFⅠ患者中的发生率0.4%～8%，多在儿童期或成年早期开始，主要累及脑、肾脏、肠系膜、冠状动脉及外周小血管，且多数患者受累血管不止一处，可导致血管狭窄、闭塞、动脉瘤、动脉瘤破裂及血管瘘。在这些血管病变中，肾动脉病变最为常见

（41%），是导致NFⅠ患者高血压的主要原因。脑血管异常多是由颈内动脉、大脑中动脉及大脑前动脉的狭窄或闭塞引起，狭窄血管周围形成的扩张的毛细血管，在DSA检查中显示烟雾状，即为烟雾病（moya-moya syndrome，MMS）。血管病变不是诊断NFⅠ的必备条件，但却是患者死亡的重要原因。心肌病变、嗜铬细胞瘤也可能发生在NFⅠ患者。

7.认知功能障碍 见于儿童患者，包括注意力不集中、语言障碍、多动症、自闭症、精细和粗大运动的不足、行为异常和心理问题等。

【诊断】NFⅠ的临床表现和严重程度差异悬殊，甚至在携带相同的NF基因突变的双胞胎之间也是如此。由于本病可累及全身各系统，全面体检及相应异常的辅助检查不可或缺。

典型的NFⅠ，表17-1所列各项只要≥2个即可临床诊断，病理诊断并非必需，NFⅠ基因突变检测结果阳性不能预测疾病的严重程度。

表17-1 神经纤维瘤病Ⅰ型诊断标准

	症状、体征、家族史	发生率
咖啡牛奶斑	≥6个，青春期前直径＞5mm，青春期后直径＞15mm	95%
雀斑	腋下和（或）腹股沟区雀斑状色素沉着，≥2个	87%
神经纤维瘤	神经纤维瘤≥2个，或1个丛状神经纤维瘤	75%（40%～60%）
视路胶质瘤	由磁共振确诊的视神经或视通路星形细胞瘤	6%
虹膜错构瘤	≥2个	78%
骨发育不良	独特的骨质病变如蝶骨发育不良或长骨皮质变薄	5%
家族史	一级亲属（父母、同胞、子女）有NFⅠ	50%

1.影像学检查 对NFⅠ的诊断有重要价值：①X线片及CT能显示病变的间接征象，如视神经孔扩大，颅缝变宽、骨变薄、侵蚀或硬化等。②MRI能清晰显示颅内、脊柱及髓内肿瘤的病变程度和范围。对眶尖或颅底区域的脑神经，须加脂肪抑制技术降低骨脂肪信号，使强化的病灶更易显示。多发性脑膜瘤提示与NFⅠ相关。脊柱的NF1可见均匀的"葡萄状"结节状软组织密度影，增强后较明显强化。③DSA可通过血管造影了解交通血管情况。④超声可显示瘤体部位、大小、范围及性质，了解瘤体大血管及血窦分布，观察扭曲增粗的神经干形态。对于NFⅠ合并的先

天性心脏缺损、肺动脉狭窄等，彩色多普勒超声心动图可确诊。⑤PET-CT主要用于监测NF1是否有恶性转化。

2.眼科检查 可观察到虹膜错构瘤、颅内压增高导致的视盘水肿或视神经萎缩。

3.病理检查 皮肤和丛状神经纤维瘤（plexus neurofibroma，PNF）是NFⅠ的主要亚型。皮肤神经纤维瘤呈结节状或息肉状，界线清楚或弥漫侵及皮肤或皮下，切面质硬，胶冻状，灰棕色。受累神经呈纺锤状。组织学上细胞异质性明显，施万细胞、神经细胞、肥大细胞、淋巴细胞成纤维细胞和细胞外基质中的轴突都能观察

到。PNF在大体上可见神经干扭曲、增生过长，伴有结缔组织及神经组织增生，组织学上可见施万细胞、神经束膜样细胞和纤维母细胞分布在胶原纤维和黏液基质中，免疫组化S-100蛋白阳性细胞，但比神经鞘瘤少，EMA阴性。

【鉴别诊断】NFⅠ首先要和NFⅡ及SCH鉴别，它们的鉴别要点见表17-2。

表17-2 神经纤维瘤病Ⅰ型、Ⅱ型和SCH的鉴别要点

特征	神经纤维瘤病Ⅰ型	神经纤维瘤病Ⅱ型	SCH
好发年龄	婴儿期	刚成年	30 岁后
典型表现	多发的咖啡牛奶斑和神经纤维瘤	耳聋与平衡失调	疼痛
眼部体征	Lisch 结节	青少年晶状体后囊浑浊斑	无
生长发育	大头畸形，身材矮小，认知障碍	正常	正常
肿瘤	神经纤维瘤，脑胶质瘤：良性（视神经）或恶性，嗜铬细胞瘤	神经鞘瘤、脑膜瘤，室管膜瘤，间皮瘤	神经鞘瘤（常伴疼痛）
患病率	1/500 ~ 1/7800	1/2 万~ 1/4 万	1/4 万
患癌风险	增加：MPNST（8% ~ 13%）；GIST（5% ~ 30%）；白血病（1%）；横纹肌肉瘤（1% ~ 6%）；乳腺癌（8.4%）	不增加	未确定
骨骼问题	发育不良	无	无
遗传	常染色体显性遗传，完全外显	常染色体显性遗传，可变外显	散发为主，少数常染色体显性遗传
基因	17q11.2，*NF*Ⅰ	22q12.2，*NF*Ⅱ	22q，*SMARCB1* 或 *LZTR1*

NF在累及内脏、骨、神经系统等部位临床表现又不典型时，经常需要与其所在部位的良恶性肿瘤进行鉴别。

1.桥小脑脚区病变 单纯听神经瘤、脑膜瘤、蛛网膜囊肿等，病变多局限于单侧或单发。NFⅠ此类病变通常为双侧或多发，且伴有皮肤表现。

2.结节性硬化 又称Bourneville病，为常染色体显性遗传，也有散发病例。临床表现与NFⅠ类似，也可见牛奶咖啡斑。特征性表现为口鼻三角区对称性蝶形分布的皮脂腺瘤、癫痫和智力低下，脑、周围神经、皮肤及内脏器官均可受累。

3.McCune-Abright综合征 以骨纤维发育异常为主，骨皮质变薄并易发生病理性骨折，皮肤大片咖啡斑，可能有甲状腺功能亢进、甲状旁腺功能亢进、性早熟、库欣综合征等内分泌疾病。一般不累及神经系统，智力正常。

4.神经鞘（膜）瘤/神经束膜瘤 见下文。

5.脑转移癌 水肿及占位明显，强化形式多样，可呈不规则环形、结节状、团块样强化，而NF的多发脑膜瘤无水肿和占位效应，一般均匀强化。

【治疗】NFⅠ如果需要治疗，首选手术，药物、激光，放疗可酌情选用。

1.手术 切除指征：①肿瘤过大，妨碍功能或已有压迫症状；②面部肿瘤影响容貌；③肿瘤有恶变倾向。

2.激光 CO_2激光可淡化咖啡牛奶斑等皮肤病变，改善外观。治疗的病变直径宜<2cm，过大易导致瘢痕形成。

3.靶向治疗 司美替尼（selumetinib）是一种小分子MEK抑制剂（分裂原活化抑制剂），用于≥2岁的儿童NFⅠ型并且有较好效果。用法：$25mg/m^2$，每日2次，空腹口服，4周为1个周期，直到病情进展或副作用不可耐受。常见的毒副作用有呕吐、皮疹、腹痛、腹泻、恶心、皮肤干燥、疲劳、骨骼肌肉疼痛、发热、痤疮、口腔炎、头痛、甲沟炎、瘙痒等。严重副作用包括心力衰竭、视网膜静脉阻塞、视网膜色素上皮脱离、视力受损等。甲磺酸伊马替尼、厄洛替尼、拉帕替尼、贝伐珠单抗可试用于NFⅠ。

4.放疗　主要用于神经系统病变如视神经胶质瘤、脊髓NF的治疗，也可用于拒绝手术和无法手术治疗的患者。由于有发生第二肿瘤的风险，放疗应当谨慎，除非肿瘤影响重要脏器的功能，在儿童尤应如此。

5.化疗　化疗效果存在争议，主要适用于无法手术切除或已发生广泛转移的患者，较常用的化疗药物是异环磷酰胺、多柔比星、铂类化合物及长春新碱。

6.对症治疗　症状性癫痫可给予卡马西平0.2g，每日2次，根据治疗效果调整剂量。

【预后】NF治疗后的主要风险是复发，复发与年龄、病变部位、肿瘤类型及手术彻底程度相关。10岁前切除头颈部瘤体后有60%的复发率，10岁后降为30%。MPNST合并 NF Ⅰ者5年生存率低于不合并NF Ⅰ者（34.8% *vs* 68.5%）。PNF和神经主干的神经纤维瘤大部分是MPNST的前期病变，有症状的PNF10%～30%将恶变为恶性神经鞘瘤。脊髓神经纤维瘤也有恶变为MPNST的风险。

血管肌纤维发育不良和畸形是导致年轻患者死亡和无症状患者猝死的重要原因。高血压与NF Ⅰ死亡率显著相关，其原因主要是肾动脉狭窄，但应排除主动脉缩窄和嗜铬细胞瘤。

【随访】所有NF患者需要终身随访，以早期发现和治疗可能出现的并发症。随访通常为每年1次，内容包括遗传咨询，皮肤（有无新发的神经纤维瘤、PNF或原有病变是否进展）、生长发育情况（身高、体重和头围、有无第二性征提前发育或异常的生长加速）、骨骼（有无脊柱侧弯、椎骨改变和肢体异常，年幼患者有无胫骨发育不良）、心血管（有无高血压征象及心脏异常）、眼科及听力检查、神经系统、语言和认知能力（神经发育进展及有无注意缺陷，学业进展情况）评估。

NF Ⅰ患者有50%的风险将疾病传给下一代，但没有典型NF Ⅰ表现的父母，其后代患NF Ⅰ的风险不足1%。

（王朝霞）

二、神经纤维瘤病Ⅱ型

NF Ⅱ曾被称为中枢神经纤维瘤病、双侧听神经神经纤维瘤病，以肿瘤性和发育不良性神经鞘细胞（神经鞘瘤和SCH）、脑膜皮细胞（脑膜瘤和脑膜血管瘤病）和胶质细胞（胶质瘤和胶质微错构瘤）病变为特点。本病同样属于常染色体显性遗传。

【发病率】患病率为1：（25 000～33 000），约50%患者有明确的家族遗传病史，50%由新发基因突变引起。

【发病机制】*NF Ⅱ*基因定位于22q12.2，包含17个外显子，全长为120kb，编码蛋白与moesin、ezrin、radixin相似，故名merlin蛋白（又名神经膜蛋白）。此基因位点缺失造成merlin蛋白缺失与失活，从而丧失了肿瘤抑制作用，导致肿瘤形成。肿瘤的发生需要两个NF Ⅱ等位基因均失活，即需要胚细胞和体细胞的先后两次突变。

【临床表现】发病年龄晚于NF Ⅰ但明显早于散发性听神经瘤，常见于20～40岁。首发症状常以双侧慢性进行性听力下降，持续时间平均约为4年。亦有部分患者表现为单侧严重的听力障碍或波动性或突发性听力丧失。其他的常见症状为耳鸣，有听力的患者高于耳聋患者，持续时间平均为3年。前庭神经受累患者可能有手颤、走路摇摆、语调异常等共济失调表现，但严重程度常有波动。三叉神经受累可有面部麻木、感觉减退和疼痛，较少见情况下会出现味觉障碍（由中间神经受损所致）。低位脑神经功能受损可引起构音障碍、吞咽困难、误吸和声音嘶哑。患者还可出现眼干燥症、阵发性流泪和口干燥症。少数患者诉持续性头痛，伴恶心、呕吐和视物不清等颅内压增高表现。由于肿瘤生长缓慢，患者多可逐渐代偿，因此较少出现真性眩晕。

1.听神经瘤　常为双侧，表现为桥小脑角区的占位性病变，病灶以内听道为中心，多伴有内听道的扩大，较小的肿瘤仅表现为内听道内软组织影，肿瘤较大时可压迫小脑、脑干。两侧肿瘤大小对称或不对称，在 T_1WI 上呈低或等信号，在T_2WI上呈等、稍高信号，FLAIR上呈低、稍高信号，部分瘤体内见长 T_1 长 T_2 信号囊变坏死区，增强后实性部分显著均匀强化，囊变坏死区不强化。在CT上瘤体呈稍高密度，骨性内听道扩大。

2.脑膜瘤　NFⅡ患者有50%合并脑膜瘤，MRI表现为与硬脑膜呈宽基底相连的相等或稍长 T_1 ，长 T_2 信号影，增强后呈明显的均匀强化，典型者见"脑膜尾征"。这些影像学表现与散发性脑膜瘤相似，但有以下特点：①发病年龄较一般的脑膜瘤小。②多发性。常沿大脑镰、小脑幕和大脑凸面硬脑膜广泛分布，病灶大小不一。③钙化。脑膜瘤病灶及脉络丛、小脑皮质等处常可发现多发钙化灶。④恶性度不高。常为WHOI级，基本不会发生恶变。有学者认为，脑膜瘤是NFⅡ的第2个特征性病变。

3.胶质瘤　NFⅡ患者的胶质瘤，65%～75%是室管膜瘤。脊髓肿瘤几乎都是室管膜瘤，任何平面均可发生，表现为单个或多发性髓内肿块。弥漫型和毛细胞型星形细胞瘤也可发生于NFⅡ，但较少见。

4.脊神经损害　45%～75%的NFⅡ患者伴有多发的椎管内神经鞘瘤，平均每例有2.2个节段受累，以多发硬膜下脊膜瘤或神经鞘瘤为多见，肿瘤呈簇状分布，可累及脊髓多个节段。高位者可引起四肢活动障碍，低位者可有下肢功能受损和大小便失禁。与散发神经鞘瘤不同的是，NFⅡ神经瘤发病较早，多在20多岁。第Ⅶ、Ⅴ、Ⅻ对脑神经和脊髓神经根可被累及。

5.眼部病变　60%～80%的患者有白内障，6%～22%的患者有视网膜错构瘤。

6.皮肤病变　59%～68%的患者有皮肤肿瘤，41%～48%有皮肤斑块，43%～48%有皮下肿瘤。

NFⅡ可分为3种临床亚型。①Wishart型：重型，发病年龄多在10～20岁，进展迅速，表现为双侧听神经鞘瘤，肿瘤体积大，通常还合并颅内和脊髓的肿瘤。②Gardner型：轻型，发病较晚，虽然表现为双侧听神经鞘瘤，但是合并颅内和脊髓的肿瘤较少。③Segmental型：不完全型，主要表现为单侧听神经鞘瘤和同侧脑膜瘤，或局限于部分周围神经系统的多发神经鞘瘤。

【诊断】高分辨率MRI可发现直径小至1～2mm的肿瘤。脑干诱发反应测听法可检出不对称性感音神经性听力障碍。

NFⅡ起源于周围神经系统神经施万细胞，大体检查可见完整的包膜，质实，呈圆形或结节状，常压迫邻近组织，但不发生浸润。切面为灰白或灰黄色略透明，典型病理改变是由梭形细胞组成的神经纤维瘤，肿瘤成分主要是增生的神经胶质和施万细胞，细胞排列密集与稀疏交替的区域是前庭神经鞘瘤的特征表现，S-100蛋白通常阳性表达。

NFⅡ临床即可诊断，标准如下。

确诊：CT或MRI确认的双侧听神经瘤。或单侧听神经瘤，或神经纤维瘤、脑膜瘤、胶质瘤、施万细胞瘤、青少年晶状体后囊浑浊斑中的任意2个，一级亲属中有NFⅡ患者。

拟诊：单侧听神经瘤（年龄＜30岁）合并神经纤维瘤、脑膜瘤、胶质瘤、施万细胞瘤、青少年晶状体后囊浑浊斑中的任意1种。

【鉴别诊断】最重要的是与散发性听神经鞘瘤鉴别，其病变通常为单侧，年龄多在30岁之后。鉴别诊断尚需除外脑膜瘤、面神经鞘瘤、三叉神经鞘瘤、神经胶质瘤、胆固醇囊肿、胆脂瘤、血管瘤、动脉瘤、蛛网膜囊肿、脂肪瘤和转移瘤。脑膜瘤有典型的脑膜尾征，胆脂瘤和三叉神经鞘瘤可产生三叉神经痛等症状。

【治疗】NFⅡ相关的神经鞘瘤极少恶变，治疗主要是针对听神经瘤，应根据患者的个体情况采用不同的手术方案。

1.观察随访：若无明显症状，年龄＞60岁，有严重夹杂症，肿瘤年生长速率＜1mm，治疗有进一步听力损失的风险，或基于患者偏好，可每6～12个月随访一次。如果肿瘤年生长速率＞2.5mm，或出现肿瘤进展的症状或体征，应予治疗。

2.手术：双侧听神经瘤直径＜1.5cm且术前听力良好者，可行听力保存手术，术后听力保存率可达71%。若一侧听力丧失，而听力保存侧肿瘤＜1.5cm，可对听力保存侧肿瘤进行观察或试行听力保存手术。肿瘤＞1.5～2.0cm行听力保存手术较为困难，可行非听力保存肿瘤切除术。双耳听力丧失者若耳蜗神经功能保存良好，可选择电子耳蜗置入进行听力重建。术后并发症主要有持续性头痛，但50%患者终会缓解。脑脊液漏发生率为8.5%。

3.放疗：对病灶直径＞3cm或复发性听神经鞘瘤，或因各种原因不能手术者，可考虑放疗。γ刀治疗时要求肿瘤直径＜2.5cm，有报道93个听神经瘤中74个单纯γ刀治疗，3年、5年、10年及15年累积肿瘤控制率分别为96%、94%、80%及70%，3年、5年、10年及15年累积听力保留率分别为89%、81%、47%及19%。立体定向放疗（stereotactic radiotherapy，SRT）、质子束治疗以及常规分割放疗也可酌情应用。

4.靶向治疗：贝伐珠单抗可诱导肿瘤消退和听力改善。在一项纳入31例NFⅡ相关的进行性前庭神经鞘瘤患者的研究中，客观缓解率为55%，但对脑脊膜瘤效果有限。依维莫司、拉帕替尼也可试用于其他治疗失败的患者。

5.NFⅡ的脑膜瘤、胶质瘤和脊神经肿瘤，处理原则与NFⅠ相同。

【预后】听力保存术后患者50%以上可能出现术区肿瘤复发，平均无肿瘤生存时间为42.1个月。年龄对预后至关重要，小于25岁者，病情进展快，很少生存到50岁以上。25岁以后发病者，多数可以存活到50岁以上。肿瘤体积较大及基线听力损失的程度也是预后因素。有研究表明，NFⅡ无义和移码突变的预后较差，错义突变的预后较好。

【随访】对于已知存在NFⅡ突变的个体，随访应包括脑干听力诱发反应、眼科评估、皮肤检查，全脑全脊髓MRI，10～12岁开始，每年1次，持续10年左右，20岁以后每3～5年重复1次。如果发现肿瘤，检查频率应改为每年1次。

（王朝霞）

三、神经鞘瘤病

神经鞘瘤（schwannoma）又称为施万细胞瘤、良性外周神经鞘肿瘤（benign peripheral nerve sheath tumour）。SCH即施万细胞瘤病，原称多发神经鞘瘤、多发神经纤维瘤，1973年由Niimura首先报道。本病以散发病例为主但也有常染色体显性遗传，临床和遗传学特征与NFⅠ、NFⅡ有很大不同，故有文献称之为神经纤维瘤病Ⅲ型（NFⅢ）。

【发病率】患病率为1∶40 000，发病高峰30～60岁，没有明显的性别差异，仅少数患者存在SCH家族史。由于MRI的广泛应用，发现手术治疗的神经鞘瘤有2%～5%实际属于SCH。也有部分患者初始诊断为SCH，后来出现双侧听神经瘤。

【发病机制】SCH起源于脑神经、脊神经根或周围神经，没有明确的遗传模式，可能是散发性也可能有显性遗传背景。后者占15%～25%，在家系患者中遗传概率为50%，发病与染色体22q的SMARCB1或LZTR1失活性胚系突变有关，常表现为多位点的NFⅡ截短突变。SMARCB1编码的SMARCB1蛋白是三磷酸腺苷依赖染色体重构复合体的亚单位，有诱导细胞周期中止、细胞周期素D1的下调及P16的上调等肿瘤抑制功能。LZTR1调控SMARCB1基因表达，两者均是抑癌基因。

【临床表现】SCH表现为周围神经及椎管内的多发性神经鞘瘤（WHOⅠ级）但不累及双侧听神经，脑膜瘤少见（约占5%）。疼痛是常见的主诉，可为局限性或弥漫性，严重疼痛甚至可导致失能但与肿瘤大小、位置不太相关。肿块是第二位的主诉，常见于上肢或下肢或头颈部，也可见于胸、腹和盆腔。其他症状包括局部麻木、无力和肌萎缩因肿瘤位置而异，部分患者可能系偶然发现。

1/3的SCH患者有皮下神经鞘瘤，直径多在0.5～1.5cm或更大，数量通常＜5个，边界清楚，质地软或硬，皮肤可在肿块上自由滑动，颜色多无特殊改变。神经系统尤其是椎管内及颅内神经鞘瘤也较为常见，1/3以上发生于单侧肢体或节段性椎管内，感觉神经根发生率远高于运动神经根和交感神经根。皮肤神经鞘瘤累及周围神经时可伴有压痛或疼痛，中枢神经肿瘤的压迫可出现感觉和（或）运动障碍。神经系统之外很少累及。

SCH常伴有Carney综合征（多发性内分泌腺

瘤、皮肤和心脏受累）、多发痣和多发阴道平滑肌瘤。

【诊断】SCH在MRI表现为多发、散在、界线较清楚的圆形或卵圆形肿瘤，在肢体沿周围神经干走行，在椎旁神经根走行，可有"靶征""神经出入征""脂肪尾征"等。T_1加权像为低信号或等信号，T_2加权像为高信号。高分辨率脑MRI可排除双侧听神经瘤，>30岁的患者未发现此征象，NFⅡ的可能性极小。

SCH典型的病理特征为紧密排列成束的梭形细胞区域（Antoni A区域）与少量细胞、排列较紊乱的区域（Antoni B区域）交替出现，但这种组织形态学表现与NFⅡ并无不同，与散发神经鞘瘤也仅有细微差别。SCH常出现血管壁的纤维素性坏死、肿瘤出血、囊性变，部分可以含有色素，S-100蛋白多阳性表达。

确诊和拟诊SCH的标准如下：

1.确诊　符合下列条件之一：①非皮肤神经鞘瘤或脑膜瘤≥2个（至少1个经组织学证实），无双侧听神经瘤（高分辨率MRI证实）；②1个神经鞘瘤或脑膜瘤（经组织学证实）加上1位患SCH的一级亲属。本病尚有并非必需的遗传学诊断标准，即神经鞘瘤或脑膜瘤（病理证实）≥2个，遗传学研究证实≥2个肿瘤有染色体22杂合子丢失（Loss of heterozygosity，LOH）和2个不同的NFⅡ突变；或1个神经鞘瘤或脑膜瘤（病理证实）有SMARCB1胚系突变。基因检测无助于判断预后或指导治疗，其意义在于协助诊断、发现先证者和遗传咨询。

2.拟诊　神经鞘瘤（没有病理证实）≥2个，或与神经鞘瘤有关的严重慢性疼痛。

【鉴别诊断】诊断本病需要首先除外NFI和NFⅡ（表17-2）。此外还需要与脂肪瘤、皮肤神经纤维瘤、神经束膜瘤、脊膜瘤相鉴别。NFⅡ累及皮肤通常是固定性无痛包块。本病偶有单侧听神经受累，但早期症状不明显，也不同于NFⅡ患者早期出现单侧或双侧听力下降、伴或不伴耳鸣。SCH与NFⅡ具有相似的影像学表现，因此难以通过影像学表现进行区分。

【治疗】手术通常是为了明确诊断。如果没有肿瘤压迫的症状和体征，可仅予观察。随访中发现肿瘤加速生长或有药物难以控制的疼痛，可予手术。放疗对本病效果有限，只用于不适宜手术且有症状的患者。化疗疗效尚不明确，不推荐使用。加巴喷丁、普瑞巴林结合短效阿片类药物和（或）非甾体镇痛药可有效控制疼痛，阿米替林、度洛西汀等可酌情使用。

【预后及随访】本病预后良好，随访仅需酌情安排。无症状者通常无须行系列影像学监测，除非认为之后出现神经系统功能受损的风险高。有症状者取决于病情严重程度和疾病进展情况，至少每年监测1次。

父或母患SCH本人没有SMARCB1和LZTR1突变者，遗传风险仍然是50%。父或母患散发性SCH者，子代再现的风险<15%。携带SMARCB1和（或）LZTR1突变者，10岁起每2～3年复查一次脑和脊柱MRI。

（方　杰　王朝霞）

第三节　恶性外周神经鞘瘤

恶性外周神经鞘瘤（malignant peripheral nerve sheath tumor，MPNST，ICD-O编码9540/3）又称恶性外周神经鞘膜瘤，源于良性外周神经鞘肿瘤或正常神经组织恶变，占软组织肿瘤的3%～5%。2002年WHO神经系统肿瘤分类将神经肉瘤、神经纤维肉瘤、恶性施万细胞瘤和恶性神经鞘瘤统称为MPNST，2013年将本病归入软组织肿瘤。

【流行病学】本病以20～50岁的成年人多见，平均年龄31岁，儿童罕见，无明显性别差异。其中50%继发于神经纤维瘤病Ⅰ型（NFI，男性多见，发病年龄可提前10岁），40%散发于周围神经干，10%为放疗诱发的第二恶性肿瘤（中位发生时间15年）。

【临床表现】MPNST可发生于任何有神经纤维分布的内脏或体表，以周围神经干最好发（如臂丛、骶丛、坐骨神经等）。四肢和躯干最常见，头颈部其次。临床表现为进行性增大的肿块，压迫或侵犯周边神经、组织时常出现感觉异常、肌力减退和神经根性疼痛。部分患者无症状，仅在体检时偶然发现。NFⅠ患者出现新的、深在且迅速增大的肿块，要警惕本病。

MPNST高度恶性，极易局部复发（中位时间9个月）和远处转移（中位时间13个月，血行转移为主），最常见的转移部分是肺，肝、骨、软组织、腹膜、中枢神经系统次之。

MPNST还有两种特殊亚型——恶性蝾螈瘤（malignant triton tumour，MTT）和上皮样恶性外周神经鞘瘤（epithelioid malignant peripheral nerve sheath tumor，EMPNST），临床表现和预后有别于普通的MPNST，详见鉴别诊断。

MPNST在影像学上表现为单发或多发的类圆形或不规则形肿块，直径常大于5cm。边界清楚或模糊，边缘可呈分叶状。超声下病灶呈不均匀低回声灶，血流信号丰富，可伴淋巴结肿大。CT表现为软组织密度，增强后常呈中等强度以上、不均匀性、渐进性强化。MRI呈混杂信号，常推挤、侵犯周围组织，边缘可见小毛刺侵入周围肌肉或脂肪组织，形成水肿样改变，沿肌间隙生长时与周围肌肉组织分界不清。PET-CT难以区分MPNST和其他软组织肉瘤，但对检测本病的复发、转移具有一定价值。

【诊断】确诊有赖于病理检查。大体标本呈多结节状或分叶状，切面褐色，肉质，常伴出血及坏死，可见神经干被包绕其中并呈梭状膨大。镜下表现为梭形细胞构成的细胞密集区和稀疏区交替出现，细胞核深染、弯曲，常呈波浪状。15%的病例可见骨、横纹肌、软骨、血管外皮样分化。免疫表型和遗传学特征缺乏特异性，S-100蛋白的表达随肿瘤细胞异型性增加而阳性率下降甚至阴性，SOX-10则敏感性较强。组织学形态对确诊本病至关重要，见表17-3。

表17-3 神经鞘膜肿瘤的病理学鉴别诊断

肿瘤类型	病理学诊断要点
神经纤维瘤	良性施万细胞瘤，波状核，细胞束状突起，胞质黏液样，S-100、SOX10呈广泛但非弥漫样表达，可见表达CD34的网状成纤维细胞
PNF	神经纤维瘤弥漫性增大并取代正常神经，累及多条神经束
非典型神经纤维瘤	单发的、非典型的神经纤维瘤，细胞核散在、异型
细胞型神经纤维瘤	富于细胞，但仍保留神经纤维瘤的结构，且没有核分裂
ANNUBP#	施万细胞瘤，且至少具有以下2种特征：细胞异型性、神经纤维瘤的结构缺失、富于细胞、核分裂象＜3个/10HPF
MPNST，低级别	形态类似ANNUBP，但核分裂象3～9个/10HPF，且不伴坏死
MPNST，高级别	MPNST形态，核分裂象3～9个/10HPF，且伴坏死；或核分裂象≥10个/10HPF

#. ANNUBP. 生物学行为不确定的非典型神经纤维瘤

【鉴别诊断】本病需与其他的外周神经鞘肿瘤相鉴别。

1.上皮样恶性外周神经鞘瘤 是具有明显上皮样分化的MPNST，约占MPNST的5%。好发年龄、性别、发病部位与MPNST相近，但与NFⅠ无关。肿瘤通常呈分叶状，上皮样细胞排列成片状或巢状，常伴一定比例的梭形细胞成分。坏死、囊变常见，间质易成黏液样变性。尽管本病仍以血行转移为主，但淋巴结转移率相对更高，术后辅助放疗有一点价值，化疗效果不佳，其他治疗原则与MPNST相近。本病术后复发率14.3%～22%，病死率6%～33%。肿瘤体积大、位置深在、Ki-67＞25%是不良预后因素。

2.神经鞘瘤（neurilemmoma） 同样起源于神经鞘的施万细胞，也称神经鞘膜瘤、施万细胞瘤（schwannoma）。各年龄段均可发病，40～60岁人群发病率最高，无种族和性别差异。本病可发生于身体任何部位的神经干或神经根，以头、颈、上下肢及后纵隔多见，很少发生于腹膜后。病灶通常单发，呈圆形或椭圆形，边界清晰，生长缓慢，压迫神经时方有受累神经支配区域麻木、酸胀、放射性疼痛、乏力等。本病很少恶变，诊断有赖于病理，完整切除后很少复发。

3.神经纤维瘤（neurofibroma） 见本章第二节。

4.色素性神经鞘瘤（melanotic neurilem-moma） 是一种罕见的，能产生黑色素的神经鞘瘤，由具有黑色素细胞分化的施万细胞构成，也称色素性施万细胞瘤、恶性黑色素神经鞘瘤。本病主要发生于青年人，平均发病年龄33岁，男女比1∶1.4。常见发病部位是体中线附近的脊神经和自主神经，源于胃肠道、骨、软组织、心脏、支气管、肝、皮肤等也有报道，80%为单发。症状取决于肿瘤部位及生长速度，多数病例有疼痛和受累神经功能障碍。5%～50%的患者同时有Carney综合征，此类患者平均发病年龄提前10岁，肿瘤常多发。本病具有一定的侵袭性，术后局部复发、转移率为26%～44%，5年无病生存率为53%。

5.丛状神经纤维瘤 是神经纤维瘤的亚型之一，好发于儿童，表现为神经干及其分支上多发、扭曲的肿块，形成头颈部、躯干或四肢皮肤的咖啡牛奶斑样皮损，并伴多发的皮下结节。部分病例伴有疼痛、感觉或运动障碍，部分终身无明显症状。标志性的组织学形态为真皮及皮下脂肪多层梭状肿瘤细胞排列成丛状或簇状结构，内见粗大的神经纤维。手术是主要的治疗措施，但通常难以完全切除，且术中出血、术后复发率高。本病良性，不伴NFⅠ的病例很少恶变。

6.神经束膜瘤（perineurioma） 是完全由神经束膜细胞构成的外周神经鞘肿瘤。迄今报道约300例，散发为主，合并NFⅠ或NFⅡ者少见。各年龄段均可发病，中年人群发病率最高，儿童少见，男女比1∶2。本病主要发生在四肢末端，以下肢为主，上肢和躯干其次。头颈、内脏器官很少累及，脑神经原发者极为罕见。临床通常表现为较小的皮肤痛性包块，平均直径3cm，通常局限于皮下。诊断也需要病理确认，手术切除后很少复发。恶性神经束膜瘤更加罕见，男性更多见

（男女之比为2∶1），肿瘤更大（平均5cm），位置相对深在，手术后近半数复发，但其侵袭性弱于MPNST。

7.颗粒细胞瘤（granular cell tumour） 是起源于施万细胞具有神经外胚层分化的外周神经鞘肿瘤，因瘤细胞中含有丰富的嗜酸性颗粒状胞质而得名。任何年龄皆可发病，多见于40～60岁人群，男女之比为（2～3）∶1。发病部位分布较广，头颈、躯干和近端肢体多见，最常见为舌，乳腺、上呼吸道、胃肠道次之。表现为无痛性缓慢生长的结节，直径0.5～3cm。10%表现为多发性病灶，多者可达50枚，可同时或间隔多年出现。绝大多数为良性，完整切除后通常不复发。恶性颗粒细胞瘤十分罕见，占本病不足2%，女性患者为主，平均发病年龄40岁。通常发生于深部软组织，直径常大于5cm。治疗应行广泛切除+淋巴结清扫，放化疗的效果尚有争议。恶性颗粒细胞瘤预后差，局部复发率32%～70%，转移率50%～62%，死亡率39%～65%。

8.真皮神经鞘黏液瘤（dermal nerve sheath myxoma） 良性的外周神经鞘肿瘤，是神经鞘瘤的黏液变异型，因瘤细胞浸泡于丰富的黏液性间质中而得名。本病罕见，迄今报道近70例，年龄分布8～72岁，35岁左右的青壮年多见，男性略多。主要发生于四肢远端，特别是手指、足趾和小腿，主要表现为真皮或皮下较小的，生长缓慢的结节，直径0.4～4.5cm，多数小于2.5cm。通常无症状，少数有触痛。确诊依赖病理，大体标本可见皮肤或皮下界限分明、光泽、白色或半透明的黏液结节。本病很少恶变但术后近50%局部复发，1/3的患者会出现2～5次局部复发，特别是手指病灶的患者。

9.孤立性局限性神经瘤（solitary circumscri-bed neuroma） 又称栅栏状有包膜神经瘤，也是起源于施万细胞的皮肤良性肿瘤。任何年龄均可发病，50～70岁人群更多见，无性别差异。90%发生于面部（尤其是鼻、前额和嘴唇），其次是口腔黏膜。通常表现为生长缓慢、质硬、无痛的孤立性真皮结节，直径常小于1cm，类似丘疹。本病很少恶变，但临床易误诊，确诊依赖病理，手术切除即可治愈。

10.异位脑膜瘤（ectopic meningioma） 是发生于中枢神经系统外的脑膜瘤，分为原发性和继发性。继发性病例指颅内或椎管内脑膜瘤侵犯或转移至颅外，原发性病例无中枢神经系统脑膜瘤证据，组织学起源仍有争议。异位脑膜瘤罕见，仅占全部脑膜瘤的1.6%，任何年龄均可发病，有20岁、50～70岁两个发病高峰年龄段，男女比1:1.2。90%发生在头颈部（颅骨、鼻窦、口咽、中耳、头皮和腮腺等），肺、纵隔病灶也有报道。临床表现因发生部位而各异，常见为无痛、生长缓慢的肿块。确诊依靠病理，组织学形态和免疫表型与中枢神经系统脑膜瘤基本一致。治疗首选手术，原发性病例多数良性，完整切除后预后良好。继发性病例的恶性度明显升高，易有浸润性生长和再次转移，预后相对较差。对于不能手术、术后残留、复发/转移性病例可行放疗。

11.鼻神经胶质异位（nasal glial heterotopia） 生长于中枢神经系统以外部位的异常神经胶质组织被称为神经胶质异位，是一种罕见的、发病机制尚不明确的先天发育异常。因最常发生于鼻部，故常被称为鼻神经胶质异位，还有鼻神经胶质瘤、异位脑组织等多种称谓。本病多数发生于婴幼儿，按发生部位分为鼻外型（60%）、鼻内型（30%）和混合型（10%）。鼻外型表现为位于眉间、鼻额缝等处的皮下质硬包块，多伴鼻背和眼间距稍增宽，无搏动和透光性；鼻内型多是位于鼻腔顶部、外侧壁或鼻咽的息肉状新生物，常伴鼻塞、鼻中隔偏曲；混合型上述两种病变均有，极少数伴唇裂、腭裂。该病需要早期手术，以防止气道堵塞或面部畸形。本病良性，尚无恶变报道，完全切除后基本可以治愈，切除不完全可能复发（4%～10%）。

12.良性蝾螈瘤（benign triton tumour，BTT） Masson等1932年首次报道，将坐骨神经植入蝾螈背部软组织可以诱发骨骼肌的生长，此后病理学家将分化良好的含有神经和骨骼肌的肿瘤称为蝾螈瘤，又称神经肌肉错构瘤、神经横纹肌瘤、神经肌肉迷芽瘤等。本病极罕见，迄今报道约50例，多见于婴幼儿，性别差异不显著。病变好发于坐骨神经和臂丛神经，脑神经和眼眶

内病变也有报道。表现为进行性加重的疼痛和周围神经/神经丛的感觉、运动功能障碍，可伴患侧肢体萎缩，80%的患者合并有韧带样型纤维瘤病。MRI的T_1和T_2加权信号与骨骼肌类似，但缺乏肌间脂肪信号。本病手术多能治愈，但合并韧带样型纤维瘤病者侵袭性增强，手术完整切除的难度也增大。对于不能手术、术后残留、复发的患者，可尝试放疗。

13.恶性蝾螈瘤 MPNST的特殊亚型，本质上是伴横纹肌肉瘤分化的MPNST。发病年龄与MPNST相似，无明显性别差异。好发于头颈、躯干和上肢，咽部、腹膜后和臀部等发病也见报道。多数直径大于5cm，甚至达30cm，通常无触痛，可伴色素沉着。70%的MTT伴有神经纤维瘤病，恶性度高，好发于年轻男性；30%不伴神经纤维瘤病，恶性度相对低，好发于老年女性。治疗首选手术，辅助化疗可能改善无进展生存，但对总生存的影响有限。有学者认为，MTT中横纹肌肉瘤的分化程度越高，化疗获益越大。不能手术、残留、复发/转移性患者可试行放疗。本病总体恶性度高于MPNST，预后差，术后复发率43%，转移率48%，中位生存期13个月，5年生存率为14%。

14.混杂性神经鞘肿瘤（hybrid nerve sheath tumour） 是一种伴有神经纤维瘤、神经鞘瘤和神经束膜瘤中至少两种成分的良性外周神经鞘肿瘤。其中神经鞘瘤和神经束膜瘤混合型最常见，多为散发；神经纤维瘤和神经鞘瘤混合型次之，常与NF的三种亚型相关；神经纤维瘤和神经束膜瘤混合型少见，常与NFⅠ相关；三项混合型偶见报道。本病任何年龄均可发病，青年人群为主，无性别差异。发病部位分布广泛，通常位于真皮或皮下，常表现为孤立的生长缓慢的无痛性结节，直径平均3cm。皮肤外发病少见，有脑神经、骨、胸膜、硬脊膜发病的报道。治疗应行手术切除，完整切除后极少复发。

15.外胚叶间叶瘤（ectomesenchymoma） 是一种极罕见的软组织肿瘤，因组织学同时存在神经外胚叶成分和间叶成分而得名，迄今报道约50例。本病好发于儿童，5岁以下多见，男女之比为1.38:1。主要发病部位是腹盆腔和腹膜后

软组织、睾丸和外生殖器，头颈部、四肢、纵隔也可见报道。临床表现为表浅或深部的软组织肿块，平均直径5cm（3～18cm），常呈分叶状，伴不同程度的出血、坏死。病理学表现复杂，其间叶成分多为横纹肌肉瘤，未分化肉瘤和软骨肉瘤等次之，其神经外胚叶成分可以是任何一种神经外胚层肿瘤，并表达相应的免疫表型。分期和治疗参照横纹肌肉瘤进行。本病预后与胚胎型横纹肌肉瘤相近，年龄≤3岁、肿瘤直径<10cm、位置表浅的患者预后更好，组织成分的不同对预后的影响似乎有限。

【治疗】首选手术，放疗、化疗酌情选用。

1.手术　需行广泛切除。对累及四肢较大神经干，或局部复发风险较高的患者可能需要截肢，头颈部、胸腔、腹盆腔病灶行扩大切除往往存在困难。本病完全切除率47%，术后复发率32%～65%。

2.放疗　预计完整切除困难，或争取保肢的患者可行术前放疗（65～70Gy），R_2切除（65～70Gy）、切缘不足或R_1切除者（45Gy）应行术后放疗。R_0切除者可酌情应用辅助放疗，对减少局部复发有益，但对总生存的改善存在争议。伴局部症状的晚期患者可行姑息性放疗。

3.化疗　MPNST的化疗敏感性一般，年轻、高复发风险和晚期患者可酌情应用。首选以异环磷酰胺或多柔比星为基础的联合方案，具体参见第14章第一节、第四节。

靶向治疗、免疫治疗的效果尚在探索中。

【预后】MPNST高度恶性，预后较差。不伴NFⅠ的患者5年生存率53%，合并NFⅠ者仅为16%。肿瘤>5cm、高级别、Ki-67>20%、TP53阳性、高龄、远处转移、切缘阳性、躯干病灶等也是不良预后因素。

（陈　玮）

（审稿　孟　刚　张　帆）

参考文献

孔垂广，贺晓生. 2型神经纤维瘤病合并多类型肿瘤的最新研究进展.中华神经医学杂志，2019，18（7）：732-735.

李储忠，张亚卓. 颅咽管瘤的临床研究进展.中华神经外科杂志，2017，33（11）：1179-1180.

李朋，赵赋，刘丕楠. 神经纤维瘤病的治疗进展. 中华神经外科杂志，2015，31（4）：430-432.

李朋，赵赋，张晶，等. 中枢神经系统多发性神经鞘瘤病的临床特点及治疗分析. 中华神经外科杂志，2016，32（1）：43-47.

李馨荻，原银萍，丁秀平，等.恶性蝾螈瘤三例并文献复习.中华肿瘤防治杂志，2019，26（11）：803-808.

李雪莹，罗宁，董洋.恶性外周神经鞘瘤的影像特征与临床分析.临床放射学杂志，2020，39（2）：377-381.

李智锋，刘林，李光明，等.CT联合MRI对实性颅咽管瘤诊断价值探讨.实用放射学杂志，2018，34（7）：1002-1004.

孙时斌. 伽玛刀放射外科治疗神经纤维瘤病Ⅱ型相关听神经瘤的临床疗效. 中国耳鼻咽喉颅底外科杂志，2019，25（1）：24-27.

汤寒碌，王兴朝，刘丕楠.1型神经纤维瘤病认知障碍的研究进展. 中华神经外科杂志，2020，36（8）：850-853.

王举磊，田启龙，黄涛，等. 经皮神经内镜切除儿童鼻神经胶质瘤一例并文献复习.中华神经外科杂志，2019，35（8）：850-851.

吴月明，于新，张剑宁. 颅咽管瘤的干扰素治疗. 中国微侵袭神经外科杂志，2019，24（10）：474-476.

许素素，王雷明，赵莉红，等. BRAFV600E与CTNNB1基因突变在颅咽管瘤病理分型中的意义.中华病理学杂志，2019，48（9）：682-687.

杨媛，熊云彪，刘窗溪. 神经内镜在颅咽管瘤手术治疗中的应用.临床神经外科杂志，2019，16（5）：458-460.

攸娜，刘羽阳，张军，等. 施万细胞瘤病的基因诊断一例并文献复习.中华神经外科杂志，2019，35（9）：846-848.

张顺，赵赤，王博，等. 椎管内2型神经纤维瘤病的临床特点和治疗.中华神经外科杂志，2018，34（10）：1050-1052.

中华医学会神经外科学分会小儿神经外科学组《颅咽管瘤治疗专家共识（2016）》编写委员会. 颅咽管瘤治疗专家共识（2016）.中华医学杂志，2017，97（17）：1283-1288.

中华医学会神经外科学分会小儿神经外科学组颅咽管瘤治疗专家共识编写委员会. 颅咽管瘤患者长期内分泌治疗专家共识（2017）. 中华医学杂志，2018，98（1）：11-17.

Ahlawat S, Blakeley JO, Langmead S, et al. Current status and recommendations for imaging in neurofibromatosis type1, neurofibromatosis type2, and schwannomatosis.

Skeletal Radiol,2020, 49(2):199-219.

Bishop AJ, Zagars GK, Torres KE, et al. Malignant peripheral nerve sheath tumors: a single institution's experience using combined surgery and radiation therapy. Am J Clin Oncol, 2018, 41(5):465-470.

Bogusz A, Müller HL.Childhood-onset craniophar-yngioma:latest insights into pathology, diagnostics, treatment,and follow-up. Expert Rev Neurother, 2018, 18(10):793-806.

Buslei R, Rushing EJ, Giangaspero F, et al. Craniop-pharyngioma//Louis DN, Ohgaki H, Wiestler OD, et al. WHO Classification of tumours of the central nervous systemM. 4th ed. Lyon:IARC,2016:324-328.

Espírito Santo V, Passos J, Nzwalo H, et al. Selumetinib for plexiform neurofibromas in neurofibromatosis type 1: a single-institution experience. J Neurooncol, 2020,147(2):459-463.

Evans DGR, Salvador H, Chang VY, et al. Cancer and central nervous system tumor surveillance in pediatric neurofibromatosis 1. Clin Cancer Res, 2017, 23(12): e46-e53.

Fisher MJ, Belzberg AJ, de Blank P, et al. 2016 Children's Tumor Foundation conference on neurofibromatosis type 1,neurofibromatosis type 2,and schwannomatosis. Am J Med Genet A,2018,176(5):1258-1269.

Folpe AL, Hameed M. Malignant melanotic nerve sheath tumour//WHO Classification of Tumours Editorial Board. Soft Tissue and Bone TumoursM. 5th ed. Lyon:IARC Press, 2020:258-260.

Halliday D, Parry A, Evans DG. Neurofibromatosis type 2 and related disorders. Curr Opin Oncol, 2019, 31(6):562-567.

Hornick JL, Carter JM, Creytens D. Perineurioma //WHO Classification of Tumours Editorial Board. Soft Tissue and Bone TumoursM. 5th ed. Lyon:IARC Press, 2020:237-239.

Huang SC, Antonescu CR. Ectomesenchymoma//WHO Classification of Tumours Editorial Board. Soft Tissue and Bone TumoursM. 5th ed. Lyon:IARC Press, 2020:214-215.

John-Paul K,Bartels U.Intracystic interferon-alpha in pediatric craniopharyngioma patients-reply. Neuro Oncol,2017,19(10):1420-1421.

Juratli TA, Jones PS, Wang N, et al. Targeted treatment of papillary craniopharyngiomas harboring BRAF V600E mutations.Cancer,2019,125(17):2910-2914.

Kiliç M,Can SM,Özdemir B,et al. Management of craniopharyngioma.J Craniofac Surg, 2019, 30(2): e178-e183.

Ly KI, Blakeley JO. The diagnosis and management of neurofibromatosis Type 1. Med Clin North Am,2019,103(6):1035-1054.

Mezmezian MB,Fernandez Ugazio G, Paparella ML.Histopathological features of malignant craniopharyngioma:Case report and literature review.Clin Neuropathol,2020,39(1):25-31.

Nielsen GP, Chi P. Malignant peripheral nerve sheath tumor//WHO Classification of Tumours Editorial Board. Soft Tissue and Bone TumoursM. 5th ed. Lyon:IARC Press,2020:254-257.

Ottenhausen M,Rumalla K,La Corte E,et al.Treatment strategies for craniopharyngiomas.J Neurosurg Sci,2019, 63(1):83-87.

Perry A, Jo VY. Schwannoma//WHO Classification of Tumours Editorial Board. Soft Tissue and Bone TumoursM. 5th ed. Lyon:IARC Press, 2020:226-231.

Perry A. Benign triton tumour/ neuromuscular choristoma// WHO Classification of Tumours Editorial Board. Soft Tissue and Bone TumoursM. 5th ed. Lyon:IARC Press, 2020:249-251.

Perry A. Ectopic meningioma and meningothelial hamartoma//WHO Classification of Tumours Editorial Board. Soft Tissue and Bone TumoursM. 5th ed. Lyon:IARC Press, 2020:247-248.

Plotkin SR, Wick A. Neurofibromatosis and Schwannomatosis. Semin Neurol, 2018, 38(1):73-85.

Reuss DE, von Deimling A, Perry A. Neurofibromatosis type 1//Louis DN, Ohgaki H,Wiestler OD, et al.WHO Classification of tumours of the central nervous systemM.4th ed. Lyon:IARC,2016:294-296.

Roque A, Odia Y. BRAF-V600E mutant papillary craniopharyngioma dramatically responds to combination BRAF and MEK inhibitors. CNS Oncol,2017, 6(2):95-99.

Rubin BP, Lazar AJ, Reis-Filho JS. Granular cell tumour// WHO Classification of Tumours Editorial Board. Soft Tissue and Bone TumoursM. 5th ed. Lyon:IARC Press, 2020:240-242.

Santoro C,Rocco FD,Manoelle K,et al.Moyamoya syndrome in children with neurofibromatosis type 1：Italian—French experience.Am J Med Genet:Part A,2017,173(6):1521-1530.

Scolyer RA, Ferguson PM. Solitary circumscribed neuroma// WHO Classification of Tumours Editorial Board. Soft Tissue and Bone TumoursM. 5th ed. Lyon:IARC Press, 2020:245-246.

Stemmer-Rachamimov AO, Hulsebos TJM, Wesseling P. Schwannomatosis//Louis DN, Ohgaki H, Wiestler OD, et al. WHO Classification of tumours of the central nervous systemM.4th ed.Lyon:IARC,2016:301-303.

Stemmer-Rachamimov AO, Wiestler OD, Louis DN. Neurofibromatosis type 2//Louis DN, Ohgaki H, Wiestler OD, et al. WHO Classification of tumours of the central nervous systemM.4th ed.Lyon:IARC,2016:297-300.

Zhang C,Verma V,Lyden ER,et al. The role of definitive radiotherapy in craniopharyngioma: A SEER Analysis.Am J Clin Oncol,2018,41(8):807-812.

第 18 章

垂体腺瘤

第一节　概　述

垂体腺瘤（pituitary adenoma）是一组主要发生在垂体前叶的良性神经内分泌肿瘤（neuroendocrine tumours，NETs），但临床表现、诊治模式、治疗效果与其他部位的NETs有显著不同。部分垂体腺瘤具有侵袭性或难治性，需要抗肿瘤药物的参与。

【分类】垂体腺瘤可以按照部位、大小、功能、组织形态、生物学行为和治疗效果分类。

1.部位　垂体腺瘤85%～90%发生在垂体前叶和中叶即腺垂体。后叶为神经垂体，分泌催产素与升压素也即垂体后叶激素，腺瘤少见。

2.大小　直径＜1cm者称为微腺瘤，直径≥1cm且＜4cm为大腺瘤，直径≥4cm为巨大腺瘤。巨大腺瘤通常预后较差但有例外，巨大侵袭性泌乳激素腺瘤对药物治疗敏感。

3.功能　根据瘤细胞是否分泌激素，分为无功能性和功能性垂体腺瘤，功能性垂体腺瘤再进一步分为生长激素（growth hormone，GH）腺瘤、泌乳激素（prolactin，PRL）腺瘤、促甲状腺激素（thyroid stimulating hormone，TSH）腺瘤、促肾上腺皮质激素（adrenocorticotropic hormone，ACTH）腺瘤、促性腺激素腺瘤（gonadotropin adenomas，GA）。少数腺瘤可同时分泌多种激素，称为双激素腺瘤、多激素腺瘤

或混合性腺瘤。个别腺瘤不分泌激素，称为零细胞腺瘤（null-cell adenomas，NCAs）。

4.组织形态　根据HE染色，垂体腺瘤分为嗜酸性、嗜碱性、嫌色性和混合性4类。根据瘤细胞的排列方式及血管多少，分为弥漫型、窦样型、乳头型及混合型。

5.生物学行为　根据组织病理学，分为侵袭性与非侵袭性垂体腺瘤。2017年WHO内分泌器官肿瘤分类在垂体腺瘤中加入了免疫组化及转录因子（Pit1、SF1、Tpit）的内容，将以下5种归为侵袭性垂体腺瘤（aggressive pituitary tumors，APT）：疏颗粒型GH腺瘤、男性PRL腺瘤、多激素垂体特异转录因子1（pituitary specific transcription factor 1，Pit-1）阳性腺瘤（静止性第三亚型腺瘤）、静止性ACTH腺瘤和Crooke细胞腺瘤（表18-1）。APT与以往文献中的高危型垂体腺瘤（high risk pituitary adenomas）、不典型垂体腺瘤（atypical pituitary adenoma）意义相近，生物学行为介于垂体腺瘤和垂体癌之间。约30%的垂体腺瘤呈现侵袭性生长方式，表现为肿瘤突破包膜并侵犯硬脑膜、视神经、骨质等毗邻结构，可侵犯下丘脑、第三脑室、海绵窦，或破坏鞍底压迫脑干。垂体腺瘤出现颅脑椎管内转移或全身其他系统转移，即为垂体腺癌。

表18-1 WHO垂体肿瘤分类(2017)

垂体腺瘤（组织学、免疫组化及转录因子）	其他垂体肿瘤
生长激素腺瘤 　密颗粒型：GH±PRL±α-亚单位，Pit-1 　疏颗粒型：GH±PRL Pit-1 　泌乳性：GH±PRL（同一细胞）±α-亚单位，Pit-1，ERα 　混合性：GH±PRL（不同细胞）±α-亚单位，Pit-1，ERα 泌乳激素腺瘤 　疏颗粒型：PRL，Pit-1，ERα 　密颗粒型：PRL，Pit-1，ERα 　嗜酸性干细胞腺瘤：PRL，GH（局灶），Pit-1，ERα 促甲状腺激素腺瘤（β-TSH，α-亚单位，Pit-1，GATA2） 促肾上腺皮质激素腺瘤 　密颗粒型：ACTH，Tpit 　疏颗粒型：ACTH，Tpit 　Crooke细胞腺瘤：ACTH，Tpit 促性腺激素腺瘤（β-FSH，β-LH，α-亚单位，SF-1，GATA2，ERα） 零细胞腺瘤 多激素和双激素腺瘤 Pit-1阳性：GH，PRL，β-TSH±α-亚单位，Pit-1 罕见的免疫组化组合腺瘤，不同组合	垂体腺癌 垂体母细胞瘤 垂体后叶肿瘤（垂体细胞瘤，神经垂体颗粒细胞瘤，梭形细胞嗜酸细胞瘤，鞍区室管膜瘤） 神经元和副神经元性肿瘤（神经节细胞瘤和神经节细胞垂体腺瘤，神经细胞瘤，副神经节瘤，神经母细胞瘤） 颅咽管瘤（造釉细胞型颅咽管瘤，乳头状颅咽管瘤） 间叶性肿瘤（脑膜瘤，神经鞘瘤，脊索瘤，孤立性纤维瘤/血管周细胞瘤，其他） 生殖细胞肿瘤 淋巴造血系统肿瘤 继发性肿瘤

注：ERα.雌激素受体α；FSH.促卵泡成熟激素；GATA2.锌指转录调控蛋白GATA家族2；LH.促黄体生成激素；SF-l.类固醇生成因子-1；Tpit.T-box转录因子

6. 治疗效果　正规标准治疗（手术、放疗和常规药物治疗）不能控制者称为难治性垂体腺瘤（refractory pituitary adenoma），其特点是肿瘤通常是APT，生长速度较快，术后6个月内复发，药物治疗和放疗效果难以奏效。

【流行病学】垂体腺瘤在颅内肿瘤中排第二位，约占颅内肿瘤的15%。年发病率4/10万，人口发病率（80～100）/10万，尸体解剖发现率20%～30%，其原因可能是很多为微小无功能腺瘤而难以临床发现。

垂体腺瘤多发生在30～60岁，女性多见。其中，PRL腺瘤约占50%，GH腺瘤15%～20%，ACTH腺瘤5%～10%，TSH腺瘤<1%，无功能性垂体瘤约占30%。多激素和双激素腺瘤、GA、NCAs等十分罕见。

少数垂体腺瘤与遗传性或家族性综合征有关，如多发性内分泌腺瘤（multiple endocrine neoplasia，MEN）综合征MEN 1型和MEN 4型、Carney综合征、McCune-Albright综合征、遗传性嗜铬细胞瘤和副神经节瘤综合征（与SDH基因相关）、家族性孤立性垂体腺瘤（familial isolated pituitary adenomas，FIPA）综合征等。

【发病机制】转录因子对于垂体细胞的分化和成熟、调节特定垂体激素的生成和腺瘤发生至关重要（表18-1）。其中，Pit-1调控PRL、TSH细胞分化，Tpit调控ACTH的表达。PRL细胞分化需要雌激素受体-α（ER-α），促性腺激素、TSH细胞分化需要GATA2和SF-1。ACTH细胞分化依赖于T-Pit和Neuro D1的调控。

【临床表现】有功能的垂体腺瘤因过多分泌的垂体激素而有不同临床表现，见本章第二节。无功能垂体腺瘤因无内分泌明显异常而仅出现局部压迫症状。①头痛：主要位于前额、眶后和双颞部，程度轻重不同，间歇性发作。②视力减退、视野缺损：多为颞侧偏盲或双颞侧上方偏盲，系肿瘤向前上方发展压迫视交叉所致。③海绵窦综合征：表现为上睑下垂、眼外肌麻痹和复视，系肿瘤向侧方发展压迫第Ⅲ、Ⅳ、Ⅵ对脑神经所致。④下丘脑综合征：主要表现为尿崩症，系肿瘤向上方发展影响下丘脑所致。⑤肿瘤破坏鞍底可导致脑脊液鼻漏。⑥垂体卒中：与瘤体内出血、坏死有关。起病急骤，剧烈头痛，并迅速出现不同程度的视力减退，严重者可在数小时内双目失明，常伴眼外肌麻痹，可出现神志模糊、定向力障碍、颈项强直甚至突然昏迷。

垂体腺瘤的另外一面是，垂体受肿瘤压迫导致垂体激素分泌不足进而引起相应靶腺功能低下，所产生的临床表现有乏力、注意力不集中、记忆力减退、焦虑、抑郁、浑身疼痛、头痛、毛发减少、月经紊乱、闭经、消瘦、心律失常等。垂体危象、甲状腺危象、黏液性水肿昏迷、低血钙手足搐搦、肾上腺危象、糖尿病酮症酸中毒和低血糖昏迷等为其最严重的临床表现。65岁以上老年人的垂体腺瘤大多数无功能，更多的患者也是表现为垂体功能减退的症状和体征而极易误诊。

【诊断】有功能的垂体腺瘤根据临床表现、实验室内分泌检查及影像学检查可做出初步诊断，病理检查能提供进一步的诊断依据。无功能的垂体腺瘤需要病理检查。

1.体检　垂体腺瘤有可能出现异常的体征，全面体检十分重要，见本章第二节。眼科检查应包括视野、视力和眼球活动度检查。第Ⅰ对至第Ⅵ对脑神经均可受累，必要时尚须进行嗅觉检查及面部感觉检查。

2.实验室检查　功能性垂体腺瘤多有相应的内分泌异常，部分腺瘤为混合性，故所有的垂体激素包括GH、PRL、ACTH、TSH、LH、FSH及其靶腺激素都应作为基线检查的内容。如肿瘤破裂出血，脑脊液检查有助于病情的判断。

3.影像学检查　①X线片：腺瘤较大时可见蝶鞍扩大、蝶鞍的各个直径均增大、鞍壁变薄、鞍底下移、鞍背骨质破坏，前后床突变细而使鞍口扩大。侧位片见双鞍底。②CT：5mm分层扫描仅能发现较大的垂体占位病变，高分辨率薄层扫描可发现较小的垂体瘤。拟行鼻蝶入路垂体腺瘤切除术时，CT可以了解鼻腔结构和蝶窦发育情况，为手术提供更为全面的信息。③MRI：能更好地显示肿瘤及其与周围组织的解剖关系。可以区分视交叉和蝶鞍隔膜，清楚显示脑血管及垂体肿瘤是否侵犯海绵窦和蝶窦、垂体柄是否受压等情况。MRI比CT检查更容易发现小的病变，但显示鞍底骨质破坏征象以及软组织钙化影不如CT。④DSA：主要用于与鞍区动脉瘤相鉴别。

4.活检　旨在明确诊断，立体定向活检适用于位置深在的病灶，开颅活检适用于位置浅表或接近功能区皮质的病灶。

5.病理诊断　主要依据肿瘤细胞的激素成分和免疫组化染色，如果激素免疫组化染色呈弱阳性、可疑阳性或完全阴性，垂体转录因子及辅助因子ER-α可提供诊断上的帮助（表18-1）。垂体腺瘤、APT、垂体腺癌的组织病理学并无显著差异，不采用神经内分泌肿瘤的G分级来定义侵袭性。一般，垂体腺瘤具有温和的组织学特征，核分裂象少见，Ki-67增殖指数一般<3%。APT通常Ki-67≥3，p53广泛阳性及有丝分裂计数>2个/10HPF，细胞分化不良，胞核大，有更多的核分裂象，肿瘤坏死、脑卒中、囊变发生率明显增加。垂体腺癌的诊断见后述。

【鉴别诊断】各型垂体腺瘤之间的鉴别诊断见本章第二节和表18-1，同其他垂体肿瘤的鉴别需要病理确认。经常需要鉴别的疾病还有以下几种。

1.原发性垂体炎　有淋巴细胞性垂体炎、肉芽肿性垂体炎、黄瘤病性垂体炎及IgG₄相关性垂体炎4种类型，它们在临床表现和影像学上与垂体腺瘤相似，但多数还有其他器官的异常，鉴别诊断不是非常困难，一般无须垂体活检即可作出诊断。

2.颅咽管瘤　可发生于各种年龄，以儿童及青少年多见。除视力和视野障碍外，还有生长发育停滞、性器官不发育、肥胖和尿崩等垂体功能减低和丘脑下部受累的表现，体积大的肿瘤可出现颅内压增高症状。多数病例肿瘤有囊变、钙化，肿瘤主体多位于鞍上，垂体组织在鞍内底部。

3.脊索瘤　多位于颅底中央，50%可见钙化，骨质破坏为其特征性改变。

4.生殖细胞瘤　又称异位松果体瘤，多发生在儿童，病情发展快，临床症状明显，常有尿崩症、性早熟、消瘦，部分患者有腺垂体功能减退。病变多位于鞍上，增强效果明显。部分患者有血和脑脊液β-HCG的升高。

5.鞍结节脑膜瘤　多发生在中年人，病情进展缓慢，初发症状为进行性视力减退伴有不规则的视野缺损、头痛。内分泌功能异常不明显，垂体柄受压可引起轻度高PRL血症。影像学上肿瘤形态规则，增强效果明显，肿瘤位于鞍上，垂体组织在鞍底。

6.视路胶质瘤　多见于儿童，尤以女孩多见。视力改变常先发生于一侧，视力丧失发展较快。患者可有突眼，但无内分泌功能障碍。病变多位于鞍上，病变边界不清，为混杂信号，增强效果不明显。蝶鞍正常，视神经孔扩大。

7.垂体腺癌　在垂体肿瘤中不到1%，多发生于30～50岁患者。垂体腺癌可由垂体腺瘤恶变而来，亦可能起病时即是恶性。病理检查可见细胞数量增多、多形性明显、核分裂多见、坏死，但病理检查很难确定肿瘤的良恶性，诊断基本上取决于临床，即影像学证实的非邻近的颅内脊髓或远处转移（non-contiguous craniospinal or distant metastasis）。所有难治性垂体腺瘤患者，均应进行头颅、全脊髓MRI、PET-CT等检查，以排除蛛网膜下腔转移或全身其他系统转移。有学者认为，术后肿瘤 Ki-67≥10%，即使没有转移证据，也要警惕垂体原位癌的存在。垂体腺癌常有血液PRL、ACTH升高。生存期平均2年，仅颅内转移者2.6年，颅外转移者1年。

8.其他　空泡蝶鞍综合征、颈内动脉瘤、垂体增生均需要排除。颅外肿瘤有可能转移到垂体，特别是非垂体转录因子如CDX2、PDX1、ISL1和甲状腺转录因子1阳性表达时，需警惕转移癌的可能性。ACTH可在部分转移性内分泌肿瘤中表达，必要时需查找其他部位有无肿瘤存在。垂体副神经节瘤通常缺乏腺垂体转录因子的表达，而酪氨酸羟化酶、SDHB阳性。

【治疗】根据肿瘤大小、是否分泌激素及有无并发症决定治疗方案，总体目标是最大程度去除肿瘤并防止肿瘤复发，减轻肿瘤对视力的影响，抑制肿瘤的自主激素分泌，防止和处理治疗并发症。

1.观察　偶然发现的无功能微腺瘤，大部分可能终身无症状体征，无须治疗。

2.手术　有下列指征之一选择手术：①除PRL腺瘤外，垂体腺瘤出现神经压迫症状及垂体受压导致的垂体功能低下。②药物不良反应难以耐受或药物治疗失败。③垂体腺瘤卒中并有症状。④兼有诊断考量的垂体部分切除。术前有明显垂体功能亢进或低下，活动性颅内、鼻腔、蝶窦感染，需内科治疗纠正后再行手术。术式有经蝶、经颅或联合入路手术：经蝶手术恢复快，并发症少但手术操作空间狭小，不能直视向鞍上发展的巨大腺瘤及其周围结构，通常用于肿瘤突向蝶窦、局限于鞍内或主要向鞍上或鞍后上生长的腺瘤。经颅手术视野显露清晰，可显露视交叉及周围组织，但手术中易损害或破坏整个垂体，也易复发，多用于侵袭性垂体腺瘤。联合入路手术主要用于主体位于跨鞍内、鞍上、鞍旁生长的"哑铃"肿瘤。各种手术的并发症有脑脊液鼻漏、视力丧失、脑卒中或脑血管损伤、脑膜炎或脓肿、眼球麻痹及腺垂体功能减退症。

3.放疗　适应证：①手术没有完全切除或术后复发；②年老体弱或有重要器官功能不全，不能耐受手术；③患者不愿意接受手术；④向鞍上扩展的大腺瘤，术后完全缓解者不推荐辅助放疗。肿瘤侵犯蝶鞍硬膜，应术后辅助放疗。APT是否行辅助放疗尚有争议，难治性垂体腺瘤术后有肿瘤残余者均进行放疗。

（1）放疗手段有适形或调强外照射治疗（EBRT）、立体定向适形放疗（stereotactic conformal radiotherapy，SCRT）和质子/重离子放疗等。SCRT可1次完成，要求肿瘤靶区距离视交叉至少3～5mm，且肿瘤直径小于3cm，靶区及剂量与EBRT相同，但PTV仅需GTV外放2mm，最低周边剂量宜取12～20Gy。当射线可能损伤视通路时，SCRT可分割为5个单元，总剂量25Gy。印象中伽马刀等SCRT疗效优于EBRT，但并没有可靠的循证医学研究证实。EBRT对正常组织的损伤较小，主要用于形状不规则的肿瘤，特别是侵犯视通路、垂体柄及脑干等重要结构者。CTV为GTV外放5mm，PTV为CTV外放2～3mm，总剂量因垂体瘤的类型不同而略有差异，通常DT45～50Gy，每次1.8Gy，5次/周。术后辅助放疗不论有无肿瘤残留，均应术后2～4周开始。

（2）放疗对激素水平不高症状较轻者效果较好，反之较差。不同类型腺瘤的放疗效果亦有差别，见本章第二节。放疗并发症有垂体功能减退、视神经损伤、放射性脑坏死、癫痫以及垂体或脑部恶变等。放疗后10~20年中，垂体功能低下的累积风险可超过50%，发生高峰为4~5年。

4.药物治疗 可不同程度缩小肿瘤缓解症状，但停药后可能复发。常用药物有多巴胺受体激动剂（dopamine receptor agonists，DA）、生长抑素类似物（somatostatin analogues，SSAs）、GH受体拮抗剂、肾上腺酶抑制剂、糖皮质激素受体拮抗剂、抗甲状腺药物，治疗时这些药物同类中只选择一种，不同类药物可酌情组合。难治性垂体腺瘤/垂体癌的药物治疗与其他恶性肿瘤相近。

5.多巴胺受体激动剂 ①溴隐亭（bromocriptine）：是一种半人工合成的麦角生物碱的衍生物，能有效抑制PRL分泌，并能部分抑制GH释放。女性患者服药2周后溢乳可减少，服药约2个月后可恢复正常月经，并且可以排卵及受孕。男性患者服药3个月后血睾酮浓度增加，1年内恢复正常，精子数目增多。溴隐亭可缩小肿瘤，使头痛减轻，视野缺损改善。用法：初始剂量0.625~1.25mg/d，晚上睡前口服。其后根据肿瘤体积和PRL变化，每周增加1.25mg直至5~7.5mg/d。最大剂量不超过15mg/d，继续加量并不能提高疗效。肿瘤缩小、目标激素正常可逐渐减少DA剂量。不良反应包括头痛、头晕、恶心、呕吐、消化性溃疡等消化道症状、鼻腔充血、便秘、乏力、焦虑、抑郁、直立性低血压甚至休克，药物诱发的垂体肿瘤卒中。②卡麦角林（cabergoline）：是泌乳素腺瘤的首选药物，初始治疗剂量每周0.25~0.5mg，可每月增加0.25~0.5mg直到PRL正常。一般每周2mg的剂量即可获得良好疗效，需要每周3mg者很少。不良反应同溴隐亭，但消化道不良反应比溴隐亭轻。③培高利特（pergolide）、喹高利特（quinagolide），国内很少应用。

6.生长抑素类似物 SSAs可与生长抑素受体结合而抑制GH、胰岛素样生长因子（insulin-like growth factors，IGF-1）和ACTH的分泌。常用的药物有：①奥曲肽（octreotide），属于短效SSA，开始50~100μg，皮下注射，q8h，最适剂量200~300μg/d，最大用量1.5mg/d。若1个月后不能奏效则应停药。如果治疗有效，根据GII和IGF-1水平，治疗数月后酌情减量，并争取改为长效制剂。②奥曲肽微球，系奥曲肽的长效制剂（octreotide LAR），每次20~40mg，肌内注射，1次/28天。③帕瑞肽（pasireotide），皮下注射，初始剂量每次0.6mg，每日2次，根据需要可增量至0.9mg/次。用药2个月后评估疗效，尿游离皮质醇（urinary free cortisol，UFC）明显降低和（或）库欣病症状体征改善，应继续用药直至治疗无效。如用药2个月后无效，可考虑停药。④长效帕瑞肽（signifor LAR），肌内注射，每次10（库欣病）~40mg（肢端肥大症），1次/28天。⑤兰乐肽缓释制剂（somatuline LA，Lanreotide，兰瑞肽），皮下或肌内注射，每次40mg，1次/10~14天，连用3个月。⑥somatuline autogel，皮下注射，每次60~120mg，1次/28天。SSAs用药过程中需监测GH、IGF-1，酌情增减剂量。此类药物主要副作用有厌食、恶心、呕吐、腹泻、腹部痉挛疼痛、胆汁淤积、胆结石、胆囊炎，偶见高血糖或低血糖、肝功能异常和心律失常。

7.GH受体拮抗剂 代表药物是培维索孟（pegvisomant），可阻滞GH介导的IGF-1产生，使75%~80% GH腺瘤患者血清IGF-1恢复正常。主要用于肢端肥大症的治疗，对耐药GH腺瘤、无压迫症状但有顽固性糖尿病的患者也有作用。培维索孟治疗过程中GH水平会上升，与IGF-1水平下降的负反馈作用有关，故应注意GH腺瘤的体积变化。用法：15~20mg/d，皮下注射。用药过程中每4~6周检测血清IGF-1，如IGF-1高于正常值，剂量增加5mg（最大维持剂量不得超过每天30mg），直到IGF-1浓度达到正常范围，肢端肥大症状得到缓解或血糖得到控制。此药会导致无症状性肝细胞损伤，20%的患者会出现GH抗体和培维索孟抗体。

8.抑制肾上腺皮质激素合成药物 ①甲吡酮（metyrapone，美替拉酮），通过抑制11-β-羟化反应，干扰皮质醇和皮质酮的合成，使氢化可的松水平下降。用于库欣综合征的治疗，750～6000mg/d，分3～4次口服。主要副作用为高血压、腹部不适、低钾血症、水肿、头晕、昏睡、乏力、头痛、意识模糊、恶心、呕吐、多毛和痤疮。②米托坦（mitotane），可阻断ACTH对肾上腺皮质的刺激作用，加速肾上腺皮质激素在周围组织中的灭活。每天6～15mg/kg，分3～4次口服，从小剂量开始逐渐增大到最大耐受量（可至16g/d），有效后改为每天2～4g，4～8周为1个疗程。如服用最大耐受量3个月仍无效，则停止治疗。副作用与甲吡酮相似，部分患者可出现视物模糊、复视、晶状体混浊、视网膜病变。③酮康唑（ketoconazole），可抑制肾上腺内7-羟化酶或11β-羟化酶，阻止皮质醇的产生，还能抑制肾上腺其他激素的分泌。用于12岁以上患者，400～1200mg/d，分2～3次口服。能使43%～80%患者的UFC恢复正常。本药口服剂型可导致严重肝毒性反应，2015年在我国停止生产。

9.抗甲状腺药物 主要用于SSAs不能耐受或不敏感的促甲状腺激素腺瘤。

10.治疗难治性垂体腺瘤/垂体癌的药物 ①细胞毒药物：替莫唑胺（temozolomide），多采用Stupp方案：150mg/m²，每日1次，连续用药5天，休息23天，28天为1个周期。若耐受良好，第2个周期后每天的剂量可增至200mg/m²。有效率50%～80%，5年生存率50%左右。治疗有效者1～2个疗程后可以出现靶腺激素下降，但肿瘤体积缩小一般出现在3个疗程后，可持续治疗至少6个疗程。若联合放疗，75mg/m²，每日1次，整个放疗疗程均使用。放疗结束后4周，继续Stupp方案。洛莫司汀、顺铂、卡铂、奥沙利铂、依托泊苷、蒽环类抗生素、5-氟尿嘧啶及其衍生物、环磷酰胺等细胞毒药物单药或联合用药可用于替莫唑胺耐药者。②血管生成抑制剂。贝伐珠单抗10mg/kg，1次/2周，通常与化疗或放疗联合应用。③免疫治疗、表皮生长因子受体酪氨酸激酶抑制剂已在少数患者观察到效果。上述药物的疗效判定标准与一般的肿瘤治疗不同。①完全有效：肿瘤体积缩小，激素水平下降甚至达到正常水平，临床症状缓解。②部分有效：肿瘤及激素水平稳定，临床症状未见进展。③无效：肿瘤继续生长，激素水平继续升高，临床症状继续进展。

11.垂体危象/垂体卒中的治疗 原有垂体功能减退者，在遭遇应激或因严重功能减退而发生休克、昏迷和严重代谢紊乱称为垂体危象。垂体腺瘤出血称为垂体卒中，和席汉综合征同是垂体危象的常见原因。垂体危象发生时血皮质醇和（或）甲状腺激素处于绝对低值，但TSH和ACTH可在正常范围低限。治疗主要是迅速纠正低血糖、低血钠，补充糖皮质激素和甲状腺素，病情稳定后酌情给予糖皮质激素、甲状腺激素、性腺激素替代治疗。

【**预后**】相当部分的垂体腺瘤可被治愈，表现为肿瘤完全消除，激素分泌正常，症状和体征消除或不再发展。判断无功能垂体腺瘤的疗效主要依靠影像学特别是MRI检查，PET-CT有助于鉴别残留占位病灶是肿瘤抑或瘢痕组织。影响预后的因素有：①肿瘤大小、有无功能、术前海绵窦扩张和术后鞍上扩展是肿瘤复发的独立预测因素；②侵袭性或非侵袭性，但APT并非都是难治，如部分无功能巨大APT完全切除后预后较好，巨大侵袭性泌乳素腺瘤对DA反应良好；③Ki-67≥3%合并p53阳性，或者Ki-67≥3%合并有丝分裂指数升高，提示预后较差。

【**随访**】术后第1天及出院时行垂体激素检测及其他相关检查如视力、视野等，术后1周内行垂体增强MRI，术后第6～12周进行垂体激素及相关检测。术后6个月复查靶腺激素水平和垂体MRI等相关检查，此后每年1次。5年后适当延长随访间隔时间，推荐终身随诊。病情未能完全控制需激素替代治疗或有治疗并发症者，酌情安排检查频度及内容，通常是每月1次。

随访过程中，有垂体功能减退者应酌情给予相应激素替代治疗。甲状腺素替代剂量在肾上腺皮质功能正常的情况下一般是50～150μg/d，补充男性激素应监测PSA水平，GH缺乏的替代治疗应确认肿瘤没有复发。肾上腺皮质激素减低者，在发热、疾病等应激情况下应将泼尼松的剂量增加至替代治疗剂量的3～5倍，以防发生垂体危象。

垂体腺瘤治疗效果相对良好，有生育要求的

女性，应警惕妊娠时高雌激素水平可增加垂体腺瘤的生长风险，治疗中的药物也有可能影响胎儿的生长发育，故应加强监护并咨询产科及内分泌专家。

第二节　各类垂体腺瘤

一、生长激素腺瘤

GH腺瘤由Pit-1谱系细胞产生，有密颗粒型、疏颗粒型、泌乳性、混合性4个亚型。

【流行病学】年发病率（3～5）/10万，无性别差异。30～50岁患者占本病63.7%。65岁以上者<4%且多为无功能腺瘤。

【临床表现】有功能的GH腺瘤通常表现为：①GH/IGF-1过量分泌，在青春期前可引起巨人症，在成人可引起肢端肥大症；②其他代谢异常和脏器肥大，如糖尿病、心脏肥大和性征异常；③肿瘤及其局部压迫症状；④继发的腺垂体功能低下。少数病例可因脊椎进行性增生产生椎管狭窄而造成脊髓压迫症状。本病发展缓慢，常历时5年以上方能确诊。

【诊断】有较为典型临床表现，血清GH基值>10μg/L，结合影像学检查可初步确诊有功能的GH腺瘤。GH≥2.5μg/L但<10μg/L时需要口服葡萄糖耐量试验，重症患者的血清GH不被明显抑制，病情轻微的则相反。IGF-1在反映慢性GH过度分泌方面敏感性优于GH，年龄调整后的IGF-1水平升高，对分泌生长激素的垂体腺瘤具有90%的特异性。

病理形态上，单纯GH腺瘤由单一分泌GH的肿瘤细胞组成，疏颗粒型病情发展较快，易复发。GH腺瘤可与泌乳素腺瘤和（或）ACTH腺瘤合并存在即混合性腺瘤，其侵袭性明显高于单纯GH腺瘤。

【治疗】SSAs奥曲肽和兰瑞肽、DA卡麦角林、GH受体拮抗剂培维索孟均可使用。SSAs如果有效，可在1年后使GH和IGF-1水平明显下降并持续10年以上，肿瘤体积平均缩小43%。培维索孟主要用于耐药、无压迫症状但有顽固性糖尿病的患者。DA可增强SSAs治疗效果，与SSAs联合应用可以进一步降低GH或IGF-1水平。SRS和常规放疗对生长激素腺瘤的疗效相当，放疗剂量前者为20～25Gy，后者为50.4～54Gy。疗效评价依据实验室检查和临床症状。①病情控制完全：GH/OGTT，<1μg/L；IGF-1，与年龄、性别相一致的正常范围；没有临床症状。②病情控制不完全：GH/OGTT，>1μg/L；IGF-1，高于正常范围；没有临床症状。③病情没有控制：GH/OGTT，>1μg/L；IGF-1，高于正常范围；有临床症状。

【预后】术后微腺瘤80%、大腺瘤50%～60%血清GH水平能恢复正常。术前GH<10μg/L及病变局限于鞍内提示预后良好。术前GH>10μg/L、肿瘤体积>2cm往往效果欠佳。疏颗粒型、伴有海绵窦侵袭、GH>30μg/L的腺瘤，治愈率均较低。术前垂体功能减退的老年患者，术后垂体功能恢复比年轻患者要差。

二、泌乳激素腺瘤

PRL腺瘤由Pit-1谱系细胞产生，有疏颗粒型、密颗粒型和嗜酸性干细胞腺瘤3个亚型。

【流行病学】患病率为50/10万，年发病率为（3～5）/10万。以20～50岁的女性患者多见，男女比例为1：（5～10），但性别差异在更年期后消失。

【临床表现】青春前起病者，女孩有原发性闭经。育龄期女性临床典型症状为闭经-溢乳-不孕三联征（Forbis-Albright征），但并非所有病例都具备此三种症状，约50%患者在检查时发现。男女性PRL腺瘤有较大不同，男性患者大腺瘤更多见，肿瘤ER-α表达明显低于女性患者，肿瘤增殖潜力更高，对DA的敏感性相对差，手术治疗率显著低于女性患者（23% *vs* 71%）。

【诊断】影像学确定垂体肿瘤，血清PRL＞200μg/L，PRL腺瘤诊断基本成立。垂体炎症性疾病、结节病、肉芽肿以及外伤、放射性损伤、原发性甲状腺功能减退、慢性肾衰竭、肝硬化、妊娠、含雌激素的口服避孕药、某些抗高血压药、DA、阿片制剂及H_2受体阻滞剂、氯丙嗪和甲氧氯普胺等，可引起PRL升高，应注意鉴别。

【治疗】60%～90%微腺瘤、50%大腺瘤患者术后PRL水平可达到正常，但巨大侵袭型腺瘤的术后生化缓解率几乎为0。放疗控制肿瘤生长可达到90%左右，但仅30%的患者GH水平下降，且不能降至正常，疗效一般维持1～2年。血清GH＞50ng/ml，有囊性变、血管栓塞、出血者，单纯放疗效果不佳。DA等药物治疗对肿瘤细胞有保护作用，可能影响射线作用的发挥，故在放疗前1～2个月最好能予停用，放疗1周后再继续这些药物的治疗。

DA受体激动剂适用于各种大小的肿瘤，疗效多在治疗后1周至数月显现。卡麦角林是对泌乳素腺瘤最有效且最易耐受的首选药物，每周2mg的剂量一般能使90%微腺瘤、82.1%大腺瘤患者PRL水平正常化及肿瘤体积缩小，效果优于溴隐亭且副作用更少。PRL水平正常、肿瘤体积减小超过50%后，DA的剂量可以逐步减量维持治疗至少2年。大腺瘤患者停止治疗可导致肿瘤的增大和高PRL血症的复发，减量或停用后须严密随访。约10%的PRL在每周3.5mg卡麦角林或15mg/d的溴隐亭治疗3个月后，PRL仍高于正常，肿瘤体积减少不到50%，即DA耐药。随后的治疗选择包括：增加剂量至最大耐受程度，改换药物类型，考虑手术或放疗。

【预后】没有DA等治疗情况下，女性PRL＜20μg/L，男性PRL＜15μg/L，可认为治愈。术后5年复发率约20%。PRL水平对预后有重要影响，术前血清PRL＜200μg/L，术后缓解率明显高于200μg/L。术后第一天PRL降至10μg/L以下者，术后5年极少复发。但术后PRL轻度升高者，可能是垂体柄偏移或手术损伤垂体柄所致。肿瘤大小也影响预后，大腺瘤复发率明显高于微腺瘤。

【随访】本病10年内复发率为20%，故应注意定期随访。

三、促甲状腺素腺瘤

【流行病学】人群患病率约为1/100万。平均发病年龄在40～50岁，无明显性别差异。

【临床表现】常表现为甲状腺功能亢进的症状和体征，其他有弥漫性甲状腺肿（93%）、视野缺损（35%）、月经紊乱（33%）、溢乳（女性）伴或不伴同时分泌催乳素（28%）、头痛（21%），TSH/GH混合性肿瘤可发生肢端肥大症，但一般不伴有突眼、黏液性水肿。

【诊断】血清游离甲状腺激素（FT_4、FT_3）高于正常，TSH受体抗体通常阴性。镜下肿瘤由嫌色性细胞组成，免疫组化β-TSH、α-亚单位、Pit-1阳性。TSH增高可见于下丘脑性甲状腺功能亢进，原发性甲状腺功能减退、甲状腺炎及甲状腺肿瘤等，应注意鉴别。

【治疗】手术能使80%患者的甲状腺功能恢复正常，大腺瘤或显著纤维化可能影响其疗效。严重甲状腺功能亢进患者，术前使用SSAs可能提高手术效果。手术效果不佳，甲状腺功能亢进危及生命时，可行全甲状腺切除术或用放射性碘消融术。放疗可在2～4年使37%的甲状腺功能正常化。SSAs可使95%左右的甲状腺功能恢复正常，50%的肿瘤显著缩小，75%的视野改善，术前准备或术后未缓解者均为首选。抗甲状腺药物可使甲状腺激素水平下降甚至正常，但可致TSH增高，故不建议单独长期使用。

【随访】术后2天内TSH、FT_3和FT_4水平降至正常，治愈可能性较大，随访原则见本章第一节。

四、促肾上腺皮质激素腺瘤

ACTH腺瘤源于Tpit家族，有密颗粒型、疏颗粒型ACTH细胞腺瘤和Crooke细胞腺瘤3种类型。

【流行病学】有功能腺瘤的发病率约为40/100万，人群患病率为（120～240）/100万。

以40～60岁的女性患者多见，儿童很少见，老年人罕见。女性发病率约为男性的3倍。静止性腺瘤约占垂体腺瘤的3%和无功能腺瘤的5.5%。

【临床表现】功能性ACTH腺瘤有肾上腺皮质功能亢进的诸多临床表现。静止性常表现为巨大腺瘤，常侵犯海绵窦、蝶窦和鞍底骨质，肿瘤具有坏死和出血倾向。

【诊断】有典型高皮质醇血症的症状和体征，血皮质醇昼夜节律消失、ACTH正常或轻度升高、24小时的UFC升高，影像学观察到垂体占位病变，可初步诊断本病。仅表现为垂体肿瘤者术前诊断困难。

镜下肿瘤细胞呈嗜碱性，Tpit和LMWCK均呈阳性。密颗粒型轻度嗜碱性，甚至嫌色，可见ACTH内分泌颗粒，PAS和ACTH均为弱表达。Crooke细胞腺瘤PAS阳性，ACTH内分泌颗粒移位至细胞膜边缘及核旁。

【治疗】垂体手术缓解率为80%～90%。双侧肾上腺全切术适用于垂体手术、药物和（或）放疗无法控制的高皮质醇血症患者。放疗生化缓解率40%～80%，肿瘤控制率91%～100%，平均缓解时间为10～25个月，可用于手术残留和（或）复发、不能或不愿手术者，但通常不作为首选治疗，术后完全缓解者也不推荐。

帕瑞肽用药6个月后可使部分患者的UFC达到正常水平。1～7mg/周的卡麦角林治疗24个月，40%患者可控制皮质醇分泌，20%可诱导肿瘤缩小。酮康唑可使49%患者的UFC达到正常，25%至少下降50%。甲吡酮可有效降低43%～76%患者的皮质醇水平。米非司酮也能迅速改善皮质醇增多症的体征和症状。

【预后】术后2天内血皮质醇＜20μg/L，24小时UFC和ACTH水平在正常范围或低于正常水平，提示肿瘤可被治愈。静止性ACTH腺瘤和Crooke细胞腺瘤为侵袭性肿瘤，疗效较差。

五、促性腺激素腺瘤

促性腺激素腺瘤分为FSH腺瘤、LH腺瘤及FSH-LH混合性腺瘤3种类型。

【流行病学】发病率为1.02/10万，人群患病率为（7～22）/10万。发病平均年龄60～70岁，男性多于女性，儿童和青年人少见。

【临床表现】本病多数无功能，术前诊断困难。

【诊断】有功能腺瘤的临床表现和实验室检查与促性腺激素升高有关，GH、PRL、TSH、ACTH不高或偏低。镜下肿瘤由嫌色细胞构成，免疫组化β-FSH、β-LHα亚单位单独或同时阳性，转录因子SF-1阳性。本病需要与多囊卵巢综合征鉴别，后者以高雄激素血症为特征。促性腺激素激动剂能使GA的FSH升高，而多囊卵巢综合征表现为下降。

【治疗】约40%的患者能为手术完全切除，术后2天内FSH和LH水平降至正常提示肿瘤有可能被治愈。放疗对71%～100%的病例有效并可持续7～10年。治疗垂体腺瘤的各种药物疗效不确定。

六、零细胞腺瘤

零细胞腺瘤是免疫组化证实垂体转录因子和腺垂体激素均为阴性的无特定细胞分化的腺瘤。

【流行病学】多见于30～50岁，男性略多于女性。

【临床表现】本病无功能，确诊时肿瘤已较大，压迫及破坏垂体较显著。患者常有垂体功能低下的症状，一般促性腺激素分泌最先受影响，其次为TSH低下，最后影响ACTH。少数患者有尿崩症。

【诊断】镜下肿瘤细胞以各种组织病理学模式排列，SF-1和（或）ER-α阳性，27%的腺瘤表达T-Pit，垂体激素和垂体转录因子均阴性表达，而嗜铬粒蛋白和突触素阳性表达。

【治疗】手术彻底切除的可能性较小，药物治疗效果差，无进展生存期较短。

七、多激素和双激素腺瘤

表达2种或2种以上垂体激素的腺瘤为多激素和双激素腺瘤，包括产生GH/PRL/TSH的腺瘤、具有侵袭性的多激素Pit-1阳性腺瘤（以前称为沉默型3腺瘤）等，临床表现取决于何种异常分泌的垂体激素。

本病要与嗜酸性干细胞腺瘤（一种PRL细胞分化肿瘤）相鉴别，后者若有症状和体征，多与PRL升高有关。

多激素和双激素腺瘤可能为大腺瘤，侵袭性高，但2/3以上的患者可手术切除，预后较好。放疗、内科治疗和随访见本章第一节。

（杨　震　程怀东）
（审稿　陈正堂　李　明）

参考文献

程怀东，方仁杏. 脑肿瘤//陈振东，王雅杰，唐金海，等. 肿瘤综合治疗学. 合肥：安徽科学技术出版社，2015：1-16.

刘小海，代从新，王任直. 2018年欧洲内分泌协会难治性垂体腺瘤和垂体腺癌诊治指南. 中华医学杂志，2018，98（20）：1561-1564.

刘小海，王任直. 难治性垂体腺瘤发生率及命名思考. 中国神经精神疾病杂志，2019，45（8）：500-501.

中国垂体腺瘤协作组，中华医学会神经外科学分会. 中国难治性垂体腺瘤诊治专家共识（2019）. 中华医学杂志，2019，99（19）：1454-1459.

中国垂体腺瘤协作组，中华医学会神经外科学分会. 中国复发性垂体腺瘤诊治专家共识（2019）. 中华医学杂志，2019，99（19）：1449-1453.

中国垂体腺瘤协作组. 中国垂体催乳素腺瘤诊治共识（2014版）. 中华医学杂志，2014，94（31）：2406-2411.

中国垂体腺瘤协作组. 中国库欣病诊治专家共识（2015）. 中华医学杂志，2016，96（11）：835-840.

中国垂体腺瘤协作组. 中国垂体促甲状腺激素腺瘤诊治专家共识（2017）. 中华医学杂志，2017，97（15）：1128-1131.

中国垂体腺瘤协作组. 中国垂体腺瘤外科治疗专家共识. 中华医学杂志，2015，95（5）：324-329.

Almeida JP, Stephens CC, Eschbacher JM, et al. Clinical, pathologic, and imaging characteristics of pituitary null cell adenomas as defined according to the 2017 World Health Organization criteria: a case series from two pituitary centers . Pituitary, 2019, 22(5):514-519

Aydin S, Comunoglu N, Ahmedov ML, et al. Clinicopathologic characteristics and surgical treatment of plurihormonal pituitary adenomas. World Neurosurg, 2019, 130:e765-e774.

Beck-Peccoz P, Giavoli C, Lania A. A 2019 update on TSH-secreting pituitary adenomas. J Endocrinol Invest, 2019, 42(12):1401-1406.

Cohen-Inbar O, Xu Z, Lee CC, Prognostic significance of corticotroph staining in radiosurgery for non-functioning pituitary adenomas: a multicenter study. J Neurooncol, 2017, 135(1):67-74.

Daniel E, Aylwin S, Mustafa O, et al. Effectiveness of metyrapone in treating Cushing's syndrome: A retrospective multicenter study in 195 patients. J Clin Endocrinol Metab, 2015, 100(11):4146-4154.

Donoho DA, Bose N, Zada G, et al. Management of aggressive growth hormone secreting pituitary adenomas. Pituitary, 2017，20(1):169-178.

Dyer MW, Gnagey A, Jones BT et al. Perianesthetic management of patients with TSH-secreting pituitary adenomas. J Neurosurg Anesthesiol, 2017, 29(3):341-346.

Fukuhara N, Horiguchi K, Nishioka H, et al. Short-term preoperative octreotide treatment for TSH-secreting pituitary adenoma. Endocr J,2015, 62(1):21-27.

Higham CE, Johannsson G, Shalet SM. Hypopituitarism. Lancet, 2016, 388(10058):2403-2415.

Lodish M. Cushing's syndrome in childhood: update on genetics, treatment, and outcomes. Curr Opin Endocrinol Diabetes Obes, 2015, 22(1):48-54.

Melmed S. Pituitary-tumor endocrinopathies. N Engl J Med, 2020, 382(10):937-950.

Molitch ME. Diagnosis and treatment of pituitary adenomas: A review. JAMA, 2017, 317(5):516-524.

Ng S, Fomekong F, Delabar V, et al. Current status and treatment modalities in metastases to the pituitary: a systematic review. J Neurooncol, 2020, 146(2):219-227.

Nieman LK, Biller BM, Findling JW, et al. Treatment of Cushing syndrome. J Clin Endocrinol Metab, 2015, 100(8):2807-2831.

Nishioka H, Inoshita N. New WHO classification of pituitary adenomas (4th edition): assessment of pituitary transcription factors and the prognostic histological factors. Brain Tumor Pathol, 2018, 35(2):57-61.

Osamura RY, Grossman A, Korbonits M, et al. Pituitary adenoma//Lloyd RV, Osamura RY, Kioppel G, et al. WHO Classification of tumours of endocrine organsM. 4th ed. Lyon: IARC, 2017:14-18.

Petersenn S. Management of aggressive pituitary tumors-A 2019 Update. Horm Metab Res,:2019, 51(12):755-764.

Zadalla M , Maria S , Konstantina SA, et al. TSH-secreting pituitary adenomas treated by gamma knife radiosurgery: our case experience and a review of the literature. Hormones, 2016, 15(1):122-128.

第 19 章

神经内分泌肿瘤

第一节　概　述

神经内分泌肿瘤（neuroendocrine neoplasms，NENs）是一组起源于弥散神经内分泌系统（diffuse neuroendocrine system，DNES）的肿瘤。在以往的文献中，NENs的英文为neuroendocrine tumors（NETs），但自2010年起，WHO肿瘤组织学分类以NENs泛指所有源自神经内分泌细胞的肿瘤，将其中的高分化NENs命名为神经内分泌瘤（neuroendocrine tumor，NET），低分化NENs命名为神经内分泌癌（neuroendocrine carcinoma，NEC）。

【流行病学】NENs临床罕见，但近年发病率在逐渐上升。根据美国SEER数据库，NENs的年发病率由1973年的1.09/10万增加到2012年的6.86/10万，推测其原因与诊断技术进步和医师的重视程度提高有关。

NENs可发生在甲状腺、甲状旁腺、肺、支气管、胸腺、胰腺与胃肠道、泌尿生殖系统、肾上腺、乳腺等任一内脏器官，也可发生在头颈部、皮肤、副神经节、垂体和颅咽管，但肌肉和骨骼几无报道。NENs中，胃肠胰NENs（gastroenteropancreatic NENs，GEP-NENs）最常见，占所有NENs的55%～70%。呼吸系统次之，约占25%。在全体人群中，GEP-NENs发病率约为3.56/10万，其中胰腺占49.8%，直肠24.3%，阑尾占11.1%，胃占7.2%。

【发病机制】人体各器官广泛分布有胺前体摄取和脱羧基（amine precursor uptake and decarboxylation，APUD）进而产生胺和（或）肽类激素的细胞，称为APUD细胞，源于此类细胞的肿瘤以往称为APUD瘤（APUDoma）。后来发现神经系统内的许多神经元也具有与APUD细胞相同的内分泌功能，即分泌性神经元，这样神经系统和内分泌系统就构成了一个DNES。

DNES的中枢部分包括下丘脑-垂体轴的细胞和松果体细胞，周围部分包括分布在消化系统中的胰、阑尾、胃、肝、胆囊、结直肠及呼吸、泌尿生殖道等的内分泌细胞。与此相对应，NENs分为两大类。一类起源于内分泌腺体，如垂体、甲状腺、甲状旁腺、肾上腺；另一类起源于弥散的肽能神经元和神经内分泌细胞。NENs可因部位不同而有明显恶性度和临床表现的差别。

根据胚胎起源，NENs可被分为前肠型（肺、胸腺、食管、胃、十二指肠第一部分和胰腺）、中肠型（十二指肠第二部分、空肠、回肠、阑尾和升结肠）以及后肠型（横结肠、降结肠和直肠）。

根据是否产生神经内分泌物质并进而引起相应的症状和体征，NENs又分为功能性和无功能性两类。无功能性NENs的诊断十分困难，确诊有赖于病理检查；功能性NENs分泌神经内分泌活性物质并有相应症候群，经常与类癌、胰腺或内分泌腺体有关，诊断相对较为容易。所有的NENs都可能分泌嗜铬粒蛋白A（chromogranin A，CgA）、神经元特异性烯醇化酶（neuronspecific enolase，NSE）、β人绒毛膜促性腺激素（β-human chorionic gonadotropin，β-HCG）等神经内分泌产物，但这些物质并不会引发特定的激素综合征。

NENs还可分为散发性及遗传性两大类，散发性NENs最为常见。遗传性NENs通常是多发性内分泌腺瘤病（multiple endocrine neonplasia，MEN）的表现之一，也与冯·希佩尔-林道病（Von Hippel-Lindau disease，VHL病）、结节性硬化症、神经纤维瘤病等存在一定的相关性，见第22章第二十三节、第九节和第17章第二节。

NETs随疾病进展，恶性程度会增高，但是否会转变成NEC尚无定论。

【临床表现】无功能NENs如有症状与体征，与所在部位的其他肿瘤相同。功能性NENs主要的特征是过量分泌神经内分泌激素，从而产生相应的临床表现，可伴或不伴占位效应（表19-1）。

表19-1 不同部位神经内分泌肿瘤的临床表现*

主要部位	胺类及激素	综合征/主要临床表现
类癌#	5-羟色胺、组胺	类癌综合征（阵发性面色潮红、腹泻、哮喘、心慌）
胃/胰腺	胃泌素	卓-艾综合征（腹痛、腹泻、食管反流，消化性溃疡）
胰腺	胰岛素	胰岛素瘤（低血糖症）
胰腺	血管活性肠肽	水样腹泻-低血钾-无胃酸综合征（水样腹泻、低钾、胃酸缺乏症）
胰腺	胰高血糖素	胰高血糖素瘤（游走性皮炎、高血糖、体重减轻、血栓）
胰腺	生长抑素	生长抑素瘤（糖尿病、胆囊疾病、腹泻、脂肪泻、胃酸缺乏症、体重减轻）
肺/支气管	促肾上腺皮质激素	库欣综合征

注：*.表中所列未包括垂体腺瘤，它们的临床表现见第18章
#.类癌可发生在胸腹腔等任一器官，如空肠、回肠、结肠、十二指肠、阑尾、直肠、胃、支气管/肺、胸腺

与全身其他器官组织的占位性病变相比，NENs具有下列特点：①许多NENs单从组织形态不能区别良性还是恶性。②不同部位但同一类型的内分泌细胞及肿瘤形态上相似，如不知取材部位则形态上无法确定原发灶（如垂体和胰腺内分泌肿瘤形态相似）。③功能性NENs有明显异位激素相关的症状，但可能病灶较小级别较低，有可能不被现有影像学检查手段所发现。④NENs都有恶性潜能，NEN G1也可以复发和转移，只是复发和转移的发生率比其他级别的NENs低。⑤同一种病理类型常因部位不同而有良恶性程度的明显差异，例如直肠类癌的预后明显好于阑尾和肺类癌；垂体的NENs几乎均为NET，复发转移风险很低，其诊断术语也经常用"腺瘤"代之（见第18章）；而肺、胰腺和小肠的NENs均具有潜在恶性，胃泌素瘤和生长抑素瘤80%～90%有较高的转移风险。

【诊断】基于症状、体征的实验室检查对功能性NENs的诊断十分重要，功能成像及各种常规的影像学检查有助于肿瘤定位。确诊有赖于病理检查，尤其是肿瘤级别的确定。

1.实验室检查

（1）肽类/胺类激素：有表19-1所述一或多种表现者提示功能性NENs，应酌情检查：①多肽激素，如胃泌素、促肾上腺皮质激素、胰岛素/血糖比值、胰高血糖素、生长抑素、血管活性肠肽（vasoactive intestinal peptide，VIP）。②生物活性胺、儿茶酚胺及其代谢产物，如24小时尿液5-羟色胺（5-hydroxytryptamine，5-HT）、5-羟吲哚乙酸（5-hydroxyindoleacetic acid，5-HIAA）、5-羟基色氨酸（5-hydroxytryptophan，5-HTP）、香草扁桃酸（vanilmandelic acid，VMA）及甲氧肾上腺素等。

（2）CgA：存在于大部分NENs细胞，与肽类或胺类激素共同释放，血清或血浆CgA升高诊断NENs的敏感度和特异度均在70%～100%，是最有价值的NENs通用肿瘤标志物。循环血中的CgA与肿瘤的体积、累及范围有关，有报道血浆CgA水平升高见于67%～81%的晚期NEN，而局限性NEN仅有11%～30%，故CgA还可用于NENs疗效监测及预后随访。但在肝肾功能不全、慢性萎缩性胃炎患者，血浆CgA可能升高。质子泵抑制剂、生长抑素类似物可影响血浆CgA水平测定，应予注意。

（3）β-HCG：主要用于鉴别NENs是否具有潜在恶性，可视情况检测。

2.影像学及内镜检查

（1）超声及超声内镜、X线片、CT、MRI、DSA等常规影像学检查，对于NENs的诊断价值与相应部位肿瘤相同，不再赘述。

（2）功能成像如生长抑素受体闪烁成像（somatostatin receptor scintigraphy，SRS），可显示原发肿瘤及转移病灶的分布，检测胰岛素瘤之外的NENs，敏感度和特异性可达80%～90%。SRS检出胰岛素瘤的敏感性低，主要是因为胰岛素瘤大多数是低级别NENs，生长抑素受体（somatostatin receptor，SSTR）不表达或低表达。相反，由于SSTR类似物结合了肽类，部分正常脏器（如甲状腺、脾、肝和脑垂体）会因生理摄取而显影，肉芽肿、乳腺良性或恶性病变以及其他类型的肿瘤（如脑膜瘤、淋巴瘤）也可能出现假阳性。

PET-CT诊断NENs的效果仍有争论，但葡萄糖代谢增高提示肿瘤有侵袭性和转移性倾向，可间接帮助诊断。

3.病理检查　在组织病理检查的基础上，结合突触素（synaptophysin，Syn）、CgA、促泌素（secretagogin，SCGN）等免疫组化检查，一般能对NENs做出诊断。Syn存在于所有正常和肿瘤性神经内分泌细胞中，广泛表达于神经内分泌肿瘤细胞的胞质中并呈弥漫性阳性。分化程度越好，Syn越是阳性表达。NEC的Syn和CgA常弱表达。CgA在NEN细胞的胞质中表达但不一致，甚至有不表达。如在肺的小细胞NEC、直肠和阑尾NENs中，即为弱表达或不表达。Syn的特异性不如CgA高，在NEN中需要同时检测Syn和CgA来证实瘤细胞是否具有神经内分泌性质，但只要有定位准确的阳性反应，不需要半定量评价阳性强度和阳性细胞数。SCGN与CgA、Syn联合检测可增加检出率。

确定NENs分化程度和级别的主要依据是核分裂象计数（有丝分裂计数）与Ki-67增殖指数：①G_1，高分化，低级别：核分裂象计数<1个/10HPF，Ki-67增殖指数≤2%；②G_2，高分化，中间级别：核分裂象计数2～20个，Ki-67增殖指数介于3%～20%；③G_3，低分化，高级别：核分裂象计数>20个，Ki-67增殖指数>20%。级别越高，疗效越差。但并非所有NEC都是低分化，Ki-67指数>20%～50%的NETs可以是分化相对良好的组织学特征。依据核分裂象计数确定NENs级别也并非绝对可靠，许多已有转移的NENs可能找不到核分裂象。Ki-67增殖指数是通过计数若干HPF或若干平方毫米里的Ki-67阳性细胞及其百分比来确定的，鉴于HPF受显微镜和镜片不同组合的影响，有建议采用每10mm^{2}或每2mm^2（肺和胰腺的NENs）为单位来计数核分裂象，以尽可能减少不同病理中心甚至同一中心不同的病理专家之间因计数范围的差异而有不同的结果。此外，NEN的G_1、G_3核分裂象计数的临界值定的过低，也有可能导致过度治疗。

不同的学术组织对NENs的分级标准定义稍有不同，见表19-2。某些名称实际上已反映了肿瘤的分级，如肺和胸腺的类癌为G_1，非典型类癌为G_2，NECs则没有必要再进行分级。

表19-2　内分泌肿瘤的组织学分类

WHO（2010）	NCCN	中国专家共识
神经内分泌瘤 G_1（类癌）	G_1：分化好的低级别肿瘤	分化好的神经内分泌瘤（G_1、G_2）#
神经内分泌瘤 G_2	G_2：分化好的中间级别肿瘤	
神经内分泌癌 大细胞神经内分泌癌 小细胞神经内分泌癌	G_3：分化差的高级别肿瘤	分化差的神经内分泌癌（小细胞，G_3）
混合性腺神经内分泌癌@		混合性外分泌 - 内分泌癌
瘤样病变（tumor-like lesion，增生性和癌前病变）		瘤样病变

注：#.如果 Ki-67 > 20%，归为 G_3

@.同时含有腺管样上皮和神经内分泌细胞，两组成分均具恶性潜能，每一组成分至少要超过30%

不同部位的NENs有相应的TNM分期原则，见有关章节。

【鉴别诊断】 临床方面，功能性NENs需要与类似表现的内外科疾病鉴别，如果找不到明确的占位病灶，鉴别诊断或有困难。无功能NENs需要与相应部位的占位性病变区别。病理诊断方面，NENs需与以下肿瘤相鉴别：①小细胞非角化型鳞癌或基底细胞样鳞癌；②转移性小细胞癌；③低分化腺/鳞癌或未分化癌；④原始神经外胚层肿瘤；⑤恶性淋巴瘤或恶性黑色素瘤。

【治疗】 NENs存在高度异质性，治疗需要考虑包括肿瘤负荷、症状体征、组织病理学、生长速度在内的所有因素。无功能局限性NENs，手术是治疗首选，但很小的肿瘤如果诊断明确可以观察。和其他肿瘤明显不同的是，药物治疗在功能性NENs中有重要作用。NEC常有局部或远处转移，需采用以手术为主的综合治疗。

1.手术　不伴转移的限于黏膜、黏膜下层的分化良好的NENs可行内镜下治疗，肿瘤突破黏膜下层、病灶直径>2cm、分化差及有脉管侵犯者应选择开放式手术。

孤立转移灶和原先不可切除但经治疗后缓解的病灶仍可考虑手术切除。有报道，某些NENs选择性肝转移病灶切除术的10年生存率为50.4%，5年生存率为41%~100%。不可切除的肝转移灶，可酌情栓塞或射频消融治疗。局部复发引起相关症状或神经内分泌激素明显异常时，可争取姑息性手术切除。但是，晚期无功能NENs姑息性减瘤术的必要性尚有争议。

2.药物治疗　包括生长抑素类似物（soma-tos-tatin analogues，SSAs）、干扰素等生物治疗、化疗、分子靶向治疗和免疫治疗。

（1）生长抑素类似物：奥曲肽、兰瑞肽及其长效制剂能抑制多种激素分泌和释放，症状缓解率可达70%~90%，可作为分化好、没有广泛肝转移NEN患者首选的生物治疗。长效和短效奥曲肽制剂治疗效果相同，但长效制剂比短效制剂用药方便。用法：奥曲肽50μg皮下注射，每天2~3次。4~7天后过渡为长效肌注制剂。长效奥曲肽LAR（octreotide long-acting release）20~30mg，深部臀肌内注射，1次/月。或兰瑞肽水凝胶（1anreotide Autogel）60~120mg，1次/4~6周，深部皮下注射。治疗的剂量和间隔时间根据临床反应决定，老年人和肾功能不全者需调整剂量。上述药物均可用至疾病进展（多在治疗9~12个月后）、症状加重或不能耐受。耐药时加大药物剂量仍可能有效。如果症状仅是在下次给药前出现，可改为1次/3周给药。SSAs不良反应主要是恶心呕吐、眩晕、面部潮红。本药抑制胆囊收缩素和胰酶分泌，可能引发或加重胆囊结石，但很少影响到治疗。预防性使用去氧胆酸有助于预防胆囊结石发生。部分患者因长期乳糜泻导致钙及脂溶性维生素缺乏，胰岛素分泌被抑制导致糖耐量受损甚至糖尿病，有些患者出现甲状腺功能减退，治疗过程应注意相应的检查和处理。

（2）干扰素：干扰素-α可有效控制由于激素产生和释放引起的症候群，生化缓解率约40%，症状缓解率15%~40%，客观缓解率11%。推荐剂量（3~24）×10⁶U，每日1次或每2日1次，皮下或肌内注射。主要不良反应有乏力、骨髓抑制、发热、流感样症状和抑郁。由于本药的不良反应较多，一般与SSAs联合应用或用于SSAs耐药后的治疗，不推荐作为NENs的一线治疗。

（3）化疗：常用的静脉化疗药物有蒽环类抗生素、氟尿嘧啶、链脲霉素、达卡巴嗪、顺铂、紫杉醇、依托泊苷等，口服药物主要有替莫唑胺。NENs的G_1/G_2对化疗不敏感，只在其他治疗失败时选用。G_2且肿瘤负荷较高和（或）疾病处于进展期的NEN，可选择以链脲霉素为基础的方案，但国内缺乏此药。G_3对化疗药物相对敏感，化疗是其主要治疗手段。一线治疗方案为伊立替康联合顺铂（IP方案）或依托泊苷联合顺铂（EP方案），进展后可选择FOLFOX方案或FOLFIRI方案。替莫唑胺（150mg/m² 口服，d1~7，每2周重复）联合沙利度胺（50~400mg/d，平均100mg/d，连续口服）、吉西他滨联合奥沙利铂（GEMOX）、卡培他滨联合奥沙利铂、卡培他滨联合替莫唑胺，均有一定效果。

（4）分子靶向治疗：① 哺乳动物西罗莫司靶蛋白（mammalian target of rapamycin，

mTOR）抑制剂依维莫司10mg/d，口服，每日1次，连续应用至病情进展或副作用不能耐受，副作用较重的可减为5mg/d。在一项前瞻性、随机、安慰剂对照的Ⅲ期研究（RADIANT-3）中，410例高、中分化的晚期胰腺NENs患者分别接受安慰剂和依维莫司10mg/d。依维莫司组的mPFS为11个月，而安慰剂组仅为4.6个月（$P<0.001$）。奥曲肽长效制剂联合依维莫司治疗类癌患者，缓解率为20%，中位PFS为60周。②舒尼替尼37.5mg，口服，每日1次，连续应用至病情进展或副作用不能耐受。一项纳入171例晚期胰腺NEN患者的随机、安慰剂对照的Ⅲ期临床试验（A6181111）显示，与安慰剂组相比，舒尼替尼组患者的PFS明显延长（11.4个月vs 5.5个月），客观缓解率为9.3%，且有2例完全缓解。仑伐替尼治疗晚期GEP-NENs的客观缓解率为29%，其中胰腺NENs为42.3%，胃肠NENs为16.3%。用法：8~12mg，口服，每日1次，持续用至疾病进展或出现不可耐受的毒性反应。

3.放射性核素治疗 肽受体介导的放射性核素治疗（peptide receptor radionuclide therapy，PRRT）对于NENs的缓解为15%~35%。

4.免疫治疗 用于NENs的效果不十分理想。帕博利珠单抗治疗107例 NENs患者，ORR仅为3.7%。根据PD-L1表达、肿瘤突变负荷（tumor mutation burden，TMB）、微卫星不稳定（microsatellite instability，MSI）和错配修复缺陷（mismatch repair deficiency，dMMR）检查指导用药或能提高疗效。

5.放疗 可酌情用于不能手术、局部复发或转移性NENs的姑息治疗。

【预后】不同部位的NENs预后有较大差异。总生存期的长短取决于诊断时疾病的范围和肿瘤分化的程度。肿瘤的组织病理学、Ki-67指数、大小和部位、年龄等也影响预后。

【随访】几乎所有的NENs都具有恶性潜能，所以应该长期随访。一般，根治术后3~6个月开始，随访内容包括完整的病史、查体、生化指标（血浆CgA），CT、MRI以及内镜检查根据病情选择。此后每 6~12个月复查一次，高级别NENs持续10年，低级别NENs酌情延长随访频率及持续时间。持续升高的CgA血浆水平或有NENs相关的症状体征，提示肿瘤复发可能，CgA升高超过2倍正常值的转移性NEC的生存期更短。

有胺类神经递质释放的NENs，应随访5-HIAA。该项检查易被一些食物或药物干扰，检查前48小时应禁食牛油果、皱皮瓜、香蕉、茄子、菠萝、李子、西红柿、山核桃、大蕉、猕猴桃、海枣、葡萄柚、蜜瓜、核桃，避免饮用咖啡、含酒精饮料。对乙酰氨基酚、麻黄碱、安定、尼古丁、愈创木酚甘油醚、苯巴比妥等药物可使5-HIAA升高。

生长抑素受体显像不建议作为术后常规的监测项目，如怀疑肿瘤复发或转移可以考虑。

（刘 铭）

第二节 甲状腺/甲状旁腺肿瘤

一、家族性甲状腺非髓样癌

甲状腺非髓样癌（non-medullary thyroid carcinoma，NMTC）是起源于甲状腺滤泡细胞的恶性肿瘤，包括乳头状癌、滤泡状癌和未分化癌。家族性甲状腺非髓样癌（familial nonmedullary thyroid carcinoma，FNMTC）的特征是一级亲属中患有NMTC≥2例，其发病机制及临床表现与散发甲状腺非髓样癌（sporadic non-medullary thyroid carcinoma，SNMTC）有较大不同。

【发病机制】FNMTC有两种发病形式：①单纯FNMTC，也称为非综合征FNMTC，常染色体显性遗传，患者以甲状腺癌为主要表现形式，合并有其他肿瘤。研究发现了14个与FNMTC易感性相关的基因：*DICER1*、*FOXE1*、*PTCSC2*、*MYH9*、*SRGAP1*、*HABP2*、*BRCA1*、*CHEK2*、*ATM*、*RASAL1*、*SRRM2*、*XRCC1*、*TITF-1/NKX2.1*、*PTCSC3*，其中*FOXE1*和*HABP2*基因得到了不同研究组的验证。②伴随遗传性疾病综合征出现的FNMTC，如家族性腺瘤样息肉病（familial adenomatous polyposis，FAP）、Cowden综合征、Carney联合体（Carney complex）、Pendred综合征和Werner综合征）。甲状腺癌仅为其次要表现形式，患乳腺癌和肾细胞癌的概率也高于一般人群。

【流行病学】FNMTC约占甲状腺癌的5%，平均发病年龄约为38岁。女性与男性比例约为2∶1，与SNMTC相比男性比例略高。

【临床表现】FNMTC症状与体征与SNMTC相似，但在甲状腺内常见多中心病灶及双侧发生，甲状腺包膜侵犯多见，肿物的质地常偏硬，边缘不清，凹凸不平。区域性淋巴结转移较少但易发生锁骨上、颈静脉旁和气管旁甚或腋窝淋巴结转移，少数患者初诊就可能有颈部转移性包块、肺转移、多合并有良性甲状腺疾病或有甲状腺功能亢进。

【诊断】患者一级亲属中FNMTC≥2例是诊断本病的重要依据，影像学等常规检查与SNMTC相同。病理检查乳头状癌占大多数（85.7%），未分化癌较少见（2.3%），其余主要为嗜酸细胞肿瘤。肿瘤较多累及甲状腺双侧，腺体内播散较散发型多见（40.7% *vs* 28.5%），常合并多发性良性甲状腺肿。FAP患者的甲状腺癌多为局限性病变包膜完整，肿瘤包膜和间质中纤维化明显。

【治疗】治疗原则与SNMTC相同。由于本病具有多灶性、局部复发率高、易发生区域外淋巴结转移和预后较差的特点，手术需要双侧腺叶切除并常规清扫中央区淋巴结，术后常规应用内分泌抑制治疗及放射性碘治疗。

FAP及其他家族性综合征患者的甲状腺结节，即使活检未见明显恶性征象，也应采用甲状腺全切除手术。

【预后】FNMTC更易出现复发与转移，预后差于SNMTC。

【随访】随访的原则与SNMTC相同。年龄大于18岁的FNMTC家族成员建议每年进行一次超声检查，如发现异常，则进入后续的甲状腺肿瘤检查程序。

（李敬国）

二、甲状腺髓样癌

甲状腺髓样癌（medullary thyroid carcinoma，MTC）是起源于甲状腺滤泡旁细胞即C细胞的恶性肿瘤，C细胞位于甲状腺叶的中上部，属于神经内分泌细胞，分泌降钙素。

【流行病学】本病占甲状腺恶性肿瘤的1%～2%，分为散发性和遗传性，散发性甲状腺髓样癌（sporadic medullary thyroid carcinoma，SMTC）占MTC的70%～80%，多为中老年患者，女性稍多。遗传性甲状腺髓样癌（hereditary medullary thyroid carcinoma，HMTC）占20%～30%，发病年龄较SMTC提前10～20年，男女发病率无差异。

【发病机制】MTC可能与原癌基因*RET*有关，它位于10号染色体长臂，含21个外显子，编码一种属于酪氨酸激酶受体超家族的跨膜蛋白。*RET*突变可导致甲状腺C细胞内外区蛋白构象改变，增强*RET*的转化能力，使酪氨酸激酶自动磷酸化，进而诱导细胞增生过度而发生癌变。几乎所有的多发性内分泌腺瘤（multiple endocrine neoplasia，MEN）、HMTC患者均可检出*RET*基因突变，约50%的*SMTC*存在体细胞*RET*突变。缺乏*RET*遗传突变的患者中，约有10%存在*HRAS*、*KRAS*基因突变，还有极少为*NRAS*基因突变。

HMTC是一种常染色体显性遗传疾病，根据突变部位可将携带者的疾病危险度分为三类：①最高危（MEN2B患者和密码子918T突变）；②高危（密码子C634和RET密码子A883F突变）；③中危（除RET密码子M918T、C634、A883F以外的突变）。

【临床表现】初诊局限期患者的症状、体征与一般的甲状腺肿瘤很难区别。SMTC多为单发甲状腺肿瘤，HMTC多为双侧甲状腺多中心肿瘤。50%～80%患者就诊时已存在颈中央组及外侧区域淋巴结转移，是本病较具特征性的表现。远处转移至肺、骨、肝、脊髓等可引起相应的症状。MTC可分泌降钙素，但临床很少见到血钙降低。此外，还可分泌多种肽类及肽类激素和相应的神经内分泌症状，包括腹泻、面色潮红、心悸、哮喘等伴癌综合征。

【诊断】MTC术前诊断十分困难，确诊有赖于病理，血清钙、降钙素、癌胚抗原（Carcino-Embryonic Antigen，CEA）具有重要临床价值。

1.降钙素 术前血清降钙素基线水平常能预示淋巴结转移范围（表19-3），但也有部分患者降钙素水平正常。降钙素原是降钙素的前肽，可能对MTC诊断具有一定的特异性和阴性预测值作用。

表19-3 血清降钙素与淋巴结转移的关系

降钙素值	淋巴结转移可能性
＜20pg/ml	通常无中央区淋巴结转移
＞20pg/ml	可能转移至同侧中央区及同侧侧颈淋巴结
＞50pg/ml	可能转移至对侧中央区淋巴结
＞200pg/ml	可能转移至对侧颈转淋巴结
＞500pg/ml	可能转移至上纵隔淋巴结

2.CEA 术前50%以上的MTC患者CEA水平升高，＞30 ng/ml可能预示患者不能经手术得到治愈，＞100ng/ml可能预示广泛的淋巴结浸润和远处转移。术后监测CEA水平有助于疾病进展的监测。

3.核素扫描 神经内分泌肿瘤可吸收[131]I-间位碘代苄胍（一种去甲肾上腺素类似物），可通过核素扫描判断MTC是否复发及远处转移。此外，MTC可表达生长抑素受体，可应用放射性核素标记的生长抑素受体协助诊断。

4.组织病理学 巨检呈灰白或灰褐色、界线尚清楚的肿块，常无完整包膜。镜检肿瘤细胞主要由肥胖的梭形细胞和多角形细胞组成，排列成片状、巢状或不规则的岛状，癌巢之间多有不等的富于血管的纤维间隔。典型的细胞核有细的点彩状染色质，细胞质呈嗜酸或嗜双色性细颗粒状，80%可出现淀粉样物质。免疫组化降钙素通常呈强阳性，少数可显示阴性，还可表达其他广谱神经内分泌标志物。

MTC确立后，有条件的应进行遗传学检查。

【分期】MTC有独立的TNM分期（表19-4），此分期没有考虑到遗传性、RET突变及年龄等影响预后的重要因素。

表19-4 MTC的TNM分期

分期	TNM 组合			TNM 的简明定义
I期	T₁	N₀	M₀	T：肿瘤局限于甲状腺内，最大径≤2 cm
II期	T₂	N₀	M₀	T₁ₐ：肿瘤局限于甲状腺内，最大径≤1 cm；T₁ᵦ：肿瘤局限于甲状腺内，最大径＞1 cm但≤2 cm
	T₃	N₀	M₀	T₂：肿瘤局限于甲状腺内，最大径＞2 cm但≤4 cm T₃：肿瘤局限于甲状腺内，最大径＞4 cm，或者任何大小的肿瘤伴有最小程度的腺外浸润（如侵犯胸骨甲状肌或甲状腺周围软组织）
III期	T₁～₃	N₁ₐ	M₀	T₄：甲状腺外浸润
IV期A	T₁～₃	N₁ᵦ	M₀	T₄ₐ：任何大小的肿瘤浸润超出甲状腺包膜至皮下软组织、喉、气管、食管、喉返神经
IV期B	T₄ₐ	任何N	M₀	T₄ᵦ：肿瘤侵犯椎前筋膜或包绕纵隔血管或颈总动脉
	T₄ᵦ	任何N	M₀	N：区域淋巴结转移 N₁ₐ：VI或VII区淋巴结转移，单侧或双侧
IV期C	任何T	任何N	M₁	N₁ᵦ：I、II、III、IV、V区或咽后壁淋巴结转移，单侧或双侧 M：远处转移

【鉴别诊断】局限的MTC需要与其他病理类型的甲状腺癌和各种甲状腺疾病（如甲状腺腺瘤、结节性甲状腺肿、亚急性甲状腺炎、慢性淋巴细胞性甲状腺炎、纤维性甲状腺炎等）相鉴别。此外，HMTC患者需进一步排查是否合并肾上腺嗜铬细胞瘤和甲状旁腺增生即多发性内分

泌腺瘤2A型（multiple endocrine neoplasia 2A，MEN2A），或合并多发黏膜神经瘤、马方综合征即多发性内分泌腺瘤2B型（multiple endocrine neoplasia 2B，MEN2B）。

【治疗】

1.预防性手术　HMTC可在肿瘤发生前切除甲状腺。手术的时机和范围详见表19-5。

表19-5　预防性甲状腺切除时机及范围

ATA风险水平	RET基因检测年龄	第1次超声检查年龄	第1次降钙素检测年龄	预防性手术年龄	甲状腺手术范围
最高危	出生时进行或尽早	尽可能早或1岁内	尽早但慎重	尽可能早（出生1个月内）或1岁以内	术中能否辨认甲状旁腺，不能就不做清扫
高危	-	3岁开始	3岁开始	5岁左右，若降钙素升高可提前	降钙素＞40ng/L，影像学或直接观察有淋巴结转移的证据行清扫术
中危	-	5岁开始	5岁开始	童年或青春期进行，父母担心可提前至5岁	年龄小的患儿可观察，肿块明显触及或淋巴结明显转移做中央区淋巴结行清扫术

2.治疗性手术　局限的MTC以手术治疗为主。HMTC常表现为双侧多发病灶，应行扩大切除。局限于一侧腺叶的SMTC，因可能存在多灶性病变（10%～20%），一般认为应行甲状腺全切除，但有主张甲状腺腺叶+峡部切除就已足够。NCCN的建议为：肿块≥1cm或者两侧均有病灶的MTC，需要切除全部甲状腺，两侧及中央区淋巴结清扫。如果肿块≤1cm且为单侧，可甲状腺全切除，酌情颈淋巴结清扫。无远处转移或仅微小的远处转移且血清降钙素＜200pg/L者，行甲状腺切除术及Ⅵ区淋巴结清扫，若有局部淋巴结转移且血清降钙素＞200pg/L者，行甲状腺切除术Ⅵ区淋巴结清扫，并根据影像学或活检阳性的阳性颈区行该侧清扫。若出现广泛的区域或严重的远处转移、已影响呼吸或为解除局部疼痛，或为了保留语言、吞咽、甲状旁腺功能和肩部活动功能，可行姑息性颈部手术治疗。术后应监测血清钙含量，有进展性低血钙症状的患者应该服用钙和维生素D，不能撤药的患者需长期替代治疗。术后4～6周应监测血清促甲状腺激素（thyroid stimulating hormone，TSH），口服左旋甲状腺素替代治疗使TSH控制在正常范围即可，不必将其抑制到正常水平以下。

3.放疗　肿块巨大不能完整切除时可给予根治性放疗。肿块巨大侵出甲状腺外（T_{4a}和T_{4b}），虽肿块切除但切缘阳性，以及颈淋巴结转移侵犯邻近软组织扩大切除后，局部复发的高危患者除儿童外考虑辅助放疗。照射野包括颈部、上纵隔及锁骨上区域。通常放射剂量为40Gy，分20次照射，照射后甲状腺瘤床局部再分5次照射10Gy。姑息放疗尚可用于伴脑转移、骨转移、脊髓压迫等患者减轻症状。对于有高度局部复发风险（如微小或大的残留病灶、甲状腺外侵犯、广泛的淋巴结转移）和有气道堵塞风险的患者，应该考虑术后颈部和纵隔的辅助性外照射治疗。

4.^{131}I治疗　MTC不具备摄碘能力，因此放射性核素^{131}I内照射治疗无效。但若原发性肿瘤或转移的淋巴结混合了滤泡性癌或乳头状癌，术后需考虑行放射性碘治疗。

5.化疗　多柔比星、达卡巴嗪、氟尿嘧啶等常规化疗方案对MTC的效果有限，不建议对MTC进行术后辅助化疗。持续或复发性的MTC患者，单药或联合化疗方案亦不推荐作为一线治疗。

6.RET受体酪氨酸激酶抑制剂　无法手术切除的局部进展或远处转移的晚期MTC患者，靶向抑制RET和血管内皮细胞生长因子受体的酪氨酸激酶抑制剂如凡德他尼（vandetanib）、卡博替尼（cabozantinib）可作为一线单药治疗。凡德他尼用法为300mg，口服，每日1次，主要副作用为腹泻、皮疹、恶心及高血压。卡博替尼以RET基因、MET基因和血管内皮生长因子受体2为靶点，较安慰剂明显延长中位无进展生存期（11.2个月 vs 4个月）。用法：175mg，口服，每日1次，餐后2小时或餐前1小时，常见不良反应有腹泻、出血、心脏毒性等。两药均可分别口服至疾病进展或不能耐受。

【预后】影响因素有：①期别。Ⅰ～Ⅲ期的患者5年生存率约为93%，而Ⅳ期5年生存率约为28%。②年龄。5年和10年的生存率在40岁以前分别为95%和75%，40岁后的患者分别为65%和50%。③术后降钙素的倍增时间。5年及10年生存率，倍增时间<6个月者分别为25%及8%，6～24个月者分别为92%及37%，>24个月者均近100%。④原发灶大小、肿瘤胞膜外侵犯是独立的预后影响因素。此外，顽固性腹泻可能是不良预后因素。

【随访】依据手术的彻底性、肿瘤分期、术后血清降钙素和CEA水平等制订随访计划。根治术后且没有远处转移者，术后3个月应检测血清降钙素、CEA。如果在正常范围内，以后每6个月～1年检测1次。如果术后降钙素升高但<150pg/ml应行进一步的全身检查，无异常发现者以后每隔6个月检测血清降钙素、CEA以及颈部超声。如果>150pg/ml，应行颈部超声、胸部CT、肝脏CT或MRI、骨显像和骨盆MRI排除局部及远处转移。

（张菲菲）

三、甲状腺未分化癌

甲状腺未分化癌（undifferentiated thyroid carcinoma，UTC）又称间变性癌（anaplastic thyroid carcinoma，ATC）或肉瘤样癌（sarcomatoid carcinoma），是甲状腺癌中恶性程度最高的病理类型，临床极为罕见。

【流行病学】UTC占甲状腺癌的1.3%～9.8%。发病率为（1～2）/100万，女性比例为60%～70%，中位年龄为65岁，<50岁的患者不足10%。近年UTC发病率有所下降，可能与分化型甲状腺癌（differentiated thyroid carcinoma，DTC）得到及时诊断处理有关，碘摄入的适当或有贡献。

【发病机制】UTC中6%～50%有*RAS*基因突变，*PIK3CA*突变率达23%，远高于其他类型的甲状腺癌。乳头状癌常见的*RET/PTC*基因

重排在UTC很难见到，*BRAF*基因突变发生率也远低于乳头状癌。*TERT*启动子的突变发生率为33%～50%，尤其在*BRAF*或*RAS*突变患者，提示该突变可能在疾病后期进展中发挥作用。超过半数的UTC有*p53*基因失活性突变，而*PTEN*为4%～16%。部分UTC可能来源于DTC去分化。

【临床表现】UTC发展迅速，大部分确诊时可见颈前肿块、颈部淋巴结肿大。肿瘤如侵犯周围组织或器官，如食管、气管、神经、肌肉、血管等，可导致吞咽困难、呼吸困难、声带麻痹、声嘶、耳枕颈肩部疼痛、霍纳综合征（Horner syndrome）等。50%的UTC患者就诊时已有远处转移，常见转移部位是肺、骨、脑等，肝及腹腔淋巴结转移少见。迅速增大的肿块可导致甲状腺内出血及坏死，偶可引起甲状腺毒症。肿瘤侵犯甲状旁腺时，可能出现肿瘤相关的高钙血症。随着健康体检的广泛开展，偶然查出的UTC时有发生。

【诊断】甲状腺部位短期内迅速增大的肿块伴相应的压迫症状和体征，即可初步诊断为UTC。有甲状腺肿病史、DTC病史、年龄>50岁、女性尤其需要重视。

所有初治患者均应进行血常规及血生化检测，UTC有可能累及甲状旁腺而发生高钙血症。偶有患者白细胞显著增多，与肿瘤分泌粒细胞集落刺激因子过多有关。UTC不能合成和分泌血清甲状腺球蛋白（thyroglobulin，Tg），除非用于排除DTC，一般没有必要检查。

超声常用于初始筛查。低回声、内部回声不均匀、内部血流丰富且分布规则、极少囊性变、形态不规则、边界不清、微钙化、肿块纵横径比<1提示UTC。超声引导下肿瘤病灶细针或粗针穿刺活检是确诊UTC的重要手段。CT或MRI对超声无法完全探及的部位，如纵隔和Ⅱ区淋巴结尤其有用。CT可见肿块呈斑片状、絮状、条索状，部分可见钙化，增强后强化不明显。MRI对软组织的分辨力高于CT，在分辨颈部淋巴结转移及周围组织受侵范围上可能更有优势。PET-CT可用于排除远处转移。UTC没有摄碘能力，相应的核素扫描通常没有必要。

病理检查大体呈灰白或灰褐色鱼肉样组织，

部分有边界，但多与周围组织分界不清，坏死、出血多见。肿瘤细胞学特征为多核细胞，伴有大量的异型细胞核，核分裂象多见，细胞质丰富，呈嗜酸性。组织学上多呈梭形和巨细胞为主的肉瘤样形态、以上皮样细胞为主的癌样形态或者两者混合，肉瘤样形态与真性肉瘤难以区分。部分可见血管外皮瘤样形态，部分UTC可与DTC共存。

UTC不表达甲状腺转录因子（TTF-1）、促甲状腺激素（TSH）受体、甲状腺球蛋白（Tg）等甲状腺相关特异性标记，而TP53强表达。PAX-8在鳞状细胞为主的UTC中常有表达，而其他头颈部鳞癌一般不表达，因此可用于两者的鉴别诊断。CK、EMA、Vimentin等上皮或间叶的表达标记无明显特异性。

所有UTC一经确诊即为Ⅳ期，肿瘤局限于甲状腺腺体内且没有区域淋巴结转移为ⅣA期，肿瘤超出甲状腺无论有无区域淋巴结转移为ⅣB期，有远隔脏器转移为ⅣC期。

【鉴别诊断】经常需要鉴别的疾病有以下几种。

1.许特尔（Hürthle）细胞肿瘤　起源于滤泡细胞，分为许特尔细胞腺瘤和许特尔细胞癌，后者可视为FTC的一种类型，十分少见。肿瘤中嗜酸性细胞≥75%，包膜完整，但可有包膜浸润和（或）血管侵犯。本病恶性程度高于其他DTC，治疗与DTC相同。

2.甲状腺髓样癌　见前述。

3.甲状腺伴胸腺样分化的梭形细胞肿瘤（spindle cell tumor with thymus-like differentiation，SETTLE）　是一种罕见的甲状腺低度恶性肿瘤，即使发生转移亦可长期生存，好发于儿童及青年，肿瘤细胞以梭形细胞为主，融合腺管样结构，呈双相分化。治疗上以手术为主，或辅以放化疗。

4.甲状腺具有靴钉样特征的乳头状癌　是新近认识的一种甲状腺肿瘤，由Tang等首先报道。其特点是在甲状腺乳头状癌（papillary thyroid carcinoma，PTC）中细胞失去极性/黏附性并呈靴钉状特征，占所有PTC比例不足1%。好发于女性，发现时多已发生淋巴结和或远处转移，治疗参见PTC。

5.甲状腺大细胞淋巴瘤　常同时伴有淋巴细胞

性甲状腺炎，可有淋巴瘤全身表现，如无痛性淋巴结肿大、低热、消瘦等，诊断有赖于病理检查。

6.纤维性甲状腺炎　与甲状腺癌难以鉴别。甲状腺弥漫性增大，质硬，常与周围组织固定并产生压迫症状，但甲状腺的外形基本能够保持，诊断有赖于病理。

7.甲状腺腺瘤　多无自觉症状，大多为单个，质地偏软且与周围组织无粘连。肿瘤生长缓慢，有时短期内突然增大，伴有疼痛，多为囊内出血所致。少数较大肿瘤可压迫周围组织引起气管移位。诊断主要依赖于超声和手术活检。

【治疗】UTC无摄碘能力，也不受TSH的影响，DTC的常规治疗手段对其无效，手术、放疗、分子靶向治疗等为本病的基本方法。但以DTC为主的UTC，DTC的治疗原则仍部分适用。

1.手术　ⅣA期首选手术切除。切除方式一般是甲状腺全切或次全切联合中央区和双侧颈部淋巴结清扫。ⅣB期如能做到R₁切除，则将甲状腺连同腺外病灶整体切除。ⅣC期一般不考虑手术，但解除气管或食管压迫的姑息手术可酌情选择。气管切开可以解除气管压迫但影响生活质量增加感染机会，不应视为常规，因为此时患者的生存期已经不长。意外发现的微小UTC，手术范围参照DTC。

2.放疗　术后2～3周开始，调强适形放疗较传统放疗能提高肿瘤区剂量减少周边器官损害。放疗靶区CTV应该包括全颈（Ⅱ～Ⅵ区）及上纵隔淋巴结区，当Ⅰ区或咽后淋巴结可疑或受侵时也应包括在靶区内。放疗总剂量66～70Gy，2Gy/f。

3.化疗　单用化疗效果不佳，联合手术、放疗有可能提高患者生存率。主要的化疗药物包括紫杉醇、多西他赛、蒽环类、铂类，吉西他滨、博来霉素等，可在术后1周内单药或联合用药。多柔比星是FDA批准用于UTC化疗唯一药物，常联合顺铂使用。

4.分子靶向治疗　主要是血管生成抑制剂，如仑伐替尼、索拉非尼、阿西替尼、帕唑帕尼等。维罗非尼、依维莫司、免疫检查点抑制剂等可以试用。

5.姑息治疗　UTC恶性程度高，生存期短，疗效不好者应及时转向姑息治疗。

【预后】UTC死亡率接近100%，ⅣA、ⅣB、ⅣC期的1年存活率分别为72.7%、24.8%和8.2%。手术切除彻底、女性、<60岁、肿瘤<5～7cm、能接受高剂量放疗、无远处转移、并存DTC，可能预后较好。

【随访】所有UTC患者，应在初始治疗后6～12个月，每1～3个月进行一次脑、颈部、胸腹部、盆腔的影像学检查，PET-CT酌情选择。之后1年，每4～6个月检查一次。血清Tg或碘扫描没有必要，除非并存有DTC。

（何　倩）

四、甲状旁腺癌

甲状旁腺癌（parathyroid carcinoma）是特殊且罕见的NENs。

【发病率】甲状旁腺癌仅占所有肿瘤发病率的0.005%，年发病率<1/100万。甲状旁腺功能亢进患者中，甲状旁腺癌发病率为0.1%～5%。甲状旁腺功能亢进症—颌骨肿瘤综合征（hyperparathyroidism-jaw tumor syndrome，HPT-JT）相关的甲状旁腺病变中有15%为恶性。发病年龄及性别无明显差异，此与甲状腺癌明显不同。

【临床表现】功能性甲状旁腺癌，主要表现为过高甲状旁腺素所引起的症状与体征，病初可能有疲劳、乏力、食欲缺乏、消瘦、恶心、呕吐、烦渴和多尿等非特异性症状。后期可能有：①高钙血症。血钙可>3.5mmol/L，部分患者可出现甲状旁腺危象，浓度可达正常值的3～10倍。②骨损害。表现为骨质疏松、囊状纤维性骨炎、棕色肿瘤及骨折。③肾脏损害。表现为肾结石或肾钙质沉着症。④颈部肿块。部分患者可触摸到质硬、固定的颈部肿块，若肿块累及喉返神经可有声嘶表现。⑤局部浸润和（或）转移。肿瘤可能累及甲状腺、气管、食管等邻近器官，发生颈部淋巴结转移及肺、骨等远处转移。⑥其他。少数患者可并发胰腺炎、消化性溃疡等。无功能甲状旁腺癌较之有功能的更为少见，很难及时作出正确的诊断。

【诊断】有上述临床表现者，特别是实验室检查发现明显高钙血症（>3.5mmol/L）及高甲状旁腺素血症（多为正常值上限的3～10倍），应考虑甲状旁腺癌。血碱性磷酸酶明显升高、低磷血症、尿钙持续高也有一定的诊断意义。超声、CT、MRI有助于甲状旁腺癌的术前及术后颈部复发的定位，有助于鉴别甲状旁腺瘤。⁹⁹ᵐTc闪烁扫描有较高的敏感性及特异性优于上述方法。

确诊有赖于组织病理检查，活跃的核分裂象（>5个/50HPF）、病理性核分裂象、显著的核仁、宽大的胶原条索间隔和坏死视为提示恶性。但病理有时也难区分甲状旁腺癌与甲状旁腺瘤，术后局部复发甚至远处转移才获得确诊的并非少见。也正因为如此，不推荐对疑似甲状旁腺癌在术前进行穿刺活检。

【鉴别诊断】本病需要与原发性甲状旁腺功能亢进症（hyperparathyroidism，HPT）、甲状旁腺瘤及甲状腺癌相鉴别。良性病变引起的原发性HPT，骨骼和肾脏病变相对较轻，颈部肿块少见，血清钙一般不超过3.0mmol/L，血清甲状旁腺素在正常上限的2倍以内。甲状旁腺癌有时与MEN有关，应注意相关检查。

【治疗】手术是甲状旁腺癌的最有效方法。术前术中未能确诊仅予病变腺体摘除，术后诊断为甲状旁腺癌者应在术后1个月内补行根治术。复发的肿瘤难以根治，再手术再复发的间隔时间会逐渐缩短，但减瘤术有助于缓解高钙血症，延长生存时间，改善生活质量。

化疗对本病效果有限，主要用于失去手术机会及术后复发转移的姑息性治疗。常用药物有蒽环类抗生素、长春新碱、环磷酰胺、放线菌素D、5-氟尿嘧啶等。双膦酸盐类药物及地诺单抗可用于本病的对症支持治疗，糖皮质激素主要用于缓解高钙血症危象。

术后放疗尚有争论，多数学者认为放疗效果不理想，但有放疗减少局部复发的报道。有复发高危因素（靠近切缘或切缘阳性、侵犯局部组织器官，包膜不完整），术后放疗可以考虑。姑息性放疗则没有什么争议。

内科治疗与甲状旁腺瘤相同，补液利尿、降钙素、双膦酸盐等可用于高钙血症的治疗。术后应早期给予钙和维生素D，保持血清钙在正常低限以辅助甲状旁腺恢复功能。

【预后】甲状旁腺癌大部分为惰性肿瘤，5年和10年生存率分别为78.9%～83%和60.7%～67%。预后差的因素包括手术不彻底、淋巴结及远处转移、局部复发次数、需要使用多种降血钙药和复发时较高的血钙水平。无功能甲状旁腺癌预后比有功能的要差。手术切缘阳性与否影响肿瘤复发，而肿瘤大小、年龄和血管受侵与否不影响预后。

【随访】接近50%患者术后局部复发，时间多发生在术后2～3年，但有报道术后23年复发。因此术后要长期、规则地监测甲状旁腺素（parathyroid hormone，PTH）和血钙，一般最初3年内每3个月随访1次，3～5年时每6个月1次，此后每年1次。PTH和血钙再次升高提示肿瘤复发，进一步影像学检查。无功能肿瘤只能通过影像学随访。

（钱　勇）

五、甲状旁腺功能亢进症－颌骨肿瘤综合征

甲状旁腺功能亢进症-颌骨肿瘤综合征（hyperparathyroidism-jaw tumors syndrome，HPT-JT）是一种罕见的内分泌肿瘤综合征，1958年首次发现甲状旁腺功能亢进症家族患者伴发颌骨肿瘤，1990年正式命名。本病是原发性甲状旁腺功能亢进症（primary hyperparathyroidism，PHPT）的一种。

【流行病学】多为家系报道，确切患病率尚不清楚。发病多在青春期或成年期并随年龄增长而增加，男性稍多于女性。

【发病机制】HPT-JT为常染色体显性遗传性疾病，致病基因为CDC73基因（又称HRPT2基因）。其属于抑癌基因，定位于染色体1q25-32，编码蛋白parafibromin，该蛋白为人类Paf1/RNA聚合酶Ⅱ复合体的一个亚单位，参与转录调控。CDC73基因失活突变使parafibromin部分或全部表达缺失，导致细胞异常增殖分化。因具有不完全外显率，临床表型存在差异。

【临床表现】HPT-JT最常见的表现为PHPT，部分患者仅有PHPT表现。促使患者就诊通常是因为高钙血症的相关症状和体征。高钙血症出现最早年龄为7岁，PHPT诊断的平均年龄为27岁。甲状旁腺单个腺体、良性病变为主，约20%的病例可能发生甲状旁腺癌。

尽管该综合征的命名含颌骨肿瘤，但仅约1/3的病例会发生。颌骨肿瘤起源于牙周韧带的间充质细胞，通常在30岁以前伴发，报道最小诊断年龄13岁。病灶可位于上颌骨和（或）下颌骨，病灶较大（可大于10cm），可以是双侧、多灶性，导致牙齿畸形破坏移位、面部不对称，延伸到上颌窦、眶底导致眶周肿胀，眼眶疼痛或视力改变甚至毁容。除颌骨肿瘤外，尚无合并其他部位骨肿瘤的报道。

子宫肿瘤常见于本病，50%以上女性有子宫良性或恶性病变（包括子宫内膜异位症，腺纤维瘤，子宫内膜增生，平滑肌瘤和腺肉瘤等）。临床表现为月经过多，可能需要早期子宫切除（平均35岁），部分患者有习惯性流产或不孕。约15% HPT-JT患者合并有肾脏肿瘤（如肾囊肿、多囊肾、肾脏畸胎瘤、错构瘤、Wilms瘤等），其中囊性肾病是该综合征最常见的肾脏表现。少数HPT-JT中还观察到其他肿瘤，包括Hurtle细胞甲状腺腺瘤，胰腺腺癌和睾丸混合生殖细胞肿瘤。但这些肿瘤和HPT-JT之间的关联性仍不清楚，是伴同存在还是HPT-JT的一部分并不容易确定。

【诊断】诊断应综合临床表现、生化、影像检查、手术、术后病理及CDC73基因突变检测。

实验室检查包括血清或尿液的钙、磷，血甲状旁腺激素，进一步鉴别诊断可能还需要检测血糖、血泌乳素（prolactin，PRL）、生长激素（growth hormone，GH）、胃泌素、血和尿游离皮质醇等。异常高的血清钙浓度（>12mg/dl）和PTH水平（>正常上限的3倍），应怀疑甲状旁腺癌。

颈部超声、CT、MRI，^{99m}Tc放射性核素检查等可对甲状旁腺病变进行定位检查，腹盆腔影像学检查可证实或排除合并症、并发症。口腔全

景式X线片或CT通常表现为边界清楚的膨胀性病变，可为低密度、完全不透射线或混杂密度，取决于含纤维和钙化成分。MRI T_1WI呈低至中信号，低信号区域反映骨质成分，T_2WI可见反映骨质和纤维组分的混杂信号。

甲状旁腺病变、颌骨病灶的性质需通过术后组织病理检查明确，基因检测可确认PHPT的遗传性质并有助于鉴别诊断。

【鉴别诊断】HPT-JT需要与散发性、继发性、异位性甲状旁腺功能亢进症相鉴别。散发性甲状旁腺功能亢进的骨化性纤维瘤（ossifying fibroma，OF）并不明显，也没有基因突变。继发性甲状旁腺功能亢进PTH升高但血钙低或正常，多半与慢性肾功能不全、维生素D缺乏、肠吸收不良综合征等有关。肺癌、卵巢癌、胰腺癌、PTC等可致异位性甲状旁腺功能亢进但骨病变通常轻微或不能检出。HPT-JT还需要与其他遗传性甲状旁腺功能亢进症相鉴别，见表19-6。

表19-6　遗传性甲状旁腺功能亢进症

综合征	基因	编码蛋白	PHPT 特征	其他主要表型	PHPT 手术方式
MEN1	*MEN1*	Menin	高外显率（约95%），多为轻型。多腺体受累，多为增生，也有腺瘤，腺癌罕见	PNET，垂体肿瘤	SPTX 或 TPTX 合并自体甲状旁腺移植＋胸腺切除术
MEN2A	*RET*	RET	低外显率（20%～30%），多为轻型或无症状型，单/多腺体受累，增生或腺瘤	MTC，PCC	初次颈部手术：切除病变甲状旁腺；MTC 术后：颈部探查＋切除病变甲状旁腺和（或）自体移植
MEN4	*CDKN1B*	p27Kip1	高外显率（近100%），发病年龄较晚（约56岁），单、多腺体受累，增生或腺瘤	尚未确定，垂体肿瘤、*PNET*、肾上腺肿瘤等	尚无定论
FHH1	*CaSR*	CaSR	常无症状，伴低尿钙，轻度增生	—	不推荐手术治疗，无症状者仅需观察；有高钙血症症状者可选择西那卡塞。发展为症状性 PHPT 可行 SPTX
NSHPT	*CaSR*	CaSR	出生后 6 个月内威胁生命的高钙血症，伴显著的低尿钙，重度增生	无	紧急 TPTX
ADMH	*CaSR*	CaSR	仅一个家系报道：血钙仅轻度升高，无低尿钙，增生或腺瘤	无	根据术中颈部探查结果决定
FIHPT	*CaSR* *CDC73* *MEN1*	—	异质性强，单/多腺体受累，增生/腺瘤/腺癌	无	单腺体受累：局限性甲状旁腺肿瘤切除术；多腺体受累：SPTX 或 TPTX 合并自体移植＋胸腺切除术

注：MEN. 多发性内分泌腺瘤病；FHH. 家族性低尿钙性高钙血症；NSHPT. 新生儿重症甲状旁腺功能亢进症；ADMH. 常染色体显性甲状旁腺功能亢进症；FIHPT. 家族性孤立性原发性甲状旁腺功能亢进症；SPTX. 甲状旁腺次全切除术；TPTX. 甲状腺甲状旁腺切除

就OF而言，需要鉴别的疾病有纤维囊性骨炎、颌骨动脉瘤样骨囊肿、非骨化性纤维瘤、牙源性纤维瘤、颌骨促结缔组织增生性纤维瘤、骨纤维异常增殖症、孤立性或多发性骨髓瘤，但这些疾病通常没有明显升高的血钙和PTH。

【治疗】HPT-JT相关的PHPT治疗措施与一般的甲状旁腺功能亢进症相同。甲状旁腺病变手术方式有双侧颈部探查、次全切或甲状旁腺全切除术。一般不建议预防性切除甲状旁腺。如术中确定为甲状旁腺癌，则需要采取根治手术。颌骨肿瘤根据病灶大小、位置和症状采用摘除术、刮治术和切除术。

【预后】HPT-JT预后绝大多数与甲状腺瘤有关，术后约20%的患者复发。术后需要终身随诊。复查的内容包括体检、血钙及PTH、影像学检查，时间间隔视病情的严重程度而定。如系甲状旁腺癌，随访原则与散发性者相同。

HPT-JT为遗传性疾病，患者子代患病的概率50%，建议进行基因检查。有基因突变或未进行基因检查者，5～10岁起每6～12个月进行血清生化检查，每5年进行口腔全景式X线和肾脏超声，患有多发肾囊肿的个体应监测血清肌

酐。女性还要从育龄期开始每年接受妇科体检和
（或）影像学检查，妊娠时建议产前诊断。有肾
脏和（或）子宫肿瘤者如不能排除恶性，可酌情

随访。

（张菲菲）

第三节　胃肠胰神经内分泌肿瘤

全部的NENs中，GEP-NENs占到了2/3以
上。在许多文献里，GEP-NENs常合并论述，但
它们的临床表现、治疗和预后有很大差异，其诊
治原则对阑尾类癌帮助也不大，因此本节对它们
分别予以介绍。

胃肠道至少有12种不同的内分泌细胞，胰腺
也有4种，与此相对应的GEP-NENs分为NET、
NEC、MAC及部位特异性和功能性神经内分泌
肿瘤4类（表19-7）。GEP-NENs的生物学行为可
能是缓慢生长、惰性、低度恶性或高度恶性，肿
瘤通常<2cm，位置深在，临床诊断常有困难，
有报道从症状出现到确诊常延误5～7年。肝为其
最常见的转移部位。

表19-7　WHO胃肠胰神经内分泌肿瘤分类（2010年版）

神经内分泌瘤
神经内分泌瘤 1 级（NEN G1，类癌）
神经内分泌瘤 2 级（NEN G2）
神经内分泌癌
大细胞神经内分泌癌
小细胞神经内分泌癌
混合性腺神经内分泌癌
部位特异性和功能性神经内分泌肿瘤
EC 细胞，产 5- 羟色胺神经内分泌瘤
产胃泌素神经内分泌瘤
节细胞副神经节瘤
L 细胞，产胰高血糖素样肽和产 PP/PYY 神经内分泌瘤
杯状细胞类癌
小管状类癌
胃泌素瘤
高血糖素瘤
胰岛素瘤
生长抑素瘤
血管活性肠肽瘤

GEP-NENs的TNM分期不同于相应部位上皮
来源的癌，欧洲神经内分泌肿瘤协会（European
Neuroendocrine Tumor Society，ENETS）和
AJCC/UICC的分期原则稍有不同，WHO、
NCCN和中国GEP-NEN病理学诊断共识均采用了
后者，见下述各专门的NENs。

一、胃

胃NENs起源于ECL细胞，在消化道肿
瘤中所占不足1%，但在消化道NENs中可达
10%～30%，其组织学类型见表19-7。胃NENs分
为3型：1型通常发生在慢性萎缩性胃炎的基础
上，胃窦的胃泌素分泌细胞丧失了正常情况下胃
酸刺激后引起的负反馈，导致高胃泌素血症。2
型是位于胃底和胃体的胃泌素瘤产生高胃泌素，
引起胃酸过度分泌，与佐林格-埃利森综合征
（Zollinger-Ellison syndrome，ZES，卓-艾综合
征）和多发性内分泌腺瘤1型（multiple endocrine
neoplasia type 1，MEN 1）有关。3型为散发性，
血胃泌素水平正常，一般没有胃酸过度分泌，但
肿瘤侵袭性较高。1型和2型都是胃泌素依赖性的
低级别NEN，肿瘤细胞形态上无法区分二者。

胃NENs男女比例相近，病变部位多集中在
胃底及胃体。NEC男性明显高于女性，有报道为
7.8：1，病灶可发生于胃的任何部位。胃NENs的
分期见表19-8。

胃NENs通常生长缓慢，患者常无特异性症
状，早期诊断不易。

治疗选择包括：①观察；②<1cm、浅表、
低级别的肿瘤，可行内镜下切除；③功能性NEN
可用药物治疗（见本章概述），质子泵抑制剂可
用于控制胃泌素分泌。3型胃泌素瘤及NEC治疗
原则与胃癌相同。

表19-8 胃神经内分泌肿瘤的TNM分期

分期	T	N	M	T、N、M简明定义
Tis	T_{is}	N_0	M_0	T_0：原位癌/异常增生（肿瘤＜0.5mm，局限于黏膜）
I	T_1	N_0	M_0	T_1：肿瘤侵犯固有层或黏膜肌层，且直径≤1cm
ⅡA	T_2	N_0	M_0	T_2：肿瘤侵犯固有肌层，或直径＞1cm
ⅡB	T_3	N_0	M_0	T_3：肿瘤浸润至浆膜下结缔组织，未穿透浆膜层
ⅢA	T_4	N_0	M_0	T_4：肿瘤穿透浆膜层或侵犯邻近结构
ⅢB	任何T	N_1	M_0	N_1：有区域淋巴结转移
Ⅳ	任何T	任何N	M_1	M_1：有远处转移

1型胃泌素瘤绝大多数是G_1，罕见死于肿瘤相关性病变，但复发并不少见。1型、2型患者，术后3年内每6～12个月复查内镜，此后每年1次。3型的随访原则与胃癌相同。有萎缩性胃炎的患者，胃泌素水平会持续升高，因此胃泌素的监测一般无意义。

二、小肠

小肠包括十二指肠、空肠和回肠，这些部位的NENs很少是功能性的，特异的临床表现不多。空肠/回肠的NENs通常较小且多发，术前诊断几无可能。

小肠NENs的分期见表19-9，诊断和处理原则与所在部位的上皮性肿瘤基本相同。功能性NENs的治疗见本章第一节。

表19-9 AJCC小肠神经内分泌肿瘤的TNM分期

分期	T	N	M	T、N、M简明定义
I	T_1	N_0	M_0	T_1：肿瘤浸润至固有层或黏膜下层，且直径≤1cm
ⅡA	T_2	N_0	M_0	T_2：肿瘤浸润至固有肌层或直径＞1cm
ⅡB	T_3	N_0	M_0	T_3：壶腹、十二指肠肿瘤浸润至胰腺或后腹膜；空肠、回肠肿瘤浸润至浆膜下
ⅢA	T_4	N_0	M_0	T_4：肿瘤穿透脏层腹膜及浸润其他脏器或邻近组织
ⅢB	任何T	N_1	M_0	N_1：有区域淋巴结转移
Ⅳ	任何T	任何N	M_1	M_1：有远处转移

小肠NEN的手术原则与一般的小肠肿瘤相同，内科治疗见本章概述。5年生存率，Ⅰ、Ⅱ、Ⅲ、Ⅳ期分别为100%、100%、91%、72%，相比其他恶性肿瘤，原发肿瘤的大小与浸润深度对早期NENs的生存影响不大。

三、大肠

大肠由盲肠、阑尾、结肠、直肠和肛管组成。在结直肠恶性肿瘤中，NENs仅次于结直肠癌。盲肠NENs发生率最低，但诊断时往往有远处转移。远端结肠和直肠NENs相对多见，以息肉样隆起型肿物为主。如为NEC，瘤体直径常＞4cm。阑尾NENs见后述。

结、直肠NENs的分期见表19-10。

表19-10 结、直肠神经内分泌肿瘤的TNM分期

分期	T	N	M	T、N、M简明定义
I	T_1	N_0	M_0	T_1：肿瘤侵及固有层或黏膜下层，且直径≤2cm；T_{1a}：肿瘤直径＜1cm；T_{1b}：肿瘤直径1～2cm
ⅡA	T_2	N_0	M_0	T_2：肿瘤浸润至固有肌层或直径＞2cm
ⅡB	T_3	N_0	M_0	T_3：肿瘤浸润浆膜下或无腹膜覆盖的结肠周围组织
ⅢA	T_4	N_0	M_0	T_4：肿瘤穿透脏层腹膜或浸润其他器官
ⅢB	任何T	N_1	M_0	N_1：有区域淋巴结转移
Ⅳ	任何T	任何N	M_1	M_1：有远处转移

直肠NENs诊断时多为早期、肿瘤直径偏小，分化较好。结肠NENs诊断时肿瘤较大，分化更差，出现转移的更多。

结直肠NENs的治疗原则取决于病灶的大小，内镜治疗指征与胃NENs略不同。病灶直径≤2cm，可内镜下切除或经肛门切除。病灶＞2cm，侵犯固有肌层或有淋巴结转移的患者应行直肠低位前切除术，极少情况下需行腹会阴联合切除术。术后病理提示脉管侵犯、切缘阳性等不良预后因素的病例应及时追加根治性外科手术。

直肠NENs预后优于结肠NENs，10年肿瘤特异性生存率分别为86.8%和44.8%。直肠NENs＜1cm的预后很好，不要求术后常规随访。

其他 NENs 的随访参照结直肠癌。

四、阑尾

阑尾 NENs 好发于成人，女性多于男性。NENs 是阑尾的常见肿瘤，约占 50%，占胃肠道 NENs 的 20%。多数病例无症状，术前很难诊断，几乎所有患者都是因阑尾炎或其他手术被发现。

阑尾 NENs 通常是高分化肿瘤，有肠嗜铬细胞瘤（即典型类癌，源于 L 细胞）、胰高血糖素瘤及小管状类癌 3 个组织学亚型。低分化的 MAC 常起源于杯状细胞（goblet cell carcinoids，GCC），即杯状细胞类癌。

阑尾类癌的组织学分类与 GEP-NENs 相同，但有自己的 TNM 分期，见表 19-11。这种分期不适合 NEC、MAC、杯状细胞类癌。

表 19-11　AJCC 阑尾类癌的 TNM 分期

分期	T	N	M	T、N、M 简明定义
I	T_1	N_0	M_0	T_1：肿瘤最大直径 ≤ 2 cm
				T_{1a}：肿瘤直径 ≤ 1 cm
II A	T_2	N_0	M_0	T_{1b}：肿瘤直径 > 1 cm 且 ≤ 2 cm
				T_2：肿瘤直径 > 2 cm 且 ≤ 4 cm；或侵犯至盲肠
II B	T_3	N_0	M_0	T_3：肿瘤直径 > 2 cm 和（或）广泛侵犯（> 3 mm）浆膜下层/阑尾系膜
III A	T_4	N_0	M_0	
III B	任何 T	N_1	M_0	T_4：肿瘤侵犯腹膜或其他脏器
				N_1：有区域淋巴结转移
IV	任何 T	任何 N	M_1	M_1：有远处转移

典型类癌很少发生转移。不典型类癌恶性度介于类癌与小细胞癌之间，可发生转移。MAC 罕见，多与腺癌合并存在，具有腹膜转移潜能。

阑尾 NENs 如能在手术中得到确认，则术式可依病理分型、肿瘤大小、位置、浸润程度以及患者的一般情况而定。以下情况应行标准的右半结肠切除术：①阑尾基底部发现肿瘤侵犯证据；②肿瘤直径 > 2 cm；③肿瘤大小无法明确；④有脉管侵犯的证据；⑤阑尾系膜有侵犯；⑥肿瘤分级为中高级别；⑦混合组织类型（杯状细胞癌、腺类癌）；⑧非根治性切除的肿瘤。排除上述情况，肿瘤局限于阑尾内且直径 ≤ 2 cm，可行单纯阑尾切除术。手术不彻底的患者，术后应重新检查腹盆 CT 和（或）MRI，酌情再次手术探查并行部分结肠切除术。复发或有远处转移者，如身体状况允许肿瘤能切除，仍可考虑手术。

阑尾类癌直径 < 1 cm 的几乎不发生转移，术后不需要化疗。复发及转移的类癌，混合有腺癌成分的类腺癌、杯状细胞类癌，处理参照结肠癌，功能性 NENs 的处理见本章第一节。

阑尾类癌的预后与肿瘤大小、病理分型、部位、侵袭转移情况关系密切。肿瘤直径 ≥ 2 cm，发生转移的可能性为 21%~44%。典型类癌占阑尾 NENs 的 80%，5 年生存率为 90%；MAC 恶性程度最高，常浸透阑尾壁，侵及回盲部及淋巴结，易远处转移，5 年生存率只有 20%。腺样分化的类癌如小管状类癌、杯状细胞类癌和混合型腺类癌，预后介于两者之间。有报道杯状细胞类癌 I 期、II 期、III 期、IV 期的 5 年生存率分别为 100%、76%、22%、14%。≤ 2 cm、无病理学恶性特征的阑尾类癌复发风险很低，有学者认为术后无须随访。但近期一项基于 SEER 数据库的研究发现，某些 ≤ 2 cm 的阑尾 NENs 可发生淋巴结转移。因此对有较差预后的病理学特征者（如淋巴管侵犯、阑尾系膜侵犯、非典型组织学特点等），定期随访仍有必要。> 2 cm 或高级别 NENs 的随访与结肠癌相同。

五、胰腺

胰腺 NENs 占胰腺肿瘤的 1%~2%，高峰发病年龄是 40~69 岁，但很大一部分患者 < 35 岁，男性稍高于女性。胰腺功能性 NENs 的类型和临床特征见表 19-12，血管活性肠肽瘤（VIPoma）、胰多肽瘤（pancreatic polypeptidoma，PPoma）、胆囊收缩素瘤非常罕见。无功能性 NENs 的临床表现与胰腺部位其他的肿瘤相近，早期难以发现。许多患者往往是由于肿瘤较大引起压迫症状、食欲缺乏、消瘦甚至肝等远处转移才来就诊。但随着影像学检查和健康体检的普及，< 2 cm 无功能性肿瘤的检出率明显增加。

表19-12 胰腺神经内分泌肿瘤的常见类型和流行病学特征

肿瘤	百分比	高峰年龄	男/女比例	5年生存率（%）
胰岛素瘤	20～30	50岁	0.7：1	80～95
胃泌素瘤	15～20	60岁	（1.5～2）：1	50～70
高血糖素瘤	1～3	50岁	1：1	50～60
血管活性肠肽瘤	2～4	40～50岁	0.2：1	40～50
生长抑素瘤	0～1	60岁	1：1	20～40
胰多肽瘤	10～50	40～50岁	0.86：1	30～50

胰腺NENs的TNM分期见表19-13。

表19-13 AJCC胰腺NEN的TNM分期

分期	T	N	M	T、N、M简明定义
Ⅰ期	T_1	N_0	M_0	T_1：肿瘤局限于胰腺内，直径＜2 cm
Ⅱ期	$T_{2～3}$	N_0	M_0	T_2：肿瘤局限于胰腺内，直径2～4cm T_3：肿瘤局限于胰腺，＞4cm，或者肿瘤侵及十二指肠或胆总管
Ⅲ期	T_4	N_0	M_0	T_4：肿瘤侵及邻近器官（胃，脾脏，结肠，肾上腺），或者大动脉（腹腔动脉、肠系膜上动脉） N_1：有区域淋巴结转移
	任何T	N_1	M_0	M_{1a}：转移局限于肝脏内
Ⅳ期	任何T	任何N	M_1	M_{1b}：肝脏以外转移，至少一个（如肺，卵巢，非区域淋巴结，腹膜，骨） M_{1c}：同时存在肝脏和肝外器官转移

除了胰岛素瘤外，其他胰腺NENs均容易发生远处转移，约50%的患者甚至在确诊时即已出现局部进展或远处转移。5年生存率在转移后的NEN仍可达21.8%，但NEC中位生存时间只有10个月。

1/3左右的胰腺NENs术后可能复发，大多数复发在术后5年内。有淋巴结转移、Ki-67增殖指数高的患者，随访应持续10年。低度恶性者可适当减少随诊时间。SRS和FDG-PET不作为常规随访的检查项目。无症状、低肿瘤负荷、疾病稳定的可以考虑观察或予奥曲肽/兰瑞肽治疗，每3～12个月复查肿瘤标志物/影像学，直到肿瘤进展。

（一）胰岛素瘤

胰岛素瘤源于胰岛B细胞，发病率仅为（3～10）/10万，但却是最常见的胰腺NENs，也是内源性低血糖的最常见原因。

胰岛素瘤85%～90%为单发，直径多在1～2.5cm，胰腺头、体、尾各部位发生率大致相等。少数胰岛素瘤异位于胰腺外，如出现则常见于十二指肠。散发性的胰岛素瘤常为孤立性，而家族性胰岛素瘤则常为多发性。空腹或发作时血糖＜2.8mmol/L（50mg/dl），进食或静注葡萄糖可迅速缓解症状（Whipple三联征）是本病的特征性表现。如行72小时饥饿试验，90%患者在48小时内产生相应症状，100%患者在72小时内产生症状。

胰岛素瘤绝大多数生长缓慢，易被没有经验的医师所误诊，持续且反复发作的低血糖可严重影响患者的生活质量甚至导致不可逆的脑损害。低血糖发作时血清胰岛素＞6mU/L，血清免疫反应性胰岛素（μU/ml）与同步血糖（mg/ml）比值＞0.3，伴C肽≥200pmol/L且能排除磺脲类药物的影响，即可诊断胰岛素瘤。血清胰岛素＞3mU/ml、C肽＞0.6ng/ml、前胰岛素≥5pmol/L，提示存在胰岛素瘤。

胰岛素瘤的最佳定位方法是EUS，CT、MRI、PET-CT可帮助排除远处转移。各种影像学检查均无法查出者，选择性动脉插管钙刺激静脉采血（artery stimulating and venous sampling，ASVS）或有帮助（注射钙剂进入特定的胰腺动脉，测量肝右静脉或肝左静脉内胰岛素水平）。胰岛素瘤对奥曲肽的敏感性较其他胰腺NENs低，SRS仅在准备使用奥曲肽/兰瑞肽或怀疑有多种胰腺NENs包括无功能性肿瘤时考虑。

本病需与胰岛母细胞增生症或胰源性非胰岛素瘤低血糖综合征相鉴别，前者在饥饿及运动时出现低血糖症状，后者往往在进食后一段时间出现低血糖症状，72小时饥饿试验均为阴性。胃切除术后的倾倒综合征、内源性胰岛素生成障碍或转化异常均可导致不同程度的低血糖，应注意除外。

胰岛素瘤<1cm且无低血糖表现的可以观察，>1cm应手术。<2cm的胰腺无功能性NENs具有一定的淋巴结转移风险（7%～26%），应考虑淋巴结清扫。>2cm或有恶性生物学行为的无功能性NENs，以及功能性NENs应彻底切除肿瘤及邻近器官组织，保证阴性切缘，并清扫区域淋巴结。胰头部肿瘤行胰十二指肠切除术（Whiple切除术），胰体尾部肿瘤行远端胰腺切除+脾切除术，良性胰岛素瘤可考虑保脾手术。外生型或周围型的胰岛素瘤多为良性，主要手术方式是剜除术。有研究者认为，大部分直径≤2cm的胰腺NENs进展缓慢，而胰腺手术平均围手术期死亡率为3%～5%，各类并发症发生率为30%～40%，是否有必要冒风险切除值得斟酌，尤其是预期生存期不长的患者。

不能手术、复发或转移性胰岛素瘤的治疗见本章概述。但胰岛素瘤SSTR表达很少，奥曲肽/兰瑞肽仅适应用于35%～50%的SRS阳性者，这些药物可加重低血糖的副作用，使用时要监测血糖。治疗胰岛素瘤的首选药物是二氮嗪而非SSAs，二氮嗪可直接抑制胰岛素释放，刺激肾上腺素释放，使糖原分解。

胰岛素瘤进展缓慢，手术彻底可治愈90%的患者。

（二）胃泌素瘤

胃泌素瘤通常见于胰腺，十二指肠、胃、脾门、肠系膜等部位也可发生。在胰腺NENs中居第二位，估计人群中总患病率为1/10万，年发病率为（0.1～5）/100万。本病可发生于17～74岁，平均年龄为47岁，无明显的性别差异。

典型胃泌素瘤临床表现为大量胃泌素分泌、顽固性多发性上消化道良性溃疡和胰岛非B细胞瘤三联征。约10%患者以水样腹泻为主要表现，抑制胃酸可使之缓解。正规制酸治疗仍反复发作的复杂性消化性溃疡、高钙血症、非典型部位溃疡（十二指肠远侧、空肠近侧）、严重食管炎等高度提示本病。血清胃泌素浓度>1000ng/L，胃酸pH<2；血清胃泌素浓度>200ng/L，但<1000ng/L者，胰泌素或钙离子激发试验后胃泌素>395ng/L均可诊断本病。

胃泌素升高未必就是胃泌素瘤，可能只是胃酸缺乏或使用质子泵抑制剂、抑酸药物所致。若胃泌素水平升高<10倍，但胃内pH<2，可疑为胃泌素瘤，需要进一步的检查。测量胃泌素水平时需空腹，质子泵抑制剂会导致胃泌素分泌增加，从而影响胃泌素瘤的诊断，检查前应至少停用1周。但是，对于存在明显的胃泌素瘤临床症状和（或）并发症风险的患者不应停用。

诊断和治疗原则参见胰岛素瘤和本章概述。

胃泌素瘤恶性程度低，肿瘤生长缓慢，尽管瘤体较大或伴有肝转移，患者仍能存活多年，伴有肝转移者5年生存率20%，10年生存率10%。其治疗参见胰岛素瘤、胃的胃泌素瘤和本章概述。

（三）血管活性肠肽瘤

血管活性肠肽瘤（vasoactive intestinal peptidc tumom，VlPoma）是由于胰岛D1细胞分泌大量血管活性肠肽，导致周期发作的严重水泻（watery diarrhea）、低钾血症（hypopotassemia）、胃酸缺乏（achlorhydria）或胃酸过少（hypochlorhydria），故又称为WDHH综合征。1958年Verner-Morrison首先报道本病而被命名为Verner-Morrison综合征，1966年Matsumoto根据本病为霍乱样腹泻又称为胰性霍乱（pancreatic cholera），1967年 Marks等报道了以水样泻和无胃酸为主要表现的胰岛细胞瘤，并将其命名为WDHA综合征。1973年Bloom等证实了 WDHA综合征患者的血浆和肿瘤组织中血管活性肠肽水平升高。

约80%的VIPoma发生在胰腺，其余 20%发生在胃肠道、食管和交感神经节等部位。水泻、低钾和无胃酸合称为VIPoma三联征，大便最多每天可达10L，血清VIP水平通常>150 pmol/L，CT或MRI可确定病灶较大的肿瘤或转移灶，SRS和 EUS 也可酌情进行检查。

治疗模式参见胰岛素瘤和本章概述。VIPoma转移者5年生存率为60%。广泛转移的病死率为23%，多死于确诊或术后12～52个月。

（四）高血糖素瘤

发病率约为13.5/2000万。1942年Becker等首次描述本病，1973年Wilkinson等将本病的特征性皮损命名为坏死溶解性游走性红斑（neerolytic migratory erythema，NME）。

本病以NME为特征表现，发生率约为70%。糖尿病（diabetes）、皮炎（dermatitis）、腹泻（diarrhea）、深静脉血栓（deep vein thrombosis）等被称为本病的4D综合征。NME好发于皮肤皱褶多摩擦处，如会阴、四肢末端、下腹和鼻唇沟等，最终可累及躯干、臀部、大腿、手臂和脸面部。皮损初为局部红斑、丘疹，之后其中心部位渐苍白，形成水疱，水疱易破溃结痂，边缘可形成鳞屑样物，最后结痂及鳞屑片状剥脱，皮肤光滑菲薄但留有深褐色色素沉着。这种皮损改变具有周期性，1个周期7～14天，可反复交替发作而致红斑、水疱、结痂及色素沉着共存，还可能并发细菌或真菌感染。其发生机制尚不明确，一般认为与升高的胰高血糖素直接导致皮肤坏死或与自身免疫等因素相关。

本病的皮肤病变缺乏特异性且呈间歇性，常被误诊为湿疹或银屑病，应注意鉴别。

胰高血糖素瘤多位于胰尾部，恶性程度较高，可伴区域淋巴结转移。治疗参见本章概述。

（五）生长抑素瘤

生长抑素瘤多发生于胰腺组织和胃肠道，其中近60%发生在胰头，30%发生在胰尾。过高的生长抑素可抑制胰岛素、胆囊收缩素和胰液的分泌，导致糖尿病、脂肪泻、胆石症、低血糖等，即所谓的"抑制综合征"。但本病通常缺乏特异性症状和体征，术前难以确诊。如果测定血清生长抑素，空腹状态下胰腺来源的生长抑素瘤常＞14 mol/L，十二指肠来源的常为阴性，但术前很少常规检测。

治疗参见胰岛素瘤及本章概述。若肿瘤能切除90%以上，患者的生存期将超过2年。

（六）胰多肽瘤

胰多肽瘤（pancreatic polypeptidoma，PPoma）因分布于胰岛组织或胰腺外分泌腺中的PP细胞（或F细胞）分泌过多的胰多肽（pancreatic polypeptide，PP）所致，但这种过量的激素通常不会引起任何可识别的激素综合征。

PPoma系非功能性NENs，约占胰腺NENs的50%。多见于中老年人，也与MEN-1型、冯·希佩尔-林道病有关。肿瘤多位于胰头，患者往往因阻塞性黄疸和腹痛就诊。血清CgA、胰多肽及生长抑素水平升高应怀疑本病，影像学检查见本章概述。

PPoma生长缓慢，就诊时肿瘤多较大，直径平均5.9cm，相当多的患者已有肝转移，仅10%可以接受根治手术。治疗原则见本章概述和胰岛素瘤。

本病预后较差，5年总体生存率8%，局限性肿瘤能够手术根除者30%，已转移不能手术者仅3%左右。

（刘　铭）

第四节　多发性内分泌腺瘤病

多发性内分泌腺瘤病（multiple endocrine neoplasia，MEN）也被称为多发性内分泌腺瘤综合征（multiple endocrine neoplasia syndrome，MENS）、多发性内分泌瘤病、多发性内分泌腺瘤（multiple endocrine neoplasm，MEN），是多个内分泌腺体先后或同时发生并以功能亢进为主要表现的显性遗传性疾病。MEN分为MEN-1型和MEN-2型，MEN-2型又分为2A型和2B型。

MEN-1型至少要具备甲状旁腺腺体增生/功能亢进、胰腺内分泌肿瘤和垂体肿瘤中的2个，

基本上属于良性肿瘤；MEN-2A型和2B型都有甲状腺髓样癌伴嗜铬细胞瘤，不同之处在于2A型伴甲状旁腺腺体增生/功能亢进，而2B型伴舌和唇黏膜多发性神经瘤、口唇增厚、角膜神经粗大、泪液少或者马凡样体型及巨结肠。有学者将MEN-2A型和家族性甲状腺髓样癌（family medullary thyroid carcinoma，FMTC）归为MEN-2型，MEN-2B型称为MEN-3型，MEN-1型中未能检测出MEN-1型基因突变但有抑癌基因p27/CDNK1B胚系突变的患者称为MEN-4型。

一、多发性内分泌腺瘤病1型

MEN-1型也称Werner综合征，属于常染色体显性遗传。病变主要累及甲状旁腺、胰腺、垂体和肾上腺等，临床表现为相应内分泌腺体的功能亢进。

【发病率】发病率为1/50 000～1/30 000。患者无明显性别差异，发病年龄较小，文献报道胰岛素瘤、垂体肿瘤可在5岁时发生，甲状旁腺肿瘤可在8岁时发生，胃泌素瘤等可在20岁时发生。国内多为个例报道。

【发病机制】染色体11q13上有一含10个外显子的menin基因，它系抑癌基因，负责编码多发性内分泌腺瘤蛋白（menin蛋白），该蛋白对细胞的生长、分化、死亡起着重要的调控作用，如果突变会导致MEN-1型。但是，肿瘤的发生需要两个等位基因同时或先后突变，MEN-1型患者先天获得一个发生了突变的存在于全身的胚系等位基因，还要后天的局部体细胞发生另一个等位基因突变才会发病。所以，尽管MEN-1型属常染色体显性遗传，肿瘤表型却是隐性的，有些尸检病例虽携带menin基因突变生前并未发病，可由此得到解释。

【临床表现】临床表现与受累内分泌腺体有关。

1.甲状旁腺功能亢进　98%的患者患有此症，高血钙及与其相关的溶骨性改变和肾脏损害等是本症的突出表现，甲状旁腺本身的病理检查则为增生性改变或腺瘤。

2.肠道和胰腺内分泌肿瘤　约2/3的患者有胃泌素瘤、胰岛素瘤、胰多肽瘤等。这些肿瘤通常为多中心性，病灶较小，诊断困难。

3.垂体腺瘤　约40%的患者出现，最常见的是泌乳素瘤，其他还包括生长激素瘤和无功能腺瘤等。

4.其他肿瘤　肺、胸腺类癌，约占MEN-1型的10%。胃类癌常见于伴有胃泌素瘤的MEN-1型。嗜铬细胞瘤、室管膜瘤、多发性脂肪瘤、胶原瘤等内分泌或非内分泌肿瘤都可能发生但相对少见。

【诊断】MEN-1型累及腺体众多，临床表型差异很大，同一家系患者可能出现完全不同的临床症状，容易引起误诊。故而，对有原发性甲状旁腺功能亢进症、胰腺内分泌肿瘤、垂体肿瘤、肾上腺肿瘤等内分泌肿瘤相关表现的患者，均应常规询问病史及家族史，全面体检并进行相应辅助检查。2012年美国内分泌学会提出MEN-1型诊断标准：①发生2个或2个以上MEN1相关内分泌肿瘤；②MEN-1型患者的一级亲属发生1个MEN-1型相关肿瘤；③无症状或尚未发现MEN-1型相关肿瘤的生化、影像学异常，但已明确MEN-1型基因突变。

1.基本检查　临床怀疑MEN-1型时，首选检查血清钙和甲状旁腺激素，酌情24小时尿钙检查、颈部超声、甲状旁腺和核素扫描。胰腺及肠道神经内分泌肿瘤则要考虑相关的生化检测如胰岛素、血糖、胃泌素，如有临床提示可进一步使用CT或MRI、EUS和生长抑素受体显像。垂体腺瘤推荐MRI，如有临床提示可进行相关的生化检测如血泌乳素、生长激素、皮质醇释放激素、血和尿游离皮质醇等。

2.基因测序　MEN-1型确诊最终需依靠基因测序，但仅约85%的MEN-1型患者可检出menin基因突变。由于基因测序在国内尚未普遍开展，可依据同一患者同时或先后出现2个或2个以上内分泌腺体病变做出临床诊断。

3.分期　MEN-1型各部位的肿瘤与其对应的散发性肿瘤分期没有明显不同。

【鉴别诊断】除了与散发的内分泌肿瘤相鉴别外，还需与其他神经内分泌肿瘤相关的遗传性肿瘤综合征相鉴别。

1.von Hippel-Lindau综合征　由位于3p25染色体EVHL抑癌基因突变所致。常发生多发性幕下血管母细胞瘤、肾脏透明细胞瘤、视网膜血管瘤、胰腺囊肿及生殖道和耳道乳头状囊腺瘤，约20%的胚系突变患者可见嗜铬细胞瘤。如有胰腺神经内分泌肿瘤（pancreatic neuroendocrine neoplasm，PNEN），多于29～38岁发病，早于散发病例。胰腺肿瘤可能在相当一段时间内是腹部的唯一病变。病灶多发，散布于整个胰腺，并有恶变倾向。

2.神经纤维瘤病1型（von Recklinghausen

病）见第17章第二节。

【治疗】包括药物治疗、手术干预和随访观察，应依据患者具体情况针对不同病变及病程不同阶段选择应用。由于本病是一种以基因突变为基础的遗传性综合征，病变大多表现为增生或多发病灶，且术后有较高的复发率，所以手术时机及手术方式的选择均有别于散发的内分泌肿瘤患者。

1.手术　手术方式与单纯的甲状腺肿瘤、神经内分泌肿瘤及垂体肿瘤大致相同，但治疗效果却远不如单发的内分泌肿瘤。其原因为：①手术风险和术后复发率高；②手术获益有限，患者的5年无病进展率仅为5%，远低于非MEN-1型患者（40%）。同时，MEN-1型患者行次全甲状腺切除术后10年内，20%～60%患者出现高钙血症，同样术式其他患者的高钙血症发生率仅为4%。因此，MEN-1型手术的主要目标是预防和治疗致死性肿瘤，并改善患者的生存质量。手术指征包括症状明显的或血钙明显升高的原发性甲状旁腺功能亢进症、除胃泌素瘤外的胰腺内分泌肿瘤、产生不良后果的垂体肿瘤和胸腺类癌。对同时伴有甲状旁腺功能亢进、胰腺NET者，一般优先处理前者。无功能的垂体腺瘤、肾上腺皮质腺瘤等良性肿瘤，如果没有明显压迫症状，可以观察。有症状的应尽可能通过药物干预。

MEN-1型相关的甲状旁腺功能亢进，手术方式可选择次全切除，保留半个至1个正常大小腺体的甲状旁腺或进行自体移植的甲状旁腺全切除术。后者的复发率明显低于前者，但有更高的低钙血症比率，应该结合患者年龄、生化异常及骨质疏松的严重程度、甲状旁腺大小等多个因素综合考虑。术后甲状旁腺功能恢复正常者，约50%会在8～12年后复发，如能长期生存则几乎全部有复发。鉴于复发时再手术困难，有学者认为手术时间应延迟，只在患者血钙明显升高，难以通过饮食控制并已产生骨、肾脏等明显并发症时才考虑手术。

2.药物治疗　见本章第一节。

【预后】与肿瘤的病理类型、分化程度或级别、核分裂象、Ki-67增殖指数、切缘状态、有无脉管或神经束侵犯等有关。MEN-1型中的胸腺类癌发生率低而致死性高，是MEN-1型预后不良的重要因素。而PNEN具有恶性潜能，或为患者死亡的另一重要原因。其他类型的MEN-1型患者生存期较长，但目前尚无可靠指标预测哪些亚临床肿瘤会进展。

【随访】无论是行手术治疗还是药物治疗，MEN-1型患者均需长期监测相关生化指标。甲状旁腺治疗后应每年检测血清钙，如升高则考虑颈部超声、甲状旁腺激素和核素扫描。胰腺NET每年检测血清胃泌素、CgA和（或）胰多肽，复查其他既往曾升高的激素，CT或MRI可1～3年1次，EUS检查酌情选择。垂体肿瘤，MRI可3～5年1次，催乳素、胰岛素样生长因子-1（insulin like growth factor-1，IGF-1）及其他既往曾有异常的垂体激素，每年一次或当临床提示时再检查。

患者的直系亲属，也要定期随访并争取对其进行MEN-1型基因测序。

二、多发性内分泌腺瘤病2型

MEN-2型是*RET*原癌基因突变所导致的常染色体显性遗传疾病，有2A和2B两个类型，2A型即Sipple综合征。2015版美国甲状腺协会（American Thyroid Association，ATA）指南将2A型进一步分为4个亚型：①经典型MEN-2A型，表现为MTC、嗜铬细胞瘤和（或）甲状旁腺功能亢进；②伴皮肤苔藓淀粉样变的MEN-2A型；③伴先天性巨结肠的MEN-2A型；④FMTC，表现为*RET*胚系突变的家族性或散发性MTC但没有嗜铬细胞瘤和甲状旁腺功能亢进。MEN-2B型的MTC、嗜铬细胞瘤与MEN-2A型相同，罕见甲状旁腺功能亢进（发生率<1%），但有舌和唇黏膜神经瘤等特殊体征。

【发病率】MEN-2型在普通人群的发病率为（1～10）/10万。在MTC中，MEN-2型相关的占20%～30%。MEN-2A型为MEN-2型的主要类型，文献报道为70%～95%。

【发病机制】MEN-2型的发病与原癌基因*RET*突变有关。*RET*基因编码一组酪氨酸激酶受体超家族蛋白即RET蛋白，其突变可导致RET蛋白在没有配体的情况下发生二聚化，进而激活细胞内的信号通路并引发肿瘤。RET蛋白在甲状腺滤泡旁细胞（C细胞）、甲状旁腺主细胞、肾上腺髓质细胞和肠道自主神经节都有表达，所以MEN-2型常出现MTC、嗜铬细胞瘤、甲状旁腺功能亢进和肠道黏膜多发神经瘤病。携带有*MEN* 2缺陷基因者，其疾病外显率高于80%。

MEN-2A型的*RET*基因突变可为错义突变，或小的DNA片段的缺失或插入，常导致半胱氨酸残基变化。*RET*的11外显子634密码子突变最为常见也是最主要的突变基因，其他的突变位点有第10外显子的609、611、618、620、630、686和第13外显子 768、790、791以及第14外显子804等。其中，609、611、618、620位点突变既可以

促进肿瘤形成，也可以导致某些正常功能缺失，进而出现先天性巨结肠病等畸形的出现。768、790、791、804位点突变常发生在FMTC，恶性度相对较低。

MEN-2B型的*RET*基因突变95%以上系16外显子918位点突变，其结果是甲硫氨酸Met变为苏氨酸Thr（M918T）。其他的还有883等位点突变。这些位点突变的恶性度相对更高。

不同位点的基因突变直接影响MEN-2型的治疗策略和预后，ATA据此将遗传性MTC中不同的*RET*基因突变定义为A、B、C、D 4个等级（从A至D恶性度渐增高），2015年修改为最高危（D级）、高危（C级）、中危（A级及B级）3个等级（表19-14）。

表19-14　RET基因突变位点与预防性甲状腺切除术、首次检测的年龄

突变位点	等级	预防性手术	基因检测	血清降钙素	超声检查
E768、L 790/791、S891、V804	A级	5岁后	3～5岁	3～5岁后	3～5岁后
C609、611、618、620、630、634	B级	5岁前，个别情况下5岁后	3～5岁	3～5岁后	3～5岁后
C634	C级	5岁前	3～5岁	3～5岁后	3～5岁后
A883、M918	D级	1岁以内	1岁以内	6个月后	1岁以内

【临床表现】无论MEN-2A型或2B型，首发症状/体征通常是：甲状腺结节，伴或不伴颈中央组及外侧组淋巴结肿大；激素分泌过多引起的症状，如 MTC的腹泻、面部潮红，嗜铬细胞瘤的头痛、多汗、心率快。甲状旁腺功能亢进引起的高钙血症及其并发症，通常只发生在MEN-2A型。

进一步的检查可以发现：

1.MTC　病变源于可分泌降钙素的甲状腺滤泡旁细胞，占全部甲状腺恶性肿瘤的4%～7%，其中75%为散发性，25%是遗传性。MEN-2A型的MTC常发生在30～40岁，MEN-2B型常在儿童期就发病。MEN-2A型有95%、2B型的全部患者患有MTC。部分患者就诊时已有淋巴结转移。MTC的恶性程度由高到低为MEN-2B＞MEN-2A＞FMTC。

2.嗜铬细胞瘤　一般在MTC后发生或同时出现，但13%～27%可先于MTC，30%～50%的患者可无症状或在甲状腺手术中突发高血压而发现

本病。MEN-2A型、2B型发生嗜铬细胞瘤的概率都在50%左右。

3.其他　MEN-2A型患者中20%～30%有甲状旁腺功能亢进，2%～5%有先天性巨结肠（仅见于FMTC），扁平苔藓样变性则只见于MEN-2A型。舌和唇黏膜的神经瘤、角膜神经粗大或眼晶状体异位、口唇增厚或齿列不良（poor dentition）、马方样（Marfanoid）体型、泪液分泌少等特殊体征只见于MEN-2B。

【诊断】可疑 MEN-2型的患者均要详细询问家族史，全面体检，血压监测尤应关注。辅助检查项目如下。

1.相关激素及CEA的检验　血清降钙素和癌胚抗原（CEA）应同时检测。MTC可分泌CEA，约50%的患者CEA升高。CEA与转移程度相关，术前CEA＞30 ng/ml时，约70%的患者有中央组和同侧颈部淋巴结转移；CEA＞100 ng/ml时，转移率上升至90%，且约75%出现对侧淋巴结及远处转移。晚期MTC患者表现为血清CEA明显升高

和降钙素的相对降低，血清降钙素和CEA水平正常或同时降低表明低分化MTC。其他的生化检测，包括24小时尿钙和肾功能，如有临床提示酌情选择。

2.影像学检查　用于定位肿瘤。颈部超声包括甲状旁腺检查，有助了解肿瘤的性状及有无颈部淋巴结转移，应被视为常规。颈、胸、腹部增强CT、MRI、骨扫描、间碘苄胍（metaiodobenzylguanidine，MIBG）扫描/生长抑素受体显像酌情进行，PET-CT不推荐常规使用。

3.病理检查　直径≥1cm的甲状腺结节应行细针穿刺，免疫组化检测降钙素、嗜铬粒蛋白和CEA以及甲状腺球蛋白有助诊断。

4.遗传学检测　患有MTC、嗜铬细胞瘤、甲状旁腺功能亢进表现≥2，可临床诊断为MEN-2A型。有MTC、嗜铬细胞瘤和特殊体征如舌和唇黏膜的神经瘤、角膜神经粗大、口唇增厚、Marfanoid体型、泪液分泌少等，可临床诊断为MEN-2B型。确认依赖于基因检测，见表19-14。

5.分期　在甲状腺癌的分期中，包括MTC在内的未分化甲状腺癌都是Ⅳ期，仅根据有无甲状腺外侵犯将其分为T$_{4a}$、T$_{4b}$，肿瘤大小和有无区域淋巴结转移均不影响其分期（如果有远处转移则为T$_{4c}$）。

【鉴别诊断】所有原因不明的甲状腺结节及颈淋巴结转移癌、高钙血症、高血压，都要除外本病。其他需要特别提及的疾病有以下几种。

1.von Hippel-Lindau综合征　由位于3p25上的VHL抑癌基因突变所致，常表现为肾脏透明细胞癌、多发性幕下血管母细胞瘤、视网膜血管瘤、胰腺囊肿及生殖道和耳道乳头状囊腺瘤。约20%的VHL胚系突变患者伴嗜铬细胞瘤和（或）NETs。

2.Gardner综合征　即家族性腺瘤样息肉病，系位于5p21的APC基因突变所致，见第7章第二节。

3.Cowden综合征　系位于10q22的抑癌基因PTEN突变所致，见第22章第二十一节。

4.Carney综合征　由位于17q23～24或2p16的PRKAR1d基因突变所致，患者有多发的心脏或皮肤黏液瘤，易累及心室，有皮肤病损伴色素沉着，可患黑色素神经鞘瘤和分化型甲状腺癌，还可发生乳腺肿瘤、卵巢囊肿、卵巢癌或睾丸钙化性肿瘤。

5.家族性副神经节瘤综合征　由位于1p36或11q23的琥珀酸脱氢酶基因（PGIA、PGL1）突变所致，可合并PTC。

6.神经纤维瘤病1型　见第17章第二节。

7.散发性MTC　与MEN相关的MTC常在10～30岁发病，肿瘤从C细胞增生发展而来且为多发，恶性度高。散发性MTC多在40～50岁发病，病灶多为单发，恶性度相对较低。

【治疗】MEN-2型的治疗包括手术、放疗及分子靶向治疗等。

1.手术　MTC是MEN-2型导致患者死亡的直接原因，全甲状腺切除及颈部Ⅱ～Ⅵ区淋巴结清扫、原位保留甲状旁腺或行自体甲状旁腺移植是目前最有效的治疗方法。术后应定期测定降钙素和CEA，持续升高意味着MTC复发转移或持续存在，如病变局限于颈部，可行二次探查或甲状腺癌根治切除术。MEN-2型常合并嗜铬细胞瘤，其引发的恶性高血压同样可以危及患者生命，所以对已确诊的嗜铬细胞瘤应手术切除，而且须在其他手术，如甲状腺切除术之前进行，以免不可控制的高血压危象导致患者的围手术期死亡。双侧同时发病的嗜铬细胞瘤，推荐行保留肾上腺皮质功能的双侧肾上腺切除术。嗜铬细胞瘤可能恶变，肿瘤直径≥4cm、质地不均、边缘不规则、局部侵袭、CT平扫时亨氏单位（hounsfield unit，HU）>10，提示恶性可能。

2.放疗　肿块巨大侵出甲状腺外（T$_{4a}$和T$_{4b}$）不能完整切除，或切缘阳性，或颈淋巴结转移侵犯邻近软组织，可行根治性放疗。照射野包括颈部、上纵隔及锁骨上区域。通常放射剂量为40Gy/20f，甲状腺瘤床局部加量10Gy/5f。考虑到二发肿瘤，儿童的辅助放疗应当十分慎重。姑息放疗可用于减轻症状。MTC不具备摄碘能力，因此^{131}I内照射治疗无效。

3.药物治疗　MTC对化疗不敏感，不建议对MTC进行术后辅助化疗。复发转移者可使用多靶点酪氨酸激酶受体抑制剂凡德他尼或卡博替尼，见本章前述。

【预后】MTC是影响MEN-2型病程进展的最重要因素，肿瘤大小、被膜外侵犯、淋巴结和（或）远处转移均影响预后。术后降钙素倍增时间与5年及10年的生存率密切相关：倍增时间少于6个月者分别为25%及8%，6～24个月者分别为92%及37%，>24个月者均接近100%。RET基因突变位点影响疗效和预后。M918突变者恶性程度最高，预防性手术者10年生存率仅50%。

与散发病例相比，本病恶性度更高且常为双侧多发，并可能累及多个器官，已经发生的基因突变不可能被消除，因此患病器官非完全切除术后极易复发，广泛的切除器官又势必导致功能障碍。

【随访】包括病史、体检和肿瘤标志物检测，CT/MRI可酌情选择。术后3～6个月常规复查，头3年每6个月1次，以后1年1次，直到术后10年。

MEN-2型患者的亲属需要进行遗传咨询/RET检测。RET基因检测结果阳性但无症状的患者，预防性甲状腺切除术的时机决定于RET突变的等级（表19-14）。不愿意或没有条件接受预防性手术者，需密切监测血清降钙素和CEA水平，定期进行甲状腺超声扫描，一旦发现明显异常即应手术。RET基因突变阴性的直系亲属，也需同样内容每1～3年筛查1次。

（闫　敏）

第五节　嗜铬细胞瘤和副神经节瘤

嗜铬细胞瘤（pheochromocytoma，PCC）是源于肾上腺髓质嗜铬细胞的肿瘤。副神经节瘤（paraganglioma，PGL）也称为化学感受器瘤，是指起源于肾上腺外的嗜铬细胞的肿瘤，包括源于交感神经（胸、腹部及盆腔脊柱旁交感神经链）和副交感神经（沿颈部和颅底分布的舌咽、迷走神经的副交感神经节）者。嗜铬细胞瘤和副神经节瘤在病理上本质相同，文献中常将两者统称为嗜铬细胞瘤和副神经节瘤（pheochromocytoma and paraganglioma，PPGL）。

【发病率】国内尚缺乏PPGL发病率数据。美国年发病人数500～1600例，占成人高血压患者0.05%～0.1%，儿童高血压患者1.7%，肾上腺意外瘤的5%。全部嗜铬细胞肿瘤中，PGL占15%～24%，其余为PCC。

PPGL各年龄段均可发病，多在30～50岁，无明显性别差异。遗传性PPGL占35%～40%，与散发性患者相比起病较年轻，且常累及两侧肾上腺和（或）其他部位，发生转移的可能性更大。

【病因】部分PPGL与缺氧信号通路及MAPK和（或）mTOR信号传导通路的17个基因相关，这些基因包括VHL、SDHx（SDHA、SDHB、SDHC、SDHD、SDHAF2）、HIF2A、FH、PHD1、PHD2、HRAS、MDH2、KIF1β、NF1、RET、MAX和TMEM127，其中35%～40%为胚系突变并作为某些遗传性综合征的表现之一，超过40%的恶性PPGL与SDHB基因突变有关。15%～25%的患者存在肿瘤组织的体系突变。散发性PPGL的发病机制尚不明。有研究发现，20岁前发病的遗传综合征相关的PPGL，有远处转移者87.5%可检测到胚系突变，无远处转移者突变的发生率仍高达64.7%。

【临床表现】PCC以高血压及其并发症为特征。50%～60%的患者为持续性高血压，其中50%患者在持续性高血压的基础上伴有阵发性加重；25%～40%为阵发性高血压；约70%的患者合并直立性低血压；5%患者血压正常。高血压发作时头痛、心悸、多汗三联征对诊断具有重要意义。部分患者可伴头痛、心悸、焦虑或恐慌等精神症状，或以心肌病、高钙血症、血尿、糖尿病、库欣综合征、肠梗阻、视力下降甚至以高血压危象、休克、急性心力衰竭、肺水肿、心肌梗死、严重心律失常、急性肾功能不全、高热等急诊形式就诊。部分PCC患者有腹部肿块，扪诊时可诱发高血压的发作，如瘤体内出现出血和坏死、相应部位可出现疼痛或压痛。少数患者没有明显症状和体征，仅在其他疾病或健康体检时偶尔被发现。在PCC中，恶性占10%～16%。

PGL一般不过量产生儿茶酚胺类物质，因此少有高血压表现者。头颈部及胸腹腔PGL多以相应部位的肿瘤病灶及其产生的压迫症状为主要表现，肿瘤恶性的可能性为40%。膀胱PGL可表现为头痛、心悸、冷汗、血尿和排尿性晕厥五联征且恶性率较高。

PPGL的临床表现与基因突变的类型有较大关系。有*SDHx*基因突变的患者多发生头颈部及交感神经PGL，其中部分患者可合并肾癌、胃肠间质瘤和垂体瘤；*VHL*、*RET*、*NF1*、*TMEM127*或*MAX*基因突变常见于PCC患者，且多为双侧肾上腺受累；*RET*基因突变常发生于多发性内分泌腺瘤病Ⅱ型；*SDHB*和*FH*基因突变的患者多为恶性PGL。

【诊断】有下列症状与体征者，均应考虑PCC的可能：①难以解释的阵发性高血压/持续性高血压；②肾上腺意外瘤伴有或不伴有高血压；③有PPGL的家族史或相关的遗传综合征家族史；④既往有PPGL史；⑤多巴胺 D_2 受体拮抗剂、拟交感神经类、阿片类、去甲肾上腺素或5-羟色胺再摄取抑制剂、单胺氧化酶抑制剂等药物诱发的难以解释的高血压。PGL大多没有特殊临床表现，唯有在诊治相应部位肿瘤时考虑到它的存在。

1.PPGL　诊断分为定性诊断和定位诊断，后者包括解剖影像学和功能影像学诊断。病理诊断在本病没有特别优势，基因突变检测可以提供重要的诊断依据。

2.定性诊断　血浆和尿的游离儿茶酚胺类物质（肾上腺素、去甲肾上腺素、多巴胺）及其中间代谢产物甲氧基肾上腺素、甲氧基去甲肾上腺素（normetanephrine，NMN）以及终末代谢产物香草扁桃酸是诊断本病的重要指标。肿瘤组织释放儿茶酚胺类物质入血呈"间歇性"，且可被多种酶水解，直接检测它们易出现1/5的假阴性。但其中间产物甲氧基肾上腺素类（metanephrine and normetanephrine，MNs）物质是以"渗漏"形式持续释放入血，检测这类物质能明显提高诊断敏感性及降低假阴性率。

3.解剖影像学诊断　CT可发现肾上腺 0.5cm和肾上腺外1.0cm以上的病灶，肿瘤内密度不均和显著强化为其特点。MRI对颅底和颈部副神经节瘤有特别价值。PET-CT主要用于PGL和（或）SDHB 相关PPGL 的定位诊断，对发现潜在的转移病灶有帮助。

4.功能影像学诊断　^{131}I-MIBG和^{123}I-MIBG可对本病进行解剖和功能定位，二者特异性均达95%～100%，灵敏度分别为77%～90%和83%～100%。MIBG显像对复发转移性PPGL和颅底、颈部、胸腔、膀胱的PGL易出现假阴性，与*SDHx*基因相关的PPGL及肿瘤坏死或去分化，检出敏感性较低。假阳性罕见于肾上腺皮质癌和某些感染性疾病如放线菌病。生长抑素受体（somatostatin receptor）显像敏感性不及MIBG，MIBG阳性的PPGL仅25%～34%奥曲肽显像阳性，但对恶性/转移性病灶的敏感性优于MIBG（87% *vs* 57%），尤其是对头颈部PGL。

5.基因检测　部分PPGL与遗传相关。年龄<45岁，或有多发性、双侧，或复发性病变的患者，应争取根据肿瘤部位和儿茶酚胺类物质生化表型选择不同类型的基因检测。50岁以上多为散发患者，一般无检测必要。

6.病理诊断　局部浸润和肿瘤细胞分化程度均不能用于区分PPGL的良恶性，因此病理对本病的直接诊断价值受限。肿瘤融合性坏死、透明滴缺失、原发肿瘤呈粗糙结节状、高增殖指数、肿瘤最大直径>5cm、无包膜及包膜侵犯、血管受侵等提示恶性的可能。但在非嗜铬组织（淋巴结、肝、肺、骨等）中发现嗜铬细胞则可确定为恶性PPGL。CgA可用于区别PPGL与肾上腺皮质肿瘤、转移性非神经内分泌肿瘤。

【鉴别诊断】颈、胸、腹盆腔不明原因的占位病变，均需考虑到PPGL。颈部及腹主动脉旁的PGL应与神经鞘瘤等鉴别，颈静脉球瘤需与听神经瘤、脑膜瘤、三叉神经鞘瘤相鉴别，中耳鼓室球瘤应与慢性中耳乳突炎、胆脂瘤相鉴别，膀胱PGL应与膀胱癌、膀胱平滑肌瘤相鉴别。

PPGL相近的疾病尤其需要排除以下疾病。

1.肿瘤综合征　PPGL患者中，MEN-2型、

von Hippe-Lindau 综合征、神经纤维瘤病1型的发病率较高。PGL尚需要排除Carney三联征（副神经节瘤、胃间质瘤、肺软骨瘤）和Carney-Stratakis综合征（副神经节瘤和胃间质肉瘤）。

2.家族性PGL　从发病到发生远处转移可间隔长达30年，而且治疗后晚期患者仍可长期存活。

3.肾上腺髓质增生　实验室检查酷似嗜铬细胞瘤，但定位诊断的各项检查不能提供肿瘤的证据，确诊依赖于术后的病理证实。

4.伪嗜铬细胞瘤（pseudopheochromocy-toma）　亦称为假性嗜铬细胞瘤，临床表现与嗜铬细胞瘤相似，但儿茶酚胺及其代谢产物正常。

5.肾上腺皮质癌　见后述。

【治疗】视肿瘤的良恶性而定。

1.手术　PPGL如为良性，手术完整切除即可治愈。手术方式及切口选择应根据肿瘤部位和大小而定，肿瘤直径<7cm时可选择腹腔镜手术，否则应选择经腹切口开放手术。局部不可切除病灶可以行细胞减灭术，术后酌情辅以放疗以及α受体阻滞药，可加或者不加β受体阻滞药。

2.核素治疗　适用于无法手术、术后复发及转移的患者。通常采用^{131}I MIBG，单次剂量200mCi，累计剂量可达800～1000mCi，每次治疗后3～6个月评估疗效。据报道，^{131}I MIBG的疗效为CR3%～5%、PR及SD为73%～79%，5年生存率45%～68%，肿瘤直径<1cm效果较好。核素治疗的不良反应主要是骨髓抑制。

3.放疗　使用指征与核素治疗相同。

4.化疗　对不可切除的远处转移患者，可使用环磷酰胺、长春新碱、达卡巴嗪（CVD方案）或替莫唑胺进行全身化疗。前者的CR、PR、SD分别为4%、37%和14%。

【预后】术后复发率为6.5%～17%，家族性、肾上腺外及右侧者更易复发，复发者恶性率约50%。预后与年龄、良恶性、有无家族史及治疗早晚等有关。良性者5年生存率>95%，但约50%患者仍持续高血压。恶性PPGL的进展速度有明显的个体差异，部分患者的肿瘤进展缓慢，5年生存率约50%，肝、肺转移较骨转移者预后差。化疗有效的患者（症状减轻，降压药物减量，肿瘤缩小）中位生存期为6.4年，化疗无效的患者中位生存期为3.7年。

【随访】所有PPGL患者术后都需定期复查。肿瘤完全切除后3个月行病史采集与体格检查、血压测定及儿茶酚胺类物质代谢检测以明确是否成功切除肿瘤；术后2～4年，上述检查每6～12个月1次；4年后每年1次。随访应至少持续10年。整个随访过程中，CT、MRI或PDG-PET酌情使用。随访中出现新发事件（如高血压、肾上腺素能症状及疼痛）者应随时复查。

建议对所有恶性 PPGL患者检测*SDHB*基因，对有PPGL阳性家族史和遗传综合征表现的患者检测相应的致病基因突变。单侧、没有综合征或恶性特征、无阳性家族史的患者不必检测。

（李烦繁）

第六节　肾上腺皮质癌

肾上腺皮质肿瘤属于神经内分泌肿瘤，主要有肾上腺皮质腺瘤和肾上腺皮质癌（adrenocortical carcinomas，ACCs）。

【发病率】ACCs在恶性肿瘤中约占0.02%，在肾上腺肿瘤中不到5%，年发病率为（0.5～2）/100万。ACCs可发生于任何年龄，但有两个高峰：<5岁的儿童和40～50岁的成人。女性发病率略高于男性。

【发病机制】*TP53*的失活突变、*IGF2*过表达和Wnt/β-catenin通路激活可能与ACCs的发生发展有关，但具体的分子机制还有待进一步研究。

【临床表现】肾上腺皮质肿瘤分为功能性和无功能性两类。功能性NENs分泌皮质醇者占30%，分泌雄激素者占20%，分泌雌激素者占10%，分泌醛固酮者占2%。相应的临床表现有库欣综合征（Cushing syndrome）、醛固酮增多症。

库欣综合征即皮质醇增多症（hypercortiso-lism），曾译为柯兴综合征。系皮质醇分泌过多引起，包括体重增加、近端肌无力、高血压、精神障碍、向心性肥胖、紫纹、水牛背、锁骨上窝脂肪垫、高血糖等。伴雄激素过度分泌的女性患者表现为多毛、声音低沉、月经稀少/闭经，伴雌激素过度分泌的男性表现为男乳发育、睾丸萎缩，伴醛固酮过度分泌者可表现为高血压，无力和低血钾。肾上腺NENs都有可能发生库欣综合征，肿瘤直径≥4cm、质地不均、边缘不清、局部侵袭等提示恶性可能。

醛固酮增多症以高血压、低血钾及其相应症状如头痛、乏力、夜尿频繁及口干、多饮为主要临床表现，分泌醛固酮的ACC即醛固酮癌约占原发性醛固酮增多症的1%，国内仅有数例报道。

无功能NENs多数为良性，起病缓慢，常为偶然发现，肿瘤直径一般小于4cm、密度均匀、边缘清楚、富含脂肪更提示良性。患者可能有局部压迫症状，如腹部肿块、腰痛、腹痛等，可伴有乏力、疲劳、消瘦等。少数病例可因肿瘤压迫肾动脉引起高血压，较大肿瘤可伴发低血糖。

ACCs常见转移部位为肺，其次为肝、骨，淋巴结转移主要为肾上腺周围及大血管周围的淋巴结。30%～85%的患者诊断时已有远处转移，生存大多不超过1年。

【诊断】评估肾上腺皮质肿瘤时首先需要考虑有无其他原发肿瘤并排除转移癌。下列情况提示ACCs的可能：病情发展迅速，短期即有明显症状者；无症状肾上腺肿物但尿儿茶酚胺代谢产物明显增高；肿瘤直径>5cm，内部密度不均，有明显器官或血管侵袭；年龄较大的女性伴性征异常。

1.内分泌检查　对功能性肾上腺皮质肿瘤十分重要，内容包括：①糖皮质激素。地塞米松抑制试验，24小时尿皮质醇排泄，血清氢化可的松，血浆肾上腺皮质激素。②性激素及类固醇前体。脱氢表雄酮，血清17-羟黄体酮，血清睾酮，血清17β雌二醇（仅限男性及绝经后妇女）。③盐皮质激素。血清钾，醛固酮-肾素比

值（仅限高血压及低血钾）。④24小时尿儿茶酚胺、血浆肾上腺素及去甲肾上腺素。肾上腺腺瘤细胞比较单一，一般只分泌皮质醇，ACCs则可能有多种激素刀高。

2.超声　ACCs的超声特点为：肿块较大，一般>6cm。肿块形态多样，以不规则及分叶状为主。肿瘤内部多呈等回声反射，多见液化坏死。彩色多普勒超声显示肿块内及周边血流丰富。

3.CT　是首选的影像学检查。联合内分泌功能检查，CT可在术前使大多数肿瘤得到明确诊断。平扫时亨氏单位（hounsfield unit，HU）高于腺瘤，良性腺瘤一般小于10HU。大于6cm的肿块通常为恶性，但轮廓不规则、边缘模糊、有明显增强的肿块，即使小于4cm，也应高度怀疑恶性的可能。ACCs常侵入其引流静脉并延伸至下腔静脉产生瘤栓，CT能较好地显示上述改变。ACCs周边有包膜结构，在密度上与肌肉相仿，故CT显示为等密度，由于含有正常血供，所以强化均匀。ACCs发生钙化的比例很高，特别是肿瘤中央区域几乎均可见沙粒样钙化，但肿瘤边缘钙化少见。

4.MRI　较之CT能更好地反映局部侵袭情况及有无下腔静脉受累。ACCs的MRI表现是T_1加权像中多为等信号，有坏死为低信号，有出血为高信号。在T_2加权像上信号明显增高，高于与之相邻的肝脏信号强度。

肾上腺皮质腺瘤与ACCs的影像学鉴别见表19-15。

表19-15　肾上腺皮质癌与肾上腺皮质腺瘤的鉴别

	肾上腺皮质癌	肾上腺皮质腺瘤
肿瘤部位	多为单侧	单侧或双侧
肿瘤大小	较大，常>7cm	较小，常<5cm
肿瘤轮廓	不规整	规整
肿瘤边缘	不光滑	光滑
超声	不均质	均质、略低回声
CT密度	不均质或有钙化	低、均匀
CT强化	显著强化	不明显
MRI信号	信号不均匀	信号均匀
MRI强化	显著强化	不明显
浸润、转移	常有	无

5.其他检查 排泄性尿路造影可显示肾上腺肿块推挤肾向下外方移位。选择性肾上腺动脉造影，对多血管性肾上腺肿瘤有诊断价值。

6.病理 典型的肾上腺皮质腺瘤边界清晰，其内富含脂肪及血管，横断面多呈黄色。不典型者横断面呈深褐色或黑色，即黑色肾上腺皮质腺瘤。但病理不能明确区分腺癌和腺瘤的情况并不少见，尤其是在高分化肿瘤。Weiss评分有助于区别肿瘤的良、恶性，它包括明显核异型、核分裂指数≥5个/50HPF、异常核分裂、透明细胞占全部细胞≤25%、具有嗜酸性胞质的瘤细胞占全部细胞75%以上、肿瘤坏死、静脉侵犯、窦状样结构浸润和包膜浸润9项组织学标准，每个赋值1分，≥3分考虑为ACCs，2分有肾上腺皮质腺瘤可能。Ki-67≥5%也提示ACCs。

ACCs的TNM分期见表19-16。

表19-16 肾上腺皮质癌TNM分期

分期	T	N	M	T、N、M 的简明定义
Ⅰ期	T_1	N_0	M_0	T_1：肿瘤＜5cm，无周围组织浸润
Ⅱ期	T_2	N_0	M_0	T_2：肿瘤＞5cm，无周围组织浸润
Ⅲ期	$T_{1\sim2}$	N_1	M_0	T_3：任何大小肿瘤，有局部浸润，但未侵及邻近器官
	$T_{3\sim4}$	任何 N	M_0	T_4：任何大小肿瘤，侵犯邻近器官（肾、横膈、胰腺、脾、肝或肾静脉、下腔静脉）
Ⅳ期	任意 T	任意 N	M_1	N_1：区域淋巴结转移 M_1：远处转移

【鉴别诊断】除肾上腺皮质胶质瘤外，需要与本病鉴别的主要有以下疾病。

1.嗜铬细胞瘤 见本章前述。

2.肾上腺转移癌 肾上腺非功能性肿瘤应与肾上腺转移癌相鉴别。最常见的转移癌为肺癌、乳腺癌、结肠癌、恶性黑色素瘤、胃癌。

3.高皮质醇血症 垂体、肺、甲状腺、胰腺、肠道的NENs都可能过度分泌皮质醇。促肾上腺皮质激素（adrenocorticotropic hormone，ACTH）非依赖性肾上腺大结节增生（adrenocorticotropin-independent macronodular adrenal hyperplasia，AIMAH）、原发性色素结节性肾上腺皮质病均为肾上腺皮质占位性病变，但结节多为双侧。

【治疗】

1.手术 是治疗首选，内分泌治疗占有重要位置。

ACCs以开放性手术为宜，因为腔镜手术有相对较高的局部复发及腹膜播散风险。对于不能完全切除的肿瘤可选择减瘤术。术后才确诊的腺癌而致手术不彻底者，若与前一次手术间隔时间不长，可考虑再次手术。术后复发、单发的或孤立的远处转移病灶，也可考虑手术。

2.放疗 通常认为放疗对ACCs效果不佳。但有局部复发风险的患者（切缘阳性、包膜破裂、体积大、病理高级别等），可考虑术后辅助放疗。有研究表明，高危Ⅱ期及Ⅲ期ACCs患者术后3个月内行瘤床辅助放疗（45～55Gy），可减少局部复发，但对总生存影响不大。对于无法切除的复发性ACCs及转移灶均可姑息放疗。

3.射频消融治疗 适用于无法手术的ACCs或其多发转移灶。对于＜5cm的病灶，射频消融能使67%的肿瘤完全消融。

4.内分泌治疗 主要是米托坦和化疗药物。米托坦能改变肾上腺皮质激素和雄激素代谢，抑制皮质激素分泌，破坏肾上腺皮质。适用于无法手术、术后肿瘤残留或有转移病灶的患者，有效率约35%，多为短暂部分缓解，完全缓解并长期生存者很少。米托坦作用缓慢，生物利用度个体差异很大，少数患者在4～6周可达目标血药浓度，但多数患者需要数周到数月。初始剂量为每天1.5g，根据患者的耐受情况迅速提高剂量至每天5～6g。肿瘤完全缓解后可继续服用米托坦1～2年。肿瘤稳定状态下可以考虑终身服用米托坦。用药期间需要观察患者耐受情况，监测血浆皮质醇。本药不良反应主要有恶心、呕吐、腹泻、嗜睡、精神障碍、共济失调、视物模糊、肝肾损害和血小板功能紊乱致出血时间延长等。对于米托坦单药治疗不佳的患者，可考虑米托坦联合多药化疗。

5.化疗 主要方案有EDP/M方案：依托泊苷100mg/m^2，d5～7；多柔比星20mg/m^2，d1、8；顺铂40mg/m^2，d1、9。每4周重复。同时米托坦4g/d。

6.其他药物 生长抑素受体显像阳性者可用奥曲肽或兰瑞肽治疗。米非司酮可直接阻断皮质醇在外周的作用，美替拉酮（甲吡酮，11β-羟化酶抑制剂）能直接抑制皮质醇的合成，显著改善库欣综合征。见本章概述。

7.对症支持治疗 术后肾上腺皮质功能减退者，需要酌情补充糖皮质激素，一般在下丘脑-垂体-肾上腺轴功能恢复后进行。

【预后】ACCs Ⅰ～Ⅲ期完全切除者最终仍有50%～80%患者出现局部复发或远处转移。Ⅰ、Ⅱ、Ⅲ、Ⅳ期的5年生存率分别是30%～45%、12.5%～57%、5%～18%和0。完全切除者的5年生存率明显高于不完全切除者，分别为49%和9%。病期早、年龄小、出现症状6个月内确诊、肿瘤重量<100g提示预后较好。核分裂指数高、静脉浸润、重量>50g、肿瘤直径>6.5cm、Ki-67高提示预后差。分泌醛固酮的ACC病程进展迅速且较早发生转移。复发的ACCs更具侵袭性，复发间隔随手术次数缩短。复发后生存与距初次手术的时间长短有关，第一次手术24个月后复发与在这之前复发相比，生存时间更长。

【随访】无分泌功能的肾上腺NENs可3～6个月复查1次。如果6～12个月肿瘤大小无明显变化，可改为每6～12个月复查1次。1年内直径增大≥1cm的考虑手术。

ACCs Ⅰ～Ⅲ期患者，肿瘤完整切除的术后2年内每3个月复查1次，2年后每6个月复查1次，至少5年，有学者认为直到术后10年。未能完整切除者每2个月复查，2年后根据肿瘤进展情况决定随访时限。随访内容包括胸腹部CT或者MRI、血清和尿液中有关激素的检测等。

（杨 扬）

第七节　其他部位的神经内分泌肿瘤

本节介绍极为罕见的肝、乳腺、前列腺、女性泌尿生殖系统的NENs。

【肝脏】肝原发性NENs占全部NENs的0.8%～4%，多发于中老年人，男女无明显差异，90%以上为单发性病灶，2/3以上发生在肝右叶。肿瘤生长缓慢，病灶常较大且无功能，有报道其直径平均达8.4cm。临床表现总体与AFP阴性的原发性肝癌等没有差别，单凭体检及影像学检查难以诊断。活检或术后病理可证实其为NENs，如果没有病史可借鉴，鉴别肿瘤是原发还是转移仍然十分困难，因为肝脏原发性NENs的形态学和免疫组化特征与其他部位并无明显不同。多发的肝脏NENs通常为转移性，需要全面检查以寻找原发灶。有时原发病灶很小，短时间内不能被现有的检查手段发现，可以被认为是原发灶不明的转移性NENs。

无论是原发还是转移性，如有指征均应手术切除，预后主要与肿瘤的级别有关，部分早期、原发肿瘤可望彻底治愈。不能手术者，治疗参见本章概述。

【乳腺】乳腺的NENs通常是NEC，最早由Feyrter等在1963年报道，当时被描述为类似肠道类癌的浸润性乳腺癌。其来源并不清楚，可能是乳腺的神经内分泌细胞，或是神经系统的嗜银细胞迁移到乳腺组织，或是乳腺干细胞分化为内分泌细胞。

乳腺NEC约占乳腺癌的1%，好发于老年女性。超声检查表现为高回声实体肿块、血流增加、增强的尾影和囊性成分。X线检查可见边界清楚的肿块而被误认为良性病灶，CT增强扫描呈明显强化，MRI有早期强化。与非特殊类型乳腺相比，肿瘤直径明显更大，淋巴结转移更少。免疫组化检查，ER、PR、HER-2的阳性率分别为92%、69%、3%。鉴别诊断首先要除外转移性

NENs，但仅凭组织形态学特点鉴别原发还是转移十分困难，病史及全面检查或能提供有用的线索。

乳腺NEC有NEC、小细胞/雀麦细胞癌及大细胞NEC 3个亚型，治疗均参照乳腺癌。与非特殊类型乳腺癌相比，有学者认为总生存和无病生存均无明显差异，也有学者认为其预后更为恶劣。这可能与病例太少、肿瘤分型及各自比例不同等有关。

【卵巢】卵巢NENs多是类癌，占全部类癌1%左右，在卵巢恶性肿瘤中的比例更是＜0.1%。发病年龄14～79岁（平均53岁），多数情况下为单侧肿瘤，切面均匀一致。患者多无明显症状，基本是在其他手术中被意外发现。

卵巢类癌有岛状类癌、梁状类癌、甲状腺类癌与黏液性类癌4种亚型，不同亚型可混合存在。如果出现类癌综合征，提示岛状类癌可能，梁状类癌、甲状腺类癌很少发生。个别患者可能有严重便秘，推测与类癌产生的YY多肽激素有关。

诊断卵巢类癌，病理方面要排除其他的卵巢原发肿瘤如粒层细胞瘤、支持细胞瘤、甲状腺肿、卵巢/甲状腺乳头状癌、恶性甲状腺肿、甲状腺髓样癌，更重要的是与转移性类癌鉴别。卵巢原发性类癌常合并畸胎瘤、单侧生长、肿瘤较小。转移性类癌多有其他部位特别是胃肠道类癌病史、双侧卵巢多结节性受累，如为功能性NEC，卵巢切除后类癌综合征持续存在者也支持转移癌的诊断。黏液性类癌不论镜下还是大体检查均与库肯勃（Krukenberg）瘤类似，免疫组化有助于鉴别，因为胃肠道腺癌卵巢转移的神经内分泌标志物通常阴性而类癌阳性。

卵巢原发性类癌大多生长缓慢，就诊时几乎都是临床Ⅰ期且局限于一侧，完整肿瘤切除后预后良好，尤其是局限于畸胎瘤囊壁内的病变较小的岛状类癌、梁状类癌及甲状腺类癌。若患者有生育要求，可仅切除患侧卵巢；绝经后患者则行子宫及双附件切除术。黏液型类癌恶性度较高，有必要采取网膜切除术和主动脉旁淋巴结清扫术进行治疗。

偶然发生的大细胞NEC预后恶劣，治疗参见卵巢癌。多数患者在首次术后1年之内死于肿瘤转移，最长的生存时间是36个月。

【子宫、宫颈】子宫类癌和非典型类癌极其罕见，临床表现无特异性。非典型类癌有小细胞型和大细胞型，均属于高度恶性，前者相对常见。子宫NENs治疗与宫颈癌相同，5年生存率为14%～39%，肿块＞4cm及FIGO分期影响预后。

宫颈NEC在宫颈恶性肿瘤中所占比例＜2%，临床表现与宫颈癌无异，绝大多数患者没有可检出的激素异常。有灶性区域神经内分泌分化的低分化癌，所占比例不应＞10%，否则应考虑为混合性NEC。治疗参照宫颈癌，无论分化程度，宫颈NEC的生物学行为高度恶性，预后明显差于相同分期的宫颈鳞状细胞癌及腺癌，临床Ⅱ期及Ⅱ期以上的患者常在诊断后3年内死亡。宫颈鳞癌或腺癌只要混有NEC成分，治疗比照NEC。

【前列腺】部分前列腺癌出现神经内分泌细胞，细胞数小于50%为伴有神经内分泌分化的前列腺癌，大于50%并具有神经内分泌肿瘤的特定结构为前列腺NEC。前列腺类癌定义为具有高度神经内分泌分化的肿瘤，神经内分泌性小细胞癌定义为分化差的神经内分泌肿瘤，Gleason分级和评分不适用于这种类型。

前列腺NEC在所有前列腺癌中占＜1%，临床表现与前列腺癌相似，但就诊时病灶较大，常已侵犯邻近组织如膀胱、精囊、直肠等，肺、肝脏等转移较为常见。除非是混合性NEC，血清PSA水平通常正常，即使广泛转移也不例外，确诊有赖于组织学检查。

前列腺NEC仍可采用内分泌治疗，化疗参照小细胞肺癌，但化疗的有效率和缓解率较肺小细胞癌差，中位生存期仅7个月，5年生存率＜1%。放疗可用作姑息治疗。

【原发灶不明的神经内分泌肿瘤】10%左右的NENs可能无法找到原发灶，这些肿瘤多为低分化高级别。

全面的影像学检查包括PET-CT及SRS可帮助发现隐匿的原发灶。当肝转移灶提示为高分化NENs时，结肠镜或能发现位于小肠或结肠的原发灶。小的、影像学难以发现的小肠类癌并不罕见，但单纯以诊断为目的的探查性手术一般不推荐。

在病理检查方面，低分化NENs有时不易与一些非上皮性恶性肿瘤鉴别，广谱角蛋白（AE1/AE3）、CK7和CK20有助于证实NENs的上皮性质，区分肿瘤起自前肠、中肠还是后肠。肠道上皮特异性基因2（CDX2）可帮助诊断转移性结直肠NENs。

原发灶不明NENs的治疗，主要根据肿瘤部位、级别、临床表现来决定，参见本章概述。

（刘　铭）

（审稿　陈正堂　李　明）

参考文献

冯敏，邹娟，张燕，等. 宫颈神经内分泌癌82例临床病理学分析. 中华病理学杂志, 2018, 47(5):328-333.

葛慧娟，毕蕊，成宇帆，等. 卵巢原发性类癌临床病理学分析. 中华病理学杂志,2018, 47(7):517-521.

黄玉庭，贾茹，徐倩，等. 不同分期结肠与直肠神经内分泌肿瘤的预后分析. 中华肿瘤杂志, 2019, 41(2):147-151.

孔晶，王鸥，邢小平. 遗传性原发性甲状旁腺功能亢进症. 中华骨质疏松和骨矿盐疾病杂志, 2016, 9(3):314-322.

王佳峰，朱栩杭，谭卓，等. 56例甲状腺未分化癌的临床特点和预后分析. 中华肿瘤杂志, 2017, 39(6): 434-438.

王培松，薛帅，王硕，等. 中国甲状腺癌234例分析. 中华内分泌外科杂志, 2017, 11(4):334-337.

王薇茜，叶蕾，宁光. 多发性内分泌腺瘤病1型相关胸腺类癌的研究进展及挑战. 中华内分泌代谢杂志, 2017, 33(5):432-434.

谢文勇，刘以俊，郑晟曼，等. 血管活性肠肽瘤诊断与治疗的研究进展. 中华普通外科杂志, 2018, 33(2):175-178.

徐徕，赵玉沛，王维斌，等. 遗传性和散发性甲状腺髓样癌的临床特点. 中国医学科学院学报, 2012, 34(4): 401-404.

许跃，陈英.甲状腺髓样癌术中冰冻诊断及病理分析.肿瘤基础与临床,2015, 28(6):512-515.

鄢丹桂，张彬.甲状腺髓样癌颈部淋巴转移规律的临床研究.中华耳鼻咽喉头颈外科杂志.2015,50(4):290-294.

杨婧，曾婷婷，张少玲，等.分泌醛固酮的肾上腺皮质癌的诊治应对.中华内分泌代谢杂志,2018, 34(9): 795-799.

杨军，周光文，陈曦，等. 多发性内分泌腺瘤-1型相关胰腺内分泌肿瘤的诊断与治疗. 中华外科杂志, 2009, 47(5):329-332.

张炜浩，司同国，杨雪玲，等. 前列腺神经内分泌化癌患者临床特点分析. 中华医学杂志, 2017, 97(17):1316-1319.

张溪微，安常明，万汉锋，等.家族性甲状腺非髓样癌临床分析.中华肿瘤杂志,2014,36(1):69-73.

张永林，刘超，郑朝婷，等. 乳腺神经内分泌癌20例临床诊疗分析. 中华内分泌外科杂志, 2019, 13(5):387- 392.

中国临床肿瘤学会神经内分泌肿瘤专家委员会. 中国胃肠胰神经内分泌肿瘤专家共识(2016年版). 临床肿瘤学杂志, 2016, 21(10):927-946.

中国胃肠胰神经内分泌肿瘤病理诊断共识专家组. 中国胃肠胰神经内分泌肿瘤病理诊断共识(2013版). 中华病理学杂志, 2013, 42(10):691-694.

中国研究型医院学会甲状旁腺及骨代谢疾病专业委员会 中国研究型医院学会罕见病分会. 甲状旁腺癌诊治的专家共识. 中华内分泌代谢杂志, 2019, 35(5):361-368.

中国研究型医院学会消化道肿瘤专业委员会, 中国医师协会外科医师分会多学科综合治疗专业委员会. 胃肠胰神经内分泌肿瘤多学科综合治疗协作组诊疗模式专家共识. 中国实用外科杂志, 2017, 37(1):46-47,66.

中华医学会内分泌分会代谢性骨病学组. 原发性甲状旁腺功能亢进症诊疗指南. 中华骨质疏松和骨矿盐疾病杂志, 2014(3):187-198.

中华医学会内分泌学分会肾上腺学组. 嗜铬细胞瘤和副神经节瘤诊断治疗的专家共识 .中华内分泌代谢杂志,2016,32(3):181-187.

Accardo G, Conzo G, Esposito D, et al. Genetics of medullary thyroid cancer: An overview. Int J Surg, 2017, 41 Suppl 1:S2-S6.

Angiolo G, Silvestro C, Giovanni A. Neuroendrocrine tumors of the uterine cervix：a therapeutic challenge for gynecologic oncologistsJ. Gynecol Oncol，2017，144(3)：637-646.

Antonio K, Valdez MMN, Mercado-Asis L, et al. Pheochromocytoma/paraganglioma: recent updates in genetics, biochemistry, immunohistochemistry, metabolomics, imaging and therapeutic options. Gland Surg, 2020, 9(1):105-123.

Baudin E. Adrenocortical carcinoma. Endocrinol Metab Clin North Am. 2015 ,44(2):411-434.

Bergsland EK, Woltering EA, Rindi G, et al. Neuroendocrine tumors of the pancreas//Amin MB. AJCC cancer staging manual. 8th ed. Chicago: American College of Surgeons, 2018:407-419.

Capezzone M, Robenshtok E, Cantara S, et al. Familial non-medullary thyroid cancer: a critical review. J Endocrinol Invest, 2020 Oct 6. doi: 10.1007/s40618-020-01435-x.

Cardoso L, Stevenson M, Thakker RV. Molecular genetics of syndromic and non-syndromic forms of parathyroid carcinoma. Human Mutation,2017,38(12):1621-1648.

Castinetti F, Moley J, Mulligan L, et al. A comprehensive review on MEN2B. Endocr Relat Cancer, 2018, 25(2):T29-T39.

Cloyd JM, Yang RL ,Allison KH, et al. Impact of histological subtype on long-term outcomes of neuroendocrine carcinoma of the breast. Breast Cancer Res Treat, 2014, 148(1):637-664.

Dasari A, Shen C, Halperin D, et al. Trends in the incidence, prevalence, and survival outcomes in patients with neuroendocrine tumors in the United States. JAMA Oncol, 2017, 3(10):1335-1342.

DeLellis RA, Mangray S. Heritable forms of primary hyperparathyroidism: a current perspective. Histopathology, 2018,72(1):117-132.

Elsayes KM, Emad-Eldin S, Morani AC, et al. Practical approach to adrenal imaging. Radiol Clin North Am, 2017, 55(2):279-301.

Frederiksen A, Rossing M, Hermann P, et al. Clinical features of multiple endocrine neoplasia type 4: Novel pathogenic variant and review of published cases. J Clin Endocrinol Metab, 2019, 104(9):3637-3646.

Goswamy J, Lei M, Simo R. Parathyroid carcinoma. Curr Opin Otolaryngol Head Neck Surg, 2016, 24(2):155-162.

Grani G, Lamartina L, Durante C, et al. Follicular thyroid cancer and Hürthle cell carcinoma: challenges in diagnosis, treatment, and clinical management. Lancet Diabetes & Endocrinology, 2018, 6(6):500-514.

Guilmette J, Nosé V. Hereditary and familial thyroid tumours. Histopathology, 2018, 72(1):70-81.

Haugen BR, Alexander EK , Bible KC , et al. 2015 American Thyroid Association Management guidelines for adult patients with thyroid nodules and differentiated thyroid cancer. Thyroid, 2016, 26(1):1-133.

Hyde SM, Cote GJ, Grubbs EG. Genetics of multiple endocrine neoplasia type 1/multiple endocrine neoplasia type 2 syndromes. Endocrinol Metab Clin North Am, 2017, 46(2):491-502.

James BC, Aschebrook-Kilfoy B, Cipriani N, et al. The incidence and survival of rare cancers of the thyroid, parathyroid, adrenal,and pancreas. Ann Surg Oncol, 2016, 23(2):424-433.

Kiernan CM, Grubbs EG. Surgical management of multiple endocrine neoplasia 1 and multiple endocrine neoplasia 2. Surg Clin North Am, 2019, 99(4):693-709.

Kim JY, Hong SM, Ro JY. Recent updates on grading and classification of neuroendocrine tumors. Ann Diagn Pathol, 2017, 29（1）:11-16.

Lauwers GY, Franceschi S, Carneiro F, et al. Gastric carcinoma//Bosman FT, Carneiro F, Hruban RH, et al. WHO classification of tumors of the digestive system. 4th ed. Lyon：IARC, 2010：46-58.

Lenders JW, Duh QY, Eisenhofer G, et al. Pheochromocytoma and paraganglioma: an endocrine society clinical practice guideline. J Clin Endocrinol Metab, 2014,99 (6):1915-1942.

McDonnell JE, Gild ML, Clifton-Bligh RJ, et al. Multiple endocrine neoplasia: an update. Intern Med J, 2019, 49(8):954-961.

Michael Tuttle R, Morris LF, Haugen BR, et al. Thyroid-differentiated and anaplastic carcinoma//Amin MB. AJCC cancer staging manualM. 8th ed. Chicago: American College of Surgeons, 2018:881-898.

Moris D, Tsilimigras DI, Vagios S, et al. Neuroendocrine neoplasms of the appendix: A review of the literature. Anticancer Res, 2018, 38(2):601-611.

NCCN clinical practice guidelines in oncolgy. Neuroendocrine and adrenal tumors. Version 2. 2020. Available at:http://www.nccn.org/professionals/physician_gls/pdf/neuroendocrine.pdf.

NCCN clinical practice guidelines in oncolgy. Thyroid carcinoma. Version 2. 2020. Available at:http://www.nccn.org/professionals/physician_gls/pdf/thyroid.pdf.

Pavel M, O' Toole D, Costa F, et al. ENETS consensus guidelines update for the management of distant metastatic disease of intestinal pancreatic, bronchial neuroendocrine neoplasms (NEN) and NEN of unknown primary site. Neuroendocrinology, 2016, 103(2): 172-185.

Pearse AG. The diffuse neuroendocrine system and the apud concept: related "endocrine" peptides in brain, intestine, pituitary, placenta, and anuran cutaneous glands. Med Biol, 1977, 55(3):115-125.

Phan AT, Grogan RH, Rohren E, et al. Adrenal cortical carcinoma//Amin MB. AJCC Cancer staging manual. 8th ed. Chicago: American College of Surgeons, 2018:919-926.

Roman-Gonzalez A, Jimenez C. Malignant pheochromocytoma-paraganglioma: pathogenesis, TNM staging, and current clinical trials. Curr Opin Endocrinol Diabetes Obes, 2017, 24(3):174-183.

Rosen JE, Lloyd RV, Brierley JD,et al. Thyroid-medullary//Amin MB. AJCC cancer staging manual. 8th ed. Chicago: American College of Surgeons, 2018:899-909.

Shi C, Woltering E, Beyer DT, Neuroendocrine tumors of the colon and rectum//Amin MB. AJCC cancer staging manual. 8th ed. Chicago: American College of Surgeons,

2018:395-406.

Shuch B, Ricketts CJ, Metwalli AR, et al. The genetic basis of pheochromocytoma and paraganglioma: implications for management J . Urology, 2014, 83 (6): 1225-1232.

Siegel RL，Miller KD，Jemal A．Cancer statistics，2019. CA Cancer J Clin，2019，69(1)：7-34.

Singh S, Moody L, Chan DL, et al. Follow-up recommendations for completely resected gastroentero-pancreatic neuroendocrine tumors. JAMA Oncol, 2018, 4(11):1597-1604.

Stigliano A, Cerquetti L, Lardo P, et al. New insights and future perspectives in the therapeutic strategy of adrenocortical carcinoma (Review). Oncol Rep, 2017,37(3):1301-1311.

Strosberg JR，Mizuno N，Doi T，et al．Pembrolizumab treatment of advanced neuroendocrine tumors：results from the phase Ⅱ KEYNOTE-158 studyJ．J Clin Oncol，2019，37(4 Suppl)：190.

Tevosian SG, Ghayee HK. Pheochromocytomas and paragangliomas. Endocrinol Metab Clin North Am, 2019,

48(4):727-750.

Titinchi F, Morkel . Ossifying fibroma: analysis of treatment methods and recurrence patterns. J Oral Maxillofac Surg, 2016, 74(12):2409-2419.

Torresan F, Iacobone M. Clinical features, treatment, and surveillance of hyperparathyroidism-Jaw tumor syndrome: an up-to-date and review of the literature. Int J Endocrinol, 2019, doi: 10.1155/2019/1761030.

Woltering EA, Bergsland EK, Beyer DT, et al. Neuroendocrine tumors of the stomach//Amin MB. AJCC cancer staging manual. 8th ed. Chicago: American College of Surgeons, 2018:351-359.

Woltering EA, Bergsland EK, Beyer DT, et al. Neuroendocrine tumors of the jejunum and ileum//Amin MB. AJCC cancer staging manual. 8th ed. Chicago: American College of Surgeons, 2018:375-387.

Woltering EA, Bergsland EK, Beyer DT, et al. Neuroendocrine tumors of the appendix//Amin MB. AJCC cancer staging manual. 8th ed. Chicago: American College of Surgeons, 2018:389-394.

第 20 章

母细胞瘤

第一节　概　述

母细胞（blast cell，blasts）也称为前体细胞（precursor cell），可分化为构成所在组织和器官的各种细胞，是介于干细胞与分化细胞之间的一种多能组细胞。与此相对应，母细胞瘤（blastoma）是一类源于未成熟或未分化母细胞的高度异质性肿瘤，可见于各组织器官且类型众多，其命名规则或是依据组织起源如神

经母细胞瘤（neuroblastoma，NB）、骨母细胞瘤等，或是根据发生肿瘤的脏器如肺母细胞瘤（pulmonary blastoma，PB）、肝母细胞瘤（hepatoblastoma，HB）等。部位和年龄显著影响其生物学行为，是与其他病理类型的肿瘤明显不同之处（表20-1）。本节概述母细胞瘤的一般特征。

表20-1　各种母细胞瘤临床特征

肿瘤类型	ICD-O[#]	好发年龄	好发部位	预后
毛母细胞瘤 （trichoblastoma）	8100/0	50～60岁	头颈部皮肤	通常无须治疗，手术可治愈
促结缔组织增生性纤维母细胞瘤 （desmoplastic fibroblastoma）	8810/0	50～70岁	四肢和肩	手术可治愈
肌纤维母细胞瘤 （myofibroblastic tumour）	8825/0	任何年龄	任何部位	有复发可能
血管肌纤维母细胞瘤 （angiomyofibroblastoma）	8826/0	成年女性	会阴部皮下组织	手术可治愈
炎性肌纤维母细胞瘤 （inflammatory myofibroblastic tumour）	8825/1	儿童、青少年	肠系膜、网膜、肺	有复发倾向，偶转移
低度恶性肌纤维母细胞肉瘤 （low grade myofibroblastic sarcoma）	8825/3	成年人	头颈部、四肢	增殖活性高、坏死有侵袭性
黏液炎症性纤维母细胞肉瘤 （myxoinflammatory fibroblastic sarcoma）	8811/1	中年人	肢体末端，80%在手指	低度恶性，易复发，偶转移
乳腺型肌纤维母细胞瘤 （mammary type myofibroblastoma）	8825/0	35～85岁，男女发病相当	会阴、腹股沟	手术可治愈
硬化性纤维母细胞瘤 （desmoplastic fibrohlastoma）	8810/0	50～70岁，男女比例2∶1	筋膜、骨骼肌	手术可治愈
脂肪母细胞瘤/脂肪母细胞瘤病 （lipoblastoma/lipoblastomatosis）	8881/0	3岁以下，男性略多见	躯干和四肢	一定复发率，再切除有效
骨母细胞瘤（osteoblastoma）	9200/0	10～30岁，男女比例2.5∶1	脊柱、股骨近端、颌骨	良性，复发预后差

续表

肿瘤类型	ICD-O#	好发年龄	好发部位	预后
软骨母细胞瘤 （chondroblastoma）	9230/1	10～25岁，男性多见	长骨骺部，单一多见	一定复发率，偶有肺转移
血管母细胞瘤 （haemangioblastomas）	9161/1	成人	大脑、小脑、脑干、脊髓	完整切除预后良好
神经母细胞瘤 （neuroblastoma）	9500/3	婴幼儿	肾上腺髓质、脊柱旁	低、中危可治愈，总体恶劣
髓母细胞瘤 （medulloblastoma）	9470/3	儿童、青少年，男性多见	小脑蚓部	与病理亚型及年龄有关
节细胞神经母细胞瘤 （ganglioneuroblastoma）	9490/3	儿童、青少年	大脑、鞍区、脊髓	高度恶性，婴儿预后更差
胶质母细胞瘤 （glioblastoma）	9440/3	45～75岁	颞、顶、额、枕叶	高度侵袭性，预后差
室管膜母细胞瘤 （ependymoblastoma）	9392/3	新生儿、幼儿	幕上	生长迅速，颅内、脊髓播散
松果体母细胞瘤 （pineoblastoma）	9362/3	20岁以前	松果体区	高度恶性，颅内、脊柱播散
星形母细胞瘤 （astroblastoma）	9430/3	儿童、青少年、青年人	大脑半球	完整切除预后好，否则差
视网膜母细胞瘤 retinoblastoma	—	5岁以前	视网膜	取决于病期
嗅神经母细胞瘤 （olfactory neuroblastoma）	9522/3	40～70岁	鼻腔顶部的筛板区	分期、分级影响预后
胸膜肺母细胞瘤 （pleuropulmonary blastoma）	8973/3	4岁以内	肺；壁层胸膜少见	Ⅰ型预后好；Ⅱ、Ⅲ型差
肺母细胞瘤 （pulmonary blastoma）	8972/3	40岁，男女比例1.5：1	肺，外周	差
肝母细胞瘤 （hepatoblastoma）	8970/3	5岁以内	肝右叶、左叶	完整切除预后好，否则差
胰母细胞瘤 （pancreatoblastoma）	8971/3	10岁以内	胰头、体尾部之间	完整切除预后好，否则差
肾母细胞瘤 （nephroblastoma）	8960/3	10岁以内，3岁高峰	肾脏	完整切除者预后好
部分囊状分化的肾母细胞瘤 （cystic partially differentiated nephroblastoma）	8959/1	2岁内，男性多见	肾脏	手术通常可治愈
性腺母细胞瘤 （gonadoblastoma）	9073/1	任何年龄，青少年多见	卵巢、睾丸	单纯性预后良好，混合性差
精母细胞瘤 （androblastoma，支持细胞瘤）	8640/1	成人，变异可见于儿童	睾丸	绝大多数良性，少见转移（5%）
两性母细胞瘤 （gynandroblastoma）	8632/1	青年	卵巢	多良性，手术可治愈

注：#. 国际疾病分类-肿瘤学（ICD-O）编码：/0代表良性肿瘤；/1代表交界性或未确定生物学行为的肿瘤；/2代表原位癌及上皮内瘤变；/3代表恶性肿瘤

【流行病学】母细胞瘤总体上最常见于儿童，部分为先天性，胎儿或出生时即可发病。

70%的母细胞瘤发生在5岁以下，90%发生在10岁以下，只有10%的病例发生在青年和成年人，男性略占优势。

【发病机制】母细胞瘤常有染色体核型异常，且多集中分布在11～15号染色体。许多类型的母细胞瘤有*p53*、*RB*、*CTNNB1*、*MYC*、*KDM6A*等1个或多个基因突变。

【临床表现】与部位、年龄、组织来源密切有关。

1.部位 母细胞瘤可见于全身所有部位，临床表现与之有关。无论年龄，发生于内脏器官和神经组织的几乎均为恶性，发生于浅表部位、生殖系统的几乎均为良性或交界性（表20-1）。同一类型的肿瘤，例如脂肪母细胞瘤，发生在深部脏器的有可能因手术困难而危及生命，发生在浅表部位的多可治愈。

2.年龄 相同病理类型、期别的母细胞瘤，儿童的预后要好于成人。在NB中，年龄＜18个月是预后良好的依据之一。

3.组织来源 来自间叶组织、生殖系统的多为良性，如脂肪母细胞瘤，血管母细胞瘤（hemangioblastoma，HB）、精母细胞瘤等。来自神经系统的基本上都是恶性。部分母细胞瘤性质较难确定，如骨母细胞瘤等可能形态学上良性，而生物学行为恶性，需结合年龄、肿瘤部位、大小及生长速度等确定其属性。

【影像学检查】婴幼儿接受CT、MRI、PET-CT检查可能有困难，影响检查方法和频度的选择。

【病理诊断和鉴别诊断】母细胞具有多相分化潜能，肿瘤中可见胚胎性上皮向分化型上皮过渡，间质多属肿瘤成分并具有胚胎性间叶组织的特征。母细胞瘤的肿瘤细胞大多为小圆细胞，因此有可能要同所有的小圆细胞肿瘤进行鉴别。在绝大多数肿瘤中，肿瘤细胞的分化程度只是影响分级进而影响预后，但在NB中，分化程度是NB、节细胞神经母细胞瘤（ganglioneuroblastoma，GNB）及神经节细胞瘤（ganglioneuroma，GN，节细胞神经瘤）分别命名的主要依据，见后述。

【治疗】部分儿童母细胞瘤疗效较好，如综合治疗后3年内无复发，则有希望治愈。对于这样的肿瘤，制订方案时须考虑治疗对其正常生长和发育能力的影响。应在争取长期生存的前提下，避免器官、肢体的切除或致残，避免不必要的过度治疗。成人母细胞瘤因发病率低，临床研究很少，治疗多参见儿童。

（叶瑞萍）

第二节 各部位母细胞瘤

一、髓母细胞瘤

髓母细胞瘤（medulloblastoma，MB）是发生于颅后窝的恶性肿瘤，Cushing 和 Bailey于1925年首先报道。

【流行病学】MB罕见，发病率约为0.5/10万，但它是中枢神经系统第二常见的恶性肿瘤。70%患者年龄＜16岁，男女比例为（1.5～1.8）：1。在儿童原发肿瘤中，MB约占20%，发病高峰为3～4岁和8～10岁。成人MB更是极其罕见，80%见于20～40岁，极少发生于50岁以后。不同的分子分型有相应的好发年龄，见

表20-2。

【发病机制】MB起源于胚胎残存细胞，是原始髓样上皮未继续分化的结果。WNT信号通路在神经元成熟和突触形成过程中具有重要作用，典型的分子病理机制是β-连环蛋白的外显子3（*CTNNB1*）在体细胞中被激活突变，因此可以作为鉴别WNT型MB的标志物。SHH信号通路异常、*MYC*、*KDM6A*基因过表达和扩增，也与MB的发生和预后有关。

【临床表现】病变多位于小脑蚓部，肿瘤占位效应可引起高颅内压、第四脑室和中脑导水管阻塞。小脑受累可表现步态蹒跚、走路不稳、

眼震等平衡功能障碍和共济失调症状。脑神经受累可出现复视、面瘫、锥体束征、吞咽呛咳等症状。约1/3患者有脑脊液播散，极少数还可出现颅外转移。

CT可见小脑蚓部或四脑室内均匀一致的点状等密度或稍高密度占位病灶，第四脑室位置前移。MRI一般为长T_1、长T_2信号，增强扫描可见不均匀强化，如肿瘤与第四脑室间存在隔离带，提示肿瘤尚未侵犯脑干且未发生粘连。出现种植性转移时，小脑叶边界模糊。囊变坏死在部分区域可见。

脑脊液检查可证实或排除椎管内播散。

【诊断】依据临床表现、实验室及影像学检查，可做出初步诊断，确诊有赖于病理。肿瘤多呈灰紫色或粉红色，质地较软，肿瘤界线可能清楚或不清楚。镜下典型MB由高密度细胞构成，瘤细胞核圆到卵圆形，染色质多，

胞质不明显。神经突触素阳性反应是MB的特征。WHO 2016年第4版中枢神经系统肿瘤分类将MB分为经典型（classic）、促结缔组织增生型/结节型（dcsmoplastic/nodular，DN）、广泛结节型（medulloblastoma with extensive nodularity，MBEN）、大细胞型/间变型（large cell/anaplastic，LC/A），这4个形态学亚型都有相应的ICD-O编码。

1.分子分型　根据分子生物学检查，MB分4个分子亚组：WNT组、SHH组、Group 3、Group 4，其各自临床特征不同（表20-2）。WNT组常有编码β-catenin的CTNNB1基因的突变。SHH的MTCN表达较高，预后仅次于WNT组，但伴有TP53者突变预后很差，因此WHO 2016分类将此型再分为TP53突变型和野生型。Group 3中约25%患儿有17 q染色体异常。Group 4约2/3患儿有17 q染色体异常，部分患者有17 p突变。

表20-2　儿童髓母细胞瘤分子分型及其临床特征

	WNT 组	SHH 组	Group 3	Group 4
占MB比例	11%	28%	28%	34%
好发年龄	10～12岁，4岁以下罕见	<4岁和>16岁	婴儿及儿童	10岁，3岁以下罕见
病理类型	多经典型，偶大细胞/间变型	促结缔组织增生型	经典型和大细胞/间变型	
基因突变	CTNNB1	PTCH1、SMO、SUFU	MYC扩增	CDK 6和MYCN扩增，MYC高表达少
5年生存率	>95%	60%～80%，伴有TP53突变很差	20%～30%	75%～90%，染色体17获得或11丢失预后良好

2.分期　只有局限和转移两类：局限期（M_0），肿瘤局限，无转移证据。仅脑脊液肿瘤细胞阳性为M_1，小脑蛛网膜下腔和（或）侧脑室或三脑室肉眼结节状种植为M_2，脊髓蛛网膜下腔肉眼结节状种植为M_3，颅外转移为M_4。

3.危险度分层　MB分为标危和高危两组，决定性因素是年龄（3岁为界），其次是手术切除程度、有无转移、病理类型（表20-3）。

表20-3　标危和高危髓母细胞瘤的定义

年龄	标　危	高　危
>3岁	肿瘤完全切除或近完全切除（残留病灶≤1.5cm²），M_0	符合以下任一标准：手术次全切除（残留病灶>1.5cm²）；有转移疾病（包括影像学证实的播散性疾病，手术14天后腰椎穿刺或脑室脑脊液细胞学阳性或颅外转移）；病理亚型为弥漫间变型
≤3岁	同时符合下述标准：肿瘤完全切除或近完全切除（残留病灶≤1.5cm²），M_0，病理亚型为DN和MBEN	除标危外全部定为高危

【鉴别诊断】本病主要与四脑室室管膜瘤、小脑星型细胞瘤及脉络丛乳突状瘤相鉴别。

1.四脑室室管膜瘤　多起源于第四脑室底或侧壁的室管膜细胞，病程较MB长，对小脑实质性损伤较MB低。

2.小脑星型细胞瘤　多见于小脑半球，病程

较长，以颅内压增高及肢体共济运动障碍为主要表现，肿瘤多为囊性。

3.脉络丛乳突状瘤 好发于第四脑室及侧脑室，颅内压增高为主要表现，后期可出现共济运动障碍，CT显示高密度的边缘不规则的肿块。

【治疗】首选最大限度的手术切除，放疗剂量根据患者风险度及年龄，化疗可改善MB患者预后。复发患者可行二次手术切除、鞘内化疗、化疗±自体干细胞移植、立体定向放疗。

1.放疗 辅助放疗在手术后4周开始。根据危险度决定放疗剂量，标危和高危患者颅后窝或局部瘤床均为54～55Gy，全脑和全脊髓的剂量在标危患者为23.4Gy，高危患者为36Gy。放疗期间均可同步给予长春新碱1.5mg/m^2，每周1次静脉注射，共6～8次。初诊年龄≤3岁的标危患儿不放疗，高危患儿化疗结束年龄未满3岁，可行局部瘤床放疗。

2.化疗 MB是化疗敏感肿瘤，所有患者无论年龄都应考虑化疗。辅助化疗在术后2～4周或放疗结束后4周开始，相同年龄下标危和高危患者的方案相同。

（1）＞3岁组：环己亚硝脲（75mg/m^2，d1，口服）+顺铂（75mg/m^2，d1，静脉滴注）+长春新碱（1.5mg/m^2，d1、8、15，静脉注射），每6周重复，共8个疗程；或环磷酰胺（750mg/m^2，d1、2，静脉滴注）+顺铂（75mg/m^2，d1，静脉滴注）+长春新碱（1.5mg/m^2，d1、8、15，静脉注射），每4周重复，共8个疗程。

（2）≤3岁组，CTX+VCR/HD-MTX+VCR/CBP+VP6交替方案：环磷酰胺（800mg/m^2，d1～3，静脉滴注）+长春新碱（1.5mg/m^2，d1，静脉注射），第1、5、9疗程；高剂量甲氨蝶呤（5000mg/m^2，d1，静脉滴注24小时，标准水化、碱化和甲酰四氢叶酸解救）+长春新碱（1.5mg/m^2，d1，静脉注射），第2、3、6、7、10、11疗程；卡铂（200mg/m^2，d1～3，静脉滴注）+依托泊苷（150mg/m^2，d1～3，静脉滴注），第4、8、12疗程。每疗程间隔2周，约6个月完成。药物剂量可根据年龄适当调整，年龄＜6个月是标准剂量1/2，7～12个月或＞1岁但体重＜10kg是标准剂量3/4。有条件的可行自体造血干细胞支持下超大剂量化疗。

挽救化疗可选择原先没有用过的化疗方案，如伊立替康（50mg/m^2，d1～5，静脉滴注）+替莫唑胺（150mg/m^2，d1～5，口服）+长春新碱（1.5mg/m^2，d1，静脉滴注）；或异环磷酰胺（1.5g/m^2，d1～5，静脉滴注，美司钠解救）+依托泊苷（100mg/m^2，d1～5，静脉滴注）；或卡铂（500mg/m^2，d1，静脉滴注）+依托泊苷（100mg/m^2，d1～3，静脉滴注）；或异环磷酰胺（1.5g/m^2，d1～4，静脉滴注，美司钠解救）+依托泊苷（100mg/m^2，d1～4，静脉滴注）+顺铂（20mg/m^2，d1～4，静脉滴注）。这4个方案均为3周1次。

3.复发的治疗 争取再次手术，不能手术者争取活检，排除二发肿瘤后挽救化疗，肿瘤缩小、转移病灶消失后再做手术。既往没有放疗者可行放疗，已放疗者须根据原先的剂量、范围、间隔时间，决定有无再次放疗的可能。

【预后】儿童MB总体的1年、3年和5年生存率分别为81%、63%和56%。大多数复发在诊断后6年内，中位时间24～50个月。影响预后的因素有：①年龄。5年生存率婴儿33%，1～4岁47%，5～14岁67%，青春期后患者和成人的生存更多与肿瘤亚组有关而非年龄。②病理类型。5年存活率经典型78%，DN型和MBEN型82%，LC/A型44%。③分子分型。见表20-2。β-连环蛋白是预后良好的标志物，SHH型婴儿的预后好于儿童，可能与该年龄段主要为促纤维增生/结节型有关。Group4型中伴有17q等臂染色体和*MYCN*（也称作*N-myc*）基因扩增的肿瘤易发生转移，预后很差。④危险度。5年无复发生存率标危型为70%～80%，高危型约60%。

【随访】临床和影像学检查前2年每3个月1次，第3年每6个月1次，其后每年1次。脊髓转移者还应包括全脊髓的影像学检查。

（叶瑞萍）

二、视网膜母细胞瘤

视网膜母细胞瘤（retinoblastoma，RB）

是婴幼儿常见的眼内恶性肿瘤，根据其来源不同，本病还被称为视网膜神经上皮瘤、视网膜胶质瘤。

【发病率】全世界每年约有9000例新发病例，在美国每年有200例，发病率为1/15 000~1/20 000，我国每年约有1000例，占全世界每年新病例的20%。本病95%的病例发生于5岁以前，无种族、性别差异。由于它的高度恶性，如果不及时治疗，死亡率高达99%。

【发病机制】1971年Knudson提出的二次突变为RB发生的主要机制已被普遍接受：家族性RB患儿携有胚胎细胞的基因突变，在一个随机的体细胞突变事件后，Rb基因的双等位基因均发生改变而导致家族性RB的发生；散发性RB患儿的双等位基因是两个独立的体细胞突变事件导致双等位基因的突变所致。

多数RB为散发病例，平均发病年龄为24个月，多为单眼；25%~40%的病例为家族遗传性，平均发病年龄为12个月，且通常是多灶性或累及双眼，发病年龄比散发性的小。

【临床表现】白瞳（70.47%）、斜视（12.43%）和视力减退（6.28%）是RB初期主要症状，若在此时发现和治疗预后较好，眼球突出是预后差的标志。如肿瘤沿视神经向后蔓延，临床特征不显著，眼底检查仅见视盘部位肿瘤。经巩膜向眶内蔓延时，早期即可有眼球突出、眼红、球结膜水肿、流泪、眼压增高等，提示已出现眼压及颅内压增高甚至合并感染，预后较差。颅内或全身转移和第二恶性肿瘤是死亡的主要原因。

眼底检查可见肿瘤呈白色结节状隆起，可为单个或多个，孤立或相互融合，表面可有新生血管或出血、坏死，"苔藓样"视网膜病灶被视为RB特征性眼底变化，可作为临床诊断RB的直接依据。

超声检查在临床诊断及鉴别诊断中有较高的应用价值，声像图特征为玻璃体内实性肿物伴钙化，并能发现视网膜脱离、脉络膜脱离、眼内炎等继发性改变。视神经增粗提示肿瘤侵犯。

CT是诊断RB的首选检查方法，可见眼内占位性病灶和瘤体内钙化，后者是RB的一个重要特征。CT发现肿瘤眼外蔓延及眼球周围结构的改变优于超声检查，但在发现钙化方面不如超声敏感。MRI在判断视神经浸润及眶内、颅内转移方面优于超声和CT。

【诊断】根据病史、临床表现结合眼底改变及影像学检查，即可作出临床诊断。术前病理并非确诊所必需，且活检可能造成肿瘤种植。肿瘤位于视网膜，生长方向为玻璃体腔或视网膜下，大体形态呈团块状，多为灰白色，常有钙化及坏死。眼外期可见视神经增粗或巩膜部分变薄膨隆或肿瘤穿破巩膜而外露。最具特征性的病理改变是瘤细胞菊花团、玫瑰花结形成，此种菊花图案以Flexnen和Winterstainer命名，简称为F-W菊花团，但并不能作为RB确诊依据，因为它们也发生于髓质上皮瘤和松果体瘤。

病理可将RB分为分化型和未分化型。前者瘤细胞排列成菊花团，有长方形、正方形、梯形或锥形细胞组成；后者瘤细胞核大部分深染，形态大小不一，可呈圆形、椭圆形、梭形、异型性明显，胞质较少，分裂象多见，瘤细胞呈套环状包绕在血管周围。免疫组化NSE、Syn、CD56、视网膜结合蛋白、锥体视蛋白、视网膜视杆蛋白、MLGAPC等阳性表达，Ki-67通常很高。同时检测外周血和肿瘤中RB1基因突变有助于发现遗传型RB，正常RB1等位基因定义为H_0，有RB1基因突变为H_1。

【分期】RB的TNM分期有临床和病理分期（表20-4）。

【鉴别诊断】

1.Coats病　即渗出性视网膜病变，又名特发性视网膜毛细血管扩张症，是以视网膜毛细血管梭形扩张、视网膜内微黄色渗出液及渗出性视网膜脱离为特点的先天性视网膜疾病。Coats病大多单眼发病，男童居多（80%为5~10岁），多数表现为白瞳、斜视和视力下降等，可能与NDP基因（表达Norrie蛋白）的体细胞突变有关。早期Coats病常采用激光光凝和冷冻治疗，但晚期病变由于视网膜全脱离或虹膜新生血管导致瞳孔难以充分散大时最终需要摘除眼球。

表20-4 视网膜母细胞瘤的TNM分期

临床分期	病理分期
T_1：视网膜内肿瘤，瘤体基底部视网膜下积液≤5mm	T_1：眼内肿瘤，没有脉络膜浸润，无视盘侵犯
T_{1a}：肿瘤直径≤3mm且距离视盘或视网膜的中央凹>1.5mm	T_2：眼内肿瘤伴局部浸润
T_{1b}：肿瘤直径>3mm或距离视盘或视网膜的中央凹<1.5mm	T_{2a}：局灶性脉络膜侵犯，或视盘的前或筛板间受累
T_2：眼内肿瘤合并视网膜脱离，玻璃体种植或网膜下种植	T_{2b}：肿瘤侵犯虹膜、小梁网和（或）巩膜静脉窦
T_{2a}：肿瘤基底部视网膜下积液>5mm	T_3：眼内肿瘤伴有明显的局部侵袭
T_{2b}：肿瘤合并玻璃体种植或网膜下种植	T_{3a}：脉络膜侵犯（直径>3mm，或多灶脉络膜浸润总和直径>3mm，或全层脉络膜浸润）
T_3：眼内晚期肿瘤	
T_{3a}：眼球萎缩	T_{3b}：视盘浸润，未累及视神经断端
T_{3b}：肿瘤侵及睫状体平坦部，睫状体、晶状体，悬韧带，虹膜或前房	T_{3c}：巩膜内2/3层受累
T_{3c}：眼压升高合并新生血管或牛眼	T_{3d}：巩膜全层浸润
T_{3d}：前房出血或合并大范围玻璃体出血	T_4：侵犯眼外：肿瘤侵犯视神经断端，侵犯围绕视神经的脑膜，巩膜全层浸润伴巩膜外层、邻近的脂肪组织、眼外肌、骨、结膜或眼睑受侵
T_{3e}：无菌性眼眶蜂窝织炎	
T_4：眼外肿瘤侵及眼眶和视神经	
T_{4a}：影像学显示球后视神经受累，或视神经增粗，或眶内组织受累	N_1：区域淋巴结转移
T_{4b}：明显的突眼或眶内肿瘤	M_1：远处转移（病理或细胞学证实）
N_1：区域淋巴结受累 #	M_{1a}：远处转移（如骨骼、肝等）
M_1：远处转移（没有病理证实）	M_{1b}：脑脊液或中枢神经系统转移
cM_{1a}：远处转移（如骨骼、肝脏等）	
cM_{1b}：肿瘤侵犯中枢神经系统 @	
Ⅰ期 $T_{1~3}N_0M_0$	Ⅰ期 $T_{1~3}N_0M_0$
Ⅱ期 $T_{4a}N_0M_0$	Ⅱ期 $T_4N_0M_0$
Ⅲ期 $T_{4b}N_0M_0$；任何 TN_1M_0	Ⅲ期 任何 TN_1M_0
任何 T 任何 NM_1	Ⅳ期 任何 T 任何 NM_1

注：#.区域淋巴结定义为耳前、下颌下及颈部淋巴结；@.不包括三侧RB（系RB的特殊类型，表现为双眼RB伴不同期松果体区、蝶鞍上或蝶鞍旁母细胞瘤）

2.先天性白内障 是出生前即存在或出生后逐渐形成的先天性遗传或发育障碍性疾病，散瞳后裂隙灯显微镜、B超及CT检查可做出诊断。手术是白内障最重要的治疗手段。

3.永存性原始玻璃体增生症 是一种由胚胎血管结缔组织（玻璃体动脉、血管玻璃体、晶状体血管膜）未退化在晶状体后方增殖导致的先天性畸形，最常见的症状是因眼球伴有因晶状体后纤维素增生而表现为白瞳症，多数患眼有眼内出血、角膜混浊、青光眼、视网膜脱离或眼球萎缩，而最终将眼球摘除。

4.晶状体后纤维增生症 又名早产儿视网膜病变，是由于早产儿视网膜血管尚未发育完全，导致视网膜新生血管及纤维组织增生所致。B超显示玻璃体前段呈三角形、片状或"人"字形宽带状中强回声。该病一旦发生，进展很快，可有效治疗的时间窗口很窄，因此应对37周以下早产儿出生后及时检查，对高危者应每周检查。在第2~3期可行激光或冷冻治疗，凝固无血管区。在

第4~5期，行玻璃体手术切除增殖的纤维血管组织，同时做光凝，以挽救视力。

5.眼弓蛔虫病 是由犬或猫弓蛔虫的幼虫侵犯眼内组织引起的感染性疾病。幼虫可在周围组织内保持为安静的胞囊状态而无症状，在其移行时眼内单个幼虫即可引起视力下降甚至丧失。活检发现弓蛔虫蚴蚴是诊断眼弓蛔虫病的重要依据，目前主要依赖免疫学和影像学进行间接诊断。

6.绿色瘤 即粒细胞性肉瘤，为髓性白血病，是指幼稚粒细胞在骨髓外部位形成的局限性实体性肿瘤，因其颜色淡绿得名。男性多见，可早于白血病出现，也可与白血病同时或之后发生。

【治疗】RB的治疗原则为争取根治，保存视力，提高生存质量和生存率。

1.手术 包括眼球摘除术和眶内容物剜除术。眼球摘除术的适应证：①已失明的单侧或双侧患眼；②双眼患病，一侧眼失明，摘除失明眼

球；③单侧或双侧患病，合并有青光眼及虹膜炎并且视力丧失；④局部肿瘤复发，且不能以保守治疗手段保存视力者。眶内容物剜除术的适应证：局部广泛浸润，肿瘤破坏眼球及周围组织。

2.局部治疗　包括巩膜外冷冻，视网膜激光光凝和经瞳孔温热疗法，适用于<3～6mm的双侧肿瘤。局部治疗通常要联合化疗等系统性治疗。

3.化疗　作为综合治疗的一部分，可缩小肿瘤体积，减少转移。化疗指征为：①眼内期RB；②预防术后有转移高风险特征的肿瘤，如视神经受侵和（或）脉络膜受累范围>3mm；③眼外期RB伴局部和（或）区域转移；④伴或不伴中枢神经系统侵犯的转移性RB；⑤三侧性RB。全身化疗方案主要为CEV（卡铂+长春新碱+依托泊苷），通常用6个疗程低剂量或3个疗程大剂量。通过化疗，早期保球率可达80%，晚期患者可达51%。各种方案如下。

（1）CEV（卡铂+长春新碱+依托泊苷）：卡铂，560mg/m²，静脉滴注1小时，d1；依托泊苷，150mg/m²，静脉滴注1小时，d1～2；长春新碱，1.5mg/m²（最大2mg），静脉滴注，d1。对于年龄<36个月的患者，上述三药的剂量分别为18.6mg/kg、5mg/kg、0.05mg/kg，每4周重复，共6个疗程。

（2）卡铂+长春新碱：卡铂，560mg/m²（体重<10kg者为18.7mg/kg），静脉滴注1小时，d1；长春新碱，0.05mg/kg，静脉注射，d1。每3周重复，共6个疗程。

（3）卡铂+依托泊苷：卡铂，160mg/m²，静脉滴注1小时，d1～5或200mg/m²，静脉滴注1小时，d1～3；依托泊苷，100mg/m²，静脉滴注1小时，d1～5或150mg/m²，静脉滴注1小时，d1～3。对于年龄<1岁或体重<10kg的患者，上述两药的剂量分别为5mg/kg、6.7mg/kg，每3～4周重复。

局部化疗主要包括球周化疗、选择性眼动脉灌注化疗和玻璃体腔注药化疗，它能提高眼球局部的药物浓度，降低药物的全身不良反应，可改善RB玻璃体和视网膜下腔种植瘤的治疗效果。常用药物有马法兰、卡铂和托泊替康。一般每

3～4周一次，共2～4次。鞘内注射甲氨蝶呤或阿糖胞苷可用于中枢神经系统侵犯。

4.外放疗　RB对放疗敏感，但有可能引起第二肿瘤和放射性视网膜病变、放射性白内障等并发症，故一般用于其他治疗失败后或肿瘤病灶大而不能手术时。外放疗放疗总剂量40～45Gy，2Gy/f，疗程4～5周。适应证：①瘤体有明显玻璃体种植；②眼内多个肿瘤（>2个瘤体）；③肿瘤发展较快，直径≥10mm。近距离放疗常用^{125}I，将放射性核素放在与肿瘤基底部对应的巩膜处，经过2～4天释放40～45Gy剂量。适应证：①肿瘤基底直径<16mm、厚度≤8mm；②肿瘤种植于玻璃体或视网膜下；③未被外放疗、化疗等控制。

5.巩膜表面敷贴治疗　多使用^{125}I，肿瘤顶端获得的放射剂量为40～45Gy，对无玻璃体和视网膜下种植的小肿瘤（直径<15mm或厚度<8mm）有效，局控率可达80%。

【预后】主要取决于病期，肿瘤局限于眼内（$T_{1\sim3}N_0M_0$）治愈率较高，巩膜、眶组织浸润和视神经断端浸润预后差，但经手术、化疗、鞘内注射等规范治疗后，治愈率为5%～10%。远处转移病死率较高。RB的分化类型与预后的关系不大。

【随访】完成治疗后每4周复查一次，至少3次确定无肿瘤后每6～8周复查至3岁，以后每半年1次至10岁。复查的内容主要是眼科检查、眼眶及头颅MRI。一般认为，随访至6～7岁仍无肿瘤迹象即可视为治愈。

（付　娟）

三、嗅神经母细胞瘤

嗅神经母细胞瘤（olfactory neuroblastoma，ONB），又称嗅神经细胞瘤、嗅神经上皮瘤或嗅基板肿瘤，是一种表现为小圆细胞的恶性神经外胚层肿瘤，Berger于1924年首次报道。

【流行病学】ONB估计发病率为0.4/100万，占鼻腔、鼻窦肿瘤的2%～3%。以往认为该病有10～20岁和50～60岁两个发病高峰，

但对SEER数据库中311例病例的分析发现，患者的平均发病年龄为53岁，大多数病例发生在40～70岁，并无双峰倾向。本病没有明显性别差异。

【临床表现】ONB最常见于鼻腔顶部的筛板区，鼻腔下部或鼻窦内也可发生，只有颅内肿瘤而无鼻腔内肿瘤罕见。ONB发病隐匿，生长缓慢，病程长，自出现首次症状到临床明确诊断通常需要6个月至1年。常见的症状为鼻塞（70%）和鼻出血（46%），肿瘤侵犯筛板可引起嗅觉缺失，侵犯咽鼓管引起耳痛、中耳炎，额窦受累可表现为前额疼痛。极少数病例伴有异位ACTH综合征、抗利尿激素分泌异常综合征、低钙血症和失明。专科体检可见鼻腔顶部有孤立性红褐色的息肉样肿块。

CT可以详细评估骨特别是筛板的侵蚀或破坏，MRI有助于判断肿瘤向邻近软组织区域（如颅前窝、眶组织）的侵犯，区分肿瘤组织和邻近鼻窦内阻塞性炎症、潴留性积液。典型的ONB在CT和MRI上表现为哑铃状肿块，哑铃的腰部在筛状板，上部在颅前窝，下部在鼻腔。肿瘤和脑交界面见到瘤周囊肿是另一个影像学特征。但多数ONB缺乏这些特征，术前易误诊为内翻性乳头状瘤、鼻咽纤维血管瘤、鼻腔鼻窦癌等。

【诊断】确诊需行组织活检，肿瘤常位于黏膜下层，间质富有血管纤维。肿瘤由大小较为一致的小圆形或卵圆形瘤细胞构成，胞质稀少，核仁不明显。50%患者可见Homer-Wright型菊形团（假菊形团），它是瘤细胞以细长胞突与血管壁相连形成横断的乳头状结构。约5%的肿瘤中可见Flexner-Wright型菊形团（真菊形团），是瘤细胞形成的横断中空的乳头状结构排列，主要见于高级别（3～4级）肿瘤。钙化常见于组织分级低的肿瘤。免疫表型：NSE弥漫阳性，肿瘤小叶周边支持细胞S100阳性，Syn、CgA、NF阳性支持诊断。

ONB的组织学分级常采用Hyams分级（表20-5）。

表20-5　嗅神经母细胞瘤的Hyams组织学分级

镜下特点	1 级	2 级	3 级	4 级
结构	小叶状	小叶状		
异型性	轻度	有	明显	显著
神经元纤维基质	明显	有	可以有	无
菊形团	可能有假菊形团	可能有假菊形团	可能有真菊形团	可能有真菊形团
核分裂	无	有	明显	显著
坏死	无	无	有	明显
钙化	不同程度	不同程度	无	无

ONB尚无TNM分期。Kadish分期根据肿瘤局部侵犯的范围，将本病分为A、B、C三期。Dulguerov等在Kadish分期基础上加上了颈部淋巴结和远期转移，即D期（表20-6）。

表20-6　嗅神经母细胞瘤改良Kadish分期

分期	定　　义
A	肿瘤局限于鼻腔
B	肿瘤侵犯鼻旁窦
C	肿瘤超出了鼻腔和鼻旁窦，累及以下任一结构: 筛板、颅底、颅内、眼眶
D	颈部淋巴结转移和（或）远处转移

【鉴别诊断】临床方面ONB易误诊为内翻性乳头状瘤、鼻咽纤维血管瘤、鼻腔鼻窦癌，病理方面需要借助免疫组化与表20-7所列小圆细胞恶性肿瘤相鉴别。

【治疗】ONB较为罕见，治疗上尚无指南及共识供参考。一般认为：A期，低级别单纯手术，高级别者手术+放疗；B期，手术+放疗±化疗；C期和仅有颈部淋巴结转移的D期，术前放化疗+手术；有远处转移的患者采用姑息性放化疗。

表20-7　鼻腔、鼻窦小圆细胞恶性肿瘤免疫组化鉴别诊断

肿瘤类型	免疫组化
嗅神经母细胞瘤	CK［有鳞状分化或与增生的嗅上皮并存时（＋）］和vimentin（－）；S-100支持细胞（＋）、神经内分泌标记物可（＋）
横纹肌肉瘤	vimentin和Desmin（＋）；MyoDI、myogenin、myoglobin、myoin、MSA和NSE及CD56可（＋）；CD99有时也呈弱（＋）
小细胞癌	CK胞质可见点状（＋）［也可以（－）］，vimentin（－）；S-100、NSE、CgA及Syn可（＋）
恶性黑色素瘤	vimentin（＋）；HMB45、melan-A及S-100至少一项（＋）；CD56及CD99有时也可（＋）
Ewing肉瘤	vimentin和CD99（＋）；NSE和S-100可（＋）；CK及CD56偶有（＋）
神经母细胞瘤	CK及vimentin可（－）；GFAP及CD99通常（－）；NSE（＋），S-100在节细胞神经瘤区强（＋）
NK/T细胞淋巴瘤	胞质型CD3、CD56和CD45RO（＋），CD20（－），GrB、TLA-1及穿孔素（＋）；Ki-67通常＞80%；少数病例CD56（－）（起源于细胞毒性T细照）；EBER原位杂交接近100%（＋）
髓细胞肉瘤	CD68和MPO（＋）；CDI17、CD99、溶菌、CD34、TdT、CD56及CD30等可（＋）
浆细胞瘤	CD38、CDI38（＋）、vimentin和Kappa（＋），Lambda（＋）；CK可非特异性灶（＋）
垂体腺瘤	垂体激素（＋）；CK可（＋）

1.手术　单纯手术仅适用A期且低级别肿瘤，N₀患者是否做颈部淋巴结清扫尚有争议。一项研究表明，单纯手术治疗B期和C期患者中位生存期为88个月，而手术及术后放疗或放化疗患者的中位生存期为219个月。

2.放疗　可用于治疗各期ONB。根治性放疗只适用于不适合手术或不愿手术的患者。由于ONB周围危及器官较多，最好使用调强放疗，剂量在单纯根治性放疗一般为65～70Gy，术前放疗45Gy，术后放疗50～60Gy，均为常规剂量分割。质子和重离子束放疗可利用布拉格峰规避靶区周围正常组织，在儿童和放疗后复发患者有一定优势。一项回顾性研究显示，质子放疗+化疗治疗42例ONB患者，A、B、C期5年生存率100%、86%、76%，5年无进展生存率分别为80%、65%和39%。立体定向放射外科常用于复发患者的治疗。在一份31例局部复发肿瘤的报道中，36个月的肿瘤控制率为89%。

3.化疗　对ONB辅助治疗的价值尚不清楚。基于顺铂的联合化疗（如顺铂+依托泊苷）是用于姑息性化疗的常用方案；非铂类化合物，如伊立替康+多西他赛，或多柔比星+异环磷酰胺+长春新碱也可考虑。

【预后】肿瘤分期和组织学分级是ONB的主要预后因素。由于起病隐匿，初诊时病灶局限于鼻腔（A期）不足1/5，1/2以上患者已超出鼻腔（B和C期），近1/3患者有颈部和远处转移（D期）。美国国家癌症数据库对1167名患者分析，5年总体存活率为77%；A、B、C、D期患者的5年生存率分别为80%、88%、77%和50%。B期生存率高于A期可能是B期患者接受放疗比A期多15%。

【随访】治疗后2～3个月进行1次MRI检查。前2年每隔6个月重复1次，随后3年每年检查1次，对高危患者应持续随访。

（王年飞）

四、神经母细胞瘤

神经母细胞瘤（neuroblastoma，NB）属于神经内分泌肿瘤，生物行为多样，可自然消退，可转为良性，也有相当一部分肿瘤快速进展而导致死亡。

【流行病学】神经母细胞性肿瘤包括NB、GNB和GN。NB占神经母细胞性肿瘤的97%，发病率为（0.3～5.5）/10万，占儿童肿瘤的6%～10%，在小儿恶性实体瘤中居第三位，儿童肿瘤死亡率的15%。发病时30%＜1岁以内，50%处于1～4岁，96%的病例在10岁前发病，平均年龄约为16个月。＞10岁的只占3%。NB多为散发，偶见家族性病例。随着产前诊断技术的进步，胎儿NB有所增加。

【发病机制】NB可观察到细胞遗传学异常，最常见的是1p缺失，其次是11q的等位缺失、14q的杂合性缺失和17q三体。约20%的NB有*MYCN*基因扩增，这种扩增是重要的预后不良因素并影响治疗强度。*MYCN*基因是原癌基因*MYC*家族的一员，位于2号染色体短臂2区3～4带（2p23-24），与细胞周期、DNA损伤应答、细胞分化和凋亡有密切联系。正常人体组织不表达该基因，在mRNA和蛋白两个水平均不能测及。约8%的NB中存在*ALK*基因点突变，以*ALK*基因突变为靶点的药物或有效。

【临床表现】有胚胎性交感神经节细胞的部位都可发生NB，肾上腺髓质较为常见（30%～40%），腹盆腔的脊柱旁神经节（25%）次之，其他部位有胸腔（19%）和颈部（1%）。偶发生在肾、前列腺和中枢神经系统。

NB初起无特殊表现。如有症状，由于幼儿不会主诉，多表现为哭闹或动作减少。体征则取决于肿瘤所处的器官及是否发生转移：腹腔NB为腹部膨隆及便秘，胸腔及颈部NB为呛咳、呼吸困难、霍纳综合征，脊髓NB为躯干与肢体力量减退、站立、行走困难。少数患儿因长期顽固性水样泻就诊，可伴有低钾血症、代谢性酸中毒、腹胀、营养不良，极易延误诊断。超过70%的患儿在就诊时已有转移。最常见的转移部位有淋巴结、骨、骨髓、皮肤（或皮下组织）和肝。眶周瘀斑提示眶内转移，扩散至骨骼可出现疼痛、跛行，至皮肤可出现无痛性皮下结节。成人尚可伴有多汗、兴奋、心悸、面部潮红等伴肿瘤综合征。

超声常作为首选检查。CT多表现为不均匀低密度肿块，推移或包绕周围大血管，肿瘤较大时可发生坏死、囊变、钙化及出血，可侵及周围骨质。增强扫描多呈均匀强化，实质部分多表现渐进性中重度强化。部分病例瘤周或瘤体内可见线状、簇状排列血管影。腹部X线平片中50%的病例显示点状钙化灶。MRI能清晰显示瘤体包膜及与邻近器官的关系，T_1WI为低信号，T_2WI为以高信号为主的混合信号。作为去甲肾上腺素的功能类似物，间碘苄胍（metaiodobenzylguanidine，MIBG）扫描对NB有诊断价值。

NB患者近90%有血液或尿液儿茶酚胺及其代谢产物（多巴胺、高香草酸、香草扁桃酸）浓度升高，尿香草扁桃酸/高香草酸比值<1，提示预后不良。血清铁蛋白>150mg/L、LDH>1500IU/L、NSE>100μg/L，也提示预后较差。

NB常侵犯骨髓，骨髓检查应作为常规检查。

【诊断】根据肿瘤组织中细胞的分化程度和施旺（Schwannian）基质的多少，NB分为4种类型：未分化、低分化、中分化、高分化。由未分化或低分化神经母细胞组成的肿瘤为NB（施旺基质贫乏），由中分化或高分化神经母细胞组成的肿瘤为节细胞性NB（施万基质丰富）及节细胞瘤（施万基质优势，见第19章第五节），节细胞性NB是NB与节细胞瘤之间的过渡类型。

早期NB包膜完整，形态较为规则。晚期NB或恶性程度较高者可突破包膜。瘤体质地偏硬，切面呈灰白色髓样组织，同时可见出血、坏死或斑片状钙化灶。镜下肿瘤细胞大小均一，为圆形原始未分化细胞，胞质较少，可见菊花团样结构。瘤细胞NSE和其他神经组织标志物（突触素、神经丝蛋白、神经节苷脂GD2、嗜铬粒蛋白A、酪氨酸羟化酶和蛋白基因产物）阳性。如有条件行遗传学检查，可发现1p、3p、4p或11q缺失，1q、2p或17q获得，*N-Myc*基因突变。

NB分期采用国际神经母细胞瘤分期系统（International Neuroblastoma Staging System，INSS），其基础是原发肿瘤可否完全切除及是否转移，见表20-8。

根据NB的INSS分期、年龄、*MYCN*基因扩增情况、DNA指数和肿瘤组织病理学分类，可将NB分为低危组、中危组、高危组，作为治疗方案选择、预后判断的重要参考，见后述。

国际神经母细胞瘤病理学分型（International Neuroblastoma Pathology Classification，INPC）还将NB分为良好组织学类型（favorable histology，FH）和不良组织学类型（unfavorable histology，UH），对判断预后有参考意义（表

20-9）。

表20-8 国际神经母细胞瘤分期系统

分期	定 义
I	局限性肿瘤，肉眼完全切除，镜下有无残留不影响分期，同侧与肿瘤非粘连性淋巴结镜下阴性，与原发肿瘤融合粘连并一并切除的淋巴结可以阳性
II A	局限性肿瘤完全切除，同侧与肿瘤非粘连性淋巴结镜下阳性
II B	局限性肿瘤，完整或不完整切除，同侧区域内淋巴结镜检阳性，对侧淋巴结镜检阴性
III	不能切除的单侧肿瘤已浸润过中线，有或无局部淋巴结受累；或局限肿瘤未超过中线，对侧淋巴结镜检阳性；中线部位肿瘤，两侧淋巴结镜检阳性或双侧浸润#
IV	任何原发肿瘤伴有远处淋巴结、骨髓、肝、皮肤和（或）其他器官播散*
IV s	年龄＜1岁，原发肿瘤为I期和II期，仅有肝、皮肤或骨髓微量转移（神经母细胞占所有有核细胞的比例＜10%，如果行MIBG扫描必须阴性）

注：#.中线定义为脊柱；*.若存在多发原发病变，按照受累范围最广的病变进行分期；如证明腹腔肿瘤向上扩散即转移到胸腔，则归类到III期

表20-9 国际神经母细胞瘤病理学分型

初诊时年龄	良好组织学类型	不良组织学类型
任何年龄	节神经母细胞瘤，施旺基质丰富，混合型节神经瘤，施旺基质优势，任何亚型（成熟或成熟中）	NB，施旺基质贫乏，未分化亚型 NB，施旺基质贫乏，任何亚型，MKI 高
＜18个月 （＜548天）	NB，施旺基质贫乏，差分化亚型，MKI*低或中 NB，施旺基质贫乏，分化亚型，MKI 低或中	
18～60个月 （548天至5岁）	NB，施旺基质贫乏，分化亚型，MKI 低	NB，施旺基质贫乏，差分化亚型 NB，施旺基质贫乏，分化亚型，MKI 中
＞60个月（＞5岁）		NB，施旺基质贫乏，所有亚型

注：*.MKI（mitosis-karyorrhexis index，有丝分裂-核破裂指数），定义为每5000个细胞中正在发生有丝分裂或核破裂的细胞数，分为低（＜100个MKI）、中（100～200个MKI）和高（＞200个MKI）三个等级

影像学定义的危险因素与肿瘤部位有关，单侧肿瘤跨2个间室（颈部-胸腔、胸腔-腹腔、腹腔-盆腔），肿瘤包绕大血管、侵犯邻近重要脏器、椎管内肿瘤轴向超过总长度的1/3，手术均有困难。

【鉴别诊断】以腹部为主要临床表现的，需与肾母细胞瘤、嗜铬细胞瘤、生殖细胞肿瘤、胃肠间质瘤等腹部肿瘤相鉴别。以发热、腹痛、右上腹肿块为主要临床症状的，要与肝脓肿、肝脏肿瘤相鉴别。胸部、纵隔病变要与淋巴瘤相鉴别。有发热、骨痛、全身症状，需与白血病、风湿热相鉴别。

【治疗】手术、放疗、化疗等均可用于NB，各种治疗手段的取舍与肿瘤危险度有关。①低危组：I期、FH、无MYCN基因扩增，只需要最低限度的治疗。大多数单纯手术即可治愈。II期若具有良好的生物学和遗传学特性，手术完

整切除后可不予以化疗，否则需要多药联合化疗。复发后有压迫症状者，如肝大影响呼吸功能或脊髓压迫时可考虑放化疗。②中危组：包括所有II A、II B患者（1岁以上伴有MYCN扩增和UH者除外），应争取手术，术后化疗。化疗方案推荐OPEC与OPAC交替，有良好生物学行为者术后4个周期短疗程化疗，较差生物学行为者术后8个周期化疗，酌情放疗。化疗结束后给予全顺式维A酸维持治疗。手术或化疗后病变进展、化疗后或第二次术后肿瘤仍有残存均可考虑放疗。③高危组：包括II～III期、UH和（或）MYCN扩增以及IV期，治疗分为4个阶段：诱导化疗，局部控制（包括手术和放疗），巩固治疗及微小残存病灶的治疗。化疗方案与中危组相同，4～6个周期后评估，然后手术联合放疗。术后化疗至非常好的部分缓解（very good partial remission，VGPR）后4个疗程，总疗程≤12个。然后争取清

髓性治疗合并自体骨髓移植，最后全反式维A酸维持治疗。④Ⅳs期：可观察等待，必要时行化疗或原发肿瘤手术切除。

1.手术 原则是尽可能切除肿瘤，清除区域内转移淋巴结，必要时切除受累器官。如手术难以进行，应先给予化放疗降低风险后再手术。预期根治手术并发症严重则行部分切除，残留部分通过放化疗继续治疗。手术完全切除定义为肿瘤包膜完整，术后影像学提示无残留；基本完全切除定义为肿瘤包膜不完整，切除90%以上肿瘤；部分切除定义为切除肿瘤不足90%。

2.化疗 可酌情用于术前、术后的辅助治疗和挽救性治疗，不同危险度的NB，药物组成、剂量、周期有别，原则是在保证疗效的前提下，尽可能应用远期副作用小的治疗。常用的化疗方案如下。

（1）CA（环磷酰胺+多柔比星）：环磷酰胺150mg/m^2，口服或静脉注射，d1～7；多柔比星35mg/m^2，静脉注射，d1。每3～4周重复，共5个疗程，用于中危组患者。

（2）CAdO/CE CAdO（环磷酰胺+长春新碱+多柔比星）：环磷酰胺300mg/m^2，静脉注射或口服，d1～5；长春新碱1.5mg/m^2（最大2mg），静脉注射，d1、d5；多柔比星60mg/m^2，静脉滴注3小时，d5。疗程1和3使用。CE（卡铂+依托泊苷）：卡铂160mg/m^2，持续静脉滴注，d1～5；依托泊苷100mg/m^2，静脉滴注1小时，d1～5。疗程2和4使用。上述两方案每21天交替，需G-CSF支持，用于高危组患者。

（3）CAP（环磷酰胺+多柔比星+顺铂）：环磷酰胺150mg/m^2，静脉注射或口服，d1～7；多柔比星35mg/m^2，静脉滴注，d1；顺铂，90mg/m^2，静脉滴注8小时，d1。每3～4周重复，用于中危组患者。

（4）CDEC（顺铂+多柔比星+依托泊苷+环磷酰胺）：顺铂60mg/m^2，静脉滴注6小时，d1；多柔比星30mg/m^2，静脉滴注，d2；依托泊苷100mg/m^2，静脉滴注1小时，d2、5；环磷酰胺900mg/m^2，静脉滴注，d3～4。每3～4周重复，用于中、高危组患者。

（5）CIDE（顺铂+多柔比星+依托泊苷+异环磷酰胺）：顺铂40mg/m^2，持续静脉滴注，d0～3；多柔比星10mg/m^2，持续静脉滴注，d0～3；依托泊苷125mg/m^2，持续静脉滴注，d0～3；异环磷酰胺2500mg/m^2，静脉滴注1小时，d0～3。用于高危组患者。

（6）EP（依托泊苷+顺铂）：依托泊苷150mg/（m^2·d），持续静脉滴注，d1～3；顺铂90mg/m^2，静脉滴注8小时，d1。每3～4周重复，用于中危组患者。

（7）OPEC/OJEC：OPEC（长春新碱+顺铂+依托泊苷+环磷酰胺）：长春新碱1.5mg/m^2（最大2mg），静脉注射，d1；顺铂80mg/m^2，静脉滴注24小时，d1；依托泊苷200mg/m^2，静脉滴注4小时，d3；环磷酰胺600mg/m^2，静脉注射，d1。OJEC（长春新碱+卡铂+依托泊苷+环磷酰胺）：长春新碱1.5mg/m^2（最大2mg），静注，d1；卡铂500mg/m^2，静脉滴注1小时，d1；依托泊苷200mg/m^2，静脉滴注4小时，d1；环磷酰胺600mg/m^2，静脉注射，d1。上述两方案每21天交替，共使用4个疗程的OPEC方案和3个疗程的OJEC方案，用于高危组患者。将OPEC方案中的依托泊苷替换为多柔比星（30mg/m^2）即为OPAC方案。

（8）环磷酰胺+拓扑替康：环磷酰胺250mg/m^2，静脉滴注30分钟，d1～5；拓扑替康0.75mg/m^2，静脉滴注30分钟，d1～5。需G-CSF支持，每3～4周重复，用于挽救性治疗。

（9）环磷酰胺+依托泊苷：环磷酰胺150mg/m^2，静脉注射或口服，d1～7；依托泊苷150mg/（m^2·d），持续静脉滴注，d1～3。每3～4周重复，用于中危组患者。

（10）环磷酰胺+长春新碱：环磷酰胺，5mg/kg，静脉注射或口服，d1～5；长春新碱，0.05mg/kg，静脉注射，d1。每2周重复，用于低危组患者。

自体造血干细胞移植配合高剂量化疗可在手术后、肿瘤标志物为阴性、转移灶得到良好控制的基础上进行。

NB的化疗效果评价标准不同于一般的实体肿瘤：完全缓解（CR）：CT、骨扫描、骨髓涂片及体格检查均未发现残留肿瘤迹象；非常好的部分缓解（VGPR）：肿瘤缩小＞90%；部分缓解（PR）：肿瘤缩小＞50%；好转，在PR与进展之间；疾病进展（PD）。

3.放疗 NB对放疗高度敏感，无论高中低危组，有严重夹杂症、肿瘤急症或化疗效果不好者可行术前放疗。手术切除不完全可术后辅助放疗，转移性NB可姑息放疗。靶区由影像学检查和（或）手术医师的描述决定。怀疑或已经证实有淋巴结侵犯，照射野包括原发病变及引流的淋巴结区域。如果照射野必须包括一部分椎体，则应将整个椎体包括在照射野内，这样会减少发生脊柱侧凸的可能。对于哑铃形的原发肿瘤，应保证所有肿瘤均包括在照射野内。残留病灶可于术中以钛夹标记范围以便判断局部加量放疗的照射野。一般1.8Gy/f，总量21.6Gy，残存病变可能需要追加剂量。骨和软组织转移灶较小，可（16～20）Gy/（4～5）f；较大的转移灶20～30Gy，2～3Gy/f。如仅用于镇痛，可（6～8）Gy/（1～2）f。Ⅳs期合并肝大者，（2～6）Gy/（2～4）f。

4.维持治疗 13-顺式维甲酸可以诱导NB分化，达到治疗肿瘤作用。剂量160mg/（m²·d）[体重≤12kg，5.33mg/（kg·d）]，每天2次，口服，连续服用14天，停14天，28天为1个周期。手术、放疗、化疗等基本治疗结束后即可开始，共6～9个疗程。

【预后】NB的5年生存率，最好水平已能达到70%。影响预后的因素有：①年龄。18个月以下作为年龄分界点。同样危险度的患儿，18个月以下优于18个月以上，5岁之后预后很差。②危险度。5年生存率低危组超过90%，中危组70%～90%，高危组仅为30%左右。③原发部位、病理分型、手术彻底程度、是否有*MYCN*扩增均为影响NB预后的危险因素。肾上腺NB预后比肾上腺外特别是胸腔的肿瘤差。④期别。Ⅰ、Ⅱ期预后好于Ⅲ、Ⅳ期。肿瘤自发性消退常发生在Ⅳ期，即婴儿Ⅰ、Ⅱ期或原发部位不明，但累及肝、皮肤和（或）骨髓内肿瘤细胞＜10%。⑤其他。肿瘤有钙化、S-100阳性、节细胞型预后好，Ki-67指数＞25%、血NSE＞100ng/ml、铁蛋白＞150ng/ml、LDH＞1500U/L和尿香草扁桃酸/高香草酸之比＜1.0，预后差。

【随访】体格检查和肿瘤标志物、原发肿瘤部位及转移瘤灶部位的影像学检查：第1年每3个月1次，第2～3年每4～6个月1次，第4～5年每6～12个月1次。骨髓有转移者第1～3年每3月1次，第4～5年每4～6个月1次骨髓检查，骨骼转移者还需在1～3年中每6个月1次骨扫描直至正常。

（叶瑞萍）

五、胸膜肺母细胞瘤

胸膜肺母细胞瘤（pleuropulmonary blastoma，PPB）是儿童最常见的肺原发恶性肿瘤，起源于原始胸膜和肺实质，以原始胚芽和恶性间叶基质呈多向分化、无恶性上皮细胞成分为组织学特点。1988年Manivel等提出本病与成人PB不同，具有独特的临床病理特征，并首次将其命名为PPB。同年，国际胸膜肺母细胞瘤登记处（International PPB Registry，IPPBR）成立。1999年，本病作为一个独立于经典PB的疾病，在世界卫生组织肺和胸膜肿瘤分类中被正式确认。2004年WHO分类将PPB归为间叶性肿瘤，其同义词包括儿童肺母细胞瘤（pediatric pulmonary blastoma）、间质囊性错构瘤（mesenchymal cystic hamartoma）、囊性间质错构瘤（cystic mesenchymal hamartoma）、肺横纹肌肉瘤（pulmonary rhabdomyosarcoma）、肺囊肿横纹肌肉瘤（rhabdomyosarcoma in lung cyst）。

【发病率】PPB占肺原发恶性肿瘤不足1%。发病年龄一般在出生1个月至12岁，平均2岁，大多数在4岁前诊断，青少年及成人罕见。没有明显的性别差异。

【发病机制】本病病因尚未明确。目前研究发现许多PPB患者存在*DICER1*基因突变。但PPB和PPB家族性肿瘤和发育异常综合征（pleuropulmonary blastoma family tumor and dysplasia syndrome，PPB-FTDS）也可发生在无*DICER1*突变患者。

【临床表现】PPB根据形态学特征分为3

种类型：Ⅰ型（纯囊性）、Ⅱ型（囊实性）、Ⅲ型（纯实性）。根据分型及年龄，PPB有2类症状。

1.呼吸窘迫症状 囊肿内的气体压迫正常肺组织或进入胸腔引起气胸，从而导致中至重度的呼吸窘迫或呼吸困难。多见于Ⅰ型PPB及未满2岁的婴幼儿。约30%的Ⅰ型PPB会发生气胸。胸部X线偶能见到肺囊性病变。Ⅰ型预后较好，但仍有一定复发率并可能向Ⅱ型、Ⅲ型PPB转化。

2.肺炎 多见于Ⅱ型和Ⅲ型，年龄一般大于2岁小于4岁，主要表现为咳嗽、发热、轻中度呼吸窘迫、胸痛、腹痛、乏力、倦怠、食欲缺乏。肿瘤生长迅速可出现肺不张、气胸、胸腔积液。胸部X线表现常被认为是肺炎，抗生素治疗效果不佳，进一步检查如胸部CT方发现本病。Ⅱ型、Ⅲ型具有高侵袭性，可以发生远处转移。最常见的转移部位是脑，可出现于自诊断时至诊断后5年的任何时期，大多发生在24个月以内，中位转移时间为11.5个月。其他转移部位有骨、肝脏、对侧肺、肾脏、肾上腺、胰腺、卵巢和淋巴结转移则比较罕见。Ⅱ型、Ⅲ型PPB含有肉瘤成分，也容易广泛浸润周围组织，累及纵隔内大血管、心脏、心包等，并可发生严重的栓塞。

国内外文献均有成人PPB报道，但极为罕见。临床表现无特异性，可表现为呼吸系统的各种症状，如咳嗽、咯血、胸痛、呼吸困难等，以及转移到不同脏器系统的相应症状。

【诊断】本病临床和影像学表现无特异性，确诊有赖于病理学检查。因为PPB的成分混杂，原始细胞不均匀分布且很多区域存在坏死，如穿刺则建议多点活检。

1.影像学检查 Ⅰ型多表现为类圆形囊状透光区，内见多个分隔，无壁结节和软组织肿块。Ⅱ型表现为囊实性肿块，实性部分位于外周，边缘分叶。囊性部分呈多囊性改变，中间见多个分隔，囊壁光滑，囊内含气体或可见气-液平。增强后囊腔内无强化，实质部分不均匀强化。Ⅲ型表现为软组织密度实性肿块，密度不均匀。部分病灶可见斑点状钙化，增强后呈不均匀强化，通常广泛累及胸膜，可伸入纵隔内血管间隙，侵犯心脏、大血管，并可见邻近肋骨破坏，可形成胸壁软组织肿物。

2.病理检查 PPB临床病理特点独特，具有生物学连续性。早期主要表现为囊性病变，经过数年进展为囊实性，再发展成全部实性，这3种病理转变过程可以从出生（甚至产前）至72个月左右。Ⅰ型PPB系纯囊性病变，表现为成熟的呼吸道上皮细胞构成的囊壁，其下见小而圆的原始间叶细胞，可有横纹肌母细胞分化；Ⅱ型PPB在Ⅰ型基础上，上皮细胞排列的囊性结构消失并出现灶性实性成分。Ⅲ型PPB为高级别纯实性成分，无明显囊性结构。Ⅱ、Ⅲ型PPB实性部分混合了原始胚芽、原始间叶肿瘤细胞和不同肉瘤成分，其中肉瘤成分包括横纹肌肉瘤、纤维肉瘤、脂肪肉瘤、软骨肉瘤等。

【鉴别诊断】本病主要与以下疾病相鉴别。

1.先天性囊性腺瘤样畸形 又称先天性肺气道畸形，多见于新生儿，儿童和成人罕见，与Ⅰ型PPB难以鉴别。主要特征是囊肿较薄，呈多房性蜂窝状，在肺实质内形成明显界限。且囊壁成分仅为单一的支气管上皮细胞，其下可见平滑肌成分。影像学上以一叶肺内孤立性含气囊肿为主要表现。

2.PB 见后述。

3.胚胎性横纹肌肉瘤 好发于3～12岁的儿童，多发生在鼻腔、泌尿道、阴道等有腔器官，很少发生于胸膜。呈单向性肌源性分化，无原始间叶细胞及软骨样成分，肿瘤组织内亦无其他肉瘤和上皮成分。PPB瘤组织则较为混杂，可见横纹肌肉瘤、纤维肉瘤、脂肪肉瘤、软骨肉瘤等。

4.肺隔离症 发病年龄多见于10～40岁，好发于青少年，男性多于女性。好发于双下肺基底段，以肺内同一部位反复或持续感染为临床特点，也可无症状仅表现为肺内肿块。发现有异常体循环动脉供血可考虑本病。镜下囊壁包含支气管黏膜及平滑肌，所有组织均分化成熟，无核分裂。

5.肺滑膜肉瘤 好发于15～35岁青壮年，肿瘤可位于肺内或主要位于胸膜。瘤组织可双向分化，上皮成分亦为肿瘤性成分，一般无PPB的原始间叶细胞及横纹肌母细胞样细胞。SYT-SSX融合基因是本病特征性分子病理学改变。

6.胸膜间皮瘤　主要见于60岁以上患者,但偶尔可见于儿童。肿瘤呈环状浸润性生长,伴有不同程度的胸腔积液。而肉瘤样间皮瘤亚型常具有双向分化的特征,细胞长梭形并可见瘤巨细胞,基质呈黏液样,一般不见原始间叶细胞及横纹肌母细胞分化。

【治疗】

1.手术　手术是PPB的首选治疗。根据病灶范围,术式可以是囊肿切除术、肺段切除术、肺叶切除术、肺切除术甚至扩大切除术。如初次手术无法完整切除需行二次手术。如病灶广泛,可先行9～10周的新辅助化疗,但只有不足33%的患者化疗后能达到完整切除。术前放疗缺乏相关研究数据。

2.化疗　尚无标准的化疗方案,一般参照横纹肌肉瘤或软组织肉瘤执行。化疗药物有长春新碱、放线菌素D、环磷酰胺、多柔比星、异环磷酰胺、依托泊苷、顺铂、卡铂、表柔比星、甲氨蝶呤和5-氟尿嘧啶。欧洲儿科罕见肿瘤研究协作组(European Cooperative Study Group for Paediatric Rare Tumours,EXPeRT)依据欧洲横纹肌肉瘤指南提出的化疗方案见表20-10。

表20-10　胸膜肺母细胞瘤常用化疗方案

方案	具体用药
VA	长春新碱 1.5mg/m²(最大量2mg),每周,×4周 放线菌素 D 1.5mg/m²(最大量2mg),第1周d1,第4周d1
IVA	异环磷酰胺 3mg/m²,d1,d2 长春新碱 1.5mg/m²(最大量2mg),d1 放线菌素 D 1.5mg/m²(最大量2mg),d1
VAIA	长春新碱 1.5mg/m²(最大量2mg),每周,第1～7、9周 放线菌素 D 1.5mg/m²(最大量2mg),第1周d1,第7周d1 异环磷酰胺 2mg/m²,第1、4、7周d1～5 多柔比星 40mg/m²,第4周d1～2
CEVAIE	卡铂 500mg/m²,第1周 表柔比星 150mg/m²,第1周 长春新碱 1.5mg/m²,第1周、第7周 放线菌素 D 1.5mg/m²,第4周 异环磷酰胺 3g/m²/d,×3天,第4周、第7周 依托泊苷 200mg/m²/d,×3天,第7周
IVADo	异环磷酰胺 3g/m²,d1～2 长春新碱 1.5mg/m²(最大量2mg),d1 放线菌素 D 1.5mg/m²(最大量2mg),d1 多柔比星 30mg/m²,d1～2

手术完整切除的Ⅰ型PPB,具有良好的预后,是否行系统的辅助化疗尚未达成共识。IPPBR统计结果显示,术后辅助化疗与单纯手术相比有相似的疾病进展风险(11% vs 9%)。如果行辅助化疗,IPPBR推荐为期10个月的VAC方案(长春新碱,放线菌素D,环磷酰胺)。EXPeRT则建议采用低强度的化疗方案如VA(长春新碱,放线菌素D)。

Ⅱ型和Ⅲ型PPB具有高侵袭性,应该进行术后辅助化疗。最常用的化疗方案是IVADo方案,其他方案包括VAC方案、VAI(放线菌素D,异环磷酰胺),多药方案CEVAIE(卡铂,表柔比星,放线菌素D,异环磷酰胺,依托泊苷)已不常使用。含多柔比星的方案可能更有效。

3.放疗　效果有限,不推荐常规放疗,但有术后残留的患者考虑使用。放疗剂量文献中差异很大(4～55Gy),高级别肉瘤可能需要较高的剂量(≥44Gy)。由于患者多为儿童,并且可能接受蒽环类药物化疗,所以放疗剂量应慎重考虑。如患者发生脑、骨转移,可考虑姑息放疗。

【预后及随访】组织学分型、有无远处转移、手术能否完整切除是最重要的预后因素。Ⅰ、Ⅱ、Ⅲ型的术后5年无病生存率分别为82%、59%、37%,5年总生存率分别为91%、71%、53%。Ⅰ型PPB中位进展时间为23个月(3～53个月),Ⅱ型和Ⅲ型的复发、转移常发生于诊断后24个月,很少有长于36个月者。所以PPB确诊后至少3年内,每3个月复查胸部CT、头颅MRI。

(李晶晶)

六、肺母细胞瘤

肺母细胞瘤(pulmonary blastoma,PB)是十分罕见的高度恶性肿瘤,曾被认为是肺肉瘤样癌的一个亚型。1945年由Barnett首次报道,1961年由Spencer首次命名。

【发病率】PB占肺原发恶性肿瘤0.25%～0.5%。多见于成人和重度吸烟者,平均发病年龄在40岁左右,男女比例1.5∶1。

【发病机制】PB最早分为3个亚型。①经典双相型肺母细胞瘤（classic biphasic PB，CBPB）：兼有恶性原始上皮成分和原始间叶成分。②单相型肺母细胞瘤（monophasic pulmonary blastoma）：即高分化胎儿型腺癌（well differentiated fetal adenocarcinoma，WDFA），因只有恶性上皮成分，又称上皮型PB。③PPB：即儿童型PB，见上述。后来认识到，成人型PB的生物学行为类似于肉瘤样癌，儿童型PB则类似于肉瘤，两者预后有很大不同。因此，2004年版WHO肺肿瘤分类将PB和多形性癌、梭形细胞癌、巨细胞癌、癌肉瘤一并归入肺肉瘤样癌。2015年版进一步将其从肺肉瘤样癌中独立出来作为一个单独的肿瘤，ICD-O编码8972/3。

PB的发病机制尚未明确。吸烟、P53及β-连环素（β-catenin）基因突变或与之有关。

【临床表现】40%的患者无症状，如果有亦非特异性，包括咳嗽、咯血、胸痛、呼吸困难、发热及体重减轻。偶见自发性气胸、胸腔积液、神经系统症状。PB可转移至脑、纵隔、胸膜、膈肌、肝脏、肾上腺、卵巢等部位。CT或X线片可见圆形或类圆形实性肿块，绝大多数在外周、单发，边缘光滑或分叶状。通常体积较大，平均直径7～10cm，毛刺及胸膜牵拉征少见。增强后强化不均一，可见液化坏死区。肺门和纵隔淋巴结通常没有明显肿大，胸膜可能受侵犯。有25%病例出现支气管内生长。

【诊断】本病缺乏特异性血清标志物。因病灶多位于外周，纤维支气管镜难以获得组织标本，如果不能手术，通常选择粗针活检。

病理检查，肉眼观多无包膜，切面灰黄或灰白色，质软，可伴出血或坏死。镜下双相型由恶性原始上皮成分构成的管状腺癌和恶性间叶成分构成。WDFA形态大多呈良性表现，由类似胎儿肺小管的腺样结构构成，形态类似子宫内膜样腺体。低分化胎儿型腺癌少见。

【鉴别诊断】临床需要除外肺及胸膜的各种占位性疾病，病理方面需要鉴别的有以下几种。

1.肺胎儿型腺癌 源于肺泡上皮，也称高分化胎儿腺癌或胎儿型肺腺癌，ICD-O编码8333/3。本病有低级别和高级别两种类型，前者多在40～50岁，不吸烟，女性稍高于男性。后者多发生在老年吸烟者。其组织学形态类似10～16周的胚胎肺组织得名，与PB极为相似，胎儿性腺癌基础上伴肉瘤样原始胚基间质时，方可诊断为PB。

2.PPB 和PB字面相近，其实是两种不同的肿瘤，ICD-O编码分别是8973/3和8972/3。两者的鉴别要点见表20-11。

表20-11 肺母细胞瘤与胸膜肺母细胞瘤的区别

	肺母细胞瘤	胸膜肺母细胞瘤
组织来源	上皮源性肿瘤	软组织肿瘤
病理特征	双相分化，癌肉瘤	上皮化生，软组织肉瘤
发病年龄	成年人，嗜烟者	婴幼儿，10岁以下占90%
发生部位	肺内	肺内/胸膜/纵隔
大体表现	实性肿块	囊性多于实性
5年生存率	10%～25%	＞90%

3.其他 肺滑膜肉瘤见上述。双向型PB需要与癌肉瘤、多形性癌及双向型间皮瘤相鉴别。上皮型PB即胎儿型腺癌需要与肺腺癌、子宫内膜腺癌等肺转移癌相鉴别。

【治疗】首选手术治疗，术后可选择依托泊苷联合顺铂方案化疗±放疗。

因内科或其他原因未行手术治疗但肿瘤直径<5cm且无远处转移的患者可以考虑放疗±化疗。由于PB组织成分复杂，通常选择兼顾恶性上皮和间叶成分的化疗方案，如环磷酰胺+长春新碱+多柔比星和+放线菌素D、异环磷酰胺+多柔比星、顺铂+依托泊苷、异环磷酰胺+卡铂+依托泊苷等。

部分PB存在*EGFR*基因突变、*ROS-1*基因重排，可从表皮生长因子受体酪氨酸激酶抑制剂及克唑替尼中获益。

【预后】PB预后差，43%患者术后1年内复发，60%患者在确诊后2年内死亡，5年和10年生存率仅16%和8%。影响预后的因素：①组织学亚型。上皮型恶性程度较低预后好于双相型，后者的生物学行为与癌肉瘤或肉瘤样癌相似。上皮型平均生存期约为3年，10年生存率是双相型的4

倍。②肿瘤大小。直径＞5cm预后较差。③间叶成分占比较高者预后较差。④纵隔淋巴结转移者较差。

（李晶晶）

七、肝母细胞瘤

肝母细胞瘤（hepatoblastoma，HB）是原发于肝脏的胚胎性肿瘤，基本发生在儿童，偶见于成人。

【发病率】HB在儿童实体肿瘤中居第三位，在儿童肝脏恶性肿瘤中占65%以上，约占儿童肿瘤的1%，年发病率为（1.2～1.5）/100万。HB 90%发生于5岁以内，男性略多于女性，其中60%为1岁以下，但新生儿＜5%。HB可发生在成人但十分罕见。

【发病机制】HB源于未分化胚胎组织中的多潜能干细胞，后者能分化为肝细胞和胆管上皮细胞，但发病机制尚未完全阐明。研究显示，HB与染色体异常有关，包括数目异常及染色体断裂。20号染色体的三倍体是最常检测到的异常，其次是2号及8号染色体。患儿可能有Beckwith-Wiedemann综合征、家族性腺瘤性息肉病和18-三体综合征。

成人HB的发生机制则可能与胚胎性细胞再活化有关。

【临床表现】由于幼儿不会主诉，HB常表现为无症状性腹部包块，少数病例以发热或黄疸起病。年龄较大的患儿可诉腹部不适。约20%患儿在诊断时已发生肺、颅脑及骨骼等远处转移。

成人HB好发于40～60岁。临床表现与肿瘤的大小、位置、浸润转移有关，如上腹不适、疼痛、腹胀、腹部包块、食欲缺乏，易被误诊为肝癌。HB生长迅速，通常在就诊时已发展至较大体积，晚期可继发贫血、腹水、下肢水肿、消化道出血或肿瘤破裂引发的急腹症等。若肿瘤体积较小，则可以没有临床表现，仅在体检或其他原因就诊时被偶然查出。AFP升高不如儿童明显，约50%患者正常。和原发性肝癌不同，乙肝等病毒感染并不是成人HB的高危因素。

【诊断】怀疑HB者，应尽可能手术或穿刺活检确诊。如果患儿一般情况差，无法进行有创检查，可据血清AFP等实验室检查＋明确的影像学依据做出临床诊断并给予相应治疗。术前分期需要胸腹部增强超声、CT或MRI，骨扫描酌情选择。

1.实验室检查 90%以上的HB患儿伴AFP升高，5岁以下儿童腹部包块伴AFP水平显著升高提示HB。AFP在新生儿期逐日升高，出生后1个月达到高峰，平均为1200ng/ml，2～3个月以后降至正常水平。血清AFP＞正常年龄组3倍以上视为升高。全血、肝肾功能、电解质、EKG等有助于评价全身状况的检查，HBV、CMV、EBV等病毒感染相关性检查等酌情进行。

2.超声 肿瘤大多发生于肝右叶，少数位于左叶或尾叶。病灶多为单发，少数多发，体积多较大。形态多为圆形、卵圆形或分叶状，多数有包膜，内部回声多不均匀，血供丰富，可表现为囊性变。肿瘤内部出现强回声的钙化斑，是诊断本病的有用线索，原发性肝细胞癌一般没有此征。超声有助于初步评估肿瘤的范围、大小、性质及评估肿瘤组织对血管的浸润情况，监测肿瘤复发，为HB首选检查方法。术中超声还可用来辅助诊断血管浸润和评价肿瘤是否可被切除。

3.CT 所见与超声大致相同，瘤周正常肝组织因受压变形而形成假包膜。增强扫描动脉期肿瘤成多个结节状或片状不均匀强化，但强化程度低于周围正常肝组织，门脉期肿瘤成低密度，坏死或液化区无明显强化，瘤区内更低密度坏死区增强后显示更清楚，部分可见包膜强化，一些病例肿瘤内可见纡曲血管，典型的病灶常伴钙化。

4.MRI 可以明确肿瘤与肝内血管、胆管及邻近器官的关系，且无辐射性电离损伤，适用于小儿检查。HB的MRI特点为肿瘤表现为长T_1长T_2信号或混杂信号，T_2WI上呈"石榴样"改变，即瘤内见多个细小囊状高信号，其间有低或中等信号的线样纤维间隔。有出血时，T_1WI呈高信号，T_2WI呈混杂高信号。动态增强扫描肿瘤早期强化，且迅速消除。

5.病理 确诊有赖于手术或穿刺活检。HB可分为两大类6个类型：上皮型，包括4个亚型：①胎儿上皮型；②胚胎和胎儿上皮型；③粗小梁型；④小细胞未分化型。混合型，包括2个亚型：①上皮和间叶混合型；②上皮和间叶混合畸胎瘤型。根据分化程度可分为高分化、低分化和未分化3种类型。仅由胚胎型或（和）胎儿型肿瘤性肝细胞构成的肿瘤称为上皮型HB，兼有间叶成分构成的肿瘤称为混合型HB。免疫组织化学染色，瘤细胞EMA、Vim和AFP阳性，肝细胞型细胞角蛋白CK8及CK18及胆管型细胞角蛋白CK7及CK19可以呈现不同程度的阳性。

【分期及分层】分期有国际儿童肝（上皮性）肿瘤学会（Societe Internationale d'Oncologie Pediatrique-Epithelial Liver Tumor，SIOPEL）的治疗前分期系统（pretreatment extent of disease，PRETEXT）、日本肝癌TNM分期系统和（北美）儿童肿瘤协作组（Children's Oncology Group，COG）的改良术后分期系统（Evans分期系统）。

PRETEXT基于影像学检查的横断面图像，将肝脏分为右后叶、右前叶、左内叶和左外叶4个象限，参考门静脉左、右分支对每个象限进行上下两部分分段：①侧肝段（2段和3段）；②中央肝段（4段）；③前肝段（5段和8段）；④后肝段（6段和7段）。根据病变累及的象限和肝段，PRETEXT将HB分为4期（表20-12）。本系统主要用于术前评估儿童HB完整切除的可能性，也可作为评估后续治疗效果的基准。

表20-12　肝母细胞瘤的PRETEXT分期

分期	分期标准
Ⅰ期	肿瘤局限在 1 个肝段，相邻的 3 个肝段无肿瘤侵犯
Ⅱ期	肿瘤累及 1 个或 2 个肝段，相邻的另外 2 个肝段未受累
Ⅲ期	肿瘤累及 2 个或 3 个肝段，另外 1 个或 2 个相邻肝段未受累
Ⅳ期	肿瘤累及所有 4 个肝段

Evans分期系统即新辅助化疗后分期系统（POST-TEXT），主要用于评估新辅助化疗疗效及肿瘤切除的彻底性（表20-13）。

表20-13　肝母细胞瘤的Evans分期系统

分期	分期标准
Ⅰa期	肿瘤完全切除，组织病理学类型为单纯胎儿型
Ⅰb期	肿瘤完全切除，除单纯胎儿型以外其他组织病理学类型
Ⅱ期	肿瘤基本切除，有镜下残留
Ⅲ期	肿瘤有肉眼残留；或基本切除伴淋巴结阳性；或肿瘤破裂或腹膜内出血
Ⅳ期	诊断时发生远处转移，不论原发病灶是否完全切除

根据远处转移、血清AFP≤100μg/L、PRETEXT分期、发病年龄，儿童肝肿瘤国际合作组织（Children's Hepatic Tumor International Collaboration，CHIC）将HB分为极低危组、低危组、中危组和高危组（表20-14）。SIOPEL的分期更为简洁，低危组：PRETEXT Ⅰ期和Ⅱ期，血清AFP>100μg/L；中危组：PRETEXT Ⅲ期，或小细胞未分化型Ⅰ期或Ⅱ期；高危组，具备以下标准之一：①血清AFP<100μg/L；②PRETEXT Ⅳ期；③肿瘤直接侵犯邻近器官或膈，或腹腔内结节；④肿瘤破裂或腹腔内出血；⑤远处转移；⑥腹腔内和（或）腹腔外淋巴结转移；⑦门静脉主干受累；⑧肝静脉三支和（或）下腔静脉受累。

【鉴别诊断】经常需要鉴别的肿瘤有以下几种。

表20-14　儿童肝母细胞瘤的危险度

危险度	分期标准
极低危组	PRETEXT Ⅰ期且能手术完整切除
	PRETEXT Ⅱ期，初诊年龄＜8岁且 AFP＞100μg/L，VPEFR（－）# 且能手术完整切除肿瘤
低危组	PRETEXT Ⅰ期但未能手术完整切除
	PRETEXT Ⅱ期，初诊年龄＜8岁且 AFP＞100μg/L，VPEFR（－）但未能手术完整切除肿瘤
	PRETEXT Ⅲ期，初诊年龄＜8岁且 AFP＞1000μg/L，且为 VPEFR（－）
中危组	PRETEXT Ⅰ期，初诊年龄＜8岁，且为 VPEFR（＋）*
	PRETEXT Ⅰ期或Ⅱ期，初诊年龄＜8岁，且 AFP＞100μg/L 和 VPEFR（＋）
	PRETEXT Ⅳ期，初诊年龄＜3岁且 AFP＞100μg/L

续表

危险度	分期标准
高危组	PRETEXT Ⅰ期，初诊年龄≥8岁，且为VPEFR（+）
	PRETEXT Ⅱ期或Ⅲ期，初诊年龄≥8岁
	PRETEXT Ⅲ期，初诊年龄<8岁，且AFP≤100μg/L
	PRETEXT Ⅳ期，初诊年龄<3岁，且AFP≤100μg/L
	PRETEXT Ⅳ期，初诊年龄≥3岁
	肿瘤远处转移

注：#.VPEFR（-），不存在以下情况：肝静脉（V）受累、门静脉（P）受累、肿瘤侵犯肝外邻近组织器官（E）、多灶性肿瘤（F）、肿瘤自发破裂（R）、侵犯淋巴结（N）；*.VPEFR（+），存在前述任何一种情况

1.原发性肝癌　绝大多数见于成人，儿童偶见。原发性肝癌瘤灶内钙化少见，边缘模糊，缺少包膜，瘤旁常见大小不等的病灶。

2.肾母细胞瘤　右肾母细胞瘤如体积巨大，有可能与HB相混淆，超声、MRI及穿刺活检有助于鉴别。

3.肝横纹肌肉瘤　常见于5～11岁儿童，病灶多在肝外胆道，常表现有胆汁淤积性黄疸、腹痛和发热。肿瘤边缘较清楚，可位于肝门区或左右肝内，呈不均匀低密度占位，出血坏死少见，罕有钙化。CT平扫肿瘤密度不均匀，低于正常肝实质，钙化罕见，增强扫描肿块不强化或成不均匀强化。MRI检查肿块T_1WI呈低信号，T_2WI呈中等至明显高信号，增强扫描成不均匀强化。MRCP可显示胆管扩张及管内不规则低信号区。

4.其他肿瘤　本病需要和其他罕见的肝脏肉瘤如未分化肉瘤、血管内皮肉瘤、血管肉瘤、脂肪肉瘤和平滑肌肉瘤等相鉴别，这些肿瘤血清AFP阴性。在病理诊断中，分化良好的胎儿上皮型HB需与正常肝组织相鉴别。小细胞未分化型HB需与其他儿童小圆蓝细胞肿瘤包括NB、淋巴瘤、Ewing肉瘤、横纹肌肉瘤和结缔组织增生性小圆蓝细胞瘤相鉴别。

【治疗】手术为HB首选。诊断明确后能行根治性切除者仅为50%～60%，术前化疗可使85%不能直接手术切除的的病例降为PRETEXTⅠ、Ⅱ期而获得手术可能，可切除者术前化疗也可改善预后。因此无论类型、组别，SPOPEL需术前化疗。姑息性化疗、放疗或术后辅助治疗酌情选择，但极低危组术后一般无须辅助化疗。

1.手术　PRETEXTⅠ期和Ⅱ期行肝段或叶的切除术，新辅助化疗后的POST-TEXTⅡ期和Ⅲ期且没有大血管累及的患者可行肝叶或三叶切除术，有大血管累及的POST-TEXTⅢ期或Ⅳ期患者可行复杂肝切除术或肝移植。无论什么术式，切缘应在距离肿瘤包膜2cm以外。HB患儿极少肝硬化，术后增生代偿能力强，可耐受80%～85%的广泛肝切除。10%～20%的HB有肺转移，但转移灶切除术后2年无事件生存有报道可达62.5%。

2.化疗　常用化疗药物有多柔比星等蒽环类抗生素、顺铂、长春新碱、5-氟尿嘧啶、异环磷酰胺等，化疗方案视危险分组而定。常用主要方案如下。

（1）PLADO（顺铂+多柔比星）：顺铂，$80mg/m^2$，持续静脉滴注24小时，d1；多柔比星，$60mg/m^2$，持续静脉滴注48小时，d2～3。每3周重复（多柔比星可用其他的蒽环类抗生素代替）。如患儿接受4个疗程化疗后肿瘤完全切除，术后再用顺铂+多柔比星2个疗程。化疗过程中瘤体不缩小但AFP值下降可继续原方案，3个疗程后肿瘤仍不可切除应更换方案化疗。如果5个疗程后仍不可切除，可考虑其他治疗或肝移植。

（2）长春新碱+顺铂+5-氟尿嘧啶：顺铂，$90mg/m^2$（≥1岁）或3mg/kg（<1岁），静脉滴注>6小时，d1；长春新碱，$1.5mg/m^2$（不超过2mg），静脉注射，d2；5-氟尿嘧啶，$600mg/m^2$，静脉滴注4小时，d2。每3周重复，总疗程≤10个。如听力中度以上受损，可用卡铂替代顺铂。卡铂剂量：体重>10kg，$500mg/m^2$；体重<5kg者从11.5mg/kg开始，如能耐受可逐渐增至16.6mg/kg；体重5～10kg者16.6mg/kg。本方案的5年无瘤生存率与PLADO方案无显著性差异，但

可避免多柔比星潜在心脏毒性，因此为北美儿童肿瘤协作组所推荐。

（3）顺铂：顺铂，80mg/m²，持续静脉滴注24小时，d1，每2周重复。术前可用4个疗程，最多6个疗程。

（4）顺铂+卡铂+多柔比星：顺铂，80mg/m²，持续静脉滴注24小时，d1、29、57、85；卡铂（500mg/m²，静脉滴注）+多柔比星（60mg/m²，卡铂结束后静脉滴注48小时，可用其他的蒽环类抗生素代替），d15、43、71。如能手术，应在d43左右进行。如果d85之后肿瘤仍不可切除，转其他治疗。术后d1、29给卡铂+多柔比星，d15给顺铂。包括术前化疗，顺铂共用5次、卡铂+多柔比星共用5次。化疗后不能消失的残余病灶或转移灶、AFP升高，可酌情手术、放疗或其他治疗。

（5）IPA（异环磷酰胺+顺铂+多柔比星）：异环磷酰胺，500mg/m²，静脉推注，d1；异环磷酰胺，3000mg/m²，持续静脉滴注72小时（美司钠保护），d1~3；顺铂，20mg/m²，静脉滴注，d4~8；多柔比星，60mg/m²，持续静脉滴注48小时，d9~10（多柔比星可用其他的蒽环类抗生素代替）。每3周重复。

（6）伊立替康+长春新碱：伊立替康，50mg/m²，静脉滴注60分钟，d1~5；长春新碱，1.5mg/m²（最大2mg），静脉注射，d1。每3周重复，6~8个周期。

（7）依托泊苷+卡铂：依托泊苷，400mg/m²，持续静脉滴注96小时，d1~4；卡铂，800mg/m²，持续静脉滴注96小时，d1~4。每3周重复。

化疗过程中，每2个周期评价疗效：CR，体检及CT或MRI显示肿瘤完全消失，且AFP正常4周以上；PR，肿瘤缩小≥50%，无任何新发或疾病进展的依据；SD，肿瘤缩小<50%，无任何肿瘤增大或新发病灶；PD，肿瘤增大≥25%，有新发肿瘤或AFP升高；复发，活检证实，或明确的影像学证据且血清AFP4周内连续3次增高。

3.高剂量化疗+造血干细胞移植　HB是一种对化疗高度敏感的肿瘤，对于无法手术切除、有远处转移及血清AFP明显升高等高度复发风险者，可以尝试高剂量化疗+自体造血干细胞移植。

4.经导管动脉化学栓塞术　HB细胞主要有肝动脉供血（90%），而正常肝组织只有25%的血供来自肝动脉，因此经导管动脉化学栓塞术（transcatheter arterial chemoembolization，TACE）有潜在的治疗价值。但TACE在儿童应用经验不多，且全身化疗已能明显提高HB患儿治愈率，因此，SIOPEL仅推荐在预计无法完整切除肿瘤时采用。

5.肝移植　全身化疗后，肿瘤仍然无法完全切除者可考虑肝移植，其指征为，无肝外浸润及远处转移且符合以下条件者：多灶性PRETEXT Ⅳ期肿瘤；累及所有分区的单个巨大PRETEXT Ⅳ期肿瘤，术前化疗后未降级；肿瘤累及肝脏重要血管，无法完整切除，且对化疗后反应不佳。严重的持续性化疗毒性反应导致手术不可耐受，是肝移植的绝对禁忌证；肿瘤肺转移、脑转移、肝部分切除术后肿瘤残留或者肝内复发是补救性肝移植的相对禁忌证。

6.其他治疗　放疗在HB中作用有限，目前还没有足够的经验证明放疗的疗效，有少数病例在放疗后使完整切除肿瘤成为可能。病灶不能按标准解剖切除、不能进行肝移植的患儿，也可尝试射频消融、冰冻、经皮注射无水乙醇及高强度超声聚焦治疗等。

【预后】儿童HB 5年生存率已达到70%~80%。肿瘤能否完整切除是影响预后的关键因素。SIOPEL-1报道PRETEXT Ⅰ期病例5年存活率为100%，Ⅱ期病例为91%，Ⅲ期病例为68%，Ⅳ期病例为57%。其他影响预后的因素有：①组织类型。胎儿型最好，术后治愈率可达90%左右，其中低核分裂的预后又好于高核分裂和有多形性的胎儿型。其次为胚胎型，巨梁型和小细胞未分化型预后较差，混合型则视上皮和间叶成分的分化程度而异。小细胞未分化型和过渡型肝细胞肿瘤预后不良。②AFP水平。在儿童HB，血清AFP水平对于早期诊断、治疗反应、复发评估和预后十分有用。正常或低水平（<100ng/ml）、极高水平（>1.2×10⁶ng/ml）的AFP，都是预后不佳的征兆。术后血清AFP呈几何级数的下降，可在7周左右接近正常水平。术后AFP呈持续高水平状态或者降至正常后再升高，提示肿瘤复发或者远处转移。③年龄。年龄≤3岁的OS明显好于>3岁，>5岁者预后不良。④Evans分期、远处转移。

成人HB预后明显差于儿童。6个月、1年、3年及 5年生存率分别为66.7%、53.3%、26.2%、20.0%。直径<5cm的单发性肿瘤且无血管侵犯及肝外转移的患者，根治性手术的5年生存率为60%左右，而姑息性切除单纯手术及切检患者均于6个月内死亡。

【随访】随访内容包括体检、AFP检测及影像学检查等。第1年：AFP，每月1次；胸部X线、腹部CT或超声，每2个月1次。第2年：AFP，每3个月1次；胸部X线、腹部CT或超声，每3个月一次。第3年：胸部X线、腹部CT或超声，每6个月1次。第4~5年：AFP，每6个月1次；胸部X线、腹部CT或超声，每年1次。

（付　娟）

八、肾母细胞瘤

肾母细胞瘤（nephroblastoma）是来源于肾胚基细胞的恶性胚胎性肿瘤。1814年由Rance首先发现，1899年Wilms首次对其进行了详细的病理描述，故又被称为Wilms瘤（Wilms tumor，WT）。

【流行病学】WT是儿童最常见的肾脏恶性肿瘤，占儿童肾脏恶性肿瘤的80%~90%。15岁以下儿童WT的发病率（7~10）/100万，发病高峰为3岁，5岁以后少见，98%的病例见于10岁以下。成人WT极为罕见，在美国和欧洲每年的发病率约为0.2/100万。此外，WT在不同种族有不同的发病率，提示本病可能与遗传有关。

【发病机制】1990年Call等在11号染色体短臂1区3带（11p13）克隆出一个与WT相关的基因，命名为WT1基因。后来关于其发病机制的假说从最开始的单基因模型发展为类似于视神经母细胞瘤的二次打击模型，随后陆续发现多种与WT相关的基因杂合性缺失（染色体1p及16q区等）。肾母细胞瘤细胞、肾母细胞瘤相关的叶周肾源性残余及肾母细胞瘤周围的一些正常肾细胞中存在体细胞11p15缺陷，提示11p15突变可能在非综合征型肾母细胞瘤形成中发挥了早期作用。位于17p13.1的p53基因也可能与发病有关。

【临床表现】腹部膨隆和腹部肿块是儿童WT的主要临床表现。肿块在较小的时候不影响患儿营养及健康情况，也无其他症状，故多是家长在给患儿更衣或洗澡时发现。肿块多位于一侧上腹部，表面光滑、质地中等，多无压痛，较固定。如肿瘤增大超越中线，可出现压迫症状如食欲缺乏、烦躁不安。肉眼血尿少见，但镜下血尿高达25%。有12%~15%的患儿伴有先天性畸形，如先天性虹膜脉络膜缺损、重复肾、马蹄肾、多囊肾、异位肾、内脏肥大、脐膨出、巨舌。肺、淋巴结和肝是最常见的转移部位。少数患儿有发热、血尿、高血压、精索静脉曲张、疝气、睾丸增大、充血性心力衰竭、低血糖、库欣综合征、脑积水、胸腔积液等表现。如肿瘤产生红细胞生长素，可导致红细胞增多症。肿瘤自发破溃，可出现急腹症。

相比儿童可触及的腹部包块，成人WT主要症状为局部疼痛和血尿。由于症状与体征无特异性，术前诊断困难。成人WT主要发生在年轻人，<35岁、肿块增长迅速、影像学显示混合性或囊性肿块、肿瘤肾动脉造影为少血管性分布，并有波浪状新生肿瘤血管形成，强烈提示WT。

WT大多为单发，7%为单侧多发，5%累及双侧肾脏。部分患者同时存在泌尿系统畸形、虹膜缺失、脐疝等。这些畸形与WT的基因突变背景相关，如WAGR综合征、Denys-Dras综合征、Beckwith-Wiedemann综合征等。

超声检查能清晰显示瘤体的大小、数量、内部回声及包膜情况，并显示有无肾静脉、下腔静脉及腹膜后转移，典型的可见肾实质内中低不均混合回声，内部常见坏死囊性变。CT可见肿瘤呈球形或椭圆形的低密度灶，密度不均匀，偶有钙化。肿瘤包膜与肾脏界限清晰或部分不清晰，压迫肾脏，使残余肾组织呈"新月形"或"环形"强化。其中，"新月形"强化是WT的典型表现，有助于与其他腹膜后肿瘤相鉴别。

【诊断】WT多为圆形或椭圆形实性肿块，周围包绕纤维性假包膜。切面多呈灰白、鱼肉样，质地较软。当肿瘤以成熟间叶组织为主时，质地硬韧伴有旋涡状纹理。组织病理学 WT由原始肾胚芽、上皮和间质3种成分组成，如果一种成分超过了肿瘤标本的2/3，即以该成分来命名，据此可将WT分为以下几型。

1.胚芽为主型 约占39%，侵袭性较高。胚芽细胞体积小，排列紧密，呈圆形或椭圆形，胞质少，核染色质粗，有小核仁，核分裂活跃。

2.上皮为主型 约占18%，较为惰性。上皮成分包括各种不同分化程度的腺腔、腺管、菊形图及由上皮细胞团构成的肾小球样结构，也可出现异源性上皮分化，最常见的是黏液上皮和鳞状上皮。

3.间质为主型 约占1%，预后较差。主要为不成熟的黏液样细胞或梭形细胞，可向平滑肌、横纹肌和纤维母细胞的分化。其中，横纹肌是间质最常见的异源性成分，其他如脂肪组织、软骨、骨、神经节细胞和神经胶质也可出现。

4.混合型 最为常见，约占41%。肿瘤由上述2种及2种以上组织成分混合构成，各成分均不大于65%。

5.间变型 5%～8%的WT细胞可发生间变，间变特征包括：细胞核增大，最大径＞非间变细胞的3倍；染色质增多，核深染；细胞分裂加速，出现非正常的多极和多倍体的核分裂象。根据间变数量的多少，可分为灶状间变（仅见1个或少数边界清楚的间变细胞聚集区，限于肾实质）和弥漫性间变。

6.部分囊状分化的WT 为多囊性肾肿瘤，囊壁被覆扁平、立方上皮，纤维间隔中含有多少不等、分化不同阶段的肾胚芽、上皮性小管或肾小球结构及间叶组织成分，还可见到骨骼肌、软骨、黏液样间质，预后良好。

7.免疫组化 肾胚芽细胞表达Vimentin、CD56，上皮细胞表达细胞角蛋白（CK）、上皮细胞膜抗原（EMA），PAX2可见于胚芽、上皮、间叶细胞，p53常表达阳性。WT1的表达位于细胞核，且与组织类型有关：向间叶成分分化和高分化的上皮成分，WT1低表达或不表达；而胚芽细胞和早期上皮分化者WT1高表达。

WT病理组织学类型与危险度密切相关。COG将WT分为FH（包括上皮型、胚芽型、间质型和混合型）和UH（主要是弥漫性间变型）。间变是指存在多极多倍体核分裂象和细胞核明显增大且深染。灶状间变型（肿瘤内1个或几个单独的病灶）介于两者之间。

【分期】根据肾被膜是否受侵、是否累及肾窦血管、手术切缘是否有肿瘤残留及淋巴结是否有转移，COG和国际儿童肿瘤协会（Société Internationale Oncologie Pédiatrique，SIOP）的分期见表20-15。

表20-15 肾母细胞瘤临床分期标准

分期	定义
Ⅰ期	肾窦软组织可有微浸润，未累及肾窦血管；肿瘤突入肾盂但未侵及输尿管壁；肾内血管受累
Ⅱ期	肿瘤浸润至肾外，但可完全切除 肿瘤侵及肾被膜或肾窦内血管（包括肿瘤由肾内长至肾窦），向周围脏器和上腔静脉浸润，但可完全切除
Ⅲ期	腹部有大量或少许镜下肿瘤残留，包括以下任一情况： ①大体或光学显微镜下标本切缘可见肿瘤 ②腹部淋巴结转移 ③因肿瘤直接蔓延、肿瘤种植、术前/术后腹腔扩散，引起腹膜广泛转移 ④腹部肿瘤残留 ⑤部分肿瘤切除 ⑥肿瘤在术前/化疗前行外科活检
Ⅳ期	腹部、盆腔外出现血道或淋巴结转移
Ⅴ期	肿瘤累及双侧肾脏，此时每个肾脏应单独分期

【鉴别诊断】肾源性残余（nenprogenic rests，NR）和肾母细胞瘤病（nephroblastomatosis，NS）NR是异常残存的灶性胚胎细胞，可以退化消失，或数年保持不变，或增殖转化为WT。NS为弥散性或多灶性分布的NR。故NR和NS的区别仅为肾源性残余的量不同。NR和NS均为良性病变，但具有潜在恶性。有学者认为，WT可能为持续存在的NR/NS产生进一步遗传学变化发展而来，故其为WT的前驱病变。NS与WT鉴别要点为：NS幼稚的肾残余呈多灶状，常紧邻正常肾组织，或病灶中混有正常肾组织，而WT与正常肾组织被纤维性假包膜分开。

1.肾透明细胞肉瘤（clear cell sarcoma of the kidney，CCSK）过去曾被归类为WT，但基于组织学、生物学、治疗和预后等区别，CCSK现已被单独分类，归类为预后不良的儿童期肾肿瘤和肾软组织肿瘤。本病具有高侵袭性和广泛转移的特点，尤其好发骨转移，预后较差。经典的透明细胞肉瘤细胞呈巢状、条索状分布，由分枝状小纤维血管穿插其中将其分隔。肿瘤中无原始肾胚芽和上皮成分，免疫组化表达Vimentin、S-100、SOX-10、cyclin D1，而上皮性标志物、WT1等阴性。

2.肾畸胎瘤 可分为成熟型畸胎瘤和未成熟型，其恶性程度随着未成熟组织量的增加而增加。畸胎瘤典型的畸胎瘤具有特征性的三个胚层的成分，但无一致性原始肾胚芽成分，亦缺乏胚胎期肾小管或肾小球结构，免疫组化WT1阴性，可与WT相鉴别。

【治疗】COG主张先手术切除肿瘤，明确病理诊断和临床分期后，再进行化疗、放疗等综合治疗；而SIOP主张先术前化疗，然后再手术切除肿瘤。经比较，两者的5年生存率没有明显区别。目前国内普遍接受的观点为先手术，如估计手术完全切除困难者，可先行活检，病理确诊后先化疗，再做延迟手术及放化疗。

1.手术 手术是WT的主要治疗手段，除病变广泛累及周围脏器，一般情况差，腔静脉内癌栓达肝静脉水平或以上等有手术绝对或相对禁忌者，均有手术指征。双侧WT多是预后好的组织类型，可将大的肿瘤做肾切除，另一侧做活检

或部分切除，术后化疗和放疗。推荐经腹横向切口行肿瘤及患肾切除术，必要时可做胸腹联合切口。为了临床正确分期，必须仔细探查区域淋巴结情况，包括肾门周围、髂部腹主动脉旁及对侧肾门周围。极低危肿瘤（年龄<2岁、Ⅰ期FH型、肿瘤<550g）可以只接受肾脏切除术，不必接受辅助化疗。

2.术前化疗 以下情况考虑术前化疗：双侧WT，下腔静脉及心房瘤栓患者，完全切除面临巨大风险的特大肿瘤患者；影像学检查显示肿瘤容积>1000ml的肿瘤，术中易发生破裂。经6周～6个月的化疗（化疗不敏感者加用放疗）后，如有可能即行肾部分切除，否则继续化疗和（或）放疗。常用的方案为：Ⅰ～Ⅲ期患者VA方案（长春新碱+放线菌素D）4周，Ⅳ期患者VDA方案（长春新碱+放线菌素D+多柔比星）6周。

3.术后化疗 Ⅰ期及Ⅱ期FH型患者术后行EE-4A方案（长春新碱+放线菌素D，18周）化疗；Ⅲ～Ⅳ期FH型和Ⅱ～Ⅳ期局灶间变型UH型患者行DD-4A方案（长春新碱+放线菌素D+多柔比星，24周）化疗；Ⅱ～Ⅳ期弥漫间变型UH型患者行长春新碱+多柔比星+足叶乙苷+环磷酰胺方案化疗（24周）。中国抗癌协会小儿肿瘤专业委员会建议：①Ⅱ期预后并不优于Ⅲ期，故建议Ⅱ期FH型患由EE-4A方案改为DD-4A方案；②WTⅢ～Ⅳ期FH型6周治疗反应不佳时预后较差，6周化疗效果不满意者需由DD-4A升级至包括环磷酰胺和足叶乙苷的方案。

4.放疗 WT对放疗较为敏感。术前放疗适用于化疗后肿瘤缩小不明显者，6～8天给予8～12Gy，照射后2周内行肿瘤切除术。术后放疗适用于Ⅲ～Ⅳ期FH型及Ⅱ～Ⅳ期UH型患者，开始时间不迟于术后9天，超过术后10天会使复发的危险性增加。放疗靶区只需包括瘤床，一般采用4～6MV X线，侧腹或全腹照射的剂量均为1.8Gy/f，总剂量10.8Gy。如局部有肿瘤残留，可以追加照射5～10Gy。术前或术中有肿瘤破裂，广泛的腹腔种植或巨大的腹腔内病变时，照射野包括整个腹腔。残留病变较大，直径>3cm，剂量追加到21.6Gy。有肺转移者，不论病灶多少和

部位，都应全肺照射，1.5Gy/f，总剂量12Gy。照射野上界到锁骨上区域，下界到腰1水平。双侧肩部应在射野之外，未受累的肾脏不应包括在射野内。肝转移灶的照射剂量为1.8Gy/f，总剂量19.8Gy，放疗期间注意密切观察肝功能变化。

5.复发的治疗　治疗原则取决于分期、复发部位、从诊断到复发的时间及原先的治疗情况。复发时间在12个月以上、复发部位在膈以下、原来未接受腹部放疗、先前化疗未用过蒽环类抗生素还可能有较好预后，应予以积极治疗。原位复发的肿瘤主张手术切除，化疗可选择二线方案。

成人WT参考儿童的治疗方案。1982年肾母细胞瘤国家研究协作组（National Wilms Tumor Study Group，NWTSG）推荐成人WT无论分期，均需行高强度三药联合化疗，术后瘤床放疗45Gy。Ⅲ～Ⅳ期患者容易出现肺转移，推荐双肺预防性照射，剂量为10～20Gy。

【预后】儿童WT是应用综合治疗最早且疗效最好的恶性实体瘤之一，长期生存已从20世纪30年代的30%提高到至今的85%以上，91%的死亡发生在诊断后5年内。影响预后的因素有：①肿瘤类型。多数胚芽型WT对治疗敏感，但化疗后仍有大量胚芽细胞者预后较差。②肿瘤间变及分期。FH型肿瘤的复发率约为15%，有间变特征的肿瘤接近50%，大多发生在治疗后2年内。NWTSG-4研究发现，FH型患儿的4年生存率Ⅰ期为97.3%，Ⅱ期为95.1%，Ⅲ期为95.2%，Ⅳ期为81.8%。而UH型患儿为73%。③术前化疗效果。肿瘤组织坏死超过2/3预后较好。若肿瘤化疗后完全坏死，提示对化疗敏感。④年龄。成人WT的预后明显差于儿童。在儿童，2岁以下、肿瘤组织学预后良好型、单侧、Ⅰ期，肿瘤质量低于550g，复发风险极低。⑤基因突变。存在1p和16q杂合子缺失（loss of heterozygosity，LOH）的WT，复发和死亡风险明显升高。染色体1q拷贝数增加亦为预后不良的因素之一。

【随访】包括体检、外周血常规、肝肾功能、腹部B超、胸部CT（平扫），复发转移可疑部位的其他影像学检查。第1年：每2个月1次；

第2～3年：每3个月1次；第4～5年：每6个月1次。

（高明珠）

九、生殖系统母细胞瘤

见于女性的有两性母细胞瘤（gynandroblastoma），见于男性的有精母细胞瘤（androblastoma），两性均可发病的有性腺母细胞瘤（gona-doblastoma），均非常少见。

【两性母细胞瘤】是一种特殊的卵巢性索间质肿瘤，由分化好的支持细胞和颗粒细胞成分混合构成。本病相当罕见，多发生于年轻人，肿瘤可能巨大，可有雌激素或雄激素增高表现，但几乎所都是临床Ⅰ期，手术多能治愈。

【精母细胞瘤】是一种睾丸性索间质肿瘤，组成细胞可能是胎儿期、青春期前和成人期的支持细胞，正式命名为支持细胞瘤（sertoli cell tumour）。本病罕见，占所有睾丸肿瘤的比例不足1%，有些可能与雄性激素不敏感综合征、Carney综合征和Peutz-Jeghers综合征等遗传性疾病有关。初诊年龄约45岁，20岁以下很少，但其变型可见于婴儿和儿童。临床表现主要是单发缓慢增大的睾丸肿块，直径多在3cm上下，伴有Peutz-Jeghers综合征者和大细胞钙化型支持细胞瘤可双侧受累。伴有Peutz-Jeghers综合征时或有雌激素过多的症状。超声一般为低回声，如为亮的回声区提示大细胞钙化型支持细胞瘤。大多数肿瘤边界清楚，球形或分叶状。组织病理学瘤细胞形态相对一致，核分裂象不常见。本病多为良性，手术切除后预后良好。

约5%的支持细胞瘤为恶性（ICD-O：8640/3），提示恶性的情况有：①肿瘤侵及睾丸外组织；②肿瘤直径>5cm；③瘤细胞明显异型；④核分裂象>5个/10HPF；⑤肿瘤坏死及淋巴脉管侵犯。

【性腺母细胞瘤】可发生在睾丸或卵巢，肿瘤由类似于精原细胞瘤的生殖细胞和类似于不成熟的支持细胞和颗粒细胞组成。

在男性，本病最常见于有混合性腺发育不

全并具有双性、45X染色体组型和Y染色体物质的患者。鉴别诊断主要是除外包含有生殖细胞的支持细胞结节、间质细胞瘤和睾丸网的腺瘤相鉴别。本病多为良性，手术切除后预后良好。

在女性，典型的性腺母细胞瘤发生于儿童或年轻患者，右侧卵巢较左侧多见，部分患者双侧卵巢受累。肿瘤直径多在数厘米，常在体检或其他原因就诊时被发现。性腺母细胞瘤伴有无性细胞瘤或其他的肿瘤性生殖细胞成分者，肿瘤体积可能较大，可出现下腹部和盆腔疼痛。部分患者可伴有男性化的女性特征。单纯性腺母细胞瘤可自然消退，即使广泛累及性腺也非恶性，仅需要手术切除。伴有无性细胞瘤或其他恶性生殖细胞瘤成分者，治疗参见卵巢癌，但其预后明显好于单纯无性细胞瘤，转移少且较晚发生。

（叶瑞萍）

十、骨母细胞瘤

骨母细胞瘤（osteoblastoma）起源于成骨性结缔组织，1956年由Jaffe和Lichtenstein首次命名，曾被称为良性成骨细胞瘤、巨大骨样骨瘤、良性骨母细胞瘤等。1967年Mayer报道其具有局部侵袭性。2013年版WHO骨肿瘤分类将其归入中间性（局部侵袭型）。

【发病率】骨母细胞瘤较为罕见，约占原发性骨肿瘤的1%，男女比例为2∶1，好发年龄为10～30岁，25岁左右为发病高峰。

全身骨骼均可受累，椎骨最为多见，顺序依次为腰椎、胸椎、颈椎和骶椎。肿瘤体积变化较大，可多发。约1/3的病例发生于脊椎后部，如棘突、椎弓和横突等附件区，可延至椎体。其次好发于长管状骨（如股骨、胫骨）的骨端或骨干，也可发生在颅面骨和手足骨等部位。

【发病机制】细胞遗传学及分子生物学机制尚不明确。目前报道的骨母细胞瘤基因突变数目很少，染色体重排也只见于个案报道，尚未发现骨母细胞瘤特异性遗传学标志物。

【临床表现】症状、体征与发生部位有关，但通常都有进行性加重的疼痛，疼痛与活动无关，夜间疼痛加重不明显，多数对非甾体药物治疗不敏感。肿瘤靠近体表者可出现局部肿胀及触痛，很少引起关节功能异常。儿童的下肢骨母细胞瘤可导致患儿的步态异常。发生于脊柱的骨母细胞瘤可伴有脊髓压迫症状，如相应平面的麻木、刺痛、神经根痛、感觉异常及排尿障碍等，有时也可观察到脊柱侧弯、斜颈及继发的肌肉痉挛。从症状出现到诊断的时间平均为2年。骨母细胞瘤患者多数生化检查无明显异常，侵袭性强的可能有碱性磷酸酶的升高。除非有神经功能损害，体格检查常无阳性体征。

尽管骨母细胞瘤被分类为中间性（局部侵袭性）肿瘤，但可能发生恶变和远处转移，尤其是多次复发者。肺是最常见的转移部位。

【诊断】肿瘤通常较大，平均直径约4cm。X线多表现为膨胀性生长的、溶骨性病灶，伴有不同程度钙化或骨化，边界清楚或欠清，骨皮质可受侵变薄，有时可伴有邻近软组织肿块或病理性骨折。位于长管骨的骨母细胞瘤可发生于骨髓腔、骨皮质和骨膜下，通常为圆形或卵圆形。

CT是骨母细胞瘤首选检查方法，主要表现为囊状膨胀性溶骨病损，病灶周围出现清楚的薄壳状钙化，肿瘤内斑点状或大片状钙化或骨化。由于肿瘤富含血管性间质，可被造影剂中度至明显强化。发生于脊柱的骨母细胞瘤，CT通常可见受累骨呈扇贝状膨胀性增大（轮廓呈分叶状）表现，是本病较为特征性的影像学表现。

MRI显示膨胀性占位病灶，T_1加权像表现为低信号或等信号，T_2加权像呈高信号或等信号。肿瘤内钙化灶或骨化灶则在T_2加权像表现呈低信号，在T_1加权像呈低信号或等信号。肿瘤周围的骨髓和软组织可见反应性水肿，T_2加权像呈高信号，肿瘤周围这种特征性的水肿，被称为"耀斑现象"，是肿瘤产生广泛弥漫性、反应性的炎症所致，增强扫描时比肿瘤本身强化更明显。MRI对骨微小钙化及骨化的显示不如CT敏感，但MRI能从多个切面观察肿瘤的内部结构及与周围重要血管、神经的关系，有助于临床制订合适的治疗方案和评估预后。由于局部炎症反应和骨髓水肿的存在，MRI可能会过高估计肿瘤的范围和恶性程度。

核素扫描可见肿瘤部位放射性浓聚，对于多发病灶的发现及鉴别诊断具有重要意义。

CT引导下病灶穿刺活检可能有助于术前确诊骨母细胞瘤，其阳性诊断率为90%，准确率为93%。但有时因标本量较少和穿刺部位的误差而无法给出明确结果，或病变不典型而需要多家医院的病理科会诊，造成诊断延误。

骨母细胞瘤大体为棕色或棕红色，易出血，外围有反应性皮质骨形成的薄壳，肿瘤通常紧附于腔壁，不易刮除，有砂砾感，可含有小的骨片，较大的肿瘤可有囊变。镜下表现为密集的骨母细胞，核深染。间质可见丰富的血管和结缔组织，并可见骨样组织互相连接成条索状，伴有不同程度的钙盐沉积形成骨小梁。

【鉴别诊断】经常需要与之相鉴别的有骨样骨瘤、骨纤维异样增殖症、动脉瘤样骨囊肿、骨巨细胞瘤、脊柱结核、骨肉瘤、脊椎转移瘤等。

1.骨样骨瘤 见第15章第七节。

2.骨纤维异样增殖症 可发生在任何年龄，多在3～15岁开始出现症状，成年后可自限性停止，也可缓慢进展。骨纤维异样增殖症少见发生于脊柱和肢体骨端，而多发生于长骨骨干或干骺端。

3.动脉瘤样骨囊肿 多发生于长管状骨，其次为脊柱，可以发生于任何年龄。见第15章第四节。

4.骨巨细胞瘤 见第15章第四节。

5.脊柱结核 多先侵犯椎间盘，然后由椎间隙向椎体蔓延，大多数侵犯椎体，椎体呈广泛性破坏，很少侵及附件。而骨母细胞瘤可发生在多个椎体，主要侵及椎体附件，多数呈一侧破坏，椎间隙多正常。但不典型的脊柱结核，即使病理诊断也有误诊的可能。

6.脊椎转移瘤 多有原发肿瘤病史，多见于中老年患者，椎体破坏明显有时可伴有压缩性骨折，通常多个椎体及椎体附件同时受累，可呈跳跃式分布。结合患者年龄、病史及影像学表现通常不难鉴别。如果没有肿瘤病史，可能需要活检以明确诊断。

7.骨肉瘤 部分骨母细胞瘤呈进展性、侵袭性生长，并有可能恶变，可误诊为骨肉瘤。骨母细胞瘤恶变的特点为：①发病年龄较大，一般在30岁以上；②病程较长，有多次复发的病史，但较少发生转移；③肿瘤局部呈侵袭性生长，侵犯周围软组织，肿物体积偏大；④X线可表现为恶性骨肿瘤的征象；⑤病理检查见大量的骨母细胞聚集，细胞呈圆形而非梭形，核深染，核分裂象多见。

【治疗】骨母细胞瘤好发于青少年，一旦发现均应尽快手术。手术方式主要为病灶内刮除、边缘整块切除、扩大切除。发生于脊柱的骨母细胞瘤，术式的选择主要依据Enneking分期。对于Enneking Ⅰ期、Ⅱ期患者应选择病灶内刮除（应尽可能刮除至对侧正常骨组织）或边缘整块切除，Enneking Ⅲ期患者应考虑扩大切除，根据需要附加病灶边缘的灭活。对于血供丰富的脊柱骨母细胞瘤，通过采用术前栓塞，可起到减少出血、提高切除率减少复发可能。四肢长骨的骨母细胞瘤目前多采用保留肢体的瘤段切除、骨关节重建方法。

对于侵袭性强的骨母细胞瘤，术后残留病灶可考虑局部放疗，复发的病灶可行再次手术或放疗。放疗剂量为50Gy/25f。有文献报道辅助放疗后无复发生存长达25年。化疗对骨母细胞瘤价值十分有限，只有零星的个案报道使用多柔比星、顺铂、甲氨蝶呤可能有效。射频消融也被描述为脊柱成骨细胞瘤的潜在可行的治疗选择，尽管这种治疗尚未被广泛使用。

【预后及随访】骨母细胞瘤通常预后较好，但有一定的复发率和恶变的可能。随访参见软骨肉瘤（见第15章第三节）。

（许苗苗）

十一、脂肪母细胞瘤/脂肪母细胞瘤病

脂肪母细胞瘤（lipoblastoma）来源于白色胚胎脂肪组织，和脂肪母细胞瘤病（lipoblastomatosis）同属错构瘤的范畴。1926年Jaffe首次描述脂肪母细胞瘤，1958年Vellios提出脂肪母细胞瘤病。

【发病率】脂肪母细胞瘤/脂肪母细胞瘤病

约占软组织良性肿瘤的0.6%。多发生在儿童，88%在3岁内，40%～55%在1岁内，男女性比例为3：1。病变好发于四肢和躯干，其中下肢约占32%，上肢约占18%，胸背部约占18%，头颈部、腋窝、纵隔、腹膜后、腹腔、腹股沟、臀部、阴唇、外阴甚至肺及心脏也有报道。

【发病机制】脂肪母细胞瘤通常为单病灶起源，病变局限。脂肪母细胞瘤病为多病灶来源，全身多处发病。两者的组织细胞学表现无明显差异，是否弥漫性生长是区分两者的主要依据。发病可能与染色体畸变有关，近80%的病例可观察到8q11-13重排。和8q13发生多次重组的染色体片断通常是3q12-13，7q22和8q24，重排形成的融合基因为*HAS2*（位于8q24）/*PLAG1*（位于8q12）、*COLIA2*（位于7q22）/*PLAG1*，它们可能与脂肪母细胞瘤/脂肪母细胞瘤病的发生有关。但这解释不了23%的患儿核型正常，而且PLAG1过表达也见于HB、急性髓系白血病肿瘤。

【临床表现】一般而言，脂肪母细胞瘤位置浅表，病灶局限于皮下浅层，脂肪母细胞瘤病多位于深层软组织或内脏器官，表现为弥漫性或浸润性病变，但两者均有例外的情况。发生在浅表的肿瘤多在2～5cm，表面光滑，局部皮温正常，边界较为清楚，多质软或质中，活动度良好或较好，多无明显不适。发生在肌肉深部的肿瘤，边界常不清，活动度较差。发生在纵隔、颈部者，可压迫甚至浸润气管可出现咳嗽、呼吸困难。发生在腹腔或腹膜后者，肿物可能更大，甚至充满整个腹腔，表现出腹胀、腹痛、呕吐、腹部膨隆或腹部肿块。肿瘤生长缓慢，但也有生长较快的病例，后者易误诊为恶性肿瘤。有报道儿童如有症状多在1岁以后出现，个别患儿可能有生长发育滞后。

超声检查肿块内部伴有强回声分隔的稍高回声团块，边界清楚，形态规则，50%以上可见Ⅰ级或Ⅱ级血流信号。弥漫型脂肪母细胞瘤多位于肌层或内脏器官，形态不规则，内部无强回声分隔。CT上肿瘤密度略高于正常皮下脂肪，低于肌肉等软组织，其内见粗细不一线条样、网状间隔影，并可见结节样、片状软组织密度成分。

MRI中脂肪成分在T_1WI及T_2WI均呈高信号，压脂序列上信号部分降低，纤维间隔表现为低信号。明显的黏液囊变T_1WI呈稍低信号，T_2WI呈高信号。

【诊断】确诊依赖病理检查。脂肪母细胞瘤的瘤细胞为核圆形或椭圆形，部分胞质形成脂肪空泡，无异常核分裂象。脂肪母细胞瘤病细胞形态与脂肪母细胞瘤相同，但包膜多不完整，向周围肌肉、筋膜、神经浸润性生长。遗传学检查如染色体8q12畸变等，对鉴别非脂肪母细胞瘤性病变有重要作用。

黏液性脂肪母细胞瘤（myxoid lipoblastoma）是脂肪母细胞瘤的一种非常罕见类型，一般发生在成人，临床表现与脂肪母细胞瘤相似，术前确诊几无可能。其病理特征为显著的黏液样基质，丰富的纤细丛状血管，由成熟程度不等的脂肪细胞构成。

【鉴别诊断】临床方面主要是与脂肪瘤及纤维瘤相鉴别。病理方面典型的脂肪母细胞瘤不难诊断，当黏液性基质弥漫显著而成熟脂肪细胞罕见或缺乏时，有可能误诊为婴儿型脂肪纤维瘤病、黏液性脂肪肉瘤等黏液性肿瘤，见后述。

1.脂肪瘤（lipoma）/脂肪瘤病（lipomatosis）是由成熟脂肪细胞构成的良性肿瘤。脂肪瘤临床表现与脂肪母细胞瘤相似，但很少见于儿童。此外，脂肪瘤常见于体型肥胖或壮硕者，体重快速增加时其体积也随之略有增大，但在体重严重下降时并不随之缩小。脂肪瘤病一般发生在2岁以下幼儿，成人少见，可发生在几乎所有的部位。没有症状的脂肪瘤不需要治疗，较大者可行手术切除。深在的脂肪瘤有时难以完整切除而易局部复发，但基本不发生恶性变。软骨样脂肪瘤是脂肪瘤的亚型，临床表现近似脂肪母细胞瘤病，组织学特征是脂肪细胞、脂肪母细胞、冬眠样细胞和软骨细胞样细胞在黏液透明软骨样基质中的混合，几乎都有t（11；16）（q13；p13）易位。

2.黏液性脂肪肉瘤　是脂肪肉瘤的常见亚型，主要发生在中青年，但20岁以下者少见。部位多在下肢深部肌肉组织，发生在腹膜后极少。

而脂肪母细胞瘤通常发生在10岁以下儿童，部位多在皮下组织，也可发生在腹腔或腹膜后。与其他软组织肉瘤相比，黏液样脂肪肉瘤对放化疗非常敏感。组织学分级是一个重要的预后因素，低分级者转移风险<10%，高分级和坏死提示预后不良。

3.婴儿型脂肪纤维瘤病 是婴幼儿纤维瘤病的一个亚型，鉴别诊断依靠病理学。镜下见肿瘤含有交错分布的条纹状成熟脂肪组织和纤维性梭形细胞成分，主要位于脂肪组织间隔处，缺乏黏液样间质和原始脂肪母细胞成分。

【治疗】根据患者年龄、肿瘤位置及大小，选择以下治疗方案。

1.观察 脂肪母细胞瘤为良性疾病，本身不会致命，无症状患儿确诊后可随诊观察，期间根据肿物变化决定手术时机。

2.手术 首选广泛的局部切除。对于较大的脂肪母细胞瘤，部分切除也是可选项，因为残余肿瘤有可能在术后自发消退。脂肪母细胞瘤病容易对重要结构和器官浸润生长，造成压迫和梗阻，导致功能障碍或死亡，应及早手术，争取完整切除。

3.其他治疗 对于不可切除或复发的病例，可采用包括放、化疗在内的多模式治疗。

【预后】脂肪母细胞瘤/脂肪母细胞瘤病均为良性肿瘤，脂肪母细胞瘤完整切除后很少复发。脂肪母细胞瘤病术后复发率在20%左右，头颈部、纵隔、腹膜后、会阴部的肿瘤由于靠近神经血管或重要脏器，手术有可能难以彻底，复发率高于躯干。复发一般发生在术后4个月到10年，平均为3年，也有术后1个月即复发的案例，或与手术残留有关。复发后再次切除仍可能有较好效果，尚无恶变及转移报道。

【随访】随访年限推荐不少于5年，每6个月到1年复查一次。随访内容包括体检、超声、MRI等影像学检查。位于体表的肿瘤，可让家长观察，有疑问者再去医院就诊。

（陈婷婷）

十二、炎性肌纤维母细胞瘤

炎性肌纤维母细胞瘤（inflammatory myofibroblastic tumor，IMT）是由肌纤维母细胞和纤维母细胞梭形细胞组成，伴有浆细胞、淋巴细胞和（或）嗜酸性粒细胞炎性浸润的间叶性肿瘤，曾被称为炎性假瘤（inflammatory pseudotumor，IPT）、浆细胞肉芽肿、纤维黄色肉芽肿、纤维黄色瘤、黄色肉芽肿、黄色纤维瘤、炎性纤维肉瘤、肌纤维母细胞瘤和纤维组织细胞瘤。2013年WHO软组织肿瘤分类将IMT归为纤维母细胞/肌纤维母细胞肿瘤、中间性、少数可转移类（ICD-O编码8825/1）。

【流行病学】常见于儿童和青壮年，发病年龄4～76岁，中位年龄43.5岁。男性与女性的比例文献中有不同描述。本病罕见，见诸于文献的多为个案报道，发病率缺少准确统计。

【发病机制】IMT最初被认为是炎症或创伤后的异常或过度反应性改变，导致肌纤维母细胞显著增生形成肿瘤性病变。有文献报道在腹腔IMT中检测到EB病毒、Ⅷ型疱疹病毒或放线菌。因病变中常见大量炎症细胞浸润，故曾称之为炎性假瘤。新近的研究表明，发生在儿童和青少年的IMT大多有间变性淋巴瘤激酶（anaplastic lymphoma kinase， ALK）克隆性基因重排，ALK蛋白异常表达。上皮样型IMT常有*RANBP2-ALK*基因融合。部分病例尚可发现2号染色体长臂和9号染色体短臂的异位。

【临床表现】本病可发生于身体任何部位，肺、鼻腔、鼻窦、眼眶、喉、扁桃体、咽旁间隙、口腔、腮腺、甲状腺、纵隔、泌尿生殖道、肝、胰腺、胃、胆道系统、膀胱、皮肤、骨和中枢神经系统等均有报道，但以肠系膜、大网膜、腹膜后更为常见。IMT起病隐匿，局部的症状及体征取决于肿瘤所在部位，与肿瘤的局部压迫有关。头颈部和膀胱的IMT肿瘤直径多小于2cm，肠系膜、腹膜后、纵隔和肝脏等处的IMT肿瘤体积多在5～10cm，少数可达20cm。20%的病例有全身性表现如发热、体重减轻、红细胞沉降率增快、贫血、多克隆高丙球蛋白血症等。这些表现在病灶切除后可消失，再次出现提示肿瘤复发。

局部淋巴结及远处转移偶有发生。

CT平扫多表现为单发低密度占位病灶，少数可为等或稍高密度影。肿瘤界线清楚或不清楚，其形态可为葫芦状、三角形、棒状、类圆形或椭圆形。MRI平扫T_1WI上肿瘤多为略低或等信号，信号欠均匀；T_2WI上肿瘤可呈等或略高信号。CT与MRI增强表现为动脉期呈轻度至中度强化、门脉期进一步强化及延迟强化。但超声、CT、MRI、PET-CT等影像学检查仅能明确肿瘤大小、部位、与周围脏器的关系及有无远处转移，明确肿瘤的性质很难。

【诊断】IMT的确诊需要病理。大体为实性结节状或分叶状肿块，质地坚韧，常无明显包膜，一般无出血、坏死及囊性变。颜色灰白或黄褐，时呈黏液样外观，或混杂灶性脂肪及灰白色纤维条索的编织状外观。切面呈灰白色或灰黄色，旋涡状，可伴有黏液样变性、灶性出血和坏死等，少数可伴有钙化。镜下可见分化的肌纤维母细胞性梭形细胞伴有大量浆细胞、淋巴细胞和（或）嗜酸性粒细胞浸润。免疫组化Vim通常强阳性，ALK阳性率可达89%，SMA、MSA阳性，S-100、Myoglobin、CD34、CD117阴性。

【鉴别诊断】IMT术前诊断困难，要同所在部位所有的良恶性肿瘤相鉴别。即使在手术中，因肿物与周围组织粘连，常误认为恶性肿瘤。病理方面本病常需要与以下肿瘤相鉴别。

1.胃肠道（外）间质瘤　细胞异型性比IMT更明显，CD117和（或）CD34及Dog-1在胃肠道（外）间质瘤中呈阳性，ALK阴性。而在IMT中，这些标志物均为阴性，ALK大多为阳性。

2.胃肠道炎性纤维性息肉　体积较小，且多位于黏膜浅表，或呈息肉状，或为溃疡性病变。背景常呈黏液样，含有较多增生的血管、炎症细胞成分较杂，以嗜酸性粒细胞多见。

3.硬化性肠系膜炎/后腹膜盆腔炎/纵隔炎　多见于老年人。病变界限不清，附近常带有正常组织。硬化比较明显。

4.其他　本病还要与硬纤维瘤、神经鞘瘤或神经纤维瘤、恶性纤维组织细胞瘤、低级别肌纤维母细胞肉瘤、平滑肌肉瘤、横纹肌肉瘤、多形性黏液性肉瘤、梭形细胞癌、结外树突状细胞肉瘤、结节性筋膜炎等相鉴别，分别见本书有关章节。

【治疗】手术切除是最为有效的治疗方法。复发转移病例可试用非甾体抗炎药、类固醇激素及长春瑞滨、足叶乙苷、顺铂/卡铂、多柔比星、异环磷酰胺等为基础的化疗方案疗效不确切。有报道用糖皮质激素（泼尼松，1mg/kg，qd，之后每3天减量10mg至10mg/d维持3个月）治疗侵犯范围较广的眶外IMT，随访6年肿瘤无明显生长。术后辅助放疗的效果同样不肯定，但肿瘤复发所引起的局部压迫症状可试用放疗。

部分IMT表达ALK，ALK抑制剂用于复发转移的IMT或有效果。

【预后】完全手术切除者预后良好，但部分病例有局部复发或转移可能，复发率23%～37%，转移率<5%。影响预后的因素有：①部位，肠系膜、腹膜后和鼻旁窦等部位的有更高的复发和（或）转移倾向。②肿瘤大小及生长方式，肿瘤直径>8cm，多结节、浸润性生长影响完全切除。③病理亚型，上皮样型IMT有高度侵袭性，细胞异型明显、神经节样细胞、表达P53、异倍体核型、ALK阴性表达易有不良预后。

【随访】本病有复发倾向和转移可能，术后应酌情定期随访，特别是对有高危因素者。

（张从军）

十三、血管母细胞瘤

血管母细胞瘤（hemangioblastoma，HB）又称毛细血管血管母细胞瘤。

【流行病学】任何年龄均可发病，年轻人多见，男性较女性多见。肿瘤可发生于大脑、小脑、脑干、视网膜、脊髓、腹膜后、皮肤、肌肉、肾、肾上腺、骨、肠、胃等部位。在成人，小脑半球及蚓部最为多见，为颅后窝脑肿瘤的7%～12%，中枢神经系统肿瘤的0.93%～2.5%。本病多为散发，约25%具有家族遗传性，可与冯·希佩尔-林道病（von Hippel-Lindau disease，VHL病）、胰腺囊肿、肾囊肿或其他良性肿瘤同时伴发。

【发病机制】HB多起源于中胚叶细胞的胚胎残余组织，*VHL*基因的的缺失或失活可能与VHL病之间存在关联性。

【临床表现】散发性HB好发于小脑，肿瘤通常是孤立性，幕上病变罕见。VHL相关性HB可位于小脑、脑干、脊髓、周围神经、胰腺或肝，多部位发生的肿瘤几乎都是VHL病。肿瘤生长较缓慢，小脑占位及脑脊液循环受阻的症状体征有头痛、共济失调、恶心、呕吐，脑干部位尚可能有吞咽困难、反射亢进，脊髓部位可能有感觉减退、乏力、共济失调、反射亢进、自发性疼痛。影像学上位于小脑的肿瘤为结节状，而位于脑干和脊髓的肿瘤常为管状。增强MRI可清晰显示肿瘤结节状增强影及相连囊和管。VHL病可导致患者全身多器官肿瘤或囊肿。

HB有分泌促红细胞生成素的能力，约1/4患者可出现外周红细胞增多，肿瘤切除或放疗后红细胞可减少，复发时再次增多，可用于诊断和病情监测。

MRI是首选的影像学检查。囊性HB在T_1WI为较低信号，T_2WI为高信号，增强可见瘤结节处显著强化。瘤结节周围通常无水肿出现，部位或一侧可见条索状并弯曲的肿瘤血管流空信号。结节性HB与之相似，但增强表现为均一强化。

【诊断】大体表现为界线清楚、血管丰富的红色结节，很少浸润到周围神经组织。肿瘤因富含脂肪成分而呈黄色。镜下肿瘤有空泡状大间质细胞和丰富的毛细血管网，间质细胞是肿瘤成分，核大小不一，偶尔不典型和深染，核分裂少。胞质富含脂质空泡，与肾透明细胞癌的形态相似，诊断时应和该肿瘤的脑转移相鉴别。免疫组化角蛋白、EMA和全上皮抗原阴性，Ki-67<1%。根据病理形态可将HB分为Ⅰ型（肿瘤合并囊肿同时毛细血管丰富），Ⅱ型（以网织细胞为主且肿瘤为实性），Ⅲ型（肿瘤血供丰富同时呈海绵状），Ⅳ型（上述多种类型混合），以Ⅰ型较为常见。

【鉴别诊断】临床需要与所在部位的各类肿瘤相鉴别，病理方面需要与转移性肾透明细胞癌、血管瘤型脑膜瘤、脂肪肉瘤、毛细胞型星形细胞瘤、海绵状血管瘤等相鉴别。

【治疗】无症状HB可观察，如果肿瘤生长较快或已有症状，应当立即进行外科手术。囊性HB较易手术切除，实性HB尤其是位于脑干和脊髓，手术切除难度较大。HB对射线中度敏感，无法手术或手术不彻底者，可行放疗或立体定向放疗。抗血管生成药物如贝伐珠单抗和雷珠单抗治疗HB有一定效果，厄罗替尼、沙利度胺亦有报道。

【预后】HB是WHO Ⅰ级肿瘤，小脑周围孤立性病变显微外科手术切除效果很好，脑干和脊柱病变治疗可能困难，复发率为12%～14%。有VHL病背景的，预期寿命中位数49岁，HB是死亡首因，其次才是肾细胞癌。年龄较小、VHL相关、合并多个肿瘤、结节性肿瘤、网状细胞亚型等，预后较差。

（叶瑞萍）

（审稿 刘宝瑞 张 帆）

参考文献

陈欢, 陈有信, 韩若安. 玻璃体腔注射抗血管内皮生长因子药物联合其他方法治疗晚期Coats病的疗效观察. 中华眼底病杂志, 2015, 31(3): 252-255.

陈兴明, 高志强, 姜鸿, 等. 原发于眶外的头颈部炎性肌纤维母细胞瘤14例临床分析. 中华耳鼻咽喉头颈外科杂志, 2013, 48(4):307-310.

程湧, 杨斐, 赵敏, 等. 眼外期视网膜母细胞瘤临床特点和生存率分析. 中华眼底病杂志, 2015, 31(5):447-450.

侯登峰, 卜献民, 苏洋, 等. 肝胆胰系统炎性肌纤维母细胞瘤三例报告. 中华医学杂志, 2017, 97(42):3334-3337.

黄海建, 陈小岩. 肺胎儿型腺癌六例临床病理特征分析. 中华病理学杂志, 2016, 45(9):617-621.

黄鑫, 林秾, 林鹏, 等. 脊柱骨母细胞瘤手术治疗的临床效果. 中华骨科杂志, 2018, 38(10):588-594.

林达, 相世峰, 冯国飞, 等. 肝脏炎性肌纤维母细胞瘤的CT、MRI表现及病理特征. 中华肝胆外科杂志, 2017, 23(9):591-596.

余明金, 付娟, 张明军. 儿童母细胞瘤//陈振东, 王雅杰, 唐金海, 等. 肿瘤综合治疗学. 合肥: 安徽科学技术出版社, 2015: 668-688.

汤梦婕, 袁晓军, 谈珍, 等. 多学科综合治疗47例儿童肝母细胞瘤的疗效评估. 中华实用儿科临床杂志, 2016,

31(15):1175-1179.

王莉萍, 张爱格, 郑良楷, 等. 性腺母细胞瘤临床病理学分析. 中华病理学杂志, 2016, 45(12):873-874.

杨文萍, 武海燕, 张文, 等. 儿童肾母细胞瘤病理诊断共识. 中华病理学杂志, 2017, 46(3):149-154.

中国抗癌协会小儿肿瘤专业委员会, 中华医学会小儿外科分会肿瘤专业组. 儿童肝母细胞瘤多学科诊疗专家共识(CCCG-HB-2016). 中华小儿外科杂志, 2017, 38(10):733-739.

中国抗癌协会小儿肿瘤专业委员会, 中华医学会小儿外科学分会肿瘤外科学组. 儿童神经母细胞瘤诊疗专家共识. 中华小儿外科杂志, 2015, 36(1):3-7.

中国抗癌协会小儿肿瘤专业委员会. 儿童肾母细胞瘤诊断治疗建议(CCCG-WT-2016). 中华儿科杂志, 2017, 55(2):90-94.

中国抗癌协会小儿肿瘤专业委员会. 儿童髓母细胞瘤多学科诊疗专家共识.中国小儿血液与肿瘤杂志, 2018, 23(4):169-174.

中华医学会眼科学分会眼底病学组, 中华医学会儿科学分会眼科学组, 中华医学会眼科学分会眼整形眼眶病学组. 中国视网膜母细胞瘤诊断和治疗指南(2019年). 中华眼科杂志, 2019, 55(10):726-738.

中华医学会眼科学分会眼整形眼眶病学组. 中国单侧眼内期视网膜母细胞瘤诊疗专家共识(2019年). 中华眼科杂志, 2019, 55(4):250-254.

Abbo O, Pinnagoda K, Brouchet L, et al. Wilms tumor, pleuropulmonary blastoma, and DICER1: case report and literature review. World J Surg Oncol, 2018, 16(1):164.

Abdelmeguid AS. Olfactory neuroblastoma. Curr Oncol Rep, 2018, 20(1):7-13.

Ahmed AA, Zhang L, Reddivalla N, et al. Neuroblastoma in children: update on clinicopathologic and genetic prognostic factors. Pediatr Hematol Oncol, 2017, 34(3):165-185.

Aldrink JH, Heaton TE, Dasgupta R, et al. Update on Wilms tumor. J Pediatr Surg, 2019, 54(3):390-397.

Allen-Rhoades W, Whittle SB, Rainusso N. Pediatric solid tumors in children and adolescents: an overview. Pediatr Rev, 2018, 39(9):444-453.

Aronson DC, Meyers RL. Malignant tumors of the liver in children. Semin Pediatr Surg, 2016, 25(5):265-275.

Aygun N. Biological and genetic features of neuroblastoma and their clinical importance. Curr Pediatr Rev, 2018, 14(2):73-90.

Bak M, Wein RO. Esthesioneuroblastoma: a contemporary review of diagnosis and management. Hematol Oncol Clin North Am, 2012, 26(6):1185-1207.

Bell D, Franchi A, Gillison M, et al. Olfactory neuroblastoma// El-Naggar AK, Chan JKC, Grandis JR, et al. WHO Classification of head and neck tumours. 4th ed. IARC, Lyon,2017:57-59.

Bisceglia M, Muscarella LA, Galliani CA, et al. Extraneuraxial hemangioblastoma: clinicopathologic features and review of the literature. Adv Anat Pathol, 2018, 25(3):197-215.

Bridges KJ, Jaboin JJ, Kubicky CD, et al. Stereotactic radiosurgery versus surgical resection for spinal hemangioblastoma: a systematic review. Clin Neurol Neurosurg, 2017, 154:59-66.

Cagle P, Fletcher CDM, Nicholson AG, et al. Pleuropulmonary blastoma//Travis WD, Brambilla E, Burke AP, et al. WHO classification of tumours of the lung, pleura, thymus and heart. 4th ed. IARC,Lyon,2015:124-127.

Casanova M, Brennan B, Alaggio R, et al. Inflammatory myofibroblastic tumor: the experience of the European pediatric Soft Tissue Sarcoma Study Group (EpSSG). Eur J Cancer, 2020, 127:123-129.

Celotti A, D'Amico G, Ceresoli M, et al. Hepatoblastoma of the adult: a systematic review of the literature. Surg Oncol, 2016, 25(3):339-347.

Chen CC, Yang SF, Lin PC, et al. Pulmonary blastoma in children: report of a rare case and review of the literature. Int J Surg Pathol, 2017, 25(8):721-726.

Coffin CM, Fletcher JA. Inflammatory myofibroblastic tumour //Fletcher CDM, Bridge JA, Hogendoorn PCW, et al. WHO classification of soft tissue and bone. 4th ed. IARC,Lyon,2013:83-84.

Crespigio J, Berbel LCL, Dias MA, et al. Von Hippel-Lindau disease: a single gene, several hereditary tumors. J Endocrinol Invest, 2018, 41(1):21-31.

Creytens D. A contemporary review of myxoid adipocytic tumors. Semin Diagn Pathol, 2019, 36(2):129-141.

Dalton BG, Thomas PG, Sharp NE, et al. Inflammatory myofibroblastic tumors in children. J Pediatr Surg, 2016, 51(4):541-544.

Dao D, Najor AJ, Sun PY, et al. Follow-up outcomes of pediatric patients who underwent surgical resection for lipoblastomas or lipoblastomatosis: a single-institution experience with a systematic review and meta-analysis. Pediatr Surg Int, 2020, 36(3):341-355.

Dimaras H, Corson TW. Retinoblastoma, the visible CNS tumor: A review. J Neurosci Res, 2019, 97(1):29-44.

Ellison DW, Eberhart CG, Pietsch T, et al. Medulloblastoma// Louis DN, Ohgaki H, Wiestler OD, et al. WHO Classification of tumours of the central nervous system. 4th ed. IARC,Lyon,2016:184-205.

Fernandez CV, Perlman EJ, Mullen EA, et al. clinical outcomes and biological predictors of relapse after nephrectomy only for very low-risk Wilms Tumor: a report from Children's Oncology Group AREN0532 . Ann Surg, 2017, 265(4):835-840.

Franceschi E, Hofer S, Brandes AA, et al. EANO-EURACAN clinical practice guideline for diagnosis, treatment, and follow-up of post-pubertal and adult patients with medulloblastoma. Lancet Oncol, 2019, 20(12):e715-e728.

Galgano MA, Goulart CR, Iwenofu H, et al. Osteoblastomas of the spine: a comprehensive review. Neurosurg Focus, 2016, 41(2):E4.

Grundy PE, Green DM, Coppes MJ, et al. Renal tumors// Pizzo PA, Poplack DG. Principles and practice of pediatric oncology. 4th ed. Philadelphia: Lippincott Williams & Wilkins, 2001:552-572.

Hafberg E, Borinstein SC, Alexopoulos SP. Contemporary management of hepatoblastoma. Curr Opin Organ Transplant, 2019, 24(2):113-117.

Huang Y, Chan L, Bai HX, et al. Assessment of care pattern and outcome in hemangioblastoma. Sci Rep, 2018, 8(1):11144.

Jin B, Yang CJ, Qiu XS, et al. Treating pulmonary blastoma with EGFR tyrosine kinase inhibitor - a rare case report. Int J Clin Exp Med, 2018, 11(3):2730-2735.

Konuthula N, Iloreta AM, Miles B, et al. Prognostic significance of Kadish staging in esthesioneuroblastoma: an analysis of the National Cancer Database. Head Neck, 2017, 39(10):1962-1968.

Le Caer H, Teissier E, Barriere JR, et al. Classic biphasic pulmonary blastoma: a case report and review of the literature. Crit Rev Oncol Hematol, 2018, 125:48-50.

Lichtenberger JP, Biko DM, Carter BW, et al. Primary lung tumors in children: radiologic-pathologic correlation from the radiologic pathology archives. Radiographics, 2018, 38(7):2151-2172.

Magro G. Differential diagnosis of benign spindle cell lesions. Surg Pathol Clin, 2018, 11(1):91-121.

Mallipatna AC, Gallie BL, Chévez-Barrios P, et al. Retinoblastoma//Amin MB. AJCC Cancer staging manual. 8th ed. Chicago: American College of Surgeons, 2018:827-839.

Menyhárt O, Győrffy B. Principles of tumorigenesis and emerging molecular drivers of SHH-activated medulloblastomas. Ann Clin Transl Neurol, 2019, 6(5):990-1005.

Mesfin A, Boriani S, Gambarotti M, et al. Can osteoblastoma evolve to malignancy? A challenge in the decision-making process of a benign spine tumor. World Neurosurg, 2020, 136:150-156.

Nakatani Y, Koss MN, Kerr KM, et al. Pulmonary blastoma// Travis WD, Brambilla E, Burke AP, et al. WHO Classification of tumours of the lung, pleura, thymus and heart. 4th ed. IARC, Lyon, 2015:93-94.

NCCN clinical practice guidelines in oncology: Central nervous system cancers. V1, 2020. Available at: https://www.nccn.org/professionals/physician_gls/pdf/cns.pdf.

Oliva E, Young RH, Ulbright TM. Sex cord‐stromal tumours//Moch H, Humphrey PA, Ulbright TM, et al. WHO classification of tumours of the urinary system and male genital organs. 4th ed. IARC, Lyon, 2014:227-235.

Ortiz MV, Dunkel I. Retinoblastoma. J Child Neurol, 2016, 31(2):227-236.

Pan J, Jabarkheel R, Huang Y, et al. Stereotactic radiosurgery for central nervous system hemangioblastoma: systematic review and meta-analysis. J Neurooncol, 2018, 137(1):11-22.

Putra J, Al-Ibraheemi A. Adipocytic tumors in children: a contemporary review. Semin Diagn Pathol, 2019, 36(2):95-104.

Ravindran K, Dalvin LA, Pulido JS, et al. Intra-arterial chemotherapy for retinoblastoma: an updated systematic review and meta-analysis. J Neurointerv Surg, 2019, 11(12):1266-1272.

Ricaurte LM, Arrieta O, Zatarain-Barrón ZL, et al. Comprehensive review of fetal adenocarcinoma of the lung. Lung Cancer (Auckl), 2018, 9(1):57-63.

Roebuck DJ, Aronson D, Clapuyt P, et al. 2005 PRETEXT: a revised staging system for primary malignant liver tumours of childhood developed by the SIOPEL group. Pediatr Radiol, 2007, 37(2):123-132.

Saade RE, Hanna EY, Bell D. Prognosis and biology in esthesioneuroblastoma: the emerging role of Hyams grading system. Curr Oncol Rep, 2015, 17(1):423.

Sandoval L, França MV, Sanmartino D, et al. ALK negative inflammatory myofibroblastic tumor synchronous with classical Hodgkin lymphoma. Case Rep Oncol, 2019, 12(1):119-125.

Séguier-Lipszyc E, Baazov A, Fichman S, et al. Current management of lipoblastoma. Eur J Pediatr, 2018, 177(2):237-241.

Servaes SE, Hoffer FA, Smith EA, et al. Imaging of Wilms tumor: an update. Pediatr Radiol, 2019, 49(11):1441-1452.

Sharma R, Mer J, Lion A, et al. Clinical presentation, evaluation, and management of neuroblastoma. Pediatr Rev, 2018, 39(4):194-203.

Sheybani EF, Eutsler EP, Navarro OM. Fat-containing soft-tissue masses in children. Pediatr Radiol, 2016, 46(13):1760-1773.

Shimada H, DeLellis RA, Tissier F. Neuroblastic tumours of the adrenal gland//Loyd RV, Osamura RY, Kioppel G, et al. WHO classification of tumours of endocrine organs. 4th ed. IARC,Lyon, 2017:196-203.

Singh L, Kashyap S. Update on pathology of retinoblastoma. Int J Ophthalmol, 2018, 11(12):2011-2016.

Theilen TM, Soerensen J, Bochennek K, et al. Crizotinib in ALK+ inflammatory myofibroblastic tumors-Current experience and future perspectives. Pediatr Blood Cancer, 2018, 65(4). doi: 10.1002/pbc.26920.

Towbin AJ, Meyers RL, Woodley H, et al. 2017 PRETEXT: radiologic staging system for primary hepatic malignancies of childhood revised for the Paediatric Hepatic International Tumour Trial (PHITT). Pediatr Radiol, 2018, 48(4):536-554.

Tsubota S, Kadomatsu K. Origin and initiation mechanisms of neuroblastoma. Cell Tissue Res, 2018, 372(2):211-221.

Vanden Berg RN, Bierman EN, Noord MV, et al. Nephron-sparing surgery for Wilms tumor: a systematic review. Urol Oncol, 2016, 34(1):24-32.

Whittle SB, Smith V, Doherty E, et al. Overview and recent advances in the treatment of neuroblastoma. Expert Rev Anticancer Ther, 2017, 17(4):369-386.

Zhang Y, Rosenberg AE. Bone-forming tumors. Surg Pathol Clin, 2017, 10(3):513-535.

第 21 章

特殊病理类型的恶性肿瘤

本章所述肿瘤具有如下一或多个特点：同一病理类型可发生在身体的不同部位；组织形态相似但肿瘤起源和生物学行为可能完全不同；不同类型的恶性或（和）良性肿瘤可能同时存在；极个别良性肿瘤可发生远处转移。这些肿瘤在原发灶和转移灶之间常存在鉴别诊断的困难，治疗和预后往往有明显的差别，将其集中介绍有助于临床医师对其有更加全面的了解。

第一节　小圆细胞恶性肿瘤

小圆细胞肿瘤（small round cell tumors，SRCTs）又称小圆细胞恶性肿瘤、恶性小圆细胞肿瘤、小圆细胞未分化肿瘤，分化差或未分化的SRCTs几乎都是高度恶性。SRCTs涉及的组织来源众多但病理形态表现相近，诊断和鉴别诊断每有困难，且每个肿瘤各有不同的临床、病理和遗传特征，并与特定的治疗方案和预后相关，因此是十分重要的临床问题。

【流行病学】SRCTs均是罕少见肿瘤，主要见于软组织与骨，其他组织也可以发生。见表21-1。

表21-1　小圆细胞肿瘤分类

组织来源	肿　瘤
软组织 / 骨	尤文肉瘤、原始神经外胚层肿瘤、Askin瘤、促纤维结缔组织增生性小圆细胞肿瘤、横纹肌肉瘤（胚胎性、腺泡状）、肾外横纹肌样瘤、差分化滑膜肉瘤、间叶性软骨肉瘤、小细胞肉瘤、小细胞性骨肉瘤、透明细胞肉瘤、圆形细胞脂肪肉瘤、近端型上皮样肉瘤、骨外骨肉瘤
母细胞	神经母细胞瘤、嗅神经母细胞瘤、肝母细胞瘤、肾母细胞瘤、髓母细胞瘤（黑色素型）
上皮组织	Merkel细胞癌、神经内分泌癌（小细胞癌）、未分化癌、睾丸核蛋白癌（NUT癌）、硬化性小圆细胞间皮瘤、牙源性影细胞癌
淋巴造血系统	淋巴母细胞性淋巴瘤、原发性中枢神经系统淋巴瘤、Burkitt淋巴瘤、NK/T淋巴瘤、粒细胞肉瘤、浆细胞肿瘤
黑色素瘤	小细胞亚型（特别是位于鼻咽部）
其他	婴幼儿色素性神经外胚层肿瘤、血管球瘤、副神经节瘤、神经母细胞瘤样神经鞘瘤、Wilms瘤、转移性小细胞癌

【发病机制】大多数SCRTs存在染色体易位和融合基因，它们在不同类型的SCRTs中相对特异性分布，可作为其诊断和分类的基础。

【临床表现】表21-1所列肿瘤大多在本书其他章节已有介绍，以下简要概括其临床和病理特点以供比较。

1.尤文肉瘤（Ewing sarcoma，ES）　临床表现及治疗见第15章第五节，肿瘤多见于长骨，免疫组化与外周型原始神经外胚层肿瘤（peripheral primitive neuroectodermal tumor，pPNET）相近，神经元标志物阴性表达。约1/4肿瘤表达CK，但HMW-CK阴性表达。70%～80% FLT1核阳性表达，20%～70% CD117阳性表达。

2.原始神经外胚层肿瘤 按照肿瘤部位分为中枢型PNET（central PNET，cPNET）和pPNET，前者源于幕上及脊髓内，十分罕见。后者多源于颅外软组织和骨，相对常见。镜下瘤细胞常排列成菊形团，细胞膜CD99几乎都是阳性表达，神经性标志物CD56、NSE、Syn、CgA、S-100、PGP9.5阳性表达，大部分表达Vim。约85%的PENT有t（11；22）（q24；q12）易位并形成ES-FLI1融合基因，10%～15% 有t（21；22）（q22；q12）易位形成 ESR1-ERG融合基因。多数患者在确诊后 2～3 年死亡，其中1年内死亡的病例占多数，肿瘤已发生转移的患者平均生存时间不足6个月。

3.尤文肉瘤/原始神经外胚层肿瘤（ES/PNET） 85%的ES/PNET都有 t（11；22）（q24；q12）染色体易位而形成ES-FLI1融合基因，故可统称为ES/PNET。镜下肿瘤细胞呈原始未分化状态，形态上与其他SCRTs几乎无法鉴别，CD99和ES/FLI-1融合基因产生的ES/FLI1融合蛋白是最敏感的标志物。Vim（+），NSE等神经标志物表达也很常见，NUT抗体标志阴性。

4.Askin瘤 是发生于胸壁、肺部的PNET，同样有染色体t（11；22）（q24；q12）异位，生物学行为、治疗及预后与ES/PNET相同，故被统称为尤文肉瘤家族。本病多见于儿童和青少年，可见于胸壁、软组织、肋骨骨膜、肺。症状为进行性增大的胸壁肿块，多有胸痛，累及胸膜者可出现咳嗽及胸闷、胸腔积液。免疫组化NSE和CD99阳性，Syn、leu-7和CgA不同程度阳性，S-100阴性。菊形团少见，如出现提示肿瘤向神经分化，线状结构和列兵式排列提示肿瘤呈浸润性生长。

5.促纤维组织增生性小圆细胞肿瘤（desmoplastic small round cell tumor，DSRCT） 曾称为硬化性小圆细胞肿瘤，有巢状小细胞和硬化性间质，向上皮、间叶和神经分化的免疫表型，约1/3的DSRCT还可以出现其他的组织形态：①梭形细胞结构；②类癌样结构；③横纹肌样结构；④小管样结构；⑤腺囊样结构。免疫组化，几乎所有病例都表达desmin、CK和Vim，染色体t

（11；22）（pl3；qll或q12）异位及ES和WT1融合是常见的遗传学改变。

6.肾外横纹肌样瘤（extrarenal rhabdoid tumor） 是一种极为罕见的高度恶性软组织肿瘤，主要发生于婴幼儿。好发于中线部位如颈部、椎旁、会阴、腹膜后和盆腔，四肢、皮肤、肝脏、胸腺、泌尿生殖道和胃肠道也有报道。临床表现为快速增大的软组织肿块。镜下肿瘤表现为横纹肌样细胞，部分以原始未分化小蓝圆细胞为主，有丝分裂象常见。大部分表达Vim和上皮性抗原，如keratin、EMA阳性，以及神经外胚层抗原如CD99、Syn、NSE。不表达结蛋白、CD34。本病需要与横纹肌肉瘤和神经母细胞瘤相鉴别。

7.未分化/未分类肉瘤 任何年龄任何部位均可发生，无性别差异。肿瘤生长迅速。组织学可分为多形性、梭形细胞、圆形细胞和上皮样亚型，但都没有明确的特征。肉瘤由相对均匀的小的圆形或卵圆形细胞组成，具有较高的核质比。

8.间叶性软骨肉瘤 颅面骨（尤其是颌骨）、肋骨、髂骨和椎骨是最常受累部位，也见于软组织。脑膜是最常见的骨外受累部位，内脏受累罕见。肿瘤由分化差的小圆形或椭圆形细胞和分化良好的透明软骨岛组成。儿童，青少年和年轻人预后稍好。与其他解剖部位相比，颌骨肿瘤病程相对缓慢。

9.小细胞骨肉瘤 约占骨肉瘤1.5%，好发年龄为儿童及老年人，男性略多，发生部位为颌骨、鼻骨、长骨干骺部等。影像学检查可见明确骨质破坏，侵犯骨质及周围组织。颌骨、鼻骨预后较好，可能是肿瘤易于产生症状，利于早期发现。

10.睾丸核蛋白癌（NUT carcinoma，NUT癌） ICD-O编码8023/3，又称NUT中线癌、伴t（15；19）易位的t（15；19）癌、侵袭性t（15；19）阳性癌、致命性中线癌、伴NUT重排的青少年中线癌、BET-重排性癌。发病机制可能与BRD4-睾丸核蛋白（nuclear protein in testis，NUT）融合基因刺激组蛋白高乙酰化，进而招募额外的BRD4加强转录激活而诱发的一系列下游反应有关。本病最先发现于青少年，但后来认识到成人好发（中位年龄30岁），男女比例相当。发病部位多在膈肌以上的中线部位如鼻腔、鼻窦、会厌、纵隔，其他部位也有报道，但组织来源不明，组织形态与SCRTs相近，突然灶性角化（abrupt foci of keratinization）是该肿瘤的特征性表现。NUT蛋白特异性高表达（100%），AE1/AE3、Vim、p63，CD34，CD56和Myc有不同程度的表达。NUT抗体阳性表达≥50%，或FISH确定有*NUT*基因易位或*BRD-NUT*融合基因，可诊断为NUT癌。以往的低分化癌或未分化癌中有一部分实际上是NUT癌。本病高度恶性，初诊时多已有局部或远处转移，中位总生存期6.7个月，1年生存率仅30%。肿瘤能完全切除者可能有稍长的生存时间，放疗通常有较好的短期局控率，化疗可以试用。

11.小细胞神经内分泌癌　最常见的两类是，肺小细胞神经内分泌癌，起源于内胚层的支气管 Kulschitzki 细胞；皮肤Merkel细胞癌，起源于神经外胚层的表皮神经内分泌细胞。这些肿瘤也表达CD99，需要结合CK、CK8、CK18（代表肺小细胞神经内分泌癌）、NSE、CD56、Syn、CgA（代表Merkel细胞癌）和*FLI1*检测予以鉴别。

12.卵巢高钙血症型小细胞癌（small cell carcinoma of ovary, hypercalcemic type, SCCOHT）　十分罕见，多发生于年轻女性，平均年龄24岁，约60%病例血钙水平升高。高钙血症的机制尚不清楚，或与肿瘤产生的甲状旁腺激素相关蛋白有关。SCCOHT表达EMA、CKpan、WT-I、calretinin、p53和CD10，局灶性表达神经内分泌标志物，偶尔表达甲状旁腺激素。本病高度恶性，术后需要进行顺铂和依托泊苷为基础的联合方案化疗。卵巢小细胞癌的另一类型是小细胞型，其形态学和免疫表型与肺小细胞癌无法区分。

13.婴幼儿色素性神经外胚瘤（melanotic neuroectodermal tumor）　发生在1岁以内婴儿，好发于上、下颌骨和颅骨等头颈部位，多以局部增长迅速的肿块而就诊，表面皮肤呈暗褐色或者正常，质较硬，影像学病灶表现为溶骨性破坏，部分患儿尿中香草基扁桃酸等含量可能增高，因

此易误诊为高度恶性肿瘤。组织学特征性改变是上皮样细胞胞质丰富并含有不等量的色素颗粒，生物学行为潜在恶性或低度恶性。手术彻底切除预后良好，局部复发率10%～15%，可能与没能完整切除有关；恶变率6%，上颌骨为2.4%左右。

14.小脑脂肪神经细胞瘤　极为罕见。好发年龄30～60岁，平均50岁，无明显性别差异。病变最常累及小脑半球，也可位于桥旁区或蚓部，并延伸至小脑桥角或第四脑室。常表现为颅内高压症状如头痛、共济失调。CT上肿瘤呈等密度或低密度，MRI在T_1WI呈等信号至低信号，强化不均匀，T_2WI邻近大脑呈轻微高信号，局部区域明显高信号。脑水肿轻微或无。镜下肿瘤由小圆形的神经细胞和脂肪样细胞组成，呈片状和小叶状排列，免疫组化神经元标志物如NSE、突触素和MAP2阳性表达。Ki-67增殖指数通常不高，WHO组织学分级Ⅱ级。如能完整切除预后较好，大部分随访超过5年，有报道超过18年。近50%的病例复发，复发肿瘤可表现为有丝分裂活性及Ki-67增殖指数增加、血管增生和坏死。

【诊断】各种影像学检查有助于确定肿瘤的部位、大小、与周边组织器官的关系，但很难确诊肿瘤具体类型。病理诊断在SCRTs诊断中举足轻重，但病理专家的意见相悖也非少见，此时即需要临床医师谨慎采信。

SCRTs的共同特征是瘤细胞小（稍大于或2倍于红细胞大小），核呈圆形、卵圆形或短梭形，胞质稀少甚至缺如，核分裂象易见。部分肿瘤在光镜下显示一片蓝色，文献中称为恶性小圆形蓝细胞肿瘤（malignant small round blue-cell tumors）。分化差或未分化者多无特征性的组织结构，瘤组织多有坏死，仅凭形态学难以区分肿瘤的来源，免疫组化标志物、遗传学及电镜检查或可帮助诊断。

1.免疫组化标志物

（1）上皮性标志物：CK分为Ⅰ型（CK9～CK20）和Ⅱ型（CK1～CK8）。腺上皮等主要表达CK7、CK8、CK18、CK19、CK20，鳞状上皮主要表达CK1、CK5/6、CK14，移行上皮表达CK5/6、CK7、CK14、CK20。AE1/AE3是广谱

的CK，对差分化的上皮性恶性肿瘤的定性非常有价值。EMA在组织中的表达基本与CK一致，常用于CK表达阴性或局灶性表达的肉瘤样癌或未分化癌的诊断。EMA也表达于一些非上皮性恶性肿瘤中，如大细胞间变性淋巴瘤、浆细胞肿瘤、部分T细胞性淋巴瘤、上皮样肉瘤、滑膜肉瘤、脑膜瘤和结节性淋巴细胞为主型霍奇金淋巴瘤等，但肝细胞癌、肾上腺皮质腺癌、甲状腺髓样癌和恶性生殖细胞肿瘤阴性表达。

（2）间叶细胞标志物：Vim表达于几乎所有的间叶性肿瘤，黑色素瘤和部分淋巴瘤、子宫内膜样癌、肾细胞癌、卵巢浆液性癌、甲状腺乳头状癌等也有表达。

（3）淋巴造血系统标志物：①CD45。又称白细胞共同抗原（1eukocyte common antigen，LCA），对淋巴瘤的诊断具有高度的特异性（97%）和敏感性（100%），可与CK和S-100蛋白组合用于区别小细胞性未分化恶性肿瘤是癌、淋巴瘤还是黑色素瘤。然而，C045在大多数淋巴母细胞性淋巴瘤、部分浆细胞瘤和间变性T细胞性淋巴瘤中表达阴性，在一些未分化癌或神经内分泌癌阳性表达。②末端脱氧核苷酸转移酶（terminal deoxynucleotidyl transferase，TdT）。是前体T或B细胞的敏感性标志物，大多数（85%~90%）淋巴母细胞性淋巴瘤来自于前T细胞，少数来自于不成熟的B细胞。③ CD3。通常表达于前T细胞，CD79α在不成熟B细胞中的表达优于CD20。CD45、TdT、CD3和CD79α联合可用于淋巴母细胞性淋巴瘤的诊断。

（4）黑色素细胞标志物：主要是S-100蛋白、HMB45。①S-100蛋白表达于黑色素细胞、郎格汉斯组织细胞、软骨细胞、脂肪细胞、施万细胞、星形细胞、少突胶质细胞、室管膜细胞、外分泌汗腺、网状细胞、涎腺和肌上皮细胞，也表达于恶性周围神经鞘膜瘤、软组织透明细胞肉瘤、胶质瘤和颗粒细胞瘤等，腺癌偶有表达。②HMB45胞质和（或）胞核阳性表达见于90%~100%的普通型原发性黑色素瘤，但在复发或转移性黑色素瘤、梭形细胞黑色素瘤阳性率下降到80%，促纤维增生性黑色素瘤中表达阴性。黑色素细胞标志物一般不表达于淋巴瘤、癌或肉瘤，S-100蛋白、HMB45联合其他黑色素细胞标志MART-1/Melan A可进一步提高恶性黑色素瘤诊断的可靠性。

（5）神经内分泌标志物：CD56在肺小细胞癌中的表达率为90%~100%，肺外小细胞癌、NK/T细胞中也有较高的阳性表达。嗜铬素和突触素分别是神经内分泌细胞、神经元及相应肿瘤的标志物，可和CD56联合用于诊断绝大多数神经内分泌肿瘤。

（6）其他标志物：神经母细胞瘤、PNET、肺神经内分泌癌的免疫组化特征为NSE阳性，Des阴性；未分化癌KET、EMA、CEA阳性；胚胎性横纹肌肉瘤MG、Vim、Des阳性；ES中Vim阳性，少数病例NSE阳性；未分化滑膜肉瘤Vim阳性，部分病例KET、EMA阳性；HCG、AFP可作为精原细胞瘤的标志；肌动蛋白（actin）阳性表达主要见于血管球瘤。

上述免疫组化标志物并非只一成不变地表达或不表达于某个肿瘤，需要病理医师根据临床表现将其灵活组合才能提高诊断的准确性（表21-2）。

表21-2 常见小圆细胞肿瘤的免疫组化检查

肿瘤类型	CK（AE1/AE3）	S-100	HMB-45	CD45	desmin	CD99	CD34	actin
骨外尤文肉瘤	-/+	-	-	-	-/+	+++	-	-
横纹肌肉瘤	-/+	-	-	-	+	部分+	-	-/+
近端型上皮样肉瘤	+	-	-	-	-	-	+	-
肾外横纹肌样瘤	核旁+	灶性+	-	-	-	+	-	-
低分化滑膜肉瘤	灶性+	+/-	-	-	-	+	-	-
DSRCT	+	-	-	-	核旁+	-	-	-
圆细胞脂肪肉瘤	-	+	-	-	-	-	-	-

肿瘤类型	CK（AE1/AE3）	S-100	HMB-45	CD45	desmin	CD99	CD34	actin
软组织透明细胞肉瘤	-	+	+	-	-	-	-	-
血管球瘤	-	-	-	-	-	-	-	+
小细胞癌	+	-	-	-	-	+/-	-	-
恶性淋巴瘤	-	-	-	+	-	-/+	-	-

2.遗传学检查 SCRTs经常与22号染色体相联系，ES/PNET常有t（11；22）（p24；q12）异位，软组织透明细胞肉瘤常有t（12；22）（q13；q12）易位，黏液软骨肉瘤常有t（9；22）（q22-31；q12）易位。

3.电镜检查 对SCRTs的诊断亦有帮助，但临床很少应用。

【鉴别诊断】年龄和肿瘤部位对确定肿瘤起源具有重要的参考意义。发生在儿童及青少年的SCRTs多为软组织肿瘤，发生在成年人或老年人，以内脏器官（鼻咽部、肺、食管、胃肠道、胰腺、胸腺、宫颈、膀胱、卵巢）、皮肤（胸壁、下肢）和邻近皮肤的黏膜组织（鼻、口腔、肛管等）多见，肿瘤类型多为小细胞癌或小细胞神经内分泌癌及恶性黑色素瘤。母细胞瘤很少发生在18岁以上，间皮瘤很少发生在儿童和青少年，小细胞间皮瘤通常只见于老年患者。ES常发生于骨，少数可见于软组织。滑膜肉瘤一般发生在四肢，Askin瘤常位于胸部及肺部。鼻腔、鼻窦、咽部及口腔等中线部位的SCRTs，极易与中线T细胞淋巴瘤、嗅神经母细胞瘤、无色素性恶性黑色素瘤及未分化癌等相混淆。

淋巴母细胞淋巴瘤CD99的阳性率很高，尤其需要与ES/PENT等SCRTs相鉴别。结外淋巴瘤特别是软组织和内脏器官的淋巴瘤形态学上可近似于SCRTs，CD45、TdT、CD20阳性表达通常能大致确定肿瘤源于淋巴细胞及其具体类型。粒细胞肉瘤肿瘤细胞较小时容易误诊为SCRTs，鉴别要点是CD45、CD43、MPO、溶菌酶阳性表达，T或B细胞标志物包括CD79α和CD3一般阴性表达。

恶性黑色素瘤典型者诊断比较容易，但其小细胞亚型特别是CD99阳性表达时，容易和其他类型的SCRTs相混淆，S-100蛋白、HMB45、Melan-A和小眼转录因子联合检测有助诊断。软组织透明细胞瘤或称无色素型恶性黑色素瘤也有类似情况，见第14章第十一节。

未分化癌细胞形态可表现为SCRT，尤其淋巴结遭到破坏时，与恶性淋巴瘤难以鉴别。上皮性标志物（KET、EMA或CEA）阳性表达、LCA阴性表达，基本可确定肿瘤源于上皮细胞。

【治疗】治疗参见相应章节。差分化或未分化SCRTs常有全身受累，一部分患者可对化疗产生积极反应甚至达到完全缓解，但有效持续时间不长，最终结果尚难令人满意。放疗通常是姑息性的，分子靶向治疗在SCRTs缺乏确切有效的证据。

【预后】SCRTs并非都预后恶劣，例如某些类型的神经母细胞瘤5年生存率，最好水平已能达到70%。嗅神经母细胞瘤5年生存率为77%，A、B、C、D期患者分别为80%、88%、77%和50%。儿童胚胎性横纹肌肉瘤5年生存率可达63%～79%。软组织透明细胞肉瘤5年、10年、20年存活率分别为67%、33%、10%。但是，未分化或差分化SCRTs大多生物学行为高度恶性，病情进展迅速，患者常在诊断后2年内死于肿瘤广泛转移。

（江 浩 陈 晨 张菲菲）

第二节　微乳头状癌

微乳头状癌（micropapillary carcinoma，MPC）是腺癌的一种特殊病理学形态，与浸润性微乳头状癌（invasive micropapillary carcinomas，IMPC）系同义词，病理描述里也常用微乳头变异型（micropapillary variant）指代。1980年Fisher等首次在乳腺癌中描述IMPC，其后逐渐发现在肺、甲状腺、乳腺、膀胱、尿道、卵巢、宫颈、结直肠、胆管、胆囊、胰腺、胃和涎腺等的腺癌里亦有出现。和身体任一部位的淋巴上皮癌ICD-O编码都是8082/3不同（见本章第四节），MPC仅肺、结直肠的编码相同（ICD-O 8265/3），其他部位的MPC或微乳头变异型各有自己的独立编码，或与主要的病理类型合用同一编码。乳头状癌、微小乳头状癌、MPC是不同的概念，除卵巢肿瘤外，MPC或微乳头变异型多提示预后不良，即所谓的MPC现象，治疗模式有可能要随之调整。

【流行病学】MPC在各种腺癌中只占很少的比例，纯粹MPC或微乳头变异型更少见。MPC常与其他类型的组织学形态混合存在，即混合型微乳头状癌。

【发病机制】MPC特征性表达E-钙黏蛋白（E-cadherin）和MUC1。E-钙黏蛋白是钙依赖性的细胞黏附分子，表达减少或丧失与肿瘤的侵袭和转移呈正相关。该蛋白表达于MPC癌巢内细胞与细胞间的接触面，面向间质侧不表达，且表达强度弱于普通型腺癌，导致MPC内的癌细胞之间结合紧密而癌巢与间质间的结合弱，癌巢易于脱落而发生集团性浸润和转移。微乳头成分呈微乳头簇结构浸润性生长，罕有单个细胞的浸润，也与这种集团性生长形式相吻合。MUC-1在瘤细胞膜表面强表达则可能与微乳头簇易侵袭淋巴管有关。

【临床表现】与肿瘤部位有关。

1.肺　ICD-O编码8265/3。Silver和Askin于1997年首次描述伴有微乳头结构（micropapillary pattern，MPP）的肺腺癌，2011版肺腺癌组织学分类将微乳头为主型腺癌（micropapillary predominant adenocarcinoma，MPA）划分为非小细胞肺癌的独立亚型，但至今并无单纯MPA的报道，而是与腺癌的其他组织学亚型如腺泡型、乳头状、实性型混合存在。MPA与性别、吸烟史无关，而与肿瘤大小有关。肿瘤越大，出现MPP的可能性越大。MPA常见胸膜侵犯、脉管瘤栓、淋巴结转移，脉管瘤栓和淋巴结转移率分别为62.5%、72.9%。由于发现时分期较晚，术后有较高的复发风险。但有学者认为，早、中期的MPA相对腺泡样为主或乳头状为主肺腺癌预后差，在晚期病例则无生存差异。故≤2cm的MPA应行肺叶切除加纵隔及肺门淋巴结清扫以降低局部复发风险，术后辅助化疗是否能改善生存时间尚待研究。*EGFR*突变率在MPA中较高，尤其在亚裔人群中高达76.9%，因此是EGFR-TKI治疗的优势人群。

2.乳腺　ICD-O编码8507/3。2003版WHO乳腺肿瘤病理分类提出伴印戒细胞分化的侵袭性微乳头状癌（carcinoma with signet-ring-cell differentiation invasive micropapillary carcinoma），2012年版将其列为独立类型。按照有无混合其他组织类型，乳腺MPC分为混合型及单纯型两类，单纯IMPC罕见，占乳腺癌的0.7%～3%。大多数乳腺MPC与非特指浸润性导管癌（invasive ductal carcinoma of not otherwise specified）或管状癌、乳头状癌、黏液癌、导管内癌或浸润性小叶癌混合存在，约占乳腺癌的7%。本病多见于中老年女性，症状、体征、影像学检查与一般的乳腺癌没有明显不同，但72%～77%的患者首诊时即有腋窝淋巴结转移，且易出现脉管侵犯，Ki-67指数通常较高，预后较差。IMPC成分>50%的患者预后更差，可手术MPC的5年和10年生存率分别为59%和48%。与其他亚型相比，伴有MPP的导管原位癌易累及乳房多个象限。肿瘤大多ER阳性（61%～100%）和PR阳性（46%～83%），部分患者HER-2过表达（<30%），ER、PR的高表达似不能转变为良好的预后，但由于可内分泌治

疗，预后还是优于ER、PR阴性者。

3.尿路上皮 ICD-O编码8131/3。组织学特点类似于卵巢浆液性乳头状腺癌，占所有尿路上皮癌的0.6%～2.2%。本病常与尿路上皮癌混合存在，男性多见，男女之比为5:1～10:1，高峰发病年龄50～90岁，平均66岁。发病部位主要在膀胱，肾盂和输尿管也有报道。伴有MPP的膀胱癌，通常是高级别、高分期的尿路上皮癌，有很高的转移率和复发率，HER-2过表达或扩增更为常见，5年生存率仅30%，中位生存时间33个月。

4.卵巢 ICD-O编码8460/2。2014第4版WHO女性生殖系统肿瘤分类将卵巢交界性浆液性肿瘤分为经典型和微乳头亚型两种，后者命名为"非浸润性微乳头状/低级别浆液性癌（non-invasive micropapillary/low-grade serous carcinoma）"，在交界性浆液性肿瘤中所占比例不足6%，平均发病年龄约45岁，初诊时绝大多数肿瘤仅限于卵巢，通常是囊性并＞5cm，ER和PR经常高表达。病变局限于卵巢者，两者预后没有差别。但微乳头亚型与经典型相比，累及双侧卵巢的比例高（9%～71% vs 25%～30%），累及卵巢表面的机会也大（50%～65% vs 36%），就诊时已是进展期的患者多（48%～66% vs 32%～35%）。

5.结直肠 ICD-O编码8265/3，WHO（2010）消化系统肿瘤组织学分类中已正式将MPC作为一种新的亚型增加在结肠及直肠上皮性肿瘤的腺癌项下。MPC表达MUC1，其他的免疫表型与普通型腺癌无明显不同。结直肠MPC多与黏液腺癌混合存在，与常见的腺癌相比，MPC更易出现脉管侵犯、淋巴结及远处转移，但MPP在肿瘤中的比例与预后无关。

6.甲状腺 在甲状腺癌中，伴有MPP的乳头状癌＜1.4%，患者男性偏多年龄偏大，中位年龄45岁（27～68岁）。肿瘤的血管淋巴浸润、淋巴

结转移概率略高，预后也较不伴此结构者差。当MPP的成分＞5%时，5年生存率42%，而一般的甲状腺乳头状癌生存率＞95%。具有靴钉样特征（hobnail features）的甲状腺乳头状癌，是一种特殊的微乳头变异亚型，侵袭性更高。

7.其他 涎腺低度恶性筛状囊腺癌（low-grade cribriform cystadenocarcinoma）可能有MPP，但与预后无关。胰腺、胆管、胃、宫颈具有MPP的腺癌＜5%，预后较差。

【诊断】MPP实际上是假乳头状结构，肿瘤细胞以乳头状成簇生长，乳头中央缺乏纤维血管轴心，乳头与周围纤维间质之间可见透明腔隙，腔隙内黏蛋白染色阴性。MPP可以是灶性（＜10%）、中等量（10～50%）抑或广泛性弥漫分布，但目前并未明确MPP占多少才可诊断为MPC或微乳头变异型，有学者认为只要癌巢中伴有MPP即可诊断为MAC。病理诊断以形态学为主，免疫组化表现为癌细胞簇间质面呈E-钙黏蛋白或MUC1阳性表达，而普通腺癌E-钙黏蛋白呈腺腔缘阳性表达。

【鉴别诊断】MPC具有相同的形态学表现，转移灶中肿瘤细胞均保持与原发灶相同的组织学特征。因此当原发肿瘤不明确时，诊断要除外转移的可能。联合检测CK7、CK20、CDX-2和Villin，大致能证实MPC的原发部位：大多数卵巢、乳腺的MPC表达CK7，而不表达CK20；膀胱、输尿管的MPC同时表达CK7和CK20；大多数结直肠的MPC表达CK20、CDX2和Villin，不表达CK7。肺MPC甲状腺转录因子-1（TTF-1）、表面活性蛋白A（SPA）、CK7阳性，CK20阴性。

【治疗】MPC的治疗模式与所在部位的腺癌相同，只是治疗强度上多倾向于积极。

（汪子书 林 静）

第三节 上皮-肌上皮癌

上皮-肌上皮癌（epithelial-myoepithelial carcinoma，EMC）是有2种或2种以上的细胞呈

不同比例构成的恶性肿瘤，Donath于1972年首先报道涎腺EMC，1991年WHO采用该术语。EMC

本质上属于特殊类型的腺癌，凡有涎腺、浆液或黏液腺的部位均可发生，但以腮腺等大涎腺最为多见，鼻腔、鼻窦、鼻咽、腭、小涎腺次之，下咽、气管、支气管、肺、食管、乳腺、肝、前列腺、会阴等部位偶有报道，其预后和处理模式差异于同一部位的常见肿瘤。

【流行病学】各部位EMC均为罕见肿瘤，文献多为个案报道。涎腺特别是腮腺的EMC相对多见，约占涎腺肿瘤的1%，以50～70岁多见，儿童几乎不发病。女性发病率较稍高于男性（1.5∶1）。肺EMC占所有肺肿瘤的0.1%～0.2%。

【临床表现】无论什么部位，EMC的基本特点是肿瘤生长缓慢，病程数月至数年不等，大多在1年之内。

腮腺EMC通常以无痛性、缓慢增大、边界相对清晰的肿块起病，就诊时的肿瘤大小多在3～5cm，进展至面神经麻痹、明显的疼痛、局部淋巴结转移很少。发生在小涎腺者常为溃疡性黏膜下结节，边界不清。

乳腺EMC多位于乳腺中心，肿瘤体积变化较大，有报道直径可至21cm，影像学检查可见有囊性变、坏死及钙化表现。乳腺EMC在WHO（2012）乳腺肿瘤分类中归属于伴癌的腺肌上皮瘤（恶性腺肌上皮瘤），为乳腺肿瘤中的罕见类型。

肺EMC属于涎腺型肿瘤，一般系低度恶性，但可转移及复发。文献中报道的年龄范围在33～71岁，多在体检或在其他原因就诊中发现，无性别优势。

【诊断】实验室检查对本病没有帮助。超声、CT、MRI对EMC无特异性，但对于判断肿瘤范围和性质，以及制订手术方案相当重要。确诊有赖于病理检查。

涎腺EMC呈分叶状生长，其管状和实性区混合存在，组织病理学上表现为由双层细胞构成，即内层的腺上皮细胞和外层的透明肌上皮细胞，肿瘤结节中央的凝固性坏死少见。根据构成肿瘤细胞形态的比例可分为透明细胞型、梭形细胞型、浆样细胞型、上皮样细胞型、混合型等。免疫组化：S-100蛋白、平滑肌动蛋白、细胞角蛋白、波形蛋白等阴性，CEA和黑色素瘤抗原反应阳性。去分化的EMC恶性度高，有明显的实性结构（如以透明细胞为主），细胞异型性大，核有丝分裂象明显，可广泛浸润周围软组织，局部累及神经、血管及淋巴结。

气管、支气管、肺的EMC由伴梭形细胞、透明细胞形态似浆细胞样的肌上皮细胞和不等量的导管形成上皮组成，免疫组化特点与涎腺EMC相同。

【鉴别诊断】EMC确诊取决于病理诊断，但由于肿瘤细胞的多样性，组织形态多样，诊断并不容易。病理诊断首先要区别出同一部位的肌上皮癌，然后是要与相近表现的其他肿瘤类型相鉴别。

肌上皮癌，又称恶性肌上皮瘤，肿瘤细胞以肌上皮细胞为主，核异型性明显，分裂象多见，少有导管和（或）腺泡细胞分化。肌上皮癌可见中心坏死，以什么细胞类型为主与预后关联不大，此与EMC不同。免疫组化：肌上皮细胞的标志物如细胞角蛋白（cytokeratin）、肌动蛋白（actin）、波形蛋白（vimentin）和S-100蛋白强阳性，EMA阳性，而CEA和黑色素瘤抗原反应阴性。肌上皮癌具有生长迅速、颈部淋巴结及血行转移率高、治疗后易复发，恶性程度明显高于同一部位的EMC，需要更为积极的治疗。

涎腺以透明细胞为主的EMC需要与肌上皮瘤、多形性腺瘤、黏液表皮样癌、腺样囊性癌等相鉴别，由梭形细胞肌上皮组成的EMC还要与平滑肌瘤、纤维瘤、神经鞘瘤相鉴别。CD10、细胞角蛋白、甲状腺球蛋白免疫组化诊断有助于鉴别转移性肾细胞癌和甲状腺癌。

乳腺EMC需与导管内癌、腺样囊性癌、肌上皮癌等相鉴别。

气管、支气管、肺EMC应与同属涎腺型肺癌的黏液表皮样癌、腺样囊性癌、多形性腺瘤及转移性透明细胞癌相鉴别。

【治疗】不同部位的EMC治疗原则不尽相同。

涎腺EMC曾被认为是低度恶性肿瘤，颈部淋巴结转移率不高，只需行治疗性颈清扫术而不必做选择性颈清扫术。持相反意见学者则认为其有较高的复发率和转移率，手术范围应慎重决择，术前MRI对确定有无淋巴结转移颇有帮助。本病对放、化疗不敏感，若肿瘤边界清楚，手术完整切除，术后可不予以放化疗。若肿瘤较大，病理提示安全边缘阳性，可考虑辅助放疗。化疗主要用于复发或远处转移的病例，常用药物有环磷酰胺、多柔比星、顺铂、长春新碱，氮烯脒胺、5-FU、紫杉醇及其组成的化疗方案。

口腔、鼻腔、鼻窦等EMC难以做到彻底切除，术后应辅助放疗。化疗原则与涎腺EMC相同。

乳腺EMC不常发生腋窝淋巴结转移，如果没有可触及的肿大淋巴结，通常无须腋窝清扫。本病易局部复发，如行保乳手术应保证切缘安全。术后辅助放、化疗尚无依据。本病常表现为ER、PR、HER-2阴性，不能从抗HER-2的靶向治疗、抗雌激素为主的内分泌治疗中获益。若同时有非特殊型浸润性癌成分，治疗方案参照常见类型的乳腺癌。

气管、支气管、肺EMC如果病期较早手术彻底，无须术后辅助治疗。无法切除、复发或转移性病例，治疗参照一般的上皮型肺癌。

【预后】涎腺EMC预后相对较好，术后复发率有报道为39.1%。不良的预后因素包括肿瘤切缘、生长速度、脉管和（或）神经侵犯、肿瘤坏死、肿瘤去分化、异倍体和高增殖指数（Ki-67>10%）。乳腺EMC生物学行为相对良性，不大发生局部复发或远处转移，与同为三阴型非特指乳腺癌的预后有明显差异。肺EMC如能彻底切除，预后良好。

（李　薇　陈荣明）

第四节　淋巴上皮癌

淋巴上皮癌（lymphoepithelial carcinoma）又称淋巴上皮瘤样癌（lymphoepithelioma-like carcinoma，LELC）、伴有淋巴细胞间质的未分化癌（undifferentiated carcinoma with lymphocytic stroma）、未分化癌鼻咽型（undifferentiated carcinoma of nasopharyngeal type），其本质是一种低分化鳞癌或未分化癌伴明显的反应性淋巴浆细胞浸润，组织学表现类似于鼻咽癌但出现在鼻咽以外的位置。淋巴上皮癌几乎可见于身体任一部位，ICD-O编码都是8082/3，但预后可能有明显不同。

【流行病学】淋巴上皮癌十分少见，见诸文献的基本都是个案报道。各部位LELC的流行病学特征见下述。

【发病机制】确切的组织发生和发病机制仍不清楚。EB病毒感染可能与头颈部等淋巴上皮癌有关。

【临床表现】淋巴上皮癌的临床表现与所在部位的其他上皮性恶性肿瘤相同。

1.涎腺　淋巴上皮癌占涎腺癌的5%，占所有涎腺肿瘤的2%。好发年龄为50岁，性别差异不大。约80%涎腺淋巴上皮癌发生在腮腺，其次下颌下腺，罕见于舌下腺和小涎腺。病程从数月到10年不等，常表现为腮腺或下颌下腺肿胀，肿瘤直径>2cm者占82%，>4cm者占27.5%，10.1%～25%的患者伴有局部疼痛。肿瘤局部浸润可与深部组织或皮肤固定，20%的患者就诊时有面神经麻痹，40%伴有颈部淋巴结转移，但远处转移很少见（2%）。本病需要同多形性腺瘤、Warthin瘤、淋巴上皮性涎腺炎（lymphoepithelial sialadenitis）相鉴别。5年总生存率为70%～80%。

2.鼻腔、鼻窦　常见于50～70岁男性，男女比约为3:1。虽然两处可能同时受累，但鼻腔比鼻窦更多发。局部常侵犯腭、眼眶和颅底。临床表现与鼻咽癌相似，放疗效果较好，即使有颈部淋巴结转移。但远处转移（最常见部位为骨）往往提示预后不良。

3.口腔和口咽　属于口腔鳞状细胞癌的一个变种，十分罕见。病灶90%以上发生在扁桃体和舌根，60岁以下不吸烟者多见，初诊时大多已有区域淋巴结转移。本病对放射线敏感，大多数病例可以达到局部控制。远处转移者预后不佳。

4.喉、下咽和气管 非常少见，占这些部位所有癌的0.5%。男女比例为4：1，平均年龄60岁。临床表现、治疗及预后与相应部位的上皮癌相似。

5.肺 在WHO第4版中归于"其他未分类癌"项下。约占肺部肿瘤的1%，好发于不吸烟的年轻女性，中位发病年龄51岁。多数为周围型，症状体征与其他非小细胞肺癌相同，鉴别诊断包括炎性假瘤、恶性淋巴瘤及肺原发性淋巴组织增生。病理表现为上皮细胞呈特征性的斑片样分布，浸润的淋巴细胞CD8阳性表达。*KRAS*和*EGFR*突变不常见。本病对化疗和放疗敏感，预后均好。

6.胸腺 占胸腺癌的6%～32%。发病年龄4～76岁，中位41岁，有两个发病高峰，分别为14岁和48岁。男性2倍于女性，通常发生在前纵隔，易侵入邻近器官，晚期患者可能合并上腔静脉综合征。本病高度恶性，88%的患者平均生存期为16个月。

7.胃 是管状腺癌的少见亚型。多见于男性，80% EBV合并感染。肿瘤常累及胃近端或残端，预后比典型胃癌要好。

8.肝 是肝细胞性肝癌和胆管细胞癌的罕见亚型。肿瘤细胞体积小，呈局灶性合胞体生长，治疗参见肝内胆管细胞癌。

9.膀胱 极罕见。常发生于老年人，多见于老年人（52～81岁，平均69岁），男女比例10：3。初诊时大多为T_2～T_3期。病理类型可以是单一性LELC或者以它为主，或呈灶状与尿路上皮癌、鳞癌、腺癌混合存在。前者对化疗敏感预后较好，后者与并存的尿路上皮癌分级和分期相同。

10.阴茎 是鳞癌的一个亚型，极为罕见。多发生于未割包皮的50～70岁男性，预后较好，部分患者并不因该肿瘤死亡。

11.其他 甲状腺、前列腺、上尿路、乳房、十二指肠、结肠、宫颈、子宫、卵巢、皮肤，也有发生淋巴上皮癌的报道。

【诊断】各种检查、肿瘤分期与相应部位的其他恶性肿瘤相同，确认需要病理。EB病毒载量对淋巴上皮癌的意义尚不明确。各部位淋巴上皮癌病理特征均与鼻咽癌相似，即鳞癌或未分化癌伴明显的淋巴细胞浆细胞浸润。

【鉴别诊断】鼻咽癌的同义词就有淋巴上皮癌、LELC，但ICD-O编码为8072/3。如果鼻咽部位没有明确的病灶，转移灶单靠病理检查难以确定肿瘤的来源，原发病灶则需要与淋巴组织反应性增生、良性淋巴上皮病、恶性淋巴瘤和恶性黑色素瘤相鉴别。

【治疗】与相应部位的其他恶性上皮肿瘤相同。

【预后】胸腺淋巴上皮癌预后恶劣，喉、膀胱及上尿路淋巴上皮癌预后通常较差，其他淋巴上皮癌大多比相应部位的常见病理类型要好。

（王年飞）

第五节　腺样囊腺癌

腺样囊性癌（adenoid cystic carcinoma，ACC）由Robin等1853年首次描述，1856年Billroth称其为圆柱瘤，1930年Spies命名为ACC后沿用至今。ACC可见于涎腺、外耳道、眼睑、乳腺、气管/支气管炎/肺、食管、宫颈、前庭大腺（Bartholin腺）、前列腺和皮肤，但胃、肠、胰腺、肝、胆等部位未见此病理类型的描述。本章介绍相对常见的涎腺、乳房、气管/支气管/肺的ACC。

【流行病学】涎腺ACC年发病率为（3～4.5）/100万，占头颈部恶性肿瘤的1%，涎腺肿瘤的10%。白种人更易罹患本病，女性发病略高于男性，好发年龄为50～60岁。大涎腺ACC占腮腺恶性肿瘤的1/6，下颌下腺恶性肿瘤的40%；小涎腺恶性肿瘤中ACC占32%～71%，其中上腭比例最高，其次是鼻窦和口腔其他部位。

乳腺ACC年发病率（0.92～1）/100万，在乳腺癌中不足0.1%。多发生在绝经后女性，平均年龄60岁。

气管/支气管/肺ACC年发病率为0.38/100万，占呼吸系统恶性肿瘤0.1%。发病年龄平均55岁（29～81岁），男女比例为1∶1.4。多数患者无吸烟史。

不同部位的ACC病理形态相似，但在生物学行为和疾病专项死亡（disease specific survival，DSS）等方面有一定差异（表21-3），乳腺和皮肤ACC预后最好，其次是涎腺、女性生殖系统，而气管/支气管/肺、眼睑ACC较差。

表21-3　不同部位各期腺样囊性癌预后

	大涎腺	小涎腺	乳腺	皮肤	气管/支气管/肺	宫颈、前庭大腺	眼睑
局限期							
5 年 DSS（%）	93.9	92.4	96.8	96.4	71.5	87.2	88.7
10 年 DSS（%）	88.1	85.5	94.0	93.7	71.5	76.8	58.7
15 年 DSS（%）	79.1	78.3	90.0	93.7	N.A.*	66.6	52.2
淋巴结转移							
5 年 DSS（%）	78.9	76.2	78.5	97.8	72.0	62.6	84.9
10 年 DSS（%）	64.7	56.7	75.4	94.7	45.5	56.9	36.8
15 年 DSS（%）	55.4	47.3	70.0	81.1	15.2	56.9	N.A.
远处转移							
5 年 DSS（%）	43.3	55.4	15.9	54.7	34.7	80.0	40.0
10 年 DSS（%）	30.7	33.4	15.9	0.0	N.A.	26.7	26.7
15 年 DSS（%）	21.1	20.9	0.0	0.0	N.A.	26.7	26.7

*.N.A.，暂无数据

【发病机制】ACC是一种具有双重上皮成分的恶性肿瘤，由导管的腺上皮细胞和基底的肌上皮细胞构成，肿瘤细胞形成筛状、管状或实性结构。86% ACC存在t（6；9）（q22-23；p23-24）染色体易位，并形成*MYB-NFIB*融合基因，在涎腺、乳腺、皮肤和泪腺ACC及相应转移灶均有检出。据此推测，*MYB-NFIB*融合基因在ACC发生、发展过程中可能扮演着重要角色。

【临床表现】因部位而异。

1.涎腺ACC　临床表现与其生长部位相关。腮腺ACC主要是肿块（肿瘤直径1.5～7.7cm，平均直径2.6cm）、面瘫、疼痛和相邻的耳部症状；咽部ACC可出现进行呼吸困难；鼻腔、鼻窦ACC临床症状多样，如鼻塞、嗅觉障碍、面颊部麻木、听力下降、眼球突出、上睑下垂、复视、视野缺损等症状。涎腺ACC有噬神经生长的特性，神经受累率为40%～67%。就诊时颈淋巴结转移率大涎腺ACC较低（16%），小涎腺可达25%。ACC治疗失败的主要原因是局部复发和血行转移，血行转移以肺最为常见，其次为骨和肝。

2.乳腺ACC　临床表现和一般的乳腺癌没有明显不同，组织形态学、分级和分子遗传学与涎腺ACC基本相同，但很少有侵犯神经，预后较好。本病ER、PR和HER-2均阴性，因此是三阴型乳腺癌的类型之一。85.7%患者表达雄激素受体（androgen receptor，AR）。

3.气管/支气管/肺ACC　起源于气管支气管壁的小唾液腺腺体而非呼吸道上皮，临床表现、常规检查与支气管肺癌没有明显不同。病理形态与涎腺ACC基本一致，甲状腺转录因子-1（thyroid transcription factor-1，TTF-1）通常不表达，也缺乏NSCLC常见驱动基因（如*EGFR*、*KRAS*、*BRAF*、*ALK*、*HER-2*、*MET*、*ROS-1*等）的突变。

【诊断】ACC在临床表现和影像学上缺乏特异性，诊断的临床路径与相应部位的上皮性肿瘤相同。病理方面，ACC构成细胞有导管细胞即腔面细胞和非腔面肌上皮细胞，并可见大量基底膜样物质或黏液间质。根据结构分为管状型、筛状型和实体型。筛状型最常见，肿瘤细胞团块内含有筛孔状囊样腔隙，其内布满不均匀的嗜酸或嗜碱性黏液样物质。管状型肿瘤细胞形成小管状或条索状结构，其内层衬有导管细胞，外层为肿瘤性肌上皮细胞。实体型最少见，肿瘤细胞排列成大小不等的上皮团，筛孔状和管状结构较少；此型细胞较小，核分裂象较多。免疫组化：闰管样腔面细胞CK7、CK8、CK14和CK19阳性；导管细胞CEA和EMA阳性；肌上皮分化的细胞表达CK、vimentin、MSA、p63、SMA、平滑肌肌球蛋白重链；Ki-67指数3%～25%，实体型较高。

65%～90%的涎腺ACC高表达CD117，74%～91%不同程度地表达EGFR，1/6涎腺ACC雌激素受体阳性。

【分期】大涎腺肿瘤有独立的TNM分期系统，临床分期和病理分期一致，见表21-4。

表21-4　大涎腺肿瘤TNM分期

分期	T和N简明定义
Ⅰ期 $T_1N_0M_0$	T_1：最大径≤2cm，无腺体外侵犯
Ⅱ期 $T_2N_0M_0$	T_2：2cm<最大径≤4cm，无腺体外侵犯
Ⅲ期	T_3：最大径>4cm，和（或）侵犯腺体外结构
$T_3N_0M_0$	T_{4a}：侵犯皮肤、下颌骨、外耳道或面神经
$T_{1-3}N_1M_0$	T_{4b}：侵犯颅底、翼板或包绕颈动脉
Ⅳ期	N_1：同侧单个淋巴结转移最大直径≤3cm
a：$T_{0-4a}N_2M_0$；$T_{4a}N_{0-1}M_0$	N_2：最大径≤6cm；对侧或双侧淋巴结转移；淋巴结外侵犯
b：T_{4b}任何N M_0；任何TN_3M_0	N_3：最大径>6cm
c：任何T 任何N M_1	

小涎腺肿瘤分期归属相应部位（口腔、鼻咽、口咽、喉、鼻腔和鼻窦）癌症分期；乳腺ACC分期参见乳腺癌；气管肿瘤包括ACC但无专门的AJCC分期系统。非小细胞肺癌TNM分期并不适用ACC，2004年Bhattacharyya基于SEER数据库提出的气管肿瘤分期系统见表21-5，该系统中没有M的定义。

表21-5　气管原发肿瘤Bhattacharyya分期

分期	T、N组合	T和N定义
Ⅰ期	T_1N_0	T_1：气管肿瘤≤2cm
Ⅱ期	T_2N_0	T_2：气管肿瘤>2cm
Ⅲ期	T_3N_0	T_3：肿瘤侵及气管外，但未侵及邻近器官或组织
Ⅳ期	T_4N_0或任何T、N_1	T_4：肿瘤侵及邻近器官或组织 N_1：颈部或纵隔淋巴结阳性

【鉴别诊断】需要同相应部位的占位性病变特别是具有上皮和肌上皮成分的肿瘤如多形性低度恶性腺癌、基底细胞腺癌、EMC、多形性腺瘤等相鉴别。

1.多形性低度恶性腺癌（polymorphous low-grade adenocarcinoma，PLGA）　又称终末导管癌、涎腺小叶癌。女性多见，好发于年龄50～70岁。本病几乎仅见于小涎腺，腭部最常见。预后较好，极少发生血行转移。具有有温和单一的细胞形态和高度变异的生长方式，是鉴别PLGA与ACC的最重要依据。免疫组化CD117在ACC多呈强阳性，而PLGA多阴性或弱阳性。

2.基底细胞腺癌（basal cell adenocarcinoma，BCAC）　90%发生于腮腺，少有神经侵犯和远处转移，属于低级别预后较好的肿瘤。镜下细胞巢排列紧密、间质稀少，巢周细胞呈栅栏状排列，巢内肿瘤细胞较大，异型性明显，核分裂象多见；ACC的核染色质更深，核有棱角，BCAC的核更显空泡状。

3.上皮-肌上皮癌（epithelial-myoepithelial carcinoma，EMC）　见本章第三节。

4.肌上皮癌　罕见，肿瘤最常发生于腮腺，平均发病年龄为55岁，无明显性别差异；肿瘤常表现为无痛性缓慢生长的肿块，可出现突然加速生长。病理学征象：①镜下瘤细胞有4种类型，即梭形瘤细胞、浆细胞样瘤细胞、上皮样瘤细胞及透明细胞，常以某一种类型为主；②瘤细胞常具有一定程度的异型性，核质比例较大，核仁明显，可见核分裂象及坏死；③肿瘤常呈多结节状生长，并常浸润周围涎腺组织和脂肪及肌肉组织。

5.多形性腺瘤 以30～50岁为多见，女性稍多，好发于腮腺，系良性肿瘤但有恶变的可能。一般无明显自觉症状，生长缓慢。多形性腺瘤中的浆样肌上皮细胞一般在ACC中不出现，鳞状化生可见于基底细胞腺瘤和多形性腺瘤，在ACC中极其罕见。

【治疗】涎腺、乳腺、气管/支气管/肺的ACC，手术原则与相应部位的上皮源性癌基本相同。

小涎腺ACC、高级别转化后的大涎腺ACC，淋巴结转移率较高，建议选择性颈部淋巴结清扫，其他涎腺ACC可考虑仅肿瘤R$_0$切除。各期ACC术后均推荐辅助放疗。如手术引起功能损毁明显（如鼻咽）或有手术禁忌证时直接行根治性放疗。与其他病理类型不同的是，ACC放疗靶区应包括受累神经的走行及出颅部位，因此照射野上方应至颅底水平。颈淋巴引流区是否需预防照射和淋巴结预防清扫指征相同。推荐照射剂量：R$_0$切除后瘤床区为60Gy，R$_1$切除66Gy，R$_2$切除为70Gy，根治性放疗GTV 70Gy或更高，高危淋巴引流区为60Gy，低危区 50Gy，均为2Gy常规分割。复发后的肿瘤再程放疗靶区和剂量需综合分析既往照射靶区、剂量、间隔时间、危及器官剂量等因素。头颈ACC对放疗敏感性不如鳞癌，一般不推荐术前放疗。

乳腺ACC大多见于老年人，分期较早，淋巴结转移少见，激素受体阴性，故腋窝淋巴结清扫术不作为常规推荐，辅助内分泌治疗获益不明显。保乳局部切除瘤体后，1/3病例可能复发，故应辅助放疗。

晚期、复发、转移性ACC的内科治疗主要是细胞毒药物，针对CD117、EGFR、HER-2的分子靶向治疗药物及抗血管生成药物可以试用，免疫检查点抑制剂的疗效还没有高级别的证据。

【预后及随访】各部位ACC的预后见表21-3，随访原则与相应部位的肿瘤相同。

（王年飞）

第六节 黏液表皮样癌

黏液表皮样癌（mucoepidermoid carcinoma，MEC）是一种由黏液细胞、鳞状或鳞样上皮细胞及中间型细胞（透明细胞）构成的恶性上皮肿瘤。

【流行病学】涎腺MEC最为多见，气管/主支气管/支气管次之，皮肤、耵聍腺、食管、胰腺、肝脏、直肠、阴茎等部位偶有报道。

【发病机制】大多数MEC有染色体t（11；19）（q21；p13）易位和CRTC1基因与MAML2基因融合，小部分显示t（11；15）（q21；q26）易位与CRTC3-MAML2基因融合，这些易位可导致Notch通路激活。约25%的肺MEC有EGFR敏感基因突变。

【临床表现】与所在部位的其他上皮源性肿瘤相同，但发病年龄、预后上互有区别。

1.大涎腺 涎腺是产生和分泌唾液的外分泌腺，大涎腺包括腮腺、下颌下腺、舌下腺。MEC 50%以上发生在此，其中腮腺占45%，下颌下腺 7%，舌下腺1%。儿童和成人均可发病，平均年龄约45岁。肿瘤褐色、白色和粉红色，实性、光滑，常为囊性，边界清楚或边缘有浸润。镜下以表皮样细胞（鳞状上皮）、产黏液细胞和中间型细胞为特征，神经侵犯、坏死、核分裂增加或间变不常见。鉴别诊断包括坏死性涎腺化生、内翻性导管乳头状瘤、囊腺瘤、透明细胞癌、腺鳞癌、鳞状细胞癌和转移癌。低、中级别MEC多能通过手术治愈，10年生存率在低、中、高级别约为90%、70%和25%。

2.小涎腺 广泛分布于口腔和口咽部，相似的腺体也见于上呼吸道、鼻腔及副鼻窦。MEC占所有小涎腺肿瘤的9.5%～23%。50%病例发生在腭部，其余发生在颊黏膜、唇、口底和磨牙后垫，下唇比上唇好发。腭MEC年龄多在40岁以下。舌部患者年龄较大。女性占2/3，舌和磨牙后区的女性比例更高。治疗同大涎腺MEC，但由于手术可能困难而预后总体上差于前者。

3.Warthin瘤合并MEC Warthin瘤又称乳头状淋巴囊腺瘤或腺淋巴瘤，是常见的唾液腺良性肿瘤，好发于腮腺及腮腺淋巴结，少见于小唾液腺。合并MEC者年龄多在35～55岁。本病低度恶性，转移率低，若手术彻底预后良好。

4.气管/主支气管/段支气管 起源于气管、支气管黏膜下腺体的Kulchitsky细胞，1952年Smetana等首次报道。MEC占肺恶性肿瘤的1%，男性略占优势。但在儿童肺部肿瘤占10%。发病年龄3～78岁，50%发生于30岁以内。肿瘤直径可在0.5～6cm，平均2.2cm。肿瘤较小时无症状，若出现常与支气管阻塞相关。CT可见主支气管/气管内界线清楚的、椭圆形或分叶状肿块伴或不伴阻塞性肺炎、肺不张，肿块内少见坏死，最大径方向与含有肿块的相应气道分支相平行，增强扫描肿块轻度或明显强化。肿瘤大体为柔软的、息肉样和粉色到棕色、通常伴有囊性变和带有光泽的黏液样外观。镜下可见鳞状细胞、产生黏液的细胞和中间型细胞为特点的恶性上皮性肿瘤，免疫组化p40、KRT5/6、p63、KRT7、Muc5AC、CEA可阳性表达，TTF-1、神经内分泌标志通常阴性表达。治疗以手术为主，低级别MEC很少远处播散，5%可转移到区域淋巴结，手术彻底者预后较好。高级别者区域淋巴结及远处转移并不少见，治疗原则与一般的非小细胞肺癌相同。有敏感基因突变者，分子靶向治疗药物同样有效，但免疫治疗的效果还无足够证据。

5.颌骨 罕见，上颌骨更少。男女之比为3：2，平均年龄50岁。本病要与成釉细胞瘤、牙源性透明细胞癌、透明细胞型肌上皮癌、转移性透明细胞肿瘤相鉴别，中晚期的腭、上颌、牙龈等小涎腺MEC可能累及相邻骨组织。颌骨MEC低级别者罕见转移，预后较好。高级别肿瘤死亡率达45%，外科难以切净的肿瘤复发率亦较高。

6.鼻腔鼻窦 很少见，如果发生要与鳞癌、腺鳞癌等相鉴别。

7.喉 很少见，多见于男性，儿童及成人均可发病，但多在45～75岁，高峰年龄在60岁以上。最常见的部位是声门上区，50%病例初诊时即有颈淋巴结转移，预后较差。

8.甲状腺 约占甲状腺恶性肿瘤的0.5%，女性与男性的比例为2：1，中位发病年龄47岁。肿瘤可以很小或大至10cm。硬度胶样或坚硬，切面呈棕褐色至黄白色，边界清楚但无包膜，有时可见黏液和（或）囊性区域。镜下表现类似涎腺MEC，免疫组化TTF-1和甲状腺球蛋白阳性，降钙素阴性。甲状腺MEC低度恶性者预后良好，转为未分化癌极少。甲状腺外侵袭和局部淋巴结转移可发生，但罕见远隔部位转移。约20%患者死于肿瘤，多见于老年患者。伴嗜酸性粒细胞增多的硬化型MEC预后较差，并且要与甲状腺未分化癌或鳞状细胞癌、甲状腺其他疾病伴鳞状上皮化生相鉴别。除手术外，外照射放疗±化疗可酌情使用。

9.胸腺 约占胸腺癌的2%，常发生在老年患者且多为意外发现，没有重症肌无力的症状及体征，完整切除预后较好。死亡原因包括局部复发和（或）远处转移。

10.乳腺 文献中仅有个例报道，占乳腺肿瘤的0.2%～0.3%。通常为低级别肿瘤，免疫表型鳞状上皮成分ER、PR、HER2常阴性表达，即三阴型乳腺癌，但预后良好。导管癌成分是否表达ER、PR，则取决于其分化程度。

【诊断】影像学检查可以确定肿瘤位置、大小及与周边组织的关系，确认仍需病理检查。涎腺MEC的基本特征为柱状、透明和嗜酸性粒细胞样特点的黏液细胞、中间细胞和表皮样细胞（鳞状细胞）构成的腺体的上皮性恶性肿瘤，各部位MEC的病理学特点与其相同或相似。

【鉴别诊断】非MEC好发部位，特别是肺外周发现的MEC，应注意除外转移性MEC。涎腺部位的MEC要与包括坏死性涎腺化生、内翻性导管乳头状瘤囊腺瘤、透明细胞癌、腺鳞癌、鳞状细胞癌和转移癌相鉴别。

【治疗】参照相应部位的鳞癌、腺癌。

【预后】MEC的预后总体上好于相应部位的腺癌或鳞癌，预后与肿瘤分化程度有很大关系。依据MEC中的囊性成分、神经侵犯、坏死、核分裂、间变（anaplasia），可对其恶性程度进行评分和分级（表21-6）。总分14分，低度恶性（低级别）0～4分；中度恶性5～6分；高度恶性（高级别）＞7分。

表21-6　黏液表皮样癌分级与预后

组织病理学特点	分值
囊性成分＜20%	2
神经侵犯	2
坏死	3
核分裂10个HPF＞4	3
间变	4

性别、年龄、部位、病期也影响预后：＜30

岁女性的肺MEC预后较好，＞30岁者多为高级别而预后较差，5年生存率仅57%；老年人的甲状腺MEC预后较差；大涎腺MEC的预后好于小涎腺，下颌下腺MEC难以彻底切除预后较差，喉MEC预后差，胸腺MEC预后较好。

【随访】参照相应部位的鳞癌、腺癌。

（闵旭红）

第七节　肝样腺癌

肝样腺癌（hepatoid adenocarcinoma）是发生于肝外器官或组织中具有肝细胞癌样结构和细胞学特征的腺癌。1970年日本最先报道1例胃癌患者血清AFP明显升高，1985年Ishikura等报道1例胃癌患者的组织标本呈现肝细胞形态分化的特点并提出肝样腺癌的概念。本病与所在部位的腺癌极易混淆且预后恶劣。

【发病率】肝样腺癌十分罕见，相对常见的胃肝样腺癌也仅占胃腺癌的0.3%～1%。已见诸于文献的肝样腺癌基本发生在肠道、卵巢、胆囊、胰腺、子宫、肾、肾上腺、膀胱、肺等腹腔和胸腔脏器。患者年龄多＞60岁，除女性生殖系统肿瘤外，男性多见，男女比例2∶1。肺肝样腺癌男女比例有报道高达10∶1。

【发病机制】肝样腺癌的组织起源尚不清楚。倾向于认为胃、肝、结肠、胆囊等均来源于胚胎前肠及衍生物，这些器官如果分化异常可向肝细胞分化。另有学者认为，肝样腺癌可以发生在全身多处器官，故可能是内胚层肿瘤的一个重要组织学亚型。

【临床表现】肝样腺癌的临床表现与所在部位的腺癌并无明显不同，临床和影像学检查对本病的诊断几乎无帮助。血清AFP明显升高是本病的特征性表现，但约1/4病例血清甲胎蛋白正常。肝样腺癌确诊时肿瘤本身通常不大但多已有转移，最常见的转移部位是淋巴结，其次是肝和肺。

胃肝样腺癌多位于胃窦部，其次是胃体，以溃疡型病变为主。肺肝样腺癌发病部位以肺上叶居多，左右肺无明显差别，肿瘤直径多＞5cm。

【诊断】血清AFP高低或正常不足以证实或除外本病，确诊需要病理检查。镜下可见肝样腺癌由腺癌区和类似肝细胞癌的肝样分化区组成，两者存在逐渐移行或相互交叉。85%～95%病例AFP免疫组化染色阳性，30%～83%有Hepatocyte阳性。针对肝细胞癌的单克隆抗体Hep Par 1（hepatocyte paraffin antigen 1，Hep Par 1）比AFP灵敏度更高，如在肝外病灶中表达强烈提示肝样腺癌，但它在其他腺癌中也偶有表达。泛角蛋白抗体AEl/AE3、细胞角蛋白18和细胞角蛋白19在肝样腺癌阳性表达比率较高，而细胞角蛋白20和细胞角蛋白7阳性表达比率较低且在肾细胞癌、肾上腺皮质癌、生殖细胞肿瘤、前列腺癌和肝癌中呈阴性表达。磷脂酰肌醇蛋白聚糖3（gypican-3）与AFP、CEA相比具有相对特异性，几乎所有的产AFP胃癌均表达GPC-3。CEA对于肝样腺癌的区别意义不大。

【鉴别诊断】并非所有的肝样腺癌都伴有血清AFP升高，分泌AFP的肿瘤也并非都是肝样腺癌。具有重要鉴别诊断意义的肿瘤有以下几种。

1.产AFP胃癌　是指血清和肿瘤组织中AFP呈阳性表达的胃癌，但其肿瘤组织中无肝细胞癌样分化，恶性度较胃肝样腺癌低，较一般胃癌高。

2.肝细胞癌　往往发生在慢性肝病、肝硬化的基础上，肿瘤以单发占位为主，一般无腺癌成分。

3.肝样腺癌肝转移　血清AFP明显升高伴肝内占位，如果没有其他部位的肿瘤征象，有可能误诊为肝细胞癌。尤其是年龄较大、无慢性肝病史、肝内多发占位者，应穿刺活检除外产AFP肿瘤如生殖细胞肿瘤、产AFP胃癌或肝样腺癌肝转移的可能。

【治疗】肝样腺癌罕见，恶性度高，治疗尚无成熟经验，多参照相应部位的腺癌予以处理。分子靶向治疗、免疫治疗对肝样腺癌的效果通常有限。

【预后】肿瘤分期是最主要的预后因素。无论血清AFP高低，肝样腺癌的预后明显劣于单纯的产AFP肿瘤，中位生存时间为12个月，2/3患者在1年内死亡。术前血清AFP升高的肝样腺癌，如能在术后1个月回到正常水平提示手术成功，反之则提示肿瘤未彻底切除或有转移灶存在。术后AFP再升高表明肿瘤复发和（或）转移。

（闫　敏）

第八节　痣样基底细胞癌综合征

痣样基底细胞癌综合征（nevoid basal cell carcinoma syndrome，NBCCS）又称Gorlin-Goltz综合征，1894年Jasish首先描述其临床特点，1960年Gorlin和Goltz总结其主要临床表现为多发性基底细胞癌、颌骨多发性角化囊肿及骨骼畸形三联征。本病还曾被称为基底细胞痣综合征（basal cell nevus syndrome）、下颌囊肿-基底细胞瘤-骨畸形综合征、多发性囊性肿瘤病、Ward综合征、Hermans-Horzberg综合征、遗传性皮肤下颌多肿瘤病、基底细胞母斑综合征、多发性基底细胞痣综合征（multiple basal cell nevus syndrome）、痣样基底细胞瘤综合征（nevoid basalioma syndrome）。

【发病率】本病罕见，发病率为1:（50 000～250 000），约占皮肤基底细胞癌的0.5%。男女发病率无明显差异，非家族性发病的个体约占NBCCS总数的60%。国内尚无相应的流行病学资料。

【发病机制】NBCCS为常染色体显性遗传性疾病，外显率达95%，突变检出率约为75%。其分子遗传学基础尚不完全清楚，多认为与PTCH1基因异常有关。PTCH1是一种抑癌基因，包含24个外显子，定位于9号染色体长臂（q22.3-31），编码一种包含1447个氨基酸的十二次跨膜蛋白。当PTCH1基因突变或失活时，Hedgehog信号转导通路系统功能发生紊乱，导致下游靶基因被持续激活，从而引起各类肿瘤的发生。

【临床表现】本病临床表现复杂多变，主要表现为发育异常和对某些肿瘤异感。发育异常主要包括皮肤损害、过度生长、智力低下、骨病变、眼、中枢神经系统、生殖系统和心血管系统损害等；易发生的肿瘤有牙源性角化囊性瘤（keratocystic odontogenic tumor）、基底细胞癌、脑膜瘤、卵巢癌等。这些症状和体征在少年时即有不同程度的显现，但确诊时间多在17～35岁。

1.皮肤损害　①基底细胞癌：是NBCCS最常见的临床表现，通常发生在衣服遮蔽的皮肤，也可见于面部。基底细胞癌的数目数个到数千个不等，直径1～10mm，可表现为结节型、丘疹型或溃疡型，常发生在面部、胸背部，亦可累及外生殖器。②麦粒疹：约30%的患者可出现面部，尤其是睑缘下多发性麦粒疹。③手掌足底点状凹陷：随年龄增长数目逐渐增加，到10岁时出现约65%，20岁以上可达85%。温水中浸泡10分钟后凹陷可表现更明显，此征是NBCCS的重要诊断指标。④多发性色素痣：20岁以下患者发生率为30%～50%，20岁以上者为70%。痣多呈肤色或褐色，通常多年没有变化，但有数天或数周内迅速变大者。

2.颌面部损害　表现为复发性颌骨囊肿，也称牙源性角化瘤，40岁以上患者发病率高达90%，可作为本病的首发症状就诊。起初无明显症状，囊肿发展到相当大时才会出现颌部肿胀、牙错位和阻生齿，甚至累及上颌窦、鼻底、眶底。少数患者可伴有唇腭裂、下颌前突畸形等先天发育异常。

3.骨骼系统损害 头围增大、颅内钙化、肋骨分叉或融合、腰椎融合、多指畸形等可单独或合并存在。

4.中枢神经系统损害 大脑镰钙化、小脑幕钙化、岩床突韧带和鞍膈区钙化、蝶鞍桥接处完全或部分钙化。上述病变可能不会导致明显的临床症状，但有利于确诊。

5.眼损害 少数患者还可伴有青光眼、先天性白内障、失明、弱视、斜视等。

6.其他脏器病变 少数患者有子宫或卵巢纤维瘤、隐睾、心血管系统损害，患者并发肿瘤的概率明显高于普通人群。

【诊断】NBCCS的确诊需要符合表21-7所列的2个主要标准或1个主要标准加上两个次要标准。PTCH1和PTCH2基因突变检查有助于诊断。

表21-7 痣样基底细胞癌综合征诊断标准

主要标准	次要标准
1.多发性基底细胞癌＞2个或1个基底细胞癌但年龄＜20岁 2.牙源性角化瘤（组织病理学证实） 3.掌跖凹陷≥3个 4.大脑镰或小脑镰钙化 5.肋骨分叉、融合或发育不全 6.指（趾）短小、多指（趾） 7.一级亲属患有NBCCS	1.与身高明显不协调的巨头畸形 2.先天性畸形：唇腭裂、前额隆起、中重度眶距增宽等 3.其他骨骼异常：高肩胛畸形、鸡胸、手足并指（趾）、蝶鞍桥接、手足发育缺陷 4.影像学异常：蝶鞍桥接、脊柱异常如半椎体、椎体融合或椎体过长 5.卵巢纤维瘤 6.成神经管细胞瘤 7.眼病变：先天性白内障、弱视、斜视等

【鉴别诊断】本病首先要与散发的皮肤基底细胞癌相鉴别，后者多发生中老年，没有其他的各种发育异常。此外，还要和其他的罕见综合征相鉴别，如Bazex综合征基底细胞癌伴发毛发稀少、毛囊性皮肤萎缩及少汗、多发性丘疹性毛发上皮瘤及皮脂腺瘤伴内脏肿瘤综合征（Muir-Torre综合征）。

【治疗】NBCCS至少可涉及皮肤、骨骼、眼、神经、生殖和心脏6个器官系统，应视病变部位、病情轻重及肿瘤类型酌情使用药物、手术、电离子、放化疗、光动力疗法等手段。

1.皮肤损害 液氮冷冻对早期病损效果肯定。维A酸0.5～1mg/kg，口服能使直径＜1cm的皮损消退。5%的咪喹莫特乳膏可用于仅有结节损害的基底细胞癌，或者在刮除术后联合使用。

2.牙源性角化囊性瘤 治疗方法有保守治疗和根治治疗。保守治疗是定期清除骨床内肿块，适用于一般的骨髓腔内囊肿，但由于肿瘤周围残存有卫星灶而具有较高的复发率。根治性治疗需切除位于囊肿外5mm的健康骨质，但不适用于替牙期或颌骨尚未发育完全的儿童。

3.基底细胞癌 全身及局部化疗的效果和必要性尚有争议。维莫德吉（vismodegib）是针对Hedgehog信号通路的抑制剂，用于不能手术或放疗的局部晚期或转移性皮肤基底细胞癌。150mg，口服，每日1次，直至疾病进展或毒性不可接受。在局部晚期患者中，完全及部分缓解率为43%，转移的病例中部分缓解率为30%。最常见副作用包括肌肉痉挛、脱发、体重减轻、乏力、恶心、呕吐，味觉变化或丧失，食欲缺乏，便秘和腹泻。本病患者对辐射诱发癌变特别敏感，有放疗后6个月至3年照射区域发生基底细胞癌的报道，这可能与患者细胞对放射线的DNA损伤缺乏正常修复能力有关，故建议只用于难治性或不能手术的病例。

4.成神经管细胞瘤 又称髓母细胞瘤（medulloblastoma），主要表现为颅内压增高和共济失调等小脑症状，可有复视及多种脑神经障碍。本病恶性程度很高，需要争取手术切除和（或）放化疗。

5.其他系统 根据临床表现，延请相应专科医师处理。

【预后】本病大多预后较好，5年生存率可

达90%。

NBCCS为常染色体显性遗传性，确诊多在成年，故遗传学咨询尤为重要。有家族史的新生儿，出生时即应对其进行仔细体检，出生后每半年进行神经系统检查以除外成神经管细胞瘤，3～7岁至少每年复查1次。8岁后至少每年复查1次全景片排除颌骨囊肿。青春期后每年皮肤检查。

NBCCS患者对辐射诱发癌变敏感，应尽可能避免X线检查，减少紫外线照射。

（刘利炜）

第九节　派杰病

派杰病（Paget's disease，PD）又称湿疹样癌，由Paget于1874年首先报道。根据部位，派杰病分为乳房派杰病（mammary Paget's disease，MPD）和乳房外派杰病（extramammary Paget's disease，EMPD），两者的治疗和预后模式有很大不同。

【发病率】MPD占女性乳腺癌的1%～4.3%，最常发生于50岁以上女性。男性MPD极为罕见，约占所有男性乳腺癌的1.45%。

EMPD的好发年龄同样为50岁以上，白种人以女性多见，亚洲及我国的男性发病率明显高于女性。

【临床表现】乳房MPD通常是单侧发病，多表现为乳头-乳晕复合体（nipple-areola complex，NAC）区域湿疹样改变、糜烂溃疡、脱屑瘙痒、乳头出血，易被误诊为湿疹或银屑病。皮损可蔓延至乳晕和邻近表皮，有时可见乳头内陷或消失。50%的MPD患者伴有可触及的乳腺肿块，肿块距NAC通常有2cm以上。20%有影像学异常但无可触及的乳腺肿块。这两部分人很可能有侵袭性乳腺癌。25%的MPD伴有导管原位癌。临床表现男女类似。

EMPD分原发性和继发性，前者是原发于皮肤上皮或附属器的肿瘤，后者常来源于泌尿生殖道或消化道但更为罕见。病变常发生在大汗腺的部位，如女性外阴、男性外生殖器及肛周区，个别病例见于腋窝、脐部、腹股沟部、耻部、眼睑、膝部及耵聍腺区。顽固性瘙痒为主要症状，可发生于临床可见皮损出现之前，有时伴有局部疼痛或烧灼感。皮损表现为多中心性红斑、糜烂或湿疹样，表面可由白色痂皮覆盖，肿瘤后期则表现为明显的结节性损害，此时可能有远处转移。患者可能同时存在直肠癌、尿道癌或宫颈癌。

【诊断】派杰病从出现皮肤病变到确诊可能有数年时间，对症处理无效者要及时对病变的皮肤进行皮肤全层活检。

X线、超声、MRI等影像学检查等可以明确病变内外有无占位性病变。肛周、外阴区域的EMPD有可能侵犯直肠或（和）外生殖器，直肠指检、妇检、膀胱镜及结肠镜检查应酌情考虑。

单纯的MPD被视为原位癌。合并浸润性导管癌、导管原位癌及淋巴结转移时，参照一般的乳腺癌分期，MPD本身对分期没有影响。90%左右的MPD有HER-2过表达，借此可与其他的皮肤癌变相鉴别。

EMPD的TNM分期见表21-8。

表21-8　乳房外派杰病TNM分期

分期	T	N	M	T、N、M 简明定义
0	Tis	N_0	M_0	Tis：原位癌
I	T_1	N_0	M_0	T_1：厚度≤4mm且无淋巴血管侵犯
II	T_2	N_0	M_0	T_2：厚度＞4mm或淋巴血管侵犯
IIIa	$T_{1\sim2}$	N_1	M_0	N_1：1枚淋巴结转移
IIIb	$T_{1\sim2}$	N_2	M_0	N_2：≥2枚淋巴结转移
IV	$T_{1\sim2}$	$N_{1\sim2}$	M_1	M_1：远处转移或超出区域淋巴结的转移

【鉴别诊断】派杰病早期的皮损无特异性，需与以下疾病相鉴别。

1.湿疹　以青年多见，糖皮质激素治疗效果不明显者则需皮肤活检。

2.接触性皮炎　特点为接触部位发生边界清

楚的皮损。如能及早去除病因可迅速痊愈。

3.Paget样角化不良病 好发于包皮、嘴唇、宫颈、肛门等部位。

4.Bowen病 起源于鳞状细胞，常伴有鳞上皮的增生、角化过度及角化不全、黏液样变等，皮损表现为单个界线清楚的不规则或融合成片的红斑。如不治疗，近5%可演变为侵袭性癌。

5.其他皮肤恶性肿瘤 不典型的皮肤鳞癌、基底细胞癌及恶性黑色素瘤有可能与派杰病相混淆，确诊需要病理检查。

【治疗】乳房MPD常伴有导管原位癌和（或）浸润性癌，乳房切除术和腋窝前哨淋巴结活检或清扫术曾被作为标准治疗。但鉴于MPD可能有两种情况，可酌情考虑不同的术式：MPD无可触及的肿块或影像学异常，不伴浸润性癌或导管原位癌，可仅切除NAC，不进行腋窝淋巴结分期，术后全乳放疗及内分泌治疗；伴有浸润性癌或导管原位癌，治疗模式参照一般的乳腺癌。

EMPD首选Mohs手术。局部淋巴结清扫的指征为：肿瘤浸润至真皮的网织层或皮下组织；临床怀疑淋巴结转移和活检证实淋巴结转移。存在手术禁忌或手术难度大时可首选放疗。辅助放疗指征为：切缘阳性、淋巴结阳性、多中心病变、合并皮肤附属器癌。放疗可选择高剂量率近距离治疗、电子线照射、浅表X线照射、放射范围为GTV外扩2～5cm。光动力学治疗、5%咪喹莫特乳膏也可酌情选用。化疗多用于转移性EMPD或伴有内脏器官恶性肿瘤者，可选药物包括丝裂霉素、多柔比星、长春瑞滨、多西他赛、紫杉醇、依托泊苷、5-氟尿嘧啶及其变体药物、卡铂、顺铂、奥沙利铂等。

【预后】单纯MPD及MPD伴导管原位癌预后较好，5年生存率为96%。影响预后的因素有：起病到确诊的时间长，腋窝淋巴结转移，HER-2阳性，T分期较晚及远处转移。男性患者预后差，5年生存率20%～30%。

EMPD预后较MPD差，影响因素包括：①肿瘤浸润深度，原位癌、浸润至真皮乳头层、浸润至真皮网织层、皮下浸润的5年生存率分别为100%、100%、33.3%、0；②淋巴结转移；③切缘阳性，但有学者认为切缘状态不影响自然病程；④部位，外阴EMPD很少扩散至阴道、宫颈或尿道，而阴蒂病变有较强的侵袭性。EMPD手术切除后易局部复发，复发率达31%～61%，切缘阴性者也有26%的局部复发率。继发性EMPD较原发EMPD预后更差。

【随访】乳房MPD随访参照一般的乳腺癌。EMPD患者术后第1、2年每3个月随访1次，第3年每3～6个月随访1次，第4年开始酌情延长随访间隔；随访内容包括体格检查、盆腔和胸部的影像学检查。

随访发现的派杰病复发可再切除。

（夏 曦）

第十节 颗粒细胞瘤

颗粒细胞瘤（granular cell tumor，GCT）一类发生于性索间质，多见于卵巢，偶见于睾丸。另一类源于外周神经施万细胞（Schwann cell），主要发生在头颈部尤其是舌，偶见于皮肤、皮下、软组织、乳腺、甲状腺、纵隔、呼吸道（喉、气管、支气管、肺）、胃肠道（唾液腺、食管、胃、结直肠、阑尾）、胰腺、胆道、泌尿系统（肾、膀胱）、子宫、外阴、眼眶、心脏、垂体等。两类GCT的临床表现、病理形态及免疫表型、治疗及预后等有很大差别。

卵巢、睾丸GCT已在第9章、第10章介绍，本节介绍其他部位的GCT。

【发病率】卵巢、睾丸之外的GCT罕见，约占所有软组织肿瘤的0.5%，可见于任何年龄，女性多于男性。

【发病机制】卵巢、睾丸之外的GCT来源一直颇有争议，2013年WHO确认其来源为外周神经施万细胞并归属于软组织肿瘤。

【临床表现】临床表现在浅表为皮下或真皮内结节，通常表现为无痛性孤立或多发结节，内脏GCT的症状、体征与所在部位的其他肿瘤相同。大多数GCT为良性，少数为交界性或恶性。

【诊断】确诊有赖于病理检查。肿瘤细胞较大，呈多边形、圆形或卵圆形，胞核较小，胞质内富含嗜酸性颗粒。免疫组化S-100、NSE、CD68阳性表达，AE1/AE3、Desmin、SMA、MSA、Melan-A、HMB45阴性表达，Ki-67多<3%。良性和恶性GCT组织形态有时十分相似，鉴别有一定困难。与恶性有关的特征包括：坏死、细胞梭形改变、核仁明显的空泡状核、核分裂增多（>2个/10HPF）、高核质比（N/C>2：1）、细胞呈多形性。上述特征≥3个的为组织学恶性，≤2个为非典型性。其他与恶性或侵袭性行为有关的特征有：肿瘤直径>5cm、生长迅速。

【鉴别诊断】发生在浅表的GCT常被诊断为纤维瘤、脂肪瘤、血管瘤、嗜酸细胞腺瘤、横纹肌瘤、冬眠瘤等浅表软组织肿瘤，也易误诊为肿大的淋巴结。恶性GCT需与腺泡状软组织肉瘤、隆突性皮肤纤维肉瘤、大汗腺癌、恶性黑色素瘤相鉴别。发生在内脏器官的需要除外相应部位的肿瘤，如乳腺GCT与乳腺癌，垂体GCT与垂体腺瘤、颅咽管瘤、垂体细胞瘤的鉴别。

【治疗】GCT完整手术切除多能治愈。

【预后】少数GCT为恶性，可发生区域淋巴结、肺和骨转移。复发转移后放化疗效果不佳，50%以上患者在诊断后的2.5年内死亡。影响预后的因素主要有肿瘤>5cm、肿瘤坏死明显。

【随访】大多数GCT生长缓慢，临床呈良性过程，切除后局部复发比较少见。非典型GCT有潜在复发的可能，局部扩大切除术后需密切随访。

（洪艳艳）

第十一节　黏膜恶性黑色素瘤

恶性黑色素瘤（后文若非特别说明，简称为黑色素瘤）是由异常黑色素细胞恶性增殖引起，有皮肤黑色素瘤和非皮肤黑色素瘤（noncutaneous malignant melanoma，NMM）两大类。皮肤黑色素瘤相对常见，占所有黑色素瘤的90%，本书未给予介绍。NMM可再分为：①眼黑色素瘤（ocular malignant melanoma，OMM）是成人眼内最常见的恶性肿瘤，主要发生在眼球内色素膜系统，如虹膜、睫状体和脉络膜，少数发生在眼结膜，见第2章。②黏膜黑色素瘤（mucosal malignant melanoma，MMM），见于口腔、鼻腔、鼻窦、上消化道、肛管直肠区、泌尿生殖道和中枢神经系统等，它与皮肤黑色素瘤及OMM之间，无论是病因、基因表型还是临床表现、治疗方法、进展及预后均有较大不同。

一、概述

【发病率】MMM相当罕见，约占所有黑色素瘤的1.3%。头颈部是MMM最常见的部位（53%），约占黑色素瘤的1%，其中50%来自口腔，余为鼻腔鼻窦。其次是胃肠道（37%），多见于肛管直肠、食管，食管贲门结合部偶有发生。泌尿生殖系统（外阴、阴道、宫颈、尿道和膀胱）等部位约占10%。

MMM常见于老年人，发病年龄较皮肤黑色素瘤平均大10岁，没有明显的性别差异。

【发病机制】MMM位于上皮-结缔组织交界处，可向上浸润至上皮内，向下浸润结缔组织。所有黑色素瘤都是来自胚胎神经嵴的黑色素细胞，这些细胞在胚胎发育过程中迁徙到皮肤、黏膜、眼球等部位，如果发生过度增殖即会导致相应部位的黑色素瘤。其发病机制虽然没有完全明确，但已经证实*BRAF*、*NRAS*、*C-Kit*及*MEK*等基因突变至少在部分黑色素瘤中起重要作用，针对这些基因靶点的治疗能有客观疗效。

黑色素瘤有肢端型、黏膜型、慢性光损伤型和非慢性光损伤型（含原发灶不明型）四种类型，它们的*BRAF*、*NRAS*、*C-Kit*等基因突变的频率并不相同。非慢性光损伤皮肤黑色素瘤中，*BRAF*及*NRAS*的变异很常见，分别为59%及22%，肢端型分别为23%及10%。慢性光损伤型分别为11%及15%，黏膜型分别为11%及5%。

*BRAF*突变80%是缬氨酸被谷氨酸替代（V600E），16%是缬氨酸被赖氨酸替代（V600K），<5%是缬氨酸被精氨酸替代。突变的*BRAF*基因激活MAPK通路，引起细胞异常增殖和细胞周期功能失调。*MEK*则是MAPK信号通路中*BRAF*的一个下游基因。

*NRAS*突变与慢性光损伤型关系更为密切，主要影响氨基酸残基61。最普遍的突变位点发生在61、12和13，导致谷氨酰胺被精氨酸（35%～40%）、赖氨酸（35%～40%）或亮氨酸（10%～15%）替代。

*C-Kit*基因突变也有类似现象，黏膜型、慢性光损伤型、肢端型中分别为25%、19%和24%，而非慢性光损伤型中未发现这种变异。*C-Kit*是一种酪氨酸激酶受体，其激活后可导致MAPK/MEK、PI3K/AKT、JAK/STAT等多种信号通路的激活。*C-Kit*基因异常包括突变和扩增，两者可单独或同时存在，突变位点常分布于第9、11、13和17号外显子，以点突变为主，其中最多见的突变位点是位于第11和13号外显子的L576P和K642E，约占50%。第11或13号外显子突变及具有多重变异的患者对C-Kit抑制剂伊马替尼有较好的治疗反应。

黑色素瘤的高危因素还包括家族史、多发非典型痣或发育不良痣。阳光暴晒可能对白种人黑色素瘤的发生发展起推动作用，但在中国患者可能不是重要因素。

【临床表现】MMM的临床表现因发生部位不同而异。除外阴外，MMM通常没有皮肤黑色素瘤A（Asymmetry，病灶的两半不对称）、B（border irregularity，边缘不规则）、C（color variation，颜色改变）、D（diameter，病变直径常＞5mm）、E（elevation，轻微隆起的病灶）的典型体征。区域淋巴结转移和移行转移（in-transit metatasis）有可能发生，肺、肝、骨和脑等远处转移更常见，后者的转移特征与皮肤黑色素瘤没有不同。

【诊断】详细体检十分重要，至少应包括眼、口腔及牙龈黏膜、肛管、直肠、外阴及阴道。影像学检查确诊黑色素瘤多不现实，但对于分期及了解瘤体与周围组织的关系有重要价值。依据病灶所在部位，头颅、胸部、腹盆部及区域淋巴结的超声、CT或MRI均可酌情选择。MRI对于中枢神经系统等黑色素瘤更有帮助，因为黑色素瘤内有自由基和不成对电子形成具有顺磁性的金属螯合物，可以缩短T_1及弛豫时间，表现T_1WI高信号，T_2WI低信号，这一特点在较小黑色素瘤尤其明显。对原发灶不明或转移病灶的定位，PET-CT可能有用。怀疑骨转移者可考虑全身骨扫描。乳酸脱氢酶系重要预后指标，应作为基本检查，尤其是对于Ⅳ期患者。有报道LDH＜0.8倍正常值的患者总生存期明显延长。其他各种血清肿瘤标志物对于黑色素瘤没有特异性，不推荐常规检查。

黑色素瘤的诊断主要依据病理学，镜下肿瘤细胞大小不等，呈圆形、多角形或不规则形，部分可呈印戒细胞样。免疫组化，黑色素瘤一般Keratin阴性；Vimentin及S-100几乎全表达但也见于其他肿瘤，即阳性率高特异性低；HMB-45为黑色素瘤特异性抗体但阳性率仅在90%。这四个标志物的联合检测有助于鉴别其他形态相近的肿瘤，见下述。*BRAF*、*NRAS*、*C-Kit*等基因突变和（或）程序性死亡-配体1（programmed death-ligand 1，PD-L1）表达情况对MMM的治疗有指导意义，有条件者应予以检测。由于肿瘤的异质性，细胞学诊断并不可靠。前哨淋巴结活检是一项重要的分期工具，但一般认为对MMM总生存期的影响不大。

MMM的组织学分级可依据肿瘤的垂直厚度（Breslow分级），也可依据肿瘤浸润深度（Clark分级），见表21-9，后者在皮肤黑色素瘤中更多使用。

表21-9 恶性黑色素瘤的分级

级别	Clark 分级（肿瘤浸润深度）	Breslow 分级（肿瘤垂直厚度）
Ⅰ级	局限于表皮的基底层内	≤ 0.75 mm
Ⅱ级	穿透基底层，但仅侵犯真皮乳头层内	0.76 ～ 1.50mm
Ⅲ级	广泛累及真皮乳头层	1.51 ～ 4.00mm
Ⅳ级	侵犯真皮网状层	> 4.00mm
Ⅴ级	侵犯皮下组织	

分期：AJCC的TNM分期对大多数MMM并不适合，见后述。

【鉴别诊断】MMM几乎可发生于身体任一部位和器官，组织形态多种多样，尤其在占10%左右的无或少黑色素的肿瘤，病理诊断常有困难。以梭形细胞主时，需与纤维源性、肌源性、神经源性肉瘤和梭形细胞鳞癌/肉瘤样癌相鉴别；以上皮样细胞为主时，应与低分化的鳞癌和腺癌相鉴别；细胞较小呈痣细胞样，需与色素痣相鉴别；以小细胞为主时，需与非霍奇金淋巴瘤、嗅母细胞瘤、小细胞癌、小圆细胞肿瘤等相鉴别。MMM还可能与神经内分泌癌相混淆。不典型黑色素细胞增生、恶性潜能不明黑色素细胞肿瘤、性质未明浅表黑色素细胞肿瘤、不典型Spitz 瘤及不典型细胞性蓝痣，诊断更需要有经验的病理专家。

软组织透明细胞肉瘤（clear cell sarcoma of soft tissue）起源于神经嵴，因其肿瘤细胞有向黑色素分化的特点，形态与黑色素瘤相近，S-100与HMB45也中高度表达，曾被归入黑色素瘤的亚型，即软组织恶性黑色素瘤。但该病不侵犯皮肤，有黑色素瘤没有的t（12；22）（q13；q12）染色体易位，因此与黑色素瘤是各自独立的肿瘤实体。软组织透明细胞肉瘤占软组织肉瘤的1.0%，发病高峰年龄在20～40岁，超过60岁少见，女性的发病率略高于男性。病变83%～97%发生在四肢，深部脏器偶见。临床表现与其他软组织肿瘤无明显区别，虽易出现局部复发，但肿瘤生长缓慢，5年、10年和20年生存率分别为67%、33%和10%。

【治疗】MMM均属于高危或极高危黑色素瘤，局部处理取决于肿瘤所在部位。全身治疗由于发病率低很难有循证医学研究结果可供参考，通常比照Ⅲ期之后皮肤黑色素瘤的原则进行。

原发或复发病灶可切除，应根据肿瘤浸润深度和邻近的重要结构来决定切除范围，争取黏膜切缘和深部切缘阴性。安全切缘在前者通常要达到肿瘤边界外 1.5～2cm的外观正常黏膜，深部切缘根据肿瘤的原发部位有所不同。由于MMM较早发生血行转移，切除范围通常较同一部位的其他恶性肿瘤小，术后酌情辅助性全身治疗±局部放疗。MMM全身辅助治疗的经验有限，指南推荐的干扰素对MMM效果不佳，辅助化疗（替莫唑胺 $200mg/m^2$，d1～5+顺铂 $75mg/m^2$，d1～2）似乎更优。有条件者还可使用易普利单抗等辅助治疗。

原发或复发病灶不能切除，局部处理可选择下列治疗方法中的一种或多种：①瘤体内注射卡介苗、干扰素或白介素-2；②局部消融或冷冻治疗或CO_2激光切除；③肢体隔离热灌注；④放疗；⑤系统性治疗。切除未净的病灶和区域淋巴结转移，参照此处理原则。

孤立性内脏转移者，可先予以全身治疗并密切随访，如果局部病灶可控且无新转移灶，可考虑手术，术后接受辅助治疗。多脏器转移者以全身治疗为主，配合必要的局部干预。无论有无颅外病灶，脑转移可进行立体定向和（或）全脑放疗±药物治疗，或姑息性切除±辅助放疗±药物治疗。

系统性治疗需要结合原发或继发肿瘤部位、病期、肿瘤负荷、肿瘤进展速度，有无重要肿瘤并发症以及*BRAF*、*NRAS*、*c-Kit*等基因突变和（或）PD-L1表达情况，根据患者意愿及经济承受能力灵活选用化疗、生物化疗、分子靶向疗、免疫检查点抑制剂治疗。一般，Ⅲ、Ⅳ期病情发展缓慢且经济能力允许者首先考虑免疫治疗，症状严重病情发展迅速者需要化疗或分子靶向药物治疗。一线治疗失败的患者，如果ECOG评分在0～2分或KPS评分≥60 分，仍可试用一线治疗中未曾用过的药物。

有胃肠道出血、溃疡性皮肤转移或肿瘤压迫梗阻者，可以有选择地姑息手术或放疗来缓解症状。

MMM预后差，复发转移后生存时间有限，最佳支持治疗也是一种选择。

1.手术 是黑色素瘤的基本治疗方法。安全切缘根据病理报告中的肿瘤浸润深度决定：病灶深度≤1.0mm时，安全切缘为1.0cm；1.01～2.0mm时，安全切缘为1.0～2.0cm；＞2.0mm时，安全切缘为2cm；＞4.0mm时，安全切缘以2～3cm为宜。

MMM一般不行预防性淋巴结清扫。前哨淋巴结活检及彻底的区域淋巴结清扫或能降低局部复发风险，但通常不能延长生存时间，因为MMM易发生早期淋巴和血液双重转移。

移行转移灶小且数目有限的优先行切缘阴性的手术切除，这种情况下隐性淋巴结转移可能性大，可考虑前哨淋巴结活检。

因原发灶切除不足而局部复发者，应行扩大切除，加或不加前哨淋巴结活检。原发灶完全切除后的复发，可根据病灶深度和健康情况行前哨淋巴结活检+切缘阴性的外科手术切除。

2.放疗 黑色素瘤对放射线相对抵抗，但在以下情况可考虑根治性放疗：①患者拒绝手术或者一般情况差不能耐受手术；②不能手术的局部晚期、转移或复发的黑色素瘤病变；③病变位于头颈部且病变厚或年龄小，大手术可极大影响面容。各种剂量分割模式的效果有不少研究，但大剂量分割放疗和常规放疗的差异并不大。

辅助放疗在皮肤黑色素瘤可降低淋巴结区域复发率，但对无复发生存期和总生存期没有明显影响，且显著增加不良反应（水肿、皮肤、皮下组织纤维化、疼痛等）。但在MMM，辅助放疗有较高价值，以下情况应予以考虑：①难以达到安全切缘的头颈部黑色素瘤，特别是鼻咽、鼻腔部位的肿瘤。②原发灶无法手术切净且难以实施二次切除。③淋巴结有以下任意一种情况：包膜外侵犯；淋巴结直径≥3cm；淋巴结受累＞3个；颈部淋巴结转移≥2个，直径≥2cm；淋巴结清扫后局部再次复发。④促纤维增生性和噬神经性黑色素瘤恶性度低但容易复发，尤其是切缘未达标准者，术后放疗具有特别重要的意义。放疗最好在术后6周之内开始，放射野

一般是瘤床（切缘外放2～3cm）和淋巴引流区域。放疗剂量：高危区域（淋巴结数目≥2个，直径≥3cm，淋巴结结外侵犯，淋巴结清扫后局部再次复发）（60～66）Gy/（6～6.5）周，中低危区域（可疑的亚临床灶）（44～50Gy）/（4～5）周。

以下情况可考虑姑息放疗：脑转移，首选立体定向放疗，如转移灶＞5个，直径≥3cm，可考虑全脑放疗；骨转移，姑息镇痛或预防病理性骨折；其他肿瘤引起的压迫和梗阻。

3.化疗 黑色素瘤对化疗相对不敏感，可切除的黑色素瘤不推荐新辅助化疗，无高危因素的Ⅲ期黑色素瘤不能从辅助化疗中获益，Ⅲ期高危或已行彻底的转移淋巴结清扫术的黑色素瘤，可行辅助化疗。复发转移不能手术者，化疗是重要的治疗手段。

单药化疗主要使用达卡巴嗪（dacarbazine，DTIC，氮烯咪胺）或替莫唑胺（temozolomide，TMZ），其他药物还有顺铂、紫杉类、长春碱类，有效率一般在15%～20%。这些药物可以联合应用，如CGT方案（顺铂+吉西他滨+二羟马利兰）、GeT方案（吉西他滨+二羟马利兰）、CVD方案（顺铂+长春碱+达卡巴嗪）、Dartmouth方案（顺铂+卡氮芥+达卡巴嗪+他莫昔芬）、紫杉醇+卡铂方案、紫杉醇+卡铂+贝伐珠单抗方案、达卡巴嗪+顺铂+重组人血管内皮抑制素方案、替莫唑胺+顺铂+重组人血管内皮抑制素方案、白蛋白结合型紫杉醇+卡铂+贝伐珠单抗方案。联合化疗的有效率为35%～45%，但除少数情况外，与单药化疗相比总生存无明显优势，且并发症更多。

4.生物治疗 主要药物为干扰素-α、聚乙二醇化干扰素和白介素-2,但对MMM效果有限。

5.生物化疗 是联合上述化疗与生物治疗的方法，生物化疗有可能提高反应率。

6.分子靶向治疗 代表性药物主要有用于c-Kit基因突变的伊马替尼，用于*BRAFV600*基因突变的BRAF抑制剂威莫菲尼（vemurafenib）、达拉非尼（dabrafenib）及MEK抑制剂曲美替尼（trametinib），这些药物均是应用到疾病进展或有不可耐受的副作用。①伊马替尼，400mg/

d。与易普利单抗合用，效果可能还会增加。②威莫菲尼，960mg，口服，每日2次，在有适应证皮肤黑色素瘤患者超过50%有效，且多数治疗后数天至数周自觉症状明显好转，治疗后2周能观察到肿瘤缩小或消失，中位无进展生存期6.8个月，中位总生存期15.9个月。有些患者用药6个月后方出现疗效。有研究比较威莫菲尼与达卡巴嗪在*BRAF V600E*突变患者中的疗效，675例不能手术切除的Ⅲ/Ⅳ期的初治黑色素瘤患者，威莫菲尼组的客观有效率48.4%，而达卡巴嗪组仅5.5%。最常见的不良反应是Ⅰ～Ⅱ级关节痛、皮疹、光敏感、疲劳和脱发、肝功能异常、QT间期延长及皮肤鳞癌（多为角化棘皮瘤型，约26%）等。38%的患者因为不良反应而需要调整药物剂量，威莫菲尼使用后发生的皮肤鳞癌或角化棘皮瘤，可单纯手术切除。12%发生2～3级皮肤光敏反应。关节疼痛是最常见的皮肤外不良反应（21%）。由于*BRAF*突变在MMM中只有3%，因此威莫菲尼对于复发转移性MMM疗效应用有限。③达拉非尼，150mg，口服，每日2次。Ⅲ期临床试验共入组250例不能手术切除的Ⅲ/Ⅳ期的初治BRAF V600E突变黑色素瘤患者，达拉非尼组的客观缓解率达50%，中位无进展生存期5.1个月。而达卡巴嗪组仅为6%，中位无进展生存期2.7个月。达拉非尼最常见的不良反应是皮肤角化过度（14%）、发热（11%）、手足综合征（8%）、皮肤鳞癌（6%）、疲劳（6%）、关节痛（6%）和头痛（5%）。④曲美替尼，2mg，口服，每日2次。在化疗失败并有*BRAF V600E*或*V600K*基因突变的Ⅲ C/Ⅳ期黑色素瘤患者，客观缓解率为22%，临床获益率78%，中位无进展生存期4.8个月，均显著优于达卡巴嗪组。最常见的不良反应是皮疹、腹泻、外周性水肿、疲劳和痤疮样皮炎。本药在初治患者中反应率低于BRAF抑制剂（22% vs 48%）。⑤达拉非尼+曲美替尼。较之达拉非尼单药，联合用药起效迅速，反应率（76% vs 54%）及无进展生存（9.4个月 vs 5.8个月）有明显改善，继发皮肤鳞癌的概率明显减低（7% vs 19%）。但发热比例增加（71% vs 26%）。

7. 免疫检查点抑制剂治疗　主要有针对细胞毒T淋巴细胞相关抗原-4（cytotoxic T lymphocyte-associated antigen-4，CTLA-4）的易普利单抗（ipilimumab，伊匹单抗）、针对程序性死亡受体-1（programmed death receptor-1，PD-1）的派姆单抗（pembrolizumab，Keytruda）、纳武单抗（nivolumab，Opdivo）和特瑞普利单抗。这些药物适用于所有晚期患者的一线或二线治疗，伊匹单抗尚可用作辅助治疗。PD-L1的表达强度与PD-1抑制剂的疗效有无关系尚无定论。

（1）CTLA-4单抗：CTLA-4是免疫检查点抑制分子，它位于活性T细胞的表面，可与其配体CD80/CD86结合，抑制信号的传导而起免疫抑制作用。易普利单抗可阻断这种结合，恢复免疫细胞对癌细胞的攻击能力，FDA已批准其用于Ⅲ期皮肤黑色素瘤的术后辅助治疗。用法：3mg/kg，每3周重复，4个周期后转为每3个月1次至3年。与安慰剂相比，术后无复发生存时间26.1个月 vs 17.1个月。但易普利单抗对转移性MMM作用有限，客观反应率一般在10%左右，中位无进展生存及总生存分别在4个月、6个月左右。与达卡巴嗪联合可能提高有效率。该药促进T细胞激活和增殖，因此会引起免疫相关性不良反应，如胃肠道副作用（包括腹泻、出血和穿孔性结肠炎）、肝炎、皮炎（包括瘙痒、皮疹、白癜风、表皮坏死松解症），亦可见神经病变、炎症性肌病和内分泌疾病（包括垂体炎、肾上腺炎和甲状腺炎），并可能会影响视力。

（2）PD-1单抗：派姆单抗、纳武单抗和信迪利单抗作为PD-1的抑制剂，可恢复免疫细胞的功能。Hodi等最先报道PD-1单抗治疗易普利单抗失败的晚期MMM有效。Schaefer等使用PD-1单抗治疗7例MMM，2例获得较为持久的临床缓解，有效时间分别为366天和240天。易普利单抗治疗进展后，派姆单抗的总反应率为38%。*BRAF*野生型的初治患者，纳武单抗的效果明显优于达卡巴嗪，1年生存率73% vs 42%，中位无进展生存期5.1个月 vs 2.2个月，ORR 40% vs 14%。派姆单抗和纳武单抗均会导致免疫介导的类似易普利单抗的毒副反应，≥3～4级需要暂停用药，糖皮质激素处理无效的需要永久停药。

（3）CTLA-4单抗+PD-1单抗：虽然两者均

为免疫检查点抑制剂，但它们的作用机制不同，故可联合应用。接受过易普利单抗治疗者，仍可使用PD-1单抗治疗，反之亦然。PD-1单抗持续用药的时间尚不清楚，目前的做法是只要肿瘤有反应（CR、PR或SD），没有无法耐受的毒性，即连续2年。

免疫检查点抑制剂治疗转移性或不可切除黑色素瘤的用法及适应证见表21-10。

表21-10 免疫检查点抑制剂治疗转移性或不可切除黑色素瘤的用法及适应证

免疫检查点抑制剂	用 法	适应证
易普利单抗	3mg/kg#，90分钟内滴注完毕，每3周重复，连续4个周期。然后每3个月1次，共3年	一线治疗，辅助治疗
派姆单抗	2mg/kg，每3周1次，有效连续2年	一线和（或）二线治疗
纳武单抗*	3mg/kg，每2周1次，有效连续2年	二线治疗
纳武单抗+易普利单抗	1mg/kg，每3周1次，4次。之后3mg/kg，每2周1次，有效连续2年。易普利单抗用法同上	一线治疗
特瑞普利单抗	240mg，静脉滴注30分钟以上，每2周重复	二线治疗

注：#. 有用至10mg/kg，但副作用更大
*. 2016年9月，FDA将纳武单抗的剂量统一改成每次240mg，用药时间还是2周1次

免疫检查点抑制剂是通过调动免疫系统来间接实现对肿瘤细胞的杀伤，免疫效应有可能持续较长时间，故使用2年后仍有效者可暂停，待肿瘤重新进展后再恢复用药。

免疫检查点抑制剂治疗失败者可考虑细胞毒药物、MAPK通路抑制剂。PD-L1抑制剂阿特珠单抗（atezolizumab）、度伐鲁单抗（durvalumab）和阿维单抗（avelumab）在黑色素瘤有待研究。

8.其他治疗 ①瘤体内药物注射：兼有局部消融肿瘤和诱导免疫功能的作用，可选用的药物主要有干扰素、白介素和卡介苗。②冷冻治疗：低温可破坏癌瘤组织，并激发机体免疫效应。该治疗可引起组织水肿、出血、疼痛，高峰期一般为术后2~3天，应注意对症处理。软腭、舌根、咽侧壁等部位的冷冻治疗可导致窒息，必要时先行预防性气管切开术。③隔离热灌注化疗：主要用于肢体移行转移的治疗。

【预后】MMM总体预后较差。5年生存期鼻腔鼻窦MMM 17%~47%，口腔、阴道、宫颈MMM低于20%。膀胱MMM诊断后有2/3在3年内死于转移。发生于肛管直肠区者预后最差。乳腺转移性黑色素瘤生长迅速，从诊断至死亡的生存时间为2~37个月，平均14.3个月。

【随访】MMM预后明显差于皮肤及眼的黑色素瘤，指南中的皮肤黑色素瘤随访原则不适合MMM。一般，前2年的随访应每3~6个月一次，后3年每3~12个月一次，以后至少每年1次。X线胸片、LDH等检查可每3~6个月复查一次，CT、MRI尤其是脑MRI、PET-CT可根据症状及体征酌情应用。应指导患者进行皮肤和淋巴结自检，每个月1次。若发现性质不确定的淋巴结，需区域淋巴结超声检查。

二、头颈部黏膜黑色素瘤

【流行病学】头颈部是MMM好发部位，常发生在外胚层起源的鼻腔、鼻窦、口咽和口腔黏膜，而由内胚层起源的鼻咽、喉、气管少见。发病年龄主要集中在50~80岁，中位发病年龄是60岁，男性和女性发病率无明显差异。阳光照射与头颈部MMM关系不大。

【临床表现】与部位有关。

1.鼻腔MMM 约占鼻恶性肿瘤的1.6%。男性多于女性，多见于50~70岁。肿瘤多为单侧，常见于鼻中隔。其次为中、下鼻甲，少数可发生在鼻窦，较少在鼻底、鼻顶等处。鼻MMM早期症状为鼻塞，可有血性腐臭性分泌物。检查可见肿瘤体积自黄豆大小至基底破坏邻近的上颌窦、筛窦、眶内，外形多为息肉、菜花状，颜色由灰白、紫红、灰褐、黑紫组成，质脆易出血并可有坏死和溃烂。这些特征与皮肤黑色素瘤明显不

同，术前诊断困难，临床每易误诊为鼻息肉，病理诊断方面也有可能误诊为未分化癌、鳞癌、恶性淋巴瘤、恶性神经鞘瘤、横纹肌肉瘤等。

鼻MMM易较早出现颌下和颈部颈淋巴结转移，晚期可破坏鼻中隔至对侧鼻腔，引起鼻变形。

2.口腔MMM 占黑色素瘤的0.2%～0.8%，头颈部MMM的1/2。口腔MMM 80%开始于腭部、上颌牙槽或牙龈，下颌牙龈、颊黏膜、口底和舌部也可发生。病灶通常为无痛性，典型病损表现为多发或广泛的色素斑点伴结节性生长，边界不规则。可以是黑色、灰色或紫红色、红色，无色的罕见。单纯的斑片病损虽可见到，但结节型或表现为色素性牙龈瘤者占到50%以上。约1/3的病例可见溃疡，骨侵犯常见。许多报道证明结节性病变之前长期存在黑变病，病史可达10年。口腔病损就诊时常为晚期，约75%的患者有淋巴结转移，50%有远处转移，通常转移至肺或肝。

3.促纤维增生性黑色素瘤（desmoplastic melanoma） 好发于头颈部，也可发生在躯干，常表现为无色素的皮疹，有嗜神经特性，很少累及淋巴结但容易复发。病理组织学上与恶性外周神经鞘瘤、肉瘤样癌、胃肠间质肿瘤等鉴别困难。

【TNM分期】头颈部MMM的AJCC分期（表21-11）适用鼻腔、鼻窦、口腔、口咽、鼻咽、喉和下咽。在这个分期中，因为头颈部黑色素瘤预后恶劣，T分期中只有T_3、T_4，没有基于TNM组合的分期。

表21-11 头颈部黏膜黑色素瘤分期

T_3:	肿瘤局限于黏膜或邻近皮下软组织，无论肿瘤厚度或大小
T_{4a}:	中等晚期局部疾病，病灶侵犯深层软组织、软骨、骨或表面皮肤
T_{4b}:	高度进展期。病灶累及脑、硬脑膜、颅底、后组脑神经（Ⅸ、Ⅹ、Ⅺ、Ⅻ）、咀嚼肌间隙、颈内动脉、椎前间隙或纵隔结构
N_1:	区域淋巴结转移
M_1:	远处转移

【治疗】头颈部MMM最有效的治疗方法是肿瘤根治性切除术，手术要尽可能达到切缘阴性。但由于头颈部解剖结构的复杂性及为保护重要组织结构，手术不易彻底，术后容易复发。预防性淋巴结清扫术与肿瘤局部复发及患者生存时间没有明显相关，大多不主张进行。但颈部淋巴结已有转移者，建议进行颈部淋巴结清扫术。放疗能提高局部控制率减少局部复发率，可用于手术切缘阳性、颈淋巴结转移的辅助治疗，但难以提高总生存。

其他的治疗见本节概述。

三、消化道黏膜黑色素瘤

（一）肛管直肠黑色素瘤

【流行病学】肛管直肠恶性黑色素瘤（anorectal malignant melanoma，ARMM）占全部MMM的第三位，占全部黑色素瘤的0.2%～3%，在胃肠道MMM中最常见。发病年龄大多在50岁以上，女性稍多于男性。

【临床表现】缺乏特异性，主要症状包括疼痛、出血及排便习惯的改变。肿瘤绝大多数位于齿状线附近，呈蕈伞型或结节性，突出于肠腔，多数会产生黑色素。ARMM侵袭性高，齿状线区淋巴、血管丰富，70%的患者在诊断时就已有腹股沟、闭孔、腹主动脉旁及髂总动脉旁等淋巴结转移，肝、肺、脑、骨等血行转移。与直肠癌相比，黑色素瘤更易发生肝转移。

ARMM源于黏膜下，不易诊断，约1/3的ARMM很少或无色素，诊断更难，首次就诊的误诊率多在80%左右。易被误诊的肿瘤有间质瘤、淋巴瘤、蕈伞型低位直肠癌、高级别神经内分泌肿瘤、痔、息肉，病理检查可确诊本病。

ARMM尚无统一分期标准，较为常用的分期方法是将肛管直肠黑色素瘤分为三期：Ⅰ期是局限性疾病，肿瘤局限于肠壁或肛周皮肤；Ⅱ期是区域性疾病，有区域淋巴结转移；Ⅲ期是扩散性疾病，肿瘤超出外科切除范围。

【治疗】手术是最有效的治疗手段。ARMM治疗失败的主要原因是远处转移，即使扩大手术范围，也不能够改善预后，因此多主张用局部扩大切除术代替腹会阴联合切除术。肿瘤厚度对选择何种手术方式具有重要的指导意义：肿瘤厚度<1cm选择局部切除术并保留括约肌，保证1cm的安全切缘；肿瘤厚度≤4cm采用保留括约

肌的局部扩大切除术，并保证2cm的安全切缘；肿瘤厚度＞4cm选择Miles术。本病腹股沟淋巴结转移率虽然很高，但不推荐预防性淋巴结清扫。临床发现有转移者，再行双侧腹股沟淋巴结清扫不迟。放疗主要用于不能或不愿手术的根治性治疗，减轻梗阻、缓解疼痛等姑息性治疗。其他全身治疗见本章第一节。

【预后】临床分期是ARMM最重要的预后因素，Ⅰ、Ⅱ、Ⅲ期5年生存率分别为26.7%、9.8%和0，中位生存期分别为24个月、17个月和8个月。在没有转移的情况下，生存期与肿瘤的厚度密切有关，＜2mm者预后较好，＞2mm者预后恶劣。神经侵犯预后差，几乎没有生存5年者。

（二）食管黑色素瘤

【流行病学】食管黑色素瘤占全部食管肿瘤的0.1%～0.2%。发病年龄一般＞50岁，以60～70岁常见，男女之比约2：1。约90%的病例发生于食管中下1/3处。

【临床表现】与食管癌相似，可表现为进食不畅和胸骨后疼痛等。食管黑色素瘤质地较软，因此早期梗阻症状不明显，部分患者是在检查中偶被诊断。肿块多为息肉状生长，蒂部宽短，呈灰白灰红息肉样外观，可伴有糜烂或溃疡。仅部分病例肿瘤表面或切面可见灰黑色区域。食管钡剂检查显示食管充盈缺损，内镜检查时常发现肿瘤呈息肉状或纺锤状。确诊时多有食管和贲门周围淋巴结转移，晚期可转移至锁骨上淋巴结、脾、肝等部位。约50%患者同时发生黑色素瘤及食管癌。确诊有赖于病理，食管黑色素瘤暂无TNM分期。

【鉴别诊断】本病须与食管平滑肌瘤、脂肪瘤、低分化鳞癌、肉瘤、小细胞癌、梭形细胞癌等相鉴别。

【治疗】食管黑色素瘤罕见，因此治疗尚未达成共识，手术切除是主要治疗手段。放疗疗效尚不确切，对不能手术切除的患者可能有一定的局部控制作用。化疗及免疫疗法的疗效也不明确。

【预后】Weiner等分析2004—2011年56名食管恶性黑色素瘤患者，患者分为3组，分别为局部病变（$T_{1\sim4}N_0M_0$）、区域病变（$T_{1\sim4}N_1M_0$）和远处转移（M_1），局部病变采用手术治疗3年生存率是50%，放疗是0；区域病变手术治疗的3年生存率是11.1%。Sabat等报道一位38岁男性食管恶性黑色素瘤的患者，行根治术治疗后生存时间超过7年。

四、外阴、阴道、宫颈黑色素瘤

女性生殖系统黑色素瘤占女性恶性肿瘤的0.4%～0.8%，占女性生殖系统恶性肿瘤的1%～3%，以外阴最常见，其次为阴道，宫颈最少见，它们的局部处理原则相互之间有较大差别，预后依次递差。

（一）外阴黑色素瘤

覆盖外阴各器官的并非都是黏膜，阴阜、大阴唇等的表面即是皮肤，外阴黑色素瘤65%～70%起自于或累及外阴的黏膜面，25%仅累及一侧大阴唇，10%累及阴蒂，它们的处理原则和预后相近，文献中通常将其置于MMM中一并介绍。

【流行病学】外阴黑色素瘤常有结合痣或复合痣病史。

【临床表现】与其他外阴恶性肿瘤相似，最常见的主诉是外阴肿块。皮肤黑色素瘤典型体征ABCDE对本病是适用的。约有20%的患者就诊时呈广泛病变，少数患者在体检时被偶然发现。

【分期】目前仍缺乏专门的分期系统，FIGO分期缺乏对早期肿瘤浸润深度的精细表述，不能准确评估。Ⅰ、Ⅱ期患者的预后。

【鉴别诊断】需要与本病鉴别的有痣、尿道肉阜、基底细胞癌、派杰病。

【治疗】推荐根据肿瘤浸润深度来选择手术范围及是否行淋巴结清扫：肿瘤浸润深度≤1mm，无瘤手术切缘应达到cm，可不行淋巴结清扫；肿瘤浸润深度1～mm，无瘤手术切缘应达到2cm，建议行腹股沟淋巴结清扫，若腹股沟淋巴结阳性，应加行盆腔淋巴结清扫；肿瘤浸润深度＞4mm，先行放化疗，待病灶缩小后再行手术。前哨淋巴结检测可避免不必要的扩大手术。

复发和转移是本病治疗失败的主要原因，

处理见本节概述。

【预后】外阴黑色素瘤预后较好，5年生存率为8%～56%，平均36%，10年生存率为37%。术后复发率为51%～93%，复发的平均时间为1年，但有20%患者的复发在5年或5年后。最常见的复发部位为外阴、阴道，其次为腹股沟。复发后平均生存5.9个月，5年生存率5%。37%～40%出现远处转移，最常见的转移部位为肺、骨、肝、脑。影响预后的因素：①年龄。是对生存有意义的独立预后因素，年龄大者预后差，复发危险性每10年增加26%。②部位。外阴中心部位的黑色素瘤预后显著差于两侧部位，实际上也是MMM与皮肤黑色素瘤的区别。③肿瘤大小。肿瘤直径>2cm者预后差。④肿瘤表面溃疡。是复发和生存时间的重要预后指标，5年生存率有溃疡的为14.3%～40.5%，无溃疡的为20%～62.7%。⑤肿瘤生长方式和细胞类型。浅表蔓延型、混合型、雀斑型、结节型、未分类型的预后递差。索型、上皮型、混合型、多形性型的预后递差。⑥其他因素：有丝分裂率高、淋巴血管受侵、肿瘤厚度和浸润深度均影响预后。⑦有皮肤黑色素瘤家族史者，患病年龄早于无家族史者5年左右，可能有多发病灶，但疗效及预后可能好于散发性外阴黑色素瘤。

（二）阴道黑色素瘤

阴道黑色素瘤占阴道恶性肿瘤的2%～3%。患者年龄多在60～70岁，病变常见于阴道下1/3，常见症状是阴道流血、阴道流液和肿块。如存在黑色或棕色病变诊断不难，伴有溃疡与坏死或为无色素性者易误诊，可疑病例应尽可能行病灶切除活检，如有困难可行切取活检。

本病同样还没有公认的分期系统。

手术是首选的治疗方法。由于阴道黑色素瘤毗邻尿道、直肠及肛门等重要结构，需避免手术范围过大而引发严重的并发症，通常安全切缘距肿瘤1～2cm即够。局部扩大切除术与根治性子宫及全阴道切除术、外阴阴道广泛切除术、盆腔脏器去除术等术式相比，生存时间并无明显差别，可能原因是本病较易发生血行播散，手术范围再大也于事无补。预防性区域性淋巴结清扫对预后无意义，反而可能会增加并发症。前哨淋巴

结活检可以提高分期的准确性，也为手术时区域淋巴结切除范围提供依据。对于术中发现有可疑的转移淋巴结，应予以切除。

放疗适用以下情况：因内科疾病不宜手术；手术切缘阳性者的辅助治疗；晚期患者的姑息性治疗。有限的研究资料表明，术后辅助放疗可提高局控率，延长生存期。常规分割放疗（1.8Gy/f）的效果较差，单次大剂量少分割放疗（>4Gy/f）可能获得更高的缓解率。

影响预后的因素与外阴癌相似。本病5年生存率很低，文献报道在0～25%。

（三）宫颈黑色素瘤

宫颈黑色素瘤十分罕见，临床表现与宫颈癌相似，肿块为菜花状或结节状，多有肉眼可见的色素沉着，可伴溃疡。大小数毫米至数厘米不等，生长迅速，可向邻近宫颈或阴道旁侵蚀，有时以转移灶的症状就诊。若肿瘤坏死可有黑色素组织排出，有可能误认为陈旧血凝块。本病要与宫颈蓝痣、转移性黑色素瘤、宫颈鳞癌、肉瘤、神经内分泌肿瘤等相鉴别。

宫颈黑色素瘤目前也没有公认的分期系统。

手术原则比照宫颈癌，多采用广泛子宫切除术，包括2cm以上的阴道安全切缘，联合盆腔淋巴结清扫术，累及阴道者应行全部或部分阴道切除术。

宫颈黑色素瘤缺乏5年生存率报道，系统性治疗见本节概述。

五、膀胱黑色素瘤

膀胱黑色素瘤罕见，仅占黑色素瘤的0.2%。发病年龄在46～81岁，平均57岁，没有性别差异。常见症状与膀胱癌相近，膀胱镜检查肿瘤均为浸润性生长，广基无蒂，表面常有出血、坏死及溃疡。当肿瘤细胞不含色素或表现为透明细胞时，需要与膀胱原发或转移性透明细胞癌相鉴别，后者多来自肾。确诊为黑色素瘤者，要排除其他部位的黑色素瘤转移。

治疗原则与浸润性膀胱癌相似，首选根治性膀胱切除术。内科治疗及放疗见本节概述。

膀胱黑色素瘤恶性程度高，病情发展快，预

后恶劣。

六、乳房黑色素瘤

乳房黑色素瘤可发生在乳腺实质内或乳腺皮肤，后者属于皮肤黑色素瘤。乳腺实质内黑色素瘤属于MMM，男性较女性多见。40%乳腺MMM以乳腺肿块为首发症状，肿块通常位于一侧乳腺外上象限，单个或多发。镜下肿瘤细胞围绕乳腺导管或小叶浸润性生长，被覆或邻近的皮肤常有色素性或交界性病变存在。

需要鉴别诊断的有：①伴黑色素细胞分化的乳腺癌；②化生性癌；③组织细胞样癌；④多形性癌；⑤富于脂质的癌；⑥透明细胞肉瘤；⑦转移性黑色素瘤。

下列情况需怀疑黑色素瘤乳腺转移的可能：①组织形态特殊；②多个病灶；③钼靶片上缺乏钙化；④影像学、大体检查、镜下均表现为边界清楚的结节；⑤乳腺没有原位病灶；⑥缺乏肿瘤性间质反应；⑦大量血管内瘤栓。有极少数病例只发现转移病变，而难以找到原发灶。

早期病变以手术切除为主，切除范围应距原发灶3～5cm，前哨淋巴结活检阳性者行区域淋巴结清扫术。局部晚期及转移性病变的治疗参见本节概述。

七、中枢神经系统原发/转移性黑色素瘤

中枢神经系统原发性黑色素瘤多起源于软脑膜或蛛网膜的黑色素细胞，可以发生在颅内和（或）椎管内并向其他部位转移。

颅内原发性黑色素瘤约占所有黑色素瘤的0.1%，男女比例为2∶1，好发年龄为45～50岁。颅内任何部位均可发生，但以额、颞、顶叶及沟裂处多发，呈膨胀性或微浸润性生长。肿瘤与软脑膜关联，直径多在3.0cm以上，瘤脑边界尚清楚，少见侵犯硬脑膜及颅骨。患者多以癫痫发作就诊，病情发展快，10天至6个月即可观察到颅内高压、脑膜刺激症状甚至昏迷。

椎管内黑色素瘤常见于髓外硬膜下及神经根，需与脊膜瘤、神经鞘瘤相鉴别。

借助黑色素瘤的顺磁性特点，MRI在黑色素瘤的诊断方面优于CT。但硬脊膜外血肿、脂肪瘤、皮样囊肿也可出现类似黑色素瘤的T_1WI高信号、T_2WI低信号。颅内及椎管内黑色素瘤细胞均可脱落进入蛛网膜下腔，因此有可能在脑脊液中发现黑色素瘤细胞来作出诊断，但阳性率不高。

中枢神经系统原发性黑色素瘤由于发病率低、临床表现及辅助检查缺乏特异性，临床医师常对其认识不足而易被误诊。确诊本病需符合以下条件：肿瘤仅限于颅内，排除皮肤、眼球及其他部位的MMM，没有任何部位黑色素瘤切除史。单纯脑膜弥漫性侵害的病例确诊困难，除非有细胞学或病理学结果。

需要与中枢神经系统黑色素瘤相鉴别的肿瘤有：①脑脊膜黑色素细胞瘤，生物学行为相对良性，但可转化为恶性黑色素瘤；②黑色素性脑膜瘤、黑色素性神经鞘瘤（神经鞘瘤伴黑色素沉着），均系良性肿瘤；③其他具有产生黑色素功能的上皮肿瘤如室管膜瘤、脉络膜丛乳头状瘤、神经结节细胞胶质瘤、松果体母细胞瘤、髓母细胞瘤；④黑色素瘤脑转移，发生率为8%～46%，在所有脑转移癌中，黑色素瘤约占11.7%，仅次于肺癌和乳腺癌。Ⅳ期患者有20%诊断时即有脑转移，尸检报告的发生率为55%～75%。转移灶80%位于幕上，15%位于幕下，5%位于脑干。

中枢神经系统原发/转移性黑色素瘤有指征者争取手术切除。立体定向放疗和（或）全脑放疗可作为根治、术后辅助及姑息治疗的手段，其疗效与病变的位置和转移数量有关。系统性治疗见本节概述。

中枢神经系统黑色素瘤生长迅速，恶性程度高，侵及范围广，手术切除困难。预后极差，大多患者在术后6个月内死亡，一般不超过1年。但有生存13年的个案报道。

（林国和　吴秀伟　刘　楠）

第十二节　原始神经外胚层肿瘤

原始神经外胚层肿瘤（primitive neuroecto-dermal tumor，PNET）又称原始神经外胚叶肿瘤，是一种罕见起源于原始神经管胚基细胞的高度恶性小圆细胞性肿瘤，具有多向分化潜能。按照肿瘤的起源部位分为中枢型PNET（central PNET，cPNET）和外周型 PNET（peripheral PNET，pPNET）。

【流行病学】可见于任何年龄，男性稍多于女性。cPENT多见于10岁以下儿童，约占颅内肿瘤的3.3%，pPNET多发于20～30岁，约占软组织肿瘤的1%。值得一提的是PNET大部分发生于白种人及西班牙裔儿童和青少年，而在非洲裔及亚裔儿童中则非常罕见，这提示了该疾病遗传学基础的重要性。

【发病机制】尚不明确，主流观点认为其是由基因及染色体变异所导致的原始神经细胞分化异常所致，也有观点认为其可能来源于骨髓腔及周围软组织的原始间质细胞。

【临床表现】cPNET主要发生于幕上，或在检查中被偶然发现，或可表现为头痛、恶心、呕吐、视力障碍等颅内高压症状；发生在颅后窝则有共济失调等症状，发生在椎管可表现为局部疼痛、强迫体位、乏力、肌力减弱、浅深感觉障碍；累及马尾时可有括约肌功能障碍。cPNET还有可能通过脑脊液循环在蛛网膜下腔内播散转移。CT检查肿块多成类圆形或有分叶，边界较清，周围无明显水肿，内部可见囊变、坏死，增强后可见不均匀强化。MRI上通常表现为T$_1$WI稍低或等信号，T$_2$WI等信号或稍高信号，肿物占位效应明显，与其他常见颅内肿瘤T$_2$WI多成高信号不同；FLAIR序列上多呈等或高信号；DWI上多呈高信号，增强后可见肿物明显不均匀蜂窝状强化。起源于脑膜的PNET，影像学上可能不易与脑膜瘤相区别，但患者发病年龄小、瘤体内部出血坏死多见、疾病进展快、邻近颅骨常有侵犯，一般不致长时间误诊。

pPNET多见于四肢、躯干、椎旁区及胸壁等部位的软组织及骨组织，偶见于胰腺、肾、胆囊、肠系膜、卵巢、睾丸等。其临床表现与发病部位密切相关。发生于四肢及躯干的PNET往往表现为肿块，肿块增大可出现相应部位的疼痛；发生于胸壁的PNET称之为Askin瘤，可出现胸腔积液；发生在胸腹盆腔内脏器时，可有相应脏器功能障碍及占位的表现；发生在骨时主要表现为骨质破坏及周围软组织肿胀明显，骨质破坏区骨膜反应少见，部分病例可见骨质硬化；发生在椎管内的肿瘤可沿椎间孔向椎旁周围软组织侵犯，邻近椎体常遭到破坏。

【病理诊断】PNET的诊断有赖于病理。大体病理上cPNET常为圆形或结节样的囊实性肿物，而pPNET常为鱼肉状灰红色肿物，也可有囊变、出血、坏死及钙化。镜下表现均为排列紧密、大小一致的小圆细胞，呈条索状、片状或巢状排列，细胞核质比例高，细胞核深染，多见核分裂象。30%～80%病例可见Homer-Wright假菊形团结构，为PNET的特征性表现及重要诊断依据。免疫组化结果与肿瘤细胞的不同分化方向有关，具有神经元分化潜能时可表达NSE、S-100、NF，具有胶质细胞分化潜能时可表达GFAP阳性；Vim阳性见于分化差的肿瘤细胞。CD99在PNET中的表达率可达90%以上。cPNET与髓母细胞瘤在光镜下形态高度相似而不易鉴别，但髓母细胞瘤由室管膜下基质细胞起源，发生于小脑，也可累及至幕上，而cPNET则多发生于幕上。肿瘤遗传学方面，约50%的髓母细胞瘤细胞有17号染色体长臂的等臂染色体，而cPNET罕见此改变，其染色体变异更多表现为14号及19号染色体长臂的丢失。也正是基于遗传学基础的不同，在WHO中枢神经系统肿瘤分类中不再将髓母细胞瘤列于PNET之下，而将两者并列于胚胎性肿瘤。

pPNET与ES在镜下及免疫组化上均有一定的相似性，两者均表现出CD99染色阳性，但ES细胞缺乏神经分化的证据而pPNET则表现出神经分化标志物阳性。在临床表现上，ES多见于长骨，而pPNET则多见于周围软组织。尽管有这些区别,然而两者遗传学基础类似,均具有相似的染色体易位形成融合基因。因此WHO分类将两者归为一类,统称为pPNET/尤文肉瘤家族。

【鉴别诊断】本病需要与淋巴瘤/白血病、Merkel细胞癌、转移性小细胞神经内分泌癌、转移性神经母细胞瘤、原发性或转移性横纹肌肉瘤、血管球瘤、小细胞性黑色素瘤等相鉴别。

【治疗】PNET发病部位不一,临床表现各异,且发病率低,因此缺乏大规模的治疗研究。手术被认为是PNET局部治疗的最佳方式,肿瘤能否完全切除与患者的预后直接相关。

PNET对放疗相对敏感,常用的放疗剂量及时间为50～60Gy/6周。已发生转移的患者可行姑息放疗以减轻局部症状。对于发生于椎管内的cPNET为预防脑转移,建议对全脊柱加头颅进行预防性照射。但对于2岁以内的儿童,考虑到放疗诱发二发肿瘤的可能性及对其生长发育的影响应谨慎采用。

化疗对本病有一定效果,常用的方案有大剂量顺铂、CAV(环磷酰胺+多柔比星+长春新碱)、CAVD(环磷酰胺+多柔比星+长春新碱+放线菌素D)、IE(异环磷酰胺+依托泊苷)等方案。辅助化疗可提高疗效,改善生存。但由于该病发病率低、异质性高及生存期短的特点,关于不同化疗方案之间的疗效差异尚无可靠数据。

【预后】PNET预后恶劣,大部分患者在确诊后2～3年死亡,已发生转移的肿瘤患者平均生存时间不足6个月。有良好预后因素的患者5年无病生存率为23%～55%,它们包括:肿瘤局限且体积小,原发部位局限且不在盆腔,血清LDH水平正常。术后1年内复发、骨或骨髓受累,3年的无病生存率<30%。

（邵 菲）

第十三节 碰撞癌

碰撞癌（collision carcinoma）是指两种恶性肿瘤共存于同一器官,但具有不同的组织学形态,彼此之间没有过渡区域。

【发病率】本病十分罕见,可发生于任一部位的任何年龄,高发年龄为65岁以上,男性多于女性。但在头颈部碰撞癌中,性别间无显著差异。

【发病机制】发病机制尚不清楚,可能由两种独立的肿瘤克隆细胞亚群发展而来,或是同源基因的两种肿瘤克隆细胞存在不同遗传表型,或遗传异质性使同一肿瘤克隆细胞发展为两种独立的组织学表现。

【临床表现】本病缺乏特异性临床表现,与单一癌相比,影像学改变无特征性。

【诊断】本病诊断存有争议,一般认为应符合以下标准:①组织学类型不同的恶性肿瘤成分独立存在;②两种肿瘤成分位置靠近,相互毗邻,可以混合但无移行性改变及中间过渡形态;③排除互为转移。如在甲状腺中可由鳞状细胞癌和乳头状癌组成、在皮肤中可由恶性黑色素瘤与鳞状细胞癌或基底细胞癌组成、在胃中可由胃绒毛膜癌和小细胞癌组成、在肾脏中可由嗜酸细胞瘤和乳头状肾细胞癌组成、在同一转移淋巴结中可由前列腺癌和膀胱尿路上皮癌组成等。

【鉴别诊断】碰撞癌术前诊断非常困难,组织活检很难同时获得两种组织成分,临床工作中通常需要与混合癌及多原发癌相鉴别。

1.混合癌（mixed carcinoma） 起源于同一肿瘤克隆细胞,在增殖过程中由于遗传基因的异质性使肿瘤克隆细胞向两个不同方向分化,肿瘤成分彼此之间有过渡或移形性改变。

2.多原发癌（multiple primary carcinomas） 完全独立的细胞群同时或异时发生于同一或不同器官,且有各自独特的病理特征。

【治疗】碰撞癌与单一癌在治疗原则上相似,以手术为主,辅以术后放化疗、靶向、免疫等综合治疗。Ryan等认为对碰撞癌的治疗应基于侵袭性或恶性程度更高的组织学成分,并结合患者的身体状态及意愿选择手术和适当的辅助治疗。因此,准确识别碰撞癌中两种肿瘤成分对指导临床治疗尤为重要。

【预后】由于本病罕见，预后尚存争议。有学者认为碰撞癌与单一癌相比，在总生存期，无进展生存期及复发转移率等方面均无显著差异，至少未出现预想中的叠加效应甚至优于单一癌。

（汤晓伟）

第十四节　遗传性乳腺癌–卵巢癌综合征

BRCA（breast cancer gene，乳腺癌基因）*1*、*BRCA2*均系抑癌基因，分别于1990年、1994年被发现，它们常被统称为*BRCA*。有明确的胚系*BRCA1*、*BRCA2*突变的乳腺癌、卵巢癌，称之为遗传性乳腺癌-卵巢癌综合征（hereditary breast cancer-ovarian cancer syndrome，HBOCS），2012年WHO乳房肿瘤分类对其有专门介绍但还没有给予疾病编码。

【流行病学】普通人群中携带*BRCA1*和*BRCA2*基因突变的比例范围为1/800～1/300。胚系突变的外显率，在乳腺癌为60%～80%，在卵巢癌为15%～40%。

遗传性乳腺癌（hereditary breast cancer，HBC）占全部乳腺癌的5%～10%，其中约30%的病例可检测到特定的突变基因。*BRCA1*、*BRCA2*突变最为常见，约占HBC的15%。其他易感基因有*TP53*、*CDH1*、*LKB1*、*PTEN*、*CHEK2*、*ATM*和*PALB2*等。*BRCA1*、*BRCA2*突变携带者在70岁前发生乳腺癌的累积风险是45%～85%，而一般人群仅为7%。其中，*BRCA1*突变携带者乳腺癌风险随年龄增长而下降，<40岁时为一般人群的30多倍，40～49岁发病率以每年3%～4%的速度增加，49岁之后基本保持恒定，>60岁时降至一般人群的14倍。*BRCA2*突变携带者在50岁前乳腺癌风险同一般人群相同，50岁后快速上升。男性*BRCA1*、*BRCA2*突变携带者一生中乳腺癌风险为1.2%～8%，发病高峰在30～40岁，以BRCA2携带者居多。我国人群数据显示，*BRCA*总突变率为5.3%，*BRCA1*、*BRCA2*突变携带者乳腺癌发生风险在79岁前分别为37.9%和36.5%。

10%～15%的卵巢癌属于遗传性卵巢癌（hereditary ovarian cancer，HOC），HOC同样以*BRCA1*、*BRCA2*突变最多。*BRCA*突变携带者70岁前发生HOCS的风险分别为39%～46%和10%～27%，均远高于普通人群的1.4%。初诊平均年龄53岁，而散发性卵巢癌平均年龄为58岁。HOC在40～50岁的卵巢癌中占18.4%，但在40岁以下的卵巢癌中仅占4.2%。HOCS发病年龄较低主要归因于*BRCA1*，*BRCA2*相关卵巢癌罕见于50岁之前，60%的患者>60岁，平均57.5～60岁。*BRCA2*突变与10%左右的HOC有关，突变率为5%～10%，但散发性卵巢癌中也有3%左右为*BRCA2*突变。

【发病机制】*BRCA1*位于17号染色体长臂（17q21），由22个编码外显子和2个非编码外显子构成，其编码的蛋白由1863个氨基酸构成；*BRCA2*位于13号染色体长臂（13q12～13），由27个外显子组成，其编码蛋白由3418个氨基酸构成。正常生理状况下，*BRCA1*和*BRCA2*基因编码蛋白参与DNA损伤的修复和转录的调控，抑制肿瘤的生长，这两个基因的作用不尽相同却又互补。

*BRCA*基因突变有胚系突变（germline mutation）和体系突变（somatic mutation）两种形式，前者来源于生殖细胞，常致机体所有细胞都带有突变，为常染色体显性遗传。后者发生于肿瘤细胞，为非遗传性突变。在乳腺癌、卵巢癌中检测到的*BRCA*突变，20%左右是由于体系突变引起，它可致DNA损伤修复能力下降，尤其是同源重组受损，使肿瘤细胞对以铂类药物为基础的化疗较未突变者有更高的反应率。

*BRCA*突变种类多达2000多种，突变的类型主要有移码突变、错义突变、无义突变和大片段重排等。并非所有的*BRCA*突变都有致病性，只有致病性突变才有临床意义。其他4个等级的突变有可能致病性、意义未明、可能良性、良性。

对突变的致病性与非致病性的判读，在检验和临床都还有许多问题有待解决。

【临床表现】HBOCS的症状体征与散发性乳腺癌、卵巢癌相同，但在病理类型、复发特征及肿瘤等方面有其特征。

BRCA1 突变相关的HBC，10%～39%为三阴型乳腺癌，髓样癌较多见而浸润性小叶癌和导管癌较少。*BRCA2* 突变相关的HBC，75%以上为Luminal A型。散发性乳腺癌发生对侧乳腺癌的累积风险为3%～5%，而 *BRCA1*、*BRCA2* 分别为40%～65%和42%～61%，多发生在原发乳腺癌确诊后的10年内。首诊时年龄越小对侧乳腺癌发生风险越高，<40岁、41～50岁及>50岁者25年内对侧乳腺癌的发生率分别为62.9%、43.7%和19.6%。

BRCA 突变相关的HOC发病年龄平均为53岁，较散发性卵巢癌年轻5岁。病理类型绝大多数为高级别的浆液性腺癌，黏液性癌非常少见（<1%）。患者可能合并有乳腺癌、结直肠癌、子宫内膜癌等肿瘤。HOC的手术及病理分期与散发性卵巢癌无明显差异。

【诊断】HBOCS的诊断步骤与散发性乳腺癌、卵巢癌相同，只是要在下列情况之一时考虑到 *BRCA1*、*BRCA2* 基因检测：①家族中已有 *BRCA1*、*BRCA2* 突变或者其他癌症易感基因者；②患者本人年龄≤45岁，三阴型乳腺癌≤60岁，或近亲中有≥1位任何年龄的乳腺癌、胰腺癌、前列腺癌（Gleason评分≥7分）；③初诊时任何年龄，近亲中有≥1位乳腺癌初诊时年龄≤50、>2位任何年龄的乳腺癌、≥1位卵巢癌、>2位任何年龄的胰腺癌和（或）前列腺癌（Gleason评分>7分）。肿瘤细胞中有 *BRCA* 突变有可能是体系突变，需要检测外周血白细胞中 *BRCA* 有无以证实或排除胚系突变。

【治疗】HBOCS治疗原则与相同病理类型的散发性乳腺癌、卵巢癌没有本质区别。稍有不同的是，HBC如果行保乳术同侧乳腺癌复发率较高，但对长期生存没有影响。三苯氧胺降低乳腺癌的风险仅限于 *BRCA2* 携带者。复发转移卵巢癌的治疗要更多考虑铂类化合物为主的化疗，但铂类药物用于新辅助化疗是否有优势研究尚不充分。聚二磷酸腺苷核糖聚合酶（poly ADP-ribose polymerase，PARP）抑制剂用于铂类治疗有效卵巢癌的维持治疗，可能延长无进展生存期，并且无须胚系突变。PARP抑制剂也可用作其他药物失败后的替代药物。至于乳腺癌，需要有胚系突变方能显示PARP抑制剂的优势。

【预后】HBC和散发性乳腺癌相比，是否有更差的预后，意见尚未统一，目前还不能单独作为预后指标。相反，*BRCA* 突变的三阴型乳腺癌预后优于散发性患者。

HOC较散发性卵巢癌有更好的无进展生存及总生存，中位总生存比后者多27个月，可作为预后良好的指标之一，其原因或与突变患者对铂类化疗敏感有关。*BRCA2* 突变相关的卵巢癌比 *BRCA1* 突变相关者预后更好，5年生存率分别为54%和44%，更优于散发性卵巢癌（36%）。

【随访】随访的内容、频率和持续时间与散发性乳腺癌、卵巢癌相同。与 *BRCA1* 或相关的HBC患者，10年内发生卵巢癌的风险分别为12.7%、6.8%。预防性对侧乳腺切除术可降低对侧乳腺癌的发生率，但无足够证据证明其能提高生存率。

HBOCS患者的亲属发生肿瘤的概率明显高于一般人群，其预防措施和突变基因检测的指征参见有关指南和（或）共识。

（王小磊）

第十五节　伴t（15;19）易位的癌/NUT癌

1991年Kees等相继报道2例胸腺未分化癌的年轻女患者，核形分析显示瘤细胞染色体t（15；19）易位，首次提出染色体基因易位与人类实体肿瘤的发生密切相关。2003年，French等在嗅结构域蛋白（bromodmain，BRD）4基因研究的基础上，阐明BRD4-睾丸核蛋白（the nuclear protein of the testis，NUT）融合基因在高侵袭性癌的发生机制。2004年，French率先提出"伴有*NUT*基因重排的中线癌"即NUT中线癌（NUT midline carcinoma，NMC）的概念，同年的WHO胸腺瘤分类将其命名为伴t（15；19）易位的癌。

【发病率】目前文献主要为病例报道和样本量较少的临床研究。由于对NMC的了解很少，真实的发生率还不清楚。

【发病机制】*NUT*基因位于15q14，正常时仅在睾丸组织和表达。NMC大都有t（15；19）（q14；p13），几乎整条*NUT*基因与位于19p13的*BRD4*基因重排，形成*BRD4-NUT*融合基因；约1/3的病例*NUT*基因与*BRD3*或其他基因融合，导致异常的组蛋白乙酰化，从而阻止细胞分化，促进癌细胞生长。在体外实验中，使*BRD-NUT*表达沉默后，人NMC细胞可转化为成熟鳞状上皮细胞，肿瘤细胞停止增殖。

本病病因尚不明确，一般认为与EB病毒及人乳头状瘤病毒感染无关，也不同于某些鳞状细胞癌的发生与环境因素相关。患者常无吸烟史。

【临床特征】已报道的年龄范围为3～78岁，平均47岁，近90%的病例发生于40岁以前，而儿童及青少年占70%左右。没有明显的性别差异。

本病绝大部分发生于膈肌以上的中线器官，如头颈部及胸腺。偶见发生于骨、膀胱、腹膜后、胰腺及唾液腺。其另一特点是侵袭性很强，许多病例在就诊时就已经发生远处转移，最常见转移部位是淋巴结、骨、肺、胸膜及皮肤与皮下软组织。位于纵隔内的肿瘤常出现上腔静脉综合征及胸腔积液。鼻腔鼻窦的肿物常伴有颅内浸润。

【诊断】单纯形态学无法确诊，且易误诊未分化癌或低分化鳞状细胞癌。肿瘤常由灶片状的黏附性小的圆形/卵圆形细胞组成。细胞的胞质较少，细胞核内为泡状或细颗粒状染色质。瘤细胞常有1～2个明显的核仁，核分裂易见，常伴有坏死。瘤细胞常有不同程度的鳞状上皮分化，具有特征性的是"鳞状上皮突然分化"现象：即不成熟、分化较差的细胞突然过度为分化较好的成

熟鳞状上皮细胞巢，可有角化物形成，有时会出现类似胸腺小体的结构，而没有出现鳞状上皮层次的逐渐分化。

本病须通过免疫组化证实。免疫表型表现为角蛋白阳性或单一的鳞状上皮标志阳性，NUT抗体标志阳性（≥50%）即可确诊。当瘤细胞为局灶性NUT抗体阳性（<50%）或NUT阴性表达，或需进一步明确NMC亚型时，应进行FISH等进一步检测。FISH可以检测所有NMC亚型，而RT-PCR目前只能检测BRD4-NUT或BRD3-NUT。

【鉴别诊断】需要与本病鉴别的肿瘤有以下几种。

1.未分化癌或低分化鳞状细胞癌 均具有高侵袭性，组织学形态相似，但NUT抗体标记阴性。两者的预后均很差。

2.淋巴上皮癌 肿瘤细胞呈不规则岛状、实性片状、梁状和单个瘤细胞，瘤细胞密集混合于淋巴细胞中，与中线癌瘤细胞的松散排列及间质淋巴细胞浸润有相似之处。但此瘤的瘤细胞常呈合体状，细胞边界不清，胞核常为空泡状。可见居中的明显的大核仁。坏死及间质纤维组织增生不常见。NUT抗体标志阴性，EB病毒编码的RNA（EBV-encoded RNA）原位杂交阳性。

3.恶性黑色素瘤 由混合性的上皮样细胞及梭形细胞组成，具有明显的核仁，且多数胞质内有多少不等的黑色素颗粒，无角化现象。免疫组化染色vimentin、S-100蛋白及Melan-A阳性表达，HMB-4有不等量的表达，CK及NUT抗体标记阴性。

4.嗅神经母细胞瘤 高级别嗅神经母细胞瘤很难在形态上与中线癌相鉴别，需结合病变部位及免疫组化染色与中线癌相鉴别。一般而言，嗅神经母细胞瘤大都一致性表达NSE、Syn，支持细胞S-100蛋白阳性表达，而CK及vimentin常阴性，或散在小灶状阳性。NUT抗体标志阴性。

5.原始神经外胚层肿瘤 两者的细胞大小均一致，胞质较少，核质比较高，核分裂象常见，呈片状分布，但PNET无鳞状分化，细胞核染色质较细腻。免疫组化染色示肿瘤细胞CD99阳性，有些病例可表达神经内分泌标志物，如CgA、Syn和S-100蛋白，而CK一般可呈局灶阳

性。NUT抗体标记阴性。

【治疗】本病被发现的时间不长且病例罕见，尚无成熟的治疗方案。因病情进展迅速，诊断时多为晚期，放、化疗是主要的治疗手段，仅有很少的局限期患者能行手术切除。化疗方案参考头颈部肿瘤、非小细胞肺癌、淋巴瘤、生殖细胞肿瘤和肉瘤方案，药物包括铂类、蒽环类及烷化剂。

【预后】本病预后恶劣，有文献报道中位生存时间为6.7个月。1年和2年的PFS分别为15%和

9%，OS分别为30%和19%。在放疗病例中，低剂量组（≤52.2Gy）与高剂量组（＞52.2Gy）在PFS和OS未观察到差异。单药或多药联合化疗未能改善预后。完整的手术切除能提高PFS及OS。远处转移或来源于胸部的NMC生存时间最短。有报道本病的其他亚型的预后要好于*BRD4-NUT*基因重排的病例。

（李　超）

第十六节　李-佛美尼综合征

李-佛美尼综合征（Li-Fraumeni syndrome，LFS）又译作李-法美尼综合征，是一种十分罕见的以多发性肿瘤为特征的常染色体显性遗传性肿瘤综合征，1969年由华裔医学家李佩和Fraumeni Jr首先描述，1982年Pearson首次命名，1990年Malkin发现*TP53*胚系突变是LFS的主要致病因素。

【发病率】胚系*TP53*突变率估计为1/20 000～1/5000，在LFS患者中为56%～74%，在类李-佛美尼综合征（Li-Fraumeni-like syndrome，LFL）为16%～33%。携有该突变的人群中，外显率即出现肿瘤在30岁和40岁时分别为50%和90%。男性一生患恶性肿瘤的概率为73%，女性则几乎为100%。LFS在家族性遗传性肿瘤中约占17%，男性与女性发病率相当。本病非常罕见，截至2016年4月，国际癌症研究会（IARC）数据库只收集到891例，国内只有个案报道。

【发病机制】*TP53*是一种肿瘤抑制基因，位于17p13.1，由11个外显子及10个内含子组成，该基因编码P53蛋白，后者是一种转录因子，控制细胞周期的启动。野生型*TP53*通过细胞周期阻滞、受损DNA修复、诱导凋亡、细胞衰老等方式维持基因组的稳定性及完整性。*TP53*胚系细胞突变，细胞内DNA损伤难以修复，肿瘤发生率大大增加。

【临床表现】本病主要特征为：①发病年龄小，30岁前出现恶性肿瘤者占50%；②累积发病率高，携带者至70岁患肿瘤的机会可达90%；③同时或先后发生多部位原发性癌或肉瘤，发生第二、三、四肿瘤的机会分别为15%、4%、2%。其中乳腺癌、软组织肉瘤、骨肉瘤、脑肿瘤、肾上腺皮质癌发病率占该综合征的近70%，它们被称为LFS的核心肿瘤。肺癌、白血病、结直肠癌、皮肤癌、胃癌等，也可见于本病患者。

1.乳腺癌　为LFS综合征第一好发肿瘤，占27.31%，患者全部为女性。其特征是：发病年龄早但不会发生在月经来潮前，肿块常＞5cm，腋窝淋巴结转移多，导管原位癌多见，浸润性乳腺癌多为高分化。HER2阳性可达83%，而在没有*TP53*基因突变的年轻女性乳腺癌只有16%。雌激素和孕激素受体阳性的频率没有明显差异。＜30岁无家族史的乳腺癌，*TP53*胚系突变率为5%～8%。本病需要与*BRCA1*、*BRCA2*突变的遗传性乳腺癌-卵巢癌综合征相鉴别。

2.肉瘤　在LFS综合征中居第二位，占13.14%，各种类型的软组织肉瘤及骨肉瘤均可发生，但ES、胃肠间质瘤、硬纤维瘤和血管肉瘤未见报道。来自IARC数据库与监测、流行病学和最终结果（Surveillance，Epidemiology，and End Results，SEER）数据库的肉瘤研究资料表明，发病年龄呈双峰，第一个高峰在青少年时期，第二个高峰在20～40岁，67%的患者发病年龄＜20

岁，4.4%在50岁后发病。而非*TP53*胚系突变者20岁前发病只有11.9%，50岁后发病占62.7%。国际肉瘤家系研究（The International Sarcoma Kindred Study，ISKS）表明，成年肉瘤患者*TP53*胚系突变率约4%。

3.脑肿瘤　在LFS综合征中占12.35%，胶质母细胞瘤和星形细胞瘤最常见，髓母细胞瘤、室管膜瘤和脉络丛乳头状癌也有报道。脉络丛乳头状癌与*TP53*胚系突变关系更为密切。脑肿瘤的年龄也有双峰特点，发病的第一个高峰是儿童，以髓母细胞瘤和原始神经外胚层肿瘤为主。第二个高峰是30~40岁，主要是星形细胞瘤。

4.肾上腺皮质癌　在LFS综合征中占11.56%。*TP53*胚系突变相关的肾上腺皮质癌几乎无一例外地发生在儿童，中位年龄4.8岁。这与散发性肾上腺皮质癌不同，后者各个年龄段均可发生，高峰在40岁以上。

5.其他　<40岁的结直肠癌患者，*TP53*胚系突变率约1.3%，胰腺癌约0.14%。LFS相关结直肠癌需要与Lynch综合征相鉴别。

【诊断】除发病年龄较早外，各肿瘤的临床表现及诊断与对应的肿瘤相同，诊断重点在于确定或排除LFS。

符合以下全部条件应考虑LFS的存在：①45岁前发生肉瘤；②至少有1个一级亲属在45岁前患癌；③二级亲属45岁前患癌或任何年龄段患肉瘤。确诊LFS须行*TP53*基因突变检测，但并非所有根据临床标准诊断出的LFS都可检测到*TP53*基因突变或异常，患者可能有其他基因突变或有尚未被认知的基因突变，也可能只是偶然发生的情况。如未检出突变，可接受多基因检测或个体化诊疗。另一方面，*TP53*突变也见于散发肿瘤，它可能是胚系突变也可能是体系突变，需要慎重解读，可疑患者应进行验证性检测。

部分患者有LSF特征，但不符合上述LFS标准，称之为LFL，其临床诊断应符合以下全部条件：①儿童期患恶性肿瘤或45岁前确诊肉瘤、脑肿瘤、肾上腺皮质癌中的任何一种；②一级或二级亲属任何年龄段患有LFS核心肿瘤；③一级亲属或二级亲属60岁前确诊任何癌。确诊同样要行*TP53*基因突变检测。

*TP53*基因突变筛查标准：本病具有家族聚集性，患者与亲属的亲缘关系是，一级亲属：父母、兄弟姐妹和子女；二级亲属：祖父母、姑姨、叔伯舅、侄女、侄子、孙子和同父异母或同母异父的兄弟姐妹；三级亲属：曾祖父母、姨奶奶、舅姥爷、曾孙、第一代堂（表）兄妹、庶出的叔叔阿姨。LFS或LFL患者的直系亲属，NCCN建议采用2015年版Chompret标准，即符合以下任一条件即可考虑*TP53*基因突变筛查：①先证者46岁前明确诊断为乳腺癌、骨与软组织肉瘤、中枢神经系统肿瘤、肾上腺皮质肿瘤、白血病或细支气管肺泡癌中的任意一种，并至少有1名一级或二级亲属56岁前明确诊断为LFS谱系疾病（若先证者罹患乳腺癌则家系中不包括乳腺癌）或在任何年龄患有多原发肿瘤；②先证者罹患多发肿瘤（多发乳腺癌除外），其中2种是LFS谱系疾病，最早发现的肿瘤于46岁前发病；③先证者罹患肾上腺皮质癌或脉络丛癌或胚胎性未分化型横纹肌肉瘤，无论任何年龄及有无家族史；④先证者31岁前确诊乳腺癌。

【治疗】治疗参照各部位相应肿瘤。患者常需接受多部位多次手术，切除原发病灶及转移病灶。辐射诱发第二原发肿瘤风险在LFS患者中更高，放疗应尽可能避免。

【随访】LFS患者在任何年龄段都可能发生多器官恶性肿瘤，需要密切随访，早期发现肿瘤并积极干预，以改善患者预后。相应的预防措施有以下几种。

1.乳腺　①18岁开始了解乳腺癌相关知识，定期乳腺自检；②20~25岁开始乳腺体检，每年1~2次；③20~29岁，每年乳腺MRI检查，如果没有MRI，可以行乳腺钼靶摄片；④30~75岁，每年行乳腺钼靶及MRI检查；⑤75岁以上，酌情随访；⑥已接受乳腺癌治疗的患者，残留及对侧乳房也应该每年接受乳腺钼靶及MRI检查；⑦可以考虑乳房预防性切除，降低乳腺癌风险。

2.其他部位　①告知患者常见肿瘤的症状；②每年皮肤检查；③根据家族肿瘤发病情况，制订相应随访方案；④25岁开始，每2~5年行结肠镜检查，如果家族有结直肠癌患者在25岁前发病，检查时间可以提前；⑤脑部检查，包括神经系统体检及影像学检查；⑥每年全身MRI检查；⑦个人史或家族史提示有遗传性肿瘤综合征可能者，推荐行多基因检测。

（李孝鹏）

第十七节 良性转移性平滑肌瘤

良性转移性平滑肌瘤（benign metastasizing leiomyoma，BML）主要发生在子宫平滑肌瘤切除术和（或）子宫切除术后的育龄妇女，绝经后妇女也有报道。在原发病灶不明转移癌或性质不明占位病灶的鉴别诊断中，需要考虑到本病的存在。

【发病率】BML临床罕见，见于文献的均为短篇或个案报道。

【发病机制】BML的发病机制尚不明确，多数观点认为是子宫平滑肌瘤细胞经血行转移的结果。有学者认为子宫平滑肌瘤本身可能有一定的侵袭性，至于转移灶中没有恶性肿瘤的组织学特征，可能与转移过程中肿瘤细胞发生了恶性向良性的转化。子宫以外的平滑肌瘤绝大多数ER阴性，而BML大多数ER、PR阳性，这些激素可能促进BCL-2蛋白的过表达，导致子宫外平滑肌组织的过度增生。也有观点认为BML是多中心性平滑肌细胞增生的结果。

【临床表现】BML可发生在心脏、乳房、肝脏、食管、气管、四肢肌肉、皮肤、脊柱和中枢神经系统，但最多见的是肺部。BML肺转移多出现在子宫肌瘤术后，时间自1个月到20年不等，平均为14.9年。大多数患者无自觉不适，通常在体检中无意被发现。一些患者可能会出现非特异的肺部症状，包括呼吸短促、咳嗽、喘息和胸痛等。发生在其他部位的转移，可能有相应的症状与体征。

【诊断】在BML肺转移，胸部X线片或CT多表现为双肺多发结节，大小约数毫米到数厘米，边界清楚，无钙化，一般没有胸腔积液和纵隔淋巴结肿大。PET-CT有助于了解肺及肺外有无核素高摄取病灶并引导穿刺或手术活检。

病理检查可见肿瘤由增生平滑肌细胞组成，无核异型性，不侵入周围组织。肌动蛋白、ER、PR阳性，Ki-67阴性或<5%。大多数BML不表达或低表达HMB-45、EMA、S-100，CD10、CD117、TTF-1、BCL-2、GPAP、钙蛋白、细胞角蛋白及嗜铬粒蛋白阴性。

【鉴别诊断】BML可发生在身体的各个部位，成年女性有原发病灶不明转移癌或不明性质的占位病灶，均需要认真询问有无子宫平滑肌瘤及相应治疗史，没有病史者也应进行子宫的检查，以除外BML的可能。

BML最多发生在肺部，影像学表现为肺内多发结节时，需要排除意外发现的肺腺癌，并与其他肿瘤的肺转移、肺结核、肺吸虫病、淋巴管肌瘤病、硬化性血管瘤、轻链沉积病、肉芽肿性结节、真菌感染等相鉴别。

组织病理检查需与平滑肌肉瘤、神经鞘瘤、胃肠间质瘤、胃肠外间质瘤、肺淋巴管平滑肌瘤病、低级别子宫内膜间质肉瘤伴平滑肌和肌纤维母细胞分化、孤立性纤维瘤等相鉴别。

【治疗】BML可酌情选择观察、手术，无手术指征的可以采用药物治疗。

1.观察随访　BML可能随着体内激素水平的变化而缩小或消除，因此发展缓慢没有症状者可选择密切随访。

2.手术　胸腔镜手术使创伤大为减轻，兼有明确诊断和治疗的双重作用。

3.内分泌治疗　BML为激素依赖性肿瘤，雌激素受体阻滞剂和芳香酶抑制剂、双侧附件切除术均可酌情使用。药物治疗的剂量、疗程多参照乳腺癌。

【预后】BML预后相对较好。影响预后的因素有子宫平滑肌瘤与转移灶的时间间隔长、病灶<3个、肿瘤组织激素受体阳性率高。BML术后有可能再次出现转移，需定期随访。

（杨　震）
（审稿　蒿艳蓉　李　明）

参考文献

《BRCA数据解读中国专家共识》编写组. BRCA数据解读中国专家共识. 中华病理学杂志, 2017, 46(5):293-297.

陈军, 郑一枫, 陈娟, 等. 脑膜原发性尤文肉瘤/原始神经外胚层肿瘤的临床特点及治疗分析（附12例报告）. 中华神经外科杂志, 2019, 35(5):454-458.

陈请国, 褚汉启, 陶雁玲, 等. 下咽上皮-肌上皮癌二例. 中华耳鼻咽喉头颈外科杂志, 2015, 50(11).

郭亮侬, 刘小青, 李航, 等. 乳房外Paget病75例临床病理特点分析. 中华医学杂志, 2015, 95(22):1751-1754.

韩安家, 阎晓初, 王坚. 软组织肿瘤病理诊断免疫组化指标选择专家共识（2015）. 临床与实验病理学杂志, 2015, 31(11):1201-1204

韩静, 高献争, 魏建国, 等. 原发肺腺样囊性癌59例临床病理学特征及预后因素分析. 中华病理学杂志, 2019, 48(3):204-208.

景治涛, 刘佳, 班允超, 等. 颅内恶性黑色素瘤的诊断和治疗：15例报告. 中华神经外科疾病研究杂志, 2014, 14（3）：259-262.

李燕, 邓文英, 李宁, 等. 头颈部腺样囊性癌的临床特征治疗策略和预后. 中华肿瘤杂志, 2019, 41(12):932-936.

刘卫硕, 蒋建伟, 惠国帧. 神经垂体颗粒细胞瘤的临床病理分析. 中华神经外科疾病杂志, 2018, 17(3):224-227.

刘新丽, 杨聪颖, 张昶, 等. 乳腺颗粒细胞瘤临床病理学特征及生物学行为. 中华内分泌外科杂志, 2019, 13（3）：237-240.

刘勇, 桑新亭, 高维生, 等. 肝脏原发上皮-肌上皮癌首例报告. 中华外科杂志, 2006, 44(21):1477-1479.

倪松, 朱一鸣, 王健, 等. 头颈部上皮-肌上皮癌的诊治分析. 中国耳鼻咽喉头颈外科, 2015(11):563-565.

裴炜, 周海涛, 陈佳楠, 等. 64例肛管直肠恶性黑色素瘤外科治疗及预后因素分析. 中华胃肠外科杂志, 2016, 19（11）：1305-1308.

任为正, 苏茂生, 杜晓霞, 等. 胃肝样腺癌25例. 中华肝胆外科杂志, 2016, 22(10):665-667.

王杰, 于伟杰, 王昕, 等. 乳腺派杰氏病的临床病理特征及预后. 中华肿瘤杂志, 2018, 40(7):523-527.

吴秀伟, 宋耕. 恶性黑色素瘤//陈振东, 王雅杰, 唐金海, 等. 肿瘤综合治疗学. 合肥：安徽科学技术出版社, 2015: 535-550.

胥子玮, 黄远健, 封益飞, 等. 肝样腺癌的临床及病理学特点分析. 中华外科杂志, 2019, 57(2):139-141.

杨晓群, 于宝华, 杨文涛. 乳腺转移性恶性黑色素瘤临床病理学观察. 中华病理学杂志, 2012, 41（3）：188-189.

张帆, 张伟, 许增祥, 等. 乳腺肌上皮癌3例临床病理特征分析. 临床与实验病理学杂志, 2016, 32（1）：34-

38.

张晓平, 胡培珠, 申淑景, 等. 87例肺黏液表皮样癌患者的临床病理特征和预后分析. 中华肿瘤杂志, 2018, 40(6):452-455.

中国临床肿瘤学会指南工作委员会. 中国临床肿瘤学会（CSCO）中国黑色素瘤诊疗指南. 北京：人民卫生出版社, 2019.

Abufaraj M, Foerster B, Schernhammer E, et al. Micropapillary urothelial carcinoma of the bladder: A systematic review and meta-analysis of disease characteristics and treatment outcomes. Eur Urol, 2019, 75(4):649-658.

Albares Saavedra J, Hruban RH, Klimstra DS, et al. Invasive adenocarcinoma of the ampullary region//Bosman FT, Carneiro F, Hruban RH, et al. WHO Classification of tumours of the digestive systemM. 4th ed. Lyon: IARC, 2010:87-91.

Antonescu CR, Ladanyi M. Desmoplastic small round cell tumour// Fletcher CDM, Bridge JA, Hogendoorn PDC, et al. WHO classification of soft tissue and bone tumoursM.M. 4th Ed. IARC, Lyon, 2013: 225-227.

Birch . Garber Li-Fraumeni syndrome//Lakhani SR, Ellis IO, Schnitt SJ, et al. WHO Classification of tumours of the breastM. 4th Ed. IARC, Lyon, 2012: 183-185.

Boer FL, Ten Eikelder MLG, Kapiteijn EH, et al. Vulvar malignant melanoma: Pathogenesis, clinical behaviour and management: Review of the literature. Cancer Treat Rev, 2019, 73:91-103.

Brandwein-Gensler M, Bell D, Inagaki H, et al. Mucoepidermoid carcinoma//Ei-Naggar AK, Chan JKC, Grandis JR et al. WHO classification head and neck tumours. 4th Ed. IARC, Lyon, 2017:163-164.

Cameselle Teijeiro JM, Albores Saavedra J, Baloch ZW, et al. Mucoepidermoid carcinoma//loyd RV, Osamura RY, Kioppel G, et al. WHO classification of tumours of endocrine organs. 4th ed. Lyon: IARC, 2017:117-118.

Chen S, Rui-Ming L, Tian Li. Pulmonary benign metastasizing leiomyoma: a case report and literature review. J Thorac Dis, 2014, 6(6):E92-E98.

Chirieac LR, French CA, Sholl L, et al. NUT carcinoma// Travis WD, Brambilla E, Burke AP, et al. WHO Classification of tumours of the lung, pleura, thymus and heart. 4th Ed, IARC, Lyon, 2015:97-98.

Citak EC, Yilmaz EB, Sagcan F, et al.Mucoepidermoid carcinoma in Warthin tumor of the parotis in childhood: A case report and review of the Literature. J Pediatr Hematol Oncol, 2019, 41(6):494-497.

Duplisea JJ, Petros FG, Li R, et al. Outcomes of

nonmetastatic micropapillary variant upper tract urothelial carcinoma. Urol Oncol, 2019 , 37(6):354.e19-354.

Ferrell JK, Mace JC, Clayburgh D. Contemporary treatment patterns and outcomes of salivary gland carcinoma: a National Cancer Database review. Eur Arch Otorhinolaryngol, 2019, 276(4):1135-1146.

Figarella-Branger D, Soylemezoglu F, Burger PC, et al. Central neurocytoma//Louis DN, Ohgaki H, Wiestler OD, et al. WHO classification of tumours of the central nervous system. 4th Ed. IARC, Lyon, 2016:156-158.

Flether CDM, Chibon F, Mertens F. Undifferentiated/ unclassified sarcomas// Fletcher CDM, Bridge JA, Hogendoorn PDC, et al. WHO classification of soft tissue and bone tumours. 4th Ed. IARC, Lyon, 2013: 236-238.

French CA. NUT Carcinoma: Clinicopathologic features, pathogenesis, and treatment. Pathol Int, 2018, 68(11):583-595.

Fukuda S, Fujiwara Y, Wakasa T, et al. Collision tumor of choriocarcinoma and small cell carcinoma of the stomach: A case report. Int J Surg Case Rep, 2017,37:216-220.

Gianferante DM, Rotunno M, Dean M, et al. Whole-exome sequencing of nevoid basal cell carcinoma syndrome families and review of Human Gene Mutation Database PTCH1 mutation data. Mol Genet Genomic Med, 2018, 6(6):1168-1180.

Grignon DJ, Lloreta J, Al-Ahmadie H, et al. Infiltrating urothelial carcinoma //Moch H, Humphrey PA, Ulbright TM, et al. WHO Classification of tumors of the urinary system and male genital organs. 4th Ed. IARC, Lyon, 2016:89-90.

Grossman K, Beasley MB, Braman SS. Hepatoid adenocarcinoma of the lung: Review of a rare form of lung cancer. Respir Med, 2016, 119:175-179.

Gutzmer R, Solomon JA. Hedgehog pathway inhibition for the treatment of basal cell carcinoma. Target Oncol, 2019, 14(3):253-267.

Hettmer S, Teot LA, Kozakewich H, et al. Myogenic tumors in nevoid Basal cell carcinoma syndrome. J Pediatr Hematol Oncol, 2015, 37(2):147-149.

Ishikawa Y, Alvarez-Fernandez E, Aubry MC, et al.Mucoepidermoid carcinoma //Travis WD, Brambilla E, Burke AP, et al. WHO Classification of tumours of the lung, pleura, thymus and heart. 4th Ed, IARC, Lyon, 2015:99-100.

John AM, Schwartz RA. Basal cell naevus syndrome: an update on genetics and treatment. Br J Dermatol, 2016, 174(1):68-76.

Kakavand H, Wilmott JS, Long GV, et al. Targeted therapies

and immune checkpoint inhibitors in the treatment of metastatic melanoma patients: a guide and update for pathologists. Pathology, 2016, 48(2): 194-202.

Lauwers GY,Franceschi S, Carneiro F, et al.Gastric carcinoma//Bosman FT, Carneiro F, Hruban RH, et al. WHO classification of tumours of the digestive system (4th edition) M. Lyon: IARC, 2010: 52.

Lazar A. Granular cell tumour//Fletcher CDM, Bridge JA, Hogendoorn PCW, et al. WHO classification of tumours of soft tissue and bone. 4th Ed. Lyon, France: IARCP Press, 2013:178-179.

Le Loarer F, Pissaloux D, Coindre JM, et al. Update on families of round cell sarcomas other than classical Ewing sarcomas. Surg Pathol Clin, 2017, 10(3):587-620.

Lewis LS, El-Mofty SK, Nicolai P. Lymphoepithelial carcinoma//Adel KE,John KC,Jennifer RG,et al. WHO classification of head and neck tumours. 4th ed. Lyon, IARC, 2017:181-182.

Li YP, Chang K, Chen TW, et al. Primary Ewing family of tumor arising in the ovary: A case report. Int JGynecol Pathol, 2019, 38(5): 470-473.

Lian B, Cui CL, Zhou L, et al. The natural history and patterns of metastases from mucosal melanoma: an analysis of 706 prospectively-followed patients. Ann Oncol, 2017, 28(4): 868-873.

Lu VM, Goyal A, Alvi MA, et al. Primary intradural Ewing's sarcoma of the spine: a systematic review of the literature. Clin Neurol Neurosurg, 2019, 177: 12-19.

Lydiatt WM, Brandwein-Weber M, Kraus DH, et al. Mucosal melanoma of the head and neck//Amin MB. AJCC Cancer staging manualM. 8th ed. Chicago: American College of Surgeons, 2018:163-169.

Mai PL, Best AF, Peters JA, et al. Risks of first and subsequent cancers among TP53 mutation carriers in the National Cancer Institute Li-Fraumeni syndrome cohort. Cancer, 2016, 122(23):3673-3681.

Manfredini M, Pellacani G, Losi L, et al. Desmoplastic melanoma: a challenge for the oncologist. Future Oncol, 2017, 13(4): 337-345.

Mastoraki A, Schizas D, Giannakodimos I, et al. Malignant melanoma of the breast: controversies in the diagnosis and therapeutic management of a rare nosologic entity. Int J Dermatol, 2020, 59(9): 1057-1064.

Maziak DE. Biology of adenoid cystic carcinoma of the tracheobronchial tree and principles of management. Thorac Surg Clin,2018,28(2):145-148.

Mclendon R, Ng HK, Judkins AR, et al. Other CNS embryonal tumours//Louis DN, Ohgaki H, Wiestler OD, et al. WHO Classification of tumours of the central nervous system. 4th ed. Lyon: IARC, 2016:206-208.

Merna C, Kita A, Wester J, et al. Intraosseous mucoepidermoid carcinoma: Outcome review. Laryngoscope, 2018, 128(5):1083-1092.

Mimica X, Katabi N ,McGill MR, et al.Polymorphous adenocarcinoma of salivary glands. Oral Oncol, 2019, 95: 52-58.

Mobarki M, Dumollard JM, Dal Col P, et al. Granular cell tumor a study of 42 cases and systemic review of the literature. Pathol Res Pract, 2020, 216(4):152865.

Nakashima Y, de Pinieux G, Ladanyi M. Mesenchymal chondrosarcoma// Fletcher CDM, Bridge JA, Hogendoorn PDC, et al. WHO classification of soft tissue and bone tumours. 4th Ed. IARC, Lyon, 2013: 271-272.

NCCN clinical practice guidelines in oncology: head and neck cancers. 2020 V1. Available at: https://www.nccn. org/professionals/physician_gls/pdf/head-and-neck.pdf.

Nenclares P, Ap Dafydd D, Bagwan I, et al. Head and neck mucosal melanoma: The United Kingdom national guidelines. Eur J Cancer, 2020, 138: 11-18.

Nucci MR, Ganesan R, McCluggage WG, et al. Soft tissue tumours//Kurman RJ, Maria Luisa Carcangiu, Simon Herrington C,et al. WHO Classification of tumours of female reproductive organs. 4th Ed. IARC, Lyon, 2014:243-247.

Oda Y, Biegel JA. Extrarenal rhabdoid tumour// Fletcher CDM, Bridge JA, Hogendoorn PDC, et al. WHO classification of soft tissue and bone tumours. 4th Ed. IARC, Lyon, 2013: 228-229.

Pappo AS, Dirksen U. Rhabdomyosarcoma, Ewing Sarcoma, and other round cell sarcomas. J Clin Oncol, 2018,36(2):168-179.

Patel RM, Scolyer RA. Ewing sarcoma//Elder DE, Massi D, Scolyer RA, et al. WHO classification of skin tumours. 4th ed. Lyon: IARC, 2018:375.

Pereira DL, Corrêa MB, Santos-Silva AR, et al. Epithelial-myoepithelial carcinoma of the minor salivary glands: a case report and review of the literature Gen Dent，2016, 64(5):30-34.

Peris K, Fargnoli MC, Garbe C, et al. Diagnosis and treatment of basal cell carcinoma: European consensus-based interdisciplinary guidelines. Eur J Cancer, 2019, 118:10-34.

Petersson BF, Lewis JS, Bell D, et al. Nasopharyngeal carcinoma//Adel KE,John KC,Jennifer RG,et al. WHO classification of head and neck tumours. 4th ed. Lyon, Lyon: IARC, 2017:65-70.

Reis-Filho JS, Ellis IO. Invasive micropapillary carcinoma// Lakhani SR, Ellis IO, Schnitt SJ, et al. WHO Classification of tumours of the breast. 4th Ed. IARC, Lyon, 2012: 65-66.

Rosai J, Fagin JA, Piana S. et al. Papillary thyroid carcinoma//lloyd RV, Osamura RY, Kioppel G, et al. WHO classification of tumours of endocrine organs. 4th ed. Lyon: IARC, 2017:81-91.

Sapino A, Sneige N, Eusebi V. Adenoid cystic carcinoma// Lakhani SR, Ellis IO, Schnitt SJ, et al. WHO classifcation of tumours of the breast(4th edition). Lyon:IARC,2012:56-57.

Seidman JD, Pasini B, Bell DA, et al. Serous cystadenoma, adenofibroma and surface papilloma//Kurman RJ, Maria Luisa Carcangiu, Simon Herrington C,et al. WHO Classification of tumours of female reproductive organs. 4th Ed. IARC, Lyon, 2014:20-21.

Stemm M, Suster D, Wakely PE, J., et al. Typical and atypical granular cell tumors of soft tissue: A clinicopathologic study of 50 patients. Am J Clin Pathol, 2017,148(2):161-166.

Sun JY, Wu SG ,Chen SY, et al. Adjuvant radiation therapy and survival for adenoid cystic carcinoma of the breast. Breast,2017,31(24):214-218.

Tan A, Bieber AK, Stein JA, et al. Diagnosis and management of vulvar cancer: A review. J Am Acad Dermatol, 2019, 81(6):1387-1396.

Tarhini AA, Lee SJ, Hodi FS, et al. Phase Ⅲ study of adjuvant ipilimumab (3 or 10mg/kg) versus high-dose interferon alfa-2b for resected high-risk melanoma: North American Intergroup E1609. J Clin Oncol, 2020, 38(6): 567-575.

Tischkowitz M, Huang S, Banerjee S,et al. Small-cell carcinoma of the ovary, hypercalcemic type-genetics, new treatment targets, and current management guidelines. Clin Cancer Res, 2020,26(15):3908-3917.

Todo Y, Okamoto K, Suzuki Y, et al. Radicality of initial surgery for primary malignant melanoma of the vagina. Melanoma Res, 2016, 26(2): 173-180.

Torabi SJ, Benchetrit L, Spock T, et al. Clinically node-negative head and neck mucosal melanoma: An analysis of current treatment guidelines & outcomes. Oral Oncol, 2019, 92: 67-76.

Travis WD, Noguchi M, Yatabe Y, et al. Adenocarcinoma// Travis WD, Brambilla E, Burke AP, et al. WHO Classification of tumours of the lung, pleura, thymus and heart. 4th Ed, IARC, Lyon, 2015:26-37.

Vasconcelos I, Darb-Esfahani S, Sehouli J, Serous and

mucinous borderline ovarian tumours: differences in clinical presentation, high-risk histopathological features, and lethal recurrence rates. BJOG, 2016, 123(4):498-508.

Vogel WH. Li-Fraumeni Syndrome. Adv Pract Oncol, 2017, 8(7):742-746.

Weiner JP, Shao M, Schwartz D, et al. Patterns of care and survival outcomes in the treatment of esophageal melanoma. Dis Esophagus, 2017, 30(2): 1-6.

Wenig BM. Lymphoepithelial-like carcinomas of the head and neck. Semin Diagn Pathol, 2015, 32(1):74-86.

Wolchok JD, Rollin L, Larkin J. Nivolumab and ipilimumab in advanced melanoma. N Engl J Med，2017，377(25)：2503-2504.

Wong KS, Jo VY. Cytologic diagnosis of round cell sarcomas in the era of ancillary testing: an updated review. J Am Soc Cytopathol, 2018, 7(3):119-132.

NCCN clinical practice guidelines in oncolgy. Cutaneous melanoma. V4. 2020. Available at:http://www.nccn.org/professionals/physician_gls/pdf/melanoma.pdf.

Yang YL, Liu BB, Zhang X, et al. Invasive Micropapillary Carcinoma of the Breast: An Update. Arch Pathol Lab Med, 2016, 140(8):799-805.

Yigit S, Etit D, Hayrullah L, et al. Androgen receptor expression in adenoid cystic carcinoma of breast: a subset of seven cases. Eur J Breast Health,2020,16(1):44-47.

Zhan KY, Nicolli EA ,Khaja SF, et al. Lymphoepithelial carcinoma of the major salivary glands: Predictors of survival in a non-endemic region. Oral Oncol, 2016, 52(3)24-29.

第 22 章

有重要鉴别诊断意义的肿瘤（相关）性疾病

收集在本章中的肿瘤（相关）性疾病具有下列一个或多个特点：①良性疾病但经常形成占位性病变而易误诊为恶性肿瘤，例如，IgG_4相关性疾病、组织细胞坏死性淋巴结炎、结节病、淋巴管瘤、淋巴腺瘤、淋巴结内间皮细胞增生、肉芽肿性多血管炎、黄色肉芽肿、毛状息肉、腹茧症、Warthin瘤、冬眠瘤，其中有些可能诊断时即合并有恶性肿瘤，或在疾病发展过程中发生恶性转化。②基本是良性肿瘤，但少数情况下可能有复发转移或表现为恶性生物学行为而最终危及生命，例如，错构瘤、结节性硬化症、淋巴管平滑肌瘤病、Rosai-Dorfman病、色素沉着绒毛结节性滑膜炎。③良恶性取决于成熟程度或部位，例如，畸胎瘤、肥大细胞增生症。④可以发生在肿瘤或非肿瘤的疾病，例如噬血细胞综合征。⑤以肿瘤为主要特征的遗传性疾病，例如，Cowden综合征、Turcot综合征、冯·希佩尔-林道病。掌握这些疾病的诊断和治疗，在肿瘤临床实践中具有重要意义。

第一节　冬眠瘤

冬眠瘤（hibernoma）又称棕色脂肪瘤（brown fat tumor），是来源于棕色脂肪细胞的良性肿瘤。1906年Murphey等首先报道本病，并称其为"假脂肪瘤"。因形态相似于冬眠动物的冬眠腺，1914年Gery将其命名为冬眠瘤。

【流行病学】本病罕见，多见于成人，平均年龄18岁，60%发生于30～50岁，发生于2～18岁的仅占5%，60岁以上的占7%。男性略多见。

【发病机制】棕色脂肪负责分解引发肥胖的白色脂肪，可以加快人体新陈代谢，促进白色脂肪消耗。它存在于哺乳动物及人类胎儿期，在新生儿主要分布在肩胛间区、腋窝及颈后部等处，有帮助维持体温的作用。随着年龄增长，棕色脂肪会逐渐消失。

分子遗传学研究发现，冬眠瘤为近二倍体或假二倍体核型，肿瘤细胞存在染色体11q13和11q21结构异常，但染色体11q13异常也见于其他脂肪组织源性肿瘤如非典型性脂肪瘤和黏液性脂肪肉瘤，还见于口腔鳞癌。目前还没有结论性的遗传学改变来解释冬眠瘤的发生。

【临床表现】冬眠瘤可发生在身体各部位，常见为大腿部、躯干、头颈部，偶见于胸膜、腹膜后、腘窝。位于体表的冬眠瘤多发生于皮下软组织，约10%发生于肌肉间，肿瘤生长缓慢，直径通常在5～10cm，最大可达20cm。初期多无症状，肿瘤明显增大时可压迫周围器官而出现症状。体检可发现柔软、触诊有温热感的肿块。位于深部脏器的冬眠瘤，多为体检时偶然发现，有不足10%的病例发生于腹腔和胸腔内，甚至有报道发生于精索、胃、骨等罕见部位。

【诊断】X线检查无骨质异常及钙化，超声显示边界清晰的高回声团块，其内血流增多，尤其在深部病变中。CT检查可见肿瘤的组织密度介于皮下脂肪与骨骼肌之间，增强后出现轻度不均匀强化。MRI在T_1WI多为等或稍高信号，T_2WI为等信号，增强扫描强化明显，可见肿瘤内部非脂肪性间隔。PET-CT可见肿瘤区域^{18}F-FDG摄取增高。

病理检查瘤体表面有包膜，界清，质实，分叶状，切面呈棕色，是由于肿瘤含有显著的血管和丰富的线粒体所致。瘤细胞呈圆形、多角形，片块状排列，核小居中，胞质丰富，呈小空泡状或嗜酸性颗粒状，有时与普通脂肪瘤混合存在。冬眠瘤有4种类型：①经典型（82%），主要是棕色脂肪细胞变异；②黏液型（8%），伴大量黏液样变化和肌肉间浸润，主要发生于男性；③梭形细胞型（2%），是冬眠瘤和梭形细胞脂肪瘤的混合，由棕色脂肪细胞、成熟的白色脂肪细胞和带状的梭形细胞构成，主要发生在颈部皮下组织；④脂肪瘤样型（7%），在脂肪瘤内散在分布冬眠瘤细胞，通常发生于大腿部。肿瘤细胞不同程度表达S-100，梭形细胞亚型中梭形细胞成分CD34阳性，其他亚型CD34阴性。特殊染色：油红O阳性。

【鉴别诊断】冬眠瘤临床难以诊断，病理上需要与下列疾病相鉴别。

1.黄色瘤　瘤细胞体积较小，并常伴有其他炎症细胞和增生的成纤维细胞，可见特征性的杜顿（Touton）巨细胞。

2.圆细胞型脂肪肉瘤　细胞体积较冬眠瘤细胞小，有明显异型性，核分裂象多见，其内常伴有一些梭形及小圆形脂肪母细胞，不形成小叶结构。

3.颗粒细胞瘤　瘤细胞大多为多边形，部分为梭形，两者之间有移行，瘤细胞胞质内无脂滴，油红O染色阴性。

4.高分化脂肪肉瘤/非典型性脂肪瘤　肿瘤切面均类似脂肪瘤，肿瘤主要由几乎成熟的脂肪细胞和少数脂肪母细胞组成，瘤细胞大小存在一定差异，部分瘤细胞有明显异型。

5.黏液型脂肪肉瘤　细胞异型性明显，可见脂肪母细胞及增生的"鸡脚样"血管，染色体t（12；16）异位有助于诊断。

【治疗】冬眠瘤是良性肿瘤，肿瘤压迫邻近组织出现临床症状的手术切除，完整切除后一般不会复发。冬眠瘤血供丰富，穿刺活检易引起瘤体内出血，不主张术前活检。

【预后】切除不彻底的冬眠瘤有复发可能，有报道冬眠瘤具侵袭性，但目前尚无转移或恶性转化的报道。因此，酌情安排的随访仍有必要。

（陈婷婷）

第二节　错构瘤

错构瘤（hamartoma）并非真正的肿瘤，而是不同组织成分异常组合排列形成的肿瘤样畸形，它可发生在全身任一部位。浅表的皮肤及肌肉组织相对常见，但诊治不难。以消化道多发性错构瘤为主要特征可累及全身的多发性错构瘤综合征（Cowden综合征）见本章第二十一节。发生于胸腹部、乳房、头颈的错构瘤均属罕少见肿瘤，经常需要与所在部位的良恶性肿瘤相鉴别，治疗有时比较困难，可能复发转移甚至危及患者生命。

一、肺错构瘤

肺错构瘤（pulmonary hamartoma，PH）又称错构性软骨瘤、软骨瘤性错构瘤、腺软骨瘤和肺的纤维腺瘤，由不同比例的间叶组织，如软骨、脂肪、结缔组织和平滑肌组成，典型的可兼有陷入的呼吸道上皮。

【流行病学】PH是最常见的良性肺肿瘤，总体发病率为0.25%，但在肺良性肿瘤中占75%，在肺孤立结节中占5%～8%。

【发病机制】有研究认为，胚胎发育过程中，即将发育成支气管的一部分组织，由于某些原因发生倒转、脱落等异常，被正常肺组织包裹，逐渐形成瘤样结构。

【临床表现】本病好发于成年人，男女比例为（2～3）:1，高峰发病在61～70岁，儿童罕见。患者通常没有症状，常因体检或其他疾病被意外发现。有症状者多表现为咳嗽或喘鸣、咯血、发热。按照病灶发生部位，PH分为肺内型（intrapulmonary hamartoma），最为多见；气管/支气管内型（endobronchial hamartoma）亦称腔内型，占PH的5%～10%；多发型，病灶位于肺的一侧或双侧，少见。病理将PH分为软骨型（pulmonary chondroid hamartoma）及非软骨型（平滑肌型）。

气管/支气管型错构瘤少见但易造成管腔狭窄梗阻，出现症状较早而明显。CT显示病灶为半球形肿物，气管镜可见肿瘤呈光滑瓷白色，质韧，基底较宽或有蒂，类似广基息肉。

肺内型错构瘤多位于肺的外周，90%为孤立性球形或椭圆形肺结节，直径多数≤3cm但有达12cm的报告。病灶边缘清楚，一般无分叶和毛刺。多发者极少。病灶内同时存在钙化和脂肪密度，中心"爆米花"样钙化是较为典型的X线和CT征象。尽管有这些特征性的影像学表现，大部分患者术前难以获得明确诊断。PH可与肺癌共存，患者多为中老年男性，多为腺癌。

【诊断】需病理确诊。瘤体包膜完整，质坚实，易与周围肺组织分开。剖面呈灰白色，有不规则的杂纹。91%的PH含软骨成分，为最多组织成分，其他有脂肪、腺体、平滑肌、血管和纤维结缔组织，常伴反应性增生。气管/支气管内型错构瘤脂肪比例高于肺实质内型错构瘤。10%～30%的肿瘤有中心钙化，是影像学上"爆米花"样改变的组织学基础。PH存在性激素受体，免疫组化vimentin、S-100、GFAP、SMA、calponin常阳性，cytokeratins阴性。

【鉴别诊断】PH需与结核瘤、软骨瘤、肉芽肿、肺癌、转移癌等相鉴别。由于成分多样，质硬，被覆反应增生的柱状纤毛上皮，支气管镜下活检及经肺穿刺活检常难以获取有诊断价值的标本，确诊率仅16.7%，误诊率25%，58.3%待查。

病理检查时如果肿瘤成分单一，则为软组织肿瘤，如肺软骨瘤而非错构瘤，细胞形态不典型要除外软骨肉瘤和胸膜肺母细胞瘤（见第20章第二节）。

【治疗】穿刺活检可确诊。影像学基本能诊断PH（肿物含钙化及脂肪密度），病灶较小无症状者可观察。有症状或肿瘤直径＞4cm或肿物增长趋势明显，或影像特征不典型，无法排除恶性及支气管内型错构瘤患者，均应完整切除并强调术中冷冻检查。

【预后】PH本身发生恶变的危险极小或不存在，支气管内型错构瘤内镜下切除术后有复发病例，复发性非软骨型PH有恶变为高分化脂肪肉瘤的报道。

二、乳腺错构瘤

乳腺错构瘤又称腺脂肪瘤，由不同比例的成熟纤维结缔组织、脂肪组织、乳腺导管和小叶以不同比例混合构成。Alberecht最先于1904年报道本病，1971年Arrigoni正式提出乳腺错构瘤病名。

【流行病学】乳腺错构瘤罕见，在乳腺良性肿瘤中不足1%，国内报道为0.12%～0.16%。随着健康体检的普及，发病率可能会有增多。本病年龄跨度较大，以绝经前后的妇女多见，但可发生在任何年龄。

【发病机制】可能与胚胎期乳腺组织发育异常导致结构错乱有关。鉴于本病主要见于分娩后或绝经期，有学者认为性激素变化是病因之一。

【临床表现】通常以无痛性乳房肿块为唯一表现，多为患者无意触及或在查体时发现。肿瘤生长缓慢，常为单发，圆形或卵圆形，大小1～20cm，边界清晰，活动度较好，质地中等，多位于乳晕后或乳房边缘区，尤以外上象限多见。少数患者可能有轻微刺痛、胀痛。X线上瘤体呈边缘光滑，内部密度不均，伴有钙化时密度增加，脂肪组织较多时密度减低。超声检查多表现为界线清楚、有包膜、内部回声不均的类圆形肿物，MRI可见肿块边缘线状晕环（脂肪晕）。

乳腺错构瘤在生长到一定程度之后，生长速度逐渐减缓或停止生长。

【诊断】确诊需要病理诊断。大体检查肿瘤可见薄而完整的包膜，颜色灰白、灰黄，切面可类似正常乳腺样、脂肪瘤样或纤维腺瘤样。镜下肿瘤由不同数量的纤维、脂肪组织、乳腺导管和小叶组织混合构成，有时也可出现透明软骨组织、梭形平滑肌组织，均为分化成熟的组织。部分肿瘤中的腺体可仍保留乳汁分泌功能。如果基本为上皮性成分则称为腺性错构瘤，基本为纤维组织则称为纤维性错构瘤，基本为脂肪组织则称为腺脂肪瘤，脂肪组织内有岛状透明软骨而腺管成分较少则称为软骨性错构瘤。基本为平滑肌组织的则称为肌样错构瘤（myoid hamartoma），可导致病理诊断上的困难，尤其是肌样成分弥漫增生时。腺冬眠瘤也被认为是乳腺错构瘤的变异型。此外，肿瘤也可表现为几种亚型混合存在，如假血管瘤样增生、纤维囊性变或萎缩。

细针穿刺细胞学检查和空芯针活检常不足以诊断本病，因为乳腺错构瘤由乳腺腺体、纤维间质和脂肪组织组成，与正常乳腺组成成分没有相同。

【鉴别诊断】经常需要与乳腺错构瘤相鉴别诊断的有以下几种。

1. 纤维腺瘤　错构瘤含有腺体和间质组织时可能类似纤维腺瘤。后者存在明确的管内或管周生长方式，小叶成分很少或几乎没有，没有明显的脂肪成分。错构瘤则兼有导管、小叶及脂肪成分。

2. 肌纤维母细胞瘤　由分化的肌纤维母细性梭形细胞组成常伴有大量浆细胞或淋巴细胞的一种浆液性肿瘤。主要包括浆细胞肉芽肿、组织细胞瘤、纤维黄色瘤、炎性肌纤维组织细胞增生等。

3. 乳腺病　缺乏明显的肌样细胞成分，一般没有包膜。

4. 平滑肌瘤　缺乏乳腺导管和小叶成分，也没有明显的脂肪组织。

5. 腺肌上皮瘤　当增生的肌上皮呈梭形时，腺肌上皮瘤表现出与纤维腺瘤样型、软骨错构瘤及肌样错构瘤相似的形态，但其肌上皮多分布于腺管周围，且免疫组织化学表达肌上皮标志物而不表达结蛋白和h-caldesmon。

6. 浸润性小叶癌　在极少情况下肌上皮呈现上皮样的形态，部分呈列兵样排列，HE形态结合免疫组织化学标志可明确诊断。

7. 错构瘤中的癌　乳腺小叶癌和浸润性导管

癌可能发生于乳腺错构瘤中。

【治疗】手术切除预后良好，尚未见恶变的病例报道。肌样错构瘤少数存在复发潜能；需局部广泛切除，保证切缘阴性，术后密切随访。

三、肝错构瘤

肝错构瘤属于先天性肿瘤样畸形，1903年Maresch首次报道，1956年Edmondson正式命名。

【流行病学】肝错构瘤极为罕见，但在儿童良性肝脏肿瘤中，发病率仅次于肝血管瘤，约占出生至21岁之间所有肝肿瘤和假性肿瘤的8%，占2岁之前所有肝肿瘤和假性肿瘤的12%。本病多见于4～24月龄患儿，通常在2岁之前能够被发现，男性多于女性，男女之比为3∶1，1岁以内发病约55%，2岁以内发病约85%。成人极罕见，少数病例在尸检中被偶然发现。

【发病机制】可能是胚胎晚期原始间叶细胞发育异常所致，有学者认为本病与染色体19q13.4位点变异相关。

【临床表现】肝错构瘤75%发生在肝右叶，22%在左叶，3%两叶都有，通常是单发肿块，体积较大，可≥30cm。患儿出生时多无症状，随生长发育肿块内液体堆积，肝脏可迅速增大并有压迫症状如呕吐、腹胀和便秘，膈肌受压可导致呼吸困难或心功能不全。部分患儿有贫血、消瘦等表现。肝功能可在正常范围，少数患儿血AFP、CA19-9可能升高。超声和CT可见边界清楚的无回声、无钙化的巨大囊实性占位，血供不丰富。CT增强扫描实性部分不均匀强化而囊性部分不强化。MRI亦有诊断价值。

【诊断】确诊需要病理。肿瘤大体为粉红色-褐色，有囊形成，囊内含清亮液体。镜下见结缔组织疏松，水肿，酸性黏多糖基质，或胶原成分围绕在导管周围。液体积聚导致纤维分隔，形成淋巴管瘤样区域和大的空腔。

【鉴别诊断】肝错构瘤应与血管瘤、淋巴管瘤（见本章第十节）、局灶性结节性增生、原发性肝癌、肝内胆管细胞癌、肝母细胞瘤（见第20章）等相鉴别。

【治疗】可行肿瘤摘除或肝叶切除术。肿块

较大无法切除者，可以放疗。本病预后良好，术后通常不会恶变。但偶有复发的报道，应给予必要的术后随访。

四、肾错构瘤

肾错构瘤又称肾血管平滑肌脂肪瘤（renal angiomyolipoma，RAML）、肾混合瘤、肾间叶瘤、肾血管肌肉脂肪瘤，由异常增生的脂肪组织、平滑肌及畸形血管构成。1880年Bourenville首先报道此病，1951年Morgan将其命名为RAML沿用至今。

【流行病学】中年女性多见，女：男的比例为4.5：1。肾错构瘤过去很少见，近年发病率有增多趋势，可能与诊断技术进步和健康体检普遍开展有关。

【临床表现】多数患者无症状，常因其他疾病或体检时偶然发现。肿瘤长到足够大小时，可表现为腰部酸胀不适、血尿等，十二指肠、胃等器官受到压迫可有恶心、呕吐、腹痛。少数患者有发热、高血压和贫血，尿液检查可有隐血阳性、血肌酐、尿素氮升高。本病具有外向性生长、血供丰富的特点，当表面血管受压致内压增高后，轻微外力或无外力作用下即会发生自发性破裂出血，当肿瘤直径>4cm或形成动脉瘤时更易破裂。这种出血多发生在腹膜后，可有休克和腹部包块，如果缺少临床经验，有可能引起漏诊误诊。

肾错构瘤通常为圆形、类圆形肿块，少数可呈分叶状。肿瘤多位于肾实质内，少数位于肾被膜并可突出于肾轮廓。超声检查可见肿瘤内的脂肪及血管部分呈现分布均匀的密集高回声区，肌肉及出血部分显示低回声区。CT检查可见肿瘤密度不均，部分为脂肪密度，部分为软组织密度，病变与周围正常组织间界线清晰，增强扫描时血管平滑肌组织强化明显，而脂肪成分不强化。少数病例因为瘤内出血，肿块密度增高，掩盖脂肪组织，影响肿瘤性质的判断。MRI检查脂肪的敏感性高于CT，通过脂肪抑制和非脂肪抑制 T_1WI 信号的变化容易与出血相鉴别。

肾错构瘤有两种类型：Ⅰ型，约占80%，瘤体不大，多是单侧孤立性肿瘤，不伴结节性硬化，好发于40～70岁人群，以女性多见，易发生瘤内及瘤周出血；Ⅱ型，合并结节性硬化（tuberous sclerosis），约占20%，常为双侧多发，瘤体大小不等，可发生于任何年龄和性别，可有蝶形分布的面部皮脂腺瘤、癫痫、智力低下等。少数情况下，肾错构瘤可累及脑、眼、心、肺、骨等部位。胎儿型间叶性错构瘤尚可产生类胰岛素样物质，导致低血糖。

【诊断】影像学等检查可对典型病例做出初步诊断，确诊仍需病理检查。镜下观察到肿瘤内有含量不等的厚壁血管、平滑肌、脂肪成分，即可确诊本病。肾错构瘤偶可侵入静脉系统，如肾静脉和腔静脉，个别病例还有淋巴结受累、血管浸润和多灶病变等，但都不应被认为是恶性和转移的证据。

【鉴别诊断】本病需要与恶性上皮样肾错构瘤相鉴别，后者的特征是肿瘤主要由上皮样细胞构成，可发生肺或肝转移。如果肿瘤有钙化，提示有肾细胞癌的可能。本病还需要与肾脏间质性、上皮性或黑色素性肿瘤相鉴别。

【治疗】直径<4cm且无症状的可密切随访观察，>4cm有症状的应尽可能予以保留肾单位的手术，两侧或先后发生的要更多地考虑到肾功能的保存。如果肿瘤体积巨大，或位于肾门行肾部分切除的风险大，术中冷冻切片病理报告不能排除恶性，肾错构瘤自发破裂出血，可考虑肾脏切除术。

以出血为主要表现的可行超选择性肾动脉栓塞术，它可使肾功能得到最大保护。肾移植或血液透析仅适用于双侧病变导致肾衰竭或肿瘤破裂出血而必须行双侧肾切除的患者。

【预后】单侧肾错构瘤预后良好，双侧、多发、多部位的病变取决于受侵犯器官的情况。

五、其他部位错构瘤

1.下丘脑错构瘤（hypothalamic hamartoma）又称灰结节错构瘤、下丘脑神经元错构瘤，是很罕见的先天性脑组织发育异常性病变。本病基本发生在婴幼儿。有较为特殊的临床特征：反复的痴笑发作，性早熟，认知缺陷。CT及MRI可发现垂体柄后方等处有圆形或椭圆形病灶，边界清晰，有蒂或无蒂。诊断主要依据临床表现、内分泌和影像学检查，症状不典型者需要与下丘脑神经节胶质瘤或星形细胞瘤、室管膜瘤、颅咽管瘤、鞍上池生殖细胞瘤等相鉴别。手术是主要的治疗手段，手术难度较大或者肿瘤未能完全切除时，X刀和γ刀治疗可以作为很好的补充。本病发展较慢，若仅表现为性早熟单一症状，可使用促性腺激素释放激素类似物来控制。

2.异位性错构瘤性胸腺瘤 只发生在锁骨上、胸骨上和胸骨前表浅或深部软组织，肿瘤生长缓慢。一般见于成年人，平均年龄43岁，男女之比为8∶1。镜下见肿瘤由梭形细胞、上皮细胞岛和脂肪细胞混合构成。手术后预后良好，少数恶变病例也无复发和转移。

3.胸壁错构瘤 也称婴儿血管错构瘤、胸壁间叶错构瘤，肿瘤多位于胸腔内，表现为胸廓的包块或膨隆，常导致婴儿呼吸窘迫，受累的肋骨部分消失，邻近的肋骨变形。本病发生于胎儿期，出生时或出生后不久即发现，但大多在出生后1个月到1年才就诊，有26岁的患者被诊断为本病。CT可见膨胀性肿物伴肋骨部分破坏。治疗需要手术切除。

4.心脏错构瘤 可发生在心室或心房，大小2～5cm，单发或多发。临床表现取决于肿瘤部位，心房的肿瘤可引起室上性心动过速，心室的肿瘤可导致猝死，或根本无症状。肿瘤由增大的心肌细胞组成，边缘与正常心肌组织交错排列。本病手术可治愈。

（吴齐兵）

第三节 畸胎瘤

畸胎瘤（teratoma）是一类源于生殖细胞的肿瘤，往往含有2个或3个胚层的多种组织成分，只含有一个胚层组织的较为罕见。畸胎瘤一词起源于古希腊语"teraton"，意思为"畸形的怪物"，形象地描述了其特点。畸胎瘤按大体结构分为囊性和实性，囊性居多，少数为实性。按生物学行为分为良性及恶性，按组织分化程度分为成熟型、未成熟型及恶性转化的畸胎瘤。成熟型畸胎瘤（mature teratoma，MT）完全由成熟组织构成，基本为囊性，实性罕见。未成熟型畸胎瘤（immature teratoma，IMT）含有数量不等的未成熟的胚胎性成分（通常为未成熟的神经胚胎层），恶性程度与未成熟组织量呈正相关。其中，仅有未成熟组织的称为单纯型IMT，伴有其他生殖细胞成分（如卵黄囊瘤、绒毛膜癌等）为混合型IMT。

【流行病学】畸胎瘤多发生于性腺即卵巢或睾丸，在儿童是最常见的实体肿瘤之一，婴幼儿及青少年发病率为1/40 000～1/20 000，男女患病比例约1∶3。新生儿发生率更高，约为1∶4000。

卵巢成熟型囊性畸胎瘤占卵巢生殖细胞肿瘤的85%～97%，可发生于任何年龄，但80%～90%为生育年龄妇女。卵巢成熟型实性畸胎瘤主要发生在20岁以内。

睾丸畸胎瘤约占睾丸生殖细胞肿瘤的4%，儿童最常见，成人少见。可进一步分为：①与原位生殖细胞肿瘤（germ cell neoplasia in situ，GCNIS）无关的青春期前型，多发生在1～2岁，平均20个月。肿瘤通常是成熟型，二倍体，细胞无异型，不伴12p基因扩增。即使形态学存在异质性，生物学行为仍良性。②与GCNIS有关的青春期后型（年龄>14岁）或年轻的成人，患者多有隐睾。由于其MT与IMT均来源于GCNIS，预后无明显差别，即使完全成熟也可能发生转移。

性腺外畸胎瘤多生长于中轴附近如纵隔、椎管内、颅内、骶尾部、腹膜后。纵隔畸胎瘤占纵隔生殖细胞肿瘤的50%～70%，无性别差异，其中儿童的70%、成人的60%为良性。颅内畸胎瘤多发生于20岁以下的青少年，约占颅内生殖细胞肿瘤的1/3，男性明显高于女性。肿瘤常见于松果体区，其次为鞍上池区、下丘脑区，极少发生于第四脑室、侧脑室、小脑幕及基底节区。其中近50%为IMT，预后较差。骶尾部畸胎瘤患儿中，女性约为男性的4倍。婴儿的肿瘤多发生于盆腔外，发生恶变的可能性更高，成人大多表现为盆腔内肿块。腹膜后畸胎瘤较少见，多为良性，发病人群呈现双峰特征，在出生后6个月内及成年初期最常见，且50%以上发生在出生后的1年内。不足10%~20%的患者年龄≥30岁，恶变风险随年龄增长而逐渐上升。肾上腺、肺、消化系统、眼等偶有发生。

【发病机制】畸胎瘤来源于原始生殖细胞，有向体细胞分化的潜能。遗传学方面研究最深入的是12色体短臂染色体畸变。卵巢畸胎瘤和青春期前的睾丸畸胎瘤一般无此畸变，青春期后睾丸畸胎瘤则相反

【临床表现】畸胎瘤起病隐匿，无特异性症状和体征。患者多以相应部位的无症状包块就诊或在体检中发现，其临床表现取决于肿瘤大小、是否压迫邻近器官、是否扭转及破裂。

约1%的卵巢畸胎瘤会发生自发性或创伤性肿瘤破裂，内容物流入腹腔可导致化学性腹膜炎、肉芽肿、腹膜胶质瘤病（gliomatosis peritonei）或腹膜黑变病（peritoneal melanosis）。卵巢囊性畸胎瘤致异位生长激素分泌进而引起肢端肥大症亦有报道。

睾丸畸胎瘤最常见的临床表现为无痛性睾丸肿大及沉重感，部分患者可因肿物破裂、扭转呈急腹症表现，少数患者伴有恶心、呕吐、腹泻等消化道症状。

超声是诊断畸胎瘤最常用的辅助检查手段，因肿瘤内部构成成分及比例不同，可表现为短线征、面团征、瀑布征、星花征、壁结节征等。成熟型囊性畸胎瘤形态较规则，部分可见增强回声的钙化灶。肿瘤内的主要成分是浆液或黏液者表现为无回声，而内含油脂者表现为强回声，并可以有分层现象。肿瘤的实性成分是骨骼或牙齿时可表现为强回声伴声影。如果畸胎瘤实性成分>50%，且边界不清晰，并且少见钙化或骨化结构，则恶性的可能性较大。IMT可见团状黏稠的脂质，呈密集的闪烁的细小点状回声，浮于液性暗区中。

MT含不同胚层来源的组织，CT平扫呈极混密度，可见高密度的钙化、骨骼和牙齿，等密度的软组织，低密度的脂肪或囊变区，体积一般较大，形状不规则，边界清晰。增强扫描可见结节状、斑片状强化。IMT脂肪和钙化少见，坏死多见，增强扫描可见实质部分不均匀强化。MRI对钙化、骨骼及牙齿的显示不如CT敏感，但能够更好地显示肿瘤的内部结构，在评估肿瘤与周围脏器的解剖关系，局部肿瘤的扩散，肿瘤的良恶性及分级，分辨脂肪、液体、软组织等成分上更具有优势。

50%IMT、6%MT有AFP或（和）β-HCG升高。完整手术切除后可降至正常，肿瘤复发时可能再次升高，因此可用来监测术后肿瘤残留及复发。

【诊断】MT多为圆形或卵圆形，包膜完整光滑。肿瘤可形成单囊或多囊，腔内含有毛发，同时混合着带异味的、稠厚的、角化的脂肪残片，偶尔还可见到牙齿、软骨及骨骼。镜下可见3个胚层衍化的各种成熟组织，由脂肪组织、牙齿、骨骼构成的凸向囊内的结节称为Rokitansky头节。如果肿瘤仅由皮肤和皮肤附属器等外胚层衍生物构成，则诊断为皮样囊肿（dermoid cyst）。MT 3个胚层中的任何一种或几种成分均可发生恶变。恶变的部位最常发生于Rokitansky头节处或囊壁增厚的部分，常伴有出血及坏死。最常见的恶变类型为鳞状细胞癌（占75%~85%），其次为腺癌和肉瘤（占6%~8%）。

IMT/恶性畸胎瘤多为体积较大的实性包块，切面以实性为主，也有少数呈多房囊性或囊性，可伴有出血、坏死。在囊性畸胎瘤中，如单灶未成熟组织最大径不超过2.1mm，且总数不超过4个病灶，不可诊断为IMT。在实性畸胎瘤中，只要出现未成熟组织，即可诊断为IMT。幼稚的神经外胚层成分包括菊心团（rosettes）和神经管上皮、富于细胞和核分裂活跃的神经胶质、胶质母细胞或神经母细胞成分是IMT的诊断依据。Norris等依据肿瘤成熟程度、神经上皮成分的存在及其数量，将卵巢IMT分为3级（表22-1）。0级是所有组织均成熟，无或罕见有丝分裂，只存

在于转移病灶。

表22-1 未成熟畸胎瘤Norris分级系统

分级	定义
1级	肿瘤有些不成熟，神经上皮没有或很少，低倍视野（X40）任何一张切片神经上皮≤1个
2级	肿瘤不成熟，神经上皮易见，低倍视野任何一张切片神经上皮1～3个
3级	肿瘤明显不成熟，神经上皮多见，低倍视野任何一张切片神经上皮≥4个

【鉴别诊断】不同部位的畸胎瘤均要与所在部位的原发肿瘤或转移癌相鉴别。

【治疗】治疗原则首先取决于畸胎瘤的成熟、未成熟抑或恶性，其次取决于部位。

MT通常只需要手术治疗。年轻、有生育需求的卵巢及睾丸畸胎瘤患者，应尽量选择保留生育功能的手术。成人睾丸畸胎瘤绝大多数为恶性病变，应首选根治性睾丸切除术，有腹膜后淋巴结转移者加行腹膜后淋巴结清扫术。术后低风险者观察随访，高风险者辅助化疗。临床诊断不明确或考虑为良性病变者，可术中冷冻活检，以避免对睾丸做不必要的切除。卵巢畸胎瘤Ⅰa期、1级，术后随访观察；Ⅰa期、2级，化疗能否改善预后尚存在争议。其他分期、分级均应辅助化疗。

颅内畸胎瘤彻底切除一般仅限于松果体区，下丘脑-神经垂体区手术过大可致严重的下丘脑功能障碍。骶尾部畸胎瘤需将尾骨一并切除以减少复发。MT混有其他生殖细胞肿瘤成分，或病理结果虽为成熟型但肿瘤标志物增高者，均要放疗（25～30Gy）±化疗。IMT即使做到了显微镜下全切除，也应该给予术后放疗±化疗。

腹膜后及纵隔畸胎瘤：1级、AFP正常仅需完整切除肿瘤，3级或2级、AFP阳性、肿瘤包膜不完整、侵袭周围组织或肿瘤破溃、瘤体未完整切除者，术后应辅助化疗。

骶尾部畸胎瘤3级需化疗。2级完整切除者可术后密切随访，有镜下或肉眼残余者可考虑放疗±化疗。

部位深在、肿块巨大、不易完全切除的患者，也可先行放、化疗，待肿块缩小后再行手术治疗。

常用的化疗方案有BEP方案（博来霉素、依托泊苷、顺铂）、PVB方案（顺铂、长春新碱、博来霉素）、CE方案（顺铂、依托泊苷），3～6个疗程。耐药患者可选择5-氟尿嘧啶、环磷酰胺、蒽环类抗生素等组成的化疗方案。

【预后】MT预后良好，但囊肿破裂囊内容物外溢致腹膜种植，预后稍差。IMT或恶性畸胎瘤的预后除组织学分级外（Norris分级越高预后越差），部位是重要的影响因素：颅内较差。腹膜后恶性畸胎瘤多数会复发，中位生存时间为6个月。骶尾部生长迅速，可穿破包膜向周围浸润播散，术后易复发、腹盆腔种植和转移。卵巢5年生存率为33.3%～77.3%。肿瘤局限于睾丸的患者，5年生存率约为80%，单侧受累往往预后较好，双侧受累者几乎均死于该病。

【随访】IMT术后前3年应每2～4个月随访一次，检查内容包括AFP和β-HCG（如果治疗前有升高）、超声等影像学检查。4～6年每6个月一次，此后每年1次。术后有肿瘤残余的患者，随访频率酌情安排。

（高明珠）

第四节　噬血细胞综合征

噬血细胞综合征（hemophagocytic syndrome，HPS）也称嗜血细胞综合征、噬血细胞性淋巴组织细胞增生症（hemophagocytic lymphohistiocytosis），是一种少见的以T细胞和巨噬细胞过度活化和增殖为特点的严重的全身性炎症反应综合征，Scott和Robb-Smith于1939年首先报道。在肿瘤科临床，不明原因的淋巴结及肝脾大伴有发热、原发灶不明转移癌等时需与本病相鉴别，恶性肿瘤已确诊但持续发热等也可能要除外本病。

【发病率】 HPS分为原发性（遗传性）及继发性。前者发病率不足0.12/10万，90%发生在2岁以下。后者发病率难以统计，有报道在血液系统恶性肿瘤患者中约为1%。

【发病机制】 原发性HPS为常染色体隐性遗传或X连锁遗传，存在明确基因缺陷如 *PRFl*、*UNCl3-4*、*STXll*、*STXBP2*、*SH2D1A*、*BIRC4* 等基因突变。继发性HPS可由感染（特别是EB病毒感染）、恶性肿瘤、自身免疫性疾病、药物（特别是化疗药）、获得性免疫缺陷（如移植）等多种因素引起。其共同的发病机制是巨噬细胞、T细胞不可控制的大量增生进而分泌过量的细胞因子如各种类型的白介素、干扰素、肿瘤坏死因子，形成"细胞因子风暴"，从而损伤组织和器官。

【临床表现】 发热、肝脾大、淋巴结肿大和全血细胞减少是本病的主要特征，全身各系统均可受累而出现相应症状、体征和实验室及影像学异常。

血常规、生化检测可提供重要的线索。除三系减少外，还可能出现甘油三酯、转氨酶及胆红素、血清铁蛋白、乳酸脱氢酶升高，高密度、低密度及极低密度脂蛋白胆固醇降低，凝血酶原时间及部分凝血活酶时间延长，纤维蛋白原明显降低，D-二聚体可升高。免疫学检查可出现NK细胞数量及功能的降低，细胞因子可溶性CD25、IFN-γ、TNF增多。

有神经系统症状和体征者需行脑脊液检查，可能发现淋巴细胞中度增多〔一般为 $(5\sim50)\times10^6/L$〕、蛋白增高、糖降低。头颅CT及MRI可能观察到脑白质异常、脱髓鞘改变、出血、萎缩或水肿等，也能除外颅内占位性病变。有呼吸困难者，X线胸片或CT检查有助于分析病因。影像学检查能证实或排除肝脾大。

【诊断】 确诊依靠骨髓检查。骨髓多增生活跃，$20\sim40\mu m$ 或更大的巨噬细胞内有红细胞和（或）血小板即噬血现象为最可靠的诊断依据。由于噬血现象需要数天至数周才能表现出来，有时需多次多部位穿刺才能确诊，少数病例可能需要肝、脾或淋巴结穿刺活检寻找噬血细胞。怀疑有肿瘤侵犯骨髓时需行骨髓活检。

满足以下两条之一者即可建立HPS诊断。

1. 分子诊断 *PRFl*、*UNCl3-4*、*STXll*、*STXBP2*、*SH2D1A*、*BIRC4* 等任一基因突变可诊断本病，它们主要用于原发性HPS。

2. 临床诊断 满足以下8条中的5条：①发热（>38.5℃，超过1周）；②脾大；③血细胞减少≥2项（血红蛋白<90g/L，血小板<100×10^9/L，中性粒细胞<1.0×10^9/L）；④高甘油三酯血症（空腹2.65g/L，进食后≥3.0mmol/L）和（或）低纤维蛋白原血症（≤1.5g/L）；⑤骨髓、脾或淋巴结中发现噬血细胞现象而无恶性证据；⑥NK细胞活性减低或缺乏；⑦铁蛋白≥500μg/L；⑧可溶性CD25（sIL-2R）≥2400U/ml。

【鉴别诊断】 肿瘤患者的HPS病因错综复杂，诊断通常是排除性的。有许多情况均有类似HPS的表现，尤其是恶性组织细胞病（malignanthistocytosis）与HPS高度重叠，需要认真鉴别。

【治疗】 肿瘤相关的HPS，治疗原则与原发性或儿童的HPS有很大不同。发生在肿瘤治疗之前的，有适应证的要适时进行抗肿瘤治疗以抑制或减少淋巴因子的产生，CHOP方案±依托泊苷、EP方案±糖皮质激素等是经常使用的有效方案，敏感的血液系统肿瘤尚可考虑高剂量化疗+干细胞移植治疗。发生在肿瘤治疗之后不久特别是肿瘤已缓解的，应暂停抗肿瘤治疗。

无论哪种情况，可选以下一种或多种针对HPS的措施。

1. 糖皮质激素 地塞米松20mg/m²，然后每周递减。相应剂量的甲泼尼龙可使用5～7天。效果不好可加用环孢素或他克莫司。

2. 丙种球蛋白 1.6g/kg，静脉注射或静脉滴注，2～3天，可联合泼尼松龙1～3mg/（kg·d）。

3. 依托泊苷 50～100mg/m²，第1周每隔3天一次，然后每周1次。有报道依托泊苷±糖皮质激素对病因不明的HPS有较好效果。

4. 分子靶向治疗 利妥昔单抗375mg/m²，每周1次，2～4周。阿仑单抗（alemtuzumab）联合地塞米松、足叶乙苷也可能有效。

5. 放疗或鞘内给药 有神经系统侵犯者可考

虑放疗或鞘内注射甲氨蝶呤。

6.对症支持治疗 包括抗感染治疗、纠正凝血功能障碍、维持水和电解质和酸碱平衡等。

【预后】本病预后恶劣，如无有效干预，中位生存期<2个月，6个月内死亡的>2/3。恶性肿瘤相关的HPS预后明显差于其他类型HPS，B细胞淋巴瘤相关性HPS预后好于T细胞淋巴瘤。其他预后不良因素包括：年龄>60岁；有脾大、水肿、中枢神经系统侵犯、明显的实验室检查异常。

（魏芬芬）

第五节　IgG$_4$相关性疾病

IgG$_4$相关性疾病（immunoglobulin G4-related disease，IgG$_4$-RD）是以血清IgG$_4$水平增高、病变组织大量IgG$_4$阳性浆细胞浸润为特征的自身免疫性疾病。1995年Yoshida等首先报道与之相关的自身免疫性胰腺炎（autoimmune pancreatitis，AIP），2003年Kamisawa将其命名为IgG$_4$-RD，2010年*Autoimmun Rev*杂志正式确认本病。其后的研究发现，全身各脏器均可单独或多处发生IgG$_4$-RD，且经常因组织纤维化而出现占位性病变，易与相应部位的肿瘤相混淆。

【发病率】IgG$_4$-RD被认识的时间不长，还缺少确切的流行病学数据，国内文献多为零星病例报道或单中心的临床研究。根据日本资料，IgG$_4$-RD发病率为（0.28～1.08）/10万，患者多为60～80岁老年人，但青年人也可发病。男性远多于女性，男女比例为4：1。

【发病机制】一般认为，IgG$_4$-RD产生的基础是抗原暴露致免疫失衡和自身抗体形成，Th2细胞和Treg细胞在其中起了关键作用。Th2细胞过量分泌的细胞因子如IL-4、IL-13可促进B细胞生成IgG$_4$和IgE，Treg细胞产生的TGF-β可促进纤维化。持续或反复的自身抗原暴露导致生发中心成熟，产生IgG$_4$的B淋巴细胞大量增殖。因此，IgG$_4$-RD患者外周血IgG$_4$水平升高，可能是IgG$_4$-RD的发病原因，也可能是炎症刺激诱导免疫应答的产物。

有报道本病有一定的遗传倾向，人类白细胞抗原（HLA）-DRB1*0405和DQB1*0401或增加疾病的易感性。

【临床表现】IgG$_4$-RD几乎可累及全身任一器官，胰腺、胆道、后腹膜、唾液腺、泪腺、肾、淋巴结、垂体、脑膜、甲状腺、肺、肝、胃、乳腺、前列腺及皮肤的IgG$_4$-RD均有报道。临床表现与疾病所在的部位有关，但也可能是由于其他原因接受检查而被发现。

相对常见的IgG$_4$-RD依次是AIP、米库利兹病（Mikulicz disease，MD）、IgG$_4$相关性硬化性胆管炎（IgG$_4$-related sclerosing cholangitis，IgG$_4$-SC）、腹膜后纤维化（retroperitoneal fibrosis，RPF）。

1.自身免疫性胰腺炎 以胰腺慢性炎症和纤维化为特征，好发于胰头部位，症状与胰腺癌相似。最常见的胰腺外受累脏器为胆管系统，胆囊受累少见。如同时有唾液腺肿大、眼睛干涩及肾脏、垂体等器官的病变，则强烈提示AIP，相应部位的活检病理检查可能提供重要的诊断线索。影像学上，AIP主胰管呈不规则、弥漫性狭窄，部分患者表现为胰管的节段性狭窄。胰头癌多有主胰管突然截断，远端胰管扩张，胰腺体尾部萎缩，胰腺多无弥漫性肿大。同时检测血清IgG$_4$和CA19-9有助于AIP和胰腺癌的鉴别。

2.米库利兹病（MD） 可累及腮腺、下颌下腺和（或）泪腺，多表现为双侧对称性唾液腺肿胀，可伴眼干、口干及关节肿痛，其他内脏器官如胰腺等可能同时存在病变。增强CT可见肿大的腺体呈低密度或等密度，强化均匀。MRI T$_2$WI为均匀的中低度信号，T$_1$WI则是和肌肉相近的中等信号。本病组织学与干燥综合征（Sjögren's syndrome，SS）相似，但两者的临床表现并不相同：①MD多发生于中老年，男女性均可发病，SS则较多见于女性；②MD有显著的泪腺、唾液腺肿胀增大，但口干症、眼干症及关节痛症状较SS轻；③MD更易合并AIP；④类风湿因子、抗核抗体、抗SSA、抗SSB抗体阳性较SS低；⑤血清IgG、IgG_2、IgG_4、IgE较SS显著增高，而IgG_1、IgG_3、IgA、IgM则显著降低；⑥病变组织具有典型纤维化和硬化；⑦对糖皮质激素治疗较SS更敏感。MD如为单侧，需要和相应部位的恶性淋巴瘤、Castleman病等进行鉴别。

3.IgG_4相关性硬化性胆管炎（IgG_4-related sclerosing cholangitis，IgG_4-SC） 多见于中老年男性，常累及大胆管，以梗阻性黄疸为首发和最常见症状， 60%~80%的患者伴有AIP。影像学上胆管狭窄有4种表现：①仅有肝外胆管胰腺段局限性狭窄，最常见；②肝内胆管和（或）肝外胆管弥漫性狭窄；③肝门区胆管和肝外胆管胰腺段狭窄；④仅有肝门区胆管狭窄。本病需与原发性硬化性胆管炎、胆管癌、胰腺癌等相鉴别，激素试验性治疗有效有助于诊断。

4.腹膜后纤维化 通常起病隐匿，如有症状则多为腹痛、腰背痛，持续性钝痛为主，部分患者有发热、厌食、乏力、恶心、呕吐、便秘、体重减轻。肿块压迫输尿管会引起肾积水和（或）继发性尿路感染，严重者可致肾衰竭。压迫淋巴管或静脉可引起阴囊水肿、下肢水肿、深静脉血栓、间歇性跛行。患者可能伴有同时或先后出现的涎腺、胰腺等IgG_4-RD 。超声可见腹膜后弥漫性低回声占位病变，无血流信号，能初步确定病变性质，但特异性较低。CT表现为腹膜后软组织肿块伴纤维化，外缘清楚锐利，内缘紧贴主动脉，病变常包绕腹主动脉、输尿管等脏器，可伴有肾盂积水或输尿管远端狭窄近端扩张。MRI显示病变组织在T_1WI呈低信号，在T_2WI呈高信号。

RPF经常需要与腹膜后的原发或继发肿瘤相鉴别。RPF多位于肾门水平偏下，病灶多较大，呈连续性、弥漫性分布。而恶性淋巴瘤及淋巴结转移多沿淋巴引流途径走行，范围广泛，可高于肾门水平。恶性淋巴瘤的肿块对腹主动脉多是挤压推移，使之与下腔静脉间隙增宽，并不包绕腹主动脉生长，一般不侵犯输尿管，很少引起输尿管狭窄及肾积水。腹膜后孤立性肿瘤如间质瘤、肌纤维母细胞瘤、神经源性肿瘤边界多清晰，

有很明显的占位效应，邻近腹膜后脏器组织多受压推移，增强扫描多有较明显强化效应。但是，影像学检查常难以区别RPF与腹膜后其他的良恶性肿瘤，即使结合实验室检查，误诊率也高达55.6%。在无法获得病理检查时，可谨慎短时间的激素治疗，如治疗反应良好，提示RPF可能。

5.IgG_4相关淋巴结病变 IgG_4-RD通常发生于结外器官，但浅表和（或）内脏淋巴结受累并不少见，起初可表现为单发淋巴结病灶，通常发生在颈部、腋下和腹股沟等区域，随病情进展可能有多发淋巴结病灶和结外IgG_4-RD。局部淋巴结病变多无症状，也少见坏死。内脏器官的多见于纵隔、肺门。如有多部位受累，病灶可以同时出现或相继出现，也可能与其他器官的IgG_4-RD合并存在。其影像学表现无特异性，全身症状轻微或缺如，发热罕见。IgG_4相关淋巴结病病理类型复杂：①Castleman病样，镜下表现与Castleman病非常相似（见第11章第二节）；②滤泡增生型；③免疫母细胞与浆细胞致滤泡间扩张，与淋巴瘤尤其是血管免疫母细胞性T细胞淋巴瘤不易区别（见第11章第二节）；④生发中心进行性转化样，多发生在颌下或颈部淋巴结，纵隔、肾脏、胰腺可受累。患者大多为中老年人，可能存在支气管哮喘、慢性鼻窦炎等过敏性疾病，外周血嗜酸性粒细胞增多，血清IgG_4和IgE升高；⑤炎性假瘤样。因此，本病特别需要与恶性淋巴瘤、Castleman病、结节病、淋巴上皮恶性病变、反应性淋巴组织增生伴IgG_4阳性浆细胞增多等相鉴别。

6.其他 IgG_4-RD可侵犯全身任一器官，且都有可能与相应部位的良恶性肿瘤相鉴别（表22-2）。

【诊断】临床上遇有难以解释的占位性病变，均应考虑IgG_4-RD的可能。确诊需要病理检查，血清IgG_4测定有重要的参考价值，两者均不因IgG_4-RD部位而有明显差异。超声、CT或MRI对IgG_4-RD有一定帮助，PET-CT虽缺乏特异性，但可评估病灶的代谢活性，发现其他部位的潜在病灶，引导活检。

表22-2　其他部位的IgG$_4$-RD

部位	常见表现	需要鉴别的疾病
眼眶	双侧泪腺及眼眶无痛性肿胀，软组织、肌肉、神经受侵的症状与体征	炎性假瘤、淋巴组织增生性病变、恶性淋巴瘤尤其是结外黏膜相关淋巴组织淋巴瘤
鼻腔／鼻窦	多见于成年人。鼻塞、溢液、面部闷痛、嗅觉减退等，可能有软组织占位性病变、邻近骨和（或）神经侵犯	各种肉芽肿、恶性肿瘤
肺／胸膜	多发生于中老年男性，75% 在体检或因其他原因就诊时发现，可能有非特异症状。影像学：① 实性或磨玻璃样结节、肿块；②蜂窝状、支气管扩张、散在磨玻璃样等肺泡间质型改变、血管集束征；③肺门和纵隔淋巴结肿大：④胸腔积液和（或）胸膜病变	肺癌、炎性假瘤、胸膜间皮瘤
纵隔	多为后纵隔占位性病变，可能有非特异症状与体征	恶性淋巴瘤、慢性重度贫血所致的髓外造血、椎旁脓肿、转移癌
肝脏	炎性假瘤、胆管炎。病灶多单发，位于肝包膜，边界清楚。T$_1$WI 相对低信号，T$_2$WI 相对稍高信号，增强扫描多为渐进性强化及持续强化，可伴随延迟包膜样强化，灶中无强化区	原发性肝癌、肝内胆管细胞癌、转移性肝癌、血管瘤、肝腺瘤
肾脏	肾小管间质性肾炎和IgG$_4$ 相关性肾盂炎，血尿和（或）蛋白尿，肾功能减退。多为双肾受累，也可单侧受累，一般累及肾皮质，影像学表现为多发的类圆形、楔形结节状病变，或肾实质及肾盂内软组织肿块。平扫CT 病变呈稍低密度，增强后强化程度不及邻近的肾实质。T$_1$WI 多呈等信号，T$_2$WI 呈稍低信号，DWI 呈高信号，动态增强 T$_1$WI 渐进性强化，边缘清晰	肾癌、恶性淋巴瘤
前列腺	前列腺肿大及排尿困难，部分患者血清 PSA 升高。MRI 前列腺中央腺体弥漫性肿大，DWI 明显高信号，增强后病变不均匀强化	前列腺癌
甲状腺	好发女性，难纠正的甲状腺功能减退。甲状腺单侧肿大或单发结节，质韧，结节多有包膜，与正常甲状腺组织分界清楚，病变区 CT 值、MRI 信号及强化程度均低于正常甲状腺	里德尔（Riedel）甲状腺炎、甲状腺良恶性肿瘤
垂体／硬脑膜	多见于老年人。伴或不伴垂体功能减退／尿崩症。垂体弥漫性增大，垂体柄增厚，明显强化。硬脑膜局部弥漫性肥厚，T$_2$WI 为低信号，增强扫描明显均匀强化	垂体瘤、脑膜病变

IgG$_4$-RD的血清IgG$_4$多高于1350mg/L，但约20%的患者在正常范围内，故IgG$_4$正常并不能排除此诊断。相反，有些自身免疫病可见IgG$_4$升高，癌症患者中血清IgG$_4$升高有报道为2.06%。

其他的实验室检查异常包括：血清IgG、IgE升高，多克隆高丙种球蛋白血症，红细胞沉降率增快及C反应蛋白、类风湿因子、抗核抗体升高，外周血嗜酸性粒细增多和贫血，它们对诊断或有参考意义。

IgG$_4$-RD需要粗针或手术活检。细针穿刺的标本可能满足不了诊断需要，但有助于排除恶性病变。

IgG$_4$-RD有较为典型的组织病理学特征：①病变组织中弥漫分布IgG$_4$阳性的多克隆淋巴浆细胞，如果轻链 κ 或 λ 有优势表达，要考虑肿瘤；②席纹状纤维化；③阻塞性静脉炎；④轻或中度的嗜酸性粒细胞浸润。组织细胞不多，如果有明显的肉芽肿形成要考虑恶性病变、肉芽肿性多血管炎、嗜酸性肉芽肿性多血管炎。

IgG$_4$-RD的诊断需要符合以下3个标准：①1个或多个脏器的弥漫性肿胀或占位性病变；②血清IgG$_4$浓度≥1350mg/L；③典型的病理学改变，且IgG$_4$+浆细胞＞10个/HPF（或IgG$_4$+浆细胞占浆细胞总数的比例＞40%）。①②③均具备为确定诊断，只有①和③为可能诊断，只有①和②为可疑诊断。

无法行组织活检者，可使用IgG$_4$-RD的器官特异性诊断标准，即器官特异性的临床症状和IgG$_4$-RD特征性的影像学表现。IgG$_4$-RD对激素治疗敏感，谨慎的试验性治疗并密切观察临床反应，也可以做出临床诊断。

【治疗】

1.观察等待　无症状性淋巴结病可密切观察暂不治疗。有症状、病情活动的IgG$_4$-RD患者均需干预，病情严重者需积极治疗。

2.手术　切除病灶可以获得病理诊断，并且能减轻症状、解除梗阻，防止病情继续恶化。拖延手术可能使病灶纤维化加重而使药物疗效下降，纤维化眶周炎性假瘤和硬化性肠系膜炎更适用手术切除。

3.药物治疗　首选糖皮质激素，有效率在80%以上。治疗分4个阶段进行。①诱导缓解期：初始泼尼松用量一般为30～40mg/d，持续1～2个月。一般在2～3周后症状开始缓解；②撤药期：治疗有效后每周减量5mg或每2周减少10mg；③维持期：未能达到血清学和影像学完全缓解前，5～10mg/d，至少6个月但不超过3年。多器官受累、血清IgG$_4$水平显著升高、既往复发患者更需要维持治疗；④脱离期：停用激素。

临床改善至少需满足以下3个标准中的2个：①总体临床症状改善；②血清 IgG$_4$ 浓度显著降低；③影像学异常有好转。若激素治疗后病情无明显改善，则需考虑疾病诊断是否正确或采用利妥昔单抗作B细胞清除治疗。若出现激素耐药或严重的激素并发症时，可考虑使用免疫抑制剂（如咪唑硫嘌呤、硫唑嘌呤、6-巯基嘌呤、氨甲蝶呤、他克莫司和环磷酰胺等），或生物治疗（如利妥昔单抗、硼替佐米），或激素联合免疫抑制剂。

近1/4患者会出现疾病复发，累积复发率在1年、2年、3年时分别为56%、76%和95%。复发患者可再使用激素和（或）其他药物治疗，原则同上。

他莫昔芬可用于治疗IgG$_4$-RD，只是效果逊于激素。

【预后】IgG$_4$-RD的异质性较强，少数患者不经治疗即可自发缓解或有暂时缓解趋势，但多数患者病情持续进展或反复发作。影响IgG$_4$-RD疗效的主要因素为病期早晚和脏器受累情况。如能早期治疗，近期疗效大多良好，远期疗效尚无定论。

【随访】IgG$_4$-RD患者发生恶性肿瘤特别是恶性淋巴瘤的风险明显高于同年龄的一般人群。恶性肿瘤也可与IgG$_4$-RD合并发生，或在随访过程中出现。

随访的内容包括相关症状、体征、血清IgG$_4$、原有的实验室和影像学异常，时间及间隔视病情而定。

（骆　鹏）

第六节　组织坏死性淋巴结炎

组织细胞坏死性淋巴结炎（histiocytic necrotic lymphadenitis，HNL），是一种良性自限性淋巴结病，最早于1972年由日本学者Kikuchi和Fujimoto分别报道，故又称Kikuchi病或Kikuchi-Fujimoto病。该病以淋巴结肿大为首发症状，以颈部淋巴结多见，病因目前尚未明确，可能与病毒或细菌感染的局部高敏反应有关。

【发病率】发病率较低，尚无确切发病率统计，至2014年全世界范围内共有700余例被报道。该病在全球范围内都有分布，但是亚洲人群高发，日本报道较多，最近发现欧美国家的发病率也在逐年上升。一般好发于年轻人，既往认为女性发病率明显高于男性，比例达4∶1甚至更高，近年来发现男性发病率呈上升趋势。

【发病机制】HNL的发病机制尚未明确，目前认为可能是化学、物理性诱发因子及微生物感染和肿瘤性致病因子等诱发机体非特异性变态反应。

【临床表现】HNL一般呈急性或亚急性起病，有流感样前驱症状及不规则发热，热型多变，可骤起高热，或持续低热，少数患者伴有消瘦、恶心、呕吐及盗汗等症状，部分患者临床症状较轻，亦可无症状。浅表淋巴结单个或多个肿大，常伴有压痛，无明显炎性表现，以颈部受累最常见，亦可累及腋窝、纵隔、腹股沟及肠系膜等处淋巴结。淋巴结质软，相互不融合，大小一般0.5~4cm，也有达到5~6cm，但很少超过6cm。浅表淋巴结的大小会随体温的改变而变化。该病常合并淋巴结外表现，包括关节痛、肝脾大、肝功能损害及神经系统症状等。约30%的患者会出现皮疹症状，包括红斑样丘疹、麻疹样皮损、面部红斑，以及口腔黏膜损害，持续时间较短，往往3~10天后消退。

【诊断】HNL尚缺少统一的诊断标准，临床诊断的主要依据包括发热和浅表淋巴结肿大，抗生素治疗无效而对激素敏感，次要表现如皮疹。实验室检查中常有白细胞降低、血小板减少、红细胞沉降率增快、C反应蛋白、转氨酶和乳酸脱氢酶升高，外周血可见异常淋巴细胞，$CD4^+$/$CD8^+$比值降低。超声表现可探及浅表数个大小不等肿大淋巴有较丰富血流信号，影像学检查可确定淋巴结肿大的程度及范围，但不易分辨病变性质。实验室检查和影像学检查多缺乏特异性。

HNL确诊需要病理。镜下可见受累淋巴结副皮质区扩大并出现灶状及片状的、界线清楚的凝固性坏死，可见组织细胞、免疫母细胞和浆细胞样单核细胞浸润，其中见大量的核碎片并有明显的组织细胞吞噬核碎屑现象，无中性粒细胞和嗜酸性粒细胞浸润。组织学上本病可分为3种类型。①增生型：病变区主要有增生组织细胞，混杂浆细胞样单核细胞、免疫母细胞和中至大淋巴细胞，无明显坏死，但可有单个细胞坏死和核碎片；②坏死型：在上述改变的基础上病灶中央有较明显的凝固性坏死，坏死灶中可见崩解的细胞碎片和核碎片，并出现明显的组织细胞吞噬核碎片现象，罕见中性粒细胞、嗜酸性粒细胞；③黄色瘤样型：病变区出现大量泡沫状细胞，纤维和肉芽组织替代原坏死病灶。免疫组化：HNL可高表达CD68、CD123和过氧化物酶（myeloperoxidase，MP）、CD3等。

【鉴别诊断】本病临床表现缺乏特异性，可与多个疾病相混淆，需与淋巴结炎、淋巴瘤、传染性单核细胞增多症、淋巴结结核、系统性红斑狼疮、隐球菌性淋巴结炎、透明血管型淋巴结增生症、朗格汉斯细胞组织细胞增生症等相鉴别。

1.急慢性淋巴结炎　急性期有急性感染相关症状，淋巴结表现为局部红肿伴压痛明显，白细胞升高，慢性期多为急性期演变而来。

2.恶性淋巴瘤　临床表现与HNL相似，病理检查是重要的鉴别方法。恶性淋巴瘤组织学上淋巴结结构消失，包膜被破坏，弥漫性淋巴细胞增生，相对单一，细胞呈明显异型性，可见病理性核分裂象，无灶性及碎片状坏死，多无坏死核碎片及吞噬碎片的组织细胞。

3.传染性单核细胞增多症　多见于青少年，病理改变为淋巴结皮质细胞增生，主要为散在的B免疫母细胞增生，尤其异型免疫母细胞增生活跃，无坏死灶，与HNL病理上较易鉴别，血清嗜异性凝集实验阳性，病程1周左右可痊愈。

4.淋巴结结核　好发颈部，多有结核病史，常伴有低热、乏力、盗汗，不伴畏寒、寒战，肺部常有结核病灶，肿大淋巴常为串珠状，可互相粘连、融合。病理呈红染的颗粒状，以干酪样死为特征，罕见核碎片，不见组织细胞吞噬碎屑，有上皮样细胞及朗格汉斯细胞浸润，加上外周增生的淋巴细胞和少量的纤维母细胞构成典型的结核结节，抗酸染色可找到结核杆菌，结核菌素实验阳性。抗结核治疗有效。

5.系统性红斑狼疮　表现为全身多系统损害，HNL可与SLE可同时发生，也可在SLE之前或之后发生，因此临床中要注意两者的鉴别。SLE性淋巴结炎病理可见大片坏死，坏死灶以外可见大量炎细胞浸润和炎性血管炎存在，如出现苏木素小体则是SLE特征性诊断依据。

6.隐球菌淋巴结炎　是由新型隐球菌机会性感染引起的一种少见的淋巴结真菌病，多发生在人类免疫缺陷病毒（HIV）感染者和器官移植者，在免疫功能正常人群中发生较为罕见。临床上常表现为发热伴全身浅表或深部淋巴结肿大，淋巴结直径通常<1.5cm。通过受累淋巴结组织的病理学染色检查可以检测到带荚膜的隐球菌为确诊的主要依据，必要时可借助血清学检测、真菌培养和鉴定及分子生物学方法等。

7.透明血管型淋巴结增生症　巨淋巴增生症的一种类型，也可引起全身多发淋巴结肿大，肿大淋巴结多发生在纵隔，最常见于中纵隔和肺门，其次是前纵隔和后纵隔。多数无临床症状，预后较好。病理表现为滤泡增多，可见毛细血管网穿入滤泡，血管管壁增厚及玻璃样变性，生发中心萎缩，滤泡外套层小淋巴细胞呈"葱皮样"排列，表现较为典型。

8.朗格汉斯细胞组织细胞增生症 见第13章第二节。

【治疗】HNL绝大多数是病程为数周至数月的自限性疾病，轻症患者给予解热镇痛药及非甾体抗炎药等对症治疗，症状严重者可用糖皮质激素如泼尼松治疗。绝大多数患者对糖皮质激素反应良好，但激素的剂量和疗程尚无统一标准。静脉注射免疫球蛋白亦可用于严重病例中，疗效较好。对于复发的患者，糖皮质激素仍然有效。有报道称，对于复发或激素治疗不能耐受的患者使用羟氯喹替代治疗。

【预后】HNL临床表现通常可在1～4个月缓解，但3%～4%的患者有复发的可能，或与EB病毒持续高水平感染有关。发病初期如果出现全血细胞降低提示预后不良，个别患者心脏受累或快速发展成弥散性血管内凝血而死亡。

【随访】HNL可合并自身免疫系统疾病，因此需要随访。

（芦东徽）

第七节 肥大细胞增生症

肥大细胞增生症是肥大细胞克隆性增生并以异常形态多灶性或簇状聚集性分布于单个或多个系统为特征的一组异质性疾病，1949年Ellis首次报道。本病分为两种类型：①皮肤肥大细胞增生症（cutaneous mastocytosis，CM），病变局限于皮肤，通常见于儿童，预后良好；②系统性肥大细胞增生症（systemic mastocytosis，SM），主要侵犯胃肠道、肝、脾、淋巴结和骨髓，可表现为惰性或侵袭性过程。SM可伴或不伴皮肤病变，诊断常有困难，可能与许多的实体及非实体肿瘤相混淆，是本节重点介绍的内容。

【发病率】本病罕见，尚无确切流行病学数据。美国梅奥诊所截至2010年已诊断342例，提示本病有可能诊断不足。我国冯耀庭等1980年首先描述本病，此后陆续有个案报道发表。

【发病机制】肥大细胞起源于CD34（＋）多功能干细胞，是免疫系统的重要组成之一。它在过敏及过敏反应中起关键作用，并与伤口愈合、血管再生、免疫耐受、病原体防御、血脑屏障功能有关。在正常的肥大细胞，干细胞因子（SCF，又称肥大细胞生长因子）结合于CD117跨膜区的酪氨酸激酶受体（c-kit受体，即CDll7），调控肥大细胞的生长、分化、迁移和增殖。该受体由kit基因编码，kit基因突变可造成肥大细胞不受SCF调控而发生克隆性增殖，导致细胞凋亡的减少及肥大细胞的持续增殖，最终导致肥大细胞积聚及活化脱颗粒，分泌产生一系列炎症介质。

肥大细胞释放的炎症介质可引起各系统异常：皮肤，潮红和瘙痒；消化系统，阵发性腹痛、腹泻、恶心、呕吐、吸收不良、肝脾增大、门静脉高压；循环系统，阵发性心悸、胸闷、血压下降；神经系统，头痛、晕厥、抽搐；血液系统，淋巴结增大、贫血、白细胞及血小板减少；骨骼肌肉系统，疼痛、溶骨性病变及病理性骨折；恶病质及乏力等全身表现。

【临床表现】CM包括色素性荨麻疹（urticaria pigmentosa）、弥漫性CM（diffuse cutaneous mastocytosis）和皮肤肥大细胞瘤（mastocytoma of skin）。色素性荨麻疹最常见，几乎只发生在儿童，表现为黄褐色至红褐色斑疹，主要分布于躯干，可累及手掌、足掌、面部和头皮。其他的症状包括瘙痒，潮红。在皮损上划痕或摩擦能引起风团，即Diarer征阳性，为本病的特点。弥漫性CM罕见，多见于婴儿及儿童，常伴有水疱、大疱甚至皮肤烫伤样表现。皮肤肥大细胞瘤约占10%，多发生于儿童，可引起皮肤潮红或肠绞痛，并伴有不同程度的瘙痒，很少累及血液系统、骨髓、骨骼、胃肠道系统及出现肝脾大。儿童CM预后良好，大多可在青春期前后自行消退。成人CM的皮肤表现与儿童有较大区别，见表22-3。

表22-3　成人与儿童肥大细胞增生症的皮肤表现

	成人	儿童
常见类型	惰性系统性肥大细胞增生症	皮肤肥大细胞增生症
典型病程	慢性	一过性
过敏反应频率	50%	< 10%
类胰蛋白酶水平（μg/L）	> 20	< 20
KIT突变的典型位置	外显子17，D816V最常见	外显子8，9，11或17，或不存在
皮肤病变的最常见类型	斑丘疹	斑丘疹
斑丘疹形态	单形性	多态性
斑丘疹大小	小	大
斑丘疹分布	大腿，躯干	躯干，头，四肢

SM常发生于成年人，有以下几种亚型：①惰性SM（indolent systemic mastocytosis，ISM），在SM中最为常见，约占所有SM的1/2，发病年龄较为年轻（中位年龄49岁），通常累及皮肤和骨髓，其细胞增殖率低，预后较好。②冒烟型SM（smoldering systemic mastocytosis，SSM）。③侵袭性SM（aggressive systemic mastocytosis，ASM），是SM的少见亚型，病变可累及骨骼，表现为疼痛、溶骨性破坏、病理性骨折，预后较差；系统性肥大细胞增生症合并克隆性造血系统非肥大细胞疾病（systemic mastocytosis associated with clonal hematologic non-mast-cell lineage disease，SM-AHNMD）。④肥大细胞白血病（mast cell leukemia，MCL），是人类白血病最少见的类型。多成人发病，病情进展迅速，生存时间一般短于2年。临床上多先出现类癌综合征样生物活性介质释放症状但皮疹少见，后体重减轻、骨痛、肝脾大、短期内发展为骨髓造血功能障碍（贫血为主）、多器官功能衰竭。⑤皮肤外肥大细胞瘤。⑥肥大细胞肉瘤（mast cell sarcoma，MCS），高度恶性，病初肿瘤通常局限，容易误诊。

【诊断】CM起病缓慢，诊断相对容易，典型斑丘疹、色素性荨麻疹基础上，皮肤活检发现多灶性或弥漫性肥大细胞浸润即可确诊。肥大细胞有易染性颗粒，用特殊染色可证实。

SM诊断较为困难，无皮肤表现的病例尤甚，确诊有赖于组织病理及CD117、CD2、CD25等免疫组化、血清类胰蛋白酶和骨髓检查。约90%的患者可检测出c-kit基因突变，最常见者为c-kit D816V，约占c-kit基因突变的80%～85%，此外，还有V560G、D815K等突变。血液、组织、骨骼均可用于c-kit基因突变检查，但以骨髓敏感性最高。血清类胰蛋白酶<10μg/L，基本可除外SM。

SM诊断需满足主要标准和1项次要标准，或满足3项次要标准（表22-4）。根据有无B型和C型表现（表22-4），可进一步确定SM的亚型：无B型及C型表现的为ISM；有C型表现且骨髓中肥大细胞≥20%为MCL；有C型表现且骨髓中肥大细胞≥20%、AHNMD为MCL-AHNMD；有C型表现但骨髓中肥大细胞<20%且无AHNMD为ASM；有C型表现及AHNMD为ASM-AHNMD；有2条B型但无C型表现为SSM。

表22-4　系统性肥大细胞增生症诊断标准

主要和次要诊断标准	B型和C型表现
主要标准：骨髓或其他组织切片中有多灶性致密的肥大细胞浸润（≥15个肥大细胞聚集），类胰蛋白酶、免疫组化等特异性染色确认是肥大细胞	B型表现：①骨髓中肥大细胞>30%，血清类胰蛋白酶水平>20μg/L；②骨髓造血组织增多、脂肪组织减少，但不够MDS、MPD诊断标准，血象大致正常；③器官肿大：肝、脾、淋巴结增大（淋巴结>2cm），但无器官功能受损
次要标准： 1.组织切片或骨髓涂片中有>25%梭形或不典型肥大细胞浸润 2.骨髓、血或其他皮外器官检出c-kit D816V突变 3.CD117⁺肥大细胞上有CD2和（或）CD25表达 4.血清类胰蛋白酶持续>20g/L	C型表现：①血细胞减少：中性粒细胞<1×10⁹/L，血红蛋白<100g/L，或血小板<100×10⁹/L，但无明显肥大细胞系以外的恶性血液病；②肝大，伴肝功能异常、腹水和（或）门静脉高压；③骨累及：有较大溶骨性病变和（或）病理性骨折；④脾大伴脾功能亢进；⑤胃肠道：吸收不良伴体重下降和（或）低蛋白血症

【鉴别诊断】肥大细胞增生症累及全身各系统，需要鉴别的通常有两类情况：以皮疹或皮肤瘤样结节为主要表现；以皮肤外一个或多个系统为主要表现，见表22-5。

表22-5　肥大细胞增生症的鉴别诊断

临床表现	需要鉴别诊断的疾病
皮疹	特发性潮红、过敏反应、咖啡牛奶斑、慢性荨麻疹、特应性皮炎、色素痣、固定性药疹、扁平苔藓、玫瑰糠疹、副银屑病、自身免疫性大疱性皮肤病、寻常性天疱疮、固定性红斑
皮肤瘤样结节	神经纤维瘤、黄色肉芽肿、黄色瘤、浆细胞增生症、血管瘤、皮肤淋巴瘤、朗格汉斯细胞组织细胞增生症
类癌样表现	类癌综合征、血管性水肿、嗜铬细胞瘤、血管活性肠肽瘤、胃泌素瘤
贫血及肝脾大	髓细胞白血病/肉瘤、淋巴细胞性白血病、组织细胞肿瘤、恶性淋巴瘤、噬血综合征、骨髓增生异常综合征
溶骨性破坏及疼痛	多发性骨髓瘤、骨肉瘤、骨转移瘤、骨质疏松症
消化系统症状	胃印戒细胞癌、胃肠间质瘤、胃肠淋巴瘤、克罗恩病、溃疡性结肠炎、病毒性肝炎、肝硬化
胸腹腔占位性病变	肺部肿瘤性疾病、胃肠间质瘤、胃肠淋巴瘤、炎性肌纤维母细胞瘤、其他软组织肿瘤

胃的肥大细胞增生症多表现为各层组织中肥大细胞散在增多，影像学表现为皮革胃样胃壁弥漫性增厚，胃镜显示黏膜增粗或炎性改变，很有可能与胃的印戒细胞癌发生误诊。

骨质疏松症是SM另一常见的特征，有报道发生率在18%～31%。可引起溶骨性病变甚至病理性骨折，系由肥大细胞的积聚及骨髓里肥大细胞群的脱颗粒导致。它常见于年轻男性，病变部位脊柱多于髋部。部分患者有重度疼痛但难以指出明确的疼痛部位，它有时是唯一表现。对于临床难以解释的骨病变，应该想到本病，应行骨扫描等影像学检查并予以活检证明。

SM偶然发生在肺、肝、脾、淋巴系统、肠道，易与相应部位的肿瘤混淆且很难在术前得到确诊。

【治疗】

1.针对皮肤症状的治疗　治疗的目的在于消除肥大细胞释放介质引起的症状，控制肥大细胞增生：①尽可能避免诱发过敏反应的因素。许多麻醉药物可以触发肥大细胞脱颗粒，因此CM伴疼痛的患者应慎用，芬太尼诱发过敏反应的可能性小于吗啡；②H_1受体阻断药如苯海拉明，用于瘙痒、风团、腹部绞痛的治疗；③H_2受体拮抗药，同类药物在控制腹痛、恶心、呕吐和反酸方面无任何差异；④色甘酸，主要用于治疗胃肠道症状，开始剂量100mg，每日1次，每周增加100mg（成人可达到800mg），以达到能控制症状的剂量为度，如未达理想效果或有不能耐受的副作用需停药；⑤糖皮质激素，主要用于急性过敏反应和哮喘；⑥8-甲氧基补骨脂素（8-MOP）0.5～0.8mg/kg，口服，每周4次，至不产生Dairer征为止，继之以长波紫外线照射；⑦皮肤肥大细胞瘤可以手术切除。

2.针对SM的治疗　对于无皮肤及血液系统受累的病灶局限的患者，可行手术切除。对脾大伴严重贫血和血小板减少的患者，可选择脾切除术。全身治疗可在以下药物中选用。

（1）伊马替尼：本病表达CD117，伊马替尼可治疗无*KIT D816V*突变的SM，但有*D816V*突变者基本无效。通常起始剂量400mg/d，维持剂量100～200mg/d。ISM、ASM和SM-AHNMD有效率分别为14%、50%和9%，平均有效时间19.6个月。

（2）米哚妥林（midostaurin，PKC412）：系小分子酪氨酸激酶抑制剂，对野生型和突变*KIT D816V*均有效。不论何种亚型，总反应率达60%，但维持有效的时间不长。用法：100mg，口服，每日2次，连续90日。

（3）阿伐替尼（Avapritinib）：系*KIT*和*PDGFRα*抑制剂，米哚妥林失败的患者，该药仍有效果，表现为肿瘤缩小症状快速缓解，*KIT D816V*突变等位基因负荷减少。用法及副作用见第14章第九节。

（4）干扰素α-2b单用或合用糖皮质激素：干扰素α-2b能抑制干细胞因子，阻止外周祖细胞向肥大细胞分化，使血液中组织胺及类胰蛋白酶水平下降。各亚型的有效率：ISM 53%，ASM 60%、SM-AHNMD 45%。开始治疗的剂量为1～3 MU，皮下注射，每周3次，随后逐步增加剂量至到3~5 MU，每周5次。泼尼松30~60mg/d，2~3个月逐渐减量，可以改善对IFN-2b的耐受性和反应性。

（5）克拉屈滨：5mg/（m²·d）或0.13~0.17mg/kg，连续5天。中位治疗3个周期（1~9个周期），总有效率55%，中位有效时间维持11个月，主要的不良反应是骨髓抑制和感染。

（6）羟基脲：克拉屈滨无反应时，可选择羟基脲。用法：500mg，隔天1次至2000mg/d，对SM-AHNMD的有效率19%。

（7）异基因造血干细胞移植：一般用于有合适供者的年轻ASM及MCL患者。

（8）针对骨破坏的治疗：双膦酸盐类药物能阻止破骨细胞的骨吸收，调节成骨细胞的存活和功能，可用于治疗SM合并骨质疏松和骨破坏。

【预后】CM预后良好。SM预后与临床亚型相关，ISM生存时间与正常人无明显差异，ASM中位生存时间为41个月，MCL中位生存时间仅2个月。SM-AHNML预后主要与其伴发的血液病有关，中位生存时间约24个月。贫血、低蛋白血症、血清碱性磷酸酶、骨髓受侵的程度、高龄、诊断时年龄、体重减轻、造血干细胞其他的基因突变等，也会降低生存率。

（佘明金　程蒙蒙）

第八节　结节病

结节病是一种非干酪样坏死的肉芽肿性疾病，几乎可发生于全身所有器官，肺部和（或）纵隔淋巴结常见，其次为皮肤、眼部等。本病并非肿瘤性疾病，但因为经常表现为占位病变，治疗上又有特别的模式，故在肿瘤的鉴别诊断中有重要意义。

【流行病学】全球患病率（10~20）/10万，好发于20~40岁人群，＜15岁或＞70岁极少发病。女性发病率稍高于男性。

【发病机制】病因尚不明确，可能与对某种（或某些）未知抗原的过度免疫反应有关。

【临床表现】就诊于肿瘤专业的患者通常是因浅表淋巴结肿大，或因其他非特异的症状、体征在进一步的检查中获得诊断。常见结节病及其临床表现如下。

1.肺　多在体检或检查中意外发现。有症状者多半表现为咳嗽和（或）哮鸣、呼吸困难、浅表淋巴结肿大、皮肤损害、虚弱。胸部X线敏感性不高，CT可见结节、微结节、磨玻璃阴影和团块，病程晚期可出现肺纤维化。肺部病灶可单独或和下述的淋巴结肿大同时存在。结节病累及胸膜、出现胸腔积液罕见，如发生很难与肿瘤、结核等相区别。超声引导下经支气管针吸活检、胸膜活检对本病有诊断意义，纵隔镜活检由于创伤较大已不常使用。

2.淋巴结　颈部淋巴结肿大常是首诊因素，腋窝淋巴结肿大偶有发生，腹股沟淋巴结肿大的临床意义较小。肺门和（或）纵隔淋巴结很常见，典型的CT表现是两侧肺门淋巴结对称性肿大，肺门和（或）纵隔淋巴结的体积显著大于结核性淋巴结，边界清，增强后可见中等以上强化，密度均匀一致，不侵犯周围脂肪间隙等结构。

3.皮肤　皮损形式复杂多变，可为丘疹、结节、斑块、环状或结节性红斑、冻疮样狼疮、瘢痕和银屑病样病变。皮下结节少见，但易并发系统性损害，如发生主要见于四肢，通常没有痛感。

4.脾　多为全身结节病的局部表现。如孤立发生于脾脏，通常是在检查中偶然发现，或仅表现为脾大。脾结节病很少有明显的脾功能亢进、全血细胞减少，CT平扫表现为单发或多发的结节样低密度影，增强后轻度强化，大小不等，也可表现为巨大的孤立性肿块。超声为低回声结节，动脉期及实质期均表现为渐进性增强，彩色多普勒超声血流信号不丰富。MRI的T_1WI、T_2WI为低信号，增强后为渐进性增强。

5.肝　60%~80%的肝活检标本中可发现肉

芽肿,但能被影像学发现的仅5%左右。患者基本没有临床症状,通常是在体检或其他原因接受检查被发现。其他器官有结节病者,可能有肝大和肝硬化、ΛKP、GGT升高。

6.骨 四肢小关节、脊柱、盆骨等均可受累。小关节病变多表现为指/趾疼痛、活动受限、麻木、肿胀、变形。脊柱病变的首发症状多为疼痛,病情进一步发展可出现脊髓压迫症。影像学检查通常为溶骨性改变,严重者可有骨折。骨结节病一般与淋巴结、肝、脾等部位的结节病合并存在,孤立性病变罕见且多是偶然发现。

7.肌肉 通常仅有大小不等的痛或无痛性结节,生长速度较快。部分病例有肌无力和萎缩,受累肌群挛缩、硬化和肥大。各种影像学的诊断意义不大。

8.神经系统 神经系统结节病(neurosarcoidosis)的症状和体征与病变部位、范围及结节病是否活动有关,多呈亚急性或慢性病程。中枢、外周及脊神经均可被侵犯,脑神经、下丘脑和垂体是最常受累部位,MRI可发现相应部位有弥漫性或结节病灶。如同时存在其他系统的结节病,神经系统结节病诊断不困难,若神经系统为唯一受累部位或以神经系统侵犯为首先表现时不易确诊,血清和(或)脑脊液中ACE升高有助于诊断。本病在激素等治疗有效后仍可反复发作。

9.其他 少数患者可能有乏力、发热、关节痛、贫血、体重减轻等全身症状。眼、肾脏和心脏的结节病通常没有占位病灶,通常不会在肿瘤专业诊治。

【诊断】

1.实验室检查 血常规可见白细胞数升高或减少,红细胞沉降率可能加快,免疫球蛋白可能升高。血清血管紧张 I 转换酶(angiotensin converting enzyme,ACE)最有参考价值,结节病的上皮样细胞产生ACE,它能反映结节病的"炎性负荷",但与结节病的活动性及预后关联度不大。ACE也存在于其他肉芽肿性疾病中,因此要至少增高 2倍才有诊断价值。约10%的结节病患者有高钙血症和高钙尿症,可能与结节病能够产生羟化维生素D有关。

2.影像学检查 包括PET-CT在内的影像学检查有助于病变定位,引导穿刺活检,判断疗效,但用于诊断及鉴别诊断作用有限。

3.病理检查 皮肤结节、肿大淋巴结或其他病变组织的活检具有诊断价值。结节病是非干酪样上皮样细胞肉芽肿,由高度分化的单核吞噬细胞(上皮样细胞和巨细胞)和淋巴细胞组成。巨细胞可能含有细胞质内含物,如星状小体和纽曼小体。肉芽肿的中心部分主要由CD4淋巴细胞组成,而CD8淋巴细胞则存在于周围区。抗酸染色阴性,借此可与结核病性肉芽肿区别。结节样肉芽肿可能发生纤维变性、纤维化和(或)透明样变及局灶性凝固样坏死。因部位或夹杂症等原因不能活检者,如果兼有双侧肺门淋巴结肿大、踝关节肿胀、结节性红斑(Laeffgren综合征),或发热、葡萄膜炎、腮腺炎伴或不伴面神经麻痹(Heerdfordt综合征),可做出初步的临床诊断并给予糖皮质激素试验性治疗,如果有效则是诊断结节病的有力证据。

【鉴别诊断】结节病的临床表现无特异性,所在部位的各种占位病灶如还没有得到确诊,鉴别诊断中都要考虑到本病的存在。

【治疗】各部位的结节病临床表现和需要鉴别诊断的内容不同,但治疗方法相似。

约2/3的结节病可在2~5年自行缓解,如果没有明显临床症状,可以采用观察的策略。

出于患者意愿或美容等考虑,皮肤或皮下结节病可做局部对症处理。

内脏器官的结节病,手术兼有诊断和治疗价值。若无手术指征且疾病已引起脏器功能障碍则需要药物干预。首选治疗是口服泼尼松30~50mg/d或等效剂量的其他类型激素,病情缓解后逐渐减量至10~15mg/d,维持8~12个月。复发者可用相同的方法再次治疗。神经系统结节病的泼尼松可用至1mg/kg,病情严重者可甲泼尼龙1000mg/d冲击治疗。泼尼松治疗无效或有不能耐受的不良反应时,可考虑甲氨蝶呤、环磷酰胺、硫唑嘌呤、羟氯喹、英夫利昔单抗作为二线治疗。沙利度胺50~400mg/d,有效后改为50~100mg/d维持对本病也有一定效果。

神经系统和骨的结节病激素治疗无效时,可考虑较低剂量的放疗。

【预后】仅限于皮肤及皮下组织的结节病，多数可自行缓解无须治疗。约10%的病例呈慢性进行性发展，肺、心脏和中枢神经系统受累是主要死因，女性较男性有更差的预后。

（高玉伟）

第九节　结节性硬化症

结节性硬化症（tuberous sclerosis complex，TSC）是一种少见的与TSC1/TSC2相关的神经皮肤综合征，特征性临床表现为面部血管纤维瘤、癫痫、智力低下三联征。Recklinghausen于1862年首次描述，Bourneville于1880年首先命名，故又称Bourneville病。TSC可在没有三联征的背景下出现皮肤和脑、肾及肺部等内脏器官的占位性病变，因此在肿瘤的鉴别诊断中有一定意义。

【发病率】20世纪80年代以前，TSC的发病率在（0.5～1）/10万，目前在新生儿的发病率已达到1/10 000～1/6000，群体发病率约1/20 000，推测与研究和诊断技术的进步有关。

【发病机制】根据基因定位，TSC可分为两型：TSC1型和TSC2型。*TSC1*编码错构瘤蛋白（hamartin），*TSC2*编码马铃薯球蛋白（tuberin）。这两种蛋白质在组织中形成Hamartin-Tuberin复合体。若*TSC1*或*TSC2*基因发生突变，则影响Hamartin-Tuberin二聚体功能，使mTOR复合物1（mTOR complex 1，mTORC1）信号转导通路异常激活，破坏正常细胞周期，影响细胞分化调节，从而引起外胚层、中胚层和内胚层细胞生长和分化的异常，导致TSC的发生。TSC约1/3病例为常染色体单基因显性遗传，患者多为*TSC1*基因突变，家族中可能有多人发病。2/3是散发病例，以*TSC2*突变多见，家族成员一般正常。*TSC2*基因突变导致的临床表现通常重于*TSC1*基因突变。

【临床表现】TSC可累及皮肤、神经系统、眼、肾、心脏、肺等全身几乎所有的器官。与肿瘤临床相关的主要是：①甲床下纤维瘤、咖啡牛奶斑、皮肤纤维瘤等皮肤损害。②室管膜下结节、室管膜下巨细胞星形细胞瘤等神经系统病变。③视网膜胶质瘤或视神经胶质瘤等眼的病变。④肾血管平滑肌脂肪瘤（renal angiomyolipomas，RAML）（又称肾错构瘤，见本章第二节）和肾囊肿等肾脏病变，通常发生在18岁以上人群，如发生在儿童多无症状。TSC因肾病死亡者约占27.5%，是该病死亡的第二大原因。⑤心脏横纹肌瘤，47%～67%患者可出现，该肿瘤一般在新生儿期最大，可随年龄增长而缩小至消失，与其相关的心力衰竭常导致婴儿期死亡。⑥肺淋巴管平滑肌瘤病（pulmonary lymphangioleiomyomatosis，PLAM），常见于育龄女性患者。⑦其他。TSC除骨骼肌、松果体外，可累及所有组织器官，可表现为肝脏错构瘤、错构瘤直肠息肉等。骨累及者少见，可表现为颅骨、椎体、骨盆等结节性骨质硬化灶，部分为指（趾）骨囊肿。

【诊断】TSC有临床诊断标准和基因诊断标准。

临床诊断标准：符合表22-6中2个主要特征或1个主要特征加2个次要特征即可确诊，但仅有RAML和PLAM而无其他特征不能诊断为TSC。符合表22-6中1个主要特征或1个主要特征加1个次要特征或≥2个次要特征为可疑TSC。

表22-6　结节性硬化临床诊断标准

	主要特征		次要特征
1	面部血管纤维瘤（≥3）或前额斑块	1	牙釉质多发性小凹（≥3）
2	甲周纤维瘤（≥2）	2	口腔内纤维瘤（≥2）
3	色素脱失斑（≥3）	3	非肾脏的错构瘤
4	鲨革斑或多发胶原瘤	4	视网膜色素缺失斑
5	多发视网膜结节状错构瘤	5	"斑驳状"皮肤改变
6	脑皮质结构异常（≥3）*	6	多发肾囊肿
7	室管膜下小节		
8	室管膜下巨细胞星形细胞瘤		
9	心脏横纹肌瘤（单发或多发）		
10	肺淋巴管平滑肌瘤病		
11	肾脏血管肌脂瘤（≥2）		

注：*.包括结节和脑白质辐射状迁移线

基因诊断标准：DNA 检测到致病性*TSC1*或*TSC2*基因突变，即使无临床表现也可确诊。未确定影响到功能的*TSC1*或*TSC2*基因突变不能作为诊断标准。基因检测结果阴性并不能排除 TSC 诊断，因为有10%～25%的TSC患者*TSC1*或*TSC2*基因突变检测呈阴性，这部分患者可结合临床表现予以诊断。

【治疗】

1.观察等待　TSC生物学行为大多良性，尽管部分肿瘤有恶性潜能。如果肿瘤发展缓慢，没有明显的症状和体征，可以观察等待。婴幼儿的心脏横纹肌瘤大多数可在数月至数年自发消退。

2.手术　肿瘤生长速度较快（＞0.5cm/年）或有明显症状、体征者，mTOR抑制剂治疗无效或进展者，具有恶性潜能者，可考虑手术切除，但应注意功能的保护，过分的扩大手术没有必要。肿瘤直径＞3cm的RAML有可能出现自发性出血，甚至突发腹膜后大出血导致死亡，也应考虑手术。若已发生出血，选择性肾动脉栓塞是首选治疗手段，但术后复发率较高，需要结合药物治疗或手术。

3.药物治疗　主要是mTOR抑制剂，对TSC相关肿瘤有较好效果。可在下列药物中选用其中的一种：①依维莫司10mg，口服，每日1次，连续3个月。②西罗莫司3mg，口服，每日1次，可连续12个月。③雷帕霉素起始剂量1mg/（m²·d），口服，逐渐调整到血药浓度达到5～10ng/ml。西罗莫司软膏或溶液外用，连续3个月，对儿童期面部血管纤维瘤也有较好效果。

【预后/随访】多数患者可存活数十年。部分患者预后不良，死亡原因主要是TSC相关肾病、癫痫的意外猝死、PLAM和室管膜下巨细胞星形细胞瘤。所有TSC患者均应酌情随访，内容包括体检、遗传咨询、必要的影像学检查和尿常规及肾功能等实验室检查，随访的时间间隔通常是每年1次。

【遗传咨询】患者若为体系突变，其父母再生育TSC患儿的风险低，但妊娠中期进行羊水基因诊断仍有必要。若夫妻一方为患者，则再生育后代患病风险为50%，可在产前或胚胎植入前对突变位点进行直接分析和遗传多态位点的连锁分析。

（李　超）

第十节　淋巴管瘤

淋巴管瘤（lymphangioma，LA），既往也称为囊性水瘤，是由扩张的淋巴管、增生的结缔组织共同构成的淋巴管病变，内含淋巴液，淋巴管内皮细胞没有异常增生，形态和功能也正常，仅表现为淋巴管管腔直径变化，因此命名为淋巴管畸形（lymphatic malformation，LM）可能更为准确。但本病表现为占位性病变，在肿瘤尤其深部脏器占位的鉴别诊断中，需要考虑它的存在。

【发病率】该病多见于新生儿，发病率为0.25%～0.5‰。成人更为少见。

【发病机制】胚胎期时中胚层形成原始淋巴囊，再逐渐形成毛细淋巴管，并吻合成网汇集成各级淋巴管。LA的病因尚不完全明确，多数观点认为与淋巴管先天发育畸形或感染、外伤等因素导致淋巴液循环障碍、淋巴管扩张有关。先天性因素多见于小儿患者，后天性因素多见于成人患者。血管内皮细胞生长因子、Prospero同源异型盒蛋白-1、淋巴管内皮透明质酸受体及PIK3CA信号通路的异常激活可能与LA发病有关。部分患儿可检出染色体异常，同时患有Turner综合征或其他畸形综合征。

【临床表现】LA可见于任何年龄段，约50%出现在新生儿，80%～90%在2岁以内发病，成年人少见。发病率无性别差异。

LA可发生在含淋巴系统的任何部位，绝大多数发生在头颈部，约占75%，舌、唇、颊黏膜和颈部是最常见的发病区域，主要见于小儿患者；其次为腋窝、躯干及四肢，约占20%；其他少见部位包括骨、纵隔、肺、肠系膜、后腹膜等，主要见于成人患者。

根据LA的淋巴管扩张程度及组织形态，LA可分为单纯性LA（也称为毛细LA）、海绵状LA和囊性LA，有时这三种类型的病变可混合存在。单纯性LA少见，淋巴管轻度扩张，常表现为无痛性的群集水疱，单个水疱直径多在1～3mm，多见于口腔黏膜、头颈部、上胸部及肢体近端皮肤表面。病灶表面光滑、质地柔软易压缩，内容物为淋巴液，合并感染或出血时，囊内还可混有脓液或血液。水疱下方的皮下组织可有轻微的水肿。海绵状LA的淋巴管扩张较单纯性LA严重，多见于唇舌、上肢、躯干及腋下。病灶呈多房性、彼此相通、状如海绵、边界不清，病灶周边组织可有弥漫性水肿。囊性LA最多见，淋巴管扩张也最为严重，好发于颈后三角区、颌下、口底、锁骨后、腋下、纵隔（多见于前纵隔）、肠系膜及后腹膜。质地柔软但张力较大，呈囊性、分叶状结构。

根据管腔直径大小分为微囊型LA（由直径<2cm的囊腔构成）、大囊型LA（直径>2cm的囊腔构成）和混合型，由于大囊型病灶多为局限性（常为囊性LA），而微囊型病灶多为边界不清、弥漫性（常为海绵状LA和毛细LA），故该种分类方法对临床治疗及预后更有指导意义。

多发性LA（multiple lymphangiomas，MLA）也称为淋巴管瘤病、全身性淋巴管瘤，是指同时发生在2个不同脏器或在同一脏器内至少有2个以上相对孤立的LA。常累及骨、肺、胸膜、脾和肝，多发生在同一器官，发生在不同器官的罕见。本病主要发生在20岁以前，没有性别差异。

LA和MLA一般无症状，可在其他原因接受全面检查中被发现。体积较大时视生长部位不同会产生相应的压迫症状，但无特异性。

【临床诊断】对于表浅病灶者，如透光试验阳性、细针穿刺抽出无色透明、淡黄色清亮或乳糜样液体，抽出液化验含有蛋白及大量淋巴细胞，一般不含红细胞，即可做出临床诊断。

对于病灶深在者需进行影像学检查，X线片有时可见软组织肿块影，但缺乏特异性。超声检查简单快捷，为首选。LA表现为囊性病灶，部分病灶内可见分隔，根据囊液成分不同其回声强弱不同，一般无血流信号。CT和MRI能更清晰地显示病灶部位、大小、范围及其与周围脏器的关系。CT表现为密度均匀的囊性包块，囊壁薄，多囊者可见分隔，囊内液体CT值与水相近，合并感染时囊壁增厚，出血时囊内可见液-液平面，增强扫描囊壁轻度强化。MRI表现为均匀的长T_1、长T_2信号。LA沿疏松的组织间隙可表现为"爬行性生长"。相比于囊性LA，海绵状LA的边界多不清晰。影像学表现不典型者可考虑做淋巴造影，能发现异常扩大的淋巴管。为明确囊液性质可在超声或CT引导下穿刺抽液，穿刺困难者可考虑手术切除明确诊断。

【病理诊断】LA是由大小不等的薄壁扩张的淋巴管构成，内衬扁平的内皮细胞，管腔含有蛋白和淋巴细胞，管腔周边有淋巴细胞聚集。单纯性LA的管腔多位于真皮上部，表皮可萎缩或增生。海绵状LA的管腔则多分布在皮下组织中，扩张的淋巴管相互连接呈海绵状，无或极少平滑肌。囊性LA往往位于真皮深部，淋巴管高度扩张成囊状，内含胶原，管腔周边可有平滑肌缠绕。长期病变者可有间质纤维化。

多数患者结合影像学表现及囊液化验结果，基本可诊断LA。

【鉴别诊断】需与身体各部位的囊性或囊实性病变相鉴别。

1.脑膜/脊膜膨出 一般在患儿出生时即可发现，多病于枕部及背部，脑膜或脊膜通过颅骨或椎骨缺损处向外膨出形成囊性结构，如同时混有脑或脊髓组织则形成混合性包块，影像学可显示病变部位的骨缺损。

2.鳃裂囊肿 先天性疾病，系胚胎发育过程中鳃弓和鳃裂未能正常融合或闭锁不全所致。该病生长缓慢，患者多在30岁左右就诊，主要表现为颈部或腮腺区无痛性肿块，可合并瘘管。细针穿刺可抽出黄棕色、清亮液体，内含大量鳞状上皮细胞。

3.甲状腺腺瘤 随吞咽运动，囊内可抽出暗褐色液体，细胞学见腺上皮细胞。

4.支气管囊肿 多为先天性的呼吸系统发育异常所形成的囊性肿物，多位于后、中纵隔，紧邻气管及隆突。影像学上囊肿多为单发，内为均匀密度的液体，若与支气管相通则可出现气-液平面。囊内液体多为黏液。组织病理见囊肿衬以呼吸道上皮，由充满黏蛋白的杯状细胞和纤毛性假复层柱状上皮构成，囊壁可含平滑肌，个别可见软骨。

5.食管囊肿　多为先天性原前肠发育异常造成，影像学检查见囊肿多位于后纵隔食管壁内，呈边界清晰的水样密度包块，可导致食管狭窄、进食哽噎，组织病理显示囊壁为食管壁组织。

6.心包囊肿　多因心包的发育畸形而形成，一般位于右心膈角区，影像学表现为圆形或类圆形、密度均匀的囊肿，多与心包粘连，超声心动图可见病灶随心脏搏动而移动。

7.纵隔神经源性肿瘤　多位于后纵隔的脊柱旁后外侧，肿瘤密度均匀或不均匀，常有液化坏死而呈囊性改变，CT增强扫描可见病灶实性部分明显强化，如椎管内同时有病变则可呈哑铃状改变，病理为神经源性组织。

8.肺隔离症　为先天性肺发育畸形，胚胎期部分肺组织与正常肺主体分离，单独发育并接受体循环动脉的异常动脉供血，所形成无呼吸功能囊性包块。CT表现为多房含液/气囊腔，血管造影或血管重建见异常供血动脉可确诊。

9.肠源性囊肿　来自胚胎前肠组织，多位于后纵隔，常伴有椎体先天畸形。囊肿呈圆形或类似消化道外观的管状。囊肿内壁可为不同种类的消化道黏膜覆盖，囊壁含有肌层组织和肌间丛。

10.肺淋巴管平滑肌瘤病　肺部的LA病需与该病相鉴别。肺淋巴管平滑肌瘤病主要见于育龄期女性，临床表现为反复发生的咯血、自发性气胸，可伴有后腹膜器官的血管平滑肌脂肪瘤和乳糜性浆膜腔积液，HRCT见肺内多发薄壁囊性病变，囊壁间有结节性阴影。组织病理以肺组织中淋巴管、血管甚至细小支气管管壁的平滑肌细胞呈不典型非瘤样增生为主要表现。

11.肠道及肠系膜LA　多以腹痛、恶心、呕吐、里急后重、消化道出血或肠梗阻症状就诊。LA内囊液与肠液密度相近，且受肠蠕动影响，超声易漏诊，CT或MRI影像学上有时定位及定性诊断也困难。钡剂造影可表现为边缘光滑的充盈缺损。怀疑小肠LA时需行胶囊内镜或小肠镜检

查，呈黏膜下肿物或增厚的黄白色黏膜皱襞，表面有大量出血点，活检钳触之有波动感，肠镜活检难以取得满意的病变组织，多需术后病理检查确诊。

12.肝脾LA　当肝脾LA合并感染或血管成分增多时，囊内液体成分改变、甚至呈实性，囊壁的三期强化可表现为动脉期轻度强化、静脉期轻中度强化、延迟期轻度强化，与原发性肝癌、胆管囊腺癌、肝脓肿、血管瘤、包虫病、错构瘤和脾间皮囊肿容易混淆。

13.腹盆腔内LA　病灶较大，影像学上难以确定其起源，需与间质瘤、囊性畸胎瘤、囊性间皮瘤、胰腺囊肿、胰腺假性囊肿、胰腺囊腺瘤/癌、胰腺囊实性乳头状上皮肿瘤、肾盂积水、卵巢癌相鉴别。

14.骨LA　需与骨转移癌、骨巨细胞瘤、骨血管瘤、嗜酸性肉芽肿、非骨化性纤维瘤、骨母细胞瘤、多发性骨髓瘤、骨囊肿、甲旁亢性棕色瘤、骨髓炎、大量骨质溶解症等导致的溶骨性破坏的疾病相鉴别。

15.内淋巴囊瘤　与LA无关，影像学亦无相似性，仅因其命名与LA相近而易被混淆。内淋巴囊和内淋巴管组成内淋巴管系统，是内耳膜迷路的非感觉传导部分。内淋巴囊瘤是一种罕见的低度恶性肿瘤，又称内淋巴囊低度恶性腺癌，可单独发生，也可伴发von-Hippel-Lindau综合征（VHL综合征）。发病年龄15～70岁，男女无差异。主要表现为耳聋、耳鸣、眩晕、脑神经受累（第Ⅴ、Ⅶ、Ⅸ、Ⅹ对脑神经）。CT表现为颞骨岩部中后区、前庭导水管外孔区软组织肿块，骨质破坏呈"蜂窝状"和"虫蚀状"。MRI上T_1WI多呈高信号影，由于其血供丰富，肿瘤直径较大时出现流空效应的概率高，增强扫描时肿块有明显不均匀强化，呈胡椒盐改变。组织学上见肿瘤呈乳头状、囊性腺管样浸润性生长，有时形态学上呈良性表现，但可侵犯周边组织。病程较长，治疗上首选手术，切除不尽或无法切除者可考虑放疗，复发者仍可考虑再次手术，转移极罕见。

【治疗】对于无症状或不影响美观的LA，可暂不处理，少数LA患者当淋巴管和静脉建立回流通路时，病灶有自然消退的趋势。如随访期

间病灶未见消退或反而增大，或出现疼痛、梗阻等症状则可给予治疗。单纯穿刺抽吸囊液只能暂时解除压迫症状，病灶会很快复发。LA的治疗主要手段包括硬化剂治疗、手术及物理治疗。

1.硬化剂治疗 对大囊型和混合型LA效果较好，但不适合微囊型LA。也可与手术联合，在术前或术后应用以降低手术难度或处理术后残余病灶。应尽可能抽吸囊液后注射硬化剂，可用的硬化剂包括OK-432、博来霉素、高渗葡萄糖、无水乙醇、奎宁、多西环素和鱼肝油酸钠，最常用的是OK-432和博来霉素。

（1）OK-432（沙培林）为经青霉素处理的A群溶血性链球菌，通过产生无菌性炎症、纤维组织增生而使淋巴管闭塞。在治疗前应进行青霉素皮试。首次注射的剂量一般不超过0.2mg，如果注射3～6周后病灶没有消退，可以考虑再次注射，剂量可增加至0.3mg。OK-432的不良反应包括过敏反应、持续2～4天的发热和注射部位的炎症反应。有报道64名LA患者接受OK-432治疗，其中46人为初治，14人接受了病灶部分切除，4人为博来霉素治疗失败，结果23人病灶完全消失，15人病灶明显缩小，12人病灶略有缩小，随访6～87个月后，病灶消失者仍无复发。

（2）博来霉素可抑制淋巴管内皮细胞的生长并通过化学刺激使间质纤维化来达到治疗目的。推荐剂量为0.3mg/kg，对于多囊性病灶可多点注射。3～4周后如有必要可再次给药，2次注射后仍无反应者应考虑更换治疗方案。文献报道的有效率为70%～95%。平阳霉素和博安霉素的疗效与博来霉素相仿，但平阳霉素的发热和过敏反应发生率要高于其他两药。

（3）注射硬化剂后如局部组织明显硬化、增厚而影响美观及功能，也可局部注射曲安奈德以软化组织。对位于眼眶的病灶，选择硬化剂治疗需谨慎，因为即便有少许的药液外渗也可能会引起眶筋膜室综合征。对位于口底、舌、咽部的病灶，如预计硬化剂治疗后会因局部炎症、肿胀而影响呼吸，可先行气管插管或气管切开术。

2.手术 目前随着硬化剂治疗的广泛应用，手术的地位已下降，主要用于：①易于切除的微囊型病灶；②硬化剂治疗后有病灶残留；③严重的并发症，如伴有感染或压迫症状时，即便不能完全切除病灶，也可考虑先行手术切开引流以减轻症状。手术应尽可能完整切除病灶，必要时部分或全部切除受累脏器，术中需结扎周边的淋巴管以防术后因淋巴瘘而再次发生LA。以下情况一般难以彻底切除病灶或不适合手术：①由于LA可沿组织间隙生长，尤其是海绵状LA或微囊型LA常与周边组织器官分界不清；②某些特殊的部位，如颅底、面颊、唇、舌、口底、咽喉和后腹膜，手术本身操作即困难，病灶易累及脑神经及大血管，而且术后会导致严重的功能障碍、毁容；③多病灶、多脏器发病者。

3.物理治疗 包括电凝、冷冻治疗和激光治疗，其中激光治疗较常用，但仅适合表浅的病变。治疗范围应扩大至病灶外0.2cm以防止复发，对于较大的病灶，可以分2～5次激光治疗来完成，间隔2周一次。常选择CO_2激光和Nd：YAG激光。

4.放疗 对LA亦有效，但因其可能会影响小儿生长发育，且具有潜在的治疗诱发恶变的风险，一般只用于难治性病变，或不适合手术及硬化剂治疗者，例如成人的多椎体或多脏器病变。视年龄及发病部位不同，文献报道的放疗剂量为15～65Gy，单次剂量为1～2Gy。

由于PIK3CA信号通路的异常激活可能与LA发病有关，西罗莫司对LA也有一定的效果，0.1mg/（kg·d），或0.8mg/（m^2·d），可用于不适合其他治疗者。

【预后】LA为良性病变，表浅者多能治愈。但部位深在、邻近重要器官、多灶性、海绵状LA或弥漫性生长的微囊型LA，无论手术亦或硬化剂治疗，都有较高的复发率和一定的致死率并且可能需要放疗和（或）抗肿瘤药物治疗。有研究显示，口腔及颜面部LA复发率高于颈部（29.23% vs 8.33%），多部位发病者高于单个病灶者（48.28% vs 11.67%），微囊型LA高于大囊型LA（28.33% vs 13.79%）。骨或内脏广泛受累的MLA患者预后差。

（宋　耕）

第十一节　淋巴管平滑肌瘤病

淋巴管平滑肌瘤病（lymphangioleiom-yomatosis，LAM）也称为淋巴管肌瘤病，属于血管周上皮样细胞肿瘤（perivascular epithelioid cell neoplasm，PEComa），是一种以肺部囊性病变、淋巴管异常和腹部肿瘤为主要特征的全身性疾病，1CD-0编码：9174/1。本病有散发性LAM（sporadic LAM，S-LAM）及合并结节性硬化症（tuberous sclerosis complex，TSC）的LAM（TSC-LAM，见本章第九节）两种形式，以散发型为主。

【流行病学】患病率为（3.35～7.76）/100万，S-LAM大多为育龄期女性，成年女性TSC有30%～40%合并LAM。但男性和儿童病例已有报道。

【发病机制】目前所能了解的LAM发病机制有：①*TSC*1和*TSC*2基因突变。*TSC*1定位于9q34，编码hamartin蛋白；*TSC*2定位于16p13，编码tuberin蛋白。*TSC*2发生基因缺失重排的概率要远远高于*TSC*1，无论是TSC-LAM还是S-LAM，均以*TSC*2突变为主，致其编码的产物tuberin蛋白失功能，引起下游mTOR信号通路过度活化，使肺部平滑肌异常增殖。其后果是：淋巴管壁增厚、管腔狭窄、阻塞，淋巴液潴留，淋巴管扩张，淋巴液外渗导致乳糜胸。支气管壁增厚，小气道阻塞，空气潴留，肺泡扩张、破裂、融合，肺间隔增宽，造成阻塞性通气和弥散性换气障碍。临床上，mTOR抑制剂可阻断下游激酶的激活，对LAM有较好的效果。②雌激素的作用。LAM好发于育龄妇女，且肿瘤细胞多表达孕激素和雌激素受体，有研究认为，雌激素可以通过活化酪氨酸磷酸酶引起tuberin的去磷酸化，使tuberin蛋白降解。③MMP在LAM细胞中高表达，它能降解细胞外基质，可能与LAM患者肺组织破坏有关。④遗传因素。LMA常发生在TSC患者。

【临床表现】青年或中年女性，逐渐加重且常规不能解释的呼吸困难、气胸（尤其是反复发生的）、乳糜性浆膜腔积液、肺功能明显下降，称为与LAM"符合的临床病史"。82%的患者因气胸就诊，其中多数患者在诊断前曾出现两次气胸。乳糜性浆膜腔积液系淋巴管和胸导管阻塞所致，主要发生在胸腔和腹腔，心包少见。其他非特异表现包括乏力、咳嗽、咯血、胸闷、气喘、胸痛、恶心、腹胀或腹痛、外周水肿、泌尿系统症状等。也可能出现面部（面颊和鼻唇皮肤折叠处多见）及甲下的血管纤维瘤、皮肤鲨革斑和牙斑等。

LAM的典型影像学表现为：①双肺多发囊腔，病变多为圆形，均匀分布于两肺，大多数直径2～5mm，有时可达30mm，囊壁的厚度多<2mm；②双肺网格状改变；③双肺斑片状密度增高影；④胸腔积液。在高分辨率CT（high resolution CT，HRCT）上，双肺薄壁含气囊腔≥10个，肺容量正常或者增加，无明显的其他肺部疾病，称为"特征性胸部HRCT表现"。双肺薄壁含气囊腔2～10个称为符合性胸部HRCT表现。

LAM的另一特征是胸腹腔肿瘤，以血管平滑肌瘤最为常见，错构瘤相对较少。肿瘤可发生于胸腹腔任一部位，但多发生在肾脏。有些患者可表现为腹腔及腹膜后淋巴结肿大、囊性淋巴管瘤。

【诊断】本病可临床诊断，主要的诊断标准由欧洲呼吸学会及美国胸科协会/日本呼吸学会（ATS-JRS）分别提出，见表22-7。两个标准的主要不同是，ATS-JRS将血清学检查的血管内皮生长因子D（vascular endothelial growth factor D，VEGF-D）纳入诊断标准。以＞800pg/ml为截断值，VEGF-D可诊断70%的LAM，这对因各种原因不能接受有创检查者十分重要。VEGF-D还能反映LAM淋巴管受累情况，增高提示肺功能下降速度更快，但对西罗莫司等mTOR抑制剂的治疗反应更好。

表22-7　淋巴管平滑肌瘤病诊断标准

欧洲呼吸学会	美国胸科协会/日本呼吸学会标准
确诊：符合以下任何一条： 1. 具有特征性或者符合性胸部 HRCT 表现，肺活检组织检查符合 LAM 病的病理诊断 2. 具有特征性胸部 HRCT 表现，同时具有以下任何 1 项：乳糜胸或乳糜腹、淋巴管平滑肌瘤、淋巴结受累及 TSC 拟诊：具有特征性胸部 HRCT 表现并符合 LAM 病的临床病史，或者具有符合性胸部 HRCT 表现，同时具有以下任何 1 项：肾血管肌脂瘤、乳糜胸或乳糜腹 疑诊：仅具有特征性或符合性胸部 HRCT 表现	确诊：具有符合的临床病史＋胸部 HRCT，并有以下一个或多种情况： 1. 存在 TSC 2. 肾血管平滑肌脂肪瘤 3. 血清 VEGF-D ≥ 800pg/ml 4. 胸腔积液或腹水经生化分析证实为乳糜性积液 5. 淋巴管平滑肌瘤 6. 细胞学查见淋巴结内和（或）积液中有 LAM 细胞或 LAM 细胞簇 7. 经肺活检或腹膜后穿刺活检、盆腔肿块的组织病理学证实为 LAM

约30%的肺囊性病变依然需要通过肺活检病理确诊。镜下常见的两种表现分别为囊性病变、由不成熟的平滑肌细胞和LAM细胞增殖形成的多发结节。免疫组化LAM细胞的细胞核雌激素和孕激素受体常为阳性，平滑肌样细胞肌源性标志物（SMA、actin、desmin）、黑色素标志物（HMB45、melanA）、淋巴管内皮细胞D2-40阳性。

肺以外的血管或淋巴管平滑肌瘤及错构瘤需要病理检查方能确诊。

【鉴别诊断】本病初期极易误诊，其鉴别诊断与LAM的首发部位、症状和体征密切相关（表22-8）。后期由于大量胸腔积液、腹水的存在，典型表现可能难以被影像学辨识。病理方面则需要和血管平滑肌脂肪瘤、转移性平滑肌肉瘤、转移性恶性黑色素瘤等相鉴别。

表22-8　需要与淋巴管平滑肌瘤病鉴别的疾病

首发部位	症状与体征	需要鉴别的疾病
肺	咳嗽、咯血、胸闷、进行性呼吸困难、气喘、胸痛、胸腔积液	哮喘、慢性阻塞性肺疾病、肺朗格汉斯组织细胞增生症、干燥综合征、肺恶性肿瘤
腹腔	恶心、呕吐、腹痛、腹胀、腹水	胰腺炎、阑尾炎、急性胃炎、乙型肝炎肝硬化、腹腔肿瘤
肾脏	尿频、尿急、尿痛、血尿	肾恶性肿瘤、肾脏动脉瘤、肾结石、尿路感染
纵隔	胸闷、心包积液	淋巴瘤、生殖细胞肿瘤、胸腺瘤

【治疗】LAM多累及两肺，治疗以内科为主，手术很难奏效。

1. mTOR 抑制剂　对于有肺功能损害的LAM、肾血管平滑肌瘤伴有症状的乳糜性积液患者，建议先使用mTOR 抑制剂：西罗莫司，起始量1mg/d。或依维莫司10mg/d。两药均可连续应用至治疗失败或副作用不可耐受。

2. 酪氨酸激酶抑制剂　伊马替尼治疗c-kit受体阳性并大咯血LAM，有成功的个例报道。

3. 内分泌治疗　孕激素、促性腺激素释放激素激动剂、选择性雌激素受体调节剂如他莫昔芬和卵巢切除术都曾被推荐为LAM的治疗，但2016ATS/JRS指南认为内分泌治疗对LAM没有确切疗效而不给予推荐。

4. 对症治疗　气流受限者可使用支气管扩张剂，呼吸受限的可采用肺康复治疗。气胸可考虑使用化学胸膜固定术。肾血管平滑肌瘤直径＜4cm或无症状者可随访，＞4cm或动脉瘤直径＞5m可采用栓塞或者保留肾单位的手术治疗。

5. 手术　NYHA分级Ⅲ级或Ⅳ级伴静息时低氧、严重肺功能和运动耐量损害（最大氧摄取小于50%预计值），有条件者考虑行肺移植手术。

【预后】LAM呈慢性进行性过程，患者多在症状出现后10年内死于肺衰竭，少数患者可存活20年以上。

【随访】根据病情安排。LAM患者多为育龄期女性，肺功能下降者应避免妊娠，因为妊娠会增加出血风险。

（李　敏）

第十二节　淋巴腺瘤

淋巴腺瘤（lymphadenoma）1960年首先由McGavran等描述。1991年Gnepp等报道非皮脂腺淋巴腺瘤，认为其是含有较多淋巴成分的囊腺瘤。2005年WHO头颈部肿瘤分类将淋巴腺瘤列为独立的疾病，包括皮脂腺淋巴腺瘤（sebaceous lymphadenoma，SL）和非皮脂腺淋巴腺瘤（nonsebaceous lymphadenoma，NSL），两者均十分少见。

【发病机制】淋巴腺瘤的组织学发生机制尚不明确。从胚胎学上看，胚胎原始的腮腺组织周围即有淋巴细胞浸润，随着胚胎发育，腮腺与淋巴组织才逐渐的分离。对于NSL，组织学上未见淋巴结结构的病例，可能为腮腺上皮细胞瘤样增生，淋巴组织为反应性增生；组织学结构发现淋巴结结构的病例，可能来自腮腺内淋巴结或周围淋巴结内异位的胚胎源性腮腺组织。SL一般认为是由胚胎中发育异位的皮脂腺细胞增生而来。

【临床表现】NSL发病部位主要在涎腺，又以腮腺多见，下颌下腺、泪腺、颈淋巴结也可发生。男女发病率相似，多见于50岁以上的成年人，但任何年龄均可发病。临床上多呈无痛性、缓慢增大的包块，直径多小于3cm，可活动，边界清楚，包膜完整。SL临床表现与NSL相似，但多发生在60岁以上的老年人，青少年少见。

【诊断】淋巴腺瘤难以通过影像学确诊，目前报道的病例均为术后病理诊断。

1.SL　镜下可见皮脂腺细胞囊状或巢状排列，可伴随大小不等的导管。细胞膜清晰、中央细胞大，周围部细胞小且胞质少。间质为淋巴细胞，有的可形成淋巴滤泡结构。

2.NSL　由上皮成分和淋巴样间质组成。上皮细胞可形成网状小梁结构、腺管样、实性岛状结构等，在基底膜样物质的包绕下形成囊腔结构。无皮脂腺分化，缺乏嗜酸性的上皮细胞。淋巴样间质可形成淋巴滤泡。局灶可见鳞状分化和分泌黏液细胞，免疫组化上皮细胞表达广谱CK，肌上皮细胞SMA和p63阳性，淋巴细胞表达CD45，基底细胞CK5/6阳性，CD117和CEA不表达，可有局灶性Ki-67表达增高。

【鉴别诊断】SL及NSL初诊时常被误认为是"混合瘤""淋巴结肿大""鳃裂囊肿"。经常需要与之鉴别的有Warthin瘤、涎腺淋巴上皮病变、淋巴结内转移癌、皮脂腺淋巴腺癌等。

1.Warthin瘤　见本章第二十节。

2.涎腺淋巴上皮病变　腺体实质萎缩，间质淋巴细胞浸润和导管上皮肌上皮增生形成"上皮岛"。恶变形成淋巴上皮癌时，上皮细胞明显异型，核分裂象易见，细胞间有散在成熟淋巴细胞浸润。

3.淋巴结内转移癌　常见转移癌为腺泡细胞癌、黏液表皮样癌或鳞状细胞癌。

4.皮脂腺淋巴腺癌　十分罕见，是与SL相对应的恶性肿瘤。发生于皮脂腺淋巴腺瘤中，故也称癌在皮脂腺淋巴腺瘤中。肿瘤部位在腮腺或腮腺周围淋巴结内，有学者认为它是皮脂腺淋巴腺瘤的恶性转化。皮脂腺细胞排列成巢状或片状，并侵犯邻近组织。肿瘤中皮脂腺淋巴腺瘤部分无细胞异型，恶性部分为鳞状细胞癌、皮脂腺癌、片状低分化癌样区域或上皮-肌上皮癌灶。有时可见组织细胞聚集和异物巨细胞反应。

【治疗】淋巴腺瘤为良性涎腺肿瘤，NSL多采取局部肿块切除，或肿块切除+同侧腺叶切除，术后通常不会复发。SL多为完全手术切除，很少复发，罕见恶变。

（许苗苗）

第十三节　淋巴结内间皮细胞增生

间皮细胞是构成间皮的单层扁平上皮细胞，通常见于胸膜、腹膜和心包膜表面，Hsu等于1980年首次发现淋巴结内存在间皮细胞。浆膜腔积液几乎都有不同程度的间皮细胞增生

（hyperplastic mesothelial cells，HMC），是经常见到的一种细胞学/组织学描述，但淋巴结内HMC极其罕见，1990年Brook首先报道淋巴结内间皮细胞增生（hyperplastic mesothelial cells in lymph nodes）。它虽属于良性增生，却经常与恶性肿瘤特别是胸膜间皮瘤、腹膜间皮瘤及转移癌等相混淆，并有可能与恶性肿瘤合并存在，鉴别诊断十分困难。

【发病率】文献中仅有个案报道，尚无确切的流行病学资料。

【发病机制】淋巴结内HMC的发病机制尚不清楚。有学者认为炎症或肿瘤的刺激导致间皮细胞局部增生，淋巴管通透性增强，间皮细胞通过扩张的淋巴管到达淋巴结内。

【临床表现】淋巴结内HMC无性别差异，任何年龄均可发病。临床多表现为单个部位的淋巴结肿大及与之相关的压迫症状或体征，发生频率依次为纵隔淋巴结、腹盆腔淋巴结、肾门腹主动脉旁淋巴结，浅表包括颈部淋巴结少见。有些患者有全身多处淋巴结同时受累、浆膜腔积液，或与其他恶性肿瘤同时存在。

【诊断】本病只能通过病理诊断。其最重要的特征是：淋巴窦腔扩张，其内充满弥漫增生的上皮样细胞，这些细胞无或很少核分裂象，淋巴结的结构并无异常。免疫组化有助于判断组织起源，但间皮细胞也表达上皮标志，因而需联合多组抗体鉴别诊断。通常，淋巴结内HMC阳性表达的有Calretinin、CK5/6、D2-40、MC及CKpan，阴性表达的有S-100、HMB45、Melan-A、TTF-1、CDX-2、Villin、ALK、CD30、CD20、CD3、CD1a及CD68。

【鉴别诊断】淋巴结内HMC有可能被病理误诊为淋巴结转移癌特别是恶性黑色素瘤转移、间变性大细胞淋巴瘤、恶性间皮瘤和窦组织细胞增生症，临床还要与淋巴结反应性增生、Castleman病、朗格汉斯细胞组织细胞增生症、软组织肿瘤等相鉴别。已报道的病例许多曾接受过抗肿瘤治疗，终因临床过程不符合恶性，经长达数月至数年的随访并对病理复查后进而推翻原有意见并最终（有长达6年后）诊断为淋巴结内间皮细胞增生。

面对诊断不明的浅表特别是颈部淋巴结肿大、胸腹腔内占位或纵隔占位，临床医师均要想到本病的可能。至于有浆膜腔积液的患者，更有必要区别间皮细胞良性或恶性增生，见第7章第四节。

【治疗】淋巴结内间皮细胞增生本身属于良性疾病，关键在于正确诊断。无症状者可以观察，若有与之相关的压迫和（或）梗阻，或患者有明显的焦虑，可给予手术切除或其他局部治疗。如果同时存在恶性肿瘤，治疗则主要是针对原发疾病。

（佘明金）

第十四节 Rosai-Dorfman病

Rosai-Dorfman病是一种罕见发生于淋巴结的组织细胞增生性疾病，多数病例为良性自限性，可在数月至年内自行消退，少数病程持久或因多器官侵犯而死亡。1966年Azoury和Reed首先报道本病，1969年Rosai和Doffman就4例患儿的临床和病理特征给予系统描述，并将其命名为窦组织细胞增生伴巨大淋巴结病（sinus histiocytosis with massive lymphadenopathy，SHML），后常称之为Rosai-Dorfman病（Rosai-Dorfman disease，RDD，罗道病）。2006年WHO肿瘤分类将RDD归于淋巴造血系统肿瘤。

【发病率】本病罕见，文献中多为个案报道。RDD可见于各年龄段，好发于儿童和青少年，62%患者<10岁，82%患者<20岁，中位年龄20.6岁。男性发病率略高于女性（1.4∶1）。

【发病机制】病因还不十分明确。有学者认为系因人类疱疹病毒6型（HHV-6）、HHV-8、EB病毒、人乳头瘤病毒和巨细胞病毒、克雷伯菌等慢性感染，抗原的反复刺激导致淋巴结反应性炎性病变，并以一种较缓慢的状态引起RDD。

巨噬细胞集落刺激因子诱导分化免疫抑制性巨噬细胞、淋巴细胞活化受阻，大量细胞因子包括肿瘤坏死因子、白细胞介素及多种细胞趋化因子分泌增加导致细胞免疫功能紊乱也是解释之一。还有学者认为异常升高的IgG_4可能与RDD相关。

【临床表现】根据病变所在部位分为3型。①孤立性淋巴结型：仅淋巴结发生病变，为最常见的类型。多以单侧或双侧颈部无痛性淋巴结肿大起病，质地较韧，若相互融合直径可达5～6cm。腋下、腹主动脉周围、纵隔、腹股沟淋巴结也可受累。②孤立性结外型：占RDD的25%～40%，可累及任何器官，有些在疾病过程中始终没有淋巴结病变。皮肤、中枢神经系统、骨、软组织、眼眶及眼睑、鼻及鼻窦、涎腺、气管、喉、肺、肝、肾、肠道、乳腺、睾丸等部位的RDD均有报道，最常累及的部位是头颈部、皮肤和骨。③多发性或混合型：同时累及淋巴结和结外器官：临床表现因受累部位不同各异。诊断多发性RDD应符合：有2处及2处以上病变；每个病变在位置上彼此不紧邻；各处病变同时或陆续发病，后发部位不在初发部位及附近；各处病变的病理组织学表现及免疫表型相似。

1.头颈部RDD　中枢神经系统RDD在影像学上易被误诊为脑膜瘤，两者均与硬脑膜粘连紧密。眼RDD多局限于眼睑，角膜浸润和眼色素层炎也可为RDD的一种表现。鼻窦及鼻腔常表现为黏膜弥漫性增厚，可向外侵犯鼻背及皮下，也可表现为息肉样肿块或软组织肿块占据鼻窦、鼻腔，伴或不伴窦壁骨质破坏或增生硬化，增强可见强化。鼻窦RDD以上颌窦居多。

2.骨、软组织RDD　骨RDD常发生于长骨干骺端、颅骨、指或趾骨，可能会累及单个或多个骨，表现为溶骨性破坏，一般没有骨膜反应和钙化。软组织RDD表现为孤立或多发的实性肿块。

3.皮肤RDD　多在40岁以上发病，最初为丘疹，色泽以暗红、褐红为多，部分呈淡红、鲜红色。以后以局部多发性结节为主要表现，常表现为一个大结节及数量不等的卫星结节，结节可融合，其表面皮肤可正常。躯干、面部、四肢皮肤是RDD最常受累部位，一般没有明显的全身症

状，但手术切除后可局部复发。单纯皮肤RDD而无淋巴结或其他部位受累罕见，有学者认为皮肤RDD是一独立的临床类型，不同于SHML。

4.其他部位RDD　喉RDD多表现为声门下狭窄，气管受累比支气管受累更为常见，通常表现为腔内息肉样生长，较少出现黏膜增厚，可能导致危及生命的呼吸困难或明显喘鸣。心脏多发生在右心房，肾脏受累多表现为双侧肾门肿块。腹腔RDD多见于60岁以上患者，可表现为腹腔肿块、肠系膜或腹膜后淋巴结肿大。肠道受累最常见于结肠和直肠。

5.全身症状　本病可伴有一些非特异性的临床表现，如不明原因发热、盗汗、咽炎等。

【诊断】实验室检查可出现外周血白细胞增多、红细胞沉降率加快、高丙种球蛋白血症、贫血；部分患者还可出现抗核抗体、类风湿因子及外周淋巴细胞CD4/CD8比例倒置。超声、CT、MRI和PET-CT等可用于肿瘤的发现和定位，MRI对于儿童和未成年人尤其有用。但各部位的RDD在影像学上均无特异表现，很难与所在位置的其他占位性病变相区别，确诊需要病理检查。

病理检查结内和结外RDD的病理形态学相似。病变淋巴结呈黄-白色，通常淋巴结和囊纤维化粘连在一起。组织病理学上淋巴结结构被部分或完全破坏，淋巴窦明显扩张，组织细胞增生明显并和大量成熟的浆细胞和淋巴细胞组成明暗相间的组织学形态。组织细胞体积很大（直径相当于淋巴细胞的10～30倍），其内可见吞噬有大量淋巴细胞、单核细胞、浆细胞、少量红细胞及散在的中性粒细胞，即所谓的伸入运动（emperipolesis）。伸入运动和明暗相间的组织学特征是RDD的典型病理表现，但并非RDD所特有。免疫组化染色S100强阳性，巨噬细胞特异性抗原CD14、CD68、Ki-MIP和巨噬细胞活化抗原27E10、髓样相关蛋白8及14等均有中到高表达，CD1a及Lag抗原阴性。然而，RDD的组织学形态常不典型，与伴有较多组织细胞反应的慢性炎症和肿瘤有相似之处，容易发生误诊或漏诊。

【鉴别诊断】取决于病变部位，经常需要鉴别诊断的有以下几种。

皮肤RDD病程较长，需与纤维组织细胞瘤、

皮肤隆突性纤维肉瘤、黄色瘤、幼年性黄色肉芽肿、Castleman病、感染和皮肤淋巴增生性疾病等相鉴别。

结外及多发性RDD需和以下疾病相鉴别：慢性炎症及肉芽肿性炎症、肌纤维母细胞瘤、纤维组织细胞瘤、恶性淋巴瘤特别是边缘带B细胞淋巴瘤和滤泡性淋巴瘤及鼻腔NK/T细胞淋巴瘤、网状组织细胞瘤、朗格汉斯组织细胞增多症、脑膜瘤、恶性黑色素瘤、转移癌、IgG$_4$相关的硬化性疾病、淀粉样变性炎性。

以上疾病在本书均有介绍，可分别见相关章节。其他需要鉴别的特殊部位的疾病如下。

1.眼肿瘤 眼眶淋巴瘤好发于肌锥外区，向眶内侵犯，但少有骨质破坏。

2.鼻腔疾病 鼻息肉多发生于中鼻道，增强扫描多表现为病灶周围黏膜强化，常压迫邻近骨质。内翻性乳头状瘤的骨质呈受压性改变，可有骨质增生、硬化，CT、MRI扫描呈较均匀软组织影像。鼻硬结病（rhinoscleroma）、结核和真菌感染均系慢性进行性肉芽肿病变，可表现为鼻腔肿物，组织学检查可见上皮样组织细胞、淋巴细胞、浆细胞和少量多核巨细胞，但S-100蛋白标志阴性。鼻腔及鼻窦鳞癌好发于中老年人，肿瘤常呈侵袭性生长，密度多不均匀。

3.脑膜瘤 脑膜瘤特别是淋巴浆细胞型脑膜瘤常伴有明显的淋巴细胞、浆细胞浸润，但脑膜瘤含有脑膜细胞，免疫组化表达EMA。影像学上脑膜瘤常见钙化，相邻颅骨骨质增生硬化，脑膜RDD罕有此现象。

【治疗】孤立性淋巴结型RDD通常是自限性的，如能通过活检明确诊断，大多数病例无须特别处理。影响容貌者可手术切除。

结外型、多发性或混合型一般有压迫症状，手术兼有诊断和治疗价值。复发难治者可能需要糖皮质激素±沙利度胺、放疗甚至化疗。糖皮质激素对仅侵犯淋巴结的RDD具有显著疗效，若累及淋巴结外器官，仅能使小部分患者病情完全缓解，50%左右部分缓解。有报道放疗对皮肤型RDD可以达到完全缓解，并且均未出现复发。PDGFR阳性的病例，甲磺酸伊马替尼治疗可能有效。

【预后】RDD预后与病变范围、类型、患者免疫功能状态有关。孤立性淋巴结型RDD预后良好。结外型RDD如能手术切除预后亦较为乐观，如不能彻底切除或术后复发，死亡率可达到40%。多发性或混合型预后更差，极少数病例可出现淋巴瘤样改变，有发生转移的风险。

RDD累犯中枢神经系统，或有淀粉样变性，或出现全身症状如贫血、发热，或有红细胞沉降率加快、血清免疫球蛋白增多，免疫异常如CD4$^+$/CD8$^+$T淋巴细胞比例倒置及其他血清学和血液学异常，预后较差。

【随访】根据病变部位和类型酌情安排。

（杨守梅 刘盈盈）

第十五节 肉芽肿性多血管炎

肉芽肿性多血管炎（granulomatosis with polyangiitis，GPA）旧称韦格纳肉芽肿（Wegener's granulomatosis），是一种以坏死性小血管炎为特征的全身性自身免疫性疾病，由德国医师Friedrich Wegener在1936年和1939年详细阐述其病理表现而得名，2011年美国风湿病学会、美国肾脏病学会及欧洲风湿病学会联合将韦格纳肉芽肿更名为GPA。本病主要侵犯上呼吸道、肺及肾，耳、眼、关节肌肉、皮肤、心脏神经系统等均可受累。当其主要或仅仅表现为占位性病变时，需要与肿瘤性疾病相鉴别，但50%以上的患者即使活检病理也难以确诊，因此更需要临床医师的经验和决断。

【发病率】任何年龄均可发病，男性发病率略高于女性，64～75岁为高发年龄。有报道美国发病率为3/10万，欧洲发病率为（5～10）/100万。我国尚无确切的流行病学资料。

【发病机制】目前尚不清楚。有学者认为发

病与变态反应有关，慢性的病毒及细菌感染有可能引发本病。亦有学者认为是自身免疫疾病或遗传相关。

【临床表现】GPA临床表现多样，最常累及的器官为鼻和喉、肺和肾。

1.鼻和喉　70%患者有上呼吸道受累，以鼻腔鼻窦的慢性炎症最为常见，表现为鼻窦疼痛、脓涕、鼻出血、鼻溃疡等。喉、气管受累则导致声门下环形瘢痕狭窄出现声音嘶哑、呼吸喘鸣，甚至致命的呼吸道阻塞。这些症状与NK/T细胞淋巴瘤中十分相似。

2.肺　肺部受累是本病基本特征之一，85%～90%的患者出现咳嗽、咯血、呼吸困难及胸膜炎。X线检查可见肺部结节，多累及双肺，35%～50%伴有空洞，12%可见胸腔积液，极易误诊为肺炎、肺结核甚至肺癌。

3.肾　肾受累在疾病初期少见，但最终有77%～85%的患者在发病2年内出现不同程度的肾小球肾炎，表现为轻度的蛋白尿、血尿、红细胞管型尿，重者可因进行性肾病变导致肾功能不全。

4.其他　GPA还可侵犯关节、皮肤、眼、耳、心、神经系统、下生殖泌尿道，甚至累及冠状动脉而发生急性心肌梗死。30%患者有眼部受累，主要表现缺血性视神经炎、视神经水肿、视神经萎缩，严重者可致失明。结膜肉芽肿性炎症，多累及双侧，疾病控制不佳时，可引起睑球粘连，以上眼睑多见。溃疡性角膜炎是角膜受累最突出的表现。眼球突出已很少见，如出现需要与感染、炎症、颅内病变、良性及恶性肿瘤等疾病相鉴别。耳部多因咽鼓管阻塞引发分泌性中耳炎，导致听力丧失。内耳受累则表现为听力下降，眩晕少见。50%的患者有皮肤受累，以下肢紫癜最常见，溃疡、囊泡、丘疹和皮下结节少见，脓皮病样损害和雷诺现象偶见。70%患者可有关节受累，多数只有关节痛，可发展为对称性、非对称性及游走性关节炎。约1/3患者有神经系统受累，以周围神经为主，表现为单神经炎、末梢神经炎、癫痫发作或精神异常。

GPA的CT特征为多形性、多发性、多变性和空洞性病变。①多形性：典型表现为肺内多发斑片状影、多发结节或肿块；②多发性：肺野可同时或先后出现多处病灶，以中、下野较多；③多变性：浸润病变呈短暂、游走性、短期内一处病变消散或缩小，另一处出现新病灶或原有病灶增大；④空洞形成：环形空洞为其特征。MRI因其软组织分辨率高，较CT能更准确地判断眼眶、鼻腔、鼻窦等部位病灶的侵犯范围。

【诊断】一般采用1990年美国风湿病学会分类标准（表22-9），符合其中2条或2条以上可诊断本病。

表22-9　美国风湿病学会肉芽肿性多血管炎诊断标准

检查项目	主要表现
鼻、喉	痛性或无痛性溃疡，脓性或血性鼻腔分泌物
胸部影像学	胸部影像学检查示结节、固定浸润病灶或空洞
尿常规	镜下血尿（红细胞＞5个/HPF）或出现红细胞管型
病理	动脉壁或动脉周围，或血管（动脉或微动脉）外区域有中性粒细胞浸润形成肉芽肿性炎性改变

GPA的典型病理学改变为肉芽肿、局灶性坏死和血管炎三联征。但头颈部活检标本中血管炎或坏死或肉芽肿的检出率仅为30%～50%，只有3%～16%的标本同时具有血管炎、坏死和肉芽肿三种表现。穿刺活检或支气管镜肺活检只有5%～7%能得到诊断，手术肺活检的标本中约90%可获得诊断。

【鉴别诊断】本病经常需要与呼吸系统感染及恶性肿瘤相鉴别。

1.感染性肉芽肿　诊断GPA前必须排除感染，很多感染均可形成坏死和肉芽肿性炎性反应，在坏死灶内或周围常有血管炎，需进行特殊染色病原体培养和结合临床生化检查以鉴别。

2.显微镜下多血管炎（microscopic polyangiilis）　是一种主要累及小血管的系统性坏死性血管炎，主要侵犯小动脉、微动脉、毛细血管和小静脉，表现为坏死性肾小球肾炎和肺毛细血管炎。镜下主要表现为坏死性血管炎、纤维素样坏死及数量不等的中性粒细胞和单核细胞浸润。ANCA阳性是MPA的重要诊断依据，但确诊主要靠排除法，肺部存在肉芽肿性炎症GPA可能大；嗜酸性粒细胞增高和哮喘则更倾向嗜酸性肉芽肿性多血管炎（Churg-Strauss综合征）的诊断。在排除上述疾病以后，才考虑显微镜下多血管炎的诊断。

3.嗜酸性肉芽肿性多血管炎 又称变应性肉芽肿性血管炎：可累及上呼吸道，常有哮喘发作是本病的特征，肺内结节性病灶不多见。典型病理表现有坏死性血管炎、嗜酸性粒细胞组织浸润和血管外肉芽肿。实验室检查常存在血嗜酸性粒细胞增多（>10%或绝对计数>1.5×10⁹）和ANCA阳性。当肉芽肿和（或）过敏性血管炎为唯一病理表现时，很难与GPA相鉴别。

4.梅毒性喉部肉芽肿 临床表现与GPA相似，确诊需要依靠微生物学和血清学检查。

5.喉结核 病变常侵犯喉后部双侧，确诊需要微生物学和病理检查。

6.淋巴瘤样肉芽肿病（lymphomatoid granulomatosis） 是一种血管中心性、血管破坏性的结外淋巴增生性疾病，与EBV感染有关。临床表现缺乏特异性，多累及结外器官，最常见于肺、皮肤、中枢神经系统，少见于肝、脾、淋巴结、骨髓。10%～15%将最终转化为淋巴瘤。诊断依赖组织病，典型者有多形淋巴T细胞浸润、血管炎、肉芽肿病变的组织学三联征。多形性表现为大量反应性T细胞浸润的背景中散在分布着EBV阳性的非典型B细胞。肉芽肿病变为单个核细胞浸润形成的肉芽肿样改变，无多核巨细胞、中性粒细胞、嗜酸性粒细胞、核碎片等，区别于真正的肉芽肿组织。

7.NK／T细胞淋巴瘤（鼻型） 又称为Stewart恶性肉芽肿，曾与GPA一起被称为中线恶性肉芽肿病。它主要表现为中线的进行性破坏性病变，其好发部位同样为鼻腔鼻窦或眼眶，病变较GPA局限而严重，全身症状较轻。不常侵犯肺，ANCA阴性，特征性免疫组化CD3⁻、CD20⁻、CD30⁺，CD56⁺可供鉴别。

8.肺部感染或肺癌 有2/3的患者曾被诊为肺部感染性疾病，1/4的患者曾被为肺癌，伴有咯血、CT显示多发性结节影和肿块影者更易被误诊为恶性肿瘤。

9.其他 肉芽肿性血管炎也可见于某些淋巴增生性疾病包括淋巴瘤、血管免疫母细胞性淋巴结病和白血病。这类疾病一般不侵犯肺部和肾，血ANCA阴性等可供鉴别。

【治疗】GPA是自身免疫性疾病，治疗方式却与肿瘤相近。对轻型或局限型早期病例可单用糖皮质激素治疗，泼尼松1～2mg/（kg·d），至少用药4周，症状缓解后逐渐减量维持。对危重症可用大剂量甲泼尼龙冲击治疗，1.0g/d×3天，第4天改口服泼尼松1.0～1.5mg/（kg·d），然后根据病情逐渐减量。若疗效不佳应尽早使用环磷酰胺，常用剂量为2mg/（kg·d），口服或静脉注射。对环磷酰胺不能耐受者可选用甲氨蝶呤，每次15～25mg，每周1次，维持至病情缓解。对有肾受累或下呼吸道病变者，开始治疗即应联合应用糖皮质激素与环磷酰胺。上述治疗效果不佳者可试用环孢素。利妥昔单抗（375mg/m²连续4周）可替代环磷酰胺用于严重ANCA相关性血管炎（包括GPA、变应性肉芽肿性血管炎和显微镜下多血管炎），且不良反应较少，在复发性疾病的治疗中同样有效。

【预后】未经治疗的GPA的平均生存期为5个月，1年死亡率超过80%，2年死亡率为90%。接受标准方案治疗后的5年生存率超过80%，但大部分患者将最终死于疾病进展（86%）或治疗并发症（42%）。男性、高龄、肾受累、肌酐>500μmol/L、白细胞升高、贫血都是可能的预后不良因素。

【随访】依据病情而定。

（骆　鹏）

第十六节　黄色肉芽肿

黄色肉芽肿（xanthogranuloma，XG）又称痣样黄色内皮瘤（nevoxanthoendothelioma），是一种少见的良性非朗格汉斯细胞组织细胞增生症。根据发病年龄分为幼年黄色肉芽肿（juvenile xanthogranuloma，JXG）和成人黄色肉芽肿（adult xanthogranuloma，AXG），根据病灶数目又分为单发型（solitary xanthogranuloma，SXG）和多发型（multiple xanthogranuloma，MXG）。1905年Adamson首次报道JXG，1963年Gartmann等最早报道AXG。XG主要发生在皮肤，但可多器官受累，需要与所在部位的肿瘤鉴别并有特别的处理模式，后者是本节介绍的重点。

【发病率】XG在人群中的发病率估计为0.52%。JXG发病高峰在婴幼儿期，中位发病年龄约为2岁，平均诊断年龄为22.4个月至3.3岁。男孩发病率高于女孩。AXG占XG的10%～15%，任何年龄均可发病，中位年龄35岁，平均年龄46.7岁。男性和女性发病率报道不一。

【发病机制】发病机制可能系感染、物理因素刺激组织细胞损伤增殖或肿瘤反应。与遗传因素或有关系，合并有神经纤维瘤I型（NF1，见第17章第二节）的患儿，粒细胞白血病的风险高出SXG 20倍。XG皮损中组织细胞的来源还有争议，有学者认为其来源于良性增生性巨噬细胞，也有学者认为是ⅩⅢa因子阳性树突状细胞，或被认为是CD4⁺浆细胞样单核细胞。本病患者几乎都无血脂异常，故与代谢无关。

【临床表现】JXG、AXG、系统性黄色肉芽肿有不同的临床表现。

1.JXG　5%～17%患儿在出生时即可发生皮损，约70%在出生1年后逐渐出现。皮损多为SXG，约占JXG的67%。部位多见于头颈部皮肤，早期常表现为直径约数毫米，呈圆形或椭圆形、边界清楚的红色或粉红色丘疹，质地较韧，可缓慢增大至数厘米。表面光滑，有时可见毛细血管扩张，一般无破溃，但搔抓后可以破溃出血。少数患儿可伴有或仅有深部皮下组织、肌肉组织肿块。MXG皮疹形态与JXG相同，除头颈部外还可发生在躯干、四肢、外阴、阴囊的皮肤，小于6月龄的婴儿易出现多发皮损。SXG和MXG均具有一定的自限性，皮损可在1～5年自然消退，遗留皮肤萎缩或色素沉着等。一般发病年龄越晚，病程越长。

2.AXG　较JXG少见。初发年龄在20～30岁，平均确诊年龄为46.7岁。一般为孤立性病变，皮损通常较JXG大，但很少有皮肤外表现，病理表现与JXG相似。皮损自发消退的可能性AXG小于JXG（54% vs 83%），但手术切除后几乎无复发。

3.皮肤外损害　也称系统性黄色肉芽肿。JXG及MXG均可累及皮肤外器官，约30%的MXG患者仅有内脏病变而无皮损。JXG更易于伴发淋巴结肿大、眼受累、神经纤维瘤、色素性荨麻疹、慢性髓细胞白血病、硬斑病等。AXG则常表现为胆囊、肾、膀胱受累，鼻腔、口腔、肝、肺、肾上腺、胃肠道、睾丸、乳腺、心脏等部位偶有报道，并可能伴有特异性血小板减少症、弥漫大B细胞淋巴瘤、单克隆丙种球蛋白病。JXG及MXG均可发生骨、中枢神经系统受累。

（1）眼受累：是最常见的皮肤外病变，可发生在虹膜、角膜、眼眶、眼睑、脉络膜、泪囊窝等，临床表现包括异色症、葡萄膜炎、自发性眼前房出血、继发性青光眼等，严重者甚至造成失明。无症状的脉络膜黄色肉芽肿在老年人十分常见，可在检查中被偶然发现（尸检可占到70%），CT平扫呈低密度可有钙化，MRI上T_1WI呈低信号。眼眶受累多见肌锥内±肌锥外的浸润性肿块，一般为双侧，CT表现为等-高密度，MRI上T_1、T_2呈低信号，不均匀强化。

（2）骨受累：最常见的部位为颅骨（约50%），主要为顶骨与颞骨骨质破坏，前颅底受累罕见，X线摄片可见圆形到卵圆形穿凿样骨缺损，CT在显示骨破坏X线摄片。占位性病变少见，皮损可出现在数月至数年后。

（3）中枢神经系统受累：大多为弥漫性颅内损害，大脑、小脑、脑室周围、脑干脊髓和软脑膜均有可能受累，可表现为颅内压增高、惊厥、共济失调、硬膜下积液、发育迟缓、尿崩症等。

4.黄色肉芽肿性胆囊炎（xanthogranulomatous cholecystitis）　约占所有胆囊炎症的5%，多见于中老年人。临床表现与一般的胆囊炎相似，但炎性纤维化广泛而严重，胆囊壁增厚更为明显，病变常延至邻近的肝、网膜和十二指肠，易被误诊为胆囊癌或胆囊腺肌瘤病、胆囊放射菌病，术前确诊几无可能。病理检查：大体特征为胆囊壁异常增厚，腔内多个数量不等的黄褐色结节，广泛纤维性增生。镜下则为肉芽肿性结构，表现为成片的泡沫细胞、组织细胞，伴有纤维母细胞和炎症细胞。本病通常没有皮损。

5.黄色肉芽肿性肾盂肾炎（xanthogranulomatous pyelonephritis）　通常被认为是细菌感染后的异常宿主反应，高峰年龄45～65岁，可以出现在婴幼儿，女性明显多于男性（3∶1）。本病除一般的肾盂肾炎表现外，可表现肾占位和（或）侵犯后腹壁，与肾癌、肾结核、肾上腺肿瘤混淆。CT特征性表现为密度低于水的脂肪性肿块代替肾实质，超声可见扩张的肾盏，常伴内部低回声肿块取代肾实质，皮髓质交界消失，实质钙化不常见。病理检查：肉眼见大量黄色质脆的物质，镜下见大片含脂质的泡沫细胞为主的炎症细胞浸润，亦可出现多核巨细胞，但无干酪样坏死和明显的肉芽肿形成。本病通常也没有皮损。

6.黄色肉芽肿性膀胱炎、前列腺炎　一般是为排除或证实膀胱或前列腺肿瘤，经尿道电切或活检后经病理做出的诊断，多见于老年人。病理表现与黄色肉芽肿性肾盂肾炎相同。

7.渐进坏死型黄色肉芽肿（necrobiotic xanthogranuloma）　又名伴副球蛋白血症的渐进性坏死黄色肉芽肿（necrobiotic xanthogranuloma with paraproteinemia）。好发于老年人，皮疹好发于眶周，病程缓慢。多数病例有疲倦、背痛、恶心、呕吐和雷诺现象，可伴发骨髓瘤或淋巴瘤。

【诊断】XG无论是发生在皮肤或皮肤以外器官，临床表现不典型。常规体检、实验室、常用的影像学检查难以确认肿瘤的组织类型和良恶性。确诊有赖于病理，细针穿刺细胞学检查的可靠性和组织学检查结果相近。皮肤镜对其皮肤损害有诊断价值。

1.皮肤镜　典型的XG皮肤镜特征被形容为"夕阳外观"，苍白黄色球形云代表真皮浅层充满脂质的组织细胞，色素网状结构和白色条纹代表灶性纤维化。据文献报道，90.9%的患者皮肤镜特征与组织病理一致。JXG与AXG皮损在皮肤镜下表现无显著区别。

2.组织病理学　皮肤AXG和JXG的病理形态基本相同，表现为真皮和（或）皮下组织出现以组织细胞为主的结节样混合细胞浸润。早期病变主要由片状增生的单核组织细胞组成，后期可见泡沫样组织细胞、Touton巨细胞、淋巴细胞、中性粒细胞、浆细胞或嗜酸性粒细胞不同程度的浸润，陈旧性病变可见较多梭形细胞，伴间质纤维化和成纤维细胞增生。Touton巨细胞是XG有诊断价值的病理表现，典型特征是核排列呈花环状，周围是泡沫样胞质，而中间是嗜酸性胞质。免疫组化：ⅩⅢa因子、fascin、CD68、CD163、聚束蛋白、HLA-DR、CD14表达多为阳性，S100和CD1a阴性，Birbeck颗粒缺如。

黄色肉芽肿性胆囊炎、肾盂肾炎等皮肤外XG的病理表现已如上述。

【鉴别诊断】

1.朗格汉斯细胞组织细胞增生症（Langerhans cell histiocytosis，LCH）　XG与LCH均为组织细胞增生症，影像学及病理学表现十分相似，可供鉴别的要点见表22-10。

表22-10　系统性黄色肉芽肿与朗格汉斯细胞组织细胞增生症的鉴别

	系统性黄色肉芽肿	朗格汉斯细胞组织细胞增生症
皮疹	红色或粉红色丘疹	湿疹样皮疹、出血点
皮肤外受累	眼最常见，骨骼系统罕见	眼罕见，骨骼系统常见
Touton巨细胞	常见	不常见
免疫组化	CD68阳性，CD1a、S-100蛋白、Birbeck颗粒阴性	CD68阴性，CD1a、S-100蛋白、Birbeck颗粒阳性

2.Rosai-Dorfman病　与XG临床表现相似，临床常难以鉴别，见本章第十四节。

3.网状组织细胞肉芽肿　是少见的原发于皮肤的良性网状组织细胞增生症，以皮肤黏膜结节性皮损、发热和关节炎等表现为主，成人多见，确认需要病理组织学。本病在镜下为真皮内组织细胞和多核巨细胞浸润，细胞形态不规则，胞质呈特征性的磨玻璃状。免疫组化：CD163、CD68、溶菌酶、波形蛋白、HAM56、α-AT等呈阳性，S-100蛋白、平滑肌特异性肌动蛋白等均阴性。

4.泛发型发疹性组织细胞瘤（generalized eruptive histiocytoma）　是一种正常脂蛋白血症性组织细胞性疾病。好发于成人，儿童也可发病。其特点是全身多发性、对称分布的皮色至红色丘疹和结节，常无自觉症状。皮疹成批出现，可自行消退，也可再发。可累及肝、脾和淋巴结，病程持久但预后一般良好。病理表现为真皮内大量组织细胞和少量淋巴细胞浸润，仅可见散在的嗜酸性粒细胞和巨细胞。

5.结节性黄瘤　可发生于任何年龄，临床表现为形态和大小不一的黄色丘疹、结节或肿瘤，好发于四肢伸侧和容易受压的部位，如肘、膝关节和臀部，也可发生于黏膜及内脏，易与XG相混淆。患者常伴血胆固醇和低密度脂蛋白增高。组织病理上可见较为单一的泡沫样组织细胞，较少看到Touton巨细胞和炎症细胞。

6.孤立性肥大细胞瘤　多发生于婴幼儿，一般青春期可自行消退，无须特殊处理。典型皮损为孤立的红色或棕色斑块、结节，躯干多见，常伴有潮红。确诊依赖于皮肤病理检查，特异性表现为真皮或皮下组织多少不等的肥大细胞浸润，可见肥大细胞内异染颗粒，CD117阳性有助于辅助诊断。

7.肾脂肪过多症　系肾门和肾周间隙内脂肪和炎症组织沉积所致，与黄色肉芽肿性肾盂肾炎很相似。二者都有泌尿系感染，组织病理都有充满脂肪的巨噬细胞（泡沫细胞），但本病的肾窦和肾周间隙内沉积的是真正的脂肪，MRI可见病灶呈T_1等/T_2高信号。

8.Erdheim-Chester病　1930年Erdheim和Chester首先报道。本病与系统性黄色肉芽肿同属非朗格汉斯细胞组织细胞增生症，病理所见基本一致。有所不同的是本病几乎所有患者均有骨受累，50%以上病例有BRAF V600E突变；较多发热、虚弱、体重减轻等非特异的表现；本病治疗困难，干扰素-α是一线用药，BRAF拮抗剂威罗非尼（vemurafenib）可作为二线治疗。

9.韦格纳肉芽肿　可发生于全身任一部位，与本病的区别需要病理，见本章第十五节。

10.纤维组织细胞瘤　好发于成年人真皮内，常单发，以增生的梭形纤维母细胞为主，肿瘤与表皮之间间隔正常的真皮带。

【治疗】JXG一般为自限性，大部分会在3年内自然消退，无须治疗。仅累及皮肤及邻近皮下组织的MXG也可观察等待。

不能自行消退的JXG和AXJ可手术切除，或采用激光、冷冻治疗。

XG若对局部器官有损害或压迫时一般首选手术切除。无法手术或手术可能导致严重并发症者可考虑放化疗。眶周及眼内病变不宜全身用药，可局部注射糖皮质激素，血管内皮生长因子抑制剂雷珠单抗经玻璃体内注射治疗湿性黄斑变性有一定效果。

复发和难治的系统性黄色肉芽肿多需采取以糖皮质激素和长春碱类药物为基础的化疗，其他可用的药物包括甲氨蝶呤、依托泊苷、阿糖胞苷等。大部分初治患者能完全或部分缓解，残留病灶可考虑放疗。有报道沙利度胺联合地塞米松；利妥昔单抗$375mg/m^2$，每周1次，4周后每2个月一次，共6次后改为每3个月一次；均有较好的效果。累及中枢神经系统的病变除全身治疗外，可能需要放疗和（或）鞘内注射甲氨蝶呤和地塞米松。

【预后】大多数XG预后良好，预后因素主要与年龄和累及部位有关，与病灶数量无明显相关。JXG预后较AXG好，无系统或深部器官损害的MXG预后与SXG无明显差异；皮肤外受累尤其是累及肝、肺、中枢神经系统者，初治有效而很快复发的病例并不少见。中枢神经系统受累预后最为恶劣。眼内病变如不能早期治疗会造成失明等严重并发症，致使预后欠佳。黄色肉芽肿性胆囊炎、肾盂肾炎、膀胱炎等如能完整切除，预后多较好。

【随访】部分系统性XG相当难治，且病程中可能出现其他肿瘤，或本身发生肿瘤转化，因此需要长期随访观察。随访的项目除体格检查（包括眼底检查）外，酌情选择X线胸片、腹盆腔及泌尿系超声、头颅CT或MRI等。随访的时间没有明确的规定，可根据患者实际情况酌情进行。有文献建议每3～6个月进行一次，3年后无复发者可延长随访时间。

（夏　曦　吴秀伟）

第十七节　色素沉着绒毛结节性滑膜炎

色素沉着绒毛结节性滑膜炎（pigmented villonodular synovitis，PVNS）是一种罕见的软组织肿瘤，1865年Simon报道本病的局限型病变，1909年Moser报道本病的弥漫型病变，1941年Jaffe将其统一命名为PVNS。WHO软组织和骨肿瘤分类2013年第4版将本病归属于所谓的纤维组织细胞性肿瘤，并指出它和弥漫型腱鞘巨细胞瘤（tenosynovial giant cell tumour，diffuse type）是同义词，ICD编码为9252/1。恶性弥漫型腱鞘巨细胞瘤则编码为9252/3。

【流行病学】有滑膜组织的部位均可发病，膝关节发病率约占本病的70%。主要发生在30～40岁青壮年，无明显性别差异。美国年发病率约为1.8/100万。PVNS大多是良性疾病，但有恶性病例。

【发病机制】PVNS的发生机制尚不明确。局部炎症反应、血肿、创伤、感染可能与本病相关。新近的研究多认为，染色体1p11-13畸变可影响编码集落刺激因子-1（colony stimulating factor-1，CSF-1）基因高表达，导致大量巨噬细胞聚集在病变部位继而产生炎性过程。针对CSF-1受体的分子靶向治疗药物伊马替尼、尼洛替尼（nilotinib）、Pexidartinib治疗复发性或恶性PVNS已证明有临床明显获益。

【临床表现】PVNS多起病隐匿，可能有局部创伤史。最常见的症状是疼痛、关节活动受限、局部软组织肿块、关节响音和关节交锁。如果侵入相邻骨组织，关节功能可受影响。病变最多发生于膝关节，也可以发生于髋关节、踝关节、肩关节及肘关节及椎体。通常为单关节发病，有时累及多关节。病程一般较长，症状可呈进行性发展。

PVNS有局限型（局部滑膜受累）和弥漫型（1个关节间室或关节内全部滑膜受累）两种，其病理学特征相似，但临床表现、生物学行为、治疗及预后明显不同。前者较少见，常表现为膝关节肿胀和（或）膝关节绞索。后者较常见，病灶可向周围浸润性生长，可因大量积液和滑膜增生而浮髌征阳性，关节腔抽吸液呈暗红色或铁锈色液体。

【诊断】影像学可做出初步诊断。X线平片及CT可见关节软组织肿胀，关节周围圆形、卵圆形或不规则的边界清楚的软组织密度肿块影，软骨下骨囊肿，软骨下边缘骨质侵蚀伴有边缘清晰的硬化环，但没有钙化。无明显异常的也不少见。但X线平片的敏感性不及CT。MRI对关节滑膜增厚、软组织结节、关节腔积液显示敏感，特别是对其中色素沉着结节具有特征性信号，即滑膜结节的特异性长T_1、短T_2表现。超声也可帮助PVNS的诊断，骨关节造影及骨扫描价值有限。

明确诊断需要病理检查。本病镜下均包含绒毛、含铁血黄素沉着及单核滑膜细胞构成的肿瘤性结节三种形态学改变，此外，还可见泡沫细胞、淋巴细胞浆细胞浸润。免疫组化Clusterin、CD163、CD68、KP-1、Mac387、PGM-1、vimentin阳性，部分细胞desmin和MSA阳性，Ki-67增殖指数在15%左右。细胞核分裂增多，核大、有核仁提示恶性。

【鉴别诊断】经常需要与本病相鉴别的有以下几种。

1.类风湿关节炎　通常是四肢小关节梭形肿胀，关节内不形成结节或团块，没有含铁血黄素沉着，自身免疫相关的实验室检查多有异常。

2.关节结核　以承重大关节处最为好发，骨质边缘有局限性骨质破坏并可出现死骨，一般无骨质疏松征象，因不含铁血黄素沉着也无MRI的T_1及T_2低信号。肺或肠结核病史，低热、盗汗、消瘦等结核中毒症状，关节脓肿和窦道形成，有助于诊断本病。

3.滑膜血管瘤　病变占位效应明显，关节间隙增宽，关节软骨破坏不明显，增强扫描病灶呈均匀的明显强化。

4.滑膜肉瘤　常发生于大关节，生长迅速，恶性程度高，侵袭性强；有明显的软组织肿块，肿块内可有钙化，骨质破坏呈溶骨性，有骨膜反应。术后病理可以确诊。

【治疗】手术是PVNS主要的治疗手段，局限型PVNS多能通过手术治愈，弥漫型PVNS术后复发率较高，少数病例可能恶变。

术后放疗能减少弥漫性PVNS的复发，一般于术后6～8周开始，每次剂量约2Gy，总照射剂量16～50Gy，20Gy通常就能有效，过高的剂量可能产生更多的并发症如纤维化、关节僵硬、骨折、诱发恶变。

弥漫型PVNS对化疗不敏感，针对CSF-1的分子靶向治疗对本病有较好效果。有报道酪氨酸激酶抑制剂伊马替尼治疗局部进展、复发或转移的弥漫型腱鞘巨细胞瘤，58例可评估患者中有17例达到完全缓解或部分缓解，1年和5年无进展生存率分别为71%和48%，38例（66%）患者在7个月（1～80个月）后停用伊马替尼。集落刺激因子-1受体（CSF1R）是导致TGCT的滑膜细胞异常生长的主要驱动因素，培西达替尼（pexidartinib）能有效抑制CSF1R，用于手术治疗无效、并伴有严重发病率或功能受限的症状性腱鞘巨细胞瘤，CR和PR率分别为15%和23%。用法：400mg，每日2次，餐前1小时或餐后2小时服用，直至疾病进展或出现不可接受的毒性。主要副作用是肝毒性，其他有视物模糊、认知障碍、脱发、皮肤色素沉着、变色等。

【预后和随访】弥漫型PVNS有1/3～1/2的患者术后复发，多次复发也有可能。肿瘤良性、<2cm、宏观完全切除、女性、初诊病例预后较好，阳性切缘易复发，再手术效果不佳。恶性PVNS有明显的肉瘤性质，具有潜在的侵袭性，有可能发生远处特别是肺转移。因此，术后需要酌情定期随访。

（许苗苗）

第十八节　毛状息肉

毛状息肉（hairy polyp，HP）是外胚层和中胚层发育异常所致的良性息肉样病变。1784年首次报道，1918年由Brown-Kelly描述。其同义词为畸胎样息肉、皮样息肉，无ICD-O编码。

【流行病学】HP主要见于新生儿（37.18%）和婴幼儿（35.9%），其次儿童（14.1%），成人非常罕见。发病率约1/4万新生儿，男女比为1:（4.5～6）。鼻咽和口咽（多数病例位于左侧）、中耳是HP最常见的发病部位，上腭、舌、唇的病例也有报道，但不大可能发生在鼻腔鼻窦。

【发病机制】可能系胚胎发育异常而形成迷芽瘤（正常组织在异常位置上过度生长）。

【临床表现】HP症状取决于肿物的大小和位置。呼吸困难（50%）是本病的主要特点，如果息肉较小，一般表现为出生后发生喘鸣，间断的呼吸困难；肿物较大的时可引起窒息。24%的患儿表现为呕吐和喂养困难。19%同时出现上述症状。其他症状有鼻翼扇动、发绀、反复咳嗽、打鼾等。中耳HP可引起反复发作的急慢性中耳炎。部分患者合并腭裂、悬雍垂发育不良、小耳畸形和面部发育不对称等。口咽部和鼻咽部检查可见突起肿块呈息肉状，常带蒂，质地软，呈灰白色或略带紫色，多数表面有毛发。

【诊断】口腔和鼻咽检查，根据肿块部位和特征，结合年龄基本可建立初步诊断。CT或MRI扫描肿物常表现为脂肪密度，边界清楚，蒂的密度或信号与软组织相似，增强扫描呈轻度强化，其余部分无强化。横切面上肿块呈圆形，易识别肿块的起源；矢状面肿块呈舌形或梨形，矢状面或冠状切面可以呈现完整的肿瘤形态。

镜下息肉由中心的中胚叶和周围的外胚层组成。中心为纤维脂肪组织，可见软骨、肌肉和骨组织，肿物表面被覆成熟的过度角化的复层鳞状上皮（复层鳞状上皮在正常的咽部中不应存在），下方可见毛囊、皮脂腺等皮肤附属器。无内胚层来源的组织如呼吸道上皮和消化道上皮及由消化道上皮特化而来的各种消化腺。

【鉴别诊断】主要是与畸胎瘤相鉴别。畸胎瘤好发于性腺、脑和体中线部位，如骶尾部、腹膜后、纵隔，是一种真性肿瘤；而HP见于头颈，主要是鼻咽和口咽左侧。畸胎瘤发病率男女比例相当，而HP女婴更常见。HP包含中胚层和外胚层，而畸胎瘤通常包含三胚层。畸胎瘤有恶变可能，HP未见恶变的报道。

偶然的情况下，本病要与错构瘤、皮样囊肿、神经母细胞瘤、血管瘤、脑膜脑膨出等相鉴别，但这些疾病在影像学检查中一般不表现为脂肪密度。

【治疗】沿肿物基底部完整切除是HP最佳的治疗手段，尚未见复发和恶变的报道。

（王年飞）

第十九节 腹茧症

腹茧症（abdominal cocoon）又称为特发性硬化性腹膜炎（idiopathic sclerosing peritonitis）、小肠禁锢症、小肠纤维膜包裹症、小肠节段性纤维包裹症、小肠茧状包裹症、局限性小肠外膜包绕症、包膜内粘连性肠梗阻，是极为少见的一种腹部疾病，Foo等于1978年首先报道并命名本病。

【发病机制】腹茧症分为原发性和继发性两大类。原发性腹茧症病因不明，既往无腹部手术史，有学者认为可能是先天性发育畸形，纤维包膜由大网膜、小肠系膜或腹膜畸变而成。也有学者推测是生殖道侵入的病原体逆行感染引起的亚临床性腹膜炎的后遗症。继发性腹茧症则有相对清楚的病因。①药物因素：长期使用β受体阻滞药普萘洛尔。β受体阻滞药可能减少AMP及cGMP的比例，导致胶原过度生成和腹腔内纤维蛋白渗出、机化，腹腔内纤维化形成。②异物刺激：如长期腹膜透析、肝硬化腹水反复自体回输。③腹膜内凝血：有学者提出，月经可通过输卵管逆流进腹腔，形成化学性腹膜炎，可能存在的病毒感染会加重炎症过程。④感染：本病多见于热带及亚热带地区年轻女性，可能与某种地区性病原体感染有关。

【临床表现】本病无明显特异性，常表现为急性或慢性肠梗阻症状，如恶心、呕吐、腹痛、腹部包块等。部分患者可无肠梗阻表现，因其他疾病手术时发现。病程长短不一，症状常可自行缓解，但易反复发作，可伴有消瘦、食欲缺乏。

腹部立位X线平片可诊断肠梗阻，对腹茧症诊断无特异性。钡剂造影可见小肠聚集成团，位于腹部包块内，排列呈"菜花状""手风琴状"或"拧麻花状"，推动腹部包块该段小肠随之移动，加压后肠管不易分离。

CT则表现为扩张的小肠固定于腹部某一部位，被增厚的包膜所包裹或分割。增强扫描后包膜强化明显，部分患者可见到腹水或肠管间积液。若患者胃肠道无梗阻或出现不完全梗阻，口服对比剂2小时后CT扫描可见胃腔对比剂已排空，腹中部小肠内对比剂潴留，回盲部对比剂亦充盈。

MRI能显示大网膜的粘连、纤曲肥厚的肠管、肠管内气体和液体及与周围脏器的关系，对手术方案的制订有一定的参考价值。

病理检查可见腹腔部分或全部脏器为一层灰白色纤维膜包裹，形似蚕茧（本病因此而命名），伴或不伴大网膜缺如或其他结构异常。被包裹的脏器以小肠最为常见，偶见大肠、子宫附件等脏器。

【鉴别诊断】

1.十二指肠旁疝（paraduodenal hernia, PDH） 是一种少见疾病。本病是因为胚胎发育期在十二指肠旁处出于中肠发育异常形成人而深的隐窝，腹腔脏器（小肠最常见）疝入其中形成腹内疝，疝囊内壁与腹腔脏器并无粘连，肠管蠕动不受限制，发生肠梗阻的概率小。可终身无症状，在其他腹部疾病手术时发现，少数可出现急性肠梗阻，手术是其主要治疗方式。

2.原发性腹膜癌（primary peritoneal carcinoma） 女性多见，男性罕见，病理组织学特点及生物学行为与卵巢同病理类型癌较为接近。临床表现无特异性，多有腹水，可有腹盆腔包块，表现为腹痛、腹胀、乏力、消瘦等，CA125常升高，见第7章第四节。

3.腹膜假黏液瘤（pseudomyxoma peritone） 除原发性病变外，继发性主要来源于阑尾或卵巢的黏液囊肿、囊腺瘤或囊腺癌。产生黏液的肿瘤破裂，黏液种植于腹膜、大网膜及脏器表面形成弥漫性转移灶，但一般不发生脏器实质浸润，属于低度恶性肿瘤。手术是其主要治疗方式，见第7章第四节。

4.腹膜转移瘤（peritoneal metastatic carcinoma） 是很多恶性肿瘤的常见转移途径，多有原发肿瘤相关临床表现。腹膜转移可表现为腹水、腹部包块、腹胀、食欲缺乏等症状，影像学可见腹膜呈不同程度增厚，腹膜活检可提供确诊依据，腹水细胞学检查有助诊断。

【治疗】主要治疗方法是手术，原则上应尽可能彻底地切除包裹腹腔脏器的纤维膜和松解粘连。如果没有肠绞窄或坏死，不做肠管切除，避免造成肠瘘，更不能将整个包块切除，以免发生短肠综合征。

部分患者术后可出现粘连性肠梗阻，应早期干预，胃肠减压、肠外营养支持、激素的使用等保守治疗大多可改善病情。

（何　倩）

第二十节　Warthin瘤/腺淋巴瘤

Warthin瘤（沃辛瘤）又称腺淋巴瘤（adenolymphoma）或乳头状淋巴囊腺瘤，ICD-O编码8561/0，1895年Hildebrad首次报道，1929年Warthin首次命名。

【发病率】Warthin瘤是仅次于多形性腺瘤的涎腺良性肿瘤，其中95%以上位于腮腺，极少数发生于颌下腺、舌下腺、上下唇、颊黏膜、腭、喉等处。各个年龄均可发病，50～70岁为发病年龄高峰。男性发病明显多于女性，国内外报道男女比为6∶1～10∶1，但近年来有报道称性别差异渐趋缩小。

【发病机制】吸烟与Warthin瘤的发病直接相关，吸烟者的发病率是不吸烟者的8倍。吸烟的致病机制尚不明确，有学者认为可能是烟草刺激物直接作用于涎腺导管上皮，导致导管上皮的化生、腺体及淋巴样组织增生，从而发生瘤变。

【临床表现】大多数患者以生长缓慢的无痛性肿块为主诉，一般病程长。如果并发炎症反应，可能促使患者早就诊。肿瘤多发生于一侧腮腺或者双侧腮腺浅叶，位置多在腮腺后下极（可能与该部位淋巴结分布较多有关），也可位于耳垂中心或耳前腮腺区。病灶呈圆形、椭圆形，表面光滑，质地软，有弹性感，边界清楚，可活动。合并炎症、肿块较大及位于深叶者则较固定，与皮肤无粘连，直径多≤4.0cm，少数可达7.0cm。具有多发倾向，可在同侧腮腺内形成多发大小不一结节及团块，即部分病灶周围有小的卫星灶。少数肿块有波动感或压痛。一般无功能障碍。术中可见肿瘤包膜菲薄，质脆，虽易剥离，但易穿破而溢出黄色或棕色液体。

Warthin瘤病变具有自限性，即肿块时大时小。可能与本病容易继发感染有关，感染的消长影响了肿瘤的大小。

【诊断】术前影像学检查有助于本病诊断。超声下肿块呈圆形或椭圆形，边界清，内部回声较低，或类似于低回声，后方增强明显，可显示其内部血流，从而与囊肿相鉴别。CT平扫表现为密度高于正常腮腺组织，较大病灶（直径＞2cm）时密度常不均匀，囊变常见，囊壁薄而光滑，囊腔内可有结节。增强后实性部分呈中度以上强化。MRI可见病灶边界光整，内部信号不均匀，有较中度强化。表现为多发者首先考虑Warthin瘤的可能。

细针穿刺细胞学检查可用于术前诊断。组织病理检查可见肿瘤表面光滑，紫红色，质地较软，可有弹性感，切面多呈囊性，内含干酪样物，触之易糟碎；镜下可见易于辨认的高柱状、嗜酸性、含有颗粒的上皮细胞。它们向内延伸为多数皱褶，形成乳头状凸起突入囊腔。其下层细胞体积较小，分布不均匀，数量较少并不易识别。在嗜酸性细胞中，常见黏液化生和杯状细胞，这些细胞PAS染色呈强阳性，并分泌黏液进入囊腔，偶见纤毛上皮，囊性区上皮皱褶之间形成腔隙。淋巴组织成分主要由小淋巴细胞构成常形成生发中心，有时可见周围窦。上皮常见黏液化生或鳞状化生。

【鉴别诊断】腮腺Warthin瘤需与淋巴腺瘤（见本章第十二节）、腮腺多形性腺瘤、腮腺恶性肿瘤、腮腺感染性病变、先天性囊肿相鉴别。

1.腮腺多形性腺瘤　常在40岁左右发病，女性多于男性，肿瘤有多种组织成分，密度不均，分叶较Warthin瘤常见，并可伴有钙化。CT增强扫描时表现为早期强化不明显、呈延迟逐步强化。

2.腮腺恶性肿瘤　占腮腺肿瘤的20%左右，表现为形态不规则肿块，肿块内极易发生出血、坏死、囊变，致密度不均，呈浸润性生长，边界不清，多易侵犯翼内外肌、咽旁间隙、颌骨及周围的神经、血管，常伴有颈部淋巴结转移，术中及术后病理可证实。

3.腮腺感染性病变　如腮腺淋巴结炎，常为急性起病，可有局部红、肿、热、痛。当Warthin瘤继发感染时与其临床特点相似，影像学较难区别，若经抗感染治疗有一定疗效但病灶又不能完全消除，结合CT应考虑Warthin瘤的可能。

4.先天性囊肿　常见于儿童或青年时期发病，囊壁光滑，无强化，B超或CT影像学可鉴别。

5.Warthin瘤伴有恶性肿瘤　Warthin瘤合并腺样囊性癌、恶性淋巴瘤甚至同时存在肺癌的情况偶能见到。

6.转移癌　其他部位的肿瘤有可能转移至腮腺并与Warthin瘤同时发现。

【治疗】最有效的治疗方法是手术切除，常见的术式有单纯肿瘤剜除术、区域性切除术、腮腺浅叶切除术和腮腺全切除术。腮腺Warthin瘤具有多灶性特点，单纯肿瘤剜除术易复发，区域性切除术参照交界性肿瘤的治疗原则，切除范围包括肿瘤外0.5cm正常组织，通常能安全有效地切除肿瘤。术中应常规行冰冻快速病检，一旦病理证实为恶性肿瘤，应改行腮腺全切术。

【预后】肿瘤包膜完整者彻底切除即可治愈，如为多灶性或切除不净易复发。约1%的Warthin瘤可发生恶变，酌情随访仍有必要。

（陈婵娟）

第二十一节　Cowden综合征

Cowden综合征（Cowden syndrome，CS）也称Cowden病，是一种常染色体显性遗传肿瘤综合征。1962年Lloyd等首先报道并以患者的姓氏Cowden命名本病。其后发现，本病与*PTEN*基因突变有关，主要特征是巨头畸形、小脑发育不良性神经节细胞瘤（dysplastic cerebellar gangliocytoma，Lhermitte-Duclos病）、胃肠道多发性错构瘤、皮肤良性肿瘤（多发毛根鞘瘤及乳头瘤样丘疹）、很高的恶性肿瘤发生率，故又称为PTEN错构瘤肿瘤综合征（PTEN hamartoma tumor syndrome，PHTS）。

【发病率】抑癌基因*PTEN*被识别以前，本病的发病率约1/100万，此后发病率增加到（4～5）/100万。男女之比为1∶1.5，通常在

13～65岁发病，以25岁前多见，白种人女性的发病率偏高。

【发病机制】推测与*PTEN*基因胚系突变有关，因为80%以上的患者存在*PTEN*基因点突变或较小的基因缺失或插入。该基因位于染色体10q23.3，能编码负性调节PI3K/AKT/mTOR途径的磷酸酶。PTEN基因的失活导致细胞蛋白质的磷酸化改变，促进细胞的生长和增殖。该基因突变也可见于乳腺癌、甲状腺癌、肾癌、结直肠癌和子宫内膜癌。

【临床表现】Cowden综合征的病变可累及全身各个部位，其临床表现和终身（截至70岁）患癌风险见表22-11。

表22-11　Cowden综合征的临床表现和终身患癌风险

临床表现	终身患癌风险
肿瘤样疾病：皮肤/黏膜病变；血管异常/肝血管瘤；小脑发育不良性神经节细胞瘤；泌尿生殖系肿瘤/畸形；消化道息肉；甲状腺肿/结节；乳腺病变 中枢神经系统：巨头，自闭症/发育迟缓 体貌异常：巨头畸形，多指	女性乳腺癌，85% 甲状腺癌，35% 肾癌，34% 子宫内膜癌，28% 结直肠癌，9% 恶性黑色素瘤，6%

1.皮肤黏膜病变　皮肤病变可有肢端/掌趾角化、毛根鞘瘤、脂肪瘤、纤维瘤、阴茎头色素斑点（雀斑）。黏膜病变主要是口腔黏膜多发性乳头状瘤病（papillomatosis），表现为舌、牙龈等处细小的丘疹样病变，有时可见舌体肥厚增大、

龟裂。毛根鞘瘤是本病较具特征性的表现，如全身有≥3处的毛根鞘瘤，应高度怀疑Cowden综合征。

2.乳腺病变　平均发病年龄38～46岁，约67%为乳腺良性疾病如乳腺增生、纤维腺瘤、纤维囊性变、乳头畸形，往往双侧受累和多灶性。约85%女性在一生的某个时刻发生乳腺癌，但男性患者罕见。

3.甲状腺病变　50%～70%患者发生，多为良性结节和甲状腺肿大，文献报道的最小年龄是7岁，中位发病年龄37岁。甲状腺癌发病率约35%。

4.消化道息肉　见于35%～85%的患者，多无症状。神经节瘤样息肉、结肠脂肪瘤为本病较为特殊的表现，全消化道（口腔至肛门）同时出现息肉并且组织学为乳头状肿瘤，应高度警惕本病。

5.子宫及卵巢肿瘤　在Cowden综合征患者中，发生子宫内膜癌的终身风险为28%，平均发病年龄44岁。子宫肌瘤、卵巢囊肿也较常见。

【诊断】根据表12所列临床表现，结合*PTEN*基因突变检测阳性可确诊本病。如果突变检测阴性或无法检测，国际Cowden综合征联盟（International Cowden Consortium）提出的临床诊断标准（表22-12）可供参考。

表22-12　Cowden综合征临床诊断标准

确诊标准	主要标准	次要标准
黏膜与皮肤病变 面部毛根鞘瘤 肢端角化病 乳头状瘤样丘疹 黏膜病变	乳腺癌 非髓样甲状腺癌 巨头畸形 子宫内膜癌 小脑发育不良性神经节细胞瘤（Lhermitte-Duclos病）	良性甲状腺病变（甲状腺肿或腺瘤） 智力减退 肠道错构瘤性息肉 脂肪瘤 乳腺纤维囊性病变 纤维瘤 泌尿生殖系肿瘤或畸形

在以上标准中，符合以下任何1条即可做出临床诊断。

1.确诊标准中的各项病变，有下面任一情形：面部丘疹≥6个，其中病理证实的毛根鞘瘤≥3个；或者面部皮肤丘疹+口腔黏膜乳头状瘤病；或者口腔黏膜乳头瘤样增生+肢端角化；或

者肢端角化病变≥6个。

2.主要标准中的各项病变，≥2个，其中1个必须是巨头畸形（头围儿童≥同龄人5个标准差，成年女性＞60cm，成年男性＞63cm）或小脑发育不良性神经节细胞瘤。

3.主要标准1个，加上次要标准≥3个。

4.次要标准≥4个。

直系亲属中已有Cowden综合征患者，符合以下情形之一即可诊断：①确诊标准≥1个；②主要标准有任何1个，伴或不伴次要标准；③次要标准2个。

【鉴别诊断】本病首先要与同为PTEN错构瘤肿瘤综合征的Bannayan-Riley-Ruvalcaba综合征和Proteus综合征相鉴别。其次是要与错构瘤息肉综合征（hamartomatous polyposis syndromes，HPS）相鉴别，后者包括黑斑息肉综合征（Peutz-Jeghers syndromes，PJS）、幼年性息肉病综合征（Juvenile polyposis syndrome，JPS）、遗传性混合性息肉病综合征（hereditary mixed polyposis syndrome，HMPS），其共同特征是胃肠道错构瘤性息肉（hamartomatous polyps）、皮肤病变、畸形或肠外癌症，并且都是常染色体显性遗传。Gorlin综合征、多发性内分泌腺瘤综合征ⅡB型、神经纤维瘤病Ⅰ型、Birt-Hogg-Dubé综合征及PTEN错构瘤肿瘤综合征也被归为HPS。

包括PTEN错构瘤肿瘤综合征在内的HPS相互鉴别要点见表22-13。

表22-13　常见错构瘤息肉综合征鉴别诊断

	突变基因	临床特征	肿瘤好发部位
幼年性息肉病综合征（JPS）	SMAD4、BMPR1A	多发性胃肠道息肉，鼻出血、毛细血管扩张	结肠、直肠和胃
Cowden 综合征	PTEN	小脑发育不良性神经节细胞瘤、毛根鞘瘤、皮肤错构瘤、巨头畸形	乳腺、甲状腺、子宫、结肠
Bannayan-Riley-Ruvalcaba 综合征（BRRS）	PTEN	巨头畸形、脂肪瘤、阴茎头色素沉着	同上
黑斑息肉综合征（PJS）	STK11（LKB1）	黏膜皮肤黑变病、胃肠道息肉	结肠、胃、乳腺、胰腺、宫颈、卵巢
遗传性混合性息肉病综合征	BMPR1A，GREM1	非典型幼年性息肉病、腺瘤、增生和炎症	结直肠
Gorlin 综合征	PTCH1	颌骨角化囊肿、手掌及足趾皮肤过度角化，骨骼异常，巨头畸形，前额突出	基底细胞癌、髓母细胞瘤
多发神经内分泌肿瘤 2B 型	RET	见第 19 章第四节	甲状腺髓样癌、嗜铬细胞瘤
神经纤维瘤病Ⅰ型	NF1	见 17 章第二节	视神经胶质瘤、恶性外周神经鞘肿瘤、乳腺癌
Birt-Hogg-Dubé 综合征	FLCN	皮肤纤维毛囊瘤，自发性气胸	肾癌

【治疗】Cowden综合征很少危及生命，如无症状可以观察为主；若怀疑恶性可能或有疼痛、畸形和瘢痕持续加重可手术切除。对症支持治疗包括氟尿嘧啶等药物外用、病灶刮除术、冷冻或激光治疗。

【随访及监测】Cowden综合征属于常染色体显性遗传，患者子女有50%概率发生本病，其兄弟姐妹、父母、阿姨/叔叔，堂（表）兄弟姐妹等的患病风险也会增加，因此患者及其亲属的随访十分重要。

1.皮肤　每年全面检查1次。

2.甲状腺　相关疾病的风险始于童年，甲状腺超声为无创检查尤其适合，每年1次。

3.乳房（女性）　30岁起每月乳房自检，X线和（或）MRI检查每年1次。

4.子宫及卵巢　30岁起阴道超声和子宫内膜活检作为监测选项，每年1次。

5.结直肠　第1次结肠镜检查应在35～40岁，检查间隔取决于先前的息肉数量和类型，息肉较多者应该增加检查频率，见第7章第二节（家族性腺瘤性息肉病）。

6.肾　患者有发生乳头状癌或肾嫌色细胞瘤的风险，建议40岁时开始超声检查，每2年一次。

有肿瘤家族史的患者，根据该家族最年轻患者的发病年龄，提前5～10年监测。

（王尚虎）

第二十二节 Turcot综合征

Turcot综合征也称胶质瘤-息肉病（glioma-polyposis），是一种罕见的常染色体显性遗传性疾病，以结肠腺瘤性息肉病或结肠癌伴中枢神经系统恶性神经上皮肿瘤为特点，但不包括脑膜瘤、中枢神经系统恶性淋巴瘤和转移性脑肿瘤。一般认为，Turcot综合征和Gardner综合征（见第7章第二节）是家族性腺瘤性息肉病（familial adenomatous polyposis，FAP）的两个亚型。

【发病率】本病罕见，目前报道不足200例。由于脑肿瘤对健康的威胁远大于结肠息肉，患者多在20岁左右发病，平均确诊年龄17.8岁，不少患者在没有肠道表现时就因脑肿瘤死亡，所以真实的发病率难以统计。本病没发现有地域、种族及性别的差异。

【发病机制】Turcot综合征有两种基因突变类型：FAP和遗传性非腺瘤病结直肠癌（Lynch综合征），见第7章第二节。

【临床表现】本病常累及消化系统、神经系统及皮肤：①肠道息肉，可引起腹泻、便血。息肉有两种类型，即Turcot1型和2型（表22-14）。②神经系统，大脑是最常见的部位，亦有报道发生于脑干和脊髓，最常见的肿瘤是脑胶质瘤、髓母细胞瘤或间变型星形细胞瘤，可引起反复发作性头痛、复视，可伴呕吐，肢体乏力，甚至还可出现抽搐和神志模糊。患者还可能有其他部位的肿瘤，如甲状腺乳头状癌、肝母细胞瘤、肾上腺皮质肿瘤、胆道及胰腺肿瘤，肠道淋巴瘤。③皮肤，表现为牛奶咖啡斑或色素痣。

表22-14 Turcot综合征的肠息肉

	Turcot 1 型	Turcot 2 型
息肉大小	相对小	常＞3cm
息肉数目	相对少	20～200个
大肠癌	50% 左右，多为年轻人	20% 左右

【诊断】根据患者中枢神经系统、消化道及皮肤表现，结合内镜、CT及MR检查，可作出临床诊断，确诊有赖于病理检查。

【鉴别诊断】

1.家族性腺瘤性息肉病 组织学上，Turcot综合征的结肠腺瘤性息肉与FAP相同，但其生物学行为不同。FAP息肉数目平均1000个，少于200个者少见，并且息肉的体积较小，一般直径＜1cm。而Turcot综合征的结肠腺瘤性息肉数目一般＜200个，且息肉比较大。Turcot综合征的结肠腺瘤性息肉多在10～20岁发生恶变，要比家族性腺瘤性息肉早10～30年，见第7章第二节。

2.Gardner综合征 以结肠多发息肉合并纤维瘤、骨瘤和软组织肿瘤为主要表现，见第7章第二节。

3.结肠癌脑转移 结肠癌合并有中枢神经系统占位的FAP患者，应想到两种恶性肿瘤同时发生的可能性。

【治疗】本病治疗原则与FAP基本相同，预防性全结肠切除术是防治结肠息肉癌变的重要方法。结肠息肉癌变和中枢神经系统肿瘤同样以手术为主，舒林酸对防止腺瘤复发有一定作用，见第7章第二节。

【预后】预后较差，结肠息肉癌变非全结肠切除、脑肿瘤切除后均易复发，合并有脑肿瘤的患者5年生存率＜5%，但有少数患者存活＞20年的报道。

【随访】本病属于常染色体显性遗传，直系家族成员应该进行结肠镜检查及脑部影像学检查，见第7章第二节。

（彭 翔）

第二十三节　冯·希佩尔-林道病

冯·希佩尔-林道病（Von Hippel-Lindau disease，VHL病）是一种常染色体显性遗传综合征，以Eugen von Hippel和Arvid Lindau两位医生的姓命名，他们分别于1904年、1927年分别报道与本病相关的眼球内血管瘤及小脑及脊髓内血管瘤。其后相继发现，与本病相关的肿瘤主要是中枢神经系统血管母细胞瘤、视网膜血管母细胞瘤、透明细胞性肾细胞癌、嗜铬细胞瘤、中耳内淋巴囊肿瘤、胰腺浆液性囊腺瘤和神经内分泌瘤、附睾和阔韧带乳头状囊腺瘤，这些肿瘤中的1个或多个可在同一患者身上同时或先后出现。

【流行病学】据报道，每36 000例活产婴儿中约有1例VHL基因突变，携有此突变者至65岁时有90%会患VHL病。患者男性平均寿命为59.4岁，女性平均寿命为48.4岁。死亡原因通常为肾细胞癌和（或）中枢神经系统肿瘤的并发症所致。

【发病机制】一般认为，VHL病与VHL基因突变有关。

VHL基因属于抑癌基因，位于第3号染色体短臂，它编码的pVHL是一种参与细胞信号传导的肿瘤抑制蛋白，直接影响缺氧诱导因子（hypoxia-inducible factor，HIF）的降解。已知身体在缺氧情况下，促红细胞生成素、血管内皮生长因子、血小板衍生生长因子-β和转化生长因子-α过表达，导致多种蛋白质的mRNA转录和血管生成增加，细胞过度增殖。VHL基因突变可致HIF升高，引起类似缺氧的情况。VHL病相关的肿瘤大多血供丰富，血管生成抑制剂治疗有一定效果，均支持此观点。

VHL病是肿瘤发生机制中"二次打击"学说的典型样本。该学说认为，肿瘤患者出生前即有VHL基因的胚系突变（首次打击），但仅此并不会发病，它还需要出生后其另一个VHL等位基因的表达缺失（二次打击），后者的发生机制包括体细胞突变或第二个等位基因缺失，或者其启动子的超甲基化。

VHL基因已被克隆，但至今还没有培育出VHL病的动物模型，也没有逆转VHL基因突变的方法。

【临床表现】VHL病相关的肿瘤良恶性都有，最早的一个或多个肿瘤可发生于儿童期、青春期或更晚时期，总体的平均年龄约26岁，分述如下。

1.中枢神经系统血管母细胞瘤　见于60%～80%的患者，平均发病年龄为29岁（9～78岁）。肿瘤边界多清楚，可见于小脑（16%～69%）、脑干（5%～22%）、脊髓（13%～53%）、马尾（11%）或幕上区（1%～7%）。与散发型血管母细胞瘤通常单发不同，VHL病往往为多发且基本在幕下。临床表现取决于肿瘤的大小和部位，手术是主要的治疗手段，但在没有出现压迫症状时可以观察。术前动脉栓塞适用于血管丰富的肿瘤。手术不易切除者可采用立体定向放射外科治疗或常规分割放疗。中枢神经系统血管母细胞瘤虽为良性，但因其颅内占位效应和可能引起出血，是VHL病致残和死亡的主要原因。如仅发生在脊髓，则多能通过手术治愈。

2.视网膜血管母细胞瘤　约在60%的患者中出现，常是VHL病最早被发现的肿瘤，中位发病年龄为21岁，远比散发型患者年轻。病灶可能发生在视神经或其周围，随着年龄增长，一侧视网膜血管母细胞瘤均有可能发展为双侧病变。5%～8%的患者会出现失明或严重视力缺陷等并发症。发病年龄早、双侧受累，以及VHL错义突变与病情严重程度相关，荧光素血管造影可用于评估与外周及视神经病变导致的黄斑功能异常，2mm以上的病灶在T_1WI上表现为增强病灶。治疗可使用直接光凝治疗，有效率超过90%。冷冻疗法可用于视网膜前方的视网膜血管瘤，直径<3mm者最为有效。玻璃体视网膜手术可用于因牵引导致视网膜脱落渗出的病例，玻璃体腔内注射血管生成抑制剂可控制生长并帮助改善水肿和渗出。部分患者可能需要外照射放疗。

3.内淋巴囊肿瘤　在6%～15%的患者中发

生，中位发病年龄在31岁左右。其组织学为乳头状囊性腺瘤，不会远处转移但有局部侵袭性。如有临床症状可表现为耳朵鼓胀、步态不稳和听力下降，病变>3mm可影响面神经导致面瘫。CT可见密度与脑实质近似的占位病灶，内有低密度和高密度混杂区。肿瘤以内淋巴管为中心发展，较大的肿瘤可侵犯颞骨。增强MRI的T_1WI可见肿瘤出现不同模式的增强。手术切除是主要治疗方法，术后整体复发率约为3%。放疗可用于不可切除的肿瘤。

4.肾囊肿/肾透明细胞癌　50%～70%的患者可出现多发双侧肾囊肿，30%的患者可出现肾癌，它们多在30～40岁时被发现，但很少是VHL病的首发表现。与常染色体显性遗传多囊肾病不同，肾囊肿常无症状，慢性肾衰竭的发生率较低。VHL病相关的肾癌几乎都是透明细胞癌，常为双侧、多灶性并与肾囊肿相关，组织学级别常较低，直径<3cm时很少转移，常在全面检查中发现。但到60岁时，70%的VHL病患者会最终死于本病。治疗上，无症状的肾囊肿无须干预，复杂的囊肿需要监测及时发现其转变为肾癌。≤3cm的肾透明细胞癌可观察，≥3cm或倍增时间很快的可选择部分肾切除术，术后10年癌症存活率可达81%。不能手术或远处转移的治疗参见散发性肾癌。

5.嗜铬细胞瘤　出现在约20%的患者，可以双侧或多中心发病，但很少恶变。其临床表现、诊断和治疗与散发性嗜铬细胞瘤相同，见第19章第五节。

6.胰腺囊肿和神经内分泌肿瘤　出现在35%～70%的患者。胰腺囊肿可以是单个或多个，大多无明显症状且进展缓慢，在常规检查中被偶然发现。胰腺囊肿和囊腺瘤过大取代正常胰腺组织可出现外分泌或内分泌功能低下，但很少有肽类过量产生的症状。如邻近的结构受压，可出现相应临床表现。约12%的患者，胰腺囊肿是VHL病的唯一占位性病变。与VHL病相关的胰腺神经内分泌肿瘤很少危及生命，肿瘤>3mm及倍增时间小于500天，提示肿瘤恶性度较高。无症状的胰腺囊肿不需要手术干预，胰腺神经内分泌肿瘤的治疗见第19章第三节。

7.附睾囊腺瘤　可出现在25%～60%的男性VHL病患者，病变为良性，可单侧或双侧，通常在检查中被偶然发现。除非为了明确诊断，一般不需要手术。

8.阔韧带囊腺瘤　在VHL病中罕见。肿瘤系良性，可出现在单侧或双侧，如有症状多为腹部不适，MRI或盆腔超声进而发现阔韧带肿块。无症状者可定期检查随访，否则考虑手术切除。

【诊断】最初的诊断主要是基于发现1个以上的VHL病相关肿瘤，符合以下其中之一条件即可诊断：①至少两个中枢神经系统血管母细胞瘤；②至少有一个中枢神经系统血管母细胞瘤和一个其他部位的VHL病相关肿瘤表现；③有一个其他部位的VHL病相关肿瘤，同时有*VHL*基因突变或一个已知的VHL病一级亲属。

由于检测技术的进步，目前认为确诊VHL病都要有*VHL*基因突变的依据，标本通常为外周血淋巴细胞。但在无家族史的首例患者，外周血淋巴细胞有可能检测不出*VHL*基因突变，可能需要检测皮肤成纤维细胞或颊黏膜细胞。羊膜穿刺术或绒毛膜绒毛取样获得的标本可用于产前诊断。

【遗传咨询】本病属于常染色体显性遗传，约80%患者有家族史，20%患者是家族中首先出现的患者。由于VHL病相关肿瘤的出现时间与年龄有关，不同的病变的筛查年龄、阶段及内容有所不同。

1.1～4岁　眼科检查，听力检查、神经系统检查及血压测量，每年1次。

2.5～15岁　除上述检查外，酌情检测血浆或尿的甲氧基肾上腺素水平，每年1次。如发现生化异常进行腹部MRI或功能显像扫描。腹部超声检查从8岁起（如有指征可更早），每年1次。10岁以后对脑和脊髓进行MRI的常规筛查，因为中枢神经系统血管母细胞瘤最早可发生在10～19岁。

3.≥16岁　除上述检查外，腹部相关脏器影像学检查，每年1次。必要时脑及全椎体MRI增强扫描。

4.妊娠　妊娠期间肿瘤生长的风险可能增大，有视网膜、脑、脊髓病变的女性，妊娠第4个月进行相应器官的非增强MRI检查。没有得到控制的嗜铬细胞瘤可能危及生命，应进行相关的检查并酌情治疗。有建议患有嗜铬细胞瘤的VHL病患者，妊娠前即应将肿瘤切除。如果有视网膜、脑或脊髓病变，考虑剖宫产以减少发生颅内压增高的可能性。

（邵　菲）

（审稿　刘基巍　李　明）

参考文献

《软组织和骨肿瘤分子病理学检测专家共识（2019年版）》编写专家委员会. 软组织和骨肿瘤分子病理学检测专家共识. 中华病理学杂志, 2019, 48(7):505-509.

陈广辉, 韩智涛, 高欣, 等. 颈部冬眠瘤1例报告. 中国实用外科杂志, 2016, (12):1348-1350.

陈华, 林玮, 闫琳毅, 等. IgG4相关性腹膜后纤维化临床特点分析. 中华医学杂志, 2014, 94(39): 3079-3081.

方芳, 李燕明. IgG4相关疾病的临床病理学特征. 中华病理学杂志, 2014, 43(9): 618-622.

冯云路, 吴东, 张晟瑜, 等. IgG4相关性疾病合并恶性肿瘤的病例对照研究. 中华内科杂志, 2016, 55(11): 869-871.

顾之燕. IgG4相关性耳鼻咽喉和头颈部疾病. 中华耳鼻咽喉头颈外科杂志, 2015, 50(8): 689-693.

黄翔, 张超, 汪洋, 等. 血清肿瘤标志物阴性颅内未成熟畸胎瘤的治疗策略和预后. 中华神经外科杂志, 2020, 36(9): 891-895.

吉连梅, 贺玲玲, 赵东宝. 嗜酸性肉芽肿性多血管炎23例临床分析. 中华风湿病学杂志, 2015, 19（2）: 102-105.

李王平, 陈晓霞, 潘蕾, 等. 以胸膜广泛侵犯为表现的结节病一例并文献复习. 中华肺部疾病杂志(电子版), 2017, 10(2): 237-238.

李新宇, 朱继业, 黄磊, 等. 局限性IgG4相关胆胰疾病的临床分析. 中华普通外科杂志, 2017, 32(2): 149-152.

梁乐, 冷慧, 邢炜, 等. 结节性硬化症14例临床病理观察. 中华病理学杂志, 2016, 45(2):102-106.

刘旭, 胡余昌, 唐立华. Rosai-Dorfman病研究进展. 中华病理学杂志, 2017, 46（6）: 443-446.

朴颖实, 于文玲, 何春燕, 等. 同时累及泪腺/涎腺及鼻腔鼻窦的IgG4相关性疾病13例临床病理分析. 中华病理学杂志, 2016, 45(3): 180-185.

盛若凡, 翟长文, 曾蒙苏, 等. 肝脏IgG4相关炎性假瘤的MRI特征. 中华放射学杂志, 2016, 50(6): 432-435.

滕以书, 冼志雄, 韩赛红, 等. 婴幼儿咽部毛状息肉五例.

中华耳鼻咽喉头颈外科杂志, 2017, 52(7):534-535.

童秀珍, 曲双, 陈立, 等. 系统性肥大细胞增生症三例并文献复习. 中华内科杂志, 2012, 51（9）: 716-718.

王建, 刘勇, 张功亮, 等. 结外Rosai-Dorfman病8例临床病理分析. 诊断病理学杂志, 2016, 23（12）: 905-908.

吴霞, 罗清礼, 李甘地. 眼眶IgG4相关疾病的临床病理学特点及其鉴别诊断. 中华眼科杂志, 2016, 52(4): 256-262.

杨祎彬, 杨悦, 孙文勇, 等. 原发性卵巢鳞癌和卵巢成熟畸胎瘤鳞癌变的临床病理分析. 中华妇产科杂志, 2020, 55(7): 483-486.

杨莹, 潘国庆, 马芸, 等. 乳腺肌样错构瘤四例临床病理分析. 中华病理学杂志, 2016, 45（10）: 715-716.

杨祖威, 孙首悦. 自身免疫性垂体炎. 中华内分泌代谢杂志, 2015, 31(11):1008-1012.

张凌燕, 包晓丹, 唐远姣, 等. 临床及超声检查对色素沉着绒毛结节性滑膜炎及活跃期类风湿关节炎的诊断价值. 中华医学超声杂志, 电子版, 2015(1):35-39.

张为西, 钟志刚, 吴琪, 等. 神经结节病1例报告并文献复习. 中国神经精神疾病杂志, 2014, 40（4）: 249-251.

章士正. IgG4相关疾病的影像表现. 中华放射学杂志, 2014, 48(11): 881-885.

郑鹏, 崔云龙, 周洪渊, 等. 自身免疫性胰腺炎的诊断与治疗. 中华消化外科杂志, 2015, 14(8):659-662.

中华医学会病理学分会泌尿与男性生殖系统疾病病理专家组. 肾细胞癌分子病理研究进展及检测专家共识（2020版）. 中华病理学杂志, 2020, 49(12):1232-1241.

中华医学会泌尿外科学分会. 结节性硬化症相关肾血管平滑肌脂肪瘤诊治专家共识. 中华泌尿外科杂志, 2017, 38(5):321-325.

钟定荣, 赵大春, 杨堤. 皮革样胃肥大细胞增生症临床病理观察. 诊断病理学杂志, 2010, 17(6):420-423.

Abla O, Jacobsen E, Picarsic J, et al. Consensus recommendations for the diagnosis and clinical management of Rosai-Dorfman-Destombes disease. Blood, 2018, 131(26):2877-2890.

Aguilera NS, Auerbach A. Hamartoma, choristomas and malformation of the spleen and lymph node. Semin Diagn Pathol, 2019, 36(1):16-23.

Al Hmada Y, Schaefer IM, Fletcher CDM. Hibernoma mimicking atypical lipomatous tumor: 64 cases of a morphologically distinct subset. Am J Surg Pathol, 2018, 42(7):951-957.

Al-Ibraheemi A, Ahrens WA, Fritchie K, et al. Malignant tenosynovial giant cell tumor: The true "synovial sarcoma?" A clinicopathologic, immunohistochemical, and molecular cytogenetic study of 10 cases, supporting origin from synoviocytes. Mod Pathol, 2019, 32(2):242-251.

Al-Kofahi K, Korsten P, Ascoli C, et al. Management of extrapulmonary sarcoidosis: challenges and solutions. Ther Clin Risk Manag, 2016, 12:1623-1634.

Alomari SO, El Houshiemy MN, Bsat S, et al. Hypothalamic hamartomas: A comprehensive review of the literature-Part 1: Neurobiological features, clinical presentations and advancements in diagnostic tools. Clin Neurol Neurosurg, 2020, doi: 10.1016/.clineuro.2020.106076.

Alotaibi S, Alhafi O, Nasr H, et al. Erdheim-Chester disease: Case report with aggressive multisystem manifestations and review of the literature. Case Rep Oncol, 2017, 10(2):501-507.

Alvarez-Twose I, Matito A, Morgado JM, et al. Imatinib in systemic mastocytosis: a phase IV clinical trial in patients lacking exon 17 KIT mutations and review of the literature. Oncotarget, 2016, doi: 10.18632/oncotarget.10711.

Amin S, Lux A, Calder N, et al. Causes of mortality in individuals with tuberous sclerosis complex (TSC). Dev Med Child Neurol, 2017, 59(6):612-617.

Aronow ME, Wiley HE, Gaudric A,et al. Von Hippel-Lindau disease: update on pathogenesis and systemic aspects. Retina, 2019,39(12):2243-2253.

Bahrani E, Fernandez-Pol S, Wang JY, et al. Reticulohistiocytoma (solitary epithelioid histiocytoma) with mutations in RAF1 and TSC2. J Cutan Pathol, 2020, 47(10):985-987.

Bianca B,Ruby J,Daniyeh K.Fatality in Kikuchi-Fujimoto disease:A rare phenomenon.Word J Clin Cases, 2017, 5(2):35-39.

Bookhout CE， Rollins-Raval MA. Immunoglobulin G4-Related Lymphadenopathy. Surg Pathol Clin, 2016,9(1): 117-129.

Brockow K. Epidemiology, prognosis, and risk factors in mastocytosis. Immunol Allergy Clin North Am, 2014, 34(2):283-295.

Borowsky J, Setia N, Rosty C, et al. Spectrum of gastrointestinal tract pathology in a multicenter cohort of 43 Cowden syndrome patients. Mod Pathol, 2019, 32(12):1814-1822.

Bruce-Brand C, Schneider JW, Schubert P.Rosai-Dorfman disease: an overview. J Clin Pathol, 2020, 73(11):697-705.

Carqueja IM, Sousa J, Mansilha A. Vascular malformations: classification, diagnosis and treatment. Int Angiol, 2018, 37(2):127-142.

Cauchin E, Touchefeu Y, Matysiak-Budnik T. Hamartomatous tumors in the gastrointestinal tract. Gastrointest Tumors, 2015, 2(2):65-74.

Chauhan S, Diwaker P, Singh A, et al. Cytological diagnosis of juvenile xanthogranuloma: A rare histiocytic disorder. Diagn Cytopathol, 2020, 48(1):66-70.

Chiloiro S, Giampietro A, Bianchi A, et al. Clinical management of teratoma, a rare hypothalamic-pituitary neoplasia. Endocrine, 2016, 53(3):636-642.

Taguchi T. Sacrococcygeal teratoma: Nationwide survey and guidelines. Pediatr Int, 2019, 61(7):633.

Chisolm SS, Schulman JM, Fox LP. Adult xanthogranuloma, reticulohistiocytosis, and Rosai-Dorfman disease. Dermatol Clin, 2015, 33:465-473.

Cohen PR. Solitary mastocytoma presenting in an adult: report and literature review of adult-onset solitary cutaneous mastocytoma with recommendations for evaluation and treatment. Dermatol Pract Concept, 2016, 6(3):31-38.

Crivelli P, Ledda RE, Terraneo S, et al. Role of thoracic imaging in the management of lymphangioleiomyomatosis. Respir Med, 2019, 157:14-20.

Crowell EL, Burkholder BM. Ocular Juvenile xanthogranuloma in an older teenager. JAMA Ophthalmol, 2020, 138(3):312-313.

Daver N, McClain K, Allen CE, et al. A consensus review on malignancy-associated hemophagocytic lymphohistiocytosis in adults. Cancer, 2017, 123(17):3229-3240.

de Saint Aubain, Somerhausen N, van de Rijn M. Tenosynovial giant cell tumour, diffuse type//Fletcher CDM， Bridge JA, Hogendoorn PCW, et al. World Health Organization classification of tumours: WHO classification of tumours of soft tissue and bone. Lyon, France: IARCP Press, 2013:102-103.

Dinarvand P, Davaro EP, Doan JV, et al. Familial adenomatous polyposis syndrome: An update and review of extraintestinal manifestations. Arch Pathol Lab Med, 2019, 143(11):1382-1398.

Duek I, Paker M, Gil Z, et al. Warthin tumor of the larynx: A case report and review of the literature. Ear Nose Throat J, 2018 , 97(7):E8-E11.

Dutta M, Roy S ,Ghatak S. Naso-oropharyngeal choristoma (hairy polyps): an overview and current update on presentation, management, origin and related controversies. Eur Arch Otorhinolaryngol, 2015,272(5):1047-1059.

Faure-Conter C, Pashankar F. Immature ovarian teratoma: When to give adjuvant therapy? J Pediatr Hematol Oncol, 2017, 39(7):487-489.

Ferreira BR, Cardoso JC, Reis JP, et al. Multiple adult-onset xanthogranuloma, an uncommon diagnosis. An Bras Dermatol, 2017, 92(2):294-295.

Flum AS, Hamoui N, Said MA, et al. Update on the diagnosis and management of renal angiomyolipoma. J Urol, 2016, 195(4 Pt 1):834-846.

Fox G, Devanathan R. Breast hamartoma in an adolescent female. Aust J Gen Pract, 2019, 48(5):275-276.

Fritz D, van de Beek D, Brouwer MC. Clinical features, treatment and outcome in neurosarcoidosis: systematic review and meta-analysis. BMC Neurol，2016，16(1):220.

Fumino S, Tajiri T, Usui N, et al. Japanese clinical practice guidelines for sacrococcygeal teratoma, 2017. Pediatr Int, 2019，61(7):672-678.

Fursevich D, Burt J. Abdominal Cocoon Syndrome: a rare cause for recurrent abdominal pain. J Gastrointest Surg, 2017, 21(7):1194-1195.

Gadducci A, Guerrieri ME, Cosio S. Squamous cell carcinoma arising from mature cystic teratoma of the ovary: A challenging question for gynecologic oncologists. Crit Rev Oncol Hematol, 2019, 133:92-98.

Gammon A, Jasperson K, Champine M. Genetic basis of Cowden syndrome and its implications for clinical practice and risk management. Appl Clin Genet，2016，9:83-92.

Ganeshan D, Menias CO, Lubner MG, et al. Sarcoidosis from head to toe: What the radiologist needs to know. Radiographics, 2018, 38(4):1180-1200.

Garside G, Jaikaransingh D, Pitiyage G, et al. Non-sebaceous lymphadenoma of the submandibular gland: diagnostic challenges in the head and neck cancer pathway. BMJ Case Rep, 2020;13(11):e238099.

Geramizadeh B, Mottavvas M, Zeyaian B, et al. Giant hamartoma of lung presented with massive hemoptysis: A rare case report and review of the literature. Rare Tumors, 2019, doi: 10.1177/2036361318823926.

Gilreath JA, Tchertanov L, Deininger MW. Novel approaches to treating advanced systemic mastocytosis. Clin Pharmacol, 2019, 11:77-92.

Gouin F, Noailles T. Localized and diffuse forms of tenosynovial giant cell tumor (formerly giant cell tumor of the tendon sheath and pigmented villonodular synovitis). Orthop Traumatol Surg Res, 2017, 103(1S):S91-S97.

Goyal G, Young JR, Koster MJ, et al.The Mayo Clinic Histiocytosis Working Group consensus statement for the diagnosis and evaluation of adult patients With histiocytic neoplasms: Erdheim-Chester disease, Langerhans cell histiocytosis, and Rosai-Dorfman disease. Mayo Clin Proc, 2019, 94(10):2054-2071.

Greenbaum A, Coffman B, Rajput A. Hibernoma: diagnostic and surgical considerations of a rare benign tumour. BMJ

Case Rep, 2016, doi: 10.1136/bcr-2016-217625.

Grygiel-Górniak B, Limphaibool N, Perkowska K, et al. Clinical manifestations of granulomatosis with polyangiitis: key considerations and major features. Postgrad Med, 2018, 130(7):581-596.

Heit JJ, Do HM, Prestigiacomo CJ, et al. Guidelines and parameters: percutaneous sclerotherapy for the treatment of head and neck venous and lymphatic malformations. J Neurointerv Surg, 2017, 9(6):611-617.

Henter JI, Horne A, Arico M, et al. HLH-2004：Diagnosis and therapeutic guidelines for hemophagocytic lymphohistiocytosis. Pediatric Blood Cancer, 2007, 48(2): 124-131.

Höck M, Zelger B, Schweigmann G, et al. The various clinical spectra of juvenile xanthogranuloma: imaging for two case reports and review of the literature. BMC Pediatr, 2019, 19(1):128.

Hodgson N, Kinori M, Goldbaum MH, et al. Ophthalmic manifestations of tuberous sclerosis: a review. Clinical & Experimental Ophthalmology, 2017, 45(1):81-86.

Hos D, Cursiefen C, Dahlke C. Von Hippel Lindau Disease. J Pediatr, 2019.

Iannella G, Greco A, Granata G, et al. Granulomatosis with polyangiitis and facial palsy: Literature review and insight in the autoimmune pathogenesis. Autoimmun Rev, 2016, 15(7): 621-631.

Tong KN, Serra RM, Shih RY, et al. Seromucinous hamartoma of the nasal cavity. Head Neck Pathol, 2019, 13(2):239-242.

Jeny F, Bouvry D, Freynet O, et al. Management of sarcoidosis in clinical practice. Eur Respir Rev, 2016, 25(140):141-150.

Jin D, Sun X, Shen W, et al. Diagnosis of lymphangiomatosis: a study based on CT lymphangiography. Acad Radiol, 2020, 27(2):219-226.

Joshi PS, Hongal B, Sanadi A. Cystic lymphangioma: A differential diagnosis. J Oral Maxillofac Pathol, 2015, 19(3):393-395.

Kappauf C, Rahaman J, Popowich D. Abdominal cocoon: an unexpected cause of ascites in a healthy patient. J Surg Case Rep, 2019(12):rjz310. doi: 10.1093/jscr/rjz310.

Katabi N, Hunt JL, Thompson LD, et al. Hairy polyp// Adel KE,John KC,Jennifer RG,et al. WHO classification of head and neck tumours.4th ed. Lyon: IARC. 2017: 72.

Kim B, Tabori U, Hawkins C. An update on the CNS manifestations of brain tumor polyposis syndromes. Acta Neuropathol, 2020, 139(4):703-715.

Kim HS, Yoon G, Lee YY, et al. Mesothelial cell inclusions

in pelvic and para-aortic lymph nodes: a clinicopathologic analysis. Int J Clin Exp Pathol, 2015, 8(5):5318-5326.

Kingswood JC, Bissler JJ, Budde K, et al. Review of the tuberous sclerosis renal guidelines from the 2012 Consensus Conference: current data and future study. Nephron, 2016, 133(4):51-58.

Korsten P, Tampe B, Konig MF, et al. Sarcoidosis and autoimmune diseases: differences, similarities and overlaps. Curr Opin Pulm Med, 2018, 24(5):504-512.

Kubaisi B, Abu Samra K, Foster CS. Granulomatosis with polyangiitis (Wegener's disease): An updated review of ocular disease manifestations. Intractable Rare Dis Res, 2016, 5(2):61-69.

Leavitt RY, Fauci AS, Bloch DA, et al. The American College of Rheumatology 1990 criteria for the classification of Wegener's granulomatosis. Arthritis Rheum, 1990, 33:1101-1107.

Lee DH, Yoon TM, Lee JK, et al. Surgical treatment strategy in Warthin tumor of the parotid gland. Braz J Otorhinolaryngol, 2019, 85(5):546-550.

Lee HE, Zhang L. Immunoglobulin G4-related hepatobiliary disease. Semin Diagn Pathol, 2019, 36(6):423-433.

Lee HJ, Kim TW, Kim JM, et al. Percutaneous sclerotherapy using bleomycin for the treatment of vascular malformations. Int J Dermatol, 2017, 56(11):1186-1191.

Leguit R, Hebeda K, Kremer M, et al. The spectrum of aggressive mastocytosis: A workshop report and literature reviewJ Pathobiology, 2020, 87(1):2-19.

Li S, Weidenbecher M. Adult onset xanthogranuloma presenting as laryngeal mass. Am J Otolaryngol, 2016, 37(2): 112-115.

Llanos O, Hamzeh N. Sarcoidosis. Med Clin North Am, 2019, 103(3):527-534.

Lynskey SJ, Pianta MJ. MRI and thallium features of pigmented villonodular synovitis and giant cell tumours of tendon sheaths: a retrospective single centre study of imaging and literature review. Br J Radiol, 2015, 88(1056):20150528.

Macken WL, Tischkowitz M, Lachlan KL. PTEN hamartoma tumor syndrome in childhood: A review of the clinical literature. Am J Med Genet C Semin Med Genet, 2019, 181(4):591-610.

Magro G. Differential diagnosis of benign spindle cell lesions. Surg Pathol Clin, 2018, 11(1):91-121.

Mantilla JG, Goldberg-Stein S, Wang Y. Extranodal Rosai-Dorfman disease: clinicopathologic series of 10 patients with radiologic correlation and review of the literature. Am J Clin Pathol, 2016, 145(2):211-221.

Mar WA, Yu JH, Knuttinen MG, et al. Rosai-Dorfman disease: manifestations outside of the head and neck. AJR, 2017, 208(4):721-732.

Mathew LM, Kapila R, Schwartz RA. Kikuchi-Fujimoto disease: a diagnostic dilemma. Int J Dermatol, 2016, 55(10):1069-1075.

Matito A, Azaña JM, Torrelo A, et al. Cutaneous mastocytosis in adults and children: New classification and prognostic factors. Immunol Allergy Clin North Am, 2018, 38(3):351-363.

McCormack FX, Gupta N, Finlay GR, et al. Official American Thoracic Society/Japanese Respiratory Society clinical practice guidelines: Lymphangioleiomyomatosis diagnosis and management. Am J Respir Crit Care Med, 2016, 194(6):748-761.

Mello RB, Vale ECSD. Necrobiotic xanthogranuloma associated with smoldering multiple myeloma: satisfactory response to cyclophosphamide, dexamethasone, and thalidomide. An Bras Dermatol, 2019, 94(3):337-340.

Miguel D, Lukacs J, Illing T, et al. Treatment of necrobiotic xanthogranuloma - a systematic review. J Eur Acad Dermatol Venereol, 2017, 31(2):221-235.

Mohakud S, Juneja A, Lal H. Abdominal cocoon: preoperative diagnosis on CT. BMJ Case Rep, 2019, 12(5):e229983.

Molière S, Mathelin C. The Cowden Syndrome. N Engl J Med, 2020, 382(15):e29. doi:10.1056/NEJMicm1910478.

Morales AT, Cignarella AG, Jabeen IS, et al. An update on IgG4-related lung disease. Eur J Intern Med, 2019, 66:18-24.

Myslicki FA, Rosenberg AE, Chaitowitz I, et al. Intraosseous hibernoma: five cases and a review of the literature. J Comput Assist Tomogr, 2019, 43(5):793-798.

Nadir A, Colak N, Koktener A, et al. Isolated intrapulmonary Castleman's disease: a case report, review of the literature. Ann Thorac Cardiovasc Surg, 2014, 20 Suppl: 689-691.

Nagao T, Gnepp DR, Simpson RHW, et al. Warthin tumour// Ei-Naggar AK, Chan JKC, Grandis JR, et al. WHO classification head and neck tumours. 4th Ed. IARC, Lyon, 2017:188-189.

NCCN clinical practice guidelines in oncology: B-Cell lymphomas.V2,2021.Available at: https://www.nccn.org/professionals/physician_gls/default.aspx#b-cell.

NCCN clinical practice guidelines in oncology: Central nervous system cancers.V3,2020.Available at: https://www.nccn.org/professionals/physician_gls/default.aspx#cns.

NCCN clinical practice guidelines in oncology: Kidney

cancer. V2, 2021. Available at: https://www.nccn.org/ professionals/physician_gls/default.aspx#kidney.

NCCN clinical practice guidelines in oncology: Soft tissue sarcoma.V2,2020.Available at: https://www.nccn.org/ professionals/physician_gls/default.aspx#sarcoma.

Ning C, Koo JS, Kim EK, et al. Clinical and sonographic characteristics of Warthin-like variant papillary thyroid carcinomas. Med Ultrason, 2019, 21(2):152-157.

Nishida Y, Ikuta K. Treatment of tenosynovial giant-cell tumour types. Lancet Oncol, 2019, 20(8):e399. doi: 10.1016/S1470-2045(19)30398-5.

Noe MH, Rosenbach M. Cutaneous sarcoidosis. Curr Opin Pulm Med，2017，23(5):482-486.

Pandita A, Osipov V. Mesothelial cell deposits in lymph nodes-a diagnostic pitfall. Ann Diagn Pathol, 2016, 25:31-32.

Pardanani A. Systemic mastocytosis in adults: 2019 update on diagnosis, risk stratification and management. Am J Hematol, 2019 , 94(3):363-377.

Perkins JA. New frontiers in our understanding of lymphatic malformations of the head and neck: natural history and basic research. Otolaryngol Clin North Am, 2018, 51(1):147-158.

Peters JE, Gupta V, Saeed IT, et al. Severe localised granu-lomatosis with polyangiitis (Wegener's granulomatosis) manifesting with extensive cranial nerve palsies and cranial diabetes insipidus: a case report and literature review. BMC Neurol, 2018, 18(1):59.

Pizzi M, Valentini E, Galligioni A, et al. Benign mesothelial cells in lymph nodes and lymphatic spaces associated with ascites. Histol Histopathol，2016，31(7):747-750.

Poletti AM, Dubey SP, Colombo G, et al. Treatment of endolymphatic sac tumour (Papillary adenocarcinoma) of the temporal bone. Rep Pract Oncol RadiotherJ, 2016, 21(4):391-394.

Ramos-Casals M, Brito-Zerón P, López-Guillermo A, et al. Adult haemophagocytic syndrome. Lancet, 2014, 383(9927):1503-1516.

Runowska M, Majewski D, Puszczewicz M. Retroperitoneal fibrosis-the state-of-the-art. Reumato-logia，2016，54(5): 256-263.

Daver N, McClain K, Allen CE, et al. A consensus review on malignancy-associated hemophagocytic lymphohistiocytosis in adults. Cancer, 2017, 123(17):3229-3240.

Sclafani A, VanderLaan P. Lymphangioleiomyomatosis. N Engl J Med, 2018, 378(23):2224.

Shaco-Levy R, Jasperson KW, Martin K, et al. Gastrointestinal polyposis in Cowden syndrome. J Clin Gastroenterol, 2017, 51(7):e60-e67.

Shinkai T, Masumoto K, Chiba F, et al. Pediatric ovarian immature teratoma: Histological grading and clinical characteristics. J Pediatr Surg, 2020, 55(4):707-710.

Singer O，McCune WJ. Update on maintenance therapy for granulomatosis with polyangiitis and microscopic polyangiitis. Curr Opin Rheumatol，2017，29(3):248-253.

Takahashi S, Muto J, Takama H, et al. Generalized eruptive histiocytoma: Pediatric case report. J Dermatol, 2019, 46(11):e407-e408.

Tap WD. Multidisciplinary care in tenosynovial giant cell tumours. Lancet Oncol, 2019, 20(6):755-756.

Tirelli G, Gardenal N, Gatto A, et al.Head and neck immunoglobulin G4 related disease: systematic review. J Laryngol Otol, 2018, 132(12):1-5.

Tjarks BJ, Gardner JM, Riddle ND. Hamartomas of skin and soft tissue. Semin Diagn Pathol, 2019, 36(1):48-61.

Torbenson MS. Hamartomas and malformations of the liver. Semin Diagn Pathol, 2019, 36(1):39-47.

Ungprasert P, Crowson CS, Simonetto DA, et al. Clinical characteristics and outcome of hepatic sarcoidosis: A population-based study 1976-2013. Am J Gastroenterol，2017，112(10):1556-1563.

Vahabi-Amlashi S, Hoseininezhad M, Tafazzoli Z. Juvenile xanthogranuloma: Case report and literature review. Int Med Case Rep J, 2020;13:65-69.

Valdebran M, Martin B, Kelly KM. State-of-the-art lasers and light treatments for vascular lesions: from red faces to vascular malformations. Semin Cutan Med Surg, 2017, 36(4):207-212.

Verspoor FGM, Mastboom MJL, Hannink G, et al. Long-term efficacy of imatinib mesylate in patients with advanced Tenosynovial Giant Cell Tumor. Sci Rep, 2019, 9(1):14551.

Wallace ZS, Naden RP, Chari S, et al. The 2019 American College of Rheumatology/European League Against Rheumatism classification criteria for IgG$_4$-related disease. Ann Rheum Dis, 2020, 9(1):77-87.

Wood ME, Garber JE, Isaacs C, et al. Genetic testing for hereditary breast and ovarian cancer and the USPSTF recommendations. Breast J, 2019, 25(4):575-577.

Zhou Y, Lower EE, Li H, et al. Clinical characteristics of patients with bone sarcoidosis. Semin Arthritis Rheum，2017，47(1):143-148.

常用免疫组化/分子病理检测标志物及其意义

免疫组化/分子病理检测是对传统病理诊断的补充和完善，其价值在于：①提高病理诊断的准确性。免疫组化在低分化或未分化肿瘤的鉴别诊断中，准确率达50%～75%，分子病理检测可进一步解决形态学+免疫组化不能确诊的肿瘤；②确定肿瘤的恶性程度，帮助肿瘤分期和分型，从而提供有用的预后信息；③查出分子靶向治疗和（或）免疫治疗的敏感靶点及耐药基因，对患者分层次精准治疗；④筛查遗传性肿瘤易感个体或家族；⑤发现肿瘤相关致病性微生物并提供新的诊治模式；⑥发现新的罕少见肿瘤或常见肿瘤的新亚型，改进肿瘤分类；⑦研究肿瘤发病机制；⑧有助于查出肿瘤的微小转移灶。

罕少见肿瘤经常有相似的组织学形态但病理类型、良恶性及恶性程度难以确定的情况，常见肿瘤的罕见亚型与常见类型在病理形态上没有不同，只有通过免疫组化/分子病理检测才能做出区别。而常见肿瘤借助大体和显微镜检查并结合临床，90%的病例能做出诊断，只是不能提供更多的临床需要的预后和预效信息。

一、免疫组化

免疫组化是用已知抗体结合病理标本中可能存在的相应抗原，洗脱后通过化学反应使标志抗体的显色剂（荧光素、酶、金属离子、核素）显色，进而对组织细胞的抗原进行定位、定性及定量分析。蛋白质、多肽、氨基酸、多糖、磷脂、受体、酶、激素、核酸及病原体等，都是抗原或半抗原物质，都可用相应的特异性抗体进行检测。临床上常根据组织来源对抗体或肿瘤标志物进行分类。

1.上皮性肿瘤标志物　包括：①细胞角蛋白（cytokeratin，CK）类标志物。CK有近20种，按分子量大小分为高分子量（CK1～6、CK9、CK10）和低分子量（CK7、CK8、CK12～20）两组。任何一种上皮都会同时表达几个不同分子量的CK（2～10种）。②肿瘤相关抗原类标志物，例如，AFP、CEA、PSA、CA19-9、CA125、CA153。③各种黏蛋白、酶及同工酶、激素和异位激素，也属于上皮性肿瘤标志物。

2.软组织标志物　包括肌源性（CK、Vimentin、Desmin、GFAP、NF、Nestin等）、内皮（FLI1、ERG、CD31、CD34等）、间皮（Calretinin、CK5/6、WT1、MC和D2-40等）、色素细胞（S-100、MAGE、HMB45、Melan A、MiTF等）、组织细胞和树突细胞（CD68、CD163、CDla、S-100、Langerin、CD、CD23、CD35等）五大类标志物。各种软组织肿瘤之间，软组织标志物可能互有重叠。

3.神经内分泌肿瘤标志物　包括GFAP、NF、S-100、NSE、MBP、CgA等。

4.淋巴造血组织源性肿瘤标志物　包括全淋巴细胞标志物如LCA、TdT、CD30，以及T细胞（CD2、CD3、CD5、CD7、CD43、CD4、CD8等）、B细胞（CD20、PAX-5、CD79a、CD19等）、髓细胞（MPO、CD34、CD117、CD68、CD10等）、巨核细胞（CD68、CD163等）、浆细胞（CD38、CD138等）的标志物等。

5.病原体标志物　如EBV、HPV/P16、CMV、HP等。

6.基于免疫组化检测的分子病理标志物　包

括癌基因、抑癌基因、细胞周期、细胞凋亡、肿瘤浸润与转移、肿瘤干细胞、肿瘤耐药性、肿瘤预后相关的标志物。免疫组化可检测基因终产物即蛋白质的表达情况，间接提供肿瘤基因信息。其优点是耗费低，用时短，可部分替代分子病理检测。HER2、c-KIT、PDGFRα、EGFR、BRAF、ALK、ROS1、MET、RET、VEGF、IDH1、IDH2、SDHB、Rb、PTEN、RCC、MYC、CDK4、β-Catenin、MDM2、MSI、dMMR、P53 等分子病理标志物，已经成为免疫组化的常规检测项目。

具有诊断意义的抗体很多，其应用范围还在不断更新，新的抗体仍在不断开发，临床医生要全面掌握它们既不现实也无可能，因此著者将常用者收集如下，以方便相关读者在必要时查阅。

ABCB1（ATP binding cassette subfamily B member 1，三磷酸腺苷结合盒转运蛋白子家族B成员1）　也称为多药耐药蛋白1，其编码转运蛋白与多药耐药有关。

ABCC1（ATP binding cassette subfamily C member 1，三磷酸腺苷结合盒转运蛋白子家族C成员1）　该基因AG表型的患者使用伊立替康时粒细胞减少风险更大，GT表型使用蒽环类药物时心脏毒性更大。

ABCG2（ATP binding cassette subfamily G member 2，三磷酸腺苷结合盒转运蛋白子家族C成员1）　该基因AG表型的肠癌患者，氟尿嘧啶+伊立替康化疗的肿瘤应答率及毒性较高。

ACT（antichymotrypsin，抗胰糜蛋白酶）存在于大多数的组织细胞、巨噬细胞及多种胃肠道和肺部肿瘤，主要用于区分嗜酸性肉芽肿和恶性纤维组织细胞瘤，胰腺和唾液腺等腺泡瘤也可能阳性。

ACTH（adrenocorticotrophic hormone，促肾上腺皮质激素）　可用于区分原发性和转移性垂体肿瘤、部分神经内分泌肿瘤。

Actin（肌动蛋白）　是肌细胞骨架的主要成分，广泛用于标志骨骼肌、心肌和平滑肌及其来源的肿瘤，非肌肉细胞如血管内皮细胞和结缔组织、非肌源性肿瘤如上皮肿瘤、黑色素瘤、淋巴瘤阴性表达。

AE1/AE3　广谱的角蛋白抗体，表达于上皮源性肿瘤。

AFP（alpha-fetoprotein，甲胎蛋白）　由胚胎卵黄囊细胞、肝细胞、肠道细胞合成的一种糖蛋白，肝癌、生殖细胞肿瘤（脑瘤、卵巢癌、卵黄囊瘤、内胚窦瘤、睾丸癌）阳性表达，肺腺癌、乳腺癌、胃肠道癌及间质细胞瘤偶阳性表达，正常肝组织、肝脏良性病变及肝内胆管癌不表达。

AIP（aryl-hydrocarbon receptor-interacting protein，芳香烃基受体相互作用蛋白）　突变的垂体腺瘤患者起病年龄偏低，较未突变组肿瘤体积更大、侵袭性更强、术后更容易复发。

ALDH1（aldehyde dehydrogenase 1，醛脱氢酶1）　催化细胞内乙醛氧化为乙酸，可作为区分正常干细胞与肿瘤干细胞的通用标志物。在乳腺癌、卵巢癌、结直肠癌等肿瘤，其表达水平与肿瘤的预后相关。

ALK（anaplastic lymphoma kinase，间变性淋巴瘤激酶）　阳性表达见于间变型大细胞淋巴瘤及少数弥漫大B细胞性淋巴瘤、50%的炎症性肌纤维母细胞性肿瘤、5%的非小细胞肺癌和某些神经母细胞瘤。ALK重排导致ALK与其他基因融合，如ALK/EML4、ALK/RANBP2、ALK/ATIC等。ALK阳性和阴性间变性大细胞淋巴瘤有明显预后差异，ALK抑制剂可用于ALK融合突变的非小细胞肺癌等。

ANG（angiopoietin，血管生成素）　可作为毛细血管母细胞瘤、血管内皮细胞瘤、胃腺癌以及肝细胞癌的诊断指标。

APC（adenomatous polyposis coli，大肠腺瘤性息肉病基因）　属抑癌基因，突变可发生在许多肿瘤，并与家族性腺瘤性息肉病有关。

AR（androgen receptor，雄激素受体）　阳性表达的前列腺癌，对抗激素治疗的反应则较好。阳性表达的乳腺癌和涎腺肿瘤可考虑抗雄激素治疗。

Arginase-1（Arginase-1，精氨酸1）　胆管上皮细胞、肝窦内皮细胞、库普弗细胞及血管内皮细胞不表达，联合使用CD10、pCEA、AFP、HepPar-1、Glypican-3，可区分肝脏良性病变和分化良好的肝细胞癌、低分化肝细胞癌和转移性肿瘤。

AT（antitrypsin，抗胰蛋白酶） 是一种存在于正常人血清中的糖蛋白。可用于良、恶性肝脏肿瘤的鉴别。

ATRX（alpha thalassemia/mental retardation syndrome X-linked，α-珠蛋白生成障碍性贫血/智力低下综合征X染色体连锁基因） 体系突变见于神经胶质瘤、星形细胞瘤、胰腺神经内分泌肿瘤等。

B2M（beta-2-microglobulin，β₂微球蛋白）是人类白细胞抗原Ⅰ类抗原的轻链，检测血或尿中的B2M对多发性骨髓瘤和肾脏疾病的诊治有帮助。

BAP1（BRCA1 associated protein-1，BRCA1关联蛋白1） 是一种抑癌基因，突变主要见于葡萄膜黑色素瘤、间皮瘤和肾透明细胞癌，肾癌中有此突变通常预后不良。

Bcl-2（B-cell lymphoma 2，B细胞淋巴瘤-2） 抗凋亡基因，广泛存在于组织中，可用于鉴别滤泡性淋巴瘤（阳性）和反应性淋巴滤泡增生（阴性）。也可作为恶性间皮瘤、孤立性纤维性肿瘤、隆突性皮纤维肉瘤、滑膜肉瘤、恶性黑色素瘤、弥漫大B细胞淋巴瘤的肿瘤标志物。

Bcl-6（B-cell lymphoma 6，B细胞淋巴瘤-6） 主要表达于正常生发中心B细胞和相关的淋巴瘤，Burkitt淋巴瘤、间变性大细胞淋巴瘤、滤泡中心T细胞淋巴瘤、乳腺癌、肺癌和胶质细胞瘤等也有表达，但套细胞淋巴瘤和MALT淋巴瘤很少表达。

BCR（breakpoint cluster region，断裂点簇区） 22号染色体和9号染色体易位产生费城染色体，易位的22号染色体断裂点位于 BCR 基因内，主要见于慢性粒细胞白血病等肿瘤。

BJP（Bence-Jones protein，本周蛋白） 主要应用于多发性骨髓瘤的诊断，某些恶性淋巴瘤、白血病、骨肉瘤、红细胞增多症、骨转移性肿瘤等也可能阳性。

BLK（B lymphocyte kinase，B淋巴细胞激酶）非受体酪氨酸激酶，系 Src 家族成员，正常淋巴组织中及子宫内膜癌、肺癌、肠癌、黑色素瘤等有表达。

BMP（bone morphogenetic protein，骨形态发生蛋白） 多功能细胞因子，在骨肉瘤、前列腺癌中高表达，且与浸润、转移和预后等相关。

BOB1（B-cell oct-binding protein 1，B细胞网状结合蛋白1） B细胞免疫球蛋白基因表达所需要的转录因子，通常表达在B淋巴细胞核中，包括浆细胞。BOB1与OCT2在经典型霍奇金淋巴瘤R-S细胞中不会同时呈现阳性，但在结节性淋巴细胞为主型霍奇金淋巴瘤会同时表达。一些T细胞淋巴瘤亦可BOB1阳性。

BRAF RAF蛋白激酶家族成员之一，突变见于66%的恶性黑色素瘤、15%的结直肠癌，还有少数发生于非小细胞肺癌、甲状腺癌等。在结直肠癌患者中，*BRAF*突变可导致*KRAS*野生型肿瘤患者对西妥昔单抗耐药。在胶质母细胞瘤中，*BRAF*突变常伴有上皮样细胞分化的组织学特征。*BRAF V600E*阳性的肿瘤，可用达拉非尼、维罗非尼、曲美替尼治疗。

BRCA1/BRCA2（breast cancer 1/breast cancer 2，乳腺癌1/2号基因） 均系抑癌基因，胚系突变可导致遗传性乳腺癌和遗传性卵巢癌。PARP抑制剂对此类肿瘤有一定疗效。

BRD3（bromodomain-containing protein 3，含溴结构域蛋白3） 属于bromodomain家族成员，该家族的大多数成员与上皮类肿瘤的发生密切相关。携带 *NUT* 基因的 *BRD3*染色体易位与NUT中线癌有关。

BTK（Bruton's tyrosine kinase，布鲁顿酪氨酸激酶） 正常B细胞的各个阶段都有表达，BTK抑制剂可用于B细胞类肿瘤及B细胞类免疫疾病的治疗。

CA125（cancer antigen-125，癌抗原125） 一种膜表面糖蛋白，正常卵巢和鳞状上皮不表达。主要表达在卵巢的浆液性腺癌，而在卵巢的黏液性腺癌中几乎不表达。

CA153（cancer antigen-153，癌抗原153）一种黏液样膜表面糖蛋白，与乳腺癌的分化程度和雌激素受体状态密切相关。

CA19-9（cancer antigen19-9，癌抗原19-9）一种细胞表面糖蛋白，胰腺癌、消化系统肿瘤、慢性胰腺炎均可阳性表达，鉴别意义不大。乳腺癌、肾癌和前列腺癌一般不表达。

CA IX（carbonicanhydrase IX，碳酸酐酶 IX）　一种含锌金属蛋白酶，可作为透明细胞性、乳头状肾细胞癌相对特异的标志物，可用于区分肾透明细胞癌和肾嫌色细胞癌。尿路上皮癌强弥漫性、多病灶性染色，而肾集合小管癌弱染色。胃、胆囊、子宫、宫颈、肺、乳腺的上皮性肿瘤亦有表达。

Caldesmon（钙结合蛋白）　一种平滑肌肌动蛋白和钙调节蛋白的结合蛋白，用于良恶性平滑肌肿瘤的诊断。还可以与ER/PR、CD10、Desmin联合用于子宫内膜间质肿瘤的诊断。

Calponin（钙调节蛋白）　平滑肌细胞、肌成纤维细胞和肌上皮细胞的标志物，可作为乳腺良、恶性病变的肌上皮细胞的参考依据。

Calretinin（钙视网膜蛋白）　一种钙结合蛋白，可作为间皮及间皮瘤的特异性标志物，主要用于渗出液中的非肿瘤性间皮细胞与肿瘤细胞的鉴别，腺癌和间皮瘤的区分，上皮型恶性间皮瘤与恶性肺腺癌的鉴别诊断。在某些肺腺癌、转移性肾细胞癌、结肠腺癌、肺细胞癌中亦可呈现阳性表达。

Catenin（连接素）　联合其他抗体区别纤维瘤、胃炎性肌纤维母细胞瘤、结直肠癌、膀胱癌、脐尿管腺癌。阳性表达还见于毛母质瘤、子宫内膜癌、黑色素瘤、胰腺实质性假乳头状瘤和肺母细胞瘤。

Cath-D（cathepsin D，组织蛋白酶D）　广泛存在于细胞中的胞内溶酶体酶，在乳腺癌及其他一些恶性肿瘤中过表达。

Cath-K（cathepsin K，组织蛋白酶K）　血管上皮样细胞的标志物，*TFEB*易位和*TFE3*易位的肿瘤过表达，可用于透明细胞肾细胞癌与上皮样急性髓细胞性白血病的鉴别。

CBR1（carbonyl reductase1，羰基还原酶1基因）　基因表型影响化疗药物毒性，GG型蒽环类药物心脏毒性可能较AA型和AG型大。

CD10（cluster of differentiation 10，分化抗原10）　又称CALLA，是一种糖蛋白，可标志早期白血病和B细胞淋巴瘤。肝细胞癌、肾透明

细胞瘤、子宫内膜间质肿瘤也有阳性表达，乳腺癌基质细胞高表达可作为预后不良的标志。

CD117（cluster of differentiation 117，分化抗原117）　是原癌基因*c-kit*的蛋白产物，编码具有酪氨酸激酶活性的跨膜蛋白，主要用作胃肠间质瘤诊断，有助于区分胃肠道间质瘤、卡波西肉瘤和平滑肌来源的肿瘤，但在Cajal间质细胞、生殖细胞、骨髓干细胞、黑色素细胞、乳腺上皮细胞和肥大细胞上也有表达。酪氨酸激酶抑制剂对表达CD117的肿瘤特别是胃肠间质瘤有较好效果。

CD123（cluster of differentiation 123，分化抗原123）　又称为人IL-3受体的α-亚基，睾丸的Leydig细胞、某些内皮细胞、胎盘和脑组织的细胞中亦有表达。CD123可与D38/CD138、CD5、CD43、Cyclin DI联合用于诊断Castleman病。

CD13（cluster of differentiation 13，分化抗原13）　是一种跨膜蛋白酶，在肝细胞癌呈现特殊的微管样表达模式，有助于区别肝细胞癌和非肝细胞肿瘤。

CD138（cluster of differentiation 138，分化抗原138）　表达于前B细胞和浆细胞表面，而成熟B细胞则不表达，为B淋巴母细胞性白血病和淋巴浆细胞样白血病标志物，也可用于标志骨髓瘤细胞。

CD14（cluster of differentiation 14，分化抗原14）　与S-100、CD68用于组织细胞增多的淋巴结病变。抗体可以标志弥漫大B细胞淋巴瘤及脾边缘区淋巴瘤，但不标志其他B细胞淋巴瘤。

CD141（cluster of differentiation 141，分化抗原141）　一种转膜糖蛋白。在霍奇金淋巴瘤R-S细胞中为胞膜表达，在胃肠道腺癌中则为胞质表达，肝腺癌不表达CD141。可用于恶性间皮瘤和肺腺癌的鉴别诊断。

CD15（cluster of differentiation 15，分化抗原15）　慢性髓性白血病CD15阳性，粒细胞肉瘤和大多数腺癌亦表达CD15，而急性淋巴细胞白血病极少呈现阳性。超过50%的腺癌有显著的胞质阳性表达，间皮瘤阴性表达。

CD152　即CTLA-4，见后述。

CD163（cluster of differentiation 163，分

化抗原163） 一种Ⅰ型膜蛋白，联合CD68、FXDIa、MSA、Desmin、CD34、CK、CD45联合可用于腱鞘巨细胞肿瘤的鉴别，可联合S-100、CD68、MITF、TFE3用于颗粒细胞瘤的诊断。

CD19（cluster of differentiation 19，分化抗原19） CD19表达于大多数B细胞淋巴瘤/白血病，浆细胞肿瘤和T细胞淋巴瘤阴性表达。CD19可作为淋巴瘤的CAR-T治疗靶点。

CD2（cluster of differentiation 2，分化抗原2） 主要用于大多数外周淋巴组织中的T淋巴细胞、NK细胞、胸腺皮质细胞来源恶性肿瘤的检测。

CD20（cluster of differentiation 20，分化抗原20） 可与CD79a联合使用，用于标志B淋巴细胞。95%以上的B细胞淋巴瘤、结节性淋巴细胞为主型霍奇金淋巴瘤阳性表达。部分小B淋巴细胞淋巴瘤/慢性淋巴细胞白血病弱阳性甚至阴性，B淋巴母细胞淋巴瘤阴性，少数外周T细胞淋巴瘤可以呈现阳性。

CD21（cluster of differentiation 21，分化抗原21） 一种膜糖蛋白，作为EB病毒的受体和B淋巴细胞重要标志物，可标志滤泡树突状肿瘤/肉瘤，T淋巴细胞、单核细胞和粒细胞中不表达。

CD22（cluster of differentiation 22，分化抗原22） 一种膜糖蛋白，限于B细胞表达。

CD23（cluster of differentiation 23，分化抗原23） 一种糖蛋白，主要表达于淋巴滤泡生发中心活化的B细胞、小B淋巴细胞淋巴瘤/慢性淋巴细胞白血病，部分霍奇金淋巴瘤阳性，也可标志单核细胞和滤泡树突状细胞，在套细胞淋巴瘤中不表达。

CD25（cluster of differentiation 25，分化抗原25） 又称为白介素2受体，可以作为外周T细胞淋巴瘤、霍奇金病、小淋巴细胞肿瘤、毛细胞白血病、成人T细胞性白血病/淋巴瘤、NK/T细胞淋巴瘤和蕈样霉菌病的标志物。

CD274（cluster of differentiation 274，分化抗原274） 即细胞程序性死亡-配体1（Programmed cell death 1 ligand 1，PD-L1），是免疫检查点抑制治疗的靶点之一。

CD3（cluster of differentiation 3，分化抗原3） 表达于所有T细胞表面，是T细胞和NK细胞的标志物。B淋巴细胞、巨噬细胞、髓细胞或其他血细胞不表达。

CD30（cluster of differentiation 30，分化抗原30） 表达于霍奇金淋巴瘤、间变大细胞淋巴瘤、免疫母细胞淋巴瘤、多发性骨髓瘤、成人T细胞淋巴瘤白血病等。胚胎性癌、少数精原细胞瘤及滤泡性淋巴瘤也有表达。

CD31（cluster of differentiation 31，分化抗原31） 主要表达于血管内皮细胞、血小板、单核-巨噬细胞、粒细胞、B淋巴细胞的细胞膜。在非血管源性肿瘤不表达，可用于良、恶性血管源性肿瘤的鉴别诊断。

CD33（cluster of differentiation 33，分化抗原33） 一种髓系分化抗原，主要用于急性髓系白细胞的辅助诊断。吉妥珠单抗（gemtuzumab）是针对CD33靶点的药物，用于复发难治CD33阳性急性髓系白血病的治疗。

CD34（cluster of differentiation 34，分化抗原34） 和CD117在胃肠道间质瘤中广泛表达，两者联合应用是诊断GIST最有价值的依据。造血干细胞和血管内皮细胞也可阳性表达，主要用于良、恶性血管源性肿瘤的鉴别。在皮肤隆突性纤维肉瘤、孤立性纤维瘤、梭形细胞和多形性脂肪瘤、上皮样肉瘤也有阳性表达，可用于良、恶性血管源性肿瘤的诊断与鉴别诊断。

CD35（cluster of differentiation 35，分化抗原35） 可表达于B淋巴细胞、CD14阳性的单核细胞和滤泡树突状细胞，在T细胞的某些亚群也有表达。主要用于诊断滤泡树突状细胞及其来源的肿瘤。

CD38（cluster of differentiation 38，分化抗原38） 是一种H型穿膜糖蛋白，表达于胸腺细胞、前T细胞和B细胞、活化的T和B细胞、浆细胞、单核细胞、大多数NK细胞的细胞膜。可与CD79a、CD138、MUM1、CD56及CD138共同作为浆细胞疾病的标志物。

CD4（cluster of differentiation 4，白细胞分化抗原4） 主要用于皮肤T细胞淋巴瘤和蕈样霉菌病的诊断。

CD43（cluster of differentiation 43，分化抗原43） 一种跨膜糖蛋白，可标志大部分T细胞淋巴瘤和部分B细胞淋巴瘤，反应性B细胞均阴性表达。联合CD43、CD45、CD20，可用于诊断淋巴瘤和T细胞淋巴瘤。

CD44（cluster of differentiation 44，分化抗原44） 细胞黏附分子家族中的一种糖蛋白，常用于区分原位尿道移行细胞癌和良性尿道上皮病变，非霍奇金淋巴瘤、肝细胞癌、乳腺癌、肾细胞癌、结肠癌、恶性黑色素瘤、前列腺癌、胃癌等均可阳性表达，成神经细胞瘤、皮肤鳞癌和基底细胞癌中弱表达。

CD44V6（cluster of differentiation 44V6，分化抗原44V6） 主要存在于上皮细胞内，用于各种上皮源性肿瘤的诊断。

CD45（cluster of differentiation 45，分化抗原45） 是造血细胞的重要标志物，可用于淋巴瘤、白血病的诊断和非造血组织肿瘤的鉴别诊断。

CD5（cluster of differentiation 5，分化抗原5） 可用于标志B细胞慢性淋巴细胞白血病、B细胞小淋巴细胞淋巴瘤、胸腺的鳞状细胞癌和套细胞淋巴瘤，但不标记粒细胞和单核细胞。

CD52（cluster of differentiation 52，分化抗原52） 存在于成熟淋巴细胞、单核细胞、树突状细胞和成熟精子细胞的表面，不存在于淋巴干细胞。CD52是阿仑单抗的治疗靶点。

CD56（cluster of differentiation 56，分化抗原56） 又称之为神经细胞黏附分子，主要表达于神经外胚层来源的肿瘤、内分泌肿瘤、副神经节瘤和NK/T细胞淋巴瘤。小细胞癌强阳性表达，视网膜母细胞瘤、髓母细胞瘤、星形细胞瘤、神经母细胞瘤等阳性表达。CD56是转移性神经内分泌肿瘤的广谱标志物之一，可与NSE、NF、CgA、SYN、CD56、PGP9.5联合用作神经源性肿瘤的诊断。

CD57（cluster of differentiation 57，分化抗原57） 神经纤维瘤、神经鞘膜瘤、少突胶质细胞瘤、神经母细胞瘤、神经内分泌肿瘤、NK/T细胞淋巴瘤、部分滑膜肉瘤、平滑肌肉瘤均可阳性表达。

CD61（cluster of differentiation 61，分化抗原61） 表达于血小板、巨核细胞、破骨细胞和血管内皮细胞，用于识别血小板及其前驱细胞，以及巨核细胞白血病。

CD63（cluster of differentiation 63，分化抗原63） 一种具有激活血小板表面抗原的活性的溶酶体膜蛋白，淋巴组织、骨髓组织、内皮细胞和黑色素瘤阳性表达，可用于黑色素瘤诊断及区分嗜酸性肾细胞的良恶性病变。

CD68（cluster of differentiation 68，分化抗原68） 表达于巨噬细胞、单核细胞、肝库普弗细胞、破骨细胞、粒细胞及其前体，不表达于淋巴瘤。CD68是巨噬细胞最可靠的标志物，可用于骨髓单核细胞瘤和组织细胞肿瘤的诊断，也可区分恶性纤维组织细胞瘤和其他多形性肉瘤。

CD7（cluster of differentiation 7，分化抗原7） 属于免疫球蛋白超级基因家族，在85%的外周T细胞、NK细胞、髓细胞、T细胞急性淋巴细胞白血病/淋巴瘤、急性粒细胞性白血病和慢性粒细胞白血病中表达。

CD71（cluster of differentiation 71，分化抗原71） 前驱红细胞中高表达，成熟红细胞不表达，可用于红白血病、良性红细胞增生紊乱、骨髓增生异常综合征的诊断。

CD74（cluster of differentiation 74，分化抗原74） 表达于所有的B细胞，主要用于标志B细胞及其来源的肿瘤。T细胞淋巴瘤中也有表达。

CD79a（cluster of differentiation 79a，分化抗原79a） 从前体B细胞到成熟的浆细胞均可标志，表达于大多数的B细胞淋巴瘤，常作为CD20的补充。

CD79b（cluster of differentiation 79b，分化抗原79b） 表达于大多数B细胞淋巴瘤。靶向CD79b蛋白的抗体偶联药polatuzumab vedotin可治疗复发难治的弥漫性大B细胞淋巴瘤。

CD8（cluster of differentiation 8，分化抗原8） 在细胞毒性T淋巴细胞/抑制T淋巴细胞高表达，NK细胞呈现低表达。在成熟T细胞中，CD4和CD8常出现互相排斥的表达，T淋巴母细胞淋巴瘤CD4和CD8可同时表达。

CD90（cluster of differentiation 90，分化抗原90） 又称胸腺抗原1（Thy-1），是细胞黏附分子免疫球蛋白超家族的成员。在神经细胞、胸腺细胞、成纤维细胞亚群、内皮细胞、肾小球系膜细胞、造血干细胞的表面均有表达；也可在非淋巴组织的多种干细胞如成纤维细胞、脑细胞及活化的内皮细胞中显示出不同程度的表达。

CD99（cluster of differentiation 99，分化抗原99） 存在于部分骨髓、脾淋巴结、胸腺皮质细胞、卵巢颗粒细胞、大多数B细胞、中枢神经系统的室管膜细胞、睾丸支持细胞和内皮细胞中，主要用于尤文肉瘤和原始神经外胚层肿瘤的诊断。

CDA（cytidine deaminase，胞苷脱氨酶基因） 基因多态性与吉西他滨等毒性有关。与CC基因型相比，AA基因型患者使用吉西他滨可能有更高的毒性。

CDC73（cell division cycle 73，细胞分裂周期73基因） 突变与甲状旁腺功能亢进颌骨肿瘤综合征和甲状旁腺癌相关。

CDH1（Cadherin 1，钙黏蛋白1基因） 表达产物是上皮钙黏蛋白（E-cadherin）。

CDH16（cadherin 16，钙黏蛋白16） 表达于肾小管上皮细胞基膜和集合管细胞基膜上，但在肾小球、肾间质细胞和血管中不表达。肾透明细胞癌和嗜酸细胞瘤阳性而肾嫌色细胞癌不表达。

CDH17（cadherin 17，肝肠钙黏蛋白） 在结直肠腺癌、食管腺癌、胰腺癌中高表达，灵敏度高于CDX2；除膀胱腺癌可呈阳性外，在非消化道肿瘤阳性表达的概率较低。

CDK11（cyclin-dependent kinase 11，周期蛋白依赖性激酶11） 在三阴性乳腺癌、多发性骨髓瘤和脂肪肉瘤中高表达。

CDK12（cyclin-dependent kinase 12，周期蛋白依赖性激酶12） 三阴性乳腺癌、卵巢癌、子宫内膜癌、肾上腺皮质癌、食管癌、胃癌和肺鳞癌阳性表达，其他肿瘤低表达。*CDK12*基因突变或缺陷的肿瘤可能对PARP抑制剂和铂类化疗药物敏感。

CDK4（cyclin-dependent kinase 4，周期素依赖激酶4） 细胞周期蛋白依赖性激酶，分为两大类：①细胞周期相关，包括CDK1、CDK2、CDK4和CDK6。②转录相关，包括CDK7、CDK8、CDK9、CDK12和CDK13。CDK4在口腔鳞癌、消化道癌、肺癌、乳腺癌等肿瘤中过表达，而在正常上皮细胞中低表达。可用于高分化脂肪肉瘤、去分化脂肪肉瘤、部分高级别肉瘤、低级别中央型骨肉瘤和骨旁骨肉瘤的诊断。CDK4的阳性强度与细胞的分化程度成反比。

CDK4/6（cyclin-dependent kinase 4/6，周期蛋白依赖性激酶4和6） 是CDK4/6抑制剂的治疗靶点。

CDK6（cyclin-dependent kinase 6，周期蛋白依赖性激酶6） 在淋巴瘤、白血病、髓母细胞瘤、黑色素瘤、乳腺癌等中过表达。

CDK7（cyclin-dependent kinase 7，周期蛋白依赖性激酶7） 在乳腺癌和肾癌等肿瘤中高表达。

CDK8（cyclin-dependent kinase 8，周期蛋白依赖性激酶8） 在结直肠癌中高表达。

CDKN1A（cyclin dependent kinase inhibitor 1A，周期蛋白依赖激酶抑制因子1A） 也称p21蛋白，在乳腺癌、肾细胞癌、睾丸癌、肝细胞性肝癌、多发性骨髓瘤、胶质瘤、前列腺癌、宫颈癌、卵巢癌、急性髓系癌、食管鳞状细胞癌和软组织肉瘤等肿瘤中过表达。

CDKN1B（cyclin dependent kinase inhibitor 1B，周期蛋白依赖激酶抑制因子1B） 胚系突变与多发性内分泌瘤病和家族性前列腺癌有关，体系突变见于乳腺癌、前列腺癌和小肠神经内分泌肿瘤中。

CDKN2A（cyclin dependent kinase inhibitor 2A，周期蛋白依赖激酶抑制因子2A） 胚系突变导致家族性非典型多痣黑色素瘤-胰腺癌综合征、黑色素瘤和神经系统肿瘤综合征、遗传性皮肤黑色素瘤。

CDKN2B（cyclin dependent kinase inhibitor 2B，周期蛋白依赖激酶抑制因子2B基因） 突变见于卵巢癌、皮肤黑色素瘤、成人急性淋巴细胞白血病。

CDKN2C（cyclin dependent kinase inhibitor 2C，周期蛋白依赖激酶抑制因子2C基因） 胚系突变致多发性内分泌腺瘤病1型，体系突变与突胶质细胞瘤、甲状旁腺腺瘤、视网膜母细胞瘤、未分化少突胶质细胞瘤等有关。正常的卵巢和子宫中有较高表达。

Cdla（cluster of differentiation 1 a，分化抗原1 a） 一种膜蛋白，表达在人类抗原提呈细胞的细胞膜上，可用于鉴别皮肤T细胞淋巴瘤与B细胞淋巴瘤和假性淋巴瘤。

CDX2（caudal type homeo box transcription factor 2，尾部型同源盒转录因子2） 一种核转录因子，高表达于十二指肠、结肠及直肠，也表达于大部分卵巢黏液癌和上消化道癌。

CEA（carcino embryonic antigen，癌胚抗原） 正常成人上皮组织和良性肿瘤中极少表达，恶性肿瘤中高表达，常用作区分腺癌和上皮样恶性间皮瘤的标志物。

CgA（chromogranin，嗜铬素A） 广泛存在于神经元、神经内分泌细胞及其肿瘤细胞中，神经内分泌肿瘤多阳性表达，和NSE共同表达是神经内分泌肿瘤的典型标志物。

CHEK1（checkpoint kinase 1，检查点激酶1） 一种丝氨酸/苏氨酸特异性蛋白激酶，在宫颈癌、结直肠癌、胃癌等肿瘤中高表达。

CHEK2（checkpoint kinase 2，检查点激酶2） 一种抑癌基因，部分李-佛美尼综合征携带*CHEK2*突变。

CK14（Cytokeratin 14，细胞角蛋白14） 鳞状上皮的重要标志物。

CK17（Cytokeratin 17，细胞角蛋白17） 标记基底细胞，三阴乳腺癌大多阳性表达。宫颈上皮内瘤变中，其染色强度与病变程度呈正相关。

CK19（cytokeratin 19，细胞角蛋白19） 主要用于腺癌的诊断。肝细胞不表达CK19，因此可用于肝癌和转移性腺癌的鉴别。CK19也用作腺癌、神经内分泌肿瘤、胸腺瘤和间皮瘤的鉴别，联合Galectin3可用于甲状腺乳头状癌的诊断。

CK20（cytokeratin 20，细胞角蛋白20） 胃肠道上皮、尿道上皮、卵巢黏液性肿瘤和Merkel细胞阳性表达，鳞癌、乳腺癌、肺癌、子宫内膜癌和卵巢非黏液性肿瘤阴性表达。联合CK7和CK20可以用于腺癌的鉴别诊断，联合CK7、CK20和Villin有助于确定转移癌原发部位。

CK5/6（cytokeratin 5/6，细胞角蛋白CK5/6） 表达于鳞状上皮细胞、导管上皮基底细胞、肌上皮细胞、间皮细胞、部分前列腺基底细胞，在恶性间皮瘤几乎100%出现，其他单层腺上皮不表达。主要用于间皮瘤与腺癌、乳腺导管增生性病变的鉴别，联合34βE12和P504S可用于前列腺良恶性病变的鉴别诊断。

CK7（cytokeratin 7，细胞角蛋白7） 主要标志腺上皮和移行上皮细胞，在非上皮来源的细胞中不表达。卵巢、肺和乳腺上皮阳性表达，结肠、前列腺和胃肠道上皮阴性表达。

CK8（cytokeratin 8，细胞角蛋白8） 鳞癌一般不表达CK8，肝细胞、胆管及肝细胞肝癌、肝内胆管癌几乎100%表达，间皮瘤、胃腺癌、腺鳞癌、黏液性肿瘤、胰腺导管腺癌、胰腺黏液腺癌、腺泡细胞肿瘤、肾上皮性肿瘤强阳性表达。

CK-H（cytokeratin high molecular weight，高分子量细胞角蛋白） 主要标志复层扁平上皮及鳞状细胞癌，联合p63有助于前列腺癌的诊断。

c-Kit 一种原癌基因，编码受体酪氨酸激酶（CD117）。该基因的突变与胃肠间质瘤、黑色素瘤、肺癌、肥大细胞疾病、急性骨髓性白血病和斑驳病有关。CD117是伊马替尼等药物的作用靶点。

CK-L（cytokeratin low molecular weight，低分子量细胞角蛋白） 几乎可以标记所有的非鳞状上皮，尤其是各种单层管状上皮，但在鳞状上皮中不表达。用于区分非上皮源性肿瘤和低分化癌。

CKpan（cytokeratin Pan，广谱细胞角蛋白） 广谱的角蛋白抗体，表达于上皮源性肿瘤。

cMET（cellular mesenchymal to epithelial transition factor，细胞间充质向上皮细胞转化因子） 是原癌基因，表达的蛋白MET为调节细

胞生长的受体。*MET*突变、扩增或者过表达多见于肺癌，少见于胃癌、结肠癌、脑胶质瘤、肾癌等。ALK抑制剂对MET扩增的肺癌有效。

CMV（cytomegalovirus，巨细胞病毒） 某些肿瘤如宫颈癌、结肠癌、前列腺癌、卡波西肉瘤中可检出CMV DNA或病毒颗粒。

c-Myb 属原癌基因，在乳腺癌、消化道癌和淋巴瘤等表达增高。腺样囊性癌、乳腺癌、消化道癌中可检测到该基因的融合突变。

c-Myc 一种原癌基因，与细胞周期密切相关，3%～16%弥漫性大B细胞淋巴瘤和近100%的Burkitt淋巴瘤存在*Myc*基因重排。

COX2（cyclo oxygenase-2，环氧化酶2）是一种诱导型酶，多种因子如内毒素、感染因子、生长因子等可上调其表达。在头颈部鳞癌、结肠癌、乳腺癌、胰腺癌和肺腺癌，COX2过表达意味着预后性差。

CSF1R（colony stimulating factor 1 receptor，集落刺激因子1受体） 编码蛋白是集落刺激因子1的受体，培西达替尼（pexidartinib）能有效抑制CSF1R，用于手术治疗无效、并伴有严重发病率或功能受限的症状性腱鞘巨细胞瘤。

CT Ⅳ（collagen type Ⅳ，Ⅳ型胶原） 是基底膜的主要成分，可用于血管外皮细胞瘤、血管肉瘤、血管内皮瘤等血管源性肿瘤的诊断。

CT（calcitonin，降钙素） 主要用于甲状腺C细胞增生、甲状腺髓样癌、甲状腺滤泡癌及部分神经内分泌肿瘤的诊断。

CTA（cancer-testis antigen，睾丸癌抗原）表达于黑色素瘤等恶性肿瘤，正常组织不表达。

CTLA-4（cytotoxic T lymphocyte-associated antigen-4，细胞毒T淋巴细胞相关抗原4） 又名CD152，是T细胞上的一种跨膜受体，CTLA-4与B7分子结合后抑制T细胞功能，参与免疫反应的负调节。CTLA-4是免疫检查点抑制剂易普利单抗（Ipilimumab）的作用靶点。

CTNNA1（catenin alpha 1，连环素α_1基因）突变与遗传性胃癌、硬纤维瘤有关。

CTNNB1（catenin alpha 1，连环素β_1基因）突变常见于卵巢癌、髓母细胞瘤、结肠癌等。

Cyclin Dl（细胞周期蛋白D1） 细胞周期调节因子之一，绝大多数套细胞淋巴瘤过表达而正常的淋巴细胞不表达，可用于区分套细胞淋巴瘤和慢性小B细胞淋巴瘤（阴性表达）。

DDR2（discoidin domain receptor 2，盘状结构域受体2） 一种受体酪氨酸激酶，其配体是细胞外基质中的胶原蛋白。肺鳞癌中DDR2突变率最高，约为3.8%。

Desmin（结蛋白） 广泛分布于骨骼肌、心肌、平滑肌、肌上皮细胞及其来源的肿瘤，可用于判断肿瘤中的肌源性成分及其化生的肿瘤，有助于子宫、皮肤、胃肠道及其他横纹肌肉瘤和肌上皮瘤的诊断。

DPYD（dihydropyrimidine dehydrogenase，二氢嘧啶脱氢酶基因） 编码DPD酶，杂合突变导致DPD酶的活性降低，氟尿嘧啶类药物的毒性增加。

DSG3（desmoglein 3，桥粒芯蛋白3）桥粒蛋白家族成员之一，85%～90%肺鳞癌表达DSG3，肺腺癌几乎不表达（2%）。联合NapsinA可鉴别肺腺癌和鳞癌。

EBV（epstein-barr virus，EB病毒） 常用于鼻咽癌、恶性淋巴瘤辅助诊断。

E-Cad（E-cadherin，E-钙黏蛋白） 介导细胞间的黏附，表达减少或丢失与肿瘤组织的分化低、浸润和转移相关。可用于区分腺癌（阳性表达）和间皮瘤（阴性表达）、乳腺导管癌（阳性表达）和乳腺小叶癌（阴性表达）。

EGFR（epidennal growth factor receptor，表皮生长因子受体） 属于表皮生长因子受体家族，包括HER1（erbB1）、HER2（erbB2）、HER3（erbB3）及HER4（erbB4）。如无特别说明，EGFR即意味着HER1，其突变和过表达与多种癌症相关，其中肺癌最为常见。酪氨酸激酶抑制剂对EGFR突变的非小细胞肺癌尤其是腺癌有较好效果，见下述。

EGFR外显子18突变 点突变，可用第二、三代EGFR-TKI治疗。

EGFR外显子19（非移码）缺失突变 可用第一、二、三代EGFR-TKI治疗。

EGFR外显子20 T790M 突变 点突变，第790位的苏氨酸（T）被蛋氨酸（M）所代替。少数是胚系突变，多数是TKI耐药后的继发突变，可用第三代EGFR-TKI治疗。

EGFR外显子20插入突变 可用阿法替尼等治疗。

EGFR外显子21 L858R突变 点突变，第858位的亮氨酸（L）被精氨酸（R）所代替。可用第一、二、三代EGFR-TKI治疗。

EMA（epithelial membrane antigen，上皮膜抗原） 表达于各种上皮细胞及其来源的肿瘤，在大多数癌、间皮瘤、滑膜肉瘤和上皮样肉瘤阳性表达，但在肝癌、肾上腺癌，恶性淋巴瘤、黑色素瘤和其他软组织肿瘤中几乎不表达。

EML4（echinoderm microtubule associated protein like 4，棘皮动物微管相关类蛋白4） 与ALK基因融合后参与肺癌的发生发展，见ALK。

EpCAM（epithelial cell adhesion molecule，上皮细胞黏附分子） 可表达于部分正常上皮细胞和大多数恶性上皮性肿瘤细胞，可用于肺腺癌、胸腺瘤、肾上腺皮质肿瘤与嗜铬细胞瘤、间皮瘤、滑膜肉瘤、部分头颈部肿瘤及宫颈病变的鉴别诊断。

ER（estrogen receptor，雌激素受体） 子宫内膜、平滑肌细胞、正常乳腺上皮及乳腺癌中均有阳性表达，是乳腺癌预后及内分泌治疗的重要指标。

Erb-B2 见HER-2。

ERCC1（excision repair cross complementing 1，切除修复交叉互补1） 是核苷酸切除修复通路中高度保守的切除性核酶，能修复烷化剂诱导的DNA损伤。表达阳性提示肿瘤可能对铂类药物耐药。

ERG（ETS related gene，ETS相关基因） 表达于正常组织中的血管内皮细胞，血管周细胞和平滑肌细胞不表达。血管内皮肿瘤、卡波西肉瘤一致阳性表达，前列腺癌、母细胞性肿瘤和尤文肉瘤可能阳性表达，其他上皮来源肿瘤通常阴性表达。

FⅧAg（factor Ⅷ antigen，第八因子相关抗原） 一种糖蛋白，主要用于血友病、血管性肿瘤和肉瘤的诊断，少数附睾、子宫和输卵管的腺癌亦可表达。

Fas（factor related apoptosis，凋亡相关因子） 属TNF受体家族，主要表达于记忆T细胞、活化的T/B细胞、NK细胞和未分化的胸腺细胞，在细胞程序性死亡的生理调节中起重要作用，并与多种恶性肿瘤和免疫系统疾病的发病机制有关。

FAS-L（factor related apoptosis ligand，凋亡相关因子配体） 与诱导Fas细胞凋亡有关。

FGFR1（fibroblast growth factor receptor 1，成纤维细胞生长因子受体1） 一种跨膜酪氨酸激酶受体，扩增见于多种肿瘤，也是FGFR抑制剂的靶点。

FLCN（folliculin，毛囊蛋白基因） 胚系突变引起 Birt-Hogg-Dubé 综合征。

FLI1（friend leukemia integration 1，白血病整合蛋白1） 原始神经外胚叶肿瘤标志物，主要用于尤文肉瘤/原始神经外胚叶肿瘤和其他小圆细胞肿瘤的诊断和鉴别诊断。作为血管肿瘤的标志物之一，FLT1/FLT3/FLT4 同VEGFR1/VEGFR2/VEGFR4，可用于血管内皮细胞肿瘤、少数滑膜肉瘤、淋巴瘤辅助诊断。

FOXA1（forkhead box protein A1，叉头盒蛋白 A1） 是雄激素受体的关键调节因子，在部分乳腺癌和前列腺癌中高表达。

FSH（follicle stimulating hormone，卵泡刺激素） 主要用于垂体腺瘤的诊断。

Galectin-3（galectin-3，半乳糖凝集素-3） 联合CK19用于甲状腺乳头状腺癌、间变性大细胞淋巴瘤诊断。

Gastrin（胃泌素） 用于胃G细胞增生及胃泌素瘤的诊断。

GATA3（gata-binding factor 3） 是一种锌指转录因子，可用于诊断尿路上皮癌、乳腺导管癌和阴道移行上皮增生，是排除膀胱鳞癌的相对特异的标志物，排除前列腺腺癌的高度特异性标志物。

GCDFP-15（gross cystic disease fluid protein-15，巨囊性病液体蛋白15） 该抗原在顶泌上皮、泪腺、耵聍腺、Moll腺、下颌下腺、气管支气管腺体、舌下腺和小唾液腺的胞质中均有表达。可用于乳腺癌、唾液导管癌和顶分泌上皮

GFAP（glial fibrillary acidic protein，胶质纤维酸性蛋白）　可标记正常、反应性和肿瘤性的星形胶质细胞、室管膜细胞及少突胶质细胞，神经节细胞、神经元、成纤维细胞及其来源的肿瘤阴性表达，主要用于星形胶质瘤等中枢系统肿瘤的诊断。胶质组织（星形细胞、室管膜细胞），非胶质组织中如施万细胞、库普弗细胞和一些软骨细胞及其肿瘤中偶尔阳性表达。

GH（growth hormone，生长激素）　主要用于垂体腺瘤功能性肿瘤的诊断。

GLUA2（glutamate receptor 2，谷氨酸受体2）　联合CD34、STAT6、Bcl-2、CD99、GRIA20及NAB2-STAT6诊断孤立性纤维瘤。

Glucagon（胰高血糖素）　主要用于胰岛胰高血糖素瘤的诊断。

GLUT1（glucose transporter 1，葡萄糖转运蛋白1）　主要用于区分反应性间皮增生（阴性表达）与恶性间皮瘤（阳性表达），也可用于区分良性、非典型子宫内膜增生与腺癌的鉴别，联合EMA可用于神经束膜瘤与神经纤维瘤的诊断。

GPC3（glypican 3，磷脂酰肌醇蛋白聚糖3）　肝癌、卵黄囊瘤、绒毛膜癌、黑色素瘤阳性表达，其他组织中阴性表达。有助于AFP阴性肝癌的早期诊断。

GrB（granzyme B，颗粒酶 B）　是一种中性丝氨酸蛋白酶，存在于细胞毒性T细胞和自然杀伤细胞中，可用于自然杀伤细胞、T细胞淋巴瘤及退行性大细胞淋巴瘤的诊断。

GS（glutamine synthetase，谷氨酰胺合成酶）　肝细胞非恶性病变如退行性结节阳性表达<50%，早期和分化好的肝癌阳性表达>60%。

GST（glutathione-S-transfarase，谷胱甘肽-S-转移酶）　阳性表达与肿瘤耐药（多柔比星、顺钳、氮芥、环磷酰胺和苯丁酸氮芥等）有关，对肝癌诊断有辅助价值。

H.pylori（*Helicobacter pylori*，幽门螺杆菌）　可用于胃腺癌、胃黏膜相关淋巴瘤诊断。

H3F3A（H3 histone family member 3A，H3组蛋白家族成员3A基因）　该基因突变与某些癌症有关：点突变Lys27Met见于弥漫性内源性脑桥胶质瘤，预后较差；点突变Gly34Arg/Val见于少数儿童和青少年高级别星形细胞瘤，软骨母细胞瘤和骨巨细胞瘤也有 *H3F3A*基因突变。

HDAC（histone deacetylase， 组蛋白去乙酰化酶）　是一类蛋白酶，西达苯胺等药物的作用靶点。

HE4（human epididymis protein 4，人附睾蛋白4）　附睾远端上皮、呼吸道、生殖系统和卵巢组织中有非常低水平的表达，在卵巢癌组织均高度表达。

HepPar（hepatocyte monoclonal antibody，肝细胞单克隆抗体）　主要用于肝细胞癌、肝样腺癌的诊断。

HER2（human epidermal growth factor receptor 2，人类表皮生长因子受体2）　又称 *C-erb B-2*，编码一种具有酪氨酸激酶活性的跨膜糖蛋白（p185蛋白）。*HER2*过表达主要见于乳腺癌、非小细胞肺癌、消化道肿瘤等，是相关酪氨酸激酶抑制剂的治疗靶点。

HGF（hepatocyte growth factor，肝细胞生长因子）　肝癌、头颈部癌、乳腺癌、结肠癌、胃癌、前列腺癌、肾癌等肿瘤中过表达。

HIF1A（hypoxia-inducible factor 1-alpha，缺氧诱导因子1-α）　大多数实体肿瘤中都有表达。

HLA-DR（human leukocyte antigen-DR，人白细胞DR抗原）　是一种多态性细胞表面糖蛋白，主要标记B细胞、树突状细胞、单核细胞及巨噬细胞。

HMAA（human melanin associated antigen，人黑色素相关抗原）　大多数黑色素瘤和伴有黑色素细胞分化的肿瘤阳性表达。血管平滑肌脂肪瘤、肺透明细胞肿瘤等血管周细胞肿瘤也可阳性表达。

HNF1β（hepatocyte nuclear factor 1 Beta，肝细胞核因子1β）　子宫内膜透明细胞癌中表达率可达100%，其他组织类型的子宫内膜癌阴性表达。

HOXB13（homeobox B13，同源框B13基因）　突变与遗传性前列腺癌、黏液乳头状室管

膜瘤有关。

HPV（human papilloma virus，人乳头状瘤病毒）　一种广谱HPV病毒标志物，可识别6、11、16、18、31、33、42、51、56和58等HPV的主要亚型。

HRAS（Harvey-rat sarcoma virus，哈维鼠肉瘤病毒的致癌基因）　属于 Ras 家族，突变常见于膀胱癌、甲状腺癌、涎腺导管癌、上皮-肌上皮癌、肾癌。Tipifarnib可治疗HRAS突变的头颈鳞癌。

HRR（homologous recombination repair，同源重组修复）　参与DNA同源重组修复，基因突变可导致同源重组修复缺陷（homologous recombination deficiency，HRD）。具有HRD的肿瘤有可能从多腺苷二磷酸核糖聚合酶（poly ADP ribose polymerase，PARP）抑制剂的治疗中获益。

HSP70（heat shock protein 70，热休克蛋白70）　联合GPC3、GS可诊断肝细胞癌。

IDH1/2（isocitratede hydrogenase1/2，异柠檬酸脱氢酶1/2）　突变可见于白血病、软骨肿瘤、软骨肉瘤、神经胶质瘤、肝内胆管癌、副神经节瘤等。在Ⅱ级或Ⅲ级神经胶质瘤中（包括星形胶质瘤和少突胶质瘤），$R132H$突变（132位点上组氨酸代替精氨酸）最常见，在其他原发性脑肿瘤中很少见，可作为胶质瘤基因亚型的诊断依据，突变者预后较好。$R132C$突变对鉴别软骨肉瘤和软骨母细胞型骨肉瘤也很有帮助。

IGF（insulin-like growth factor，胰岛素样生长因子）　IGF-I、IGF-IR和IGF-N的表达异常与多种癌症有关。

IGFBP-3（insulin-like growth factor binding protein 3，胰岛素样生长因子结合蛋白3）　在许多恶性肿瘤中呈高度表达，且与肿瘤的恶性程度及预后不良相关。

Insulin（胰岛素）　主要用于胰岛细胞瘤的诊断。

Ki-67　一种与细胞增殖特异相关的核抗原，存在于细胞周期中除G_0期以外的所有阶段。其数值高低与许多肿瘤的分化程度、浸润、转移及预后密切相关，通常是预后不良的指标。但不同的肿瘤如胃肠间质瘤、乳腺癌，其截断值不尽相同。

KRAS（Kirsten rat sarcoma viral oncogene homolog，柯尔斯顿鼠肉瘤病毒癌基因同源物）　RAS基因突变几可见于所有的上皮源性肿瘤，其中KRAS突变占85%，NRAS突变占12%，HRAS突变占3%。突变的肿瘤大多分子靶向治疗药物疗效差。

LH（luteinizing hormone，黄体生成激素）　主要用于垂体功能性腺瘤的诊断。

Lys（lysozyme，溶菌酶）　联合CD68、α-抗胰蛋白酶、α-抗胰糜蛋白酶等用于恶性纤维组织细胞瘤、恶性组织细胞增生症的诊断。

LZTR1（leucine-zipper-like transcription regulator 1，亮氨酸拉链样转录调控因子1）　基因突变与努南综合征（Noonan syndrome）、肝癌、儿童癌症和神经鞘瘤有关。

MAGE（melanoma associated antigen，黑色素瘤相关抗原）　敏感性与S-100相似，但对促纤维样、纺锤样细胞黑色素瘤和前哨微量淋巴结转移有较高特异性。

MAX（myc-associated factor X，myc 相关因子X基因）　基因突变与遗传性嗜铬细胞瘤有关。

MBP（myelin basic protein，髓磷脂碱性蛋白）　主要用于标记神经纤维瘤、副神经节瘤、颗粒细胞瘤及伴有神经分化的肿瘤，梭形细胞肿瘤、黑色素细胞及其来源的肿瘤中阴性表达。

MC（mesothelial cells，间皮细胞）　一种间皮标志物，联合TPO有助于鉴别甲状腺肿瘤的良恶性。

MCL1（myeloid cell leukemia sequence，髓细胞白血病序列1）　属于 Bcl-2家族成员。基因突变与髓性白血病、滤泡性淋巴瘤、口腔癌等有关。

MEK1/2基因　激活突变存在于许多实体肿瘤，可使用MEK1/2抑制剂治疗。

Melan A（melanin A，黑色素A）　可用于黑色素瘤及具有黑色素细胞分化肿瘤的诊断，上皮性肿瘤、淋巴瘤、神经胶质瘤和间质来源的肿瘤通常阴性表达，肾上腺皮质细胞及其良恶性肿瘤、卵巢门细胞、卵巢性索间质肿瘤、睾丸支持细胞及其肿瘤以及血管平滑肌脂肪瘤可阳性表达。

MEN1（multiple endocrine neoplasia 1，多发性内分泌肿瘤1型） 一种抑癌基因，胚系突变与多发性内分泌腺瘤1型有关。

MET（mesenchymal to epithelial transition factor，间充质向上皮细胞转化因子） 见cMET。

METex 14（MET exon14 skipping，MET外显子14跳跃突变） 发生率在肺肉瘤样癌的2.6%～31.8%、肺腺癌的2.6%～3.2%、胃癌的7.1%、结直肠癌的0～9.3%、脑胶质瘤的0.4%。卡马替尼可用于METex 14突变的非小细胞肺癌。

MGMT（O^6-methylguanine-DNA methyltransferase，甲基鸟嘌呤-DNA甲基转移酶） 是一种DNA修复酶，肿瘤细胞不表达或低水平表达提示对烷化剂类药物有效，反之耐药。脑胶质瘤阴性表达者生存期明显长于阳性表达者。

MiTF（microphthalmia transcription factor，小眼畸形转录因子） 见后述，还可协助血管周上皮样细胞肿瘤、黑色素瘤、透明细胞肉瘤的诊断。

MLH1 见MMR。

MMP（matrix-metalloproteinase，基质金属蛋白酶） 与肿瘤的浸润与转移相关，MMP家族中至少已发现20余个成员，如MMP-2、MMP-9、MMP11等。

MMR（mismatch repair genes，错配修复基因） 见MSI-H/dMMR。

MPO（myeloperoxidase，髓过氧化物酶） 中性粒细胞和单核细胞阳性表达，淋巴细胞阴性表达，有助于鉴别淋巴细胞白血病和粒细胞白血病。

MRP（multidrug resistance-associated protein，多重耐药相关蛋白） 表达水平增高提示对多柔比星、表柔比星、依托泊苷、长春碱、长春新碱、放线菌素D、秋水仙碱等药物耐药。

MSI（microsatellite instability，微卫星不稳定性） 见MSI-H/dMMR。

MSI-H/dMMR 错配修复缺失（mismatch repair deficient，dMMR）会造成高度微卫星不稳定性（microsatellite instability-high，MSI-H），两者被认为是同义词。基于蛋白水平检测MLH1、PMS2、MSH2及MSH6，任一不表达可判读为dMMR或MSI-H；基于基因水平检测Bethesda标准微卫星位点，即BAT25、BAT26、D5S346、D2S123和D17S250，其中≥2个突变可判读MSI-H。MSI-H/dMMR的临床意义见第7章第二节。

MTHFR（5，10-methylenetetrahydrofolate reductase，5，10-亚甲基四氢叶酸还原酶） 基因多态性影响甲氨蝶呤毒性，AA基因型患者较其他表型可能有更高的毒性。

mTOR（mammalian target of rapamycin，哺乳动物雷帕霉素靶蛋白） 是真核细胞信号传导蛋白，MTOR抑制剂针对的靶点。

MUC1（mucin 1，黏蛋白1） 主要表达于乳腺癌、胃肠道、呼吸道和泌尿生殖道的上皮细胞。

MUC13（mucin 13，黏蛋白13） 主要用于卵巢癌的诊断。

MUC2（mucin 2，黏蛋白2） 大肠腺瘤100%阳性表达，大肠腺癌58.3%阳性表达。胃癌也有阳性表达。

MUC3（mucin 3，黏蛋白3） 正常胃黏膜上皮细胞阴性表达，74%的结肠癌阳性表达。MUC3的表达还与胆道肿瘤的分化、乳腺癌的不良预后有关。

MUC4（mucin 4，黏蛋白4） 正常胰腺组织不表达，胰腺癌、肺腺癌均高表达。卵巢癌、前列腺癌、膀胱癌等也有表达。

MUC5AC（mucin 5Ac，黏蛋白5AC） 正常表达于胃、卵巢、支气管等组织，可用作原发性卵巢上皮性肿瘤的标志物。

MUC5B（mucin 5B，黏蛋白5B） 广泛分布于消化道、呼吸道和泌尿生殖系统黏膜的表面，胆囊高表达，小肠不表达。

MUC6（mucin 6，黏蛋白6） 可用于胃癌及结直肠锯齿状病变的诊断。

MUM1（multiple myeloma oncogene 1，多发性骨髓瘤致癌基因1） 表达于多发性骨髓瘤、

淋巴浆细胞性淋巴瘤、弥漫大B细胞淋巴瘤。

MUTYH　是一种碱基切除修复酶基因。携带*MUTYH*基因突变者约1/3在没有结直肠息肉的情况下发生结直肠癌。

MyoDl（myoblast determination protein 1，肌母细胞测定蛋白1）　胚胎横纹肌细胞表达，正常成人横纹肌细胞不表达，因此是肌源性肿瘤尤其是横纹肌肉瘤、骨骼肌肿瘤的诊断依据。

Myogenin（肌浆蛋白）　横纹肌肉瘤阳性表达，尤文肉瘤和神经母细胞瘤阴性表达。

Myoglobin（肌红蛋白）　主要用于横纹肌来源肿瘤的诊断。

Napsin（天冬氨酸蛋白酶）　NapsinA在Ⅱ型肺泡细胞和肺腺癌中表达，有助于区别肺腺癌和其他来源的腺癌。

Nestin（巢蛋白）　标记神经上皮干细胞，主要用于原始神经外胚叶来源肿瘤的诊断，但在内皮细胞、黑色素细胞也有表达。

NeuN（neuron-specific nuclear antibodies，神经元特异核抗体）　用于鉴别正常组织及肿瘤中的神经元成分。

NF（nerve fiberfilamentin，神经纤维丝蛋白）　分布于节细胞神经瘤、副神经节瘤、小脑或外周神经母细胞瘤、肾上腺瘤或外周嗜铬细胞瘤，有助于神经母细胞瘤和嗜铬细胞瘤的诊断与鉴别。

NF1（neurofibromin 1，神经纤维瘤蛋白1）　突变与1型神经纤维瘤病等有关。

NF2（neurofibromin 2，神经纤维瘤蛋白2）　突变与2型神经纤维瘤、家族性脑膜瘤有关。

NF-κB（nuclear factornf-kappa-B，P65，核转录因子κB）　是一类重要的转录激活因子，广泛存在于各种真核细胞中。NF-κB的错误调节会引发自身免疫性疾病、慢性炎症及多种癌症。

NGFR（nerve growth factor receptor，神经生长因子受体）　表达于黑色素瘤、神经母细胞瘤、嗜铬细胞瘤、神经纤维瘤等。可作为促纤维增生性黑色素瘤、嗜神经黑色素瘤和恶性乳腺肿瘤的鉴别依据。

NRAS（neuroblastoma rat sarcoma virus，神经母细胞瘤鼠肉瘤病毒）　属于Ras致癌基因家族，突变在甲状腺癌、卵巢癌、黑色素瘤和血液癌中很常见。NRAS/KRAS野生型的晚期结直肠癌可选择西妥昔单抗或帕尼单抗治疗。

NSE（neuron-specific enolase，神经元特异性烯醇化酶）　阳性表达于小细胞肺癌、神经母细胞瘤、神经内分泌肿瘤等。

NTRK（neurotrophin receptor kinase，神经营养因子受体激酶）　包含*NTRK1*、*NTRK2*和*NTRK3*。凡表达NTRK的晚期肿瘤，针对NTRK融合突变的抑制剂均可使用。

OC（osteocalcin，骨钙蛋白）　可作为骨形成细胞及其肿瘤的标志物。

Olig2（oligodendrocyte lineage transcription factor 2，少突细胞系转录因子2）　主要用于少突胶质细胞肿瘤的诊断。

ON（osteonectin，骨连接蛋白）　阳性表达于成纤维细胞、血管外皮细胞、内皮细胞、软骨细胞、某些上皮细胞和神经细胞。

p120（p120 catenin，p120连接素）　和E-Cadherin一起介导细胞间黏附并在核内发挥信号转导作用，阳性表达提示预后不良。

p16（tumor protein 16，肿瘤蛋白16）　受RB蛋白调控。正常情况下RB蛋白抑制P16转录，但在HPV感染情况下，其E6和E7蛋白使RB蛋白失活，导致p16过表达，因此可单位检测HPV感染，宫颈癌、食管癌、口腔癌、喉癌、鼻咽癌及卵巢子宫浆液性癌常阳性。高级别鳞状上皮病变p16染色强而完整，低级别染色弱，正常宫颈上皮几乎不表达。

p27（tumor protein 27，肿瘤蛋白27）　低表达提示预后较差。

p40（tumor protein 40，肿瘤蛋白40）　肺鳞癌阳性表达，肺腺癌和淋巴瘤几乎不表达。

p53（tumor protein 53，肿瘤蛋白53）　一种肿瘤抑癌基因，最常见的突变形式是核磷蛋白位点突变。免疫组化检测的主要为突变型p53，多提示预后不良，分子靶向治疗效果不佳。

p57（tumor protein 57，肿瘤蛋白57）　主要用于星形细胞瘤等的诊断。

p63（tumor protein 63，肿瘤蛋白63） 主要用于乳腺癌、前列腺良恶性病变的诊断。

PAP（prostate acid phosphatase，前列腺酸性磷酸酶） 主要用于前列腺癌和转移性前列腺癌的诊断。

PARP（poly-ADP-ribosepolymerase，多腺苷二磷酸核糖聚合酶） 系PARP抑制剂的作用靶点。

PAX2（paired box protein，配对盒蛋白2） 主要用于肾脏肿瘤的判断。

PAX5（paired box protein pax-5，配对盒蛋白5） 存在于从早期B细胞直至成熟的B细胞核中，主要用于B细胞及其来源肿瘤的诊断。浆细胞不表达，霍奇金淋巴瘤R-S细胞弱表达，T细胞及其来源的肿瘤阴性表达。

PAX6（paired box protein pax-6，配对盒蛋白6） 肺癌、乳腺癌、胰腺癌、前列腺癌和胶质瘤均阳性表达。

PAX8（paired box protein pax-8，配对盒蛋白8） 肾细胞谱系转录因子，肾透明细胞癌、乳头状细胞癌、嗜酸性细胞肿瘤均高表达。卵巢浆液性细胞癌、内膜样细胞癌和透明细胞癌阳性表达，黏液性细胞癌几乎无表达。

PBRM1（polybromo 1，聚溴1基因） 属抑癌基因，位于3号染色体。40%透明细胞肾细胞癌有此突变并对免疫治疗敏感。

PCNA（proliferating cell nuclear antigen，增殖细胞核抗原） 细胞增殖指数的主要参考依据，表达程度与预后不良呈正相关。

PD-1（programmed death 1，程序死亡因子1） 活化的T细胞、B细胞和骨髓细胞均有表达，是血管免疫母T细胞淋巴瘤较为特异的标志物，也可用于肿瘤免疫治疗的研究。

PDGFRα（platelet-derived growth factor receptor α，血小板源性生长因子受体α） 如发生在胃肠间质瘤，与c-kit突变相互独立，伊马替尼治疗有效，但有外显子18 D842V突变者无效。

PDGFRα外显子18 D842V突变 如发生在胃肠间质瘤，对伊马替尼耐药，对阿伐替尼（avapritinib）敏感。

PDK1（pyruvate dehydrogenase kinase 1，丙酮酸脱氢酶激酶1） 突变与肾癌有关。

PD-L1（programmed cell death-ligand 1，细胞程序死亡配体1） 广泛表达于抗原提呈细胞、活化T/B细胞、巨噬细胞、胎盘滋养层细胞、心肌内皮和胸腺皮质上皮细胞。高表达PD-L1的晚期肿瘤，免疫检查点抑制剂有效可能性大。

PECAM-1（platelet endothelial cell adhesion molecule-1，血小板内皮细胞黏附分子1） 非血管源性肿瘤不表达。

PEG3（paternally-expressed gene 3，父系表达基因3） 突变与胶质瘤、胚胎性肉瘤、成骨不全有关。

PGE2（prostaglandin E2，前列腺素E2） 在肝癌，胰腺癌、头颈部肿瘤等肿瘤中高表达。

Pgp（P-glycoprotein，P糖蛋白） 高表达提示肿瘤对部分亲脂性药物可能耐药。

PGP9.5（protein gene product 9.5，蛋白基因产物9.5） 联合突触素和嗜铬素A诊断神经内分泌肿瘤。

PHH3（phosphohistone-H3，磷酸化组蛋白H3） 是细胞有丝分裂标志物，有助于中枢神经系统、皮肤、软组织肿瘤和胃肠间质分化程度的确定。

PHOX2B（paired like homeobox 2b，成对样同源盒蛋白2B 基因） 突变主要见于神经母细胞瘤。

PI3K（phosphatidyl inositol 3-hydroxy kinase，磷脂酰肌醇3-羟基激酶3） 癌症中最常见的突变基因之一，表达PI3K的晚期乳腺癌可用阿培利司（alpelisib）治疗。

PKC（protein kinase C，蛋白激酶C） 增强*MDR1*基因转录，使P-gP蛋白表达增高，从而导致肿瘤耐药。

PL（prolactin，催乳素） 常用于绒毛膜癌、睾丸癌、乳腺癌和卵巢癌等肿瘤的诊断。

PLAP（plancental alkaline phosphatase，胎盘碱性磷酸酶） 阳性表达于生殖细胞肿瘤、性腺母细胞瘤。

PLK1（polo-like kinase 1，polo 样激酶1）Polo样激酶家族成员之一，在乳腺癌、前列腺癌、卵巢癌、肺癌和直肠癌和血液肿瘤中高表达。

Podoplanin（唾液酸糖蛋白） 淋巴管内皮细胞及睾丸生殖细胞肿瘤、上皮型间皮瘤、血管肉瘤阳性表达，肺腺癌阴性表达。

PR（progesterone receptor，孕激素受体） 乳腺癌内分泌治疗参考依据之一。

PRL（prolactin，催乳素） 主要用于垂体肿瘤功能性分类和少数异位内分泌肿瘤的诊断。

PSA（prostate specific antigen，前列腺特异抗原） 前列腺肿瘤标志物，前列腺增生上皮也呈阳性表达。

PSAP（prostate acid phosphatase，前列腺酸性磷酸酶） 同PSA。

PTCH1（protein patched homolog 1，同源补丁蛋白1） 突变与痣样基底细胞癌综合征、食管鳞状细胞癌、毛发上皮瘤、膀胱移行细胞癌及前脑无裂畸形有关。

PTCH2（protein patched homolog 1，同源补丁蛋白1） 突变与痣样基底细胞癌综合征、基底细胞癌、髓母细胞瘤和先天性大口畸形的易感性有关。

PTEN（phosphatase and tensin homolog deleted on chromosome ten，10号染色体同源缺失性磷酸酶-张力蛋白） 属抑癌基因，突变较常发生于多种癌种中，胚系突变见于80%的Cowden病。

PTH（parathyroid hormone，甲状旁腺激素） 用于鉴别甲状腺和甲状旁腺来源的肿瘤，以及甲状旁腺有关的转移性肿瘤。

PTK2（protein tyrosine kinase 2，蛋白酪氨酸激酶2） 突变与胶质母细胞瘤、卵巢癌、结直肠癌、子宫内膜癌等有关。

RAD50/51 编码DNA修复蛋白，参与DNA双链断裂修复，和*BRCA1/2*等同属于DNA同源修复基因，基因突变可能对PARP抑制剂疗效更好。

RARB（retinoic acid receptor beta，维甲酸受体β基因） 突变与胚胎性癌有关。

RB（retinoblastoma gene，视网膜母细胞瘤基因） 属抑癌基因，突变与视网膜母细胞瘤、

大肠癌遗传性非息肉病4型、骨肉瘤、膀胱癌、小细胞肺癌有关。

RET（rearranged during transfection，转染重排） 原癌基因，编码受体酪氨酸激酶，是钙黏蛋白超家族成员之一。10%～20%的甲状腺乳头状癌、1.3%肺腺癌有*RET*基因重排。有*RET*融合突变的晚期肿瘤，劳拉替尼、卡博替尼、凡德他尼等RET抑制剂可能有效。

ROS1（c-ROS oncogene 1，c-ROS癌基因-1） 是多种恶性肿瘤的驱动基因。*ROS1*与*ALK*的酪氨酸激酶区域有49%的同源性，ALK抑制剂也被用于*ROS1*重排突变的晚期肿瘤。

S-100（S-l00 protein，S-100蛋白） 主要用于星形胶质瘤、室管膜瘤、神经母细胞瘤、神经鞘瘤、恶性黑色素瘤、脂肪肉瘤和朗格汉斯细胞增生疾病的诊断。

SALL4（spalt-like transcription factor 4，婆罗双树样转录因子4） 一种锌指转录因子，是生殖细胞肿瘤标志物。

SATB2（special AT-rich sequence-binding protein 2，特异AT序列结合蛋白2） 选择性表达于肾小管上皮、下消化道的腺体细胞、含骨母细胞分化的良、恶性骨肿瘤及伴有异源性骨分化的软组织肿瘤。

SDH（succinate dehydrogenase，琥珀酸脱氢酶） 包含*SDHA*、*SDHB*、*SDHC*和*SDHD*4个亚基，任意1个亚基的突变都会导致SDH蛋白复合物的不稳定及SDHB蛋白降解，表现为SDHB蛋白免疫表达缺失。SDH缺陷见于胃肠间质瘤、中枢神经系统肿瘤、嗜铬细胞瘤/副神经节瘤、肾细胞癌、垂体腺瘤等。

SHH（sonic hedgehog，音猬因子） 癌基因，与消化道肿瘤、乳腺癌、髓母细胞瘤和骨肉瘤有关。

SLC28A3（solute carrier family 28 member 3，溶质载体家族28成员3） 编码核苷转运蛋白，突变可能提示蒽环类药物引起心脏毒性的风险较低。

SMMHC（smooth muscle myosin heavy chains，平滑肌肌球蛋白重链） 平滑肌和乳腺肌上皮标志物。

Smoothelin（平滑肌细胞分化特异性抗原）
平滑肌骨架蛋白的组成成分，存在于分化成熟的平滑肌细胞，类平滑肌细胞如成肌纤维细胞、肌上皮细胞、骨骼肌细胞、心肌细胞等均不含Smoothelin。在分化成熟的平滑肌肿瘤阳性表达，低分化的恶性平滑肌肿瘤或类平滑肌肿瘤可能阴性表达。

SNCAIP（synuclein alpha interacting protein，突触核蛋白α相互作用蛋白） 在髓母细胞瘤中有表达。

SOX10（sex determining region y-box 10，性别决定区Y盒10） 一种参与神经嵴发育与和色素细胞定向分化的核转录因子，表达于唾液腺、支气管和乳腺细胞、黑色素细胞和肌上皮细胞。在纤维组织增生性黑色素瘤、恶性外周神经鞘膜瘤中高表达。

SOX11（sex determining region y-box 11，性别决定区Y盒11） 在套细胞淋巴瘤、B细胞ZAP70阳性的慢性淋巴细胞白血病中高表达，B细胞淋巴瘤增生性疾病中阴性表达。

SOX17（sex determining region y-box 11，性别决定区Y盒17） 正常表达在多种组织中，参于调控干细胞分化为原始生殖细胞的全过程，精原细胞瘤高表达。

SOX2（sex determining region y-box 2，性别决定区Y盒2） 一类编码转录因子的基因家族，与肿瘤发生、迁徙、侵袭和转移相关。高表达的肿瘤预后较差。联合P63可检测90%以上的肺鳞癌。在宫颈组织中，SOX2的表达和HPV感染密切相关。

SP（substance P，P物质） 肺腺癌表达，肺鳞癌、大细胞肺癌不表达。

SP-A（surfactant protein A，表面活性蛋白A） 肺腺癌有较高的表达水平，联合TTF-1可用于原发和转移性肺癌的诊断。

SS（somatostatin，生长抑素） 胃肠道、下丘脑、唾液腺及部分甲状腺C细胞阳性表达，主要用于胰岛细胞瘤的分类诊断。

SSTR2（somatostatin receptor 2，生长抑素受体2） 属于G蛋白偶联型受体，大多数胃肠胰神经内分泌细胞阳性表达。

STAG2（stromal antigen 2，基质抗原2基因） 广泛存在于正常细胞中的基因。在膀胱癌中的突变率约为11%，且其表达缺失在低分期、低分级的膀胱癌中更为常见。

STAT3（signal transducer and activator of transcription 3，信号转导因子和转录激活因子3基因） STATs家族的成员，对细胞增殖、凋亡有调控作用，在胃癌、乳腺癌、胰腺癌等肿瘤中存在激活表达，并与预后相关。

STAT4（signal transducer and activator of transcription 4基因，信号转导因子和转录激活因子4） STATs家族的成员，在幼稚CD4$^+$T细胞分化过程中起关键作用，是肾癌的不良预后因素，胰腺癌的有利因素。

STK11（serine/threonine kinase 11，丝氨酸/苏氨酸激酶11） 一种抑癌基因，突变可能激活mTOR信号通路，是头颈部癌和子宫内膜癌的有利预后因素。

STK4（serine/threonine kinase 4，丝氨酸/苏氨酸激酶4） 一种抑癌基因，编码的蛋白质参与细胞凋亡，是肝癌、肾癌的不良预后因素。

Survivin（存活素） 许多恶性肿瘤组织中均有过表达，在成人正常组织中不表达。过表达的肿瘤预后不良。

Syn（synaptophysin，突触素） 主要用于标记神经内分泌细胞及其肿瘤。

TAG 72（tumor associated glycoprotein 72，肿瘤相关糖蛋白72） 乳腺癌、结肠癌、胃癌、胰腺癌、卵巢癌、子宫内膜癌和肺癌等阳性表达，恶性间皮瘤和恶性胸腺瘤阴性表达。

TCL1（T-cell leukemias 1，T细胞白血病1） 用于区分B细胞淋巴瘤、T细胞淋巴瘤、CD30阳性的退行性大细胞淋巴瘤、多发性骨髓瘤及边缘区B细胞淋巴瘤。

TdT（terminal deoxynucleotidyl transferase，末端脱氧核苷酸转移酶） 表达于未成熟淋巴细胞，淋巴母细胞性淋巴瘤/白血病、急性T/B淋巴母细胞型白血病等阳性表达，对胸腺瘤有辅助诊断价值。

TERT（telomerase reverse transcriptase，端粒酶反转录酶） 突变的临床意义见后述。

TFE3（transcription factor E3，转录因子E3）　属于MiT转录因子家族成员，Xp11.2易位性肾癌肿瘤细胞核高表达，血管上皮样细胞肿瘤和腺泡状软组织肉瘤有不同程度的表达。

TG（thyroglobulin，甲状腺球蛋白）　甲状腺滤泡性腺瘤、甲状腺滤泡癌和乳头状癌阳性表达，未分化癌和间变癌等弱表达或阴性表达。

TP53（tumor protein P53，肿瘤蛋白P53）属抑癌基因。TP53突变或失活发生在60%的癌症中，预后较差。在非小细胞肺癌，伴有该突变的肿瘤即使有敏感基因突变，分子靶向治疗的效果较差。

TPMT（thiopurine S-Methyltransferase，巯基嘌呤S-甲基转移酶）　硫嘌呤类药物代谢的酶。*TPMT*基因缺陷，硫嘌呤类药物和顺铂骨髓毒性增加。

TPO（thyroid peroxidase，甲状腺过氧化物酶）　正常、增生性及绝大部分良性肿瘤性甲状腺组织中高表达，恶性肿瘤表达明显减少，可用于甲状腺良、恶性肿瘤的鉴别诊断。

TS（thymidylate synthetase，胸苷酸合成酶）　过表达与5-氟尿嘧啶耐药有关。

TSC1/TSC2（tuberous sclerosis 1/2，结节硬化1/2基因）　两者均属于抑癌基因，突变与淋巴管平滑肌瘤、结节性硬化症有关。

TSH（Thyroid Stimulating Hormone，促甲状腺激素）　主要用于垂体肿瘤功能性分类诊断。

TTF-1（thyroid transcription factor-1，甲状腺转录因子-1）　阳性表达于甲状腺乳头状腺癌、大多数小细胞肺癌、肺腺癌、小部分未分化大细胞肺癌和非典型类癌、少数典型类癌，肺鳞癌及其他组织阴性表达。

UGT1A1（UDP glucuronosyl transferase family 1 member A1，UDP葡糖醛酸转移酶家族1A1）　与UGT1A9编码尿苷二磷酸葡萄糖醛酸基转移酶，基因多态性与伊立替康毒副作用有关。

UMPS（uridine monophosphate synthetase，尿苷单磷酸合成酶）　突变者对氟尿嘧啶化疗可能有较高的毒性反应。

UP Ⅲ（uroplakin Ⅲ，尿路上皮特异蛋白Ⅲ）80%的尿路上皮癌阳性表达，透明细胞癌偶有表达。阳性表达的膀胱上皮癌患者预后较好。

VEGFR（vascular epidermal growth factor receptor，血管表皮生长因子受体）　VEGFR1、2在血管内皮细胞表达，VEGFR3在淋巴管内皮上表达。VEGFR2是诱导血管生成的最主要通路。VEGFR是血管生成抑制剂的主要靶点。

Villin（绒毛蛋白）　胃肠道癌、胰腺癌、胆囊癌和胆管细胞癌高表达，85%的胃肠道类癌阳性表达，联合CK7及CK20有助于确定转移癌的原发部位。

Vim（vimentin，波形蛋白）　中间丝蛋白家族成员，是细胞骨架结构中主要成分之一。间叶来源的恶性肿瘤如软组织肿瘤和骨肿瘤等阳性表达，可用于鉴别癌、肉瘤、恶性黑色素瘤、淋巴瘤。

VIP（vasoactive intestinal peptide，血管活性肠肽）　胰岛细胞肿瘤及胃肠道癌标志物。

WT1（wilm's tumor protein，肾母细胞肿瘤蛋白）　具有转录激活和抑制双重功能的锌指转录因子，恶性间皮瘤、卵巢囊腺癌、卵巢浆液性肿瘤、性腺母细胞瘤、肾母细胞瘤及促结缔组织增生小圆细胞瘤阳性表达。子宫浆液性癌、尤文肉瘤和原始神经外胚叶肿瘤阴性表达。*WT1*基因外显子7和9的突变与急性粒细胞白血病较差的预后和化疗耐药性相关。

XPC（xeroderma pigmentosum complementation group C，着色性干皮病基因组C）　DNA损伤识别因子，启动DNA修复功能。肝癌、直肠癌等组织中明显升高，高表达XPC的肿瘤化疗敏感性降低。

XPO1（exportin 1，核输出蛋白1）　高尔基体的组成部分，同时也是核质转运的重要受体之一，在多发性骨髓瘤、原发性纵隔大B细胞淋巴瘤、白血病、乳腺癌等肿瘤组织中高表达。表达XPO1多发性骨髓瘤可使用塞利尼索（selinexor）。

XRCC1（X-ray repair cross complementing group 1，X线修复交叉互补基因1）　是一种参与碱基切除修复的基因，其单核苷酸多态性与脑胶质瘤、胃肠道癌等有关，并且影响铂类药物的化疗效果。

ZAP70（zeta chain associated protein kinase 70，Zeta链相关蛋白激酶70） 是Syk家族的一种酪氨酸激酶，主要表达于T细胞、NK细胞、肥大细胞和嗜碱性粒细胞、前体B细胞，成熟B细胞中不表达。慢性淋巴细胞性白血病患者的B细胞高表达ZAP70者预后差，ZAP70无/低表达者预后好。

β-HCG（β-human chorionic gonadotropin，β-绒毛膜促性腺激素） 主要用于绒癌、胚胎癌、混合型生殖细胞瘤、非精原性睾丸癌、精原细胞癌、分泌异位激素肿瘤的诊断和鉴别诊断。

二、分子病理检测

癌症的本质是基因突变连续积累引起的克隆性疾病。这些突变通常表现为染色体易位、重排、DNA缺失、插入、点突变、融合突变、基因扩增，它们可用荧光原位杂交、聚合酶链反应和二代测序等分子病理检查手段从基因水平上（DNA、RNA或核酸）予以检测。

1.染色体易位和融合基因 是最适合用作分子病理检测的标志物。易位的形式通常为交互易位及平衡或接近平衡的易位，两个染色体之间发生非同源性DNA重组，染色体物质交换而产生新的融合基因，导致基因表达或功能调节改变，这时的DNA并未发生丢失。不同的卫星DNA探针或位点特异性（基因特异性）DNA探针，可以方便地检出相应的融合基因。上皮来源的癌较少发生基因融合，而扩增或过表达发生较多。

相对于染色体易位和融合基因，倒位（inversions）、缺失（deletions）、等臂染色体（isochromosomes）、环状染色体（ring chromosomes）、额外环状染色体（supernumerary ring chromosomes）等少见。

2.基因扩增、缺失和点突变 主要用作预后和预效指标，对少数肿瘤兼有诊断价值，例如，胃肠间质瘤中的c-KIT。

3.微卫星不稳定性/错配修复缺陷 表现为同一位点DNA重复成分的数目增加或减少，几乎所有肿瘤都可能不同程度地存在此突变。基本用作预效和预后指标，对个别肿瘤如遗传性非息肉病性结直肠癌等兼有诊断价值。

4.表观遗传学变化 通常继发于其他基因突变，包括DNA甲基化的改变、基因组特定区域染色质结构的修饰，通常用作耐药基因的筛查。

为了查询方便，以上异常有些可能已在前述的免疫组化中介绍。

分子病理检测目前主要应用在软组织肿瘤、中枢神经系统肿瘤、恶性淋巴瘤、肾癌。

1.软组织肿瘤 大多数存在克隆性或非随机性的细胞和分子遗传学异常，分子病理检测有助于肉瘤的诊断、鉴别诊断、分型和预后（附表1-1）。

附表1-1 分子病理检测辅助诊断软组织肉瘤

肿　　瘤	染色体易位	融合基因
恶性圆形细胞肿瘤		
腺泡状横纹肌肉瘤	t（2；13）（q35；q14） t（1；13）（p36；q14） t（X；2）（q13；q35）	PAX3-FOXO1 PAX7-FOXO1 PAX3-AFX
结节性小圆细胞肿瘤	t（11；22）（p13；q12）	EWSR1-WT1
胚胎性横纹肌肉瘤	复杂改变	多个， MYOD1，KRAS，HRAS，TP53，NF1，NRAS，PIK3CA，FBXW7，FGFR4，BCOR
尤文肉瘤/外周神经外胚叶肿瘤	t（11；22）（q24；q12） t（21；22）（q22；q12） t（2；22）（q33；q12） t（7；22）（p22；q12） t（17；22）（q12；q12） inv（22）（q12q；12） t（16；21）（p11；q22）	EWSR1-FLI1 EWSR1-ERG EWSR1-FEV EWSR1-ETV1 EWSR1-E1AF EWSR1-ZSG FUS-ERG

续表

肿　　瘤	染色体易位	融合基因
未分化圆形细胞肉瘤	t（4；19）（q35；q13）或 t（10；19）（q26；q13）； inv（X）（p11.4p11.22）	CIC-DUX4 BCOR-CCNB3
脂肪源性肿瘤		
非典型脂肪瘤性肿瘤/分化好的脂肪肉瘤（ALT/WDLS）	额外环状染色体； 巨标记染色体	12q14-15 区扩增，包括 MDM2、CDK4、HMGA2、SAS、GL1
去分化脂肪肉瘤	与 ALT/WDLS 相同	与 ALT/WDLS 相同
黏液样/圆细胞型脂肪肉瘤	t（12；16）（q13；p11） t（12；22）（q13；q12）	FUS-DD1T3 EWSR1-DD1T3
多形性脂肪肉瘤	复杂改变	未知
其他肉瘤		
腺泡状软组织肉瘤	der（17）t（X；17）（p11；q25）	ASPL-TFE3
血管瘤样纤维组织细胞瘤	t（12；22）（q13；q12） t（2；22）（q33；q12） t（12；16）（q13；p11）	EWSR1-ATF1
透明细胞肉瘤	t（12；22）（q13；q12） t（2；22）（q33；q12）	EWSR1-ATF1 EWSR1-CREB1
先天/婴儿型纤维肉瘤	t（12；15）（p13；q25）	ETV6-NTRK3
隆突性皮肤纤维肉瘤	t（17；22）（q21；q13）和衍生环状染色体	COLIA1-PDGFB
纤维瘤病	三体 8 或 20；5q21 缺失	CTNNB1 或 APC 突变
高级别子宫内膜间质肉瘤	t（10；17）（q22；p13） t（x；22）（p11；q13）	YWHAE-NUTM2 ZC3H7B-BCOR
上皮样血管内皮瘤	t（1；13）（p36；q25） t（X；11）（q22；p11.23）	WWTR1-CAMTA1 YAP1-TFE3
上皮样肉瘤	INI1（SMARCB-1）的失活、缺失或突变	INI1（SMARCB-1）
续肾外横纹样肉瘤	INI1（SMARCB-1）的失活	INI1（SMARCB-1）
骨外黏液样软骨肉瘤	t（9；22）（q22；q12） t（9；17）（q22；q11） t（9；15）（q22；q21） t（3；9）（q11；q22）	EWSR1-NR4A3 TAF2N-NR4A3 TCF12-NR4A3 TFG-NR4A3
散发性和家族性 GIST；Carney-Stratakis 综合征；胃 GIST 和副神经节瘤	激酶突变激活 三羧酸循环突变	KIT 或 PDGFRA 种系 SDH 亚单位突变
炎性肌纤维母细胞性肿瘤（IMT）	t（1；2）（q22；p23） t（2；19）（p23；p13） t（2；17）（p23；q23） t（2；2）（p23；q13） t（2；11）（p23；p15） inv（2）（p23；q35）	TPM3-ALK TPM4-ALK CLTC-ALK RANBP2-ALK CARS-ALK ATIC-ALK
平滑肌肉瘤	复杂改变	未知
低级别纤维黏液样肉瘤	t（7；16）（q33；p11） t（11；16）（p11；p11）	FUS-CREB3L2 FUS-CREB3L1
恶性外周神经鞘膜瘤		NF1，CDKN2A 和 EED 或 SUZ12

续表

肿　瘤	染色体易位	融合基因
间叶性软骨肉瘤	t（8；8）（q13；q21）	HEY1 - NCOA2
孤立性纤维性肿瘤	inv（12）（q13；q13）	NAB2 - STAT6
滑膜肉瘤	t（X；18）（p11；q11） t（X；18）（p11；q11） t（X；18）（p11；q11）	SS18-SSX1 SS18-SSX2 SS18-SSX4
腱鞘巨细胞瘤/色素沉着绒毛结节性滑膜炎（TGCT/PVNS）	t（1；2）（p13；q35）	CSF1

2.中枢神经系统肿瘤　具临床意义的基因突变主要有：①1p19q共缺失，少突神经胶质瘤如出现该突变预后较好，对烷化剂类化疗或放疗有较好的反应性。但第1号和19号染色体多倍体，无进展生存期和总生存期缩短。②ATRX（X linked alpha thalassaemia/mental retardation，α-珠蛋白生成障碍性贫血/智力低下X染色体连锁基因）失活突变，常伴随IDH及TP53突变，但几乎不与1p19q 共缺失及TERT同时出现。星形胶质瘤有此突变者预后较好。③TERT（telomerase reverse transcriptase，端粒酶反转录酶）突变，有此突变的胶质瘤，伴有IDH突变型预后较好，IDH野生型预后较差。④IDH突变，伴1p/19q共缺失、TERT启动子区突变，即三阳性肿瘤（triple positive tumors），预后最好。IDH野生型，1p/19q无共缺失，TERT启动子区无突变，即三阴性肿瘤（triple negative tumors），恶性程度高预后差。仅TERT突变型预后最差。⑤RELA融合基因阳性，可通过L1CAM免疫组化证实，有此突变的室管膜瘤预后较差。⑥KIAA1549-BRAF基因融合，最常见于毛细胞型星形细胞瘤，有助于与其他中枢神经系统肿瘤的鉴别诊断。

3.恶性淋巴瘤　许多淋巴瘤组织形态和免疫组化标记类似，但临床过程及预后存在很大差异，经常需要分子病理帮助诊断：①t（11，14）（q13，q32）融合基因，见于95%以上的套细胞淋巴瘤，t（14；18）易位见于70%的滤泡性淋巴瘤，t（11；18）（q21；q21）存在于15%～40%的胃黏膜相关淋巴瘤且对幽门螺杆菌治疗耐药，t（14；18）（q32；q21）见于20%的肺黏膜相关淋巴瘤。②T淋巴母细胞淋巴瘤/白

血病，NOTCH1/FDXW7突变预后较好，PTEN突变、MLL基因异常和6号染色体杂合性缺失预后较差。③t（14；18）（q32；q21）易位最多见于成人型滤泡型淋巴瘤，儿童型罕见。④t（2；5）（p23；q35）见于80%间变性大细胞淋巴瘤，预后明显优于阴性及其他形式的外周T细胞淋巴瘤。⑤伴IRF4重排滤泡性淋巴瘤预后极好。

4.肾癌　基因突变影响某些类型肿瘤的治疗：①BAP1肿瘤易感综合征，病理类型通常是肾透明细胞癌，突变发生在BAP1基因。②BHD（Birt-Hogg-Dubé）综合征，系FLCN基因突变所致，手术尽可能保留肾单位。③多发性错构瘤综合征，突变发生在PTEN基因，病理类型通常是肾透明细胞癌。④遗传性肾乳头状细胞癌，突变发生在MET基因，手术尽可能保留肾单位。⑤MiT家族易位癌，与TFE3和TFEB出现融合基因相关，突变位点发生在MiT。Xp11.2易位/TFE3基因融合相关性肾癌是其代表，细胞核TFE3蛋白或相关基因检测阳性为诊断要点。它发生在儿童预后良好，在成人却预后恶劣。⑥VHL（von Hippel - Lindau）综合征，突变位点发生在VHL，需部分肾切除术。⑦结节性硬化症，突变发生在TSC1/TSC2基因，手术尽可能保留肾单位。⑧琥珀酸脱氢酶缺陷型肾细胞癌，突变发生在SDH（琥珀酸脱氢酶）亚单位A、B、C、D，肿瘤常与遗传性副神经节瘤/嗜铬细胞瘤综合征有关，需要肾部分切除或根治术。⑨遗传性平滑肌瘤病和肾细胞癌，FH（fumarate hydratase，延胡索酸水合酶FH）表达缺失，通常需要根治性手术。

三、免疫组化/分子病理检测结果的判读

免疫组化/分子病理检测对肿瘤的诊断和鉴别诊断、分类和分型、良恶性的确定、预后和预效极为重要，但在判读其结果时须注意以下事项。

这些检测本质上属于实验室检查，许多因素可以造成结果的假阳性和假阴性（见本书前言）。

常见肿瘤有固定的抗体组合，即所谓的免疫套餐，其理解不难。而罕少见肿瘤或差分化癌需要病理方面的鉴别诊断，其抗体包括肯定性、排除性和鉴别性标志物，如何组合取决于病理医生的经验和主观判断而灵活多变，它显然会影响结果的准确性。

免疫组化所用的抗体没有一个对器官或肿瘤有绝对的特异性，即使是相对特异的LCA，也并非所有淋巴细胞肿瘤均为阳性。CK在许多非上皮肿瘤中都有表达。

抗原阳性表达必须是在细胞的特定部位（胞膜、胞核、胞质或复合型），不同的抗体定位不同，例如，CK要在胞质内、S-100要在胞质/胞核内、EMA要在胞膜/胞质上，但模棱两可的情况或有存在。

如基因有过表达，免疫组化检测其蛋白产物可间接显示某种基因突变。分子病理检测对实验室要求高，国内尚未普遍开展。NCCN相关指南建议，免疫组化检测阴性但有可疑突变的肿瘤，应争取分子病理检测。

分子病理检测的效果并不总是优于免疫组化。在滤泡性淋巴瘤中，具有诊断意义的bcl-2蛋白过表达和bcl-2易位，免疫组化检测的灵敏度与FISH相当，比PCR高。

分子病理检测到的突变基因，临床意义可能明确，也可能是尚待确认，或是意义不明、无意义或良性变异。而且，分子靶向治疗通常只对一种形式的突变有效，对其他形式的突变无效，即使它是临床意义明确的突变。

和免疫组化中的抗体一样，不同类型的肿瘤可涉及同一基因易位（如 *WSR* 基因和 *FUS* 基因），或共享相同的融合基因（如 *EWSR1-CREB1* 融合基因），需要结合病理形态学和免疫组化等综合判断。

常规病理检查已确诊的肿瘤，相应的分子病理检测套餐可确定已知的分子亚型、治疗靶点、预测疗效和预后，方法相对成熟。但检测到敏感靶点，相应的靶向治疗未必都有效，反之亦然。分子病理检测到的基因扩增和免疫组化的过表达不一定呈正相关，疗效也并非总是一致。在预后上，基因突变也只是众多因素中的一个方面。

二代基因测序通常是为了检出可能存在的致病基因或是为了研究之目的，结果及其解读要更加谨慎。

（庞晓楠　王年飞）

（审稿　李　明　张　帆）

参考文献

《软组织和骨肿瘤分子病理学检测专家共识（2019年版）》编写专家委员会. 软组织和骨肿瘤分子病理学检测专家共识. 中华病理学杂志, 2019 , 48(7):505-509.

何建芳,韩安家,吴秋良.实用免疫组化病理诊断.北京:科学出版社,2018.

中华医学会病理学分会泌尿与男性生殖系统疾病病理专家组. 肾细胞癌分子病理研究进展及检测专家共识（2020版）. 中华病理学杂志, 2020, 49(12):1232-1241.

NCCN clinical practice guidelines in oncology: B-Cell lymphomas.V2,2021.Available at: https://www.nccn.org/professionals/physician_gls/default.aspx#b-cell.

NCCN clinical practice guidelines in oncology: Central nervous system cancers.V3,2020.Available at: https://www.nccn.org/professionals/physician_gls/default.aspx#cns.

NCCN clinical practice guidelines in oncology: Kidney cancer. V2, 2021. Available at: https://www.nccn.org/professionals/physician_gls/default.aspx#kidney.

NCCN clinical practice guidelines in oncology: Soft tissue sarcoma.V2,2020.Available at: https://www.nccn.org/professionals/physician_gls/default.aspx#sarcoma.

缩写词

缩写	英文全文	中文全文
^{18}FDG	^{18}F-Fluorodeoxyglucose	^{18}氟脱氧葡萄糖
^{18}F-FMISO	^{18}F-fluoromisonidazole	^{18}氟米索硝唑（^{18}氟硝基米唑）
^{1}H-MRS	^{1}H-magnetic resonance spectroscopy	质子磁共振波谱
3-DCRT	3-dimensional conformal radiation therapy	三维适形放疗
5-HIAA	5-hydroxyindoleacetic acid	5-羟基苯甲酸
5-HT	5-hydroxytryptamine	5-羟色胺
5-HTP	5-hydroxytryptophan	5-羟基色氨酸
AAM	aggressive angiomyxoma	侵袭性血管黏液瘤
AC	atypical carcinoid	非典型类癌
ACC	acinar cell carcinoma	腺泡细胞癌
ACC	adenoid cystic carcinoma	腺样囊性癌
ACC	adreno cortical carcinoma	肾上腺皮质癌
ACE	angiotensin converting enzyme	血管紧张素转化酶
AChR	acetylcholine receptor	乙酰胆碱受体
AChR-ab	acetylcholine receptor antibody	抗乙酰胆碱受体抗体
ACP	adamantinomatous craniopharyngioma	造釉细胞型颅咽管瘤
ACTH	adrenocorticotropic hormone	促肾上腺皮质激素
ADC	apparent diffusion coefficient	弥散系数
ADMH	autosomal dominant moderate hyperparathyroidism	常染色体显性甲状旁腺功能亢进症
AF	aggressive fibromatosis	侵袭性纤维瘤病
AF	acral fibromyxoma	指/趾纤维黏液瘤
AF	aggressive fibromatosis	侵袭性纤维瘤病
AFAP	attenuated familial adenomatous polyposis	轻型家族性腺瘤性息肉病
AFH	angiomatoid fibrous hisliocytoma	血管瘤样纤维组织细胞瘤
AGA	American Gastroenterological Association	美国胃肠病协会
AIDS	acquired immune deficiency syndrome	获得性免疫缺陷综合征
AIHA	autoimmune hemolytic anemia	自身免疫性溶血性贫血
AIP	autoimmune pancreatitis	自身免疫性胰腺炎
AITL	angioimmunoblastic T-cell lymphoma	血管免疫母细胞性T细胞淋巴瘤
AJCC	American Joint Committee on Cancer	美国癌症联合会
ALCL	anaplastic large cell lymphoma	间变性大细胞淋巴瘤
ALK	anaplastic lymphoma kinase	间变性淋巴瘤激酶
allo-HSCT	allogeneic hematopoietic stem cell transplantation	异基因造血干细胞移植

缩写	英文全文	中文全文
allo-SCT	allogeneic stem cell transplantation	异体造血干细胞移植
ALM	angioleiomyomas	血管平滑肌瘤
ALP	alkaline phosphatase	碱性磷酸酶
AME	adenomyoepithelioma	腺肌上皮瘤
AMF	angiomyofibroblastoma	血管肌纤维母细胞瘤
AML	angiomyolipoma	血管平滑肌脂肪瘤
ANCA	anti neutrophil cytoplasmic antibody	抗中性粒细胞胞质抗体
APC	adenomatous polyposis coli	腺瘤性结肠息肉病
APR	abdominoperineal resection	腹会阴联合切除术
APT	aggressive pituitary tumors	侵袭性垂体腺瘤
AR	androgen receptor	雄激素受体
ARMS	alveolar rhabdomyosarcoma	腺泡型横纹肌肉瘤
AS	adenosarcoma	腺肉瘤
AS	angiosarcoma	血管肉瘤
ASCO	American Society of Clinical Oncology	美国临床肿瘤学会
ASCT	autologous stem cell transplantation	自体造血干细胞移植
ASM	aggressive systemic mastocytosis	侵袭性系统性肥大细胞增生症
ASPS	alveolar soft part sarcoma	腺泡状软组织肉瘤
ATA	American Thyroid Association	美国甲状腺协会
ATC	anaplastic thyroid carcinoma	甲状腺间变性癌
ATCD	actinomycin D	放线菌素 DD
ATLL	adult T-cell leukemia/lymphoma	成人 T 细胞白血病 / 淋巴瘤
AUC	area under the curve	曲线下面积
AXG	adult xanthogranuloma	成人黄色肉芽肿
BCAC	basal cell adenocarcinoma	基底细胞腺癌
BCC	basal cell carcinoma	基底细胞癌
B-CLPD	B-cell chronic lymphoproliferative disease	B 细胞慢性淋巴增殖性疾病
BCNS	basal cell nevus syndrome	基底细胞痣综合征
BD-IPMN	branch duct-intraductal papillary mucinous neoplasm	分支胰管型导管内乳头状黏液性肿瘤
BFH	benign fibrous histiocytomas	良性纤维组织细胞瘤
BIA-ALCL	breast implant-associated ALCL	乳房置入物相关的间变性大细胞淋巴瘤
BL	Burkitt lymphoma	伯基特淋巴瘤
B-LBL	B lymphoblastic lymphoma	B 淋巴母细胞淋巴瘤
BMD	bone mineral density	骨密度
BMI	body mass index	体重指数
BML	benign metastasizing leiomyoma	良性转移性平滑肌瘤
BNCT	benign notochordal celltumor	良性脊索细胞瘤
BNCTs	benign notochordal cell tumors	良性脊索细胞肿瘤
BRCA	breast cancer gene	乳腺癌基因

缩写	英文全文	中文全文
BRMS	botryoid rhabdomyosarcoma	葡萄状横纹肌肉瘤
BRRS	Bannayan-Riley-Ruvalcaba syndrome	BRR 综合征
BTK	Bruton's tyrosine kinase	布鲁顿酪氨酸激酶
BTT	benign triton tumour	良性蝾螈瘤
CA125	carbohydrate antigen-125	糖类抗原 -125
CBC	complete blood count	全血细胞计数
CBPB	classic biphasic PB	经典双相型肺母细胞瘤
CBR	clinical benefit rate	临床获益率
CCPDMA	complete circumferential and peripheral deeep margin assissment	环周及深部切缘全面评估
CCRCC	clear cell renal cell carcinoma	透明细胞性肾细胞癌
CCS	clear cell sarcoma	透明细胞肉瘤
CCSK	clear cell sarcoma of the kidney	肾透明细胞肉瘤
CD	Castleman's disease	Castleman 病
CDK	cyclin-dependent kinases	细胞周期蛋白依赖性激酶
CEUS	contrast-enhanced ultrasound	超声造影
CFAP	classical familial adenoatous polyposis	经典型家族性腺瘤性息肉病
CFPTs	multiple calcifying fibrous pseudotumors	多发性钙化性纤维性假瘤
CFS	congenital fibrosarcoma	先天型纤维肉瘤
CgA	chromogranin A	嗜铬粒蛋白 A
CGH	comparative genomic hybridization	比较基因组杂交
CHIC	Children's Hepatic Tumor International Collaboration	儿童肝肿瘤国际合作组织
CHL	cavernous hemangioma of liver	肝海绵状血管瘤
CHRPE	congenital hypertrophy of retinal pigment epithelium	先天性视网膜色素上皮细胞肥大
CIDP	chronic inflammatory demyelinating polyneuropathy	慢性炎性脱髓鞘性多发性神经病
CK	cell keratin	细胞角蛋白
CKS	classic Kaposi sarcoma	经典型卡波西肉瘤
CLL	chronic lymphocytic leukemia	慢性淋巴细胞白血病
CLL/SLL	chronic lymphocytic leukemia/small lymphocytic lymphoma	小细胞淋巴瘤 / 慢性淋巴细胞白血病
CM	cutaneous mastocytosis	皮肤肥大细胞增生症
CMM	cutaneous malignant melanoma	皮肤恶性黑色素瘤
CNB	core needle biopsy	空芯针穿刺活检粗针穿刺活检
CNS	central nervous system	中枢神经系统
COG	Children's Oncology Group	儿童肿瘤协作组
COL1A1	collagen type 1 alpha 1	α_1 型胶原纤维 1
COX-2	cyclooxygenase-2	环氧化酶 -2
cPNET	central primitive neuroectodermal tumor	中枢型原始神经外胚层肿瘤
CPS	combined positive score	联合阳性分数
CR	calcium retinal protein	钙网膜蛋白
CRCC	chromophobe renal cell carcinoma	嫌色性肾细胞癌

续表

缩写	英文全文	中文全文
CRP	C reaction protein	C 反应蛋白
CRS	cytoreductive surgery	肿瘤减灭术
CS	carcinosarcoma	癌肉瘤
CS	Cowden syndrome	Cowden 综合征
CTA	CT angiography	CT 血管造影
CTLA-4	cytotoxic T lymphocyte-associated antigen-4	细胞毒 T 淋巴细胞相关抗原 -4
CTV	clinical target volume	临床靶区
DA	dopamine receptor agonists	多巴胺受体激动剂
DCIS	ductal carcinoma in situ	导管原位癌
DCM	diffuse cutaneous mastocytosis	弥漫性皮肤肥大细胞增生症
DES	diethylstilbestrol	己烯雌酚
dFLC	free light chain difference	游离轻链差值
DFB	desmoplastic fibroma of bone	骨促结缔组织增生性纤维瘤
DFS	disease free survival	无病生存期
DFSP	dermatofibrosarcoma protuberances	隆突性皮肤纤维肉瘤
DFSP-FS	fibrosarcomatous dermatofibrosarcoma protuberans	纤维肉瘤型隆突性皮肤纤维肉瘤
DLBCL	diffuse large B-cell lymphoma	弥漫性大 B 细胞淋巴瘤
DLBCL-NOS	diffuse large B-cell lymphoma-not otherwise specified	弥漫性大 B 细胞淋巴瘤 - 非特指型
dMMR	defective mismatch repair	错配修复缺陷
DNES	diffuse neuroendocrine system	弥散神经内分泌系统
DNSM	dermal nerve sheath myxoma	真皮神经鞘黏液瘤
DOI	depth of invasion	肿瘤浸润深度
DSA	digital subtraction angiography	数字减影血管造影
DSRCT	desmoplastic small round cell tumor	促纤维组织增生性小圆细胞肿瘤
DSS	disease specific survival	疾病专项死亡
DT	desmoid tumor	硬纤维瘤
DTC	diferentiated thyroid cancer	分化型甲状腺癌
DTIC	dacarbazine	氮烯咪胺
DWI	diffusion weighted imaging	扩散加权成像
EAML	epithelioid angiomyolipoma	上皮样血管平滑肌脂肪瘤
EATL	enteropathy-associated T-cell lymphoma	肠病相关性 T 细胞淋巴瘤
EBRT	external beam RT	外照射放疗
EBUS	endobronchial ultrasonography	支气管内超声检查
EBV	epstein-barr virus	EB 病毒
EBVMCU	EBV-positive mucocutaneous ulcer	EB 病毒阳性黏膜皮肤溃疡
ECOG	Eastern Cooperative Oncology Group	（美国）东部肿瘤协作组
ECP	extracorporeal photopheresis	体外光分离置换疗法
EESS	extrauterine endometrioid stromal sarcomas	子宫外子宫内膜样间质肉瘤
EFS	event-free survival	无事件生存期

续表

缩写	英文全文	中文全文
EGFR	epithelial growth factor receptor	表皮生长因子受体
EGISTs	extragastrointestinal stromal tumors	胃肠外间质瘤
EH	epithelioid hemangioma	上皮样血管瘤
EHE	epithelioid hemangioendothelioma	上皮样血管内皮瘤
EMA	epithelial membrane antigen	上皮细胞膜抗原
EMC	epithelial-myoepithelial carcinoma	上皮 - 肌上皮癌
EMC	extraskeletal myxoid chondrosarcoma	骨外黏液样软骨肉瘤
EMP	extramedullary plasmacytoma	髓外浆细胞瘤
EMPD	extramammary Paget's disease	乳腺外派杰病
EMPNST	epithelioid malignant peripheral nerve sheath tumor	上皮样恶性外周神经鞘瘤
ENE	extranodal extension	淋巴结包膜外侵犯
ENETS	European Neuroendocrine Tumor Society	欧洲神经内分泌肿瘤协会
EOE	extraosseous Ewing's sarcoma	骨外尤文肉瘤
EORTC	European Organization for Research and Treatment of Cancer	欧洲癌症研究与治疗组织
EOS	extraskeletal osteosarcoma	骨外骨肉瘤
EP	exophytic papilloma	外翻性乳头状瘤
EPRT	episcleral plaque radiotherapy	巩膜表面敷贴放疗
ER	estrogen receptor	雌激素受体
ERCP	endoscopic retrograde cholangiopancreatography	经内镜逆胰胆管造影
ERK	extracellular signal-regulated kinase	细胞外信号调节激酶
ERMS	embryonal rhabdomyosarcoma	胚胎型横纹肌肉瘤
ES	Ewing sarcoma	尤文肉瘤（尤因肉瘤）
ES/PNET	Ewing sarcoma/primitive neuroectodermal tumor	尤文肉瘤 / 原始神经外胚层肿瘤
ESB	Ewing's sarcoma of bone	骨尤文肉瘤
ESC	esophageal small cell of carcinoma	食管小细胞癌
ESMO	European Society for Medical Oncology	欧洲肿瘤内科学会
ESN	endometrial stromal nodule	子宫内膜间质结节
ESS	endometrial stromal sarcoma	子宫内膜间质肉瘤
ETL	enteropathy-type T-cell lymphoma	肠病型 T 细胞淋巴瘤
EUS	endoscopic ultrasonography	超声内镜检查
EUS-FNA	endoscopic ultrasonography-guided fine needle aspiration	超声内镜引导下细针穿刺
EWS	Ewing sarcoma	尤文肉瘤
FAP	familial adenomatous polyposis	家族性腺瘤性息肉病
FC	fibromatosis colli	颈纤维瘤病
FCM	flow cytometry	流式细胞术
FD	fibrous dysplasia	骨纤维异常增殖症
FDC	follicular dendritic cell	滤泡树突细胞
FDCS	follicular dendritic cell sarcoma	滤泡树突细胞肉瘤
FFA	fluorescein fundus angiography	荧光素眼底血管造影术

续表

缩写	英文全文	中文全文
FGFR3	fibroblast growth factor receptors 3	成纤维细胞生长因子受体 3
FH	favorable histology	良好组织学类型
FH	fibrohistiocytic tumor	纤维组织细胞瘤
FHH	familial hypocalciuric hypercalcemia	家族性低尿钙性高钙血症
FIGO	International Federation of Gynecology and Obstetrics	国际妇产科联合会
FIHPT	familial isolated primary hyperparathyroidism	家族性孤立性原发性甲状旁腺功能亢进症
FISH	fluorescence in situ hybridization	荧光原位杂交
FL	follicular lymphoma	滤泡性淋巴瘤
FLAIR	fluid attenuated inversion recovery	液体衰减反转恢复序列
FLC	fibrolamellar carcinoma of liver	肝纤维板层型癌
FLHC	fibrolamellar hepatocellular carcinoma	纤维板层型肝细胞癌
FMTC	family medullary thyroid carcinoma	家族性甲状腺髓样癌
FNA	fine-needle aspiration	细针穿刺
FNAC	fine needle aspiration cyotology	细针穿刺细胞学检查
FNH	focal nodular hyperplasia	局灶性结节性增生
FNMTC	familial non-medullary thyroid carcinoma	家族性甲状腺非髓样癌
FRC	fibroblastic reticular cell	纤维母细胞性网状细胞
FRCS	fibroblastic reticular cell tumor	纤维母细胞性网织细胞肿瘤
FSH	follicle-stimulating hormone	促卵泡成熟激素
FSRT	fractionated stereotactic radiosurgery	分次立体定向放射外科
FTC	follicular thyroid carcinoma	滤泡状甲状腺癌
GA	gonadotropin adenomas	促性腺激素腺瘤
GAF	Gardner-associated fibromas	Gardner 相关纤维瘤
GCDFP-15	gross cystic disease fluid protein-15	巨囊肿病液体蛋白 -15
GCF	giant cell fibroblastoma	巨细胞纤维母细胞瘤
GCNIS	germ cell neoplasia in situ	原位生殖细胞肿瘤
G-CSF	granulocyte colony-stimulating factor	粒细胞集落刺激因子
GCT	granular cell tumor	颗粒细胞瘤
GCTB	giant cell tumour of bone	骨巨细胞瘤
GCTs	germ cell tumours	生殖细胞肿瘤
GCTs	granulosa cell tumors	颗粒细胞瘤
GEP-NENs	gastroenteropancreatic neuroendocrine neoplasms	胃肠胰神经内分泌肿瘤
GFAP	glia fibrillary acidic protein	纤维酸性蛋白
GGS	Gorlin-Goltz syndrome	痣样基底细胞癌综合征
GH	growth hormone	生长激素
GHRH	growth hormone releasing hormone	生长激素释放激素
GI-NENs	gastrointestinal neuroendocrine neoplasms	胃肠神经内分泌肿瘤
GISTs	gastrointestinal stromal tumors	胃肠间质瘤

缩写	英文全文	中文全文
GMF	granulomatous mycosis fungoides	肉芽肿性蕈样肉芽肿
GN	ganglioneuroma	节细胞神经瘤（神经节细胞瘤）
GNB	ganglioneuroblastoma	节细胞神经母细胞瘤
GP	gliomatosis peritonei	腹膜胶质瘤病
GPA	granulomatosis with polyangiitis	肉芽肿性多血管炎
GPC3	gypican-3	磷脂酰肌醇蛋白聚糖 3
GS	Good's syndrome	Good 综合征
GSS	granulomatous slack ski	肉芽肿性皮肤松弛症
GT	glomus tumor	血管球瘤
GTV	gross tumor volume	肿瘤靶区
HAS	hepatoid adenocarcinoma of stomach	胃肝样腺癌
HB	hemangioblastoma	血管母细胞瘤
HB	hepatoblastoma	肝母细胞瘤
HBC	hereditary breast cancer	遗传性乳腺癌
HBOCS	hereditary breast cancer-ovarian cancer syndrome	遗传性乳腺癌 - 卵巢癌综合征
HCA	hepatic adenoma	肝脏腺瘤
HCC	hepatocellular carcinoma	肝细胞癌
HCG	human chorionic gonadotropin	人绒毛膜促性腺激素
HCL	hairy cell leukemia	毛细胞白血病
HD	Hodgkin disease	霍奇金病
HDAC	histone deacetylase	组蛋白去乙酰化酶
HDC+ASCT	high-dose chemotherapy with autologous stem cell transplantation	高剂量化疗联合自体干细胞移植
HDGC	hereditary diffuse gastric cancer	遗传性弥漫性胃癌
HD-MTX	high dose methotrexate	高剂量甲氨蝶呤
HDT/SCT	high-dose therapy followed by stem cell transplant	高剂量化疗 / 干细胞移植
HE4	human epididymis protein 4	人附睾蛋白 4
HGBL-NOS	high-grade B-cell lymphoma-not otherwise specified	高级别 B 细胞淋巴瘤非特指型
HGESS	high grade endometrial stromal sarcoma	高级别子宫内膜间质肉瘤
HGPUC	high grade non-invasive papillary urothelial carcinoma	高级别非侵袭性乳头状尿路上皮癌
HHV-8	human herpes virus-8	人类疱疹病毒 -8
HIF	hypoxia-inducible factor	缺氧诱导因子
HIV	human immunodeficiency virus	人类免疫缺陷病毒
HL	Hodgkin lymphoma	霍奇金淋巴瘤
HLH	hemophagocytic lymphohistiocytosis	噬血细胞性淋巴组织细胞增生症
HMCs	hyperplastic mesothelial cells	间皮细胞增生
HMPS	hereditary mixed polyposis syndrome	遗传性混合性息肉病综合征
HMTC	hereditary medullary thyroid carcinoma	遗传性甲状腺髓样癌
HNL	histiocytic necrotic lymphadenitis	组织细胞坏死性淋巴结炎
HNPCC	hereditary non-polyposis colorectal cancer	遗传性非息肉病性结直肠癌

续表

缩写	英文全文	中文全文
HOC	hereditary ovarian cancer	遗传性卵巢癌
HP	H.pylori	幽门螺杆菌
HP	hairy polyp	毛状息肉
HPC	hemangiopericytoma	血管周细胞瘤
HPF	high power field	高倍视野
HPS	hamartomatous polyposis syndromes	错构瘤息肉综合征
HPS	hemophagocytic syndrome	噬血细胞综合征（嗜血细胞综合征）
HPT	hyperparathyroidism	甲状旁腺功能亢进症
HPT-JT	hyperparathyroidism-jaw tumor syndrome	甲状旁腺功能亢进症 - 颌骨肿瘤综合征
HPV	human papilloma virus	人乳头状瘤病毒
HS	histiocytic sarcoma	组织细胞肉瘤
HSIL	high-grade squamous intraepithelial lesion	高级别鳞状上皮内病变
HSTCL	hepatosplenic T-cell lymphoma	肝脾 T 细胞淋巴瘤
HSαβTCL	hepatosplenic αβT-cell lymphoma	肝脾 αβT 细胞淋巴瘤
HTLV-1	human T-lymphotropic virus type 1	人类嗜 T 淋巴细胞病毒 1 型
HV-like LPD	hydroa vacciniforme-like lymphoproliferative disorder	水痘疱疮样淋巴增殖性疾病
HVV	hyaline vascular variant	透明血管型
IARC	International Agency for Research on Cancer	国际癌症研究会
ICC	interstitial cells of cajal	卡哈尔间质细胞
ICC	intrahepatic cholangiocarcinoma	肝内胆管细胞癌
ICD	international classification of diseases	国际疾病分类
ICD-O	international classification of diseases for oncology	国际疾病分类 - 肿瘤学
ICDH	isocitrate dehydrogenase	异柠檬酸脱氢酶
IDC	interdigitating dendritic cell	指突状树突状细胞
IDC-NST	invasive ductal carcinoma of no special type	非特殊类型浸润性导管癌
IDCS	interdigitating dendritic cell sarcoma	指突状树突状细胞肉瘤
IDF	infantile digital fibromatosis	婴幼儿指（趾）纤维瘤病
IFM	infantile fibromatosis	婴幼儿纤维瘤病
IFN	Interferon	干扰素
IFRT	involved field radiation therapy	受累野照射
IGF	insulin like growth factor	胰岛素样生长因子
IGF-1	insulin-like growth factor-1	胰岛素样生长因子 -1
IGF-1R	insulin-like growth factor-1 receptor	胰岛素样生长因子 -1 受体
IgG$_4$-RD	immunoglobulin G$_4$-related disease	IgG$_4$ 相关性疾病
IGH	immunoglobulin heavy chain	免疫球蛋白重链
IGRT	image-guided radiation therapy	影像引导下的放疗
IHC	immunohistochemistry	免疫组化
IIRC	international intraocular retinoblastoma classification	国际视网膜母细胞瘤分类
IL-6	interleukin-6	白细胞介素 -6

续表

缩写	英文全文	中文全文
IM	intramuscular myxoma	肌内黏液瘤
IMF	infantile myofibromatosis	婴幼儿肌纤维瘤病
IMPC	invasive micropapillary carcinomas	浸润性微乳头状癌
IMRT	intensity modulated radiation therapy	调强适形放疗
IMT	immature teratoma	未成熟型畸胎瘤
IMT	inflammatory myofibmblastic tumor	炎性肌纤维母细胞瘤
INSS	international neuroblastoma staging system	国际神经母细胞瘤分期系统
INT	Istituto Nazionale Tumor	（意大利米兰）国家肿瘤研究所
IP	inverted papilloma	内翻性乳头状瘤
IPCG	International Primary CNS Lymphoma Collaborative Group	国际原发神经系统淋巴瘤合作组
IPMN	intraductal papillary mucinous neoplasm	导管内乳头状黏液性肿瘤
IPPBR	International PPB Registry	国际胸膜肺母细胞瘤登记处
IPT	inflammatory pseudotumor	炎性假瘤
ISH	in situ hybridization	原位杂交
ISKS	The International Sarcoma Kindred Study	国际肉瘤家系研究
ISM	indolent systemic mastocytosis	惰性系统性肥大细胞增生症
ISMCN	in situ mantle cell neoplasia	原位套细胞肿瘤
ISRT	involved-site radiotherapy	累及部位照射
IUP，	inverted urothelial papilloma	内翻性尿路上皮乳头状瘤
IVLBCL	intravascular large B-cell lymphoma	血管内大 B 细胞淋巴瘤
IWG	International Working Group	国际工作组
JAM	juxta-articular myxoma	关节旁黏液瘤
JHF	juvenile hyaline fibromatosis	幼年透明变性纤维瘤病
JPS	Juvenile polyposis syndrome	幼年性息肉病综合征
JXG	juvenile xanthogranuloma	幼年黄色肉芽肿
KHE	Kaposiform hemangioendothelioma	卡波西样血管内皮细胞瘤
KMP	Kasabach-Merritt phenomenon	卡 - 梅现象
KMS	Kasabach-Merritt syndrome	卡 - 梅综合征
KS	Kaposi sarcoma	卡波西肉瘤（Kaposi 肉瘤）
KSHV	Kaposi sarcoma-associated herpes virus	Kaposi 肉瘤相关疱疹病毒
LA	lymphangioma	淋巴管瘤
LAM	lymph angioleio myomatosis	淋巴管平滑肌瘤病
LANA	latency-associated nuclear antigen	潜伏相关性核抗原
LBL	lymphoblastic lymphoma	淋巴母细胞淋巴瘤
LC	Langerhans cell	朗格汉斯细胞
LC	laparoscopic cholecystectomy	腹腔镜胆囊切除术
LCA	1eukocyte common antigen	白细胞共同抗原
LCA	1ittoral cell angioma	窦岸细胞血管瘤
LCD	localize Castleman's disease	局限性 Castleman 病

缩写	英文全文	中文全文
LCH	Langerhans cell histiocytosis	朗格汉斯细胞组织细胞增生症
LDH	Lactate Dehydrogenase	乳酸脱氢酶
LDR	low dose-rate	低剂量率
LEC	lymphoepithelial carcinoma	淋巴上皮癌
LELC	lymphoepithelionia-like carcinoma	淋巴上皮瘤样癌
LEP	lupus erythematosus panniculitis	狼疮性脂膜炎
LESA	lymphoepithelial sialadenitis	淋巴上皮性涎腺炎
LFL	Li-Fraumeni-like syndrome	李 - 佛美尼综合征
LFM	lipofibromatosis	脂肪纤维瘤病
LFS	Li-Fraumeni syndrome	李 - 佛美尼综合征、李 - 法美尼综合征
LGESS	low grade endometrial stromal sarcoma	低度恶性子宫内膜间质肉瘤
LGFMS	low-grade fibromyxoid sarcoma	低度恶性纤维黏液样肉瘤
LGFMS	low-grade fibromyxoid tumor	低度恶性纤维黏液样瘤
LGPUC	low grade non-invasive papillary urothelial carcinoma	低级别非侵袭性乳头状尿路上皮癌
LH	luteinizing hormone	促黄体生成激素
LIS	lymphocytic infiltration of the skin	皮肤淋巴细胞浸润症
LM	lymphatic malformation	淋巴管畸形
LMG	lethal midline granuloma	致死性中线肉芽肿
LMS	leiomyosarcoma	平滑肌肉瘤
LND	lymph node dissection	淋巴结清扫
LOH	loss of heterozygosity	杂合子丢失
LPL	lymphoplasmacytic lymphoma	淋巴浆细胞淋巴瘤
LSIL	low-grade squamous intraepithelial lesion	低级别鳞状上皮内病变
LYG	lymphomatoid granulomatosis	淋巴瘤样肉芽肿
LyP	lymphomatoid papulosis	淋巴瘤样丘疹病
MAC	mixed adenoneuroendocrine carcinoma	混合性腺神经内分泌癌
MALT	mucosa associated lymphoid tissue	黏膜相关淋巴组织
MAP	MUTYH-associated polyposis	MUTYH 相关息肉病
MAPK	mitogen-activated protein kinase	丝裂原活化蛋白激酶
MAS	McCune-Abrigllt syndrome	McCune-Abrigllt 综合征
MBC	metaplastic breast carcinoma	乳腺化生性癌
MCC	Merkel cell carcinoma	麦克尔细胞癌
MCD	multicentric Castleman's disease	多中心型 Castleman 病
MCL	mantle cell lymphoma	套细胞淋巴瘤
MCL	mast cell leukemia	肥大细胞白血病
MCN	mucinous cystic neoplasm	黏液性囊性肿瘤
MCPyV	Merkel cell polyoma virus	麦克尔细胞多瘤病毒
MD	Mikulicz disease	米库利兹病
MD-IPMN	main duct intraductal papillary mucinous neoplasm	主胰管型导管内乳头状黏液性肿瘤

缩写	英文全文	中文全文
MDP	methylene diphosphonate	亚甲基二膦酸盐
MEC	mucoepidermoid carcinoma	黏液表皮样癌
MEC	myoepithelial carcinoma	肌上皮癌
MEITL	monomorphic epitheliotropic intestird T-cell lymphoma	单形性嗜上皮性肠道 T 细胞淋巴瘤
MEN	multiple endocrine neoplasia	多发性内分泌腺瘤病
MEN1 型	multiple endocrine neoplasia type 1	多发性内分泌腺瘤病 1 型
MEN2A	multiple endocrine neoplasia 2A	多发性内分泌腺瘤病 2A 型
MEN2B	multiple endocrine neoplasia 2B	多发性内分泌腺瘤病 2B 型
MF	mycosis fungoide	蕈样肉芽肿
MFD	monostotic fibrous dysplasia	单骨型骨纤维异常增殖症
MFH	malignant fibrous histiocytoma	恶性纤维组织细胞瘤
MFS	myxofibrosarcoma	黏液样纤维肉瘤
MG	myasthenia gravis	重症肌无力
MGC-SCST	mixed germ cell-sex cord-stromal tumour	混合性生殖细胞 - 性索 - 间质肿瘤
MGCTB	multicentric giant cell tumor of bone	多中心骨巨细胞瘤
MGUS	monoclonal gammaopathy of undetermined significance	意义未明的单克隆丙种球蛋白病
MIBG	metaiodobenzylguanidine	间碘苄胍
MIFS	myxoinflammatory fibroblastic sarcoma	黏液炎性纤维母细胞性肉瘤
MiTF	microphthalmia associated transcription factor	小眼畸形转录因子
MKI	mitosis-karyorrhexis index	有丝分裂 - 核破裂指数
MLA	multiple lymphangiomas	多发性淋巴管瘤
MLL	mucocele-like lesions	黏液囊肿样病变
M-LMS	myxoid leiomyosarcoma	黏液样平滑肌肉瘤
MLS	myxoid liposarcoma	黏液样脂肪肉瘤
MM	multiple myeloma	多发性骨髓瘤
MMBC	mixed mucinous breast carcinoma	混合型黏液癌
MME	malignant myoepithelioma	恶性肌上皮瘤
MMM	mucosal malignant melanoma	黏膜黑色素瘤
MMMT	malignant mixed Müllerian tumor	恶性苗勒管混合瘤
MMP	matrix metalloproteinase	基质金属蛋白酶
MMR	mismatch repair	错配修复
MMS	Mohs micrographic surgery	Mohs 显微外科手术
MN	metanephrine	甲氧基肾上腺素
MN	Myxoid neurofibromas	黏液样神经纤维瘤
MNs	metanephrine and normetanephrine	甲氧基肾上腺素类
MO	myositis ossificans	骨化性肌炎
MPA	micropapillary predominant adenocarcinoma	微乳头为主型腺癌
MPA	microscopic polyangiilis	显微镜下多血管炎
MPC	micropapillary carcinomas	微乳头状癌

缩写	英文全文	中文全文
MPC	myopericytoma	肌周细胞瘤
MPD	mammary Paget's disease	乳腺派杰病
MPM	malignant peritoneal mesothelioma	恶性腹膜间皮瘤
MPM	malignant pleural mesothelioma	恶性胸膜间皮瘤
MPNST	malignant peripheral nerve sheath tumor	恶性外周神经鞘瘤
MPO	Myeloperoxidase	过氧化物酶
MPTC	malignant proliferating trichilemmal/tricholemmal cyst	恶性增生性外毛根鞘囊肿
MRA	MR angiography	MR 血管造影
MRCP	magnetic resonance cholangiopancreatography	磁共振胰胆管造影术
MRD	minimal residual disease	微小残留病变
MRS	magnetic resonance spectroscopy	磁共振波谱分析
MRS	MR spectroscopy	磁共振波谱成像
MS	Maffucci's syndrome	Maffucci 综合征
MS	multiple sclerosis	多发性硬化
MSC	mesenchymal stem cells	间充质干细胞
MSI	microsatellite instability	微卫星不稳定
MSI-H	microsatellite instability high	微卫星高度不稳定
MS-LCH	multi-system langerhans cell system	多系统 LCH
MT	mature teratoma	成熟型畸胎瘤
MTC	medullary thyroid carcinoma	甲状腺髓样癌
MT-IPMN	mixed type-intraductal papillary mucinous neoplasm	混合型导管内乳头状黏液性肿瘤
mTOR	mammalian target of rapamycin	哺乳动物类雷帕霉素靶蛋白
MUMPC	mucinous micropapillary carcinoma	黏液性微乳头状癌
MVD	microvasculardensity	微血管密度
MXG	multiple xanthogranuloma	多发型黄色肉芽肿
MZL	marginal zone lymphoma	边缘区淋巴瘤
NAC	nipple-areola complex	乳头乳晕复合体
NB	neuroblastoma	神经母细胞瘤
NBCCS	nevoid basal cell carcinoma syndrome	痣样基底细胞癌综合征
NCA	null-cell adenoma	零细胞腺瘤
NCCN	National Comprehensive Cancer Network	美国国家综合癌症网
NEC	neuroendocrine carcinoma	神经内分泌癌
NEN	neuroendocrine neoplasm	神经内分泌肿瘤
NET	neuroendocrine tumor	神经内分泌肿瘤
NF	nodular fasciitis	结节性筋膜炎
NF	neurofilament	神经丝蛋白
NF1	neurofibromatosis 1	神经纤维瘤病 1 型
NF2	neurofibromatosis 2	神经纤维瘤病 2 型
NGS	next-generation sequencing	二代测序

续表

缩写	英文全文	中文全文
NHL	non-Hodgkin lymphoma	非霍奇金淋巴瘤
NIH	National Institutes of Health	国立卫生研究院
NMC	NUT midline carcinoma	NUT 中线癌
NME	necrolytic migratory erythema	坏死松解性游走性红斑
NMM	noncutaneous malignant melanoma	非皮肤黑色素瘤
NMN	normetanephrine	甲氧基去甲肾上腺素
NMTC	non-medullary thyroid carcinoma	甲状腺非髓样癌
NMZL	nodal marginal zone lymphoma	淋巴结边缘区淋巴瘤
NOF	nonossifying fibmma	非骨化性纤维瘤
NR	nenprogenic rests	肾源性残余
NS	nephroblastomatosis	肾母细胞瘤病
NSAID	nonsteroidal anti-inflammatory drugs	非甾体抗炎药
NSE	neuronspecific enolase	神经元特异性烯醇化酶
NSGCTs	nonseminomatous germ cell tumors	非精原细胞性生殖细胞肿瘤
NSHPT	neonatal severe hyperparathyroidism	新生儿重症甲状旁腺功能亢进症
NSL	nonsebaceous lymphadenoma	非皮脂腺淋巴腺瘤
NSM	nerve sheath myxoma	神经鞘黏液瘤
NS-RPLND	nerve-sparing retroperitoneal lymph node dissection	保留神经的腹膜后淋巴结清扫术
NTF	nuchal-type fibroma	项型纤维瘤
NT-proBNP	N-terminal pro-B-type natriuretic peptide	N 末端前体脑钠肽
NTRK	neurotrophin receptor kinase	神经营养因子受体激酶
NUT	the nuclear protein of the testis	睾丸核蛋白
NWTSG	National Wilms Tumor Study Group	肾母细胞瘤国家研究协作组
OAML	ocular adnexal MALT lymphoma	眼附属器 MALT 淋巴瘤
OARs	organs at risk	危及器官
OCB	oneccyxic carcinoma of breast	乳腺嗜酸性细胞癌
OF	ossifying fibroma	骨化性纤维瘤
OFMT	Ossifying fibromyxoid tumor	软组织骨化性纤维黏液样肿瘤
OGTT	oral glucose tolerance test	口服葡萄糖耐量试验
OMM	ocular malignant melanoma	眼黑色素瘤
ONLS	total neuropathy restriction scale	总体神经病变限制性量表
OP	oncocytic papilloma	嗜酸性细胞乳头状瘤
OSM	osteosclerotic myeloma	骨硬化性骨髓瘤
pAH	primary heavv chain amyloidosis	原发性重链型淀粉样变
pAL	primary light chain amyloidosis	原发性轻链型淀粉样变
PARP	poly ADP-ribose polymerase	聚二磷酸腺苷核糖聚合酶
PAS	periodic acid shiff	过碘酸雪夫氏
PAF	para-aortic field	腹主动脉旁淋巴结野
PB	pulmonary blastoma	肺母细胞瘤

续表

缩写	英文全文	中文全文
PBL	pancreatoblastoma	胰母细胞瘤
PBL	primary breast lymphoma	原发性乳腺淋巴瘤
PBT	proton beam therapy	质子束治疗
PCALCL	primary cutaneous anaplastic large cell lymphoma	原发皮肤间变性大细胞淋巴瘤
PCBCL	primary cutaneous B-cell lymphomas	原发性皮肤 B 细胞淋巴瘤
PCC	pheochromocytoma	嗜铬细胞瘤
PCD	plasma cell disorder	克隆性浆细胞病
PCDLBCL-LT	primary cutaneous diffuse large B-cellleg type	原发皮肤弥漫大 B 细胞淋巴瘤 - 腿型
PCFCL	primary cutaneous follicle center cell lymphoma	原发皮肤滤泡中心淋巴瘤
PCGD-TCL	primary cutaneous gamma delta T-cell lymphoma	原发皮肤 γδ T 细胞淋巴瘤
PCH	pulmonary capillary hemangiomatosis	肺毛细血管瘤病
PCI	peritoneal cancer index	腹膜癌指数
PCL	primary cutaneous lymphoma	原发性皮肤淋巴瘤
PCLs	pancreatic cystic lesions	胰腺囊性疾病
PCNA	proliferating cell nuclear antigen	增殖细胞核抗原
PCNs	pancreatic cystic neoplasms	胰腺囊性肿瘤
PCNSL	primary central nervous system lymphoma	原发性中枢神经系统淋巴瘤
PCP	papillary craniopharyngioma	乳头型颅咽管瘤
PCR	polymerase chain reaction	聚合酶链反应
PCTCL	primary cutaneous T-cell lymphomas	原发性皮肤 T 细胞淋巴瘤
PCV	plasma cell variant	浆细胞型
PD-1	programmed death receptor	程序性死亡受体
PDGFβ	platelet-derived growth factor subunitβ	血小板源性生长因子 β 亚基
PDGFRA-α	platelet-derived growth factor receptor-α	血小板衍生的生长因子受体 -α
PD-L1	programmed death-ligand 1	程序性死亡配体 1
PEComa	perivascular epithelioid cell neoplasm	血管周上皮样细胞肿瘤
PEL	primary effusion lymphoma	原发性渗出性淋巴瘤
PFD	polyostotic fibrous dysplaisa	多骨型骨纤维异常增殖症
PFHT	plexiform fibrohistiocytic tumors	丛状纤维组织细胞瘤
PGL	paraganglioma	副神经节瘤
PHPT	primary hyperparathyroidism	原发性甲状旁腺功能亢进症
PHTS	PTEN hamartoma tumor syndrome	PTEN 错构瘤肿瘤综合征
PI3K	phosphatidyl inositol-3 kinase	双磷脂酰肌醇 3- 激酶
PJS	Peutz-Jeghers's syndrome	家族性黏膜皮肤色素沉着胃肠道息肉病
PKB	protein kinase B	蛋白激酶 B
PLAP	placental alkaline phosphotase	胎盘碱性磷酸酶
PLB	primary lymphoma of bone	原发性骨淋巴瘤
PLGA	polymorphous low-grade adenocarcinoma	多形性低度恶性腺癌
P-LMS	pleomorphic leiomyosarcoma	多形性平滑肌肉瘤

续表

缩写	英文全文	中文全文
PMBC	pure mucinous breast carcinoma	纯黏液癌
PMBL	primary mediastinal（thymic）large B-cell lymphoma	原发纵隔（胸腺）大 B 细胞淋巴瘤
PMP	pseudomyxoma peritonei	腹膜假黏液瘤
PN	peripheral neuroepithelioma	外周神经上皮瘤
PNEN	pancreatic neuroendocrine neoplasm	胰腺神经内分泌肿瘤
PNET	primitive neuroectodermal tumor	原始神经外胚层肿瘤
PNF	plexiform neurofibroma	丛状神经纤维瘤
PNS	paraneoplastic syndromes	副肿瘤综合征
PPB	Pleuropulmonary blastoma	胸膜肺母细胞瘤
PPB-FTDS	pleuropulmonary blastoma family tumor and dysplasia syndrome	PPB 家族性肿瘤和发育异常综合征
PPC	primary peritoneal carcinoma	原发性腹膜癌
PPGL	pheochromocytoma and paraganglioma	嗜铬细胞瘤和副神经节瘤
pPNET	peripheral primitive neuroectodermal tumor	外周型原始神经外胚层肿瘤
PPom	pancreatic polypeptidoma	胰多肽瘤
PPs	pancreatic pseudocysts	胰腺假性囊肿
PR	progesterone receptor	孕激素受体
PRCA	pure red cell aplasia	纯红细胞再生障碍性贫血
PRL	prolactin	泌乳激素
PRMS	pleomorphic rhabdomyosarcoma	多形型横纹肌肉瘤
PRRT	peptide receptor radionuclide therapy	肽受体放射性核素治疗
PSA	prostate specific antigen	前列腺特异性抗原
PSC	primary sclerosing cholangitis	原发性硬化性胆管炎
PSTF1	pituitary specific transcription factor 1	垂体特异转录因子 1
PTB	phyllode tumor of the breast	乳腺分叶状肿瘤
PTC	papillary thyroid carcinoma	乳头状甲状腺癌
PTC	proliferating trichilemmal/tricholemmal cyst	增生性外毛根鞘囊肿
PTCL	peripheral T-cell lymphoma	外周 T 细胞淋巴瘤
PTCL-NOS	peripheral T-cell lymphoma-not otherwise specified	外周 T 细胞淋巴瘤 - 非特指型
PTH	parathyroid hormone	甲状旁腺素
PTL	primary testicular lymphoma	原发性睾丸淋巴瘤
PTT	proliferating trichilemmal/tricholemmal tumor	增生性外毛根鞘肿瘤
PTV	planning target volume	计划靶区
PUNLMP	papillary urothelial neoplasm of low malignant potential	低度恶性潜能尿路上皮乳头状瘤
PUVA	psoralen plus ultraviolet A	补骨脂素联合紫外线 A
PVNS	pigmented villonodular synovitis	色素沉着绒毛结节性滑膜炎
PWI	perffusion weighted imaging	灌注加权成像
RANKL	receptor activator of nuclear factor kappa-B ligand	核转录因子 κ B 受体活化因子配体
RB	retinoblastoma	视网膜母细胞瘤
RDD	Rosai-Dorfman disease	Rosai-Dorfman 病

续表

缩写	英文全文	中文全文
RFS	relapse-free survival	无进展生存
RMS	rhabdomyosarcoma	横纹肌肉瘤
RO	renal oncocytoma	肾嗜酸细胞瘤
RPF	retroperitoneal fibrosis	腹膜后纤维化
RPLND	retroperitoneal lymph node dissection	腹膜后淋巴结清扫
SAA	serum amyloid A	血清淀粉样蛋白 A
SANT	sclerosing angiomatoid nodular transformation	硬化性血管瘤性结节性转化
SBC	secretory breast carcinoma	分泌型乳腺癌
SBRT	stereotactic body radiation therapy	立体定向体部放疗
SCC	squamous cell carcinoma	鳞状细胞癌
SCGN	secretagogin	促泌素
SCH	schwannomatos	神经鞘瘤病（施万细胞瘤，雪旺细胞瘤）
SCN	serous cystic neoplasm	浆液性囊性肿瘤
SCRT	stereotactic conformal radiotherapy，	立体定向适形放疗
SCST	sex cord stromal tumors	性索间质肿瘤
SCT	stem cell transplantation	干细胞移植
SDH	succinodehydrogenase	琥珀酸脱氢酶
SEC	syringoid eccrine carcinoma	小汗腺癌
SEER	Surveillance，Epidemiology，and End Results	监测、流行病学和最终结果（数据库）
SEF	sclerosing epithelioid fibrosarcoma	硬化性上皮样纤维肉瘤
SEP	solitary extramedullary plasmacytoma	孤立性髓外浆细胞瘤
SFT	solitary fibrous tumor	孤立性纤维瘤
SHML	sinus histiocytosis with massive lymphadenopathy	窦组织细胞增生伴巨大淋巴结病
SL	sebaceous lymphadenoma	皮脂腺淋巴腺瘤
SLE	systemic lupus erythematosus	系统性红斑狼疮
SLL	small lymphocytic lymphoma	小淋巴细胞淋巴瘤
S-LMS	superficial leiomyosarcoma	浅表性平滑肌肉瘤
SLN	sentinel lymph node	前哨淋巴结
SLNB	sentinel node biopsy	前哨淋巴结活检
SM	systemic mastocytosis	系统性肥大细胞增生症
SMA	smooth muscle actin	平滑肌肌动蛋白
SM-AHNMD	systemic mastocytosis associated with clonal hematologic non–mast-cell lineage disease	系统性肥大细胞增生症合并克隆性造血系统非肥大细胞疾病
SMTC	sporadic medullary thyroid carcinoma	散发性甲状腺髓样癌
SMZL	splenic marginal zone lymphoma	脾边缘区淋巴瘤
SNMTC	sporadic non-medullary thyroid carcinoma	散发性甲状腺非髓样癌

缩写	英文全文	中文全文
SP	solitaryplasmacytoma	孤立性浆细胞瘤
SPB	solitaryplasmacytomaofbone	骨孤立性浆细胞瘤
SPEP	Serum Protein Electrophoresis	血清蛋白电泳
SPN	solid pseudopapillary neoplasm	实性假乳头状瘤
SPT	solid pseudopapillary tumor	胰腺实性假乳头状瘤
SPTCL	subcutaneous panniculitis-like T-cell lymphoma	皮下脂膜炎样 T 细胞淋巴瘤
SPTP	solid pseudopapillary tumor of the pancreas	胰腺实性假乳头状瘤
SRCC	signet ring cell carcinoma	印戒细胞癌
SRCTs	small round cell tumors	小圆细胞肿瘤
SRS	somatostatin receptor scintigraphy	生长抑素受体闪烁成像
SRS	stereotactic radiosurgery	立体定向放射外科
SS	Sezary syndrome	赛扎里综合征
SS	Sjogren's syndrome	干燥综合征
SS	synovial sarcoma	滑膜肉瘤
SSAs	somatostatin analogues	生长抑素类似物
SS-LCH	single system langerhans cell histiocytosis	单系统 LCH
SSM	smoldering systemic mastocytosis	冒烟型系统性肥大细胞增生症
SSS	surgical staging system	手术分期系统
SSTR	somatostatin recepter	生长抑素受体
STK	serine/threonine kinases	丝 / 苏氨酸蛋白激酶
STS	soft tissue sarcomas	软组织肉瘤
SUV	standard uptake value	标准摄取值
SXG	solitary xanthogranuloma	单发型黄色肉芽肿
Syn	synapophysin	突触素
TA	tufted angioma	丛状血管瘤
TC	typical carcinoid	典型类癌
TCR	T-cell receptor	T 细胞受体
TDLs	tumefactive demyelinating lesions	瘤样脱髓鞘病
TdT	terminal deoxynucleotidyl transferase	末端脱氧核苷酸转移酶
TEEC	transcription factor EC	转录因子 EC
TET	thymic epithelial tumor	胸腺上皮肿瘤
TFE3	transcription factor E3	转录因子 E3
TFEB	transcription factor EB	转录因子 EB
TFR	tumor flare reaction	燃瘤反应
TGCT	testicular granulose cell tumor	睾丸颗粒细胞瘤
TKI	tyrosine kinase inhibitor	酪氨酸激酶抑制剂
T-LBL	T lymphoblastic lymphoma	T 淋巴母细胞淋巴瘤
TLS	tumor lysis syndrome	肿瘤溶解综合征
TMB	tumor mutation burden	肿瘤突变负荷

续表

缩写	英文全文	中文全文
TSC	tuberous sclerosis complex	结节性硬化症
TSEBT	total skin electronic beam therapy	全身皮肤电子线照射
TSH	thyroid stimulating hormone	促甲状腺激素
TSS	testicular-sparing surgery	保留睾丸的肿瘤切除术
TTF	thyroid transcription factor	甲状腺转录因子
TURBT	transurethral resection of bladder tumor	经尿道膀胱肿瘤电切术
UCD	unicentric Castleman's disease	单中心型 Castleman 病
UD	urothelial dysplasia	尿路上皮异形增生
UFC	urinary free cortisol	尿游离皮质醇
UGC	unexpected gallbladder carcinoma	意外胆囊癌
UH	unfavorable histology	不良组织学类型
UICC	Union for International Cancer Control	国际抗癌联盟
UP	urothelial papilloma	尿路上皮乳头状瘤
UPS	undifferentiated pleomorphic sarcomas	未分化多形性肉瘤
UPUMP	urothelial proliferation of uncertain malignant potential	恶性潜能未定的尿路上皮增生
UTC	undifferentiated thyroid carcinoma	甲状腺未分化癌
UUS	undifferentiated uterine sarcoma	未分化子宫肉瘤
UVB	ultraviolet B	紫外线 B
VAIN	vaginal intraepithelial neoplasia	阴道上皮内瘤变
VAT	video-assisted thoracoscopy	电视胸腔镜
VBD	Van Buchem disease	Van Buchem 病
VEGF	vascular endothelial growth factor	血管内皮生长因子
VEGFR	vascular endothelial growth factor receptor	血管内皮生长因子受体
VHL	von hippel lindau	冯 - 希佩尔·林道（病）
VIM	vimentin	波形蛋白
VIN	vulvar intraepithelial neoplasia	外阴上皮内瘤变
VIP	vasoactive intestinal peptide	血管活性肠肽
VIPoma	vasoactive intestinal peptidc tumom	血管活性肠肽瘤
VM	vimentin	波形蛋白
VMA	vanillylmandelic acid	香草扁桃酸
VMAT	volumetric-Modulated Arc Therapy	动态容积调强放疗
VNED	vulvar non-neoplastic epithelial disorders	外阴非瘤性上皮内病变
VTS	vascular transformation of sinuses	淋巴窦血管转化
WAI	whole abdominal irradiation	全腹腔照射
WBRT	whole brain radiotherapy	全脑放疗
WDFA	well differentiated fetal Adenocarcinoma	高分化胎儿型腺癌
WM	Waldenstrom macroglobulinemia	华氏巨球蛋白血症
WM	whole mediastinal field	全纵隔野
WT	Wilms' tumor	肾母细胞瘤（威尔姆肿瘤，Wilms 瘤）

续表

缩写	英文全文	中文全文
WT-1	Wilms tumour antigen-1	Wilms 肿瘤抗原 -1
XG	xanthogranuloma	黄色肉芽肿
XGC	xanthogranulomatous cholecystitis	黄色肉芽肿性胆囊炎
ZES	Zollinger-Ellison syndrome	佐林格 - 埃利森综合征

续表

关键词索引

T

V

Y